新编小儿骨科学

主　编:李卫平　裴生太

副主编:陈志龙　王华明　陈世海

赵　军　贾文芳

甘肃科学技术出版社

(甘肃·兰州)

图书在版编目（CIP）数据

新编小儿骨科学 / 李卫平，裴生太主编. -- 兰州：
甘肃科学技术出版社，2013.11（2023.12重印）
ISBN 978-7-5424-1874-6

Ⅰ. ①新… Ⅱ. ①李… ②裴… Ⅲ. ①儿科学－骨科
学 Ⅳ. ①R726.8

中国版本图书馆CIP数据核字（2013）第273023号

新编小儿骨科学

李卫平　裴生太　主编

责任编辑　刘　钊
封面设计　冯　渊

出　版　甘肃科学技术出版社
社　址　兰州市城关区曹家巷1号　730030
电　话　0931-2131570（编辑部）　0931-8773237（发行部）

发　行　甘肃科学技术出版社　　　印　刷　三河市铭诚印务有限公司
开　本　787毫米×1092毫米　1/16　　印　张　46.75　插　页　1　字　数　936千
版　次　2014年2月第1版
印　次　2023年12月第2次印刷
印　数　1001~2050
书　号　ISBN 978-7-5424-1874-6　定　价　198.00元

前　言

据 1998 年统计,我国大陆有 6800 万残疾儿童,其中肢体残疾 60 万左右,广东省的统计资料显示每年新增 1 万名残疾儿童,说明我国残疾儿童的基数是非常巨大的,同时因创伤、感染、肿瘤导致的后天获得性残疾患儿、医源性残疾患儿的数量尚难以准确统计,由此可见,残疾给许多儿童及其家庭带来了无尽的痛苦,给我们正在建设的和谐社会带来了巨大压力,因此,如何有效防治各种致残性疾病显得非常现实和迫切。

小儿骨科技术是防治多种畸形的有效技术,但小儿骨科专业是一较为新兴的专业,作为独立的科室仅仅见于少数大型三甲医院及部分骨科专科医院。在我国绝大多数医院由成人医师兼任,导致了大量小儿患者得不到专业的治疗。

一方面,新的残疾儿童持续增加,我国特别是基层成人骨科医师对小儿骨科的技术掌握不全面、不系统;另一方面,近年来小儿骨科的新器械及新技术、新业务迅速发展,陆续散见于各种专著、论文,其庞杂性不利于成人骨科医师系统查阅,不利于小儿骨科医师的培养,现实需要有一本全面反映新时期小儿骨科各方面先进理念、技术的工具书,以备骨科医师治疗时查阅及专科医师的培养,提高治疗效果,减少残疾儿童的数量,构建和谐社会。

见于此,我们将目前多种小儿专著、论文进行了总结,并结合我们的临床实践编写了一部通俗易懂、内容全面、重点突出、易于普及的工具书,以期在目前我国国情下使广大基层骨科医师在处理小儿骨科疾患时能全面准确查阅标准的处理程序,首先减少医源性残疾概率,提高既有畸形矫形的成功率,构建和谐的医患关系,更好的为患者服务。

在本书的编写过程中李卫平、裴生太两位主编各完成了约 13.5 万字的编写任务,陈志龙、王华明、陈世海、赵军、贾文芳五位副主编各完成约 13 万字的编写任务,由于编者的知识水平有限,经验不足,书中缺点及错误在所难免,希望广大专家、学者提出宝贵的意见及建议,以便我们改进提高。另外,本书参考了一些其他相关书刊上的内容,在此对原作者表示诚挚的感谢。

目　　录

第一部分　小儿骨科基础知识

第一章　骨骺、骺板基础理论

小儿发育中的不成熟骨与成人的成熟骨相比，其结构、功能与代谢均有显著差异。对这些基础理论的了解和掌握，不论在小儿骨科的诊断、一些病理改变的认识，以及治疗均有重要的指导意义。骨骺、骺板是小儿骨骼发育的唯一特征。随着现代科学技术的发展，如电镜、组织化学、酶学以及放射自显影技术的进展，对骨骺、骺板的形态结构、组织化学、代谢变化及功能特点有了日益深入的了解，从而加深了对小儿骨科疾病的病理生理、病理解剖的认识，也为治疗学奠定了基础。

一、骨骺与骺板分类、解剖与组织结构

（一）骨骺与骺板分类　儿童的较大长骨可明确分成四个解剖区域，即骨骺、骺板、干骺端和骨干，这四个区域基本上来自软骨内化骨，随后沿骨干由膜内化骨所补充，随着生长发育而逐渐成熟。

在长骨的一端或两端形成了由软骨构成的骨骺，四肢长骨骨骺在两端，而手、足的掌、跖骨和指（趾）骨只有一个骨骺，第一掌骨和第一跖骨的骨骺长在近端，其余掌、跖骨骨骺均生长在远端，手指和足趾骨骺生长在近端（图1-1-1）。

骨骺分为压迫骨骺和牵拉骨骺两种，它们的解剖部位和功能不同，前者位于四肢长骨的骨端，构成关节的一侧，是关节内骨骺，承受着从关节传递来的压力，起着纵轴生长的作用。后者位于肌肉的起、止点，承担着肌肉的牵拉力，它既不能构成关节，也不影响骨的纵轴生长，如股骨大转子骨骺和肱骨内上髁骨骺。各骨骨骺骨化时间不同，即二次骨化中心出现的时间不同，可以作为判断骨骺发育是否延迟的标志，也可

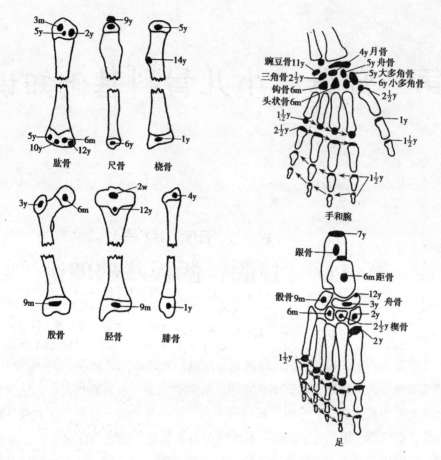

图 1-1-1　四肢骨骺后布及骨化中心出现时间

Y：岁　M：月

作为骨龄的测定。

骨骺也可分为两类，即盘状骺板和球状骺板。大多数长骨的骺板为盘状骺板，介于干骺端与骨骺之间的盘状结构，其骺板细胞不断分化而成为成熟的软骨细胞，变性骨化，使骨纵向生长并变粗。球形骺板多见于短管状骨，如掌、跖骨和指（趾）骨等。起初在骨的两端各有一个球状骺板，随生长发育，只在一端保留一个真正的骺板，形成盘状，而另一端的球状骺板较快被代替，形成球状关节软骨。跟骨骨突的骺板虽呈盘状，包绕跟骨体的后内侧。脊柱椎体最初具有球状骺板，随后骨化中心扩大致骺板逐渐消失，而椎体上下两个侧面成为盘状骺板。椎体没有真正的骨骺，其位置为椎间盘所占据。髋臼的骺板来自髂骨、耻骨和坐骨呈 Y 形放射状。长管状骨两端有骺板的又称为双极骺板。

（二）骨骺　在出生时除股骨远端外，所有的骨骺都位于长骨（包括手足的短骨）的两端呈完全软骨性结构，这种软骨性结构称为软骨骺。而相应发生骨化结构者称为软骨一骨骨骺或简称为骨骺，每一个软骨骺在特定时间出现二级骨化中心，并逐渐增大，直到骨骼成熟时整个软骨部分由骨组织所替代，只剩下关节软骨。当骨化中心扩大时，发生结构上改变，尤其邻近骺板区域开始形成一个明确的软骨下板与干骺端平行，即形成骺板，在 X 线片显示具有特征性的骺线。有些软骨骺骨化中心出现变异，在临床诊断上不要误诊。肱骨远端骨化形式变化多端，在生长第 1 年开始在小头出现一个孤立的骨化中心，大约在 7~8 岁时在滑车发生多处骨化灶，至青春期最后在内上髁发生一个中心。在骨化中心出现后骨骺逐渐增大，具有弹性的骺软骨就会越来越增加硬度。

在软骨骺透明软骨最初形成时，关节面软骨与其余透明软骨之间没有明显差别。但是在某一点上出现一个有限的细胞群，并稳定下来，其功能与其余骨骺不同，其生理功能、生化学均有差异，这就是透明软骨最后形成关节面软骨，在正常情况下关节软骨不具备骨化能力，当骨成熟时产生一潮线，成为关节软骨与透明软骨的分界线。

组织学观察，于二级骨化中心出现后其周围可见大量的肥大细胞，发生变性而骨化，其肥大细胞层远端即为增殖细胞及软骨细胞，即与骺板的结构相似，也就是软骨化骨的组织学过程。

（三）骺板　骺板是出生前后软骨内化骨的主要机构，大多数骺板在整个发育过程中的轮廓保持相似，少数有较大的改变，其中肱骨近端骺板从开始的横形变成具有高度曲线的结构，股骨近端开始由一个近似横形变成倒 L 形，股骨远端由横形变成双隆突状。

从大体上看骺板的两种类型，包括球形和盘状，其特点是由骨骺的透明软骨逐渐转变为一较平区域的软骨进行快速分化和成熟过程。其功能是产生快速的纵向生长、大多数盘状骺板在初起是横向的，以后由于对生长和生物力学应力反应而出现特征性轮廓，但仍保留其扁平形式，还形成一小指突状软骨伸向干骺端，称为乳突，这种轮廓改变，乳突的形成，增加了骺板抗剪应力的能力，增强了骺板的稳定性。在干骺端与乳突之间也有盘状骺板，它主要承受张力而不是压力的骨骺、骺板的伸延，胫骨结节就是这样一个结构。张力反应性结构的特点是正常柱状细胞结构，为不同数量的纤维软骨所代替，这显然是股四头肌的强大张力所引起的适应性微细结构改变。

手、足部位的短管状骨，最初形成两个盘状骺板和毗连的软骨骺，随后在生长中只留一端成为真正的骺板，进行纵向生长的任务。另一端骨骺的透明软骨较快被代替，只在关节面和干骺端留下少量软骨，相连的骺板呈球形，关节软骨下的细胞柱变短，这种球形骺板对纵向生长作用很小，能使掌骨头的轮廓扩大，与这种球形骺板相连的骨骺中偶尔出现骨化中心，是一种结构上的变异，称为假骺，常见于第一掌骨远端，实际上假骺并不是骨化中心，而是干骺端的骨化区向上延伸和扩大形成的，X 线片上很像骨折。

短管状骨干骺端与长管状骨相比不同，除有纵向初级松质骨外，还有更多的横隔，这主要是纵向生长和干骺端再塑形相对较快的结果。

　　腕骨和跗骨骨中也可见到球形骺板，是骨骺骨化中心的结构，逐渐离心性扩大，形成该骨骨骺外形，这种二级骨化中心扩大，使球形骺板的一部分与初级盘状骺板接近，产生两极生长带。在髋臼Y形软骨的各臂内和胫骨近端与胫骨结节骨化中心之间可见到这种两极生长带。

　　从胚胎早期到骨骼成熟，骺板具有一种特征性，且不大变化的基本细胞结构。骺板之间的差别是生长速度和生物力学应力的反应，表现为每一带的细胞数目不同、骺板整个厚度不同和特异性细胞改变，如纤维软骨代替肥大细胞层，这种形态学改变适应于功能的变化。通常将骺板分为三带（图1-1-2）：

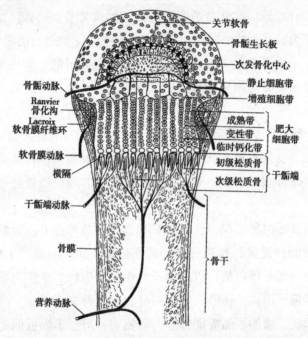

图1-1-2　骨骺、骺板组织学结构及血供分布

　　1. 生长带　包括静止细胞层（贮存层或生发层）和增殖细胞层。这是骨的纵向和横向扩张部位，发生细胞分裂和新细胞形成的部位，细胞静止和分裂自然与血运相关，由周围围绕骺板的特殊区域，即Ranvier区也可增加细胞，该区内含有纤维血管组织，未分化的间质细胞，已分化的骨骺和骺板软骨和Lacroix骨环。紧靠着静止细胞层的是活跃的细胞分裂层，好像纵向和横向都有细胞分裂，但以纵向为主，形成最早期的细胞柱的迹象。在一个活跃的骺板，如股骨下端细胞柱可能构成整个骺板厚度的一半。胶原在静止和分裂层任意散布，其柱状细胞逐渐呈纵向排列，该层细胞呈球形或梨形，然后变扁形成柱状排列，不断进行增殖。电镜下软骨细胞内含有丰富的粗面内质网。

　　2. 软骨成熟带　在这一带内软骨细胞呈肥大变化，最后退化。细胞间质形成增加，主要在细胞柱间，而不是柱内细胞与细胞之间，这些基质由一种独特的胶原构成，专门与软骨内化骨有关，然后基质发生细胞调节的生化变化，变为易染性，而后钙化，这是骨化的前驱，在这带细胞要增大 5 倍。电镜下肥大细胞上半部细胞结构正常，糖原丰富。而下半部胞浆空泡化，约占胞浆的 58%，细胞广泛碎裂、全部死亡，软骨细胞中的线粒体可见电子密度颗粒，出现较高浓度的钙、磷 X 线光谱。

3. **软骨变形带**　这是最后的区域，软骨基质必须有足够的钙化，使干骺端的血管能够侵入，这些血管破坏横的软骨隔，侵入细胞柱，沿原来形成的柱间基质铺下初级松质骨。这种软骨和骨的复合物将被再塑形，为更成熟的二级松质骨所替代，后者不含残余的软骨前驱。在这一带值得重视的是基质小泡的作用，其结构极小，存在于基质纵隔中，有丰富的碱性磷酸酶，它能水解焦磷酸盐，降低其浓度而引起钙盐沉积钙化。

肥大细胞和变形区域结构性软弱，骨骺分离时易从此分开。另外，佝偻病时肥大细胞带因基质不能钙化而大为增厚，妨碍了从干骺端的毛细血管侵入，使肥大细胞不能为骨组织所代替，结果肥大细胞不断增加，形成杯口状畸形。

（四）**Ranvier 软骨膜骨化沟**　早在 1873 年 Ranvior 曾叙述了骨骺板周围有一个环形切迹，其结构随着电镜和放射自显影技术的发展才被了解。目前认为骨沟内有三种不同的细胞组成：首先骨沟内有一组密集成团的细胞，系由胚胎的原始细胞演变成骨皮（bony band）的骨母细胞，围绕着骺板和干骺端的连接部位；另一组弥散而广泛分布在沟内，且难以区别为间质细胞或纤维母细胞，其中一些是软骨母细胞的前身，有助于适当的软骨生成，起着骨骺横向生长的作用；第三位于切迹下方的胶原纤维鞘中的纤维母细胞和纤维细胞，形成一个纤维层与骨膜和软骨膜相延续，呈垂直、斜行和环行，伸入至骨骺软骨，当骨生长过程中骨膜可坚固的固定于骨骺板，称为 Lacroix 软骨膜环，它的功能是提供与软骨连接部的机械性支持作用。

（五）**干骺端**　干骺端是骨干两端不同形状的膨大部分，其主要特征是骨皮质变薄，由初级松质骨和二级松质骨组成的骨小梁增多，广泛的中央和周围再塑形，使初级松质骨向二级松质骨转化，包括溶骨、破骨和成骨过程，该处与其他区域相比，有相当多的骨更新，这种活跃的过程表现为^{99m}Tc（碍）多磷酸盐吸收量增加。

干骺端皮质骨也随着发育而改变，与骨干比相对薄，具有多孔性，孔窗中有纤维血管软组织成分，与骨髓腔和骨膜下区相连。该区近骺板的窗孔较近骨干处多，近骨干处皮质也增厚发生较大的形态上的移行，干骺端无明显的 Havers 系统。在干骺端初级松质骨与骺板肥大细胞相邻部位可以看出在生长最快的长骨中骨小梁呈纵向排列，而较短的长骨如掌、指骨其骨小梁呈横向排列，当在青春期生长减慢时，大的长管状骨也可见到类似横向排列。这种骨小梁排列方向不同，影响对异常应力的反应，因此长骨干骺端损伤明显高于短骨干骺端损伤。

骨膜在骨干附着较松，在干骺端附着越来越牢固，这是骨内、外的纤维组织经窗孔保持连续的缘故，显著地增加了生物力学强度。骨膜紧密附着于骺板周围与骺Ranvier区相融合，并与骨骺软骨膜相融合，干骺端皮质骨延伸到骺板，延续下去成为Lacroix软骨膜环。

（六）骨干　出生时骨干主要由胎儿的编织骨组成，其特征是没有Havers系统。新生儿的股骨干产前即由胎儿骨变成具有板层的更成熟骨，且具有骨单位系统的唯一部位。此期特征是由骨外膜调节的膜内贴附骨的形成和骨内膜的再塑形同时存在。成熟板层骨以内在的、且不断再塑形的骨单位模式逐渐占优势，这种早期骨血管丰富，其横断层不像年长儿童和成人那样致密，以后生长产生更多的骨单位（Havers系统），产生更多的细胞间基质，以减少横断面的多孔性，并逐渐提高其硬度。其骨膜较厚、血管丰富，松软地附着于骨干，外伤后易于发生骨膜下骨折，遭受损伤后可更快的形成骨痂。多数的干骺端和骨干是肌肉的起止点，它并不是附着于骨干上而是在骨膜上，使骨与肌肉的生长互相协调，注意由于肌肉的牵拉力造成该处的不规则骨化，不要误认为肿瘤或创伤性反应。

总之，小儿骨骼除了具有骨骺、骺板的特殊结构外，骨组织正由胚胎骨向成熟骨转化，表现为有机成分及水分多，虽然骨骼纤细但韧性较大，加上骨膜较厚、血运丰富，故外伤后可发生青枝骨折、骨膜内骨折及骨骺损伤的特有的损伤类型。同时小儿骨骼修复及塑造能力强，年龄越小这种能力越强。

二、骨骺、骺板血液供应

未成熟骨不论是骨性还是软骨，都有丰富血管，骨膜也有很多的小血管，对骨的生长及不断成熟和建立Havers系统都起着重要的作用。骨干的内膜面是从滋养动脉接受血液供应，滋养动脉是一条较大的血管，向干骺端及骨干发出分支，而骨骺由穿通软骨的血管供应，这两种主要的血液循环，即骨骺血管和干骺端血管。而骺板血液供应来自骨髓血管、干骺端血管和Ranvior区软骨膜血管三部分。

（一）软骨管及骨骺血液供应　软骨骨骺中血液供应是由一种特殊结构，称为软骨管的组织分布至整个软骨骨骺内，并向骺板的增殖细胞层发出分支，供给骺板血液，随着骨骺的发育，软骨管逐渐成熟，成熟的软骨管内含有一条动脉，伴随一条或数条静脉，及毛细血管丛。毛细血管网形成小球状丛，作为每一管道系统的动脉末端。软骨管各自供应骨骺及骺板内相应区域，而无骨骺内吻合。其功能除了供应骨骺软骨的营养之外，软骨管内间叶组织是软骨母细胞的发源地，软骨管被正在分化的透明软骨围绕，软骨内含有肥大细胞，是形成骨化前的内部结构，而软骨管对二级骨化中心的形成起着重要作用。当二级骨化中心形成并逐渐扩大，骨骺血液循环开始发生变化，一般数支软骨管参与骨化中心的扩大，原来的终末动脉管道系统间产生吻合，当二级骨化中心扩大到形成软骨下骨板时，小血管就穿透此板以供应骺板的增殖细胞层，形成终末动脉。

骺板血液供应屏障学说认为：二级骨化中心出现后，骺板将逐渐成熟，成熟的骺板将形成骨骺、干骺端间的血运屏障。吉士俊通过大量不同胎龄股骨近端碳素墨汁灌注标本的观察，骺板内从骨骺向干骺端方向的血管随胎龄增加越来越少，至新生儿期已消失，相反闭塞的血管索条越来越多（表1-1-1）。因此在新生儿期骺板已形成血运屏障。血运屏障的理论对不同年龄骨骺或干骺端发生血行感染性疾患（血源性骨髓炎）有重要的意义。

表 1-1-2 骺板内交通血管和索条的关系

分　　　组	例数	切片数	血管出现频度	%	索条出现频率	%
胎龄 16~20	9	47	16	34	18	38
24 周	10	50	29	58	24	48
28 周	9	45	14	31	32	71
新生儿	6	43	0	0	35	81

（二）干骺端血液供应　干骺端血液循环有二。一是来自中央区域的滋养动脉；二是供应周围区域的软骨膜血管。两个系统的终末部分形成毛细血管袢，在骨小梁间穿过，达到骺板肥大细胞层的边缘，这些血管袢的小静脉侧扩大形成静脉窦。

当干骺端血液循环中断，则肥大细胞层骨化受到影响，受累区软骨变厚，X线片上表现为骺板增宽。一旦血运重建，变厚了的预备钙化层便迅速被血管穿透而骨化，这时骺板又可恢复到正常厚度，这种现象对骺板的纵行生长或横向发育均影响甚少。

（三）软骨膜血管网　软骨膜血管网环绕每个骺板。由于骺板的解剖特点不同，其血液循环形式各异。但是供应骨骺、骺板和干骺端周围的血液循环的最重要分支是Ranvier区的血运，它对骺板周围的生长发育是十分重要的。当某些骺板损伤，软骨膜血管断裂，造成骺板周围相应区域缺血，也可产生局限性的骺板早闭。

三、骨骺生长生理

（一）骺板的生长形式　长管状骨以纵向生长为特征，同时也有横向生长的变化，这是由骨外膜的成骨生长和骨内膜塑形作用联合形成的。但骺板也存在着横向扩张的作用。此系骺板内细胞分裂、基质膨胀以及Ranvier区周围添加细胞而产生。盘状骺板的组织间生长与二级骨化中心的不断扩大直接相关。当骨骺是软骨或只形成一个小球形骨化中心时，因软骨的可塑性，不可能对骺板组织间膨胀起到机械性障碍，这两方面均可进行生长膨胀。当骨化中心发育至相当大的程度，使组织间膨胀生长受到限制，其横向生长就越来越限于周围Ranvier区的生长。

四肢不同部位骨骺生长速率不同，借此可测算不同部位骨骺早闭对肢体生长的影响。不同部位骨骺生长速率如下：

肱骨上端骨骺占 80%	下端骨骺占 20%
桡骨上端骨骺占 25%	下端骨骺占 75%
尺骨上端骨骺占 20%	下端骨骺占 80%
股骨上端骨骺占 30%	下端骨骺占 70%
胫骨上端骨骺占 60%	下端骨骺占 40%
腓骨上端骨骺占 75%	下端骨骺占 25%

（二）调节骨骺发育的因素　调节骨骺发育的因素尚未十分明了，但目前认为一些激素起着重要的作用。如甲状腺素、生长激素、皮质激素等对骨组织生长具有较强的刺激能力。垂体前叶的生长激素主管软骨细胞的活动，对软骨化骨起着巨大的作用，一旦缺乏软骨则停止增殖，甚至达到中年骨骺仍未闭合。甲状腺素在内生软骨形成上起主导作用，若缺乏会引起骨化中心出现延迟，骺板增厚而不闭合，并出现粘多糖代谢紊乱，硫酸软骨素不能破坏，而形成黏液水肿。

皮质激素对骨骺发育有一定影响，其中性激素决定骺板闭合的时间，它可使之加速骨化，刺激增加骨的长度和宽度，骺板缩小，甚至早闭。临床大量应用可的松就会阻止细胞分裂而影响生长。

甲状旁腺在骨的矿物质代谢方面起作用，可使钙、磷从骨盐结晶中移到细胞外液游离而不能溶解，同时又促进肾小管近侧曲管上皮细胞排泄加速。

一些营养物质也直接影响骨骺生长发育。其中维生素 A 是骨骺软骨细胞生长成熟和变性不可缺少的物质，如缺乏则骨的正常塑形能力低下或丧失，出现粘多糖代谢障碍。维生素 C 缺乏可造成间胚叶组织代谢紊乱，主要在胶原、纤维形成和成骨方面起作用。供给磷、钙维持正常矿物质代谢十分重要，其中维生素 D 在保证钙的吸收和骨骺中沉积钙具有重要的功能。肾脏在正常钙、磷代谢平衡也起着一定的作用。

除上述内分泌及营养因素之外，骨骼中骨膜袖套内的张力机械作用也可以控制骨的生长速度，当骨膜袖套破裂和血管供应增加，成为纵行生长加速的重要因素，小儿长骨骨折后出现肢体的过长，是临床上常见的。

（三）未成熟骨的再塑性能力　骨的再塑形能力与年龄呈负相关，即年龄越小再塑形能力越强。如新生儿骨折无论出现严重的重叠还是成角，最终将会恢复至正常形态。再塑形部位是干骺端，其皮质是由多孔的小梁所组成，骨膜发生新的膜性化骨，使之不断增厚，同时小梁骨又不断被骨单位系统侵入，这与骨折初期愈合时骨单位穿过骨折处的过程相似，由此将周围的小梁骨（编织骨或纤维骨）转化为板层骨（骨单位），它由不同的生物力学性能所决定，其中骨内膜也同样有骨形成作用，但是不甚广泛，在干骺端中央有相当多

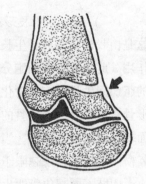

图 1-1-3

的骨小梁将重新排列和塑形，也是大量成骨细胞活跃的区域，可在骨扫描中明显看出。骨形成和再塑形交替进行。通常干骺端骨折愈合速度最快，因此骨延长也都选择这个部位进行。

（四）Harris 生长扰乱线（Harris growth disturbance line） 全身性疾病、骨内病变，甚至全身麻醉、化疗之后，即可在 X 线片上发现与骺板相平行的致密性线条，称为 Harris 生长扰乱线。此系上述原因骨发生暂时性生长减慢，形成初级松质骨小梁呈横向排列，在初级松质骨内形成一暂时性软骨下增厚带，一旦疾病治愈，重新恢复正常的纵向生长速度，又恢复原始纵向骨小梁排列，增厚的横向骨板被保留，以待初级松质骨成为二级松质骨并被逐渐塑形。观察这一改变的动态变化，可作为判断骺板有无损伤的早期标志（图 1-1-3）。这一扰乱线多在 5 岁以下儿童出现（表 1-1-2）。

表 1-1-2 先天性髋脱位患儿出现 Harris 线情况

组别	例数	Harris 线例数	出现率%
手术复位数	34	27	79
<5 岁	22	21	96
>5 岁	11	1	9
67	57	85	

（五）生理性骨骺融合

生理性骨骺融合系指青春期骺板逐渐被替代，这个过程在骨骺骨化中心与干骺端之间形成一些小的骨桥，最终软骨骺板由骨组织所替代。这种横向的替代将逐渐再塑形，但在成人的长骨端 X 线片上仍可看出它的痕迹，每个骺板似乎有固有的融合形式，好像不同骺板易于遭受不同的骨折一样。

在组织学上，正常骨骺融合时有几个明显的变化：首先邻近骺板的软骨下板增厚，干骺端也增厚，形成横向骨隔，而不是纵向骨小梁，当最初形成时骨板的细胞排列并无明显变化，但细胞已停止增生，由于生物化学变化带来的进行性钙化和骨化延至生长带的静止细胞层形成很多潮线，两侧骨化相延伸，最后使骺板多处被小骨桥穿通，然后从这些穿通处向周围扩展，软骨被骨组织替代，留下了厚的骨性骺板，这是增厚的干骺端的软骨下骨板和骨骺的软骨下骨板互相融合组成的，在 x 线片上很明显，这一过程由中央开始呈离心性进行，有些骺板表现不同，如胫骨远端骺板是从中间和内侧开始，然后到外侧。生理性骨融合的时间，因受性激素的影响，女性比男性早。

四、骨骺板代谢

骨骺板代谢与骺板血液供应是直接相关的，生长带的静止细胞层的细胞大小与增殖层相似，数量少细胞间质多。电镜下细胞内含有丰富的粗面内质网，说明它们正在积极合成蛋白质，此外还有较多的类脂体和小泡。

组织化学分析含少量的己糖磷酸酶、乳酸脱氢酶、苹果酸脱氢酶和磷酸异构酶以及少量碱性磷酸酶、酸性磷酸酶和无机磷、钙、镁等。基质中类脂质、氨基多糖、蛋白质、多糖类以及水分比其他带少。而经脯氨酸含量却最高，偶尔可见胶原纤维，但与骨化有关的基质小泡却很少，由于基质中存在中性粘多糖或聚集着蛋白多糖，故组织化学呈阳性反应。

此带氧张力测定低，为 2.73 ± 0.28 kPa（20.5 ± 2.1 mmHg），表明从骨骺来的血管通过此层达到增殖层并非供应静止层的结果。

增殖层细胞变扁，呈柱状排列，不断进行增殖，电镜下软骨细胞内粗面内质网占据胞浆面积，从该层顶端至基底由 14.9% 增至 40.1%。

生物化学分析含有较高的氨基己糖、无机磷、钠、氯和钾，氨基己糖应视为蛋白多糖的指示剂，说明在该层蛋白多糖消耗较少。

通过氟胸腺苷放射自显影观察，证实细胞柱的顶端系软骨母细胞，开始分裂增殖，应视为真正的生发层。Kember 以胫骨近端骺板为例，每日每个软骨细胞增殖 5 个新的软骨细胞，软骨细胞在肥大细胞层基底最大的体积平均为 30u，其生长率为 150u／d，据统计一个细胞柱拥有 29 个细胞，使胫骨纵行生长约 0.9mm，这个统计并非十分准确，但仍可作为预测的参考。在基质中的胶原纤维和基质小泡与静止细胞层相同，其组织化学反应呈阳性，表示中性粘多糖和蛋白多糖的聚集。该层氧张力最高达 7.6 ± 0.87 kPa（57.0 ± 5.8 mmHg）。标志着有丰富的血液供应，呈现糖有氧代谢。

成熟带包括肥大细胞层、变性层和临时钙化层，此带从起始至基底细胞增大 5 倍。从细胞结构上，胞浆内糖原染色阳性逐渐消失，出现空泡并逐渐扩大，核碎裂甚而不清，至最底层细胞的结构完全丧失。电镜下，上半部细胞内结构正常，糖原丰富，而下半部胞浆泡化，约占胞浆 58%，糖原迅速减少甚至消失，在最底层的细胞膜广泛碎裂，细胞核失去胞浆包绕，除线粒体和碎裂内质网外全部消失，结局是肥大细胞死亡。

软骨细胞中的线粒体可见电子密度颗粒，出现钙、磷的 X 线光谱，具有较高的浓度，通过钙的组织化学观察，在肥大细胞层上半部线粒体与细胞膜有钙负荷，至中部迅速减少，基底部则完全消失。

经组织化学分析该带上 3/4 含有大量碱性磷酸酶和酸性磷酸酶、己糖磷酸脱氢酶、乳酸脱氢酶、苹果酸脱氢酶、磷酸异构酶、各种无机盐、水分、类脂质和溶解酶，而经脯氨酸和氨基己糖最少。在基质中表现酸性粘多糖和少量的蛋白多糖的组化反应，由此而致无机盐化。此外在软骨细胞中又含有高浓度的水解微粒酶，致使蛋白多糖变性。

值得重视的是基质小泡的作用，其结构极小，存在于基质纵隔中，含有丰富的碱性磷酸酶，它能水解焦磷酸盐，降低其浓度，因焦磷酸盐有抑制钙化的作用，故引起钙盐沉积。同时增加局部正磷酸盐的浓度，从而增加 $Ca^{2+}\times HPO_4^{2-}$ 的溶解度积，促成钙化，并水解ATP，为钙及磷酸盐摄入提供能量，结果产生初期钙化点，完成软骨钙化的过程。

此带氧张力也较低为 $3.2\pm0.3kPa$（$24.0\pm2.4mmHg$），为缺氧带，它的功能是为软骨骨化准备基质，并进行不断的基质钙化，是软骨化骨的重要阶段。

骺板代谢过程主要发生增殖细胞层和肥大细胞层。在增殖层氧张力高，进行有氧代谢，糖原贮存，线粒体形成ATP，目前认为线粒体形成ATP或贮存钙质，两者不可兼顾，若形成ATP，则不能聚集钙。

肥大细胞带氧张力低，进行无氧代谢，糖原消耗，线粒体由形成ATP向聚集钙进行转变，但不论形成ATP，还是聚集钙都需要能量，这种能量来自线粒体中的呼吸链，由于ATP的形成需要ADP，而肥大细胞中缺ADP，从而为聚集钙提供了条件，在肥大细胞层下半部，由于低氧张力下缺乏能量及糖原耗尽，线粒体释放大量钙，经基质小泡的作用，完成软骨化骨的过程（图1-1-4）。

干骺端始于骺板软骨的各细胞柱的基底横隔，进入干骺端后其横隔消失，该部位由宽变窄似漏斗状，近骺板软骨处氧张力最低（$2.6\pm0.43kPa$），红细胞呈串珠排列，表示血流停滞，含有较高磷酸异构酶，其活动为无氧代谢。干骺端起始部近于横隔的凹陷不是空的，有数个红细胞。电镜下毛细血管裢由内皮细胞构成，血管周围细胞侵入基底部，通过细胞微粒分解酶的活动去掉钙化的横隔，此时纵隔呈现部分或全部钙化，含有偏心核的卵圆形骨母细胞位于纵隔的边缘，形成初级松质骨。经过一短距离后，骨母细胞进入钙化的纵隔内，完成软骨内化骨，形成二期松质骨。进而钙化的纵隔逐渐被新形成的纤维骨代替，这种替代过程称为内部或组织学塑形。随着多核巨细胞或破骨细胞沿骨小梁出现在干骺端和干骺端骨膜下时，干骺端向骨干方向逐渐变窄，称为外部或解剖学塑形。可见干骺端的功能是软骨化骨的最后骨形成部位，同时又进行了内、外塑形。

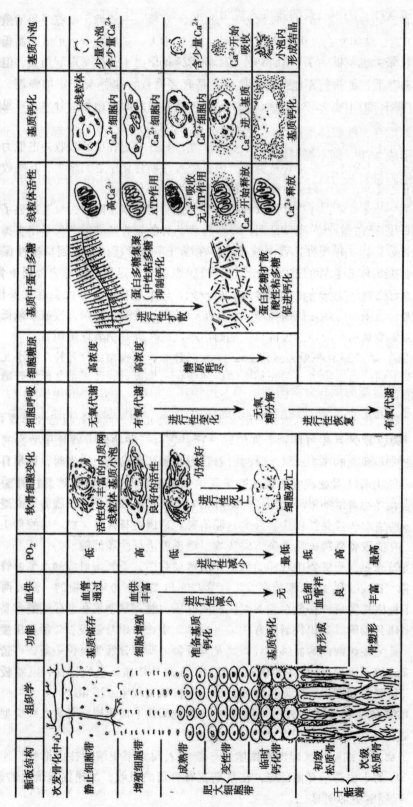

图1-1-4　骺板代谢示意图：骺板内不同区域与血液供应、氧分压关系及骺板钙化过程

五、骨骺、骺板损伤病理生理

骨骺、骺板既具有特殊的结构，又有生长发育的功能，损伤的病理生理自然不同于一般骨骼，因此了解损伤后一系列变化，对指导临床诊断与治疗有其重要的意义。

（一）骺板损伤的生物力学　骺板的形态学一方面受着遗传因素的控制，还要适应肢体功能的要求。在哺乳动物骺板呈波浪形态，如股骨远端就有 4 个圆锥形突起，套入骨骺，骺板相应凹形部位，以适应快速奔跑的功能，有效地防止前后、侧向以及旋转移位。而人类则不同，日常生活仅为步行，其结构没有那样复杂，只存在乳突状突起，以保护骺板受剪力和旋转的损伤。随着生长发育，至青少年时期这种乳突状突起发育更加明显，因此横断骨骺分离时，这些乳突状突起被折断，并可诱发干骺端或骨化中心的多处骨折，而不仅仅通过肥大细胞层分离。

骺板的强度取决于细胞结构的排列和软骨细胞间基质。一般静止细胞层和增殖细胞层软骨基质丰富，结构坚强，但肥大细胞层由于细胞增大，基质减少，形成了骺板中最薄弱部位，受着剪力与张力的作用而易分离。临时钙化层由于钙化又得到加强，但仍较薄弱。干骺端是骨小梁形成区，皮质变薄，但具有多孔性，也具有一定的强度，Hass 实验证实如果将骺板周围的骨膜切断，轻微的压力就容易经肥大细胞层分离，可见骨骺分离的部位是恒定的。

婴幼儿二期骨化中心出现前，骨骺主要为软骨，具有一定程度的吸收冲击能力，其骨折力量就会传至干骺端而发生青枝骨折，但是随着二期骨化中心的增大，其吸收应力的弹性能力随之减少，骨折力量就倾向于骺板而发生骨骺分离。

骺板周围的骨膜很厚，且与骨骺软骨膜和关节囊、韧带紧密附着，显著增强了骺板对抗剪力和张力损伤的能力。实验证明，完整骨膜的骨骺骺软骨断裂的负荷量比去掉骨膜者大两倍。相反干骺端附着的骨膜比较疏松，在发育中对骨折外力起到机械性保护作用，由于小儿骨组织韧性大可发生不全骨折，骨膜则起着稳定作用，即为骨膜下骨折。但是纤维性骨膜比软骨柔软的多，而弹性模量较低，因此在负荷分布上只起次要作用，一旦骨骺分离，骨膜对骨骺起控制作用。骺板抗拉强度还受激素影响，雄激素减低骺板抗拉强度，而雌激素则有增强骺板抗拉强度的作用，这在青春期表现更明显。

（二）骨骺、骺板血运障碍的病理生理　根据骨骺，骺板血运分布特点和小儿不同年龄，可发生不同的血运障碍而引起相应的病理变化，导致暂时性或永久性发育障碍或畸形。

在骨骺二期骨化中心出现以前，一般在新生儿和婴儿期，此时骺板已经形成骨骺，干骺端血运屏障，软骨骨骺内具有丰富的软骨管，它有三种功能：软骨母细胞的发源地；二期骨化中心形成的核心；供给骨骺营养。当受到严重的压力应力时，如发育性髋脱位强力复位和蛙式位固定，或新生儿败血症，细菌栓子栓塞、感染致急性骨骺骨骺炎，它不仅造成骨骺血供的障碍，而且二期骨化中心的形成和软骨母细胞的生成遭到严重破坏，从而产生永久性骨骺损伤，甚至骨骺消失，造成终身残疾，如产生股骨头缺如和肢体短缩，有的股骨外髁破坏消失，以致难以矫正的进行性膝外翻。

　　骺板的血运分布，骨骺侧由骨骺动脉支配增殖细胞层，干骺端形成的毛细血管袢供给临时钙化层。Trueta 和 Trias 家兔实验，持续对骺板加压，影响骺板的一侧或两侧的血流，致使骺板生长障碍。一般对骺两侧施加同样压力时，早期仅在干骺端侧容易受影响，只要不损伤骨骺侧，其损伤后果常常是可逆的。生长障碍与骺板、骨骺受压损伤的程度呈正比，可见骺板两侧的血供中骨骺侧尤为重要。所以骨骺侧血供中断，可造成增殖细胞的生长障碍而出现早闭（图 1-1-5）。当干骺端因外伤血运受到损伤，则骺板仍可生长发育，只是肥大细胞层钙化发生障碍，出现骺板增宽现象（图 1-1-6）。

　　（三）骺板损伤后的修复形式　根据骺板内细胞损伤平面不同，可有三种类型的软骨—骨愈合形式。

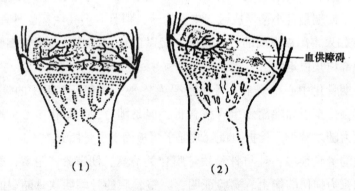

（1）　　　　　　　　　　（2）

图 1-1-5　骨骺侧血供障碍示意图

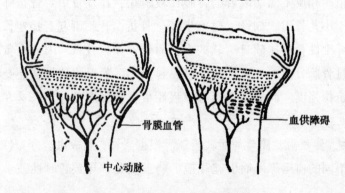

图 1-1-6　干骺端血供及血供障碍

　　1. 骨折分离通过细胞柱区即增殖细胞层　修复表现为很快增加柱内细胞，使骺板相应增宽，该区的小血管呈充血反应，在早期就有骨屑的吸收，加速细胞增生的速度，尤 Ranvier 区周围更加明显。

干骺端愈合速度加快，软骨内化骨替代肥大细胞柱，一旦达到骺板内纤维化和碎屑部位，血管就迅速长入损伤区，并可达到另一侧正在成熟中的新生细胞柱内，一般 3~4 周便可恢复到正常组织结构和强度。

2. 损伤发生在肥大细胞层转为初级松骨质的移行区可见明显分离，裂隙由血肿和纤维组织填充，逐渐变为零乱的软骨组织，与骨干骨折初期骨痂相似，在零乱的软骨组织的骨骺侧，细胞增殖，形成细胞柱，继之肥大和钙化，导致骺板增宽。干骺端侧血管迅速长入残留已钙化的肥大软骨细胞区，一旦干骺端血管长入到零乱的软骨性骨痂内速度则减慢，直到软骨骨痂成熟，干骺端继续不规则长入，并以骨性骨痂代替软骨骨痂，其厚度取决于骨折分离纵向和侧方移位的程度以及骨膜和骺板周围的连续性。当骨性骨痂逐步替代软骨骨痂后，干骺端血管进入正常的不断成熟的细胞柱，增宽的骺板被初级松质骨替代，逐渐恢复到正常的骺板宽度。

同时在干骺端皮质骨和干骺端软骨性骨痂外面以膜内化骨形式形成骨膜下骨痂，然后转变为骨小梁，且不断汇合和塑形，最终需 4~6 周恢复正常骨结构，再塑形需数月。

3. 损伤扩张到骺板的各细胞层修复开始纤维组织填充分离的间隙，继之邻近干骺端松质骨和骨骺的骨化中心产生骨痂，如果累计未骨化的骨骺软骨，其中间形成纤维组织，呈现骨骺、骺板软骨失去正常的不规则愈合。

骺板的细胞柱极少横向扩大，间隙填充的纤维组织有潜在骨化的可能，以闭合较大的间隙。这种替代过程包括细胞分裂、成熟和基质膨大，使生发细胞和肥大细胞层横向扩展，夹在其中的纤维组织由于血管较少，转变成骨组织的可能性较小。

纤维组织充填间隙越大，从骨折到愈合的时间则越长，逐渐骨化后形成骨桥，骨桥是造成骺板早闭的重要改变。

因此早期解剖复位，填充的纤维组织极少，有利于骺板的横向扩展，逐渐进行组织代替和修复。但如果创伤严重，造成血供障碍，影响生发细胞的生长和横向扩展，加上复位不良，必然导致骺板发育障碍，随之骺板早闭，骨桥形成，畸形产生。

六、手术、内固定器材对骺板损伤的影响

（一）骺板的实验性损伤　为了解手术与内固定材料对骺板损伤的影响，曾有很多人做了动物实验研究，但由于动物整个生命过程骺板开放的时间以及功能与人类存在差异，不能与人的损伤完全等同看待，故仅可作为临床工作的参考。

早在 1867 年 .llier 用未成熟兔和猫实验，跨过骺板做线状切开，结果表浅切开不影响骨的生长，而深层切开则影响骨的生长。Voget 用山羊和绵羊做实验在骺板自然分离线处将骺板分开，并不影响骨骺的生长 Friendenberg 实验证明，切除兔子的部分骨骺则往往造成生长过早停止，认为起主要原因是具有做最大再生能力的 Lacroix 骨化环和 Ranvier 区被切除，并发现不能用任何物质来夹入其间来控制继发于创伤的成骨反应，切除范围越大或骺板损伤的范围越广泛，则对夹入的组织反应越差，而且对出现轻度畸形的动物的组织学观察，发现有骨桥形成，这是造成生长停止的重要改变。

Ford 曾在幼兔的骨骺软骨上用 3mm 的钻头钻孔，经检查虽然骨骺与干骺端间有骨性和纤维性骨桥形成，但无明显缩短，如果用较粗钻头就会发生短缩。Campbell 等切除小块骨骺的周围软骨和其下面骨质，只要把骨块立即复位，很少因生长迟缓而造成畸形，但如果切断骨折片的血供，则产生生长抑制，可见血运供应的损害对骨骺的发育影响十分重要。

Johnson 等通过动物股骨远端骺板中央钻孔插入腓骨移植，产生剧烈的细胞反应，有时出现骨骺，骺板和腓骨的微小融合，但大多数情况植入腓骨与骨骺、干骺端之间仍存在微小裂隙，骨骺仍可继续生长，并未产生过早融合和生长停止。人类生长期较长，可能减少裂缝存在也会增加骨桥的机会。

（二）经骺板穿针　如果手术需要经骺板部位内固定，对固定的类型和插入的方法都应非常注意。既要固定牢靠又不能影响骺板的发育，因此要求内固定材料必须光滑，不宜过粗，以克氏针为宜，以避免对骺板的损伤，同时根据对固定的要求，尽量通过骺板和骨骺中心插入，尽可能不要影响骺板的边缘。

通常大的中央性骨桥肯定会影响骺板的生长发育，但小的骨桥则影响较小。周围性损伤对骨的生长潜力影响较大，而中央性损伤则影响较小。所以 Ⅲ、Ⅳ 型骨骺损伤时，钢针从干骺端穿入骨骺骨质的内固定，以防止骨骺或骨折片移位、不稳定和滑脱，这种情况通常是不会造成骺板早期融合。

无螺纹的细钢针穿过骺板中央，只占骺板的很少范围，即使产生骨骺到干骺端的局部限制，但对整个骺板的生长潜力影响很小，甚至完全没有影响，有螺纹的钢针固定牢靠，但可发生骺板细胞被压缩而发生骨骺早闭。而使用光滑的钢针通过骺板和骨骺后也会产生明显的组织学改变，在以后骨骺成熟时，能使骺板容易形成骨桥。

参考文献

1. 吉士俊. 骨骺的生理解剖特点及临床意义. 中华小儿外科杂志，1985，303
2. 吉士俊. 骨骺板的结构、代谢及功能. 中华小儿外科杂志，1987，239
3. 吉士俊. 骨骺骺板损伤的病理生理. 中华小儿外科杂志，1996，184
4 Ogden J．A. Skeletal injury in the child．Philadelphila：LRA&Febiger，1982．16~58

第二章　小儿骨科检查

骨骼系统包括骨骼、肌肉及神经，主要参与人体的构成和运动，并受许多其他系统疾病的影响。

骨骼、肌肉及神经的功能彼此紧密协调，相互影响，儿童是一个生长发育的机体，正常的肌肉功能对骨骼的发育至关重要，肌肉功能的异常不仅能影响骨骼的生长，而且可能导致骨骼的畸形，如脊髓灰质炎产生时的连枷足。相反，骨骼的疾病也能影响肌肉的功能，如急性关节炎的病人，因关节疼痛，肌肉产生反射性痉挛，长期的制动，甚或肌肉萎缩。

小儿骨科现在已成为骨科的一个分支，在美国也有自己的杂志，如小儿矫形外科杂志。

一、骨科理学检查法

小儿骨科的查体要比成人困难得多，这要得到患儿的合作和家长的配合。检查要仔细认真，患儿要脱去衣裤，以免遗漏极小的阳性体征。对患儿的检查应包括望、触、动、量四个方面。此外，对患儿应用过的支具（如夹板、矫正器等）也应检查，对足畸形的患儿还应注意鞋子的磨损情况。

（一）全身性检查　这是检查的第一步，若条件许可最好能暴露全身，检查时应争取病儿配合，避免出现恐惧心理，倘若小孩一旦拒绝，任何检查将得不到应有的效果。检查病孩开始可从前方、侧方与背后作全身的观察，最好是让小孩自由走动，做跑、跳、蹲下、起立等动作，详细观察小孩的四肢和躯干的形态，身躯侧向活动及四肢暴露后即显露无遗许多畸形。应注意脊柱的颈椎前弯、胸椎后弯、腰椎前弯是否出现，骨盆是否齐平，髋关节、膝关节伸屈，踝关节与足部动作是否协调，在走路时左上肢与右下肢是否行动协调，二足是否扁平，有无足弓，二膝有无内翻或外翻，胫骨的弧度有无出现，大腿与小腿比例是否正常，诱导小孩从地上拾物，坐地、起立、单腿站立等。

（二）步态　所谓步态是指人体在推进中失去平衡到恢复平衡的向前移动过程。检查病态姿势后，观察步态可以进一步发现问题。正常步行时身体直立、挺胸、开步时右下肢与左上肢一起向前，右下肢站立时左下肢与右上肢一并向前，二肩、头部有一些摇动,脊柱摆动不多。行走时骨盆首先向前旋转,上下起伏,同时向二侧摇摆,这些活动中肌肉收缩时间极短,多数时间由惯性推动前进。跨步开始时,屈髋、屈膝转为伸髋、伸膝、足背伸,以后足平而负重。当另一下肢已下地足平负重时,原下肢足跟离地,足尖使劲而离地向前推进。下肢负重的阶段称触地期(stance phase),下肢离地推进的阶段称为跨步期(swing phase)。这二个期中60%为触地期,40%为跨步期。其中又可以更细致地划分为3~4部分。触地期划分为跟落(即足跟着地)、足平、触地期中间、与跟离(即足尖支撑)四部。跨步期亦可以划分为加速、超越以及减速三部。负重期中许多大肌肉如骶棘肌、臀大肌、股内收肌群、股外展肌群、膝屈肌群、股四头肌、胫前肌群都同期中收缩,唯独腓肠肌收缩稍晚而跨步期中这些肌肉都无需收缩,上述肌肉动作特点与某些疾病的治疗有关。

病理的步态在关节疼痛时,出现触地期的减少与跨步期的相对增加,但触地期仅仅在病侧下地时缩短,但与另一侧下肢触地期无关。肌肉力量不足时,触地期相对延长,跨步期不变,步态出现异常。例如,臀大肌无力,躯干向后倒,臀中肌无力,出现躯干向患侧倒,股四头肌无力常不能加速,伴有膝关节屈曲畸形时常需手扶膝步态,膝无屈曲畸形,但屈膝乏力时膝反曲,减速困难。胫前肌无力时,足不能背伸。跟腱无力时足跟落地重,弹性消失,有踏步声。肌肉瘫痪中髓关节不稳定,出现二足间距增宽,常伴有膝外翻,二足摇摆步态或鸭步。习惯性髌骨脱位、膝关节盘状半月板膝部伸直时常有关节跳动,足底疼痛常使小孩足跟下地或独脚跳行,足扁平时步态缺乏弹性。步态检查应与上、下肢动作共同探讨,找出疾病所在。

(三)局部检查 局部检查包括下列几项

1. 肢体测量 由于人体的两侧是对称的,两侧肢体长短可以用测量来比较。测量时,一般可作直立或平卧位测量,而后者较多用。患儿仰卧于检查台上,二上肢与二下肢置于对称的部位,躯干完全正中,骨盆平整无倾斜,若有畸形或关节活动不便,可将双侧肢体放在相同体位,二侧对称是测量要点之一。测量之另一要点是必须从一个固定点至另一固定点,这是指由一个骨突出点至另一骨突出点,例如髂前上棘至内踝,绝对不能用皮肤上之某一点至肢体皮肤之另一点,如大腿中部至小腿中部等等。

上肢测量常用的方法有第七颈椎棘突至中指尖或肩峰顶点至桡骨茎突,这是整个上肢的总长度。上肢的分段测量,肩峰至肱骨外上髁为上臂长度,尺骨鹰嘴至尺骨茎突或肱骨外上髁至桡骨茎突为前臂长度。下肢测量中总长度是自髂前上棘经髌骨中点至内踝或髂前上棘至外踝为真性长度,或自脐孔至内踝称为假性长度;假性长度在测量支架或骨盆倾斜的病孩时较多用。分段测量时大腿的长度自髂前上棘至髌骨上缘或膝关节之股骨面,小腿长度测量可自胫骨内侧关节面至内踝尖或腓骨头至外踝尖。当然凡是应用一种方法,日后仍需用同一种方法复查,比较二侧肢体的长度。一般应用皮尺测量的错误率为1%~2%之间,亦即0.5~1.0cm左右。

肌肉萎缩可用肢体周径测量来比较，一般应用一个固定点，例如髌骨上 3~5cm 测量大腿周径，髌骨下 3~5cm 测量小腿周径，周径测量定点一般用大腿、小腿最粗的部位测量。上肢常用尺骨鹰嘴上、下 3~5cm 为定点测定上臂、前臂的周径。

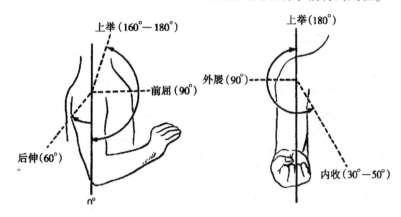

图 1-2-1　肩关节活动范围

2. 关节活动　关节检查中，活动是一个重要内容。检查前必须观察关节有无红、肿、热、痛等现象，是否有被动运动，活动的减少是一个方向抑或各个方向。关节活动度的测量一般是利用对侧关节作比较。关节活动可用三种方法测定，即目测（估计）、量角器以及 X 线摄片，其中 X 线摄片法最准确，但很少应用。而目测往往不够准确，量角器最多用。由于各个关节的结构不同，活动的方向亦各异，检查前必须知道正常活动的方向与活动度，例如髋关节和肩关节有伸、屈、外展、内收、外旋、内旋动作，肘膝关节仅有伸、屈两个动作，腕与踝关节有伸、屈、外展、内收等动作。各个关节的活动度变化很大，且有很大个体差别，因此测量时需要重复几次以便作前后二侧比较，不能作为绝对数字。测量角度时，以中立位（0°）为起始点，例如下肢伸直，膝关

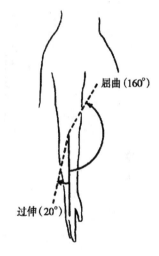

图 1-2-2　肘关节活动范围

节为 0°，曲可以至 150°以上，正常情况下，髋关节伸直为 0°，可以屈曲至 150°以上、后伸可达 30°，表示为 150-0-30，而当髋关节为屈曲位 40°，达不到 0 位时，则表示为 150-0-40。常见的关节活动范围见图 1-2-1~5。

3. 肌肉检查　是指肌肉收缩力量能否活动关节，对抗地心引力或检查者的阻力等动作来测定肌肉的力量。肌力检查一般适用于 6 以上的较大儿童、病孩不能配合时无法检查。肌力检查常应用与肌肉或神经瘫痪的病孩，但关节活动必须正常，否则肌力不易测定。一个动作往往由几块肌肉共同收缩，而不是一块肌肉的动作。因此，在检查时须注意肌肉的代偿活动，例如髂腰肌瘫痪时，缝匠肌可以代偿。此外，检查时可

能出现"假动作"混淆真的动作，例如足趾屈肌强力收缩，然后突然放松而出现的反跳活动，似乎足趾伸肌在收缩。畸形的出现往往是肌力不平衡的后果。当然，还应注意全身的肌力变化，如肌张力增高、肌肉痉挛、脊髓变化引起的二上肢或二下肢截瘫以及大脑性病变引起的偏瘫，虽然这些变化并不是肌肉本身的变化。

肌力检查一般应用六级测定法进行。

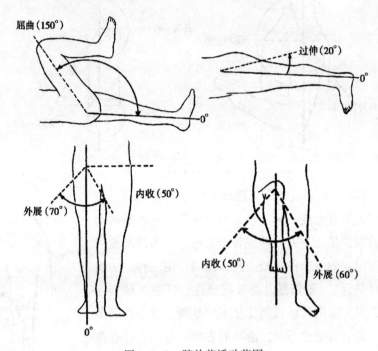

图 1-2-3　髋关节活动范围

0 级　肌力完全消失，无收缩，肌电图检查无活动电波。

1 级　肌肉收缩仅有抖动，关节不能活动。

2 级　肌肉可以活动关节，但不能对抗地心引力。

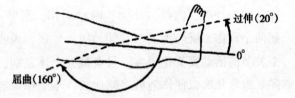

图 1-2-4　膝关节活动范围

3 级　肌肉收缩可以对抗地心引力，但不能对抗阻力。

4 级　肌肉收缩可以对抗一些阻力，比对测差。

5 级　肌肉可以对抗阻力与对侧相同。

4. 神经系统检查　周围神经损伤、臂丛的麻痹瘫痪、脊柱畸形、脊柱结核并发瘫痪时，神经检查很重要。神经检查应包括几个内容，运动功能、感觉变化、肢体反射以及皮肤营养血管性变化。周围神经的病变按照神经段的规律，神经供应皮肤区域。然后检查运动功能，反射以及肢体皮肤的营养血管性变化。脊柱神经受压时双下肢出现对称性的不同程度的瘫痪，大小便失禁、腹胀等情况，上下肢神经损伤都可以现皮

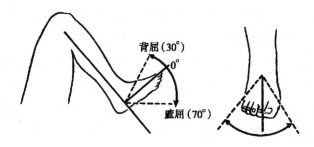

图 1-2-5　踝关节活动范围

肤麻木，肌肉瘫痪，反射消失以皮肤营养性变化。

　　上肢神经损伤较多见，尺神经在肘关节处损伤后出现小指末端内侧 1/2 麻木区、小鱼际肌萎缩、手掌深肌萎缩、内收拇肌功能丧失，病孩不能在 4～5 指间夹纸，严重者发生爪形手畸形。桡神经损伤在肘关节时，病孩不能伸腕，呈腕下垂畸形，大拇指不能背伸，麻木区域很小，仅在合谷穴处出现。正中神经损伤在肘关节时，第 1、2、3 指末端有麻木区，大鱼际肌萎缩手掌呈扁平状，拇指不能对掌，食指不能屈曲，第 1、2、3 指端皮肤粗糙。

　　下肢神经损伤较少见，坐骨神经损伤后出现足背底布鞋样麻木区，足跟出现慢性溃疡，足下垂，足部肌力全部消失，膝关节不能弯曲，腓总神经损伤后偶尔踝关节前足背有条束状麻木区，足趾不能伸直，足不能外展，呈内翻，马蹄畸形，走路容易绊倒。

　　5. 其他检查　有些部位的特殊检查，如检查髋关节时，可应用 Nelaton 线、Byrant 三角来了解髋关节有无脱位与股骨头的破坏情况，髋关节炎症时内收肌痉挛的托马斯试验，可检查髋关节有无屈曲畸形等。检查膝关节半月板时可用研磨试验，检查肘关节肱骨是否脱位时，可观察肘关节的正常解剖关系。当肘部伸直时内上髁、外上髁和尺骨鹰嘴呈一直线，屈肘 90°时以上三点呈一等边三角形。

　　二、特殊检查法

　　（一）X 线检查　对于骨骼系统疾病和损伤的诊断治疗极为重要。儿童在发育中骨骼的生理解剖不断改变，每个年龄组都有其特有的疾病表现和损伤形式，而且损伤反应也在不断地变化。X 线检查不仅可直接了解骨骼的部分生理解剖，而且还能追踪观察这些方面的发展和变化。因此，它是辅助临床诊断和观察疗效的重要方法之一。

　　X 线检查时，首先要了解摄片的条件、位置、质量、是否符合诊断要求。结合临床病史、临床所见和检查，最后做出诊断。如果需要时应进一步追踪复查，观察动态变化。有时 X 线检查阴性，并不能排除疾病存在的可能性，应对各种资料进行综合分析。

　　小儿的骨和软骨、骨髓有不同程度的 X 线穿透性，或仅能看到软骨的轮廓，有时损伤很难用 X 线即刻作出诊断，必须结合临床，或以后有骨痂出现才可确诊。

肌肉骨骼的病变和某种类型的骨折，要求高质量的 X 线照片。在常规前后位和侧位投照或不具备良好技术质量时，可能不显示病灶和骨折，甚至造成漏诊。因此，除了标准位 X 线片外，还应拍斜位和其他特殊位投照的 X 线片，投照部位必须准确，如某些骨骼畸形，股骨颈前倾角等。常用体层拍片显示骨局部病灶，避免骨骼阴影的重叠。有时，如小儿骨关节损伤，尚需同时拍照正常的对侧，以资对比，鉴别骨折和生长中的骨关节变异情况。关节造影，可显示关节内部结构的真实轮廓。骨骼良性肿瘤，瘤样病变和恶性肿瘤均可清楚显影。骨骼畸形和骨髓、软骨等发育障碍均可通过 X 线检查明确诊断。感染性病灶如骨关节结核和细菌性炎症，有重要的早期诊断价值。良好的 X 线片不仅包括有非常清晰的骨关节影像，而且也要显示病变的周围软组织轮廓，如肌肉、筋膜和脂肪图像。

肢体的正常软组织，除脂肪外，X 线的穿透性均近似放射密度，因此可借助肌肉块的外部边缘和肌间 X 线穿透性更大的脂肪组织，或外伤后的出血、血肿、或肌间隙炎性水肿，将致密的软组织轮廓和肌肉清楚地衬托出来。

在儿童外伤的 X 线检查中，应注意软组织内的金属异物，有些似乎不重要的损伤后，在 X 线上常可发现不透 X 线的异物，对小而 X 线透过度极低的异物，则用低电压专为软组织拍照的 X 线片可能看到。有些损伤，如儿童应力或"行军"骨折，可能仅表现局部疼痛，X 线检查或有或无骨膜反应，其骨折线也可能看不到。

在观察 X 线片时，骨皮质周围的反应性新骨形成非常重要。一种是连续的坚实的骨膜反应，其密度均匀，连接成整片状，逐渐与正常皮质骨融为一体，常见于骨折愈合过程和一般炎性骨痂形成。一种为间断性骨膜反应，其特点为形状不规则，有的呈板层状（葱皮样），或垂直状（放射状），或位于病灶上下二端，骨膜增殖，形成三角形的新骨堆，称为 Codman 三角或帽檐状物。常见于骨恶性肿瘤。恶性肿瘤呈局限性增生，界限不清楚，边缘不规则，骨皮质或骨髓腔内显示缺损或不规则破坏阴影，具有明显的软组织肿瘤影像。良性肿瘤的阴影呈局限性，形状规则，边缘整齐，界限清楚，骨皮质完整，一般不受肿瘤侵蚀，无骨膜反应，亦无软组织肿瘤影。

骨骼系统的病变和骨折的愈合也需依靠 X 线检查证实。

X 线检查广泛用于肢体骨骼长度和关节活动范围的测量；骨骺骨化中心和小骨出现的速度和时间的测量，骨骺融合出现的年龄。对骨骼发育中，受许多发育障碍因素影响，造成骨干、干骺端、骺板或骨骺严重畸形，也需 X 线检查。

在 X 线检查过程，临床需多次反复摄片时，应注意防护，尽力减少骨盆腔内器官、生殖腺以及骨骺放射性损害。

（二）CT 及磁共振检查　近年来由于 CT 及磁共振成像（MRI）等先进设备的问世，弥补了传统的 X 线诊断功能上的不足，提高了诊断能力和水平，减少了某些 X 线检查给病儿带来的损害，使影像诊断得到了迅速发展和提高。

CT 检查对骨骼、肌肉和软组织病变的成像已显示出越来越多的优点，对小儿先天性畸形及创伤具有独特的诊断价值，甚至高分辨率快速 CT 机在新生儿亦可获得质量非常好的图像。可发现解剖较复杂部位的病变，例如在某些病变的早期，X 线不易显示的解剖部位、脊柱、骨盆等则更有其优点。不仅确定病变的部位、范围、软组织内延伸程度及血管神经结构的关系，而且对判断手术治疗的可行性、手术的范围等，提供比较精细的资料。

一般 CT 检查多为平扫，其平面与检查部位垂直，根据病变的性质、病灶的大小和部位确定扫描的层厚和间隔。一般层厚 0.2 ~ 1cm，间隔 1 ~ 2cm，有时采用无间隔扫描。有时需行矢状位、冠状位 CT 检查。为了显示骨骼和肌肉内肿块与周围血管的关系，需静脉注入造影剂，使 CT 增强后扫描，或关节腔注入气体作为对比剂，以提高关节病变的诊断率。

磁共振检查是现代化的诊断方法之一。将人体置于静磁场中，组织中的氢质子沿磁场方向定向排列，产生一定量的磁化量。在外部射频脉冲作用下，氢质子产生偏移，当射频脉冲停止后，氢质子吸收的能量随即释放，其被表面线圈接收，经电子计算机处理形成 MRI 图像。把纵向的弛豫时间称 T1，其反映 T1 变化的图像称 T1 加权像；把横向的弛豫时间称 T2，其反映 T2 变化的图像称 T2 加权像。在 T1 加权像中，一般认为含水少的为高信号，如脂肪、骨髓；含水量高的为低信号，如脑脊液、肿瘤及水肿组织。T2 加权像中，含水量多的为高信号，如脑脊液、肿瘤及水肿组织；含水少的为低信号，如脂肪为灰信号，肌肉为中等信号。

MRI 检查对于显示肌肉、脊髓和骨骼病变的解剖关系优于 CT，不注射造影剂可观察血管情况，并有良好的组织对比度，也可显示病变在骨髓内沿长轴方向扩散以及骨骼及关节受侵犯的情况。

（三）B 型超声波检查　　B 超是利用超声向体内器官组织内部发射并接受其回声信号来进行疾病诊断。超声波具有无害、无痛苦、无放射性及磁性，亦无需借助造影剂作对比，在现代医学影像诊断中已居重要位置。超声虽然已应用于产前诊断胎儿多种疾病，如颅脑、脊柱及四肢畸形等，但超声诊断在骨科的应用仍然是一个比较新的分支。对一些骨科疾病的辅助诊断作用，颇受重视。应用的范围在不断扩大，诊断技术方法亦有显著提高。

超声在关节疾病诊断方面的应用，已成为新生儿和婴儿髋关节疾病的较理想的声像检查方法，可直接显示软骨性股骨头的大小、形态及位置，Y 软骨及其与股骨头的相互关系，亦可对关节治疗过程进行动态观察，而且不受体位的影响，亦无 X 线照射损害之弊。已用来诊断先天性髋关节脱位、股骨头骨骺滑脱、Legg-Perthes 病、化脓性髋关节炎及新生儿髋关节不稳定等疾病。超声对膝关节半月板损伤的诊断有重要价值，对损伤定位的准确率虽有 67%~78% 的报道，但实验研究对半月板的某些损伤尚难以用超声显示。其他疾病，如关节积液、滑膜炎、关节游离等 B 超诊断均有较高的敏感性。

（四）放射性核素检查 自 1934 年产生放射性核素（人工放射性核素）以来，已广泛应用于临床，体液性质的测定，可用放射免疫分析方法测定体液内多种激素和药物的浓度等，能简便地判断出脏器的功能，通过脏器的显影可以了解到该器官的位置、大小、形态和病变。因此，放射性核素检查，对各种疾病的诊断，发挥着越来越重要的作用，已形成一门核医学。

骨的核医学检查包括放射性核素骨显像、体外放射免疫测定及骨密度的测定（骨矿物质含量）等。将亲骨性核素及其标记化合物引入体内，可使骨骼显影。骨显像不仅能显示骨骼形态，而且也可显示局部骨骼的代谢和血供情况，以较早的发现骨骼疾病，特别是对骨肿瘤，骨转移病灶有早期诊断价值；其他良性骨病，如良性骨瘤、骨骼炎症、骨折等，也可用骨显像诊断和观察；放射性免疫测定和骨密度仪检查，可了解骨骼代谢情况，在治疗上有积极的指导意义。

血管造影 血管造影在小儿四肢外科疾病中应用很广，对了解某些病变的血管形态、功能及病理生理情况，有极其重要的作用。血管造影不仅能诊断疾病，了解病变的形态、范围、选择手术方法，估计手术预后，而且也可利用导管技术，进行血管成形、栓塞止血、治疗肿瘤、取石及体内引流等治疗。

随着医学科学技术的迅速发展，将常规血管造影与电子计算机处理技术相结合，产生了数字减影血管造影。此法血管造影的方法简化，在周围浅静脉内注射造影剂就能够获得动脉血管影，造影剂的浓度和用量的改进，使病人的安全有了保障。此种血管造影能够消除影响血管图像的一切不必要的重叠结构阴影，显示高分辨率的影像。现已被临床广泛应用于颅脑、胸部、心脏及四肢等各种疾病的检查，在应用过程中显示出其独特的优越性。因此，已越来越多地应用于小儿外科领域中血管疾病的检查及介入性治疗。

三、骨科常用治疗技术

（一）石膏绷带的应用与观察 石膏绷带是矫形外科中经常采用的基本方法之一，它可以用于固定，又可用于纠正畸形。但石膏必须按时更换，以免妨碍发育，并可观察有无皮肤损伤，因天热时尤其难受，石膏中不通气是其美中不足。石膏绷带可以预先制成石膏条和卷两种，放在密封桶中，贮藏以免受潮，石膏在使用时须准备水桶、石膏绷带卷、石膏条、手术刀与纸棉卷等工具，浸石膏时水温须控制在 40℃~60℃，加温可以使石膏快干，减温石膏干燥较慢但便于塑形。操作时须将体位固定不能摇动，否则石膏易折断，石膏条一般置于关节的后方，包石膏时须沿肢体同位方向轻轻环绕不能抽紧。石膏于硬后有 10% 左右的收缩。如果环绕太紧将影响患肢的血液循环。但石膏固定太松，在婴幼儿时，由于皮下脂肪多，常易脱落。石膏使用中对于皮下骨突部应用纸棉或棉花保护，以防产生压迫性溃疡，必要时可以扩大包扎范围。

石膏操作完成后，护理工作很重要，首先需使之干燥，干燥方法可以用烘架、吹风机、红外线烘干器等方法，在12~24h内必须烘干，否则非但石膏受潮而损坏，患儿亦可因此而引起感冒、腹泻等疾患。臀部的护理是石膏固定中的重要环节，病孩应每天伏卧2.3次，每次1.2h，避免局部压迫，臀部需每天清洁2~3次，清洁后擦干并用化石粉涂抹，大小便时须抬高头部，勿使尿流入石膏中，以免皮肤糜烂或损坏石膏。石膏固定后病孩若有哭闹，应密切观察肢端的血液循环，疼痛在骨突处，如膝关节、内外踝或足跟部应开窗检查明确有否压迫现象，必要时甚至将石膏拆开或更换，石膏内的压迫多半是在固定时已有向内突出的压迹，造成石膏内的压迫，引起压迫溃疡。

石膏固定后的另一个重要问题是观察血循环。外伤、手术、手法复位后都有可能导致肿胀，再加上石膏干燥时的收缩引起血循环阻碍，因此，如果手指或足趾出现剧痛、颜色青紫、发白、温度降低，甚至冰冷、感觉麻木、消失以及运动功能消失等血循环不足现象，应立即切开石膏直至皮肤，不留一丝石膏绷带，撑开石膏筒以待血循环的恢复。肢体的持续缺血超过12~16h将引起缺血性挛缩或肢体坏死。对于小儿骨科医师，孩子出现反常的哭闹需高度警惕此类问题，稍有怀疑即应及时松解或重新包扎石膏。

（二）牵引的应用与护理　牵引是小儿矫形外科病房中不可缺少的一种治疗方法，它可应用于骨折复位，脱位的整复，关节炎的制动，消除肿胀和积液，纠正关节畸形，并可用于纠正关节畸形或手术前的辅助性准备措施。一般常用的有头部吊带牵引，上肢肱骨髁上骨折，下肢股骨骨折以及先天性髋脱位手术前的牵引。牵引方法有二种，即皮肤牵引与骨骼牵引。皮肤牵引简便易行较多用，但牵引力量不强。骨骼牵引较少用，需要在无菌条件下穿入钢针或螺丝钉后才能应用，但牵引力强重量可达7~8kg，按病儿年龄计算，牵引重量一般可用1岁1kg。皮肤牵引往往容易引起皮肤水泡而发生糜烂，以至影响疗效。骨骼牵引较好，但钢针局部感染偶有发生，拔除钢针多可治愈。牵引时多数需要用牵引架，上肢常用托马斯架或勃隆架。下肢用托马斯架最多。理论上牵引有两类，即固定上端向下牵引的固定牵引法，以及二端同时用力的对抗牵引，实际上二者往往结合应用，例如下肢牵引时用支架托住骨盆，上肢牵引时用支架抵住胸壁，而应用抬高床脚、抬高床头或抬高一侧床头、床脚来加强对抗牵引的力量。牵引治疗的优点是可以观察局部的关节情况，畸形的纠正，神经与血管损伤情况，并且可以逐日测量肢体的长度，如治疗股骨骨折、肱骨髁上骨折、先天性髋脱位、髋关节结核，化脓性关节炎与骨髓炎时都可应用。

牵引的护理工作很重要，医务人员必须每日检查牵引胶布，绷带有否松动或脱落，钢针处有无渗出，牵引力量与方向是否一致，每日测量肢体长度，如先天性髋脱位、股骨骨折等。牵引时尚须每日检查神经、血管情况有无损伤或好转。此外由于牵引时间较长、臀部、背部的护理工作不容忽视，每天需要做褥疮护理，避免红臀或局部溃疡的发生。牵引中病孩突然叫痛，往往是钢针折断或滑脱、体位变动、病理骨折等情况。若腹股沟或腋下淋巴结肿大、白细胞增高应考虑钢针局部感染或炎症。

（三）支架的配置与使用　与应用矫形外科治疗中除石膏与牵引等方法外，有些情况须用支架治疗。支架一般用于较长时期的固定与保护，例如婴幼儿先天性髋脱位的治疗，在复位成功后仍需要固定6个月左右，因此蛙式支架较合适，治疗关节结核后，病情稳定有时需支架保护一个阶段。其他如脊髓灰质炎后遗症中肌肉瘫痪、关节不稳定、肢体缩短等亦要依赖支架走路，马蹄足手术后常需用小腿支架，防止畸形的复发。

支架应用的目的是防止畸形的发展，逐步纠正畸形，保持肢体的功能，有利于肢体的行动。支架的种类很多，而且各种情况要求不同，一般应质地轻而坚固，对皮肤无刺激，同时对长度、体位要能调整，可以加长或扩大以免病孩每年更换支架。医师常需处方注明支架的要求。例如脊柱侧突支架必须裹紧骨盆，但不允许压迫粗隆和髂前上棘，骨盆前后有铁条通向头部连颈托作牵引。侧凸之弧度中心下需加压力垫，以便纠正侧凸，肩部须用皮带固定二肩，以纠正脊柱旋转，当然背后与胸部铁条不能压迫肋骨与棘突，下肢走路支架配制须说明坐骨结节是否负重，肢体缩短需垫高多少厘米，关节能否负重，支架是否用腰带，臀肌有力时可以不用，经过锻炼臀肌肌力逐渐恢复，亦可以去除腰带。小腿支架较少用，常用于马蹄内翻足矫形鞋内侧加铁条，外侧用T形皮带，此带收紧使足外翻；相反，外翻足铁条应在外侧，T形皮带在内侧，收紧时可使足向内翻。小孩平足不宜用硬性足弓托。足弓托使足部肌肉不能发育成长，因此多用托马斯鞋。对于任何矫形鞋纠正内外翻畸形，足跟必须裹紧不能松动，足跟不紧，足弓不能扭转，扁平足无法纠正，托马斯后跟不能太高，否则足底不舒服，肌肉不能发育。近年来聚乙烯问世后，矫形鞋可以完全符合要求，且轻而牢，是支架中一大进展。

应用支架时除注意保护支架外，对患侧皮肤亦要加强护理。每天去除支架后用温水洗净皮肤、擦干、涂化石粉或酒精，皮肤与支架接触处可以用尼龙或棉花隔开，或用浓茶棉球涂擦皮肤，促使皮肤增厚。同时须经常检查支架各关节、铁条、螺丝是否良好，经常复查大小是否合适，压力点是否正确。一般支架可用2~3年，儿童支架随发育需及时更换，在应用支架过程中小孩主诉不适，医师亦应全面检查支架是否合适，发现有问题时应及时去假肢工厂进行纠正。

四、小儿关节镜

关节镜的研制和临床应用，对关节疾病的诊断和治疗带来了一次革命。早在1918年，日本Takagi首先应用于临床。1957年，Watanabe（日本）出版了关节镜检查图谱。

随着电子工业和光学技术的迅速发展，特别在光导纤维材料的应用以来，使关节镜的设计更趋完善，生产出各种不同的型号，其直径 4~5mm，最小者为 1.7mm。关节内部结构除可进行照相记录外，为获得客观资料，已能用录像机经电视屏幕显示，广泛应用于临床和教学。小儿关节镜不仅用于临床诊断，而且也成为手术治疗的优越手段之一。目前关节镜应用范围很广，不仅用于膝关节，而且也用于髋、肩、踝关节，甚至指间关节。目前儿童关节镜主要用于膝关节。

小儿关节镜检查，应在全身或硬膜外麻醉下进行。手术中，关节内常用生理盐水加压灌注或持续冲洗，获得清晰的视野；或采用关节内充气法检查，一般用二氧化碳或氮气注入关节腔，此法可减少关节滑膜表面的刺激，视野清晰易于观察。关节腔内应循序进行直视观察，以免遗漏诊断。

关节镜检查对膝关节外侧半月板畸形，如盘状半月板和损伤，在直视下使正确的诊断率达 90% 以上。对关节内异物、交叉韧带损伤、游离体以及关节滑膜病变，如损伤、肿瘤、炎症等均能够进行直接观察而明确诊断。过去小儿膝关节的某些疾病，如早期滑膜结核等，通过检查及 X 线摄片仍难以确定诊断，甚至长期采用保守治疗，致使病变发展严重。现在，可通过关节镜进行滑膜活组织检查，而获得早期诊断，及时治疗。通过关节镜能够对一些关节疾病进行治疗，替代切开关节的手术，如切除关节内游离体或异物，松解关节内粘连及纤维带，用转动的刨刀刨削剥脱性骨软骨炎表面软骨软化组织，半月板部分或全部切除及关节内肿瘤切除术等。因此，可避免关节切开手术，减少组织损伤，痛苦少，保全了关节的功能。关节镜也可重复使用，观察关节内组织修复的情况，以及小儿半月板切除术后的变化，如有无再生现象。

在关节镜直视下手术，医生和助手应经特殊训练，所用器械精细、小巧、操作要熟练轻柔，防止器械折断。在观察中切勿损伤关节内其他组织，如关节软骨面等，必要时做关节切开术，而不能强行镜下手术。关节镜检查还应注意下列事项：在全部操作过程中，特别利用关节注水检查时，周围的敷料常被浸透，应严格无菌操作，避免关节内感染；关节腔充气检查时，应避免损伤关节囊，以预防气体进入周围软组织内产生气肿；手术中严格操作规程，防止损伤血管和术后关节内渗血。关节镜检查宜在手术室内进行。术后适当应用抗生素，防止感染。

五、骨活体组织检查

此项检查系取活体组织，通过显微镜观察进行诊断的方法，统称活检。小儿肌肉骨骼疾病中的活检如能结合临床症状和 X 线征象，对于诊断常具有决定性的意义。一些软组织、肌肉、结缔组织及韧带等病变的活组织检查，对一般光学显微镜不易区分的病变，还可用电子显微镜观察细胞超微结构的变化，才能明确诊断。除少数典型的良性骨肿瘤，如骨软骨瘤，通过病史、体征及 X 线表现的分析能正确诊断之外，几乎所有肌肉骨骼病变，特别是骨肿瘤的病儿，在手术前必须有病理诊断。有准确可靠的诊断，方可制订正确的治疗计划，以免发生错误，而造成终生残废。

骨活体组织检查，常分为两种方法。

（一）针刺吸取活组织检查　穿刺活检前应先了解病儿的情况及肿瘤的体征，并仔细研究 X 线表现；熟悉病变周围的重要组织的解剖关系。穿刺是应选择肿瘤表现部位或肿瘤已穿破骨质浸润软组织内的部位，若肿瘤未穿破骨组织，则须寻找骨皮质菲薄面，必要时在 X 线透视下或 C 型臂、B 超引导下操作。一般穿刺活检在局部浸润麻醉下进行。

尽管穿刺吸取活组织检查的应用越来越广泛，但也有其局限性，有时所取组织太少可造成病理诊断困难，甚至发生误诊。或有时在切片中仅能显示几个瘤细胞，难以定性，或仅能辨认该组织是良性或恶性；或者可确定是一种肿瘤，如骨巨细胞瘤，但不能决定组织学的分级。某些病例，可因术者穿刺部位欠准确，或肿瘤组织内有出血或坏死液化，难以取到瘤体实质组织而不能确诊。病理切片亦须有经验的病理科医生观察，方能提高诊断率。针刺活体组织检查应注意以下事项：①选择最佳层面，穿刺点正确，多点穿刺，尽量采足标本组织，避免穿刺抽吸坏死区。②穿刺活检时根据病变不同部位和性质，可选择骨转法、切割法或抽吸法联合应用。③除穿刺标本做涂片和石蜡切片外，根据临床表现和需要，可做特殊染色检查和细菌培养。

（二）切取活体组织检查　此种检查方法是组织病理学检查的主要方法，而且需要具有一定的经验和技术，不宜轻视，否则可能会导致肿瘤扩散或创口不愈合。切取的组织需进行快速冰冻切片或固定石蜡片检查。

广义上讲，切取活体组织检查包括两种方法，即切除式活检及切开式活检。一般考虑病变属良性时，可采用切除式活检，病变的切除也是最终的治疗。此种手术是将软组织或某些部位的骨肿瘤，连同周围部分正常的软组织或骨一并切除，既达到活检的目的，又一次性地把肿瘤切除，以免再次手术。如果怀疑为恶性肿瘤时，则用切开式活检，此法应设计好切口，不要影响以后手术。若属恶性肿瘤，需做截肢术者，在切取组织后，先缝合切口，更换手术器械，待病理报告确认后，立即进行手术，减少肿瘤的扩散。因此，切开活检取标本，应在手术室局部或全身麻醉下进行。切开取标本时首先选择合理的手术途径。手术中取材的组织应在病变与正常组织交界部位。切取骨组织时，应包括骨膜至骨髓腔的整块组织，有时需在肿瘤的不同位置采取多块标本。操作应轻柔、细致，切忌挤压病变组织，以减少血行播散或局部移植的机会。对标本组织避免钳夹，以免影响病理检查。合并病理性骨折时，取材应避开骨折部位，以免将增生活跃的骨痂误诊为"骨肿瘤"病理表现，导致错误诊断。切口依次缝合，加压包扎。将取得的病变组织送病理室，进行快速冰冻切片染色，可迅速得出病理结果，或置于 10%福尔马林液固定，以备石蜡切片检查。一般活组织检查仍以石蜡切片为主，此种方法的确诊率比较高。

第二部分　儿童创伤

第一章　儿童锁骨骨折与脱位

第一节　锁骨干骨折

锁骨骨折通常指锁骨干骨折。80%的锁骨损伤发生于骨干部分。锁骨骨折约占儿童全身骨折的 8%~15.5%。

一、生长发育及实用解剖

与下颌骨相同，锁骨是人体最先骨化的骨，而且是惟一以膜性成骨方式骨化的长骨。在胚胎第 5 周时，锁骨前体细胞开始分化，聚集成间充质组织并与肩胛弓分开。骨化始于中内 1/3 两个骨化中心，胚胎 6~7 周时两个骨化中心即融合成一体，至 5 岁以前，这一骨化中心对锁骨的早期生长具有重要作用，而锁骨长度增加主要依靠两端的骺，其中 80%来自内侧骺生长板。

锁骨是上肢带骨与躯干之间以关节相连的惟一骨结构。俯视呈 S 形，内侧凸向前、外侧凸向后，内侧 1/3 截面为棱形，外侧 2/3 截面扁平，最薄弱点为中外 1/3。儿童锁骨的骨膜韧厚、血运丰富，与骨皮质表面附着疏松。附着于锁骨的韧带强度远大于锁骨骨膜的附着力和骨骺，故很少损伤。由于锁骨发生早在胚胎 8 周即具有类似成人锁骨的形状，故锁骨的肌肉附丽及与邻近血管神经的关系与成人无异。

儿童锁骨同成人一样具有相当的活动度，以适应上肢的活动。锁骨以胸锁关节为轴，可向上、下、前、后运动，并可沿长轴有少量旋转。

二、损伤机制

最常见的伤因是跌倒。肩部侧方直接触地，直接暴力可作用于锁骨，如对抗性运动中的冲撞，是造成大龄儿童锁骨骨折的另一常见原因。间接暴力，如跌倒时上肢伸展，手扶地，暴力经上肢传导锁骨干导致骨折，相对少见。骨折发生后，骨折近端在胸锁乳突肌作用下向上移位，骨折远端在胸小肌作用下向下移位，锁骨下肌的作用使锁骨短缩、断端重叠移位。

三、分型及病理改变

最常用的分型为 Allman 分型，即第 I 型为中 1/3 骨折，此型最为常见，约占全部锁骨干骨折的 80%；第 II 型为远端至喙锁韧带间的骨折；第 III 型为内侧 1/3 骨折。儿童常见锁骨干的青枝骨折即只发生形状弯曲，而至少有一侧骨皮质仍连续。在断端突破移位的骨折中，由于骨膜的解剖特征，使断端突破骨膜鞘，呈"剥皮香蕉"状，骨膜鞘连续性仍得以保持为骨折愈合中的成骨提供了良好条件（图 2-1-1）。

四、临床表现

新生儿与婴幼儿的锁骨骨折，常因其无主诉而被忽略，待发现肩部包块后才开始就诊。故一旦发现自腋下抱持婴幼儿时即引起哭闹，则应考虑到锁骨骨折的可能。双侧锁骨对比触诊有助于发现压痛，血肿或骨擦感。儿童可有明确主诉，并表现以健侧手固定患侧上肢以减轻患肢重力作用缓解疼痛。由于锁骨是上肢惟一与躯干相连的骨性支架，所以作用于上肢的外力都传导至锁骨，故对任何可疑或明确的上肢损伤，均应自锁骨开始检查，以防漏诊。另外在检查中要注意除外锁骨邻近血管神经损伤及肺尖损伤。

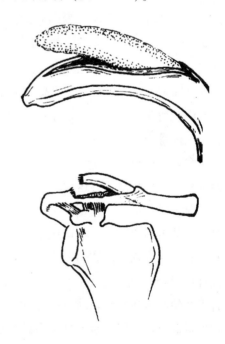

图 2-1-1　锁骨骨折的病理特征
骨折端突破骨膜鞘、骨膜仍保持连续，形同"剥皮香蕉"

五、X 线检查

普通 X 线正位平片，可以显示大多数锁骨干骨折。斜位片有助于发现中 1/3 无移位骨折，方法为患侧肩向管球方向旋转 45°，且管球向头侧倾斜 20°。为避开肋重叠影像，可拍摄脊柱前凸位片，方法为使患儿平卧，管球向头侧倾斜 35°~40°。

阅片时除了注意骨形态改变之外，还应注意软组织变化，如血肿影像。正常时平行于锁骨上缘可见一软组织阴影，如阴影单侧消失，提示骨折。必要时拍双侧以利对照。

六、治疗

锁骨具有很强的愈合能力，在没有外来骚扰的条件下几乎100%可以愈合，儿童锁骨骨折愈合后具有很强的再塑形能力。完全移位的骨折一般在6~9个月最多不超过2年可得到完全塑形。所以锁骨骨折的治疗原则应该以保守治疗为主，尽量减少干扰。

对婴儿锁骨骨折可用别针将该侧的袖子固定在衬衫上或用弹力绷带固定胸部和上臂2~3周即可。这种治疗方法可制动或缓解疼痛并可提醒人们在抱婴儿时病儿的上臂。婴儿锁骨骨折不论用何种治疗均愈合良好。对锁骨骨折合并其他损失包括臂丛神经损伤应予重视，然而多数直到骨折愈合且运动功能恢复后才能做出正确的诊断。

对青少年及儿童锁骨骨折，由于锁骨由于肌肉附丽的特点，存在很强的剪式应力。闭合复位十分困难，即使复位成功，也难以维持。原因在于呼吸运动的存在使锁骨无法像肢体骨折那样得到可靠的外固定。据载治疗锁骨骨折的方法有200余种，但基本原则都是克服骨折后肩部向前、内、下方的移动，通过外固定使患儿维持挺胸，即肩部展开向后，并用吊带托起患侧上肢，即可得到满意的效果。最常用的外固定方法为8字绷带固定，患儿直立或端坐挺胸双手叉腰，双腋部衬以棉垫保护腋部神经，以绷带8字缠绕双肩交叉于背侧，松紧度以双桡动脉搏动不受影响，双手无麻木感为限。现在有市售锁骨带，原理同8字绷带，并带预置弹性衬垫，使用方便，固定可靠。固定时间通常4周，即可见连续外骨痂，届时去除外固定，保护下功能训练，3~4个月后骨性愈合，方可恢复体育运动。

对于手术治疗一定慎重对待。手术的干扰，包括闭合复位经皮穿针，常常导致迟延愈合甚至不愈合。手术适应证包括：开放损伤需要清创；骨折压迫神经血管需要探查；骨折端有刺破皮肤的危险。如果手术切开复位，最好选用钢板螺钉内固定。以克氏针经髓腔固定，存在下列缺点：锁骨形状弯曲，髓腔不规则，粗针无法通过，而细针无法使断端达到坚强固定克服剪式应力。骨折端交叉克氏针固定，非但达不到内固定的目的，还会因此造成骨折不愈合。对于粉碎骨折尤应慎重，为防骨折片压迫，宁可经皮穿针以复位钳调整骨折片位置，也不主张切开内固定，手术对于骨膜的进一步破坏将大大增加不愈合的危险。手术治疗的愈合时间明显长于保守治疗，往往术后3个月方可见到外骨痂形成。

七、并发证

儿童锁骨骨折多为低能量闭合性损伤，并发证并不多见。

1. 血管神经损伤　尤以血管损伤值得重视。远端的动脉搏动并不能除外锁骨下动脉的部分损伤，如发现患儿血肿迅速扩大，或血压变化，血红蛋白进行性下降，应在有效的抗休克措施下果断手术探查。由于反复闭合复位，造成静脉栓塞或骨痂过度增长，造成神经血管压迫，亦需要相应手术治疗。

2. 畸形愈合　骨折端重叠愈合造成枪刺畸形，或成角畸形是非常常见的情况，但从未见将此类情况作为问题的报道。由于锁骨的强大再塑形能力，也很少见到影响外观和功能的报道。

3. 迟延愈合和不愈合　在正常情况下儿童锁骨骨折几乎没有不愈合。常见的迟延愈合和不愈合几乎全部是过度治疗所致。反复闭合复位，愈合过程中移位再复位，切开复位内固定以及闭合复位经皮穿针，均可能造成迟延愈合和不愈合。不愈合一旦发生，往往需要植骨和坚强内固定，且仍有不愈合可能。锁骨切除不可取。

第二节　锁骨内侧端骨折及胸锁关节脱位

儿童锁骨内侧骨折非常少见，约占锁骨骨折的 1%。胸锁关节脱位更为罕见，统计中的病例中有很多是将锁骨内侧骺损伤误为为脱位。

一、实用解剖

锁骨内侧端骨骺二次骨化中心出现很独特，出现晚且不规律，在 18～20 岁出现，是长骨的二次骨化中心中出现最晚的骨骺。23～25 岁融合是人体中最后闭合的骺。存在时间短，在普通 X 线平片上很难分辨，需采用特殊投照体位或 CT 扫描方可显示。Ogden 报告锁骨生长的 80%，发生于锁骨内侧骺生长板。

胸锁关节由锁骨内侧端、胸骨和第一肋骨组成，是一双腔关节。关节面为纤维软骨所覆盖，膨大的锁骨端与胸骨锁骨切迹间形状差异大，因而使该关节缺乏骨性稳定性。关节内存在由纤维软骨构成的关节盘可增加关节面之问的适应性。一系列韧带和较坚韧的关节囊从各方面加强关节的稳定性，包括关节软骨盘韧带、关节囊韧带、肋锁韧带和锁骨间韧带，与成人几乎相同。关节囊附着于骨骺，骺板位于关节囊附丽以外，由于儿童韧带的强度高于骺生长板的强度，故骺生长板则成为消纳暴力的薄弱区，这就是儿童锁骨内侧多见骺损伤而罕见脱位的原因。

二、损伤机制

直、间接暴力均可造成锁骨内侧端损伤。来自肩外侧的间接暴力可沿锁骨传导导致内侧端骨折。如果肩外侧受到压挤性暴力并伴向前转则可导致骨折端后移。如果肩外侧受到压挤并向后转则可造成骨折端向内移位。此类损伤最常见于对抗性体育运动如足球、橄榄球比赛。直接暴力常可造成无移位或后移位骨折。

三、骨折分型

锁骨内侧端损伤可分为三种类型

1. 骺损伤　最常见多为 I, II 型骺损伤，骺生长板生长带留于胸骨一侧，干骺端发生移位，其中前移位最常见，但后移位会危及纵隔内结构，需引起特别重视。

2. 干骺端骨折　较骺损伤少见。依骨干侧骨折端移位方面进一步分型。

3. 胸锁关节脱位　与前二者最大的病理学区别在于：在骺损伤和干骺端骨折当中，骨折断端间骨膜连续性仍存在，骨干一侧骨折端呈"剥皮香蕉"状移位；而胸锁关节移位则为关节囊及韧带损伤，脱位的关节间无骨膜。

四、临床表现

锁骨内侧端及胸骨位置浅表，一旦损伤局部表现明显。如肿胀和压痛，多可触及移位的骨突。骨擦音罕见。应特别注意有无纵隔损伤的表现，如静脉怒张、动脉搏动减弱、呼吸困难、吞咽困难等，一旦发现应立即采取措施。

五、影像学检查

锁骨内侧端靠近中线，由于脊柱、胸骨、肋骨重叠显影，容易掩盖锁骨端的改变。普通 X 线正位平片有时可发现双侧锁骨位置不对称。有一种称作"意外发现位"（serendipity view）的特殊投照体位。有助于显示锁骨内侧向前后移位情况。方法是患儿仰卧，球管向头侧倾斜 40°，拍摄正位，使锁骨不与肋骨重叠，其成像效果类似切线位。CT 扫描、CT 三维重建或断层摄影可较好的显示骨折线及向后移位的骨折端与纵隔的关系。

六、治疗

锁骨内侧端是锁骨纵向生长的主要部位，具有很强的愈合和再塑形能力，故此区域内的骨折不愈合和延迟愈合都很少见。

无移位的骨折只要以吊带制动即可。向前移位的骨折或位脱可行闭合复位。方法为在麻醉下患儿仰卧，双肩之间背部垫高，患侧上肢外展 90° 牵引，对前移位的骨折端轻柔施压，一旦复位成功则以妥善衬垫的 8 字绷带固定 2~4 周即可。对此型损伤不予复位亦可接受，待愈合后通过再塑形改善外观，功能一般不受影响。切开复位内固定是完全没有必要的。且采用克氏针内固定是十分危险的，一旦术后针体松动滑入纵隔会产生危及生命的严重后果。向后移位的骨折，脱位如压迫纵隔应立即行闭合复位，方法同前。复位时用巾钳经皮钳住骨干向前提拉，一旦复位多可获稳定，8 字绷带固定

3~4 周即可。

第三节　锁骨外侧端骨折与肩锁关节脱位

锁骨外侧端骨折与肩锁关节脱位很少见于儿童，但其发生率高于锁骨内侧端损伤，约占儿童锁骨损伤的 10%。

一、实用解剖

锁骨外侧端有没有骨骺说法不一，一种说法是锁骨外侧端有骨端软骨而没有骨骺，不存在骨骺二次骨化中心，偶有呈现称之为假骨骺，另一种说法认为锁骨外侧端确有骨骺锁骨外侧端骨骺的二次骨化中心在 19 岁左右出现，在普通 X 线片上很难发现，该骨化中心只存在很短时间即与骨干融合。Ogden 报告锁骨的生长仅 2% 发生在外侧端。

锁骨外侧端形状扁平，与肩峰相关节，由肩锁韧带及喙锁韧带加强，与成人相同。喙锁韧带附着于锁骨外端软骨周围，与锁骨外侧骨膜管交织延续。锁骨外侧端骨膜坚厚，尤以后侧及下方喙锁韧带附丽部尤为坚强：(图 2-1-2)。

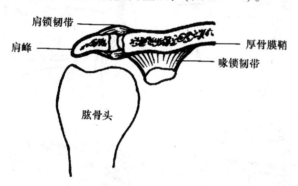

图 2-1-2　儿童锁骨外侧端和肩锁关节解剖特点
锁骨外侧骨膜坚厚，与喙锁韧带和肩锁关节囊相延续

二、损伤机制

前冲侧倒时作用于肩部的暴力是常见的致伤原因，肩胛骨下移的同时锁骨向上突破骨膜鞘，此机制作用于儿童多造成骺损伤或干骺端骨折，作用于青少年则可能发生与成人相同的真正的肩锁关节脱位。

三、病理改变及骨折分型

由于儿童锁骨外侧端存在骨端软骨且骨膜坚厚。儿童锁骨外侧端损伤具有如下特点：①骨折发生时自干突破骨膜鞘呈"剥皮香蕉"状，骨膜鞘保持连续，损伤不累及肩锁关节；②喙锁韧带保持完整与骨膜鞘保持连续；③肩锁韧带保持完整与远端骨折块（外侧端骨端软骨）相连。

锁骨外侧端损伤的分型方法与成人类似，但儿童韧带损伤比较少见，大龄儿童严重损伤可合并肩锁韧带及喙锁韧带损伤，造成真正的肩锁关节脱位。故儿童锁骨外侧端损伤的分型是根据锁骨损伤的部位和伴随的骨膜损伤程度及是否伴随韧带损伤来分型。Dameron 和 Rockwood 将儿童锁骨外侧端和肩锁关节损伤分成 6 型（图 2-1-3）：

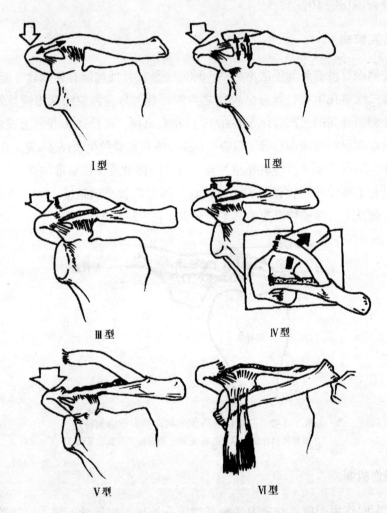

图 2-1-3 儿童锁骨外侧端和肩锁关节损伤的 Bockwood 分型

Ⅰ型：肩锁韧带轻度撕裂，无骨膜剥离，锁骨远端稳定，X 线片正常。

Ⅱ型：锁骨背侧骨膜部分剥离伴一定程度的锁骨远端不稳定，X 线片示肩锁关节间隙轻度增宽而喙锁间隙不变。

Ⅲ型：较大范围的背侧骨膜剥离伴明显的锁骨远端不稳定，X 线片示锁骨远端上移。喙锁间隙较健侧增加 25%～100%。

Ⅳ型：类似Ⅲ型，锁骨远端后移，突破斜方肌嵌顿于肌纤维中，正位 X 线片显示肩锁关节间隙增宽，锁骨轻度上移。轴位片显示锁骨端后移。

Ⅴ型：锁骨背侧骨膜完全剥离，骨端上移至皮下，常伴有三角肌和斜方肌附丽撕脱。喙锁间隙增宽，较健侧增加 100% 以上。

Ⅵ型：锁骨远端前移并嵌顿于喙突以下。

Ⅰ、Ⅱ、Ⅲ型之间常易混淆，喙突基底骨折和顶端撕脱骨折常归入锁骨远端损伤。普通 X 线片难以辨认，需依靠 Stryker 切迹投照体位或锁骨轴位。

四、临床表现

锁骨外侧端及肩峰位置浅表，损伤后肿胀、疼痛、压痛表现局限。轻柔仔细的触诊可探及锁骨移位及稳定情况。Ⅳ型损伤应特别注意，锁骨端嵌顿于斜方肌中，加之肿胀，使触诊困难。普通正位 X 线片无法充分表现后移位，须借助特殊投照体位或 CT 扫描。

五、影像学检查

普通 X 线正位片经常难以显示锁骨外侧端结构。必须时采用轴位或 20°头侧倾斜位，即球管向头侧倾斜 20°锁骨正位。应力像有时亦有助于发现肩锁区不稳定，方法是投照时患侧上肢垂于体侧，腕部悬挂 2~4kg 重物。为判断喙锁间距变化，需拍摄双侧对比片。怀疑喙突骨折时，应拍摄 Stryker 切迹位，方法是使患侧手置头顶拍摄肩正位片。

六、治疗

儿童锁骨外侧端损伤中骨膜鞘大多完整，故具有很强的愈合和塑形能力。保守治疗在绝大多数病例中可获得满意结果。由于锁骨外侧端骨骺骨化晚，13~15 岁以下儿童极少发生因韧带损伤造成的肩锁关节脱位。旨在修复喙锁韧带的手术，完全没有必要。部分学者认为Ⅳ、Ⅴ、Ⅵ损伤应行切开复位克氏针或钢丝缝合固定以减少外观畸形。大部分学者主张保守治疗闭合复位后用 8 字带或上臂 O 型石膏加压固定 3~4 周。如再塑形不充分造成外侧 Y 形畸形，可二期切除骨突。

参考文献

1. 闫桂森，王承武，葛子刚，等. 儿童肩锁关节损伤. 中华骨科杂志，1998，18：633-634

2. 王云钊，曹来宾. 骨放射诊断学. 北京：北京医科大学-中国协和医科大学联合出版社，1994

3. Allen BF Jr, Zielinski CJ. Posterior fracture through the sternoclavicular physis associated with a clavicle fracture：a case report and literature review. Am J Orthop, 1999, 28（10）：598~600

4. Black GB, Jack AM, Reed MH. Traumtic pseudodislocation of the acromioclavicular joint in children A fifteen year review. Am J Sports Med, 1991, 19：644~646

5 . Eidman DK, Siff Si, Tullos HS. Acromioclavicular lesions in children. Am J Sports Med, 1981, 9：150~154

6 . Havranek P. Injuries of distal clavicular physis in children. J Pediatr Orthop, 1989, 9：213~215

7. McBride MT, Hennrikus WL, Mologne TS. Newborn clavicle fractures. Orthopedics, 1998, 21（3）：317~319

8. nordqvist A, Petersson C, Redlund-Johnell I. The natural course of lateral clavicle fracture：15（11~21）year follow-up of 110 cases. Acta Orthop Scand, 1993, 64（1）：87~91

9 . Ogden JA. Distal clavicular physeal injury. Clin Orthop, 1984, 188：68~73

10. Richards DP, Howard A. Distal clavicle fracture mimicking type W acromioclavicular joint injury in the skele? tally immature athlete. Clin J Sport Med, 2001, 11（1）：57~59

11 . Sanders JO, Rockwood Jr. CA, Curtis RJ. Fractures and dislocations of the numeral shaft and shoulder. In：Rockwood Jr. CA, Wilkins KE, Beaty JH. Fractures in children.

第二章　儿童肩胛骨骨折和脱位

肩胛骨的骨折和脱位很少见，在成人中只占全身骨折的 1%，肩部骨折的 5%，在儿童中则更少见。

一、生长发育及实用解剖

在胚胎第 5 周时于第 4、5 颈椎水平出现肩胛骨的软骨原基，至第 6、7 周时扩大至第 4 到第 7 颈椎范围。在第 7 周肩关节形成，肩胛骨下降至第 1 到第 5 肋水平。下降不完全则导致先天性高肩胛。

肩胛骨的大部分为膜性成骨，出生时肩胛骨体部已骨化。喙突由两个独立的二次骨化中心形成，尖端的骨化中心紧随肱骨近端骨化中心于 1 岁左右出现，基底部骨化中心在 10 岁左右出现。参与形成肩胛盂之一部，并于 15 岁左右与肩胛骨体融合。肩峰由 2~5 个出现于青春期的二次骨化中心形成，至 22 岁各骨化中心应完全融合。一旦融合失败可导致二分肩峰或三分肩峰。最前部分为前肩峰，中间部分为中肩峰。位于肩胛冈与肩峰间独立于肩峰基底外的三角部分为后肩峰。以上结构的存在，常与骨折混淆。最常见的不融合发生于中、后肩峰之间，肩胛盂由缘突基底骨化中心和下部的马蹄铁形骨化中心形成。肩胛冈脊柱缘和下角的二次骨化中心出现于青春期，至 21 岁融合。肩胛冈的发育性畸形包括二分喙突、重复喙突、肩峰缺如、肩胛盂发育不良、肩胛骨发育不良和先天性高肩胛。

肩胛骨为一三角形扁骨，贴附于胸壁的后外侧面，前后面附有大量肌肉，共有 17 个肌肉附丽，使肩胛骨有足够的稳定和运动能力。肩胛骨通过肩锁关节、锁骨和胸锁关节与躯干相连，有人将肩胛骨与胸壁的接触称作肩胸关节，意指肩胛骨与胸壁之间存在活动而言，并非解剖意义上的关节。肩胛骨的活动增加了上肢的活动范围。臂丛神经和腋血管走行于肩胛颈前方。肩胛颈、肩胛盂的损伤有可能累及这些重要结构。

二、损伤机制

肩胛骨的扁平外形，前后附着的大量肌肉以及肩胛骨相对于胸壁的活动度，使肩胛骨受到良好的保护并具有很强的吸收消纳暴力的能力。故肩胛骨的损伤多由高能量的直接暴力所致，往往伴有皮肤开放损伤和相邻结构的严重损伤。盂肱关节脱位和锁骨外侧端损伤可造成肩胛盂和喙突的撕脱骨折。

三、骨折分型

肩胛骨的形状特殊，肌肉附着丰厚，少有杠杆作用和剪式应力存在，故即使发生骨折亦很少有明显的移位，一旦发生移位，多由高能暴力所致，所造成的合并损伤往往比肩胛骨骨折严重。如发生肩胸分离，多合并血管神经的严重损伤，甚至危及生命。儿童的肩胛骨虽未发育成熟，但未见有因损伤继发畸形需要治疗的经验。目前尚无专门适用于儿童的肩胛骨损伤的分型方法，可参考成人的分型方法为：（图2-2-1）：

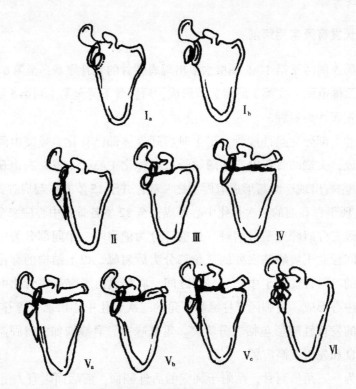

图 2-2-1　肩胛盂骨折分型

1. 肩胛骨体部骨折 I：无移位；II：有移位。

2. 肩胛颈部骨折 I：单独骨折；II：还伴有锁骨骨折。

3. 喙突骨折 I：单独骨折；II：伴有肩锁关节断裂。

4. 肩峰骨折 I：无移位（A：撕脱骨折、B：直接损伤）；II：有移位、肩峰下间隙不狭窄；III：有移位、肩峰下间隙变窄。

5. 肩胛盂骨折 I：前侧撕脱骨折；II：横断骨折下方有游离骨块；III：上1/3包括喙突；IV：水平骨折，骨折线经肩胛骨体部；V：II，III 型复合骨折；VI：严重粉碎骨折。

6. 肩胛胸壁分离　开放/闭合；完全/不完全外伤性肩胛带离断；神经血管连续/部分撕裂/完全撕裂

四、临床表现

至少有 75% 的肩胛骨骨折合并其他损伤。常见的合并损伤有颅脑、胸部、肾损伤，特别是同侧的肺、胸壁、肩胛带包括血管神经的严重损伤，有些可危及生命。肩胛骨骨折造成的局部表现，往往因患儿全身情况差，反应能力低而被掩盖，所以在临床实践中遇到明确的肩胛骨损伤要想到相邻结构的合并损伤，遇到肩胛区周围的严重损伤也要想到可能被掩盖的肩胛骨损伤。

五、影像学检查

肩胛骨的正侧位 X 线平片可以判断大部分肩胛骨骨折，必要时可加照切线位。为显示关节盂、喙突、肩峰的改变可采用腋位，CT 有助于发现肩胛盂冠状面骨折并判断移位程度。Stryker 切迹投照位等特殊投照体位，已在有关章节中介绍。测量比较胸正位片双侧肩胛缘至中线的距离，有助于判断肩胛骨移位，如一侧肩胛骨发生位置平移则提示肩胸分离。

从 X 线照片上诊断肩胛骨骨折要特别注意区分正常出现的二次骨化中心及异常的二次骨化中心不联合，此种现象，一般只见于青少年，极少见于大龄儿童。有疑问时做双侧肩胛骨 CT 对比，有助于防止误诊。

六、治疗

1. 肩胛骨体部骨折　由于众多肌肉保护、体部骨折一般不发生严重移位，只要以吊带制动即可，开放性损伤也仅行清创，骨折不需任何形式的内固定，小骨片可以摘除。愈合以后通过再塑形，可使突起的部分得到吸收，对于吸收不完全且产生症状的骨突可行手术切除。

2. 肩胛颈骨折　无移位且不伴锁骨骨折的肩胛颈骨折可行简单制动。移位的肩胛颈骨式行复位，肩人字石膏固定。如伴有锁骨或肩锁部骨折，肩胛颈不稳定，可考虑行锁骨切开复位内固定，发挥喙锁间悬吊作用，稳定肩胛缘，不处理肩胛骨骨折；或两处骨折均行复位内固定，内固定材料可选用钢板螺丝钉。

3. 喙突骨折　无移位者可行吊带制动。移位者多合并锁骨外侧端骨折，如前述。

4. 肩峰骨折　无移位者可行吊带制动。移位者可行切开复位内固定。骨折不愈合少见。

5. 肩胛盂骨折　如果不伴有肩关节不稳定，采用保守治疗愈合后多无症状。骨折累及大部分关节面且肩关节不稳定，则应行内固定。如前缘或上部未受损宜采用肩后入路。II 型如伴有肩关节不稳定或下脱位应行切开复位内固定，但入路和固定较困难。III 型中骨折线经骨化中心之间，多伴有肩峰、锁骨骨折或肩锁关节脱位。早期活动有利于改善位置。IV、V、VI 型骨折手术治疗较困难。应选用细小的内固定物。后侧入路利于操作。儿童可耐受长期固定，可采用骨牵引治疗。

6. 胸内脱位　肩胛骨脊柱缘嵌顿于第 3，4 或第 4，5 肋间，可采用闭合复位。方法为外展，牵引下使腋缘向前旋转，同时推向原位。复位后一般稳定的，可行吊带制动。迟位则需手术复位，酌情行肌肉移位以维持稳定性。

7. 肩胸外侧分离　有潜在的生命危险。应首先在监护下稳定全身情况，如时间允许则细检查血管神经损伤情况.。如果臂丛严重损伤应考虑截肢。保肢只适应血管神经束尚保续的病例，可行广泛的软组织修复手术治疗。

参考文献

1. Ada JR, Miller ME. Scapular fractures：Analysis of 113 cases. Clin Orthop, 1991, 8（269）：174~180

2. Nordqvist A, Petersson C. Fracture of the body, neck, or spine of the scapula：A long-term follow-up study. Clin Orthop, 1992, 10（283）：139~144

3. Sanders JO, Rockwood Jr CA, Curtis RJ. Fractures and dislocations of the humeral shaft and shoulder. In：Rockwood Jr CA, Wilkins KE, Beaty JH. Fractures in children. 4th ed. Philadephia：Lippincott-Raven, 1996, 905~1019

4. Webb LX, Mooney 1U JF. Fractures and dislocations about the Shoulder. In：Green nE, Swiontkowski M F. Skeletal trauma in children. 2nd ed. 〔s. I.〕：W B Saunders company, 1998

5. Wilber MC, Evans EB. Fractures of the scapula. An analysis of forty cases and a review of the literature. J Bone Joint Surg Am, 1977, 59（3）：358~362

第三章　儿童肩关节脱位与半脱位

肩关节脱位是指盂肱关节脱位，在肱骨近端骺生长板未闭合的儿童中极为罕见。特别是小于 12 岁以下的儿童，多发生在 17~20 岁年龄段。临床所见肩关节脱位中有相当一部分为非创伤性脱位，系肩关节骨性发育异常或胶原缺陷所致。

一、实用解剖

盂肱关节是由肩胛盂和肱骨头构成的非包容性球窝关节，肱骨头关节面明显大于肩胛盂关节面，前者是后者的 3 倍，肩胛盂的纵径小于肱骨头直径的 3/4。这种结构特征决定了肩关节是全身活动度最大的关节，并缺乏骨性稳定性一。关节囊、肩袖和通过关节囊的肱二头肌长头肌腱及喙肩弓为肩关节提供了稳定结构，其中以肩袖最为重要。肩袖及关节囊的附丽大部在肱骨近端骺板以上。儿童骨发育成熟前骺骺生长板甚至肱骨近端干骺骺端强度低于软组织稳定结构的强度，这种结构特征可以说明为什么外来暴力主要引起肱骨近端骺损伤，而很少造成脱位。

二、损伤机制

创伤性盂肱关节脱位首先要有创伤暴力的作用，此点与非创伤脱位不同。创伤性脱位中以前脱位最为常见。上肢伸出、外展、外旋位是致伤体位，常发生于运动、跌跤、搏击等过程中。肱骨头前移至肩胛盂前方，嵌顿于肩胛盂前缘。后脱位相对少见，仅占肩关节脱位的 2%~4%。肩关节处于前屈、内收、内旋位，沿上肢传导的暴力易导致后脱位。

三、分型

真正的创伤性肩关节脱位类似于成人，按照肱骨头脱位的方向可分为前、后、下脱位，其中前脱位最常见，且极易复发，50% 以上患儿易重复发作，有报道可高达80%。按照关节稳定程度可分为脱位和半脱位。脱位指服骨头完全移出关节盂以外，并嵌顿与关节盂边缘。半脱位是指以疼痛，关节滑动感为特征的不完全脱位。根据脱位后肱骨头的位置，前脱位又可分为喙突下脱位、盂下脱位，严重的车祸还可造成锁骨下脱位及胸腔内脱位，肱骨头通过肋间进入胸腔，但极为罕见。

四、临床表现

创伤性肩关节脱位以前脱位最常见，除肩部疼痛、肿胀、压痛、关节活动受限外，肩峰突出伴上臂外侧扁平为其典型表现。盂肱关节脱位时，患儿常以健手扶持患侧腕部，头倾向患侧，上臂保持在轻度外展、外旋、前屈位以缓解疼痛。患侧肘关节不能贴近胸壁，患侧手不能触及对侧肩（Dugas 征阳性）。盂肱关节后脱位时上壁位于胸侧内旋姿势，患儿肩关节呈保护性僵直状态，拒绝任何的活动。触诊可及肩峰下空虚感和前后脱位的肱骨头，下脱位时可于腋下扪及肱骨头并可见方肩畸形。另需注意血管神经伴随损伤的表现，尤其应注意腋神经损伤，有无上臂外侧感觉减退及三角肌麻痹现象，急性肩关节前脱位有近 1/3 的病例合并不同程度的腋神经损伤。

复发性的前脱位或半脱位外观和活动可以正常，但外展 90°恐惧试验阳性。

非创伤性脱位或称不稳定，在发生脱位或半脱位时不伴有相应程度的疼痛。复位后疼痛立即缓解。发作频繁，自动复位是其突出特征。此类患儿多可见多发关节松弛，掌指关节、肘关节、膝、踝关节均可过伸。向下牵引上肢可见肩峰下皮肤凹陷，称为沟槽征阳性（sulcus sign），肱骨头可于肩胛盂前后推动，范围大于 5mm（抽屉试验阳性）。随意性脱位多见后、下脱位，患儿可通过控制某块肌肉的活动随意使肱骨头脱出及复位，可闻及关节弹响。

五、影像学检查

肩关节脱位多见于肱骨发育成熟的患儿，骺生长板已闭合，其 X 线表现同成人。复位前后均需拍片，仔细辨别有无伴随的骨折。创伤性半脱位难以界定时，需拍健侧对比片，或 CT，MRI 扫描辨认肩胛盂缘的损伤及关节囊损伤。关节造影有助于判断关节囊损伤，但在急性期进行损伤较大，近已少用。

非创伤性肩关节脱位，X 线往往表现正常，但应力位像可显示肩关节不稳定。

六、治疗

在开始治疗前应先确认损伤性质属创伤性或非创伤性，此非常重要。一旦诊断明确，治疗方法同成人。对急性创伤性肩关节脱位的治疗，闭合复位是惟一的选择，忌用暴力牵引，粗暴复位手法，以防造成新的损伤，应用镇静、镇痛，甚至麻醉措施是必要的。在适当的麻醉下经常当麻醉起效时，肩关节可自动复位或施加轻柔外力即可复位，成功率几乎 100%。拍片确认合并损伤情况后，行吊带或 Velpeau 躯干固定 4~6 周。充分的固定十分重要，前脱位复发率约占 50%，损伤修复不充分极易造成肩关节不稳定。如合并腋神经损伤，一般不需要处理，休息数周后多可完全恢复。肩关节脱位治疗后的康复十分重要，通过增强肩关节周围的肌力可增强肩关节的稳定性。主要训练方法是肩关节抗阻力前屈、后伸、外展、内旋、外旋，以增强三角肌和肩袖的力量。

参考文献

1. Burkhead WZ Jr. Rockwoood CA Jr. Treatment of instailily of thd shoulder with an exercise program. Jboun Joint Surg, 1993, 75: 311~312

2. Chung SMK, Nissenbaum MM. Congenital and development defects of the shoulder. Orthop Clin North Am. 1975, 6: 381~392

3. Goldberg BJ, Nirschl RP, McConnell JP, ed al. Arthroscopic transsglenoid suture capsuloabral repairs: Prelimi nary results. Am J Sports Med, 1993, 21: 656~665

4. Gudincher F, Naggar L, Ginalski JM, ed al. magnetic resonance imaging of nontraumatic shoulder instability in children. Skeletal radiol, 1992, 21: 19~21

5. Hovel, us L. Anterior dislocation of the shoulder in teenagers and young aduhs. J Bone Joint Surg, 1987, 69（A）: 393~399

6. Huber H, Gerber C. Voluntary subluxation of the shoulder in children: A long-lern follow-up study of 36 shoul ders. J Bone Joint Surg, 1994, 76: 118~122

7. Marans HJ, Anger KR, Schemitsch EH, ed al. The fate of traumatic anterior dislocation of the shoulder in chil dren. J Bone Joint Surg, 1992, 74: 1242~1244

8. O´ Driscoll SW, Evans DC. Contralateral shoulder instability following anterior repair. An epidemiological in vestingation. J Bone Joint Surg, 1991, 73（B）: 941~946

9. O´ Driscoll SW , Evans DC. Long term results of staple capsularhaphy for anterior instability of the shoulder. J Bone Joint Surg, 1993, 75（A）: 249~258

10. Sanders JO, Rockwood Jr CA, Curtis RI. Fractures and dislocations of the humeral shaft and shoulder. In: Rockwood Jr CA, Wilkins KE, Beaty JH. Fractures in children. 4th ed. Philadephia: Lippincott-Raven. 1996, 905~1019

11. Wagner KT , Lyne ED. Adolescent traumatic dislocations of the shoulder with open epiphysis. J Pediatr Orthop, 1983, 3: 61~62

12. Webb LX, MooneylII JF. Fractures and dislocations about the Shoulder. In: Green NE, Swiontkowski MF. Skeletal trauma in children. 2nd. ［ s. 1. ］: W B Saunders company, 1998

第四章　儿童肱骨近端骨折与骨骺损伤

肱骨近端骨折包括肱骨近端骺损伤和肱骨近端干骺端骨折，肱骨近端骺分离（Salter-Harris I 型损伤）只见于新生儿与婴幼儿，非常少见。儿童期与青春期的肱骨近端骨折绝大多数为 S-HII 型骺损伤，少数为干骺端骨折，而且往往骨折线延伸至骺生长板（Peterson I 型损伤），虽然骨折线是否涉及骺生长板对肱骨近端的生长发育影响有所区别，但是，总体而言肱骨近端骺损伤与肱骨近端干骺端骨折的损伤机制、治疗、预后都颇为相似。肱骨近端骺损伤的发生率 Neer 与 Horowitz 的报道为 3%，北京积水潭医院小儿骨科的统计为 2.52%，占全部上肢骨折及骺损伤的 3.12%。

一、生长发育及实用解剖

妊娠第 5 周肱骨软骨原基形成，第 6 周到第 7 周关节盂与肱骨之间腔化形成盂肱关节的雏形，第 42 周时 B 超可以显示肱骨近端骨化中心出现。至出生约 40% 新生儿可通过 B 超显示骨化中心，生后 3 个月以前普通 X 线平片一般不能显示骨化中心。肱骨近端骨骺由三部分组成。肱骨头二次骨化中心于生后 3~6 个月出现，大结节二次骨化中心于 7~9 个月开始呈现，2~3 岁时完全出现，小结节二次骨化中心与大结节二次骨化中心同时呈现，甚至略早，但完全出现约至 4~5 岁，5~7 岁时大小结节二次骨化中心融合，7~14 岁时与肱骨头二次骨化中心融合成完整的肱骨近端骨骺，至 18 岁与肱骨干融合。Dameron 等报告肱骨近端骺板闭合的时间存在性别差异，男性是 16~18 岁，女性是 14~17 岁。

新生儿肱骨近端骺生长板的形状是盘状的，中央稍高。在发育过程中，内半侧原始肱骨头骨骺部分受压应力作用，发育快于外半侧原始大小结节骨骺部分，外半侧部分骨骺受拉应力的作用发育又快于三部分骨骺融合的接合部，因此干骺端中央部分向近端隆起形成帐篷形，顶点位于肱骨头中心的后内侧。肩关节的关节囊在肱骨头内侧沿解剖颈附着，骺生长板的后侧部分位于关节囊内，使一部分干骺端也位于关节囊内，而外侧关节囊则附丽于三部分原始骨骺融合处的骺间沟骨骺上，所以肱骨近端倒 V 形骺生长板的外侧是在关节外，此种解剖特征，保证了肱骨近端骺损伤后，仍有充足的血供，有极好的愈合与再塑形能力，不会出现肱骨头的缺血坏死现象。骺生长板的后内侧部分小于前外侧部分，就干骺端骨膜的附丽而言，后内侧干骺端骨膜相对较厚而附丽坚强，再加上肱二头肌长头与胸大肌的作用，临床上的肱骨近端骨折，远骨折端总是向前外侧移位，几乎看不到向后内侧移位的现象。肱骨解剖颈的轴线与肱骨干的轴线之间存在一类似的股骨颈干角的夹角约140°，通过大结节顶点与肱骨头边缘的切线与肱骨干轴线之间的夹角为肩关节骺干角约130°～140°，小于130°为肱内翻，大于140°为肱外翻。肱骨颈轴线与肱骨额状面之间存在20°后倾。肱二头肌长头肌腱通过肩关节腔内。肱骨近端干骺端（相当于外科颈）主要由松质骨构成，外覆较薄的皮质骨。以上的解剖特征，生长发育期的肱骨近端形态与骨发育成熟之后几乎没有改变，此点与股骨近端不同。肱骨的生长潜力80%位于肱骨近端，决定其具有活跃的生长塑形改造能力。

二、损伤机制

绝大部分肱骨近端骨折是由间接暴力所致。最常见的机制是向后跌倒上肢处于内受后伸位，肘关节伸直，腕关节背伸，手掌撑地，或肘关节屈曲，肘部直接撞击地面，暴力沿肱骨干向近端传导，使干骺端（骨折远端）向前、外及头侧移位，同时造成前外侧成角。来自肩部后外侧的直接撞击，由于肱骨近端附着肌肉的拉力相互作用，也可造成类似的损伤。

三、病理改变及骨折分型

肱骨近端损伤的病理改变和损伤机制决定了损伤的类型，临床常用两种分型方法，即 Salter-Harris 分型和 Neer-Horowitz 分度。

（一）Salter-Harris 分型

Salter 和 Harris 提出的骺损伤分型方法以骨折线与骺生长板的关系为病理解剖基础，非常适用于肱骨近端骺损伤。

Ⅰ型损伤常见于新生儿和婴幼儿，此年龄组患儿大、小结节二次骨化中心尚未完全出现，骺生长板形态趋于盘状而非"帐篷"形，其最薄弱区域为骺软骨成熟带肥大细胞层，生产时上臂过伸扭转，婴幼儿肩部后外侧撞击伤，或伸肘位牵拉极度扭转应力均可导致肱骨近端骺分离。骨折线通常经此区域，骺软骨仍留于骨骺骺一侧。由于肱骨近端后内侧骨膜较厚且附着坚实，并损伤机制的作用，干骺骺端向前外侧突破骨膜，使骨膜仍能保持后内侧连续，呈袖套状损伤。X线平片显示肱骨头骨化中心移位而不伴有干骺端骨片。

Ⅱ骺型损伤最多见于儿童与青少年，北京积水潭医院的统计资料显示肱骨近端骺损伤好发于9～13岁年龄段峰值在12岁。当大、小结节二次骨化中心与肱骨头二次骨化中心融合后，骺生长板呈帐篷形且后内侧分小于前外侧分，前外侧分骺板趋于水平。一骨折线经骺板及干骺端后内侧。X线平片显示肱骨头骺带干骺端三角骨块共同移位。

Ⅲ、Ⅳ型骺损伤在肱骨近端极罕见，多见于直接暴力造成的开放性复合伤。多需手术治疗，易导致骺早闭。Ⅴ型损伤即骺板生长层压缩性损伤而无骨折移位，目前尚无明确报告，但据对肱内翻病因的探讨推测，在Ⅰ、Ⅱ型损伤中可能合并Ⅴ型损伤的压缩机制，导致部分骺早闭。

（二）Neer-Horowitz 分型

Neer-Horowitz 依据骨折的移位程度将肱骨近端骨折分为四度，尤其适用于干骺端（外科颈）骨折，因干骺端骨折多为横行或小斜行。

Ⅰ度：骨折移位小于 5mm，包括青枝骨折；

Ⅱ度：骨折移位小于骨干宽度的 1/3；

Ⅲ度：骨折移位小于骨干宽度的 2/3；

Ⅳ度：骨折移位大于骨干宽度的 2/3 或完全移位。

（三）应力骨折

肱骨近端应力骨折很少见，常见伤因为反复投掷运动，如棒、垒球的投掷。此类运动在我国尚不普及。

（四）病理骨折

肱骨近端是骨类肿瘤疾患的好发部位，最常见为骨囊肿。骨质破坏后，强度下降，微小暴力甚至肢体正常活动即可造成骨折。此类骨折因致伤暴力小，软组织几无损伤，故症状轻，很少发生成角移位。

四、临床表现

患儿伤后表现取决于骨折严重程，疼痛、肿胀、肩关节活动受限是完全骨折的典型表现。值得注意的是一些大龄儿童的干骺端青枝骨折后可能仅有疼痛和轻压痛，甚至可有一定范围的主动活动，但绝不能抗阻力。对此类患儿应拍 X 线平片甚至健侧拍片对照，以防漏诊。

五、影像学检查

生后 6 个月以上患儿，肱骨头骨化中心已显影，依据 X 线平片可对大部分病例作出诊断。投照体位为肩关节正位和穿胸位。采用穿胸位可在患侧肩部处于强迫位时获得真实的肩部侧位像。投照方法是人体额状面与射线平行，患肩靠近片盒，健侧上肢上举，必要时拍健侧对比。对肱骨头尚未骨化的小婴儿可采用 B 型超声波检查。

六、治疗

肱骨近端的生长塑形潜力巨大，骨折愈合能力强，故对此部位的骨折的治疗并非不要求复位，但不必过分追求解剖对位对线，以闭合复位为主的措施是主要的治疗手段。骨折对位对线可以接受的程度依年龄不同而异：（表 2-4-1）

表 2-4-1 肱骨近端骨折复位参考标准（引自 Wheeless Textbool of Orthopaedics

年龄	成角程度	移位程度
<5 岁	≤70°	100%
5~12 岁	≤45°	50%
>12 岁	≤25°	30%

1. 常用的固定方法为颈腕吊带 Velpeau 躯干固定，外展支具，肩人字石膏，尺骨鹰嘴骨牵引。

对于青枝骨折，可采用颈腕吊带制动或用肩支具固定 4 周即可。

对移位的骨折，可行闭合复位，如条件允许最好在麻醉下进行，将患肩外展 90°，前屈 45°，适当外旋，屈肘位牵引。术者于肩前外侧触及移位的骨折远端，采用加压为主的手法，使骨折端复位。然后，在控制下将肩关节放至正常位，感觉其是否稳定。患肢仍处于敬礼位，即整复时的位置以外展支具或肩人字石膏固定。仍不能维持对位对线效果时可采用卧床尺骨鹰嘴牵引，患肢置于敬礼位，牵引力方向平行于肱骨干，维持两周左右，待纤维愈合后再改用其他）固定方式。外固定一般维持 4 周即可见连续外骨痂形成，大龄儿童可能需要 6 周，届时可去除外固定，保护下功能训练。

2. 关于手术治疗 有作者认为只要肱骨近端骺板还存在一年保持开放的时间，就有足够的潜力使骨折愈合部位得到充分的塑形，所以在闭合骨折中即使肱二头肌腱嵌入骨折端，只要能维持基本对线也不必切开复位。惟一的手术指征就是开放性损伤中需要清创，同时行骨折复位内固定。多发骨折中，肱骨近端骨折不稳定影响其他骨折的治疗，是切开复位的相对指征。近年来越来越多的临床医生迫于各种来自社会的压力，如家长对复位的强烈要求、避免成角愈合引起的医疗纠纷，或者由于某些经济利益驱动，有盲目扩大手术适应证的趋势，也因此出现了一些本来不应该发生的医源性并发证，值得引起重视。对那些存在肱二头肌腱嵌入或骨折远端刺入三角肌，且延误了闭合复位的最佳时机的病例是切开复位内固定的适应证。手术方法可采用麻醉下闭合复位，X 线透视下经皮穿入克氏针交叉固定，或经 Henry 切口复位、交叉克氏针固定，对有较大干骺端骨块的 II 型骺损伤也可采用干骺端拉力螺钉固定。

七、预后

尚未见到肱骨近端骨折不愈合的报道。骨折畸形愈合后的再塑形能力是惊人的。作者的经验，直到 13 岁亦可通过再塑形得到畸形的完全矫正。对于角度畸形的塑形能力，在 13 岁以前不会少于 40°。由于肩关节有很大的代偿能力。即使有残留的成角畸形导致活动受限，也很少引起患儿和家长的注意，说明其对日常生活能力影响甚微。

八、并发证

如前所述，肱骨近端骨折很少有由骨折引起的并发证。

1. 肱内翻 可见于 5 岁以前的骺损伤或受虐儿童，可导致进行加重的肩外展上举受限及肱骨短缩，需行手术矫正。

2. 肢体不等长 肱骨骨折后可有过度生长，但一般不超过 1 cm。骨折重叠移位造成的肱骨短缩是导致上肢不等长的惟一原因。但临床所见不等长多为 1 cm 左右，患儿或家长很少主观发现，无临床治疗意义。

手术亦可造成并发证，如关节活动受限、皮肤瘢痕、伤口感染、内固定物松动、骺早闭等。

参考文献

1. 张建立，朱振华，俞志涛，等. 儿童肱骨近端干骺端骨折. 中华小儿外科杂志，1998，19：1162．

2. Ellefsen BK, Frierson MA, Raney EM, et al. Humerus varus：a complication of neonatal, infantile and childhood injury and infection. J Pediatr Orthop, 1994, 14：479~486

3. Neer CS II, Horwitz BS. Fractures of the proximal humeral epiphysial plate. Clin Orthop, 1965, 41：24~31

4. neer CS II. Displaced proximal humeral fractures I Classification and evaluation. J Bone Joint Surg (Am), 1970, 52 (A)：1077~1089

5. Sanders JO, Rockwood Jr CA, Curtis RJ. Fractures and dislocations of the humeral shaft and shoulder. In: Rock? wood Jr CA, Wilkins KE, Beaty JH. Fractures in children. 4th ed. Philadephia：Lippincott -Raven1996, 905~1019

6. Webb LX, Mooney III JF. Fractures and dislocations about the Shoulder. In：GreennE, Swiontkowski MF, eds . Skeletal trauma in children. 2nd ed. 〔s. 1.〕：W B Saunders company, 1998

7. Williams DJ. The mechanisms producing fracture separation of the proximal humeral epiphysis. J Bone Joint Surg, 1981, 63 (B)：102~107

第五章 儿童肱骨干骨折

肱骨是人体骨骼中典型的长骨之一，由骨干和两端骨骺组成。肱骨干范围的界定尚无统一的标准，特别是小儿。成人肱骨干骨折是指肱骨外科颈下2cm至肱骨髁上2cm之间的骨折，小儿肱骨干骨折是指胸大肌肱骨止点上缘至肱骨髁上嵴之间的骨折。成人肱骨干骨折以骨折部位分为上1/3、中1/3、下1/3，小儿则以肱骨近端干骺端骨折、肱骨干骨折及肱骨远端干骺端骨折来区分。本章仅重点讨论肱骨干骨折。

小儿肱骨干骨折比较少见，Sanders等描述其发生率小于小儿肱骨骨折的1/10，仅占小儿全部骨折的2%～5.4%，多见于3岁以下与12岁以上年龄段。产伤新生儿肱骨骨折更为罕见，仅为0.035%～0.34%。

一、生长发育及实用解剖

肱骨的骨化始于胚胎后期与胎儿初期，自胚胎形成8周血管长入肱骨软骨原基开始，出现一次骨化为原始骨化，至出生时骨干与干骺端已全部骨化，远近端骨骺仍为骺软骨。

儿童肱骨的骨干上段近圆形，中段较厚近三棱形，远端为逐渐变扁、变宽的管状皮质骨，外形与成人近似。肱骨干远端前侧有时可见先天形成的突起，称为髁上突，出现率约为1%，髁上突尖端至内上髁之间存在纤维索带，正中神经和肱动脉可由此索带下方通过，有时会形成嵌压，该部一旦发生骨折移位则有可能造成血管神经损伤。

肱骨干上1/3部分附着有胸大肌、背阔肌、大圆肌等强大内收肌群，肱三头肌外侧头起自肱骨干上1/2后外侧，三角肌、喙肱肌附丽于肱骨干中1/3部分。三角肌附丽于前外侧三角肌粗隆，喙肱肌附丽于内侧。肱肌起自肱骨干下1/2前侧，三头肌内侧头起自肱骨干中1/3内侧及下1/3后侧，肱桡肌起自肱骨远端外侧。由于三角肌力量强、力臂长，骨折发生于三角肌附丽以下时，如系完全骨折，骨折近侧段外展，骨折远侧段受肱三头肌与肱二头肌牵拉上移；如系青枝骨折，则呈现外侧成角畸形。当骨折发生于三角肌附丽以上时，骨折近侧段受胸大肌、背阔肌和大圆肌牵拉内收，骨折远侧段受三角肌牵拉外展，同时受肱二头肌、肱三头肌、喙肱肌的作用，呈现骨折端重叠畸形。桡神经自肱骨干中上1/3处后内侧沿着肱骨干桡神经沟向外下方走行，于肱骨干中下1/3处走行至其前外侧，该部位桡神经贴于骨面。肱骨干下1/3骨折易损伤该神经，手术显露过程中，特别为取出内固定钢板螺钉时，由于前次手术形成瘢痕造成解剖层次不清，使手术损伤神经的几率大大增加，尤其要谨慎。肱骨的血液供应来自肱动脉发出的主滋养动脉和远近端的次要滋养动脉，主滋养动脉来自肱深动脉于喙肱肌附丽处肱骨干中部前内侧的滋养孔进入肱骨干，其上方为次要滋养动脉进入点。儿童丰富的骨膜血液循环及干骺动脉也是肱骨干血液供应的重要组成部分。

二、损伤机制

肱骨干骨折可由直接暴力所致，如钝物打击、撞击、重物压砸等，多造成横行、短斜行或粉碎骨折。上肢遭机械扭转也可见于儿童，多造成螺旋形或斜形骨折。且多合并其他损伤。间接暴力如上肢伸展位跌倒在以手或肘部着地同时身体发生扭转，间接的扭曲应力造成肱骨干骨折，骨折多为螺旋形或斜形骨折。偶尔也可见到因投掷运动导致的螺旋形骨折。此种损伤机制多见于大龄儿童。肱骨病理骨折，如骨囊肿可在微小力作用下造成病理骨折，多为横形、嵌插骨折或短斜形骨折，在儿童中并不少见。

三、临床表现

肱骨干骨折时由于骨折远端肢体重量相对较大，故疼痛明显，无法启动肩肘关节任何动作，局部有明显肿胀、压痛、畸形，并有异常活动及骨擦音。伴有桡神经损伤时可见相应体征，检查者控制肘关节位置后，患儿不能主动伸腕、伸拇、伸指。病理骨折时局部症状体征较轻，甚至仍可主动活动肩、肘关节，只是局部轻度肿胀、局限压痛，容易漏诊。

四、诊　断

根据暴力作用病史、临床表现及放射学所见诊断一般没有困难。侧位投照需旋转肩关节有困难，可拍摄经胸侧位片，切不可强行旋转骨折远端，以免造成患儿痛苦和加重损伤。从正侧位 X 线片上，除观察骨折端形态、成角、移位方向外，还应时刻警惕病理骨折存在的可能，如骨折端表现皮质突然变薄、透亮度增加、相邻部位有囊性改变、骨折端嵌插、或骨折端无明显移位等。要特别注意是否合并神经损伤及病理骨折的诊断。骨折诊断分型适用普通骨折分型方法，如横骨折、斜骨折、螺旋骨折、粉碎骨折、病理骨折等。

五、治　疗

儿童肱骨干骨折中大部分为单一闭合骨折，非手术方法是主要的治疗手段。对无明显成角移位的骨折，仅采用外固定制动 3~6 周即可。对于有明显成角移位的骨折，应先行复位。复位要求以恢复对线为主，完全移位重叠短缩不超过 1.5cm 是可以接受的，Hedstrom 经过研究认为肱骨干骨折后最多可 1.5mm 的过度增长，骨折移位越大，过度增长越明显。但该研究未明确论及过度增长与患儿年龄的关系。Beaty 据患儿的年龄提出了可接受的复位参考标准（表 2-5-1）：

表 2-5-1　肱骨干骨折复位参考标准

年龄	成角程度	移位程度
<5 岁	≤70°	100%
5~12 岁	40°~70°	
>12 岁	≤40°	50%

手法复位应根据骨折成角移位情况依照以远端对近端的原则进行，以相对轻柔的力量牵引然后纠正移位，最好采用麻醉可减少患儿痛苦、争取合作、提高整复成功率。需要注意的是应避免过度牵引造成骨折端分离，骨折端分离时会有软组织嵌入，嵌入的软组织很难再退出，会造成骨折延迟愈合甚至不愈合另外过度牵引有可能过度牵拉神经造成损伤。据临床实践，肱骨干骨折的整复相对容易，维持却相对困难，整复成功后行外固定的过程中以及肿胀消退后外固定松动均可导致成角移位复发，故应首先尽可能维持对位，于伤后 1~2 周骨折端纤维愈合后再移位的可能减小后，紧缩或更换外固定物进一步矫正成角畸形，维持至临床愈合。

儿童肱骨干骨折的固定方法视患儿合作程度、骨折部位及稳定性可有多种选择。最简单的方法为颈腕吊带加胸壁固定，即用绷带将上臂固定于胸壁，适用于能合作的年长儿无成角移位的骨折或青枝骨折以及 3 岁以下新生儿、婴幼儿。小夹板适用于骨干中段的横行或短斜骨折，但需经常检查远端血运及调理松紧度，以防筋膜间隔综合征等并发证。悬垂石膏是治疗肱骨干骨折的经典方法，自上臂至掌指关节用石膏管型将患肢固定于肘关节屈曲 90°前臂中立位，利用石膏管型及骨折远端肢体重量对骨折端进行牵引复位同时有制动作用，但需经常行 X 线检查，以防发生过度牵引。

以上几种方法均需使肩位于中立位，且均合用颈腕吊带。

对于开放损伤或多发骨折需要手术治疗。多发骨折患儿采用弹性髓内针固定是简单有效的方法。伴有软组织广泛损伤者可行外固定架固定。前者优点在于术后护理简单便于早期康复训练。后者优点在于固定可靠，一旦发生感染固定作用受到的影响小。此两种方法有时需要术中 X 线监测复位情况。采用钢板螺钉内固定时要考虑到二次手术取内固定物时损伤桡神经的可能性，应谨慎应用。

六、并发证

1. 神经损伤　最常见为桡神经损伤，多见于肱骨中下 1/3 骨折，患儿表现伸肌瘫痪，垂腕、垂指畸形并伴有感觉障碍，单纯闭合骨折合并的神经损伤多为牵拉嵌压所致，神经外膜连续性尚在，多可自行恢复。恢复多始于 12 周之内由感觉恢复开始。观察至 12 周以上无临床恢复征象时应行肌电检查，必要时手术探查松解。

2. 骨折不愈合和或迟延愈合 肱骨干骨折一般需 4~6 周即可达到临床愈合，如果 X 线检查显示：①骨端硬化，髓腔封闭；②骨端萎缩疏松，骨折间隙较大；③骨端硬化，形成杆臼或假关节；临床检查肿胀消失但仍有异常活动，即为骨折不愈合。惟有采取手术治疗。方法可选择切除不愈合的骨端及瘢痕，以弹性髓内针或钢板螺钉行内固定，并同时植自体松质骨。也可采用 Ilizarov 外固定加压固定骨折端，其优点是不干扰骨折端而使其愈合，缺点是疗程长，笨重的外固定架使患儿感到不适。如果 X 线表现骨折端有吸收迹象，骨痂生长不活跃，而未达到不愈合表现，则可认为骨折愈合发生迟延。可以通过增加固定的可靠程度，延长固定时间，患肢肌肉等长收缩训练等措施，仍有很大可能实现愈合。肱骨干骨折延迟愈合和不愈合多由固定物松动或骨折端分离开放骨折后感染或闭合骨折后过度牵引所引起，急性期治疗过程中应尽量注意避免。

3. 畸形愈合 患肢残留永久的畸形且成角小于 30°，长度差不超过 2cm，家长和患儿很难主观察觉，说明对外观及功能影响不大。内旋畸形小于 10°不会造成功能障碍。评估畸形愈合的临床意义应着重在外观和患儿的主诉，而并非根据 X 线所见。即使失代偿的畸形对患儿产生些许不同于正常人的影响，如不能正常参与某些体育运动，仍应谨慎评估矫形手术的临床意义，切不可贸然采取手术治疗。

参考文献

1. 唐盛平，刘正全，覃均昌，等. 小儿肱骨干骨折的治疗. 中华小儿外科杂志，1992，13：338~339

2. Babin SR，Graf P，Vidal P，et al. The risk of nonunion following closed-focus nailing and reaming：Results of 1059 interventions using the Kuntscher method. Int Orthop，1983，7：133~143

3. Barnard BB，McCoy SM The supracondyloid process of the humerus. J Bone joint Surg，1946，28（A）：845~850

4. Beaty JH. Fractures of the proximal humerus and shaft in children. AAOS Instr Course Lect，1992，41：369~372

5. Bleeker WA，nijsten MW，ten Duis HJ. Treatment of humeral shaft fractures related to associated injuries：A retrospective study of 237 patients. Acta Orthop Scand，1991，62：148~153

6. Bransby-Zachary MA，MacDonald DA，Singh I，et al. Late fracture associated with retained internal fixation. J Bone Joint Surg，1989，71（B）：539

7. Cattaneo R，Catagni MA，Guerreschi F. Applications of the Ilizarov method in the humerus. Lengthenings and nonunions. Hand Clin，1993，9：729~739

8. Cattaneo R，Villa A，Catagni MA，et al. Lengthening of the humerus using the Ilizarov technique. Description of the method and report of 43 cases. Clin Orthop，1990，250：117~124

9. Gainor BJ, Metzler M. Humeral shaft fracture with brachial artery injury. Clin Ortho, 1986, 204: 156~161

10. Galasko CS. The fate of simple bone cysts which fracture. ClinOrthop, 1974, 101: 302~304

11. Gardner E. Prenatal development of the human shoulder joint. Surg Clin north Am. , 1953, 92: 219 ~276

12. Green SA, Gibbs P. The relationship of angulation to translation in fracture deformities. J Bone Joint Surg, 1994, 76 (A): 390~397

13. Hall RFJ, Pankovich AM . Ender nailing of acute fracture of the humerus. A study of closed fixation by intr? amedullary nails without reaming. J Bone Joint Surg, 1987, 69A: 558~567

14. Healy WL, White GM, MickCA, et al. nonunion of the humeral shaft. Clin Orthop, 1987, 219: 206~213

15. Lewallen RP, Peterson HA. nonunion of long bone fractures in children: A review of 30 cases. JJ Pediatr Orthop, 1985, 5: 135~142.

第六章　儿童肱骨髁上骨折

在儿童全部肢体骨折中，肱骨髁上骨折的发生率排在前臂骨折之后，占儿童最常见骨折的第二位。髁上骨折不仅常见而且经常有合并证发生，致使多次复位、神经损伤、手术探查及预后不佳等的发生率比任何其他部位的肢体骨折都高。

肱骨髁上骨折的发生率中年龄是关键因素，几乎是骨生长发育中的儿童特有的骨折。此骨折主要发生在 10 岁内，发病的年龄高峰是 6 岁，高发年龄段为 4~8 岁。Eliason 发现他的髁上骨折病例中 84% 均为 10 岁以下的儿童，15 岁后则非常罕见。

一、实用解剖

儿童和成人之间在肱骨髁上部位的骨性结构上存在明显的差别。在髁上骨折的发病高峰期内，儿童髁上部位的骨骼正在经历着塑形改造，其前后径和横径均减少，不像成人的髁上部位呈圆柱形。6 岁儿童的干骺端刚刚向远端扩展到两个凹窝处。由于这是新形成的骨，所以骨小梁形成较少而且菲薄，骨皮质也非常薄弱。在侧位 X 线片上髁上内外侧柱的前侧皮质并不在前方投影，这样就在冠状突窝的区域产生一个前方缺陷。随着肱骨发育成熟以及髁骨化中心融合，肱骨远端的内外侧结构均加宽从而在此部位提供较强的抗应力作用。同时肱骨远端和髁上区域的骨皮质也相应增厚。

儿童与成人另一个差别涉及韧带结构的松弛。韧带松弛伴关节过伸在较小 X 儿童是正常现象。这样，当较小儿童跌倒并伸展上肢时，在跌倒的瞬间肘关节很可能是处于过伸位的。由此可见局部解剖在儿童髁上骨折的产生中是一个主要因素。

二、伸直型肱骨髁上骨折

当肘关节处于过伸位跌倒时可发生伸直型髁上骨折。如果远骨折段位于近骨折段后侧时则为完全性骨折。伸直型是最常见的骨折类型，占全部髁上骨折的 97.7%。同时它也是发生严重合并证以及残留外观畸形极高发生率的骨折类型。

（一）损伤机制

早期的学者主要基于成人尸体试验和病史而对伸直型髁上骨折的损伤机制做出了广泛的多样化解释。已提出的损伤机制包括过伸展、肘关节外展或内收以及手处于背伸位而肘关节屈曲位时跌倒。由于髁上骨折的发病高峰出现在 5~10 岁，那么在此年龄段内肘关节的解剖结构上必有其独特之处来产生此骨折。使儿童容易发生肱骨髁上骨折的三个主要因素分别是韧带松弛、过伸位时关节结构的相互关系、髁上区域的骨性结构。

1. 韧带松弛　在髁上骨折的高发年龄期内，儿童的韧带非常地松弛。这种韧带松弛允许肘关节有过伸能力。随着儿童发育成熟，韧带逐渐紧张，关节的伸展范围减少，这种正常的生理变化在肘关节特别的明显。Kenrikson 发现那些发生髁上骨折的病人比遭受其他类型肘部损伤的儿童更有可能存在肘关节的过伸。同时他也注意到肘关节过伸的儿童比正常人群儿童更容易再次发生髁上骨折。

2. 过伸位关节　结构的相互关系　儿童常常伸直肘关节以减弱跌倒时的作用力。由于韧带松弛，肘关节过伸就使得沿伸直位肘关节作用的线性应力被转换为弯曲应力。这种弯曲应力通过尺骨鹰嘴而集中作用于解剖上很薄弱的髁上部位。前关节囊和侧副韧带的前侧部分在过伸位变得紧张并起加强肘前张力的作用。此外，由于肘关节伸直的增加，肱尺关节通过这些韧带张力而更紧密的锁定。这就使关节面转变为一个远端的单纯杠杆。

3. 髁上部位的骨性结构　髁上部位的骨骼在 5~10 岁期间比较薄弱，正在经历着干骺端塑性改造。最薄的部分在鹰嘴窝深处即过伸位时鹰嘴顶端所压迫的部位。此外，在远侧部分大量的弹性骨骺和关节软骨能起到缓冲垫作用从而将过伸损伤的应力转移到髁上部位。

(二) 创伤病理

为正确认识和治疗伸直型髁上骨折，需要对骨折及合并发生的软组织损伤病理有清楚的理解。

1. 骨病理　在轻微移位骨折中，正位 X 线片可以清楚地显示骨折线。骨折横向扩展从紧贴上髁的上方然后进入到分隔冠状突窝和鹰嘴窝的薄弱部位。骨折线在最宽横径的近端，位于骨干远端皮质终点的远侧部位。在横向上骨折线不会完全呈直线走行多数会有些倾斜，正位 X 线片上通常显示骨折线从内下到外上方向。侧位 X 线片上通常显示从前下到后上方向。骨折线即可以在窝薄弱部位的稍上方也可低于窝的中央部位，全部位于干骺端内，通常发生在前后关节囊附丽处。在许多病例中会有非常锐利突起的骨折端，它包含了来自髁上嵴的皮质部分。这些锐利突起的内或外侧骨突可以对周围软组织造成非常严重的损伤。

2. 骨膜改变　骨折所致的骨膜损伤分三个进展阶段或称类型。首先是轻微移位骨折伴第一类骨膜改变，未破裂的骨膜绷紧在骨折端的前面并从肱骨的前侧面上向近侧方向分离出相当长的一段距离。在第二阶段，随着骨折移位程度的增加，已分离的骨膜由于其被向远端牵拉跨过近骨折段尖锐的边缘而撕裂。此被牵拉骨膜可能并不产生新骨而只在前侧遗留下一个裂隙。第三阶段为完全移位，此时骨膜在前侧完全撕裂，后侧骨膜尚维持完整同时在内侧和外侧也有一定程度的连续性。近骨折段远侧部分的骨膜呈圆周状剥离。随后远骨折段不仅向后侧而且也向近端移位。需要注意的是部分骨膜仍维持附着于远骨折段，这种长度不等的骨膜残留部分可能会嵌入到骨折断端之间而阻碍完全复位。

3. 内、外侧移位 完全移位的伸直型髁上骨 9 折多向后内侧或后外侧，取决于远骨折段是在近骨折段远端的内侧还是外侧。大多数骨折向后内侧移位。有作者认为，如果远骨折段是后外侧移位则为伸直外展而如果远骨折段处后内侧则是伸直内收型损伤。这种解释证明原始外展或内收应力在决定骨折段的位置上可能起到一定作用。另一种观点认为，后内侧移位是继发于肱三头肌的牵拉因其附丽点比较偏内侧。也有作者提出肱二头肌位于肱骨干纵轴的内侧从而导致内侧移位，这样就使近骨折段的内侧尖端位于前面。后外侧移位骨折的损伤机制很难用单纯肌肉作用来解释。X 线片显示，在后外侧移位骨折中，远骨折段的后外侧面与近骨折段的相互关系是向近端和向后侧的，这样近骨折段的外侧尖端就位于远骨折段的前方。侧方移位可继发于骨折后手法整复或在骨折的瞬间所施加的某些特殊的成角或旋转应力。这两种骨折类型的鉴别有其临床意义，后内侧骨折有较高的内翻成角发生率而后外侧骨折趋向于发生外翻成角。当骨折存在前倾时也会加重这些成角畸形。后内侧和后外侧骨折中旋转的鉴别非常重要，它可确定正确的整复手法以及可能合并发生的软组织损伤。

4. 肘关节屈曲 一旦远骨折段从肱骨主体上分离，就失去了对附丽于上髁部位的前臂肌肉作用的对抗力。这样，前臂肌肉就趋向于使远骨折段屈曲。

5. 软组织病理在大多数髁上骨折中，肱肌起到保护肘前神经血管结构免受损伤的作用。当移位很明显时，内侧或外侧突起的骨折尖端可完全刺透肱肌和肱肌筋膜并位于皮下组织内。在这些病例中，此尖端可在皮下触摸到。骨折端甚至可穿透真皮层而致覆盖其上的表皮折叠皱起。如果内侧尖端穿透皮下组织，可使正中神经或肱动脉束缚在此尖端上。在极少数病例中，肱动脉和正中神经甚至可移位到近骨折端的后方并被卷入到骨折端之间。如果外侧尖端穿透肱肌则桡神经可被挑起。

（三）骨折分型

骨折的分型可使医生确定相应的治疗方案并提供预后转归。此外，分型便于医生之间在描述特殊类型时的交流，所以分型应当是相对简单的。伸直型髁上骨折的分型主要基于两个因素：①移位程度；②骨折线的形态和位置。对移位程度的了解有助于决定是否需要手法整复。而骨折线的位置形态将影响手法整复后的稳定性并对晚期畸形的发生给予某些预后估计。对髁上骨折分型时，必须首先确定骨折是否真的在髁上部位。真正的髁上骨折必须是在横行骺线的近侧而且仍旧位于肱骨远端的干骺端之内。

肱骨远端骨折其实质为骨干骨折，不应列入髁上骨折，这种骨折使用闭合复位方法不易稳定，因皮质骨愈合较慢而需要较长时间的制动。此外，由于骨折线偏近侧用交叉针做固定很难获得稳定。另一个混淆点是髁上骨折与通髁骨折的区别。成人中有真正的经髁骨折，而在儿童中真正的通髁骨折是极其罕见的。在某些病例中，骨折线很低似乎是通髁骨折，其内外侧骨折线延伸扩展到上髁的部位，但仔细观察骨折线通常只累及远端骺线的一部分，因此是真正的肱骨远端全骺骨折。从临床上讲，骨折线位于肱骨远端干骺端之内的所有骨折都应当是髁上骨折。

1959 年，Gartland 根据骨折移位的程度提出分型方法，共分为三型。I 型：骨折无移位同时骨折线不清晰，临床上很容易漏诊。通过拍斜位 X 线片，测量肱骨远端骺的成角或观察脂肪垫的移位并结合临床体检时局部肿胀和压痛可做出此型的诊断；II 型：有明显的骨折线并有远骨折段的移位，但仍可以有连续的后侧骨皮质。移位程度可以轻微也可较大。可向后移位或向内或外侧成角，也可有轻微的旋转。治疗上重点在于后侧骨皮质要保持连续性，临床上此型较少见；III 型：完全移位，两骨折端之间无任何接触。此型可再分后内侧和后外侧移位两种亚型，有助于制定治疗方法．及预测骨折可能出现的后遗症。1988 年 Pirone 等提出将 II 型骨折再分为两个亚型，即一单纯远骨折端后倾与远骨折端虽有横向移位和倾斜，但断端间仍有接触两种情况。1994 年，Mclntyre 在其《小儿骨折治疗》一书中对传统的分型做了进一步的补充。将无移位但有后倾小于 5° 的骨折划分为 I-A 型，小于 15° 划分为 I-B 型；将骨折端无移位或移位小于 2mm 后倾 15°~20° 划分为 II-A 型，骨折端移位 2~15mm 仍有接触者划归 II-B 型：骨折端无接触、重叠小于 2 cm 或旋转移位大于 1.5cm、断端尚有接触者划归为 III-A 型，断端距离很大、重叠超过 2cm 或旋转移位大于 1.5cm、断端无接触者划归为 III-B 型。其目的主要是说明原始损伤畸形愈重、整复后石膏外固定制动过程中发生再移位的趋势愈大。北京积水潭医院常用的临床分型为：无移位型（青枝骨折）；移位型（伸直尺偏型和伸直桡偏型）。此种骨折分型相对简单，有利于临床医师掌握，并可根据不同的分型判断骨折的整复方向、可能发生的合并证、估计预后。

（四）临床表现

完全骨折（III 型）患肢可成角呈 S 状，近骨折段的远端向前隆起，远骨折段向近侧移位从而使后侧的鹰嘴突出。由于远骨折段在肘关节处屈曲，就形成前侧的凹陷进而加重 S 形外观。上臂远端的前侧部分可出现皮下血肿。如移位严重并且近骨折段远端穿透肱肌则极易产生较大的血肿。此部位的皮肤皱褶或小凹陷形成通常表示近骨折段的一个尖端已经穿透到真皮层内。此体征警告医师骨折可能很难用单纯手法整复来复位。肘关节和前臂可因骨折成角而导致旋转，最常见前臂随着远骨折段产生相对于肱骨干的内旋。当近骨折段的内侧突起位于远骨折段前方时最易产生前臂内旋。远骨折段的旋转常常继发远骨折段的内侧倾斜而产生内翻成角。如果远骨折端位于后外侧并且近骨折段的外侧尖端在前侧，前臂和肘关节可外旋并有肘关节的外翻成角，临床上此种情况比较少见。

诊断肱骨髁上骨折需与急性肘关节脱位相鉴别。髁上骨折时内、外上髁与鹰嘴间的解剖关系仍维持不变。而在肘关节脱位中，由于鹰嘴在内、外上髁之后所以会比较突出。同时，肘关节脱位时上臂前方的突起比髁上骨折更偏于远端。用骨擦音来鉴别髁上骨折和肘关节脱位是不妥当的，骨擦音往往很难得出。首先，肢体明显肿胀而且得到骨擦音的手法操作所导致的疼痛会使儿童极为抗拒。此外，也存在造成神经血管损伤的危险，所以不要为明确诊断而检查骨擦音。在不完全性髁上骨折（Ⅰ型和Ⅱ型）中，诊断可能会比较困难，仅有肘关节肿胀作为惟一的临床体征，而缺乏骨擦音及异常活动等特异性诊断依据。其他有渗出肿胀的肘部损伤需要从临床上鉴别。髁上骨折后，在髁上区域的内、外侧髁上髁处会有压疼及最大限度的软组织肿胀。而外髁骺骨折通常以外侧肿胀为主。内上髁撕脱骨折则主要是内侧肿胀及内上髁的局限性骨擦音。桡骨颈骨折则在桡骨头稍远侧有局限性压疼。轻微移位或未移位骨折最初在临床上的表现可能是相似的，但仔细触摸肘部各种骨性结构可确定压疼最明显的位置，对医生分析 X 线片有极大的帮助。

（五）影像学检查

已移位的髁上骨折中，骨折线的位置可决定此骨折与肱骨远端其他骨折或骺骨折的区别。相对困难的是轻微移位髁上骨折的放射学诊断。由于关节内有渗出，特征性的"脂肪垫"，应出现在纯侧位片上。为观察"脂肪垫"征，骨科医师必须确定拍摄的侧位片确实是侧位投影。获得确切的侧位片最好是肢体在体侧并且肘关节屈曲到 90°，X 线片应放在身体和肘关节之间。但为获得纯侧位片需要移动甚至旋转患肢，常常加重病人的疼痛症状。

在纯侧位片上，肱骨小头骨化中心的后移及与肱前线的关系改变是判断远骨折段存在轻微过伸的非常有价值的征象。绝大多数轻微移位的髁上骨折病例中，肱前线与肱骨小头的位置都有异常。当怀疑有骨折但常规正侧位片又看不到时，为显示骨折线有必要拍斜位片以明确诊断。

（六）治疗

1. 在最佳治疗前肘关节应暂时固定于 30°屈曲位。肱骨髁上骨折屈肘时会压迫神经血管束，完全伸直位固定也会加重神经血管束的压迫（肱骨远端骨折的骨刺所致）。若病儿肢体缺血则不应再等待拍片检查。在拍片前穿戴支具，以免放射技师摆放体位时扭转骨折端。

明确治疗有两个目的：

（1）避免神经血管损伤

（2）预防晚期成角畸形（常为肘内翻）和过伸畸形

先前认为肘内翻仅为美观问题，但明确认为到肘内翻畸形导致骨折发生率增加，尤其是肱骨外髁骨折。

2. Ⅰ型骨折治疗中，首先应确定损伤是临床症状和体征的主要原因。无移位髁上骨折的诊断主要基于跌倒的病史和髁上区域的局限性压痛。X 线片可能仅仅显示出阳性的脂肪垫征。明显体温升高伴持续加重的肘部疼痛应警示医师此病人可能存在有感染，例如骨髓炎或化脓性关节炎，创伤病史仅仅是对已有疼痛的肘关节引起注意。对于无移位髁上骨折，确认无神经血管损伤后，用石膏后托或管型石膏制动即可。一周后摄 X 线片观察骨折位置，及时发现肿胀消退后可能的位置移动。损伤后 3~4 周，允许病人在保护下进行主动功能活动。此时的 X 线片通常会显示在肱骨髁上区域有骨膜新生骨形成，注意教育患儿在此恢复期间勿再次受伤。

有成角但后侧皮质完整的髁上骨折（Ⅱ型）：在判断后侧皮质存在连续性的 Ⅱ型移位骨折时，成角移位的程度和方向将决定是否有必要行手法整复。医师必须十分小心，有时很轻微的移位骨折也可导致明显的临床畸形。治疗开始前应仔细测量健侧肘关节的携带角。如携带角较大，可以接受较明显的冠状面角度的丧失而肘关节不会出现美观上不可接受的肘内翻畸形。如携带角很小或根本没有，那么任何内翻成角均不能接受。所以，不可能规定出可接受的内翻和外翻的具体角度，因为携带角存在着很大的个体差异。有关后侧成角塑性的资料非常少，部分学者认为残余后侧成角的塑性能力很小，当远骨折段成角已在肱骨干轴线之后时就超过了可接受的限度。我们认为远骨折段的后侧倾斜在 10°~20°之内完全可以接受。

由于肘关节肿胀，常常很难准确地观察轻度移位髁上骨折的临床对线。如果怀疑有明显的对线不良，最好在充分止痛后检查，可比较准确地测量肢体的静态对线。轻微的畸形有可能产生明显的外观异常，例如：过伸可加重肘关节的内翻成角，使外观很难看。切记髁上内侧柱骨容量较少并且在形状上比外侧柱要小，即使是髁上部位的青枝骨折，内侧柱也可有部分塌陷从而产生肘内翻畸形。

轻微移位的骨折治疗应根据移位的程度和方向来决定手法整复的方法。第一步纠正远骨折段的旋转和成角，随后屈肘纠正内侧成角。用拇指在远骨折段内侧面上施加力量以克服内翻畸形。此手法有时可致后侧皮质的完全断裂。临床上复位稳定并经 X 线片证实位置满意后，在肘关节屈曲、前臂极度旋前位制动来维持复位。如果有明显的肿胀或骨折有再移位趋向，就可采用经皮穿针的方法维持复位。

3. 完全移位骨折（Ⅲ型）　一旦后侧皮质完全断裂，肌肉的牵拉作用使远骨折段向近侧移位。这种完全性移位（Ⅲ型）的骨折在处理上难度较大，需要重新恢复移位前的长度从而增加软组织卷入骨折端之间的危险。移位骨折是由较严重的创伤所造成，同时创伤所造成的软组织肿胀又使得复位和维持复位更加困难。无论采取什么方法来治疗骨折，都必须遵守两个基本原则。第一，获得满意的复位。第二，用某种方法来维持获得的复位，并且此种方法本身不应造成明显的并发证。治疗结果不理想的主要原因通常是未能遵守这两项原则，最常见的错误是根本未能获得满意的复位。

骨折的复位：一种方法为麻醉下手法整复。另一种方法为使用牵引。两种方法均可克服短缩从而实现复位。

手法整复技术：首先在肘关节伸直位行纵向牵引，可能需要轻微过伸以使骨折端的两边缘接触到一起。牵引下肘关节逐渐伸直的同时前臂置于旋后位，助手在上臂近侧施以对抗牵引，维持牵引过程中在骨折部位施加外翻或内翻应力来矫正侧方移位。一旦恢复了长度并使骨折端的边缘对合，则屈肘以矫正远骨折段的成角。屈肘同时，在上臂前侧近骨折段上施加向后的应力而在远骨折段后侧施加向前的应力。手法整复过程应稳定和轻柔。如已获得完全复位，则肘关节应能平滑地极度屈曲。如在屈曲过程中有明显阻挡则表示复位不完全或有软组织卷入。反复的手法整复会增加软组织损伤和并发证。经一或二次手法整复仍不能获得临床及 X 线片上的满意复位通常表示存在某些问题例如软组织卷入。这时，应考虑改变治疗方法。

牵引技术：牵引是一种获得并维持复位的方法。早在 19 世纪后期 Stimson 在《骨折的治疗》一书中就谈到牵引的作用，他提出为克服肌肉的移位作用，一持续牵引是必要的。Dunlop 于 1939 年推广了肢体侧方牵引，此方法至今仍被临床医生广泛使用。牵引方法相对安全而很少发生血管合并证。此外使用简单，仅需局麻或镇静剂。可持续直视下观察肢体是另一优势，如果有髁上柱的粉碎或原始清创后的开放骨折时鹰嘴骨牵引特别适用。牵引可单独使用或与手法整复配合使用。可以先行手法整复，而后用牵引维持已获得的复位。当肢体明显肿胀时，牵引是获得闭合复位的惟一方法。此外，牵引可减少肿胀从而使延期手法整复得以成功。

皮牵引：最简单方法是通过上肢皮肤行垂直或体侧牵引。如过头牵引，其中 Dunlop 体侧牵引方法应用的最广泛。病人肘关节仅处于半屈曲位极有利临床和放射学两方面对骨折部位的直接观察，是一种获得复位最容易和最轻柔的方法，特别是有某种程度的血运障碍时更是如此。皮牵引的优势是应用简便，没有骨牵引中可能发生的感染或神经损伤。然而，应用皮牵引不适当可以产生皮肤水泡。

骨牵引：通常用一根细钢针穿过鹰嘴，过头位和体侧位均可使用，基本原则是垂直悬吊肱骨。可在近骨折段的前侧应用一个吊带产生向后方向的应力来促进复位。改变牵引弓上牵拉环的位置可控制远骨折段的冠状面旋转。有的作者认为过头牵引优于体侧牵引，此时前臂自然处于旋前位，而旋前位可减少肘内翻的发生。鹰嘴牵引针的位置非常重要，如果针位于冠状突的远端，牵引力趋向于伸肘而非屈肘。针的合适位置是尺骨顶端远侧 2.5 cm 处，有充足的骨骼来承受牵引重量。另一种骨牵引方法是用一个特制的螺丝钉来代替钢针应用于鹰嘴，其优点是应用简单同时可减少尺神经损伤的危险。可用带有多个孔的特制翼的螺丝来调整牵引角。从而获得满意的复位。使用骨牵引简单方便对肢体损伤很小，疼痛也很轻。通过持续牵引可维持复位稳定而不必使肘关节处于危险的极度屈曲位，过头牵引使肢体肿胀迅速消失。同时肢体是暴露的，有利于临床上持续观察，也可早期开始主动肘关节运动。但骨牵引也有并发证，例如牵引针或螺丝钉会导致感染，光滑的克氏针可能移位而致牵引弓直接压迫皮肤而造成局部坏死，甚至损伤尺神经。另外使用骨牵引要限制病人卧床。为减少病人住院卧床时间，可使用鹰嘴骨牵引外固定架，临床使用也取得了较理想的疗效。

复位质量的确定：复位的准确性用临床方法仅能做粗略的估计。骨折端静态对线的精确测定需要拍 X 线片。在确定复位质量时，经治医师必须确定远骨折段不存在旋转或成角。完全移位骨折的临床评估在肘关节伸直位是不可能的，因为在这个位置上骨折通常不会复位。临床上测定有无内、外翻成角的惟一方法是肘关节过屈时前臂长轴是否与肱骨长轴平行，任何前臂轴在过屈位向肱骨轴的外侧倾斜都表示远骨折段有内翻成角。软组织肿胀可致屈肘受限，也可由于远骨折段的后侧成角未矫正而造成。在 X 线片上，必须首先评价远骨折段在冠状面上是否存在内翻或外翻成角以及在水平面上的内旋或外旋。除非病人是用 Dunlop 伸直位牵引，否则很难获得肱骨远端准确的正位投影，因为肘关节或经手法整复而处于屈曲位，或用骨牵引悬吊于过头位。在手法整复闭合复位后，肘关节如处于过屈位，可拍摄"Jones"位（肘关节轴位）X 线片来评价远骨折段的冠状面对线。但桡尺骨近端的重叠使"Jones"位 X 线片很难评价。为准确地测定成角，肱骨必须平行于片盒，球管中心对准鹰嘴顶点近侧 5cm 处而光束垂直于肱骨的长轴。确定骨折是否存在成角可测量 Baumann 角（肱骨小头骺线与肱骨干轴线的交角），或测量肱骨远端关节面与肱骨干纵轴之间的角度。Baumann 角的值可因投照时肢体的位置是否有旋转而改变。肱骨小头骺线的形态随年龄有所不同，在骨骺尚未发育出现平面骨板前往往很难准确地绘出肱骨小头的骺线，亦有可能造成测量的误差。正常时 Baumann 角约为 75°，并且永久维持是锐角（图 2-6-1）。当此角变为钝角时，意味着出现肘内翻畸形。必要时，在同样位置测量健侧肢体的相同角度并作对比，比健侧角度超过 5° 的倾斜就意味着复位不充分。侧位 X 线片可测定水平位旋转，这种旋转可继发产生内外侧冠状面成角。当获得解剖复位而没有旋转时，骨折部位骨折端的直径是相等的。如果直径上存在差异，就有远骨折段的旋转。往往

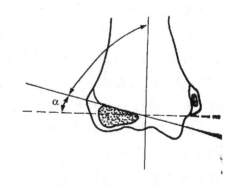

图 2-6-1　Baumann 角

见到远骨折段的纯侧位投影影像，因为肘关节是作为 X 线球管对线的参考。近骨折段常常旋转而产生一个髁上尖端向前侧突出。在侧位片上可作内翻和外翻成角的某些测定。在正常的纯侧位片上，肱骨小头骨化中心不会重叠在鹰嘴上。通常在两个骨化中

心之间有一个明确的可透 X 光的空隙。如果远骨折段有明显的倾斜，那么此部位的骨化中心可重叠而产生"半月征"。此外，在侧位片上，骨折面的前缘之间可存在一个持续的裂隙，这表示前侧骨膜瓣的卷入。

复位的稳定：强调首先应获得满意的复位，然后才是如何稳定复位的位置。在髁上骨折治疗中主要陷阱就是根本没有获得充分完全的复位。毋庸置疑，多数不完全复位基本上是不稳定的。如果闭合复位满意，那么就必须通过外固定或内固定或者两种方法的组合来维持位置直到骨折充分愈合。

外固定：此方法应能够控制远骨折段在全部三个解剖平面上的旋转，即矢状面（屈曲和伸直）、水平面（旋转）和冠状面（内翻和外翻）。

矢状面旋转：手法整复后骨折的稳定位置一直有很大的争议。研究表明当远骨折段向后侧移位时，后侧骨膜是完好的，而前侧骨膜被撕裂。获得复位后骨折段在极度屈曲位是稳定的。比较后侧骨膜而言，肌肉作用是稳定骨折的主要因素。首先，前臂屈肌和伸肌都趋向于在肘关节处屈曲远骨折段。将肘关节置于过屈位可减少前臂肌肉对远骨折段的屈曲效应。第二，即使肘关节屈曲到 90°，三头肌仍趋向于在骨折部位伸直（向后旋转）远骨折段，因为其肌肉附丽在肱骨长轴的后侧。在过屈位三头肌附丽的外侧纤维被拉到肱骨长轴的前方而这样就趋向帮助远骨折段向前旋转。理论上过屈位对于稳定远骨折端是有利的，但在临床上过屈位可因压迫肘前血管导致肢体血运障碍而极少采用。伸直位的惟一优点是能够在临床上判定肢体有无肘内翻或肘外翻。而伸直位对病人非常不方便并且即不能克服远骨折段的向后移位又不能预防远骨折段的轴向旋转。屈曲位作为治疗伸直型髁上骨折的稳定位置已获国内外学者的公认。如前所述，虽然过屈位是稳定骨折端的最佳位置，但实际临床治疗中为避免发生肢体远端的血运障碍，往往置于屈曲 90°位并密切观察骨折位置的变化。对于肿胀明显的病人切记不能极度屈曲肘关节。近年来有的作者考虑到伸直尺偏型髁上骨折内侧骨皮质嵌压缺损是造成肘内翻的主要原因，因而提出整复后置肘关节于半伸展位制动，便于控制远骨折端内收、内旋。甚至特意在内侧骨皮质处保持一个裂隙，以期防止发生肘内翻。当然此种固定位置必须在满意整复后，且半伸展位应在保证远骨折端不发生后倾的前提下方可使用，也有利于控制水平面的旋转。

水平面旋转：过屈位也可发生远骨折段的水平位旋转。为克服旋转，可将肘关节极度屈曲而前臂和上臂都朝向正前方制动。另有作者建议将上肢置于外展并且肩关节外旋和肘关节屈曲位以减少远骨折段的内旋。

冠状面旋转：远骨折段的冠状面旋转导致肘内翻或肘外翻畸形。在如何控制远骨折段冠状面旋转上存在着争论。这些争论源于各种各样的控制冠状面成角的理论。有作者认为骨膜是控制旋转的主要因素。在后一内侧移位骨折中，内侧骨膜维持完整并且作为绞链来稳定骨折。在过屈位，此内侧绞链被拉紧并通过前臂的旋前而使外侧骨折面闭合。在远骨折段后外侧移位中，外侧骨膜完整并作为外侧绞链在前臂置于旋后位时闭合骨折的内侧部分。但是远骨折段的后内侧或后外侧关系很容易因手法整复而改变，所以骨折段的位置可能受到其他因素的影响而不是单纯由侧方骨膜绞链所支配。部分作者认为肌肉应力对骨折段的稳定最重要。前臂旋前和旋后位时肌肉均提供一些稳定作用。研究发现，跨过骨折端的肌肉随前臂旋转变得相当紧张从而使骨折端闭合，伴随旋前动作是肱桡肌和伸指总肌产生闭合应力。在旋后位，屈曲—旋前肌群起稳定骨折段的作用。所以当骨折完全复位时，肘关节极度屈曲和前臂旋前位是最稳定的。此位置在后内侧和后外侧移位的骨折中都是稳定的。如果骨折未能充分复位，旋前会导致远骨折段倾斜致外翻。当使用鹰嘴骨牵引时，前臂旋转对远骨折段的冠状面旋转作用极小。

　　外部稳定性的原则：如果是首次复位则骨折会比较稳定。复位后，采用屈曲位可预防矢状面的移位。如果骨折已复位并且肘关节屈曲，前臂旋前将在冠状面上稳定远骨折段并预防肘内翻的发生。骨折复位不完全时旋前前臂可使远骨折段倾斜而外翻。前臂旋后使远骨折段不稳定并有内翻成角。即使肘关节屈曲并且前臂旋前仍有可能发生水平位旋转，医师切不可忽视以免延误治疗。

　　内固定：最前流行的方法是经皮穿针固定。经皮穿针技术是 Mille：于 1939 年在成人肱骨髁 T 型骨折中首先使用。由于放射影像技术的改进，经皮穿针固定近期已迅速获得普及。固定针的使用方式有许多种，主要变化涉及针的数量和位置。有作者仅用一根针在外器边缘处斜行穿入并认为仅此一根针足以稳定复位的位置。单独使用外侧穿针是避免损伤位于内侧缘的尺神经。实际上只要仔细操作即使应用内外侧穿针方法，也不会造成永久性的尺神经损伤。内侧和外侧针需要在肱骨干的矢状面上成角 30~40°以及冠状面上向后成角 10°，穿入的针必须达到对侧骨皮质以保证有牢固的固定，针尾剪断后置于皮下组织内或留置于皮肤外，视病人年龄和愈合情况将针留置 3~周，同时用石膏后托保护肘关节于 90°屈曲位。经皮穿针的主要优势是获得骨折端稳定的同时不需要顾虑肢体的位置。当同侧肢体多发骨折时，无论肘关节处于何种位置经皮穿针均可获得髁上骨折端的极好稳定，此种稳定性对于进一步治疗其他骨折是非常重要的。此技术的主要缺点是内侧针有损伤尺神经的可能性，在选择入针位置时应特别注意。针道感染为另一个可能发生的合并证。肘内翻的发生率取决于复位的质量，如原始复位的位置很满意，则肘内翻发生率低于 5%。

　　切开复位的绝对适应证有：①开放骨折；②严重的血管受损，特别是复位的操作导致血运障碍加重的病例。神经功能障碍并不是手术指征，更不应单纯为获得满意的位置而行切开复位手术。因为纯后侧或内外侧的明显移位均会塑性，如果孩子小于 10岁，其远期结果是相当好的。手术治疗的主要合并证为活动受限和肘内翻畸形，特别是肘内翻畸形的较高发生率与许多建议切开复位治疗作者的良好初衷相反，文献报告可高达 30%，很明显这是由手术中复位不满意而造成的。手术入路的选择很多，如后侧入路，切开皮肤后沿三头肌腱侧方显露肱骨远端。后侧入路的缺点是增加新的瘢并妨碍对前侧软组织病理的直视观察。外侧入路比较安全并可对骨折部位作直视观察。从内侧入路观察病理变化最直观并且肢体内侧的瘢痕在美观上较容易被接受。无论采用何种手术入路，均可用交叉针固定骨折。手术治疗的时机很关键，应在损伤后 4~5天内。移位严重的骨折常常有脉搏微弱甚至消失，X 线片显示骨折端明显分离，以及皮肤皱褶卷入等情况。但即使存在以上情况，也不意味着必须行切开复位，使用特殊整复技术仍可获得满意的疗效。开放性髁上骨折常常并发非常严重的损伤，应迅速检查神经血管结构的损伤情况并作出相应的处理，而严格的清创操作以及抗生素的广泛使用使得感染已不是开放骨折治疗中的严重问题。

　　总结起来，如医师具备熟练的手术操作技巧和丰富的经验，同时手术指征又很明确，可以采用切开复位方法。但不应当将其作为一种常规操作。对使用闭合方法可获得满意复位的骨折，切开复位是不必要的。

　　4. 肱骨髁上骨折问题：①手法整复的麻醉：全麻可获得整复所需要的完全放松和无痛，但基于各种客观条件的限制不可能广泛使用。腋路阻滞可获得肢体充分的放松并且有产生外周交感阻滞的额外优势，但此方法在髁上骨折高发年龄（5~10 岁）儿童中很难实施，麻醉的操作会增加儿童的恐惧感并产生抗拒。此外，如果治疗后有任何神经功能障碍，很可能使家长认为责任在阻滞麻醉而不是骨折的一种并发证。局部麻醉如血肿内浸润肯定不能产生充分的放松并且使感染的几率增加，所以局麻不宜使用。②整复前应获得准确的肘关节正侧位 X 线片并确认骨折段的移位方向，如果 X 线片不标准非常容易误导治疗而给病人造成不必要的痛苦甚至导致医患纠纷。③整复后的位置：伸直尺偏型应使前臂处于旋前位；伸直桡偏型则前臂置于最大限度的旋后位。④经皮穿针技术以其痛苦小、操作简单、住院时间短、疗效可靠等诸多优势应大力提倡。⑤对于惧怕手术而肘关节又明显肿胀的病人，不要强行手法整复，可采用牵引作为替代方法。⑥无论医生采取何种方法治疗都不可能达到 100% 的满意结果，这是髁上骨折本身的损伤性质所决定的。所以治疗前需要与病人家长相互沟通，详尽的解释病情使他们能接受这样的事实即他们的孩子可能会有美观上的畸形。

　　（七）康复

　　肱骨髁上骨折发生于干骺端，愈合速度快，延迟愈合或不愈合都极少发生，所以可早期开始活动。强力的被动活动可造成关节僵硬，应鼓励病人做主动功能锻炼。开始活动的时间至少要在骨折后 3 周以后。髁上骨折通常伴有比较严重的软组织损伤，可以预料到去除外固定后会有不同程度的活动范围受限。如果这种正常的活动受限已被提前预测并作适当的解释，病人家长就不会把残留的活动受限归罪于治疗方法。

　　（八）预后

　　除非有严重的合并证发生，可以预期此骨折即使复位不完全也可恢复几乎全部的功能。但移位明显、复位效果不佳、或伴有某些合并证发生时，会产生美观上的问题，例如肘内翻畸形。各种治疗方法的单纯效果比较是没有实际意义的，关键在于骨科医生用他本人熟悉的方法获得并维持良好复位的能力，这是确定最终结果的最重要的因素。

（九）合并证

肱骨髁上骨折的合并证发生率很高。合并证可分成两大类：①造成肢体功能损害的，包括神经血管结构和调节功能的损伤从而造成的永久性肢体功能障碍。②仅产生美观上的后果的，主要是肘内翻和肘外翻畸形以及肘关节的过伸。这些晚期美观问题极少造成肘关节功能的丧失。

1. 神经损伤 神经损伤总发生率大约为 7%，其中以桡神经损伤最常见。解剖学原因是远骨折段的后内侧移位，此时近骨折段的外侧尖端向外侧突起，由于远骨折段的内侧倾斜和后侧短缩，桡神经很容易像帐篷样跨过此外侧尖端。正中神经损伤与远骨折段的后外侧移位合并发生，同时常合并有肱动脉受累。正中神经与肱动脉的损伤有三种方式。第一，动脉和神经在前侧位于近骨折段内侧尖端上。第二，动脉与神经分离，动脉顶在前侧而正中神经走行于尖端的后侧。第三，动脉和神经均位于内侧尖端的后方。这时，试图复位会在骨折端之间压迫神经和血管。掌侧骨间神经可单独损伤，由于临床症状轻微而很容易被忽视。当远骨折段向后外侧移位时，此神经可被肘前的拇屈肌的附属头或旋前圆肌的深层肌腱所压迫。掌侧骨间神经仅有运动分支到拇长屈肌和示指的指长屈肌，要特别注意检查，否则极易漏诊。尺神经损伤在伸直型髁上骨折中很少见，容易发生在屈曲型髁上骨折中。除非神经被卡在骨折端之间或被新生骨痂压迫，绝大部分神经损伤都可以自行恢复。各神经有不同的恢复规律，正中神经损伤后运动功能的恢复最快而感觉恢复较迟。相反的在尺神经损伤中，感觉的恢复早于运动。对于大多数神经损伤单纯观察已足够，也可口服神经营养药。但如果神经在骨折后检查是完好的而复位后却发生功能障碍，则应探查神经以确保神经不被卷入到骨折端内。同样道理如果因简单的手法整复而致脉搏消失（不包括过度屈曲位导致的脉搏消失），血管和神经很可能被压迫在骨折端之间所以应探查骨折部位。

2. 血管损伤 伸直型髁上骨折中发生血管损伤是儿童骨折中最严重的并发证。轻症可致肌肉纤维化，严重时可发生坏疽而需截肢。虽然近来通过早期发现、先进的闭合复位经皮克氏针固定技术、避免过度屈肘固定，血管并发证已大大减少，所幸真正的永久性后遗症是非常罕见的。原发影响指骨折段对肱动脉的直接损伤。此损伤从骨折段对血管的单纯压迫到完全性断裂，应当注意即使受损的动脉维持其连续性，也可由内膜撕裂或血管痉挛而造成受累段阻塞。继发影响取决于骨折远端的缺血类型和程度。有作者将骨折对血运的继发影响在严重程度上分成 4 期。①广泛的坏疽；②部分肌肉坏死和周缘性坏疽；③缺血性纤维化（Volkmann 挛缩）；④休息时循环障碍不明显，但活动时会出现。判断缺血程度时桡动脉搏动并不是可靠的指标，脉搏缺如不是手术指征，同样桡动脉搏动存在也不能保证缺血将不会发生。前臂肌肉动态功能的评价比脉搏存在或缺如这样的静态评估更为重要。血管损伤的治疗时间非常重要，髁上骨折伴血管损伤如能在 12h 之内手术治疗则 Volkmann 挛缩的发生率为 0。如探查是在 12~24h 之间则发生率轻度上升，超过 24h 则病人的预后结果很差。

开放和闭合骨折中均可发生动脉的断裂，当然开放损伤中的发生率更高。如果动脉存在连续性但表现为痉挛状态，可行星状神经节阻滞，也可罂粟碱局部使用或用局部麻醉来减轻痉挛。如血管损伤严重无法恢复则应果断切除痉挛段血管并移植静脉作替代以保证肢体远端的血运。如已经存在前臂缺血，则必须及时做筋膜切开术或肌膜切开术减压。甚至在缺血挛缩已经形成后，晚期松解神经周围的肌筋膜和瘢痕也会获得收益。

总而言之，如出现血管受损的体征，就应迅速处理如早期探查肱动脉。血管探查手术所造成的损伤很小，而延误治疗造成的后果却是相当严重的。

3. 活动障碍　轻微的活动丧失不会对病人的肘关节功能产生明显的影响。统计显示闭合复位治疗的病人最终平均有 4° 屈曲受限或轻微的过伸现象，切开复位所致的屈曲受限为 6°~8°，同时伴有 5° 伸直受限。与健侧肢体比较前臂旋后和旋前均无差别。但是如果骨折畸形愈合，存在向后成角或向后方的横向移位，或者由于存在旋转畸形导致前内侧出现骨突时，则会产生屈肘受限。此种畸形可随生长发育再塑形而获得部分改善。不恰当的切开复位造成的肘关节活动障碍在临床上屡见不鲜，而且这种功能障碍往往是永久性的，应引起临床医生的高度重视。

4. 骨化性肌炎　骨化性肌炎是必须被提到的合并证，正规治疗后的发生率很低。但是临床上骨化性肌炎并非少见，绝大多数为粗暴手法揉捏所致，延期手术切开复位也是容易引起骨化性肌炎的一个重要原因，对患儿肘部及上肢功能的影响是非常大的。

5. 成角畸形　冠状面上的成角畸形不能塑型而产生肘内翻或肘外翻畸形。其中肘内翻最常见并造成很难接受的外观畸形，文献中髁上骨折后的肘内翻发生率变化很大，从 9%~58% 畸形的产生是远骨折段的成角和旋转所致，而不是生长发育的结果。尽管很多作者对肘内翻的原因提出各种理论，例如内侧生长阻滞、滑车生长阻滞、外侧髁板生长刺激等等，但大多数作者的研究均表明复位不良是产生肘内翻畸形的最重要因素。最有力的证据是一旦肘关节恢复了完全伸直而且内翻畸形的角度被确定后，则畸形不随生长发育而逐渐增加。因为在肘关节完全伸直以前不可能确切评定畸形的程度，由于在恢复期的半屈曲位上畸形并不明显从而导致产生一个虚假的概念——即畸形的程度随骨折的愈合而渐渐增加。畸形发生的重要因素是远骨折段的冠状面旋转。多数病例中远骨折段均内旋，由于骨折端非常薄，这种水平位旋转会加重冠状面的倾斜并加重内侧骨折端的挤压从而导致内翻。远骨折段的后内侧移位，使三头肌和二头肌的牵拉方向位于近骨折段的内侧，从而加重远骨折段的内侧倾斜。远骨折段单纯的内外侧移位而没有冠状面倾斜时可以塑型而不出现成角畸形。同样，单纯水平位旋转而没有远骨折段的冠状面倾斜也不会产生明显的外观畸形。

发生冠状面倾斜有三种情况。最常见为远骨折段的水平位内旋导致继发的冠状面倾斜和成角。另一种是髁上内侧柱嵌压但无移位，其性质是青枝骨折。最后一种情况是骨折段在外侧缘张开从而使髁上外侧柱延长。肘内翻是水平位旋转、冠状位倾斜、矢状位成角三种静态畸形的组合（图2-6-2）。

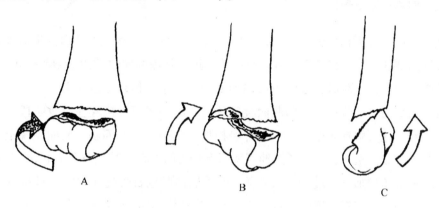

图 2-6-2　肘内翻的复合畸形

肘内翻畸形涉及（A）水平位旋转；（B）冠状面倾斜；（C）矢状面成角

首先，远骨折段有水平位内旋，使得外髁缘突起转向前侧致外髁愈加突出。第二，远骨折段的内翻倾斜造成主要的外观影响。第三，部分病例中有肘关节过伸，特别是骨折残留有远骨折段后倾时，过伸也使肘内翻更明显。

畸形的治疗必须行矫正性髁上截骨术。术式选择可有多种，如外侧闭合楔形截骨、内侧开放楔形截骨，拱型截骨等等。内固定的选择也种类繁多。无论采取何种术式，术前必须在标准的肘部正位片上准确测量出需要矫正的角度（包括肘内翻的角度加上健侧肘关节的携带角）。通过外侧入路行外侧闭合楔形截骨术是一种操作安全、简单、矫形确切、可靠的方法。外侧切口处无重要血管神经，可在直视下截骨，容易使截骨角度准确，很容易保护肘前的重要血管神经结构。截骨端可用一根或两根克氏针固定，也可在近侧截骨端钻孔后穿入坚固性较强的缝线并绕过克氏针行类似张力带的固定，同时使用石膏后托保护患肢于屈曲30°~90°位。由于伸直位不利于术后护理、活动以及康复，所以使用内固定可使肘关节不必置于伸直位。经此入路可同时矫正远骨折段的轻度后倾，但不要试图矫正水平位旋转畸形，操作很困难并且容易导致固定不稳定。

肘外翻：最常发生于后外侧移位的骨折类型中，特别是远骨折段外旋时。在这种情况下，二头肌和三头肌的附丽就位于肱骨干长轴的外侧因此使远骨折段向外侧成角。外观影响不会很明显因为它只是正常携带角的增加而已。惟一的担忧是晚期可能发生迟发性尺神经麻痹而需要行尺神经前移术。

6. 同一肢体合并骨折髁上骨折。合并同一肢体其他骨折的发生率低于10%。多数有比较严重的创伤病史以及髁上骨折端的明显移位。同一肢体多发骨折的病例中肘内翻发生率较高,但神经血管合并证的发生率并无增加。大多数合并骨折累及到前臂或桡骨远端,处理原则为首先稳定远端骨折然后治疗髁上骨折,既可采用手法整复石膏固定也可行经皮穿针固定。

三、屈曲型髁上骨折

屈曲型髁上骨折相当少见,占髁上骨折总发生率的2.5%左右,多由于肘部后侧面的直接撞击或屈肘位直接跌倒所致。侧位片上远骨折段的成角与伸直型骨折正好相反,当骨折端完全断裂分离时,远骨折段向前移位。由于身体重心位于肘关节内侧,骨折端出现成角应力,远骨折端可同时向桡侧移位,尺神经可被挑起在近骨折段的后侧尖端上而损伤。这可解释此型骨折中尺神经损伤发生率较高的问题。屈曲型髁上骨折没有专门的分类或分型方法,可参照伸直型髁上骨折的分型。对于相当于 I 型的骨折,肱骨小头向前成角增加不超过15°~20°者,可采取伸肘位石膏托外固定。对相当于 II 型骨折前侧皮质尚有接触但远骨折端明显向前移位时,需要手法整复并在伸直位石膏制动。如整复过程中前侧骨皮质折断、分离并且不稳定,最好在整复后经皮穿针内固定,然后制动于肘关节半屈曲位。对于 III 型的骨折首选治疗方法是闭合复位经皮穿针内固定,这在国外学者已形成共识。完全移位的肱骨髁上骨折整复困难,骨折近端常向前刺过筋膜,肱肌、肱二头肌腱膜,位于肘前皮肤下组织内。骨折断端之间嵌入软组织甚至血管、神经束、国外有学者将其称为不可复位肱骨髁上骨折,认为此种骨折手法困难,反复整复可能加重血管神经损伤,需行切开复位。

参考文献

1．Alburger PD, Weidner PL, Randal RB. Supracondylar fractures of the humerus in children. J Pediatr Orthop, 1992, 12：16~19

2．Andreas R, Mark R. Supracondylar fracture of the humerus associated with ipsilateral forearm fractures in chil? dren: a report of 47 cases. J Pediatr Orthop, 2001, 21：307~312

3．Arnold JA, nasca RJ, nelson CL. Supracondylar fractures of the humerus. J Bone Joint Surg, 1977, 59A：914~916

4．Banskota A, Volz RG. Traumatic laceration of radial nerve following supracondylar fracture of the elbow. Clin Orthop, 1984, 184：150~156

5．Beals RK. The normal carrying angle of the elbow. Clin Orthop, 1976, 19：194~196

6．Bellemore M, Barret I, Middleton RW, et al. Supracondylar osteotomy of the humerus for correction of cubitus varus. J Bone Joint Surg, 1984, 66B：566~572

7 . Best CJ, Woods KR. An aid to the treatment for supracondylar fracture of the humerus: Brief report. J Bone Joint Surg, 1989, 71B: 14

8 . Boyd DW, Aronson DD. Supracondylar fractures of the humerus: A prospective study of percutaneous pinning. J Pediatr Orthop, 1992, 12: 789~794

9 . Camp J, Ishizue K, Gomez M, et al. Alteration of Baumann's angle by humeral position: Implications for treatment of supracondylar humerus , fractures. J Pediatr Orthop, 1993, 13: 521~25

10. Campbell CC, Waters PM, Emans JB, et al. neurovascular injury and displacement in type III supracondylar humerus fractures. J Pediatr Orthop, 1995, 15: 47~52

11 . Carcassone M, Bergoin M, Hornung H. Result of operative treatment of severe supracondylar fractures of the el? bow in children. J Pediatr Surg, 1972, 7: 676~679

12. Carlson CS, Rosman MA. Cubitus varus: a new and simple technique for correction. J Pediatr Orthop, 1982, 2: 199~201

13. Chess DG, Leahey JL, Hyndman JC. Cubitus varus: significant factors. J Pediatr Orthop, 1994, 14: 190~192

14. Childress HM. Transarticular pin fixation in supracondylar fractures at the elbow in children. J Bone Jont Surg, 1972, 54A: 1548~1552

15. Clement DA, Phil D. Assessment of a treatment plan for managing acute vascular complications associated with supracondylar fractures of the humerus in children. J Pediatr Orthop, 1990, 10: 97~100

16. Corbett RH. Displaced fat pads in trauma to the elbow. Injury, 1978, 9: 297~298

17. Cramer KE, Green nE, DeVito DP. Incidence of anterior interosseous nerve palsy in supracondylar humerus fractures in children. J Pediatr Orthop, 1993, 13: 502~505

第七章　儿童肱骨远端全骺分离

　　年幼儿童儿童骨骺分离发生的部位余年长儿童肱骨髁上骨折在同一区域。尽管年幼儿童的肱骨远端比较厚，因由骺软骨构成，所以比较薄弱。

　　19世纪和本世纪初，这种特殊骨折首次引起医生们的兴趣，相应的文章也多起来。1850年Smith RW首次讨论到这种损伤，将此病与盟上骨折和肘关节脱位区分开。Cotton于1902年将其分为两型：第一型为单纯骺分离，符合Salter-Harris I型损伤，均发生在4岁以前。第二型为骺分离并累及干骺端，即干骺端部分随骺板和骨骺一起移位，他认为此型常见于开放损伤而不会发生在一岁以内。1954年Smith FM在《肘关节手术》教科书中对此损伤的论述重新引起医生们的兴趣，他以桡骨头和肱骨小头之间的对应关系作为这型损伤的识别特征。对于肱骨远端全骺分离认识的提高使得大量报告出现在近期的文献中，对其诊断、治疗、预后估计等诸多方面出现了许多新概念。根据小儿创伤急诊的统计，肱骨远端全骺分离占儿童全身各部位骺损伤2.4%，占肘部损伤的1.2%，并不是非常少见。此种骺损伤极易漏诊或误诊，应当引起特别的重视。

一、实用解剖

　　在肱骨小头、滑车骨骺二次骨化中心与内、外髁骨骺二次骨化中心未融合前，肱骨远端骺生长板呈不规则的浅碟形，于肱骨干长轴并不是垂直走向。肱骨远端骺生长板轻度向尺侧、前侧倾斜，而且外侧比内侧更明显。外侧与肱骨纵轴呈75°~80°锐角，此种解剖形态上的倾斜构成肘关节携物角的组成部分。不同年龄段携物角的差异显示滑车的发育速度滞后于肱骨小头。在一岁前肱骨小头骨骺二次骨化中心尚未完全呈现出来，骨骺主要为软骨性质，骨骺的致密度内外侧相对比较均匀，此时的骺生长板也相对比较平滑，损伤后易出现Salter-Harris I型骺分离。当肱骨小头骨骺二次骨化中心完全出现后，肱骨远端骨骺外侧的密度大于内侧，发生骺分离应力容易累及内侧干骺端，造成带有内侧干骺端骨折块的骺分离，即Salter-Harris II型骺损伤。女孩大约6~7岁而男孩大约在8~9岁以前肱骨远端骺已扩展跨过包括内上髁的二次骨化中心。因此，此年龄前的全骺分离将包括内上髁。而在较大年龄组中，则仅包括外髁和内髁的骺线。大多数肱骨远端全骺骨折发生于6~7岁之前。年龄愈小的儿童骨骺所占据的肱骨远端的体积愈大。随着肱骨的发育成熟，骺线渐向远侧进展并在内外髁骨骺间形成V型外观，这种 V 型结构有助于保护较成熟的肱骨远端免受骨折。由于骨折位于远端，骨折面就比髁上骨折更宽阔，在某种程度上有预防远骨折段倾斜的作用。因骨折线未累及关节面，除非发生严重的畸形愈合否则极少造成肘关节活动丧失。滑车内侧嵴的血液供应中一部分直接经骨骺走行，此区域的血供非常容易受损从而致此部位发生缺血性改变。

二、损伤机制

此种损伤的确切机制尚不清楚，可能随受损伤时病人的年龄变化。婴幼儿中其损伤机制有几种相同因素是很明显的。首先，大量病人是难产时所合并的产伤，但临床表现不明显，仅有肿胀及轻微的骨擦感。第二，国外文献报道婴儿受虐待时发生此损伤的比例很高。实验证实：骨骺比较容易受到旋转剪式应力的损伤而对纯弯曲应力或牵拉应力的承受力稍强。婴儿具有来自于子宫内位置的肘关节残余屈曲度，可以预防过伸位损伤的发生。推测在虐婴或产伤的病例中对肘关节施加的即为旋转应力，比过伸位或内外翻应力起更重要的作用。对肘关节施加过伸或内外翻应力在较大儿童中会产生其他类型的骨折而不会导致肱骨远端全骺分离。幼儿及小年龄儿童的肱骨远端全骺分离常见于伸肘外展位跌倒损伤，身体重心向患侧旋转，肘关节间接传导内旋应力导致伸展尺偏损伤，分离的骨折块向后内侧移位。从理论上讲屈肘位摔倒时由尺骨鹰嘴传导的直接应力也可以造成大龄儿童的屈曲型全骺分离，但临床上几乎看不到。

三、骨折分型

Delee 等作者根据外髁骺的骨化程度将此损伤分为三型。I 型肱骨远端全骺分离见于外髁骺二次骨化中心出现以前的婴儿，通常是 Salter-Harris I 型骺损伤。此型损伤诊断非常困难，也最容易遗漏。大多数此型骨折均发生在一岁以前。且型肱骨远端全骺分离的骨折块中外髁骺已清晰可见。虽然可带有非常薄的干骺端骨片，但实质上也应属于 Salter-H arrisI 型骺损伤或称为 Ogden I 型损伤。此型病人的年龄范围从 7 个月至 3 岁。III 型肱骨远端全骺分离的骨折块中包含着大的干骺端骨块。此型骨折均见于较大年龄病人，从 3~7 岁。如按骨折块移位的方向分型，则肱骨远端全骺分离几乎全部为伸直型损伤，远侧骺骨折段位于干骺端前侧的屈曲型损伤极为罕见。

四、诊断

年龄小于 1 岁的婴儿中，肘关节于创伤或可疑创伤后发生肿胀时，应考虑是否存在肱骨远端全骺分离。小婴儿的症状很不典型，可能仅有轻微肿胀伴非常不明确的骨擦感。由于骨折端由软骨覆盖而不是其他骨折中所见到的坚硬的骨组织，所以可没有骨擦音。因为骨折面大而宽，由远骨折段旋转所致的倾斜就较小，不会像髁上骨折那样发生较大的成角畸形。如肘关节非常肿胀以至于临床上无法确定骨性标志时，X 线片评价将是明确诊断的主要方法。肱骨远端全骺分离所造成的肘关节不稳定感比肱骨外髁骨折更为明显。外髁骨折中经常可触及异常活动的骨折块，而肱骨远端全骺分离则不明显。

X 线片诊断可能很困难，特别在肱骨远端尚未骨化的病人中。此时可供测定的惟一指标是肱骨远端骨化中心与桡尺骨近端的相互关系。近端桡尺骨相互之间仍维持正常的解剖关系，但与肱骨远端的正常关系改变，发生后侧及内侧移位，可据此移位做出诊断。虽然有作者认为远骨折段可向任何方向移位，但文献中报告的所有病例以及我们临床上处理的病人均为向后内侧移位。在肱骨外髁骨骺二次骨化中心未出现前发生肱骨远端全骺分离时，X 光显示肱尺、肱桡对应关系改变，而上尺桡关系无改变，此时极易误诊为是肘关节脱位，但是应切记婴幼儿极少发生肘关节脱位。有此种 X 光表现时，应首先考虑 I 型的肱骨远端全骺分离的诊断。一旦外髁骺开始骨化，肱骨远端骺的移位就会很容易作出判断。虽然肱骨远端骺向后侧和内侧移位但外髁骺和桡骨头的解剖关系仍维持正常。但是如果肱骨远端全骺分离移位很轻微，也容易与肱骨外髁骨折相混淆。注意观察纯侧位 X 线片肱骨干与桡骨近端的对应关系，必要时与健侧对比，有助于做出鉴别。III 型骨折中因为存在较大的干骺端骨块，很容易与低位髁上骨折或外髁骨折相混淆。鉴别诊断的关键是肱骨远端全骺分离中远侧干骺端有光滑平整的轮廓，而髁上骨折中远骨折段的边缘不规则。鉴别外髁骨折和少见的肘关节脱位也要依靠 X 线片，在移位的外髁骨折中外髁骺和桡骨头之间的关系不正常。此外，由于滑车外侧嵴损伤，会有桡尺骨近端的部分后外侧移位。在肱骨远端全骺分离的高发年龄段中肘关节脱位是罕见的。肘关节脱位中，桡尺骨近端几乎总是向后外侧移位并且桡骨头与外髁之间的解剖关系被改变。肱骨小头骨骺二次骨化中心会偏离桡骨的轴线，而肱骨远端全骺分离时则不呈现此种偏离现象。如果诊断被延误，可在肱骨远端周围见到骨膜新生骨形成，而整个远端骨骺可向后及内侧移位。

五、治疗

首先应及时地发现此损伤。由于此骨折多发生在婴儿和较小儿童中，不可能准确地表达疼痛，所以极容易使诊断延误，当患儿家长寻求治疗时已经丧失了治疗的最佳时机。如果骨折被早期发现（例如：在 4~5 天内），可行闭合复位石膏托固定；对婴儿的固定为肘关节屈曲及前臂旋前有助于维持肱骨远端位置。

在较大儿童好发的 III 型骨折中，全麻下充分止痛并完全放松后以手法整复获得骨折端的满意复位，用经皮穿针固定，从外侧 2 枚针固定即可，通常 3 周的制动已足够。

通常经骺板骨折患儿就诊较晚（虐待损伤者尤甚），若就诊时已超过 5 天，或 X 线片已可见骨痂，则不应再复位，否则会进一步损伤骺板。此时单纯支具或石膏固定即可，婴儿常可充分自我塑形。若塑形不完全，可在患儿长大后截骨矫形。

六、合并证

1. 受虐儿童　国外文献中很强调对这种损伤应考虑儿童受虐待问题，特别是在一型骨折中，除非它作为分娩的合并证损伤而在出生时即已得到诊断。婴幼儿很难在 1 岁之内因为跌倒而发生这种损伤。

2. 神经、血管损伤　文献中未发现此型骨折并发神经血管损伤的报告，不论一过性或永久性损伤。因为骨折块被骺软骨所覆盖而没有肘部其他骨折中锐利的边缘。此外，骨折段明显移位的病例相对少见。

3. 不愈合　由于骨折区域的多血管状态和骨生成倾向，绝大多数骨折愈合很迅速，极少出现延迟愈合及不愈合。甚至在那些根本没接受过任何治疗的病人中也不会发生愈合障碍。

4. 畸形愈合　虽然在理论上肱骨远端全骺分离很容易造成肘内翻，但临床实践中明显有意义并需要截骨矫形的肘内翻并不多见。

5. 缺血性坏死　外髁骺缺血性坏死极少见，文献中仅有一例报道是发生于不适当的切开复位病例中，估计与广泛地显露和粗暴的操作有直接的关系。

参考文献

1．Barrett WP, Almquist EA, Staheli LT. Fracture separation of the distal humeral physis in the newborn. J Pediatr Orthop, 1984, 4：617~619

2．DeLee JC, Wilkins KE, Rogers LF, et al. Fracture separation of the distal humerus epiphysis. J Bone Joint Surg, 1980, 67：46~51

3．Dias JJ, Lamont AC, Jones JM. Ultrasonic diagnosis of neonatal separation of the distal humeral epiphysis。J Bone Joint Surg, 1988, 70B：825~828

4．Hansen PE, Barnes DA, Tullos HS. Case report-arthrographic diagnosis of an injury patten in the distal humerus of an infant. J Pediatr Orthop, 1982, 2：569~572

5．Holda ME, Manoli A, Lamont RL. Epiphyseal separation of the distal end of the humerus with medial displace? went. J Bone Joint Surg, 1980, 62：52~57

6．Jager LT, Hoffman EB. Fracture-separation of the distal humeral epiphysis. J Bone Joint Surg, 1991, 73B：143~146

7. Kaplan SS, Reckling FW. Fracture separation of lower humeral epiphysis with medial displacement. J Bone Joint Surg, 1971, 53：1105-1108

8．McIntyre WM, Wiley JJ, Charette RJ. Fracture separation of the distal humerus epiphysis. Clin Orthop, 1984；188：98~102

9．Mizuno K, Hirohata K, Kashiwagi D. Fracture separation of the distal humerus epiphysis in young children. J Bone Joint Surg, 1979, 61：570~573

10. JA. Skeletal injury in the child. 2nd ed. Philadelphia：WB Sounders，1990，386～391

11. Peterson HA. Triplane fracture of the distal humeral epiphyis. J Pediatr Orthop，1983，3：81～84

12. Rang M. Childrens fractures. Philadelphia：J B Lippincott，1974

13. Sutherland DH. Displacement of the－ entire distal numeral epiphysis. J Bone Joint Surg，1974，56：206～209

第八章 儿童肱骨内外髁骨折

小儿肱骨内外髁骨折是儿童肱骨远端特殊的骺损伤，骨折涉及关节面、滑车、肱骨小头骨骺二次骨化中心以及肱骨远端干骺端。骨折块往往同时包含内上髁或外上髁，是一种小儿肘关节比较严重的骺损伤。如果对此种损伤认识不够、处理不当，常常会造成肘关节永久性的病废及生长发育畸形。

人类的肘关节形成于妊娠后 8 周半，出生时肱骨远端骨骺全部是软骨骨骺，出生后 3~5 个月肱骨小头骨骺开始出现二次骨化中心，至 1 岁以后轮廓逐渐清楚。此时肱骨远端干骺端变得不对称，外侧缘倾斜并变直以适应肱骨小头骨化中心，2 岁末随骨化中心的扩大，与干骺端边界更为清晰，其形态可有轻度凹陷，此时骨化中心的内侧已达到滑车外柱。5~6 岁时于肱骨远端干骺端邻近骨骺的内侧面上，显示一个小的凹陷形骨化中心，为肱骨内上髁二次骨化中心。9~10 岁时滑车二次骨化中心开始出现，起初很不规则，可呈现为多中心，以后逐渐融合形成滑车二次骨化中心。外上髁骨化中心出现最晚，至 11~12 岁才会出现，并很快与肱骨小头骨化中心融合成为外髁二次骨化中心。所以在临床上并不是总可以见到此骨化中心。内、外髁二次骨化中心融合很晚，尤其是内上髁二次骨化中心，有时直到骺闭合年龄才融合为一体。

肱骨远端骨的血运大部分来自后侧的吻合血管，在骺生长板未闭合前，干骺端与骨骺的血管是没有交通的。肱骨小头的血运来自肱动脉尺侧副动脉的一个较小分支，从鹰嘴窝的后外侧进入肱骨小头。此外，外髁还接受关节囊附丽外侧及肘肌附丽近侧的小的血管分支。外髁没有知名血管穿入关节囊供应血运，仅在非关节部位、肌肉、肌腱和关节囊附丽处有微细的血管分支进入，其主要血运来自外髁后侧的一小部分非关节面关节囊外部位。滑车全部位于关节囊内，为关节软骨所覆盖，因此其血运供应也更为脆弱。其血供一部分来自鹰嘴窝供应肱骨小头微血管的终末支，另一部分通过骺生长板周围环软组织进入骨骺。了解肱骨远端骨骺的血液供应来源有助于解释一旦骨折后滑车外侧二次骨化中心发育不良，也可以解释成熟中的滑车二次骨化中心为什么会呈现多中心碎裂状表现。

当生长发育最终完成时，干骺端与骨骺内的血管相吻合，从骨干滋养动脉来的血运可以达到已成熟的肱骨远端内外上髁区域。

第一节　肱骨内髁骨折

小儿内髁骨折是儿童最少见的肘关节损伤。早在19世纪初期的文献即有对此骨折的描述。此种骨折儿童中较少见，20世纪初期甚至有人怀疑此种骨折是否是儿童的一个独立的骨折。实际上早在1950年Ashhurst就已经有所描述，此种骨折如移位则需要切开复位。

小儿肱骨内髁骨折的发生率，低于全部小儿肘部骨折的1%。多发生于12~13岁，最小见于3岁幼儿。无性别及侧别差异。

内髁骨折累及关节内和关节外两部分，为Salter-Harris骺损伤的IV型。骨折线可经过内髁骨骺的二次骨化中心或进入外髁与内髁骨化中心之间的骺软骨。由于滑车外柱是从外髁骨骨化而来，而滑车内柱是由内髁骨骺的二次骨化中心骨化，所以这种骨折很像是外髁骨折的镜面反映。即使骨折线确实穿行于内髁骺的骨化中心，也仅穿过骨化区域的极小部分。如果不治疗所产生的畸形并不像在典型的Salter-HarrisIV型骺损伤所见到的那样出现骺与干骺端融合。其合并证与外髁骨折中所见到的合并证相似，例如发生不愈合，最终继发肘内翻畸形。骨折的干骺端部分包括内上髁以及附丽其上的前臂屈肌的起点，屈肌运动可造成已松动的骨折块发生旋转以致骨折面朝向前、内侧而关节面转向后、外侧，特别是伸肘位使骨折块的旋转更为明显。供应内上髁和内侧干骺端的血管与内侧的屈肌群一起走行于关节外，但对滑车内柱外侧骨化中心的血液供应必须经过内髁骺的表面。所以骨折可导致这些关节内小血管破坏并使滑车内嵴外侧部分的血运受损从而产生"鱼尾状畸形"。

一、损伤机制

两种损伤机制均可导致内髁骨折。一种是屈肘位直接跌倒，鹰嘴半月切迹锐利的边缘直接将滑车劈裂（图2-8-1）。另一种为伸肘位损伤（图2-8-2），在伸肘位受到外翻应力而产生撕脱损伤。证据为经常见到同一个病人中即有鹰嘴的外翻位青枝骨折又合并有内髁骨折，说明此骨折为一种外翻撕脱型损伤。一旦骨折块失去与肱骨远端的联系，前臂屈肌可使骨折块在矢状面上旋转。

二、骨折分型

Kilfoyle将肱骨内髁骨折分为3种类型（图2-8-3）：

I型表示青枝骨折或嵌插性骨折；此型最常见于年幼儿童。II型表示肱骨髁进入关节的骨折，伴有轻度移位或没有移位。III型表示累及内髁的关节内骨折，伴有骨折端的移位或旋转。此型占内髁骨折的25%，最常发生于年长儿童。

三、诊断

诊断的重点在于肱骨内髁骨折与肱骨内上髁骨折的鉴别。临床检查和 X 线片上，内髁骨折都极容易与内上髁骨折相混淆。虽然骨折性质上截然不同，一个是关节内，另一个是关节外骨折，但肿胀和压痛均集中在肘关节内侧并且都可能有肘关节的外翻不稳定，也均可发生尺神经麻痹。在带有较大干骺端骨块的 III 型内髁骨折中，通常可以作出准确的诊断。而在较小儿童中仅有内上髁的骨化，就很难做出正确的诊断。在内上髁骨折中，如果骨折块有干骺端骨化影，就应怀疑存在关节

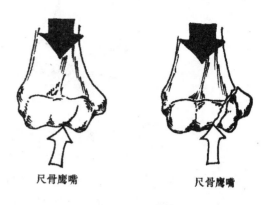

图 2-8-1　内髁骨折的损伤机制
肘关节后侧的直接应力致鹰嘴的锐利
关节缘撞肱骨内髁而发生骨折

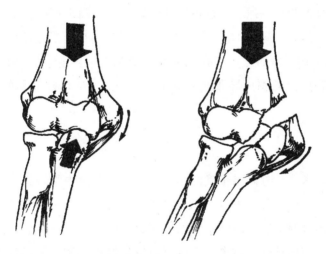

图 2-8-2　肘关节伸直而腕关节极度背伸位倒地，肘丽于
肘内侧的韧带和肌肉共同牵位导致内髁骨折

内的内髁骨折。内上髁骨折合并关节脱位时多数向后外侧。而在内髁骨折中由于滑车稳定性丧失，肘关节倾向于后内侧半脱位。如果医生对骨折线的确切位置有疑问，应注意干骺端的骨折块及肱骨、尺骨、桡骨的对应关系，如果干骺端内侧存在骨折块并且肱桡关系改变、而上尺桡关系无变化则应考虑内髁骨折的诊断，必要时可行肘关节 CT 断层扫描并三维重建或行磁共振检查以明确诊断。

四、治疗

I 型和没有移位的 II 型骨折可用石膏托固定和观察，然而也可发生内髁不愈合与

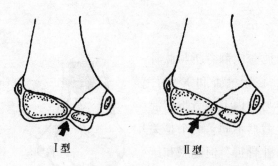

图 2-8-3　肱内骨髁骨折的 Milch 分型
Ⅰ型：骨折线终止于滑车嵴；
Ⅱ型：骨折线终止于小头滑车间沟处

骨桥形成。对怀疑有骨折移位的Ⅱ型骨折应切开复位内固定术，以避免生长障碍和不愈合；Ⅲ型骨折均应切开复位内固定。手术经后内侧切口可以显露骨折块，并可对骨折部位和尺神经直视观察。相对坚强的固定是绝对必要的，用光滑的克氏针即可获得满意的固定效果。由于屈肌总腱对骨折块会产生矢状面旋转应力，所以必须用两根针固定。如同治疗外髁骨折一样，只要骨折的位置满意，固定可靠，虽然愈合时间可能较长但最终的结果是令人满意的。比较难于解决的问题是延误诊断后病人的治疗。原始损伤后 3~4 周采用手术切开复位治疗的病人其结果是相当差的，由于手术中为获得准确的复位必须行广泛的剥离导致肘关节功能受损。所以治疗效果的关键在于及时、准确的诊断。

五、并发证

主要并发证是未能及时做出正确的诊断，在较小儿童中很难将此骨折与一个移位的内上髁骨折区分。骨折发生移位又没能得到适当的治疗，通常会发生骨折不愈合，此外还可发生肘内翻畸形。延迟愈合可见于固定不可靠或用石膏后托简单制动而未及时复查的病人中。即使骨折正常愈合，也可以发生肘内翻和肘外翻畸形。肘外翻畸形可由于骨折刺激内髁骨块导致继发的过度生长。肘内翻可由于滑车部位循环受损而致生长障碍。

第二节　肱骨外髁骨折

儿童肱骨外髁骨折较常见，在小儿肘关节骨折中，其发生率仅次于肱骨髁上骨折与孟氏骨折而居第三位。最小 1 岁，高发年龄在 7 岁，左侧多于右侧。合并损伤包括肘关节脱位（为外髁损伤的一种结果而非单独的损伤）、鹰嘴的青枝骨折。骨折线单纯累及到解剖学上的肱骨小头（即成人中的半小头骨折）在儿童和青少年中较为少见，同期统计资料中仅有 5 例，均发生在 10 岁以上。与髁上骨折相比较，外髁骨折的诊断和治疗上出现失误的机会更多。在临床和放射学诊断两方面，外髁髁骨折都不如髁上骨折明显。外髁骨折既有生长板损伤又是关节内骨折，所以致使肘关节功能受限的发生率很高。当治疗不妥时，如果未发生神经血管并发证髁上骨折很可能仅造成外观上的畸形但仍能保持肘关节基本的活动范围。而外髁骨折则不然，有可能造成明显的活动受限与发育畸形，而且此种畸形难以通过手术矫正。髁上骨折的并发证通常很快出现，而外髁骨折的恶劣后果往往直到数月甚至数年后才表现出来。

一、创伤病理改变

创伤病理改变可概括为三部分：

1. **骨折线**　通常起始于后外侧干骺端，在此处显示出一个形态变化不同的骨折块，然后骨折线走行于骺生长板内，向下到达滑车的深层并可直达关节面。绝大多数病例骨折线并不穿过外髁的骨化中心。因为外髁的骨化中心延伸到滑车的外侧嵴，所以骨折线一般走行于外髁骨化中心和内髁软骨之间，滑车的外侧柱软骨包含在骨折块内。小儿肱骨外髁骨折属于 Salter-HarrisIV 型骺损伤，但其大多数又不是典型的 IV 型损伤。真正的 IV 型骺损伤相当少见，此型中骨折线始于干骺端然后或多或少地斜行经过骺板并最终横穿外髁骺的骨化中心于肱骨滑车间沟区域穿出。由于骺的骨化中心和干骺端骨骼之间产生接触而形成骨桥进而可导致生长阻滞。一般的儿童肱骨外髁骨折中，骨折块包含 4 种结构，即干骺端、肱骨小头、外上髁与滑车外柱。极少见情况中，骨折线位于干骺端的初级松质骨，并不在骺生长板内横向走行，而是垂直或斜形经过骺生长板至滑车深层直达关节面，属于 OgdenIIIB 型骺损伤。

2. **软组织**　损伤 骨折线始于桡侧伸腕长肌和肱桡肌附丽之间，肌间通常会有撕裂。桡侧伸腕长肌和短肌与肘关节外侧副韧带一起附着于游离的远端骨块上。如果骨折的移位较大，通常有前侧和后侧关节囊的撕裂。

3. **骨折和肘关节的移位**　肌肉应力可致远骨折块移位。明显的证据是移位的骨折块被复位后，很轻微的前臂活动都可使骨块再次移位。如果腱膜维持完整，附着于骨折块上的肌肉不能使骨块明显移位。如腱膜撕裂，远骨折块就完全切断了与近骨折块的软组织附着，并由于附着其上的肌肉的运动而产生明显的移位。即使骨折发生在桡侧伸腕长肌和短肌的附丽点以下，外髁骨折块在前臂旋后位时仍可单独因韧带作用而向后外侧倾斜。因此在造成远骨折块移位的因素中即有静态应力又有动态应力。移位的程度依据所施加应力的大小和关节面是否维持完整而变化。如果关节面完整，那么外髁骨折块可单纯向外侧倾斜其绞链合页位于未受损伤的内侧关节面上。如果骨折致关节面断裂，骨折块可旋转达 180° 而致关节面对着髁露的干骺端骨折面。远骨折块除冠状面旋转外，也可有水平面的旋转，导致骨折块的外侧缘转到后侧而其内侧部分向前旋转。由于骨折线通常劈裂到滑车外侧嵴，导致外髁连同桡尺骨一起向外侧移位。在真正的 Salter-HarrisⅣ 型骺骨折中，其骨折线经过外髁骺，由于滑车维持完整则肘关节仍具有相对的稳定性，外髁骨折块仅发生冠状面旋转。外髁骨折所致的肘关节后外侧不稳定很容易使人产生错误概念认为此损伤合并于原发性肘关节脱位，实际上肘关节后外侧不稳定是损伤的结果。

肱骨外髁冠状面骨折又称肱骨小头骨折，为 1896 年 Kocher 所详细描述，因此也称为 Kocher 骨折。在儿童骨折教科书中，一般习惯称为小儿肱骨外髁冠状面骨折。与小儿外髁骨折不是同一概念，实际上是一种特殊的骨骺骨折。按 Ogden 分型应属于 VII 型损伤，骨折线只涉及肱骨小头远端前侧突起的关节面与肱骨小头相应的骨骺。

二、损伤机制

创伤机制主要有"推挤"和"牵拉"两种理论。"牵拉"或撕脱理论为多数学者所承认。实验中在肘关节伸直及前臂旋后位时使前臂内收可产生这种损伤。同样也有部分学者推崇"推挤"理论，认为桡骨头推挤外髁而导致骨折。两种机制都可产生这种损伤，取决于损伤发生时肘关节及前臂所处的位置。在骨折线达到滑车顶点部位的常见类型中，极可能由鹰嘴锐利的关节面对髁造成撕脱应力，即作为沿骺线方向的直接应力进入到滑车（图 2-8-4）。当病人以肘关节屈曲位向前跌倒手掌扶地时则迫使桡骨头碰肱骨骨小头而造成较少见的真正的 Salter-Harris IV 型骺骨折，骨折线经肱骨小头滑车间沟处走行。小儿肱骨外髁冠状面骨折的损伤机制是由于桡骨头的传导撞击或剪式应力所致。桡骨头起一个活塞的作用，伸肘或屈肘位摔倒时，肱骨小头受到撞击、剪式应力或于屈肘位直接侧方打击所致。

三、骨折分型

外髁骨折的分类与分度是根据骨折线的解剖位置与移位的程度。在治疗外髁骨折时应同时考虑到这两方面的情况。

1. 解剖部位 Milch 根据骨折线的解剖位置将外髁骨折分为两型。Milch I 型骨折，骨折线从滑车外侧走行穿过小头滑车间沟，此时肘关节仍维持稳定性。Milch II 型骨折，骨折线延伸进入到滑车顶点而导致肘关节不稳定。

2. 移位程度 移位可分为三度（图 2-8-5）。I 度：骨折未移位，关节面完整无损。II 度：骨折延伸经过关节面，近骨折段产生较大移位并且鹰嘴外移。III 度：外髁骨折块旋转并向外侧和近侧完全移位，相应的鹰嘴和桡骨头均发生移位。

从临床治疗与预后考虑，有的学者提出将小儿肱骨外髁骨折分为 4 度。I 度：无移位，骨折处呈裂纹状，伸肌腱膜与骨膜未撕裂。II 度：骨折块侧方移位，或向前外侧、后外侧移位，骨折端间隙加大，伸肌腱膜及骨膜部分撕裂或完全撕裂。III 度：骨折块

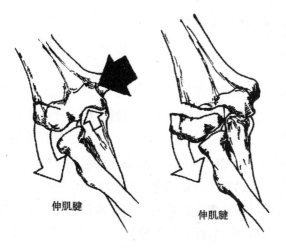

图 2-8-4　外髁骨折的损伤机制

当肘关节在应力下处于内翻位时，伸肌腱和外侧副韧带对
外髁施加撕脱应力而形成骨折。当骨折线扩展到滑车嵴
时，肘关节发生不稳定，尺桡骨可向外侧移位

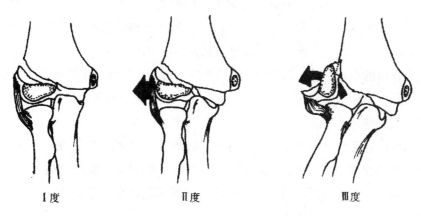

图 2-8-5　外髁骨折的移位

Ⅰ度：关节面完善；Ⅱ度：关节面已断裂，此型在临床上极易发生继发移位；
Ⅲ度：骨折块完全移位并有旋转或翻转

旋转移位，伸肌腱膜及骨膜完全撕裂，关节囊撕裂明显。Ⅳ度：骨折脱位型，骨折块侧方旋转移位同时，肘关节囊及侧副韧带撕裂。骨折块移位的程度代表软组织损伤的严重程度，与最终关节功能预后有关。

四、临床表现

与髁上骨折时肘关节的显著肿胀相比较，外髁骨折血肿产生的肘部变形较小。诊断的关键软组织肿胀部位集中在肱骨远端外侧面。如果骨折为Ⅰ度移位，仅有局部压痛。Ⅱ或Ⅲ度骨折，则有外髁骨折块活动产生的局部骨擦音。由于肘关节相对良好的外观表现可致家长忽视骨折而延误治疗时机。

五、影像学检查

依据骨折线的解剖位置和移位程度变化。在正位片上，干骺端骨片可能非常薄并且似乎只有轻微的移位，真实的移位程度在纯侧位片上方可准确地显示出来。在确定关节面绞链是否完整时（例如，Ⅰ度还是Ⅱ度），应注意尺骨近端与肱骨远端的对应关系，如仍然无法确定时可行 MRI 检查以明确诊断。诊断上主要的困难是此骨折与肱骨远端全骺分离的区别。在幼儿肱骨远端骨骺的二次骨化中心尚未出现前诊断是非常困难的，以下两点可作为诊断的参考。首先是患儿的年龄，肱骨远端全骺分离易发生于两岁以下的婴幼儿。肱骨外髁骨折多发生在 3 岁以上年龄偏大的儿童。其次，从正位 X 线片上注意观察肱骨干、肱骨小头与尺桡骨的对应关系，特别是肱骨小头二次骨化中心有无旋转。如有肱骨外髁骨折，肱尺关系、上尺桡关系是正常的，而肱骨小头与桡骨近端的关系出现改变。如为肱骨远端全骺分离，肱尺关系、肱桡关系均有改变，而上尺桡关系是正常的，并且往往可见到内侧干骺端的类似三角形骨块。关节造影片有助于区分这两种损伤。在肱骨远端全骺分离时，桡尺骨近端向后内侧移位，而外髁骨折的移位更多的是向后外侧。此种 X 线诊断方法现在已很少采用。

临床上无移位的小儿肱骨外髁骨折在石膏外固定过程中出现移位的情况并不少见，关键是骨折线是否延伸至关节面。只从骨折块有无移位不能准确判断关节面是否完整，最好做磁共振成像验证。

小儿肱骨外髁冠状面骨折的 X 线表现有很大的差异。Ⅰ型损伤骨折块包含肱骨小头骨骺二次骨化中心比较多，诊断上相对容易。Ⅱ型损伤特别是年龄小的病人，有时只在侧方片上显示出有很薄的骨性阴影。此时需认真观察肱骨小头骨骺二次骨化中心的轮廓，必要时与健侧对比，或做磁共振检查。

六、治疗

外髁骨折有移位，间隙>2mm 者均需要切开复位克氏针内固定。手术取后外侧切口，术中保护后侧软组织，避免损失血运，术中宜对齐关节面为准。术后屈肘 90°石膏托固定 4 周。间隙<2mm 者可行石膏托固定或经皮克氏针固定。轻度移位者下列因素提示不稳定：斜位片间隙>2mm；外侧肿胀严重，外侧瘀血（提示肱桡肌撕裂）；触诊可及骨擦感。无移位者单纯屈肘 90°，前臂中立位石膏托外固定。伤后 1、2、4 周复查拍片。伤后 4~6 周去除石膏托，功能锻炼。

七、并发证

如果骨折后迅速获得恰当的复位并用牢固内固定来维持，其结果相当好。在髁上骨折中，虽然复位不完全可造成外观畸形，但可以预期功能结果是相当好的。在移位的外髁骨折中，复位不佳可致上肢的外观畸形和功能丧失。外髁骨折并发证包括延迟愈合、不愈合、畸形愈合、缺血坏死、骺阻滞、外髁过度生长、成角畸形、神经损伤（急性和迟发）、骨化性肌炎，以及滑车的鱼尾样畸形。

1. 外髁过度生长　伴骨刺形成外髁骨折后最常见的畸形之一。这是由于骨折块的冠状面旋转使骨膜瓣连同骨折块一起向外侧移位，然后骨膜新生骨形成，此新生骨并不产生功能上的畸形。不论损伤的严重程度和治疗的方法如何，外侧过度生长和新生骨形成都是外群髁骨折的常见结果。医生在治疗前应该就此问题的发生告诫患儿父母，如果家长提前理解了这个问题，一旦发生他们就不会担忧以及对治疗方法提出批评。

2. 延迟愈合和不愈合延迟愈合　通常发生在那些移位轻微用切开方法或简单外部制动方法但固定不适当的骨折中。有作者建议即使骨折移位轻微也要较长时期的制动，7%在12周时会愈合。如果骨折到12周仍不愈合，就应认为是不愈合。此时，用一个小楔形骨块移植跨过干骺端骨折块，不必使用加压固定也可愈合。延迟愈合有各种原因。Flynn推测是由于对干骺端骨块的循环较差。Hardacre认为关节液对骨折部位的浸泡抑制了纤维形成和继发性骨痂形成。很可能这两种因素复合再加上附丽于髁骨折块上的肌肉所产生的持续张力从而造成延迟愈合。治疗的关腱在于是否有明显的症状或是否发生进一步移位从而造成关节面分离破坏而导致功能障碍。如果以上情况均不存在，只有X线片上骨折线持续存在，则仅需随诊观察。外髁骨折块继发移位合并不愈合是比较严重的问题，较多发生在II和III型移位中。如果骨折块呈游离状则会向近侧移位伴继发性肘关节外翻畸形，即一个合并证可导致一系列继发合并证发生并相互影响。例如，不愈合可导致肘外翻畸形而反过来肘外翻可致发生迟发性尺神经麻痹。不愈合伴明显畸形并不少见，往往发生在未经任何治疗的移位的外髁骨折中。骨折原始移位可能很轻微但移位逐渐明显，需要引起临床医生的高度重视。当外髁骨折块明显移位致软骨性关节面相对近骨折段的骨面时即可导致不愈合。不愈合的病人也有可能仍然保存相当好的关节活动功能。Smith曾报告过一例不愈合病人随诊5年，病人除了有明显的肘外翻和继发的尺神经炎外，肘关节仍保持较好的活动范围，有能力作为一名音乐家演奏法国长号超过35年！文献中有部分作者主张对于已形成不愈合的肘关节畸形不再寻求外髁骨折块的复位，至少在病人骨骼发育成熟以前不做治疗。我们不同意这种观点，外髁骨折所导致的肘外翻如果不处理会逐渐加重，最终产生尺神经炎及手内在肌萎缩而造成不可逆的严重功能障碍。应当积极地治疗不愈合以避免以上情况的发生。手术方法视具体情况而定，可以简单地行尺神经前移或通过行肱骨髁上截骨并恰当地处理骨折块，在矫正肘外翻畸形的同时使骨折块达到骨性愈合。在决定术式时要特别注意检查肘关节的屈伸活动，确定此活动范围是否为真正的肘关节活动。如果是假关节的活动，在骨折块固定后反而会使原活动范围减少而影响肘关节的功能，如此则不再适宜做任何的治疗。

3. 成角畸形　成角畸形是外髁骨折不适当治疗的常见合并证。最常见继发于外髁骨折块不愈合后的肘外翻。而继发肘内翻也可见到，但相对比较少见，多见于肱骨外髁缺血恢复后的继发膨大。骨折块向近侧和外侧移位，不仅导致外翻成角畸形而且使桡尺骨近端也随之向外侧移位。肘外翻也可以是骨折块畸形愈合的结果。轻度肘外翻畸形可继发于骨骺与干骺端提早融合而致的外髁骺相对发育不良。不愈合合并肘外翻的治疗很困难，需要同时考虑肘关节的外观和功能。为使骨折块复位并愈合往往需要做广泛的软组织剥离并使用内固定加压材料，矫正成角畸形采用的截骨术也需要使用相对坚强的金属固定物，常常畸形得到了矫正，但病人的肘关节活动范围却明显受限，反而使病人的生活质量下降了。

肘内翻畸形可继发于外髁骺的外侧过度生长，也可以是骨折块未完全复位导致较大的外侧成角而产生内翻畸形。这种情况特别 容易发生在携带角很小的病人中。移位轻微的骨折因外侧新生骨的产生可使肘内翻畸形更加明显。

4. 神经合并证　分为两类，第一类是损伤时的急性神经损伤。另一类涉及尺神经的迟发性神经病变（迟发性尺神经麻痹）。

（1）急性神经损伤：外髁骨折合并急性神经损伤是非常少见的。文献中报告过两例背侧骨间神经损伤，均自行恢复。另有急性损伤后发生一过性桡神经麻痹的报道。

（2）迟发性尺神经麻痹：两位欧洲作者在19世纪后期首次描述了此并发证。此后其他作者的大量报告都肯定了由于外髁骨折畸形愈合或不愈合而致发生肘外翻后会有非常高的尺神经麻痹的发生率。症状逐渐出现，可以首先发生感觉改变而后手的内在肌肌力障碍，也可能肌力下降作为首发症状。治疗可选择尺神经前移，症状较轻的病人可行肘部尺神经沟的单纯松解。

5. 骨骺阻滞　骺阻滞可仅表现二次骨化中心相互间提早融合而并不伴有任何畸形。骨折本身会刺激骨化中心生长加速并使其更快地发育成熟，在此过程中极少造成明显的成角或长度畸形。肱骨远端"鱼尾"畸形很常见，是由外髁骨骺骨化中心和滑车内侧骨化中心之间的裂隙所产生，裂隙是继发于滑车外侧峪的发育不良。此"鱼尾"畸形仅具备放射学上的诊断意义而极少有任何外观上的异常。

6. 缺血性坏死　肱骨折块缺血坏死通常是医源性的，与晚期治疗时为达到复位所必须做的广泛剥离有直接联系。在根本未治疗并已造成不愈合的外 a 骨折中，极少发生缺血坏死。

7. 骨化性肌炎　当骨折块明显移位合并肘关节脱位时，表明损伤程度很严重，可能导致发生骨化性肌炎。临床上更常见由于错误的治疗所造成的医源性损伤，如反复多次的手法揉捏或粗暴的手术操作。

肱骨外髁冠状面骨折最常见的并发证有肱骨小头缺血性坏死、关节僵直、骨化性肌炎以及晚期退行性关节改变。

参考文献

1 . Anna KV, Lutz VL. Secondary radial head dislocation and dysplasia of the lateral condyle after elbow trauma in children. J Pediatr Orthop, 2001, 21: 319~323

2 . Badelon 0, Bensahel H, Mazda K, et al. Lateral humeral condylar fractures in children: A report of 47 cases. J Pediatr Orthop, 1988, 8:. 31~34.

3. Bensahel H, Csukonyi Z, Badelon O, et al. Fractures of the medial condyle of the humerus in children. J Pediatr Orthop, 1986, 6: 430~433

4. Chacha PB. Fractures of the medial condyle of the humerus with rotational displacement. J Bone Joint Surg, 1970, 52: 1453~1458

5. David JR, Maguire MF, Mubarak SJ, et al. Lateral condylar fracture of the humerus following post-traumatic cubitus varus. J Pediatr Orthop, 1994, 14: 466~470

6. David JR, Maguire MF, Mubarak SJ, et al. Lateral condylar fracture of the humerus following post-traumatic cubitus varus. J Pediatr Orthop, 1994, 14: 466~470

7. De Boeck H, Casteleyn PP, Opdecam P. Fracture of the medial humeral condyle. J Bone Joint Surg, 1987, 69A: 1442~1444

8. Fahey JJ, O'Brien E. Fracture-separation of the medial humeral condyle in a child confused with fracture of the medial epicondyle. J Bone Joint Surg, 1971, 53: 1102~1104

9. Flynn JC, Richards JF, Sahzman RI. Prevention and treatment of non-union of slightly displaced fractures of the lateral humeral condyle in children. J Bone Joint Surg, 1975, 57A: 1087~1092

10. Flynn JC, Richards JF. Non-union of minimally displaced fractures of the lateral condyle of humerus in children. J Bone Joint Surg, 1971, 53A: 1096~1101

11. Foster DE, Sullivan JA, Gross RH. Lateral humeral condylar fractures in children. J Pediatr Orthop, 1985, 5: 16~22

12. Fowles JV, Kassab MT. Displaced fractures of the medial humeral condyle in children. J Bone Joint Surg, 1980, 62: 1159~1163

13. Hanspal RS. Injury to the medial humeral condyle in a child reviewed after 18 years. Report of a case. J Bone Joint Surg, 1985, 67B: 638~639

14. Herring JA. Lateral condylar fracture of the elbow. J Pediatr Orthop, 1986, 6: 724~727

15. Jakob R, Fowles JV. Observations concerning fractures of the lateral humeral condyles in children. J Bone Joint Surg, 1975, 40: 430~436

16. Jones KG. Percutaneous pin fixation of fractures of the lower end of humerus. Clin Orthop, 1967, 50: 53~69

17. Kalenak A. Ununited fracture of the lateral condyle of the humerus. Clin Orthop, 1977, 124: 181~183

18. Masada K, Kawai H, Kawabata H, et al. Osteosynthesis for old, established non-union of the lateral

condyle of the humerus. J Bone Joint Surg, 1990, 72A: 32~40

19. Mintzer CM, Water PM, Brown DJ, et al. Percutaneous pinning in the treatment of displaced lateral condyle fractures-Pediatr Orthop, 1994, 14: 462~465

20. Papavasiliou V, Nenopoulos S, Venturis T. Fractures of the medial condyle of the humerus in childhood. J Pediatr Orthop, 1987, 7: 421~423

21. Ravessoud FA. Lateral condylar fracture and ipsilateral Ulnar shaft fracture: Monteggia equivalent lesions? J Pediatr Orthop, 1985, 5: 364~366

22. Roye DP, Bini SA, Infosino A. Late surgical treatment of lateral condylar fractures in children. J Pediatr Orthop, 1991, 11: 195~199

23. Smith FM. An 84 year follow-up on a patient with ununited fracture of the lateral condyle of humerus. J Bone Joint Surg, 1973, 55: 378~380

第九章　儿童肱骨内上髁骨折

　　儿童肱骨内上髁骨折最早是 1818 年 Granger 报道，他认为这是肱骨内髁骨折的特殊类型。在 19 世纪还有许多其他的报道，均支持 Granger 的观点和发现，并认为这种骨折能很快恢复，并几乎无功能受限。自从 1950 年，Smith 提出儿童肱骨内上髁骨折保守治疗可以获得较好疗效后，非手术治疗或手术治疗是近 50 年争论的交点。

　　Chambers 统计了 5228 例肱骨远端骨折的病例。发现肱骨内上髁骨折位于肱骨外髁骨折之后，居第三位，占全部肱骨远端骨折的 14.1%，在全部肘部骨折的百分数是 11.5%。文献报道发生骨折最早的年龄是 3.9 岁，多数是发生在 9~14 岁期间，峰值是 11~12 岁。男、女比例是 4 1，多数文献报道这种损伤男孩的发生率约占 79%。合并肘关节脱位情况最低占 30%，最高达 55%，并有 2 篇文章共报道 2 例双侧内上髁骨折合并肘关节脱位。

一、实用解剖

（一）二次骨化中心

　　内上髁骨骺具有两个特点：①它是骨突，供前臂屈肌附丽；②位于肱骨远端内后侧。

　　内上髁骨骺是肘部非关节部分，属于牵拉性骨骺。但在内上髁二次骨化中心出现前，内上髁初次骨化中心与肱骨远端初次骨化中心构成一体。随着生长发育内上髁骨骺从肱骨远端骨骺中分离出来。因而，在年龄小、内上髁二次骨化中心出现前的儿童肘部损伤中，如肱骨远端全骺分离时，远骨折块中包括有肱骨内上髁。

　　肱骨内上髁二次骨化中心出现的年龄是 4~6 岁，闭合是 15 岁。内上髁二次骨化中心解剖上是位于肱骨远端的内后侧，呈椭圆形，随着发育 X 线片上可见骺板的两侧有平行光滑硬化的骨板，又称骨终板。由于内上髁骨骺位于内后侧，所以有时正位 X 线片尤其肘关节轻度倾斜时内上髁骨骺可因遮挡而未能显示，但侧位 X 线片可以明显地显示出来。

（二）附丽的软组织

1. 屈肌总腱　屈肌群包括桡侧腕屈肌，尺侧腕屈肌，指浅屈肌，掌长肌和部分的旋前圆肌均附丽在内上髁的前面，而有部分的尺侧屈腕肌也起自内上髁的后面（图 2-

9-1)。

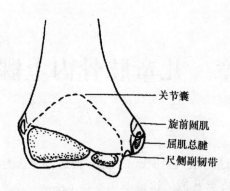

图 2-9-1　示肱骨远端软组织附丽、虚线示关节囊
附丽缘及位于关节囊外尺侧副韧带的起点

2. 关节囊　年龄小的儿童，关节囊的起点是位于内上髁骺线上方，而年龄大的儿童关节囊附着于滑车的内侧嵴。故年龄小的儿童肱骨内上髁骨折可以是关节内骨折；而年龄大的儿童内上髁骨折是关节外的骨折。

3. 韧带结构　肘关节有两条主要的附属韧带，即桡侧副韧带和尺侧副韧带。尺侧副韧带起自内上髁，是由 3 部分纤维而构成，其分别为前韧带，斜韧带和后韧带（图 2-9-2）。Woods 和 Tullos 指出，肘关节主要的稳定结构是前韧带。当肘关节伸直时该韧带的前部分绷紧，而肘关节屈曲时该韧带的后部分绷紧，而尺侧副韧带的后韧带在肘关节伸直时是松弛的，屈曲时绷紧，因此其只是在肘关节屈曲时提供稳定性。当发生内上髁撕脱骨折时，尺侧副韧带将会松弛。由于桡侧副韧带远端不直接附丽于尺、桡骨，而是附丽于环状韧带，所以只对肘关节提供较轻微的稳定性。

二、损伤机制

儿童肱骨内上髁骨折常是急性损伤，损伤机制有以下几种提法。

（一）直接暴力

Stimson 提出内上髁骨折可以是肘关节后方直接暴力作用的结果。然而除了 Watson-Jones 支持这一提法外，多数作者认为这种损伤机制少见。只有极罕见的病例是肘关节的内侧面受到直接暴力而导致内上髁骨折，这种损伤可以有皮肤表面有较大的瘀斑。

（二）单纯撕脱机制

有些作者认为儿童肱骨内上髁可单纯由于前臂屈肌猛烈收缩所致。其可以发生于肘关节扣锁于伸直位时，也可发生于肘关节部分屈曲时。这种损伤青少年多见，尤其是骨骼发育接近成熟（13～15 岁）的阶段。常见的运动伤包括摔跤和投掷棒球的投手及因角力掰腕损伤。角力过程中重心易改变，一方保持持续用力，一方保持持续对抗，持续的牵拉加上扭力可造成单纯撕脱骨折。

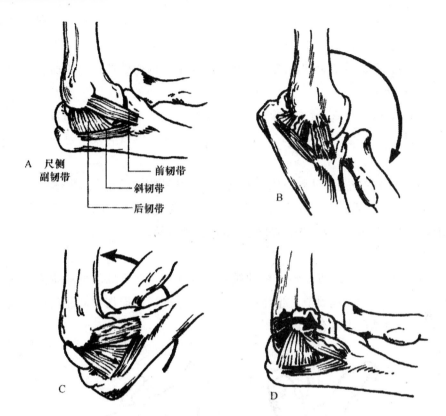

图 2-9-2　韧带结构

A. 尺侧副韧带分别由前韧带、斜韧带和卑后韧带组成；B. 伸肘时前韧带的前部分纤维绷紧，而前韧带的后部纤维及后韧带松弛；C. 屈肘时前韧带的后部分和后韧带绷紧，而前韧带的前部分纤维松弛；D. 当内上髁骨块旋转时，全部前韧带松弛

（三）撕脱暴力加外翻应力损伤

当孩子向前摔倒时，上肢处于外展位，肘关节是伸直位，腕关节和手指常常是处于过伸位，体重及肘关节正常的携物角造成肘关节的外翻应力，再加上处于紧张状态前臂屈肌群的骤然收缩，结果导致内上髁撕脱骨折，被撕脱的内上髁骨块被牵拉向前、向下旋转移位。这种外翻的应力作用下同时还可以合并有其他的肘部骨折，其包括桡骨颈骨折和尺骨的青枝骨折，这些主要取决于外翻应力的大小与速度（图 2-9-3）。

（四）合并肘关节脱位

合并肘关节脱位的发生机制有以下的推

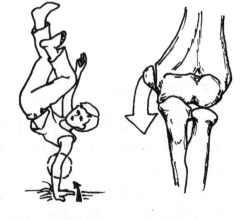

图 2-9-3　过伸暴力（肘关节伸直外翻、腕和手指过伸）致内上髁撕脱

测，Wheele：认为当肘关节过伸时，尺骨顶在鹰嘴窝内形成支点，在肘关节内侧稳定

结构被破坏的情况下，尺骨冠状突与肱骨滑车分离，以肱桡关节为杠杆，肘关节向后或向后外侧脱位。实验证明：如果肘关节内侧稳定结构不被破坏，单纯切除40%~90%的尺骨鹰嘴，肘关节也是稳定的，故肘关节内侧稳定结构的破坏是发生肘关节脱位的前提。值得注意的是：

1. 有些病人就医时存在肘关节脱位，诊断无疑，但有些病人损伤时发生肘关节脱位后可自发性复位，就诊时而不表现为脱位，并不说明一定没有发生过脱位或半脱位现象。

2. 多数肘关节脱位是后外侧脱位，但也可有单纯外侧，后侧或后内侧脱位。

3. 有时我们可以见到脱位的病人骨折愈合后，桡侧副韧带和邻近的骨膜有钙化，其可证明合并肘关节脱位者其肘关节外侧韧带也受到牵拉。

（五）慢性牵拉应力伤

这种慢性损伤常发生于青少年的棒球投手。棒球投手在投球的加速阶段对内上髁产生了牵拉应力，而对肱桡关节产生压缩的应力。这种运动损伤我们在门诊的投掷标枪、篮球青少年运动员中也有发现（图2-9-4）。

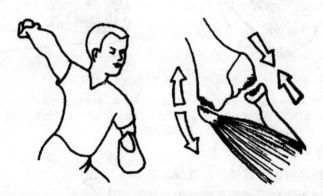

图2-9-4　投球加速阶段对内上髁产生了牵应力，
对肱桡关节产生压应力

三、创伤病理解剖

在英文中常用骨突（apophysis）而不是用骺板（physis）的损伤来描述内上髁骨折由于内上髁是牵拉性骨骺，所以它的损伤对于肱骨远端长度的发育无影响。

1. 急性损伤　通常绝大多数内上髁骨折骨块是向远端移位，偶见骨块向近端移位，Cotton发现2例，我们有3例。我们术中发现这种骨折是内上髁二次骨化中心套状撕脱，二次骨化中心向近端移位，前臂屈肌附丽的软骨在远端。多数内上髁骨折仅累计骨突，属于Salter-Harris I型骺分离；偶可见二次骨化中心带干骺端骨片的骨折，属于Salter-Harris II型骺分离，若干骺端骨片大且不规则应和肱骨内髁相鉴别。有时还可见骨折线通过骨突造成部分的内上髁撕脱骨折，这种和全内上髁撕脱骨折一样可嵌入关节内。如果内上髁骨块仅发生轴向旋转，可导致尺侧副韧带前韧带的松弛，引起伸肘位内侧肘关节不稳定。

2. 陈旧性损伤　当骨块嵌入关节内后，内上髁骨块的粗糙面将与尺骨的冠状突发生粘连。并且普遍认为内上髁嵌入关节内后可形成较厚的粘连带并对尺神经有压迫束缚的作用，其可引起急性或迟发性尺神经损伤。

3. 合并损伤　肱骨内上髁骨折可合并其他肘部的骨折，如：桡骨颈、尺骨鹰嘴或尺骨冠状突骨折。而肱骨内上髁骨折同时合并尺神经损伤虽不多见，但应引起高度重视，这种损伤可由于牵拉、碾锉而造成。

4. 慢性损伤　在过度的反复投掷或上肢力量训练中，内侧在持续牵拉应力作用下可导致肌腱炎、滑膜炎、尺侧副韧带钙化、内上髁肥大和内上髁应力性骨折，外侧可引起继发的肱骨外髁骨软骨炎。

四、诊断

对肱骨内上髁的诊断时必须注意判断有无尺神经损伤及其他合并骨折。

Ⅰ度骨折　无移位骨折临床可仅表现为局部肿胀和固定的压痛，可无骨擦音及骨块的反常活动。轻度移位骨折表现为软组织肿胀，骨块可有异常活动和骨擦音，X线片光滑的骺线边缘轮廓未受累，平行光滑硬化的骨终板失平行或增宽。当出现脂肪垫征（fat-pad）或当肘关节 Shenton 线不连续时（正位 X 线片肱骨远端内侧骨皮质与肱骨内上髁应当是一连续光滑的弧线），均应考虑到有内上髁骨折存在的可能。必要时可摄双肘斜位片以利于判断。

Ⅱ度骨折　骨折的临床症状和体征明显，但要注意：此型可由于骨块远离肱骨远端而无骨擦音；尽管临床无法提供肘关节脱位的旁证，此型可存在肘关节脱位后就诊时肘关节自发性复位。X 平片内上髁骨骺的长轴内旋，骨块移位大于 5mm。此型由于尺侧副韧带的前韧带骨折后的松弛，故可引起肘关节不稳定。评估肘关节内侧稳定性一般可采用 Woods 和 Tullos 的重力外翻应力试验：病人仰卧位，上肢外展 90°、肩关节和上肢外旋 90°、肘关节 15°以上的屈曲以消除尺骨鹰嘴对肘关节的稳定扣锁作用；如果肘关节是不稳定时，单纯重力的作用即可造成肘关节内侧的张开；也可对肘关节施以轻微的外力以检测肘关节的稳定性。

Ⅲ度骨折　临床表现关节活动受限，尤其是伸肘受限。X 线平片骨块通常位于滑车和尺骨半月切迹关节面之间，有时骨块可误认为是滑车骨骺或反之将滑车骨骺误认为是骨折块，这可通过患者的年龄、内上髁的形态、骨突缺如或摄对侧 X 线平片区分。理论上此型损伤存在轻度肘关节脱位，但由于骨块在关节内使肘关节不能全伸，无法得到标准的肘关节正位片，故临床上很难发现肘关节脱位。如果是陈旧性骨折，骨块和冠状突粘连，可引起肘关节内侧关节间隙增宽。

Ⅳ度骨折   全关节肿胀,肘后三角关系不正常,严重者可同时合并尺神经症状。X线平片骨块位于关节内合并肘关节脱位。经内上髁骨突骨折此型多由于直接暴力造成内上髁部分的骨折,骨折可有或无移位。撕脱的部分内上髁可嵌入关节内。

慢性牵拉伤此型又称 Little League 肘综合征。临床表现:肘关节内侧肿胀,伸肘受限,内上髁压痛,肘关节伸直外翻时内上髁处疼痛。X线平片肚骨小头密度增加,骺线不规则并增宽。由于持续的应力作用还可引起肱骨远端肥大,肘关节的骨龄大于病人的实际年龄。

五、治疗

对于多数无移位或移位不大的内上髁骨折可经闭合复位的方法治疗,而明显移位的骨折可能需要更复杂的治疗。临床上我们掌握手术治疗的原则同第 10 版 Campbell 骨科手术学提出的 4 点手术适应证:(1) 超过 1 cm 的骨块旋转移位,造成前臂屈肌力弱或影响美观;(2) 合并有尺神经症状的骨折。(3) 肘关节脱位复位而骨块仍嵌于关节内者。(4) 外翻不稳定,需要肘关节稳定性的患者。

1977 年 Woods 发现内上髁骨折后有轻微的肘关节外翻不稳定对运动员的影响很大,尤其是棒球投手、体操运动员、摔跤选手等。骨折发生后行重力外翻应力试验证明肘关节外翻不稳定的运动员应手术治疗。

对陈旧性内上髁骨折的再次损伤 临床上有时我们可遇到这种情况,病人以前曾发生过内上髁骨折行保守治疗或由于某些原因未进行治疗,此次又发生损伤。表现为局部肿胀和固定的压痛,X线片表现内上髁骨折明显移位。对于这种病人若治疗前没有问清病史而贸然手术治疗,则手术复位困难,效果差。这种损伤只能行保守治疗,早期功能锻炼。

慢性损伤这种运动损伤我们遇到的比较少。文献上认为对这种损伤必须使患儿的父母、教练及选手本人有充分的认识,要停止一切上肢的运动,局部或全身用药以减少疼痛和炎性反应。直至内上髁及前臂屈肌无触疼后可开始前臂和上肢力量的训练。当上肢力量恢复后才可逐步地恢复运动。教练员应该仔细地观察运动员的动作及姿势是否正确,必要时应给予修改。

参考文献

1. Woods, GM, Tullos HG. Elbow Instability and Medial Epicondyle Fracture. Am J Soprts Med, 1997, 5: 23~30

2. Hines RF, Herndon WA, Evans JP. Operative Treatment of Medial Epicondyle Fractures in Childern. Clin Orthop, 1987, 223: 170~174

3. Wilson nIL, Ingran R, Miller JH. Treatment of Fractures of the medial Epicondyle of the Humerus. Injury, 1988, 19: 342~344

4. Dias JJ, Johnson GV, Hoskinson J; et al. Management of severely Displaced Medial Epicondyle Fractures. J orvhop Trauma, 1987, 1: 59~62

5. Tayob AA, Shively RA. Bilateral Elbow Dislocations With Intra-Articular Displacement of Medial E picondyles. J Trauma, 1980, 20: 332~335

6. Fowles JV, Slimane n, Kassab MT. Elbow Dislocation With Avulsion of the Medial Humeral EP icondyle. J Bone Joint Surg, 1990, 72B: 102~104

第十章   儿童肘关节脱位

单纯肘关节脱位而不伴有骨折的儿童少见。由于解剖上的特点，肱骨远端前后扁平呈薄片状，且在 1 岁以前，肱骨远端大部由骨骺及骺软骨组成，骨质比较薄弱，而肘关节周围的韧带相比之下则比较坚强，所以在小儿肘部外伤中，通常引起骨折或骺损伤而很少发生肘关节脱位。

Henrison 在总结 1579 例儿童肘关节损伤中，仅有 45 例肘关节脱位，其发生率为3%。Blount 认为儿童肘关节脱位的发生率为 6%。儿童肘关节脱位发病年龄一般在 10~14 岁，10 岁以前发生肘关节脱位是非常少见的。

一、肘关节实用解剖

肘关节连接上臂与前臂，是由肱骨下端和尺桡骨上端组成。肘关节包括三个关节，即肱尺关节、肱桡关节、上尺桡关节，而这三个关节腔是相通的。

（一）骨性结构

肱骨下端前后扁平，在出生时肱骨下端几乎均为软骨，由 4 个骨化中心构成，肱骨小头和滑车外侧的骨化中心约在 7 个月至 1 岁时出现，滑车内侧的骨化中心 9~11 岁出现，以后渐渐与肱骨小头骨骺连接一起，14~18 岁时与肱骨干融合。肱骨内上髁骨化中心 5~7 岁出现，14~18 岁融合。肱骨外上髁骨化中心多在 11~14 岁出现，数年后融合。在滑车的上方有两个凹窝，前侧为冠状突窝，后侧为鹰嘴窝，个别人冠状突窝与鹰嘴窝相通。肱骨滑车绝大部分被软骨覆盖，从前方看肱骨滑车沟是垂直的，从后方看是向远端，向外侧倾斜的，从整体看则呈螺旋形，相应的尺骨鹰嘴切迹关节面也是倾斜的，解剖结构上的这一特点，使得伸肘时前臂外翻出现携带角，在屈肘时，由于滑车沟前面是垂直的，前臂又回到肱骨的轴线上。肱骨下端向前倾斜与肱骨干之间形成30°~45°交角。滑车位于肱骨干长轴的前方，而尺骨鹰嘴也向前上方伸出，位于尺骨干长轴的前方，二者相交约45°。这种结构有利于肘关节屈曲活动。尺骨上端由尺骨鹰嘴与冠状突形成切迹，近似半圆形，与滑车相关节。尺骨上端桡侧为软骨切迹与桡骨头形成上尺桡关节。尺骨鹰嘴骨化中心约 9~11 岁出现，14~18 岁融合。桡骨头呈盘状略呈椭圆形，顶端凹面与肱骨小头形成肱桡关节，其环状关节面称柱状唇与尺骨桡骨切迹形成上尺桡关节，桡骨头骨化中心 5~7 岁出现，14~18 岁融合。

（二）肘关节韧带和关节囊

肘关节是一种铰链式关节，在屈伸活动中其稳定性主要依靠侧副韧带和关节囊。关节囊在前后分别附着于冠状突窝和鹰嘴窝上缘。两侧附着于内、外上髁的下方和尺骨半月切迹的两侧。外侧并附着在环状韧带上。肘关节前后关节囊薄弱，内、外由侧副韧带加强。尺侧副韧带分为三束均起自内上，前束至冠状突，伸肘时紧张，后束止于鹰嘴内侧，屈肘时紧张。斜束又称 Cooper 韧带，由尺骨鹰嘴至冠状突。桡侧副韧带起于外上髁也分为三束，前束在前方加强环状韧带，中束在后方加强环状韧带，后束止于鹰嘴突，加强后关节囊。

（三）肌肉

前臂屈肌起到动态稳定肘关节的作用，屈肌在强度上是伸肌的 1.5 倍。屈肘的主要肌肉是肱肌和肱二头肌，肱肌的肌腱很短，有部分肱肌纤维直接附着在冠状突上，并有部分纤维附着在前侧关节囊上，这种结构有助于在屈肘过程中关节囊从关节处的回缩。伸肌中主要是肱三头肌，当肱二头肌作为旋后肌时，伸肘肌则拮抗肱二头肌的屈肘作用。

二、分型

肘关节脱位是指尺桡骨近端与肱骨远端的解剖位置发生改变。根据受力的方向不同，尺桡骨可发生向后、前、内和外四个方向的脱位。其中以后外侧脱位最为常见。在少见情况下，尺桡骨近端也可发生分离，称爆裂型脱位，可分为前后型和内外型，在前后型中，桡骨在前侧，尺骨在后侧，在内外型中，桡骨在外侧，尺骨在内侧。

在儿童肘关节脱位中，常伴有肘关节部位的骨折，而没有骨折的单纯脱位是少见的。如内上髁撕脱骨折，桡骨颈骨折，冠状突或鹰嘴骨折，前臂双骨折等，尤以肱骨内上髁撕脱骨折最为常见。在肘关节脱位伴内上髁撕脱骨折中，肱骨内上髁骨片可完全移位进入肘关节，如不注意，在肘关节复位后，骨折片可嵌在肘关节内，使关节严重受损，造成终身残疾。

三、肘关节后脱位

（一）发生机制

肘关节后脱位多为传导外力所致，在摔倒时前臂处旋后位，肘关节伸直或轻度屈曲位，外力沿前臂传至尺骨滑车切迹和冠状突，由于滑车内侧关节面向外侧倾斜，使前臂传导的纵向挤压力转变为肘外翻和前臂旋后的应力，再加上肘关节外翻携带角，更增加了肘外翻应力，致使尺侧副韧带断裂或肱骨内上髁撕脱骨折，又由于尺骨鹰嘴在鹰嘴窝内的杠杆作用，使尺桡骨被推向后外侧，而发生肘关节后脱位。

（二）病理

在肘关节后外侧脱位中，肘关节前侧关节囊被撕裂，关节腔暴露，脱位的桡骨头将关节囊从外髁的后外侧连同骨膜一起剥离。外侧副韧带可在其上方附着处撕裂或伴有外上髁撕脱骨折。内侧副韧带可断裂也可发生内上髁撕脱骨折。内侧的屈肌总腱附丽随内上髁骨块一起移位。肱骨远端位于旋前圆肌和肱肌之间的皮下组织内。肱动脉和正中神经在皮下组织内直接贴在肱骨上。由于肱肌几乎没有肌腱，所以肱肌多被广泛撕裂，尺桡骨被骨间膜和环状韧带牢固连在一起而一同向后外侧移位。尺骨冠状突被卡在后方的鹰嘴窝内，因尺神经在肘后被剥离的软组织内，所以很少受到损害。

（三）诊断

肘关节多呈半屈曲位，软组织肿胀，患儿常用对侧手扶托着患肢以减轻疼痛。活动肘关节时疼痛明显加重。仔细检查时，在肘关节后侧可触及肱骨远端的钝性关节面，鹰嘴明显向后突出，覆盖在鹰嘴窝上的皮肤可有凹陷。如果是后外侧脱位，桡骨头可突出于肘关节后外侧，并在皮下很容易触及桡骨头。此时要详细检查桡动脉搏动及手指活动情况，以排除血管神经损伤。

（四）X 线片表现

在正位 X 线片上，肱骨远端与尺骨近端和鹰嘴有更多的重叠，桡骨头可以向近侧或对侧移位或完全重叠在肱骨远端之后。在侧位 X 线片上，鹰嘴向后突出，冠状突位于髁的后方。要仔细阅读 X 线片，以排除经常合并的内上髁、冠状突、桡骨颈和外髁骨折。

（五）治疗

1. 闭合复位　肘关节后脱位复位并不困难，一般不需要麻醉，两助手在前臂及上臂沿肘关节畸形方向做对抗牵引，术者从肘后用双手握住肘关节，先矫正侧方移位，双拇指向前向下推压尺骨鹰嘴，此时可出现弹响复位感，肘关节随即可无阻力的被动屈伸活动，说明肘关节已复位。如人手少，两人也可进行复位。让患儿坐在椅子上，助手握住上臂做对抗牵引，术者一手做牵引，另一手进行整复。以左肘为例，如果肘关节是后外侧脱位，则用左手进行牵引，右手握住肘关节，四指在上，拇指在下，向内向前推压尺骨鹰嘴，肘关节即可复位。如肘关节是后内侧脱位，则用右手进行牵引，左手握住肘关节，将尺骨鹰嘴向外向前推压即可复位。复位后用长臂石膏后托屈肘90°，前臂中立位固定 3 周。

2. 切开复位　新鲜的肘关节脱位一般是很容易复位的，且复位后很稳定。如果闭合复位不成功或复位后不稳定，说明关节内有物体嵌入。最常见的有：①肱骨内上髁撕脱骨折，撕脱的内上髁骨块嵌入关节内；②脱位时撕裂的关节囊和韧带卷入关节内；③关节内骨软骨骨折，游离的骨软骨块使关节不能复位；④正中神经或尺神经的嵌入。如新鲜肘关节脱位经闭合复位不成功，应急诊行手术切开复位术。一般用肘内侧切口，做肘关节探查，去除影响复位的因素，复位后屈肘位石膏托固定 3 周。

（六）并发证

主要并发证有神经损伤、血管损伤、骨化性肌炎、尺桡骨近端易位和 Volkmann 缺血挛缩等，但均较少见。

1. 神经损伤　Linscheid 报告 285 例肘关节脱位，其中 31 例伴有神经损伤，发生率为 11%，其中 6 例为正中神经损伤，21 例为尺神经损伤，4 例为正中神经和尺神经均损伤，大多数为一过性麻痹并能迅速恢复。

（1）尺中神经损伤：尺神经位于肘关节内侧，内上髁的后面，发生肘关节脱位时，很容易受到损伤，尤其合并有内上髁撕脱骨折时，尺神经往往与内上髁骨块一同被嵌入到关节内，使尺神经受到挤压或牵拉造成损伤。Watson-Jones 报告的 16 例肘关节脱位合并神经损伤中，有 13 例是尺神经损伤。Golbraith 和 Cullough 在对肘关节损伤的复位中，发现 9 例尺神经损伤，其中 7 例是因肘关节后脱位造成的。尺神经损伤大部分属于挫伤或牵拉伤，多数可自行恢复，如损伤后 3 个月仍不恢复，可考虑行神经探查松解术，必要时做尺神经前移。

（2）正中神经损伤：正中神经损伤是非常少见的。正中神经损伤可有 3 种形式：①由于内上髁撕脱骨折或内侧副韧带断裂，正中神经沿内上髁边缘滑向后方，嵌在肱骨远端与鹰嘴之间；②正中神经卡在内上髁骨折块与肱骨远端之间，骨折愈合后神经被包绕而形成一个新生骨孔；③肘关节脱位时，正中神经向后移位而嵌入到被撕裂的关节囊内，复位时将正中神经夹在滑车与鹰嘴之间。正中神经损伤是一般的挫伤还是嵌压在关节内，临床上是很难鉴别的。如神经被嵌压很长一段时间，X 线片上可出现神经走行的压痕和硬化缘称为 Mater 征。如神经被嵌压应进行神经探查松解术。对嵌压在关节内或骨折端的神经应做部分切除重新吻合，重新吻合的神经大多数感觉恢复良好，而运动恢复不完全。

2. 血管损伤　Eliason 等报告了 21 例肘关节脱位合并肱动脉损伤的病例，其中 16 例为肘关节开放损伤，而单纯肘关节脱位合并血管损伤者是极少见的。在肱动脉完全断裂的病例中，肢体远端会发生严重缺血现象。Louis 已在临床和实验研究中证明，肘关节脱位后下尺侧副动脉和前尺侧返动脉之间的侧支循环有破坏，这样，当主要动脉干断裂时，就会有侧支循环的持久性损害，因而 Louis 认为血管的重新修复是必要的。在有些肘关节脱位，特别是同时合并有骨折时，肘关节周围软组织肿胀很严重，可并发 Volkmann 缺血挛缩，所以在闭合复位后应密切观察，以防不测。

3. 骨化性肌炎　单纯肘关节脱位骨化肌炎的发生率约为 3 %，Bohler 认为骨化肌炎的发生一般不是由于损伤本身所致，而多数是由于治疗不当造成的。如迟延治疗或过分积极的体疗和暴力按摩，都可能发生骨化肌炎。骨化性肌炎多发生在肘关节前方肱肌内，一旦发生可严重影响肘关节屈伸活动。治疗主要采取积极主动的关节功能锻炼，避免强力的手法按摩，在骨化成熟之前，儿童有容易吸收的倾向，需密切观察半年左右，如骨化肌炎已稳定需手术切除时，儿童的手术结果比成人满意。

4. 尺桡骨近端易位　尺桡骨近端易位即尺桡骨近端完全颠倒了与肱骨远端的相互关系。虽然罕见但很容易被忽略。此合并证认为是医源性的常常发生在复位过程中。在肘关节后外侧脱位中，如果前臂在极度旋前位牵引，桡骨头很容易绕过尺骨前面到达易位的位置，所以复位肘关节脱位时，前臂应放在旋后位牵引，以避免此合并证的发生。

5. Volkmann 缺血挛缩　肘关节脱位尤其合并有骨折或合并血管损伤时，肘关节及前臂软组织肿胀较严重，使前臂肌肉供血不足，很容易发生前臂肌肉缺血性挛缩，要特别警惕，严密观察。在肘关节脱位整复前后要注意检查桡动脉搏动及手指远端的血运情况，在石膏固定过程中有无肢体发凉、紫绀、感觉迟钝或丧失，肢体是否有持续性疼痛加重。如肢体有缺血的早期表现应争取时间改善肢体血运，首先应松解外固定，适当伸展屈曲的肘关节，以解除外在的压迫，并抬高患肢。经短时间观察后，如还不能改善血运，应即刻行减压和探查术。

四、肘关节前脱位

肘关节前脱位是非常少见的。Linschoid 等报告的 285 例肘关节脱位中，仅有 4 例为前脱位，其发生率低于 2%。肘关节前脱位的发病机制一般认为是：①肘关节在半屈曲位，由后向前的直接打击力；②肘关节的严重扭转暴力。有人报告可继发于 Ehlers-Danlos 综合征，由于严重的韧带松弛，可发生肘关节脱位。由于发生肘关节前脱位的外力多较剧烈，因而软组织丧失也较严重，多合并有血管神经损伤。在大多数情况下，尺桡骨近端是向前内侧脱位。复位方法是将肘关节屈曲，同时向内侧和向下方推挤前臂，通常可进行复位，复位后屈肘位石膏托固定 3 周。

五、肘关节侧方脱位

在儿童肘关节侧方脱位非常罕见，可分为完全性脱位和不完全性脱位。在不完全脱位中，尺骨的半月切迹与肱骨小头滑车间沟相关联。而完全性脱位又可分为内侧脱位和外侧脱位两种，临床上可见肘关节明显增宽。对于肘关节侧方脱位，闭合复位很易成功，在牵引下，对脱位的远端施以侧方挤压即可复位。

六、肘关节爆裂型脱位

此种肘关节脱位，在儿童极少见，为高能量损伤所致，可伴有桡骨颈骨折与冠状突骨折。可分为前后型和内外型。前后型即脱位后，桡骨位于肱骨前面，尺骨在后面。而内外型即尺桡骨分离向两侧移位，肱骨下端处于尺桡骨之间。爆裂型肘关节脱位多数可闭合复位成功。

七、复发性肘关节脱位

复发性肘关节脱位是非常少见的。其发病原因是由于初次外伤脱位时，肘关节骨与软组织发生一系列病理改变所致。①原发脱位后，肘关节后外侧关节囊和韧带的附着遭破坏而未能重新修复，尺侧副韧带也因脱位而松弛；②在肘关节脱位时，桡骨头与肱骨小头相撞击，使肱骨小头后外侧或桡骨头前缘发生骨软骨缺损或变形；③尺骨冠状突或尺骨鹰嘴发育不良。

对于复发性肘关节脱位的手术方法很多，都是根据病理改变而设计的。①将肱二头肌肌腱移位至尺骨冠状突，通过动力从前侧加强关节的稳定性；②应用肱二头肌和肱三头肌部分肌腱束来重建关节内韧带；③在尺骨冠状突植骨来增加冠状突的长度；④在尺骨冠状突做开放的楔形截骨来增长半月切迹的倾斜面；⑤重建外侧关节囊附丽或用筋膜及肌腱加强侧副韧带等。

八、陈旧性肘关节脱位

3 周以上未复位的肘关节脱位为陈旧性脱位。临床所见肘关节处半屈曲位。关节僵硬，肘后三点关节明显紊乱。由于脱位关节囊破坏，软骨因失去营养而退化变性，轻者关节软骨失去光泽变黄，重者关节软骨退化脱落，关节间隙内充满肉芽及瘢痕组织，关节周围软组织广泛粘连，如合并有关节内骨化更增加了治疗的困难。

治疗

陈旧性肘关节脱位根据关节脱位时间的长短及损伤的病理变化，可采用不同的治疗方法，如损伤在 3 周左右的单纯肘关节脱位，首先试行闭合复位，不成功可行切开复位术。如伤后数月，骨关节无破坏及骨化性肌炎者也可行切开复位术。在骨发育未成熟的儿童中，不能做关节成形切除术或全关节置换术。

1. 闭合复位　可在臂丛或全麻下用轻柔手法做关节周围软组织按摩及关节屈伸和左右摇摆活动，使关节周围的瘢痕组织得到充分松解后，可施行手法复位，先纠正侧方移位，如侧方移位能够矫正，在牵引下屈肘，脱位的关节即可复位，拍 X 线片如已复位，可用石膏托固定 3 周。

2. 切开复位　取肘后正中切口，首先游离尺神经加以保护，将肱三头肌腱做舌形瓣翻向远端，纵行劈开肱三头肌并从骨膜下显露肱骨下端，清除鹰嘴窝及关节内肉芽及瘢痕组织，将关节周围粘连与挛缩的软组织松解，使肱骨下端完全游离，此时肘关节可复位，复位后将肘关节周围软组织缝合修补并充分止血，术后屈肘 90°位石膏托固定 3 周。

3．假复位　对关节脱位已久，关节软骨变性或破坏，已无切开复位条件者而肘关节僵硬在非功能位，可考虑行假复位术，即在麻醉下，通过手法活动将肘关节放在功能位，用石膏固定 3 周后，再行功能锻炼，力争肘关节在功能位有一定的屈伸活动。

参考文献

1．Al-Qattan MM, Zuker RM, and Weinberg MJ: Type 4 median nerve entrapment after elbow dislocation. J Hand Surg, 1994, 19B：613~615

2. Anderson K, Mortensen AC, Gron P：Transverse divergent dislocation of the elbow. Acta Orthop Scand, 1985, 56：442~443

3．Bhan S, Mehara AK. A method of closed reduction of posterior dislocation of the elbow. Int Orthop, 1994, 18：271~272

4．Blatz DJ. Anterior dislocation of the elbow. Orthop Rev, 1988, 10：129~131

5．Bruce C, Laing P, Dorgan J, et al. Unreduced dislocation of the elbow. J Trauma, 1993, 35：962~965

6．Carlioz H, Abols Y. Posterior dislocation of the elbow in children. J Pediatr Orthop, 1984, 4：8~12

7．Fowles JV, Slimane n, Kassab MT. Elbow dislocation with avulsion of the medial humeral epicondyle. J Bone Joint Surg, 1990, 72B：102~104

8．Royle S. Posterior dislocation of the elbow. Clin Orthop, 1991, 269：201~204

9. 王亦德, 等. 骨与关节损伤. 第 3 版. 北京：人民卫生出版社, 2001 , 620~626

第十一章　儿童桡骨颈骨骨折

儿童桡骨颈骨折的发生率仅占小儿全部骨折的 2% 左右，是一种比较少见的骨折，这可能与小儿桡骨头有大量的软骨结构有关，软骨可以更多的缓冲暴力。涉及桡骨近端骨骺的骨折较少，多数为 Salter-Harris II 损伤，骨折线累及骺生长板及桡骨颈。根据 Boyd 等 6 位学者的大组病例统计，小儿桡骨颈骨折占肘关节骨折的 5%～8.5%，占所有年龄桡骨近端骨折的 14%～20%。男性多于女性，男女之比为 2∶1，好发于 10～13 岁，发生年龄的峰值在 12～13 岁。

一、实用解剖

桡骨头上方为偏心性凹面，与肱骨小头形成关节，桡骨头周缘突出，称之为柱状唇，在桡骨结节方向柱状唇最宽，柱状唇构成一个环状关节面，与尺骨的桡骨头切迹相关节。桡骨头柱状唇为环状韧带包绕，环状韧带下部分被方形韧带加强。头下变细的部分为桡骨颈，颈下部有旋后肌附着。桡骨颈基底向前内侧隆突形成一个结节，称为桡骨结节，为肱二头肌腱抵制。桡骨头完全居关节囊内，其血运靠关节囊的血运供给。头与颈发生骨折，多为囊内骨折，有时伴发桡骨环状韧带断裂。正常情况桡骨头与桡骨干轴线有一定倾斜角，正位像有 12.5° 的倾斜，侧位像有 3.5° 的倾斜角。

胚胎 9 周桡骨近端呈现，4 岁形成其形态。桡骨头二次骨化中心最早出现年龄为 5 岁，5 岁以前由于骨化中心没有出现是否有损伤发生，难以肯定。与成人不同，儿童很少发生桡骨头骨折，而表现为桡骨颈骨折或桡骨头骺分离，骨折以前者为多，故一般称之为桡骨颈骨折。

二、损伤机制

桡骨颈骨折易发生于肘关节外翻性损伤。肘关节完全伸直位时，肘关节周围的韧带被拉紧，尺骨鹰嘴紧锁于肱骨远端鹰嘴窝内，这时内翻与外翻活动很少。在此位置跌倒，由于肘关节携物角度的原因使外翻性损伤更容易发生。单纯外翻力可使桡骨颈骨折。同时鹰嘴常发生斜形骨折。若受伤时肘关节微屈曲，鹰嘴未能牢固地锁于鹰嘴窝内，即可产生旋转，这时单纯外翻力可产生桡骨颈单独骨折而尺骨可无损伤。若儿童跌倒发生单纯的肘关节后脱位，则也可产生向后移位的桡骨颈骨折。

当伸展位跌倒，肱骨小头撞击桡骨头的外侧，可使桡骨头向外倾斜移位。这种受伤机理意味着在受伤的一瞬间肘部受到外翻应力，于是在肘部内侧可发生牵拉性损伤，表现为肱骨内上髁撕脱骨折或内侧副韧带撕裂。

桡骨头移位倾斜的方向因受伤时桡骨旋转的位置而异，若受伤瞬间前臂处于旋后位桡骨头骺则向外侧移位，在前臂旋后位的前后位 X 线片上可以看到移位。若受伤瞬间前臂处于中立位，桡骨头骺后侧 1/4 受力最大，故桡骨头骺向后倾斜。

Jeffrey 认为当病人手着地跌倒时，有暂时性的肘关节后脱位或半脱位，向上冲击屈曲的肘关节的力使桡骨头骺撞击肱骨小头下方，桡骨头骺向后移位可达 90°，肘关节脱位可自动复位，留下移位的桡骨头骺。

三、骨折分型

许多作者都试图对各种各样类型的桡骨近端骨折做分类：Gtaston 基于移位程而度将骨折分为四型；Vostal 综合了骨折形态和移位方向分为八种类型；Newonan 基于损伤机制分成五种类型；Jeffrey 基于受伤的机制将骨折分两型；Wilkins 基于损伤的机制和骨折线的位置分为两型，第一型是外翻型，此型又分为三型，①A 型：Salter-Herris I 型和 II 型的桡骨近端骺损伤；②型：Salter-Herris IV 型的骨近端骺损伤；③型：只累及桡骨近侧干骺端的骨折。第二型是肘关节脱位引起桡骨颈或桡骨近端骺骺损伤，此型又分为两型：①D 型：复位型损伤，肘关节脱位自行复位同时造成桡骨近端骨折，桡骨头移位于肘后；②E 型：是脱位型损伤，在发生脱位时肱骨小头压迫桡骨而发生骨折，桡骨头位于肘关节前下方。

Obreien 基于骨折成角分为三度，轻度：桡骨头关节面轻度倾斜 3° 以内；中度：桡骨头关节面倾斜 30°~60°；重度：桡骨头关节面倾斜 60° 以上（图 2-11-1）。

Judet 分型：①I 度：桡骨头轻度倾斜；②：成角小于 30°；③ II 度：成角 30°~60°；④III 度：a 成角小于 80°，b 成角 80°~90°。

Chambers-Wilkins 分型：

I 型：桡骨头移位骨折，多数桡骨近端骨折属于此型。

　　A：外翻骨折，根据骨折线又分为三个亚型

　　（1）Salter-Harris I 型和 II 型的桡骨近端骺损伤。

　　（2）Salter-Harris IV 型的桡骨近端骺损伤。

　　（3）全干骺端骨折型。

　　B：伴有肘关节脱位

　　（1）肘关节一过性脱位自行复位同时发生骨折，桡骨头位于关节后侧近端。

　　（2）肘关节脱位过程中发生骨折，桡骨头位于关节前侧远端。

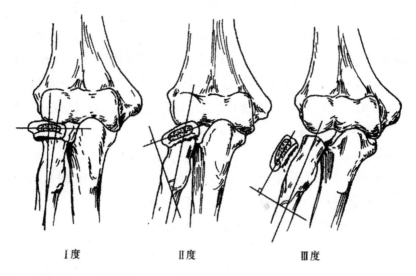

Ⅰ度　　　　　　　Ⅱ度　　　　　　　Ⅲ度

图 2-11-1　桡骨颈骨折的分型

ⅡⅠ型：桡骨颈骨折

　　A：成角应力损伤（孟氏骨折第 4 型）。

　　B：扭转应力损伤。

Ⅲ型：慢性应力损伤

　　A：桡骨头剥脱性骨软骨炎

　　B：骺生长板损伤

四、诊断

受伤后肘关节肿胀和疼痛是主要的症状。但并非每个病人都有此症状，要视损伤程度而定。有的患儿肘关节屈曲不受限，也没有疼痛只是在前臂旋转时疼痛，有的患儿前臂旋转时也没有疼痛，只有按压桡骨颈时才有疼痛，也有的患儿主诉可能是腕部疼痛，而按压桡骨头或桡骨近端时疼痛。除此之外要仔细检查是否合并有内上髁和尺骨近端的骨折。

儿童肘关节的 6 个二次骨化中心的相继出现有很大的变异，有时单独依赖平片诊断困难。故对临床怀疑有桡骨颈骨折时需详细检查，肘关节内外应力摄片，关节造影，断层摄片及切线位片，CT、MRI 均有助于诊断。近来对桡骨近端骨骺尚未骨化的患儿有人认为 B 超为经济、简便、无创且有效的确诊手段。

五、治疗

治疗方案的选择要参考综合因素：骨折的类型、成角的程度、移位的情况、有无其他的损伤、患儿的年龄、生长的潜力及塑形能力、损伤的时间是新鲜的还是迟延治疗的。

治疗中对于骨折移位手术复位适应证的掌握，各家主张不同，Jones 对桡骨头倾斜角超过 15°则主张手术复位。Jeffry 主张 20°之内不手术。Judet 认为倾斜大于 30°应手术。Blount 认为不超过 45°非手术治疗结果良好。但我们认为对于年龄较小的患儿如 4~5 岁成角不超过 45°，侧方移位不超过 2/3 就可以保守治疗，对于年龄有 7~8 岁的患儿成角不超过 30°，侧方移位不超过 1/2 就可以保守治疗，如果年龄在 10 岁以上，倾斜角度超过 30°，移位超过 1/2 可考虑手术治疗。

（一）保守治疗

1. 对于移位　无需闭合复位直接用石膏固定（屈曲，前臂置中立位）。如果移位比较大的也可闭合复位，位置满意后再用石膏固定四周。

2. 手法复位　在麻醉下进行，先要确定桡骨头移位方向，伸直肘关节前臂放在旋后位，牵拉远端并内收远端使肱桡关节的外侧间隙变宽，旋转前臂使桡骨头达到一个明显突出的位置，向移位相反方向推压桡骨头，经 X 线证实复位满意，用石膏固定四周。

原始骨折后成角大于 60°，复位后有再移位的可能性，应当引起格外的注意。

3. 经皮钢针撬拨法　麻醉下进行。无菌操作，同时要采用影像监视器。如果移位大，闭合复位不满意可采用手术切开复位。时间愈早愈好，否则影响肘关节功能。Mcbride 报告了三例伤后 2~3 周手术，结果差。Newme 骺报告了 12 例伤后五天手术，结果 8 例差，故应避免迟延手术时间。对于晚期病例与其手术，不如听其自然，通过塑形畸形有所改善，同时获得较好的功能。

（二）手术治疗

手术切开复位的适应证是：完全移位的骨折及经过各种方法复位失败的骨折。

手术一般采用后外侧切口，从肱骨外髁上嵴开始，通过桡骨头到尺骨近端，从肘后肌与伸腕伸指肌间进入，将伸腕、伸指肌从肱骨外髁止点部分切断牵向前方，打开关节囊，可见到桡骨颈骨折部。（勿损伤桡神经深支）用弯止血钳将骨折复位，克氏针内固定。术后用长臂石膏托固定四周。一般主张克氏针不穿过肱骨小头，否则会造成克氏针折断等严重的合并证。

20 世纪 20 年代和 30 年代曾流行的桡骨头切除术，但可后遗肘外翻，腕关节桡偏及功能障碍。目前对骨骺未成熟者应避免桡骨头切除术。

六、并发证

1. 骺早闭　桡骨颈骨折分型中有外翻型损伤，其中有 A 型和 B 型也就是 SalterHerrisI、II、IV 型损伤可造成骺早闭。但桡骨的长度主要是桡骨远端，因此桡骨颈骨折致骺早闭对桡骨的长度影响不大。

2. 骺缺血坏死　这种情况往往发生在骨折严重移位的病人。但此种骨折水平常在干骺端，于血管进入骨骺的远端，所以伤后很快能重建血运。

3. 桡骨头膨大 较为常见，尤其是骨折移位较大的病人。但对功能影响不大。

4. 上尺桡融合 此种情况很罕见，这种情况是损伤严重，治疗不及时、不恰当而造成骨化肌炎者。临床上主要是旋转功能受限。

5. 骨不连 此种情况很罕见，多发于移位严重，骨折嵌入软组织或者切开复位迟延的病人。

6. 肘外翻 约有30%的病人携物角增加5~10°是否与受伤的机制有关，骺损伤、骺生长板不同程度的闭合，原因不清，但无需处理。

7. 关节活动受限 此为较严重的合并证。桡骨头膨大，上尺桡融合均可造成关节活动受限，特别是前臂旋转功能。另外原始移位的程度，往往表示损伤的严重程度，严重的损伤不仅涉及桡骨颈，也累及周围的软组织，是造成功能受限的原因，同样道理如果是复合损伤，最终功能受限一定也更为明显。

参考文献

1. Biyani A Mehara A, Bhan S. Percutaneous pinning for radial neck fractures. Injury, 1994, 25: 169~171

2. Boyd HB, and Altenberg AR. Fractures about the elbow in children. Arch Surg, 1944, 49: 213~224

3. Dormans JP, Rang M. Fractures of the olecranon and radial neck in children. Ortho Clin north Am, 1990, 21: 257~268

4. D'Souza S, Vaishya R, Klenerman L. Management of radial neck fractures in children. A retrospective analysis of 100 patients. J Pediatr Orthop, 1993, 13: 232~238

5. Kaufman B, Rinott MG, Tanzman M. Closed reduction of fractures of the proximal radius in children. J Bone Joint Surg, 1989, 71B: 66~67

6. Landin LA, Damelsson LG. Elbow fractures in children. An epidemiological analysis of 589 cases. Acta Orthop Scand, 1986, 57: 309

7. Olney BW, Menelaus MB. Monteggia and equ IV alent lesions in childhood. J Pediatr Orthop, 1989, 9: 219~223

8. Pelto K, Hirvensalo E, Bostman 0, et al. Treatment of radial head fractures with absorbable polyglycolide pins. A study on the security of the fixation in 38 cases. J Orthop Trauma, 1994, 8: 94~98

9. Scullion JE, Miller JH. Fracture of the neck of the radius in children. Prognostic factors and recommendations for management. J Bone Joint Surg, 1985, 67B: 491~498

10. Steinberg EL, Golomb D, Salama R, et al. Radial head and neck fractures in children. J Pediatr Orthop, 1988, 8: 35~40

11. JH, Robertson DE. Displaced fractures of the neck of the radius. J Bone Joint Surg, 1982, 64B: 256~301

第十二章　儿童尺骨鹰嘴骨折及冠状突骨折

　　小儿尺骨鹰嘴骨折比较少见，且常合并肘关节其他损伤。文献报道仅占小儿肘部骨折的5%左右，在 Chamber 与 Wilkin 的资料中小儿尺骨鹰嘴干骺端骨折的发生率为4.9%，高发年龄为5~10岁，男性占65%，20%合并其他骨折，19%需要手术治疗，北京积水潭医院小儿创伤急性5年收治171例，占全部骨折的1.89%，占上肢骨折的2.33%，占肘部骨折的5.19%，男女之别为7.5︰1，两个年龄峰值，分别为12岁和6岁。

　　小儿尺骨冠状突骨折则更为少见，且多合并肘关节其他损伤，文献中报道少于小儿肘关节骨折的1%，北京积水潭医院资料仅占小儿肘关节骨折的0.27%，发生率如此之低与原始就诊登记漏诊可能有关，因为尺骨冠状突的软骨骨折往往在随诊过程中才得到确诊。

第一节　尺骨鹰嘴骨折与骺损伤

一、实用解剖

　　出生时，尺骨近端的干骺端仅位于半月切迹的一半处。此年龄阶段干骺端边缘通常与鹰嘴的长轴相垂直，随着骨化进行，干骺端边缘变得越来越倾斜，其前方边缘逐渐向近端发展。在6岁时，已达半月切迹的3/4。此时部分骺和骺软骨继续向远端发育从而囊括冠状突。但冠状突处无二次骨化中心。在鹰嘴的二次骨化中心出现以前，干骺端的边缘已形成一塑形良好的硬化边缘。在9岁时，鹰嘴骨骺二次骨化中心开始在肱三头肌附丽处出现。（图2-12-1）一旦骨化开始，其骺和骺软骨向上形成冠状突的舌状部分消失，而此舌状部分最后仅形成表面光滑的关节软骨。

　　二次骨化中心可以是两个。其中主要的骨化中心位于鹰嘴顶部，被肱三头肌附丽所覆盖，正如 Porteous 所描述的，为牵拉中心，第二个较小的中心为关节中心，在半月切迹的近1/4的关节面处的下方。

　　约在14岁时开始，骨骺与干骺端从前向后逐渐闭合，后方尚未闭合的骺线容易与无移位的骨折相混淆。未闭合骺生长板的周围有一层清晰的硬化边缘。极少情况下此

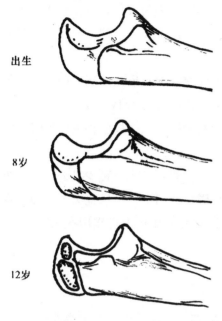

图图 2-12-1　9 岁时，鹰嘴骨骺二次
骨化中心开始在三头肌附丽处出现

骺线仍可持续存在。常见于持续进行激烈训练的投掷运动员，由于长期的慢性张力作用所造成的骺生长板损伤。

偶尔，在鹰嘴顶部三头肌腱附丽处可见一分离的骨化中心，称为肘髌骨，并与滑车构成关节。常为单侧，而双骨化中心一般是双侧的，有家族倾向。也有的学者认为肘髌骨是由于创伤性骨化所致而不是发育的异常。

小儿鹰嘴干骺端骨皮质相对比较薄，哈佛系统尚未完全形成，尺骨近端骺生长板的生长潜力占尺骨总生长潜力的 20%，是生长速度比较慢的部位，且初级松质骨不像生长快的部位以纵向排列为主，而是以横向排列为主，而其骨膜却相对比较厚，并且与干骺端贴附紧密，故小儿尺骨鹰嘴可出现青枝骨折，即使是完全骨折，其移位也往往小于成人骨折的移位。小儿尺骨鹰嘴的软骨成分比较多，有吸收应力缓冲的作用。小龄儿童关节韧带与关节囊相对更为松弛。肘关节过伸位使尺骨鹰嘴可以比较好的保护在肱骨远端鹰嘴窝内，从而避免损伤。

二、损伤机制

直接暴力或间接暴力都可以造成小儿尺骨鹰嘴骨折与骺损伤。

尺骨鹰嘴骺损伤多为撕脱损伤，可发生于屈肘位摔倒时，由于肱三头肌的张应力造成撕脱骨折。直接暴力撞击也可造成尺骨鹰嘴骨骺的骨折。

尺骨鹰嘴干骺端的骨折可以存在三种损伤机制。

1. 屈曲损伤　小儿半屈肘位跌倒，鹰嘴后方承受张应力，肱三头肌施力于鹰嘴顶部，肱肌施力于冠状突向近端牵拉，当应力对鹰嘴后方产生的张应力达到一定程度且速度又足够快时，就会导致鹰嘴中部骨折。作用于鹰嘴后方的直接暴力更易造成鹰嘴骨折，此种损伤骨折线多为横行，与鹰嘴纵轴垂直，骨折线可一直达到半月切迹关节面，造成关节内骨折。骨折块移位程度与暴力大小和软组织损伤程度有关。由于肱三头肌扩张部在干骺端的附丽，对骨折块移位有较强的抵抗作用，一般移位并不明显。

2. 伸直损伤　伸肘位摔倒以手撑地时，小儿最容易发生的骨折是肱骨髁上骨折而不是尺骨鹰嘴骨折，因为小儿关节比较松弛，摔倒，手撑地时肘关节多处于过伸位，此时鹰嘴被锁在鹰嘴窝内，受到保护。但是，如果同时有内外翻应力，则在鹰嘴处产生桡屈应力，此种损伤所致的鹰嘴骨折多位于鹰嘴远端，多为青枝骨折，骨折线不进入关节，是关节外骨折，由于弯曲应力的支点比较远，骨折线可延伸至冠状突，尺骨近端及尺骨干。

此种受伤机制常合并肘关节的其他骨折。如为外翻应力，患儿摔倒时前臂位于旋后位，往往合并桡骨颈骨折或肱骨内上髁撕脱骨折，亦可表现为 IV 型孟氏骨折脱位。如为内翻应力，患儿摔倒时前臂位于旋前位，或前臂内侧受力，往往合并桡骨头脱位，表现为典型的儿童型孟氏骨折（III 型）。

3. 剪式应力损伤　当尺骨近端受前方直接暴力时，则可产生一种少见的尺骨鹰嘴骨折，尺骨鹰嘴后方完整而前方骨折，骨折线多是横行或斜形，上尺桡关节一般都保持完整，由于肱肌的作用远骨折端向前侧移位，直接暴力如打击伤作用在鹰嘴后方，实际上也是一种剪式应力造成的骨折。

三、骨折分型

小儿尺骨鹰嘴骨折的分类与分型看法颇不一致。尺骨近端骺是一个既承受拉应力，又承受压应力的骺。它的损伤既不同于压应力的骺损伤，又不同于拉应力骺的损伤。早在一个世纪以前 Poland 就指出"鹰嘴骨骺分离是骨骺分离中最罕见的"。至 1990 年以前英文文献中只有 16 例儿童和 17 例青少年的病例。而且就是骺分离往往也是从干骺端靠近骺生长板处骨折分离，因此难以根据骺损伤与否进行分类。

Marthew（1982）提出依照 X 线照片与临床的分型方法：

I 型：骨折无移位，无合并损伤，此型小儿最多占 53%；

II 型：尺骨鹰嘴骨折合并桡骨颈或肱骨远端骨折；

III 型：骨折没有移位，但软组织损伤明显；

IV 型：骨折块移位。

Grantham（1984）按骨折与骺生长板的关系分型：

I 型：尺骨近端骺分离，此型损伤非常罕见（图 2-12-2）。

II 型：尺骨鹰嘴骨骺带着一大块干骺端骨折，此型多见于大龄儿童（图 2-12-3）。

Bracg（1987）提出根据骨折线所在的部位与走向来分型：

I 型：骨折线位于干骺端远端与骺生长板平行；

II 型：骨折线自尺骨鹰嘴骨突，经骺生长板至干骺端，骨折线走行方向与尺骨干长轴平行；

III 型：尺骨鹰嘴近端斜行骨折；

IV 型：尺骨鹰嘴远端骨折；

V 型：尺骨鹰嘴粉碎骨折。

Papavasilio 年等（1987）提出按骨折是否累及半月切迹关节软骨，是否通入关节分

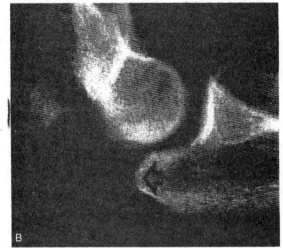

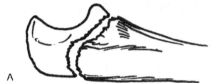

图 2-12-2　Grantham Ⅰ型骨折，尺骨近端骺分离（少见）

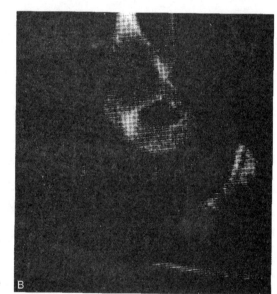

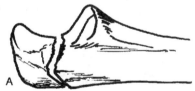

图 2-12-3　Grantham Ⅱ型骨折，带大块干骺端

型。

Ⅰ型：关节内骨折，包括爆裂骨折、轻度移位累及关节面的骨折与尺骨鹰嘴完全骨折。

Ⅱ型：关节外骨折，包括青枝骨折、裂纹骨折及小龄儿童无移位的尺骨鹰嘴骨折、小龄儿童尺骨鹰嘴半月切迹关节面软骨相对比较厚，骨折后关节面可以仍保持连续。Chambe 与 Wilkin 在 1996 年《小儿骨折》一书中将小儿尺骨鹰嘴骨折分为两类，骨突骨折与干骺端骨折。每类又各分为三型。

骨突骨折分型：

Ⅰ型：尺骨鹰嘴骨突炎，表现为骨骺二次骨化中心骨化过程不规则，骺线增宽。

Ⅱ型：不完全应力骨折，骺线增宽不规则，邻近骺线有小的囊状变，二次骨化中心多数形成正常，此型多见于长期从事垒球投手、网球、体操运动训练的运动员。

Ⅲ型：完全骨折，根据撕脱骨折的情况又分为两个亚型，第一种亚型见于小龄儿童，骨折线经骺生长板包括远端舌状部，上方直达冠状突。第二种亚型多见于大龄儿童，骨骺骨折块上带有一大块干骺端骨组织。Grantham 视此型为 Salter-Harris Ⅱ 型损伤，当骨骺未骨化时，此干骺端骨折块可显示骨折移位情况，如干骺端骨折块也很小时，从 X 线照片上诊断颇为困难。

干骺端骨折分型：

Ⅰ型：屈曲型骨折

Ⅱ型：伸展型骨折，又分为伸展内收型与伸展外展型

Ⅲ型：剪式应力骨折

Graves（1993）提出根据骨折移位与是否开放从是否需要切开复位的角度，将骨折分为 3 度。

Ⅰ度：骨折移位小于 5mm

Ⅱ度：骨折移位大于 5mm

Ⅲ度：开放骨折

四、诊断

疼痛、肿胀、肘关节活动受限是临床主要的症状。在检查时可以发现局部肿胀，有明显的压痛，伸肘受限，如果鹰嘴骨折为直接暴力损伤，局部皮肤可能有擦伤或挫伤，皮下淤血，完全骨折并有移位时，尺骨鹰嘴部可以触及凹陷感，骨折发生在干骺端时还会触及局部一异常活动及骨擦感。肘关节伸屈活动因对抗疼痛而明显受限，如果为尺骨鹰嘴不全骨折则往往主要表现为伸肘受限，肘关节不能完全伸展。

临床检查要特别注意尺骨鹰嘴骨折的合并损伤，如肘关节前方是否有明显压痛与肿胀，要考虑到合并冠状突骨折的可能，如肱桡关节桡骨颈有明显肿胀压痛，要考虑到合并桡骨颈骨折的可能，如肱骨内上髁有明显肿胀压痛，要考虑到合并肱骨内上髁撕脱骨折的可能，总之要全面检查，在拍照 X 线片前已对损伤情况有所考虑。

根据不同的损伤机制，X 线拍片可表现不同的骨折类型，如屈肘位损伤，骨折通常与鹰嘴纵轴垂直或呈斜形，而伸肘位损伤，骨折线一般为纵向走行，不是很清楚，如为直接暴力损伤，根据暴力的大小，骨折线可以表现为单一或爆裂损伤。

骨突骨折发生在鹰嘴骨骺二次骨化中心出现前，从 X 线照片上诊断是很困难的。但是，值得庆幸的是尺骨鹰嘴骺损伤极少为骺分离，多数带有一大块干骺端骨折块，

从 X 线照片上骨折块的骨折移位情况，可以推断骨突的骨折移位。如果干骺端骨折块非常小或都是罕见的骺分离时，MRI 有助于进一步明确诊断。既往曾使用过的局部注入造影剂确诊的方法，现已很少采用，因为有增加局部感染的危险。

在某种意义上讲邻近骺生长板与之平行的干骺端远端骨折就是骺分离的一种特殊类型，由于尺骨近端骺的生长潜力很小，生长缓慢，所以干骺端初级松质骨的形成也差于生长潜力大的部位。此种骺分离，有如指骨的骺分离。干骺端很薄一层的松质骨在高清晰度的 CRX 线片上是诊断的重要依据。

五、治疗

没有移位或移位比较轻的小儿鹰嘴骨折（<2mm）单纯石膏固定 3~4 周即可。骨折大于 2mm 的关节外骨折，骨折稳定者可行闭合复位，石膏外固定。剪切力损伤所致骨折复位后屈曲位置下骨折稳定不易再错移位。屈曲损伤宜伸直位固定。关节内骨折，移位大于 2mm，常需要切开复位、内固定。固定方式可采用克氏针张力带。

小儿尺骨鹰嘴骨折内固定的选择要充分考虑到可能对生长与骨骺所造成的医源性损伤。对年龄小生长潜力比较大的病例，不宜用直径超过 3mm 的针做内固定，以克氏针张力带为好，但对大龄儿童可采用斯氏针内固定，对接近发育成熟年龄的大龄儿童可以采用松质骨螺丝钉内固定。

对有症状青少年慢性应力骨骺骨折骨突骨折的治疗，并非是一个简单的问题，停止训练避免应力损伤可以减轻或消除症状，但并不能使增宽的骺线变窄，甚至邻近骺生长板干骺端的小的囊状骨改变也不能完全消失。而且患肢在激烈运动或重物投掷后，局部症状容易复发，对于此类青少年患者所致的应力不愈合，在经过相对时间制动后仍无改善者，可采取松质骨加压螺丝钉内固定的治疗方法，以刺激应力慢性不全骺骨折的愈合。

小儿鹰嘴骨折一般预后是好的，而且临床的预后好于 X 线的最终结果。

延迟愈合是一个并不太少见的并发证。

再骨折是尺骨鹰嘴骨折容易出现的并发证，而且特别是手术切开复位内固定物取出后容易出现，往往是比较轻的再损伤后出现。这与该部位骨折愈合后组织再塑形缓慢及局部所承受的特殊应力不均衡有关。所以鹰嘴骨折愈合后，注意保护一段比较长的时间是非常必要的。再骨折后应采取积极的治疗，切开复位可靠的内固定。

鹰嘴骨折愈合后可能因骨折刺激出现鹰嘴过度生长而影响肘关节完全伸展功能，对此种并发证的处理，应当先进行功能训练，观察生长再塑形，如果经过一年观察仍无改善，可以考虑手术切除增殖的鹰嘴顶端。

鹰嘴骺损伤或因采用不恰当内固定物的损伤，有可能造成骺早闭，造成短鹰嘴畸形，一般并不引起临床症状，不需要任何治疗。

闭合复位不良或切开复位不充分有可能造成半月切迹关节面的阶梯，会影响肘关节的功能恢复，并可导致晚期肘关节退行性改变创伤性关节炎的发生，所以认真的观察复位后的 X 线侧位照片是非常重要的。复位不满意再重新复位，而不可过多的寄期望于生长过程中纤维软骨的修复。

伸展型损伤所造成的尺骨鹰嘴青枝骨折整复后有再发生原始创伤成角畸形的趋势，如伸展内翻骨折，尺骨近端或鹰嘴可向内侧移位，从而导致桡骨头半脱位。在伤后早期的随诊复查中要特别注意，早发现及早再处理，完全可以避免此种并发证的出现。如果已经出现且不可能再矫正时，视畸形严重程度决定下一步治疗，轻的畸形有望通过生长再塑形获得自行矫正。严重的畸形不可能自行矫正，可以择期截骨矫形，不要等到肱桡关节已发生继发的骨性改变后再矫形。

通半月切迹关节面的鹰嘴骨折，在远期随诊时，可发现关节间隙变窄，可以存在肘关节全屈或全伸的一定活动受限，或者没有症状，这种情况有可能是由于不同程度的软骨溶解所致，或者是由于继发的创伤性关节炎退行性改变的结果。对于此种通关节型的骨折长期的定期随诊是必要的。

虽然因尺骨鹰嘴骨折导致肘关节骨化性肌炎造成严重肘关节活动受限的病例并不多见，但并不是没有发生的可能。原始损伤严重，治疗过程粗暴，不恰当的康复手段都是可能造成的原因，此外，个体的差异也与此种严重并发证的发生有密切的关系。

此外因鹰嘴骨折内固定使用不当，或骨折不愈合假关节活动的刺激出现尺神经症状，或因鹰嘴骨折诱发筋膜间隔综合征的个案也有报道。

鹰嘴骨折解剖复位后，对小儿前臂旋转功能的影响比较小。但由于旋后肌有部分纤维起自尺骨上端的桡侧，骨折会影响该部分纤维带来轻度的旋转受限。

第二节　尺骨冠状突骨折

一、实用解剖

至生后 6 岁，冠状突的形成主要是由尺骨鹰嘴远端舌状扩张部的骨骺与骺软骨所组成。冠状突没有二次骨化中心，它是由邻近干骺端边缘不断骨化形成的。发育成熟后冠状突前面呈三角形，稍下为尺骨粗隆，有肱肌附丽于冠状突前面。成人肘关节侧位 X 线照片显示冠状突顶端的高度与桡骨头前缘在一水平，小儿因冠状突完全骨化比较晚，局部软骨成分多，因此冠状突的顶点低于桡骨头前缘，了解这一点有助于推测软骨性冠状突的形态。

二、好发年龄

由于多数冠状突骨折合并肘关节脱位，所以理论上讲，冠状突骨折多发生于较大年龄的儿童。Bracq 在他的一组 23 例病人中报道，发现其发生有 2 个峰值，一组为 8~9 岁，另一组为 12~14 岁。

三、合并证

尽管多数患儿合并肘关节脱位，但报道中仍有下列合并损伤：尺骨鹰嘴骨折、内髁骨折及外髁骨折。在上述的合并损伤中，冠状突骨折被认为是尺骨鹰嘴青枝骨折的一部分。如果尺骨冠状突骨折是一个独立的骨折，冠状突的骨折是由肱肌撕脱或继发于脱位后又复位的肘关节脱位。后者在临床上表现为关节肿胀，仅冠状突上有一小的撕脱骨片。

四、诊断

通常 X 线上很难做出诊断，因为侧位时冠状突被桡骨头所遮盖。如果移位很小，最好拍摄肘关节的斜位片。可以显示出冠状突的骨折。

小年龄的儿童，冠状突包含较多的软骨成分，所以可发生一种很少见的片状骨折或软骨骨折。在这种极少见的类型中，肘关节脱位，骨折的关节软骨面可滑入关节内临床上只有在侧位片可见到位于关节前方的一个薄薄的骨片，如为软骨骨折伤后 X 线照片并不显影，往往在随诊 X 线照片，软骨骨折片骨化或局部增殖反应成骨时才可识别。

五、分型

Regan 和 Morrey 依骨折大小进行了分型，这种分型方法对预后和治疗都很有帮助。

Ⅰ 型：骨折仅包括冠状突顶部。

Ⅱ 型：骨折小于包括冠状突的 50%。

Ⅲ 型：骨折包括整个冠状突的 50% 以上。

六、治疗

治疗主要依靠移位的程度及肘关节的稳定性。对合并损伤应采用相应的治疗方法。没有合并损伤的 Ⅰ、Ⅱ 型冠状突骨折，可以采取保守治疗，长臂石膏托制动 3~4 周后，早期功能锻炼。如果合并肘关节脱位，应将肘关节制动于屈曲 100°，前臂充分旋后位。在某些情况下，如果是单纯的撕脱骨折，且骨折远端仍然相连，则复位时最好将肘关节放在轻度伸直位，在这个位置，肱肌对于骨折的复位会有一定的帮助作用。

Ⅲ 型冠状突骨折常显示肘关节不稳定，应行手术切开复位内固定。冠状突骨折切开复位一般采用肘关节内侧途径，复位后内固定相当困难。如骨折比较大，最好采取从后侧穿入一枚松质骨拉力螺丝钉固定，骨折固定较为可靠。愈合后内固定取出亦简便。

合并证较少见。在较大的骨折（III 型）时，可以发生肘关节不稳定及有屡发性脱位的倾向。在儿童，很少出现骨折不愈合。

参考文献

1．Bracg H. Fracture deI olecrane. Rev Chir Orthop, 1987, 73：469~471

2．Grantham SA, Kiernan HA. Displaced Olecranon fractures in chindren J. Trauma, 1975, 15：197~204

3. Graves SC, Canale ST. Fractures of olecranon in children：longterm follow-up. J Pedia Orthop, 1993, B：239~241

4. Mathews JG. Fractures of olecranon in children. Injury, 1981, 12：207~212

5. Murphy DF, Greene WB, Dameron TB. Displaced olecranon fractures in adults. Chin Orthop, 1987, 224：215~223

6. Papavasilion VS, Beslikas TA. Nenopouloss：Isolated fractures of the olceranon in children. Injury, 1987, 18：100~102

第十三章　儿童孟氏骨折

　　小儿桡骨头脱位几乎均伴有尺骨骨折或弓形弯曲。孟氏骨折脱位是一种前臂与肘关节的复合损伤，1814 年意大利医生 Giovanni Battista Monteggia 首先对尺骨近侧 1/3 骨折合并桡骨头前脱位进行描述，以后人们即称此类损伤为孟氏骨折。1950 年乌拉圭医生 Bado JL 对此种骨折脱位做了大量的研究，并根据损伤机制提出分型与治疗方法。

一、实用解剖

　　桡骨近端头部稍膨大，其关节面以下较细为桡骨颈，桡骨颈体相连处的后内侧有桡骨粗隆，系肱二头肌的止点，在胚胎期第 9 周，桡骨头和颈就能明显的区分出来，并出现尺骨桡骨切迹。桡骨头为偏心性盘状凹面，其前外侧较薄，后内侧较厚，略呈椭圆形。

　　桡骨头关节面和桡骨纵轴有约 3.9° 的倾斜度，倾斜度的变化会影响环状韧带的上下活动。桡骨近端骨骺 5~7 岁才开始骨化，16~18 岁时融合。由于骨骺有一定倾斜度，故骨化过程中可能看来不对称，呈类似三角形而不是椭圆形。桡骨头与尺骨的桡骨切迹构成上尺桡关节，被肱骨小头和尺骨的关节面紧紧地限制住，这种解剖结构使肘关节伸屈活动和前臂旋转活动自如，同时又保持肘关节的内在稳定。桡侧副韧带呈三角形，连接肱骨外上髁的下部与环状韧带之间，它加强了肘关节的外侧壁，可防止桡骨头向外侧脱位。环状韧带起自尺骨桡骨切迹的前缘，环绕桡骨头环状关节面的 4/5，止于尺骨桡骨切迹的后缘，有少部分纤维紧贴桡骨切迹的下方，继续环绕桡骨颈，形成一个完整的纤维环，因此环状韧带围绕桡骨头形成一个上口大，下口小的杯盏状，可防止桡骨头脱位。方形韧带起自尺骨的桡骨切迹下缘，止于桡骨颈，当前臂旋前时，方形韧带后部纤维紧张，防止桡骨过度旋前，当前臂旋后时，其前部纤维紧张，防止桡骨过度旋后。桡骨向桡侧有一个生理弧度约 9.3°，尺桡骨均向背侧有一生理弧度约 6.4°。

二、分型

　　孟氏骨折可分为 IV 型（图 2-13-1）。

　　I 型或伸展型：约占 73%，为尺骨骨折，向掌侧成角，合并桡骨头向前脱位。

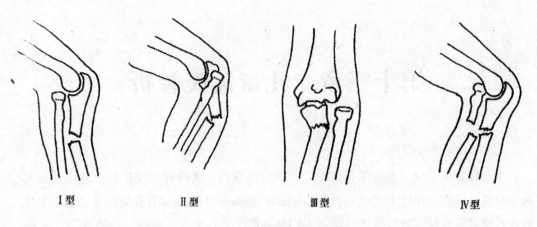

图 2-13-1　孟氏骨折分型图示

Ⅱ型或屈曲型：约占 3%，为尺骨干骨折向背侧成角，合并桡骨头向后脱位。此型多见于成人，儿童少见。

Ⅲ型或内收型：约占 23%，为尺骨干骺端骨折向外侧成角，合并桡骨头向外侧或前外侧脱位。此型常伴有桡神经损伤。

Ⅳ型非常少见：仅占 1%，为尺桡骨骨折合并桡骨头向前脱位。

另外在 1990 年 Dormans 等人又提出孟氏骨折第 Ⅴ 型，即前臂旋前时桡骨头脱位，在旋后时，桡骨头又复位。认为在孟氏损伤后，环状韧带松弛，尺骨由于青枝骨折或塑形变而后遗弓形弯曲，在前臂旋前时，桡骨头受到尺骨的支撑而发生脱位，旋后时，应力解除，桡骨头复位。

三、损伤机制

Ⅰ型孟氏骨折受伤机制一般有三种说法：

Speed 和 Boyd（1940）提出 Ⅰ 型孟氏骨折是由于来自前臂后方的打击力，造成尺骨骨折，而桡骨头向前脱位是直接外力引起的。Evans（1949）提出 Ⅰ 型孟氏骨折是由于间接外力引起。当病人伸手向前跌倒时，前臂常呈旋前位，在手与地面接触的一瞬间，手相对固定于地面，而身体围绕着固定而旋前的前臂扭转，使前臂极度旋前，此时桡骨和尺骨在中上 1/3 处相交叉和触碰，该处形成一个支点，尺骨强力地支撑桡骨近端，而发生桡骨头向前脱位，同时发生尺骨骨折。

有的学者又提出 Ⅰ 型孟氏骨折是由于肱二头肌牵拉引起，认为在伸肘位跌倒时，肘关节处于过伸位，由于肱二头肌强烈的反射性收缩，使桡骨上端受到向前的牵拉作用而发生桡骨头脱位，同时发生尺骨骨折。

Ⅱ型孟氏骨折是前臂旋前位摔倒，肘关节在屈曲位，手掌着地，使尺骨发生骨折向背侧成角，外力继续作用使桡骨头向后脱位。

Ⅲ型孟氏骨折，只见于儿童。此型的特点是尺骨骨折发生在近侧干骺端，横断、纵裂或青枝。是由于伸肘位摔倒，上肢处于内收位，肘关节受到内翻应力，使尺骨上端发生向桡侧成角的骨折，桡骨头向外侧脱位。

IV 型孟氏骨折很少见，有人认为与 I 型孟氏骨折受伤机制大致相同，只是在桡骨头脱位后桡骨又受到第二次损伤所致。

四、临床表现

各型孟氏骨折临床上共同特点是前臂和肘关节肿胀和疼痛。压痛限于尺骨骨折处及桡骨头部位，有时可以触及脱位的桡骨头。肘关节屈伸和前臂旋转活动均受限。在检查时应特别注意有无神经损伤。在儿童孟氏骨折中，如不仔细检查，桡神经损伤是很容易漏诊的。因为孟氏骨折的桡神经损伤多为桡骨头脱位引起，桡侧伸腕长肌肌支在肘关节以上分出没有受到损伤，所以伸腕功能是存在的，而手部骨间肌是由尺神经支配，手指也可以伸直，只是掌指关节不能背伸，不注意这一点，桡神经损伤是很难诊断的。

五、影像学检查

在拍摄前臂正侧位 X 线片时，应包括肘关节和腕关节，在怀疑有孟氏骨折时，应以肘关节为中心，拍摄前臂正侧位。Ogden 强调，尺骨骨折有成角或重叠移位而不合并有桡骨骨折，都应怀疑有桡骨头脱位。在正常情况下，桡骨纵轴应通过肱骨小头骨化中心，在任何位置上均是如此，否则即为桡骨头脱位或半脱位。在 6 岁以前的儿童，因桡骨头骺尚未骨化，桡骨头的位置难于看清，此时必须对 X 线片仔细测量，切勿漏诊。

六、治疗

治疗桡骨头脱位需要解决下列三要素：一是恢复尺骨笔直；二是整复桡骨头；三是降低桡骨头再脱位的应力。即使轻度的尺骨弯曲也会使桡骨头维持在脱位的位置，所以需要将尺骨矫正至解剖位置。

（一）新鲜孟氏骨折的治疗

孟氏骨折是复合损伤，为尺骨骨折合并桡骨头脱位，闭合复位可有两种方法。一是先整复尺骨，矫正尺骨畸形，恢复前臂长度，桡骨头大部可复位。二是先整复脱位的桡骨头恢复前臂长度，尺骨畸形也可大部矫正。采用哪种方法，要根据尺骨骨折的类型决定。尺骨为青枝骨折，有成角畸形，应先矫正尺骨畸形，桡骨头可自然复位。如尺骨为错位骨折，可先整复桡骨头，桡骨头复位后，尺骨力线也可大部矫正。I 型和 III 型孟氏骨折整复后应用长臂石膏后托，屈肘小于 90°，前臂旋后位固定。II 型孟氏骨折整复后应用长臂前后托，肘关节于伸直位，前臂旋前位固定。一般石膏固定 3~4 周，拆石膏后，练习肘关节屈伸及前臂旋转活动。

多数孟氏规则可采取闭合的方法治疗。当采取所推荐的方法也不能实现满意的闭合的方法复位时可能存在环状韧带或关节囊嵌入，则应切开复位。

桡骨头闭合复位失败的原因有：①环状韧带撕裂后残端碎片的嵌入；②环状韧带未断裂，桡骨头完全从环状韧带内脱出，完整的环状韧带嵌入肱桡关节之间；③尺骨桡骨切迹部位的软骨或骨软骨碎片的阻挡；④桡骨头向前脱位，桡神经深支滑向桡骨头背侧，阻碍桡骨头复位。1994 年，Watson 与 Singer 报道一例 6 岁儿童尺骨青枝骨折，桡骨头脱位，因正中神经嵌入而无法获得复位。但往往可以闭合复位整复，如尺桡骨为完全骨折并且不稳定时，则可考虑切开复位内固定，一般桡骨头脱位多可自行复位，如仍不能复位，应考虑有软组织嵌顿可能，亦可行切开复位环状韧带修补术。作者对需要手术固定的年长儿童，喜欢采用经肱骨头穿针的方法以及对尺骨施行加压接骨板内固定。对年幼儿童尺骨通常不需要内固定。

（二）陈旧孟氏骨折的治疗

孟氏骨折超过两周者，则不能再进行闭合复位，应尽早做桡骨头切开复位，环状韧带成形或重建术。

儿童陈旧孟氏骨折与成人不同，其特点是：①尺骨骨折多为青枝骨折，即使尺骨骨折移位明显也几乎没有不愈合的，多为畸形愈合；②儿童生长发育阶段，畸形是进行性的，除了肘部畸形和肘关节侧方不稳定外，因脱位的桡骨头不再受肱桡关节的制约而出现过度生长，甚至可以发生下尺桡关节的变化，影响腕关节的功能活动；③小于骺闭合年龄 2 年以下的儿童，不能做桡骨头切除术，否则一定会对下尺桡关节造成影响；④儿童的关节不容易僵硬，允许做桡骨头切开复位和环状韧带重建术。对年龄越小的儿童，切开复位的适应证越强，年龄已接近成人的大龄儿童，手术治疗应采取慎重态度。

对儿童陈旧孟氏骨折的治疗，在学术界有一个逐渐认识，从消极到积极，从积极到更为谨慎的过程。20 世纪 60 年代以前很少有这方面的报道，70 年代以后陆续有所报道，80 年代是一个高潮，以后逐渐减少。因为手术以后功能好的病例往往肱桡关节仍有半脱位，解剖复位满意的病例，往往残留有一定的旋转功能受限。所以既能达到满意复位又能获得完全的功能恢复，目前仍是一个尚未完全解决的问题。

从解剖角度看桡骨头的稳定有四个要素：①外侧副韧带；②方形韧带；③骨间膜；④环状韧带。其中以环状韧带最为重要。儿童陈旧孟氏骨折手术成功的关键是尺骨畸形的矫正和环状韧带重建。在儿童孟氏骨折中，尺骨骨折多为青枝骨折或是塑性变引起的弓形弯曲，尺骨可在成角的凹侧面做撑开不全截骨，局部取三角形骨块嵌入截骨端，这样有利于桡骨头复位。如果桡骨头上移，桡骨相对长不能复位时，我们通常主张做尺骨延长而不做桡骨短缩术。

1. 环状韧带重建术　采用 Boyd 切口，切口起自肱骨外上髁，沿肘后肌与尺侧伸腕肌间至尺骨，再沿尺骨向远端延长 8~10cm。切除局部瘢痕和退化变性的环状韧带，要注意勿损伤肘前方的血管，神经和穿过旋后肌行走的桡神经深支，做尺骨截骨矫正尺骨畸形，复位桡骨头，并取前臂背侧深筋膜，宽约 1 cm，长约 8~10cm，近端与前臂相连（图 2-13-2），在尺骨桡骨切迹部位钻孔，将深筋膜穿过骨孔，返回绕过桡骨颈，与深筋膜止点缝合（图 2-13-3）。

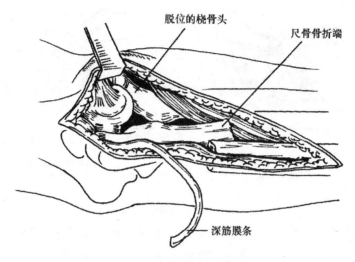

图 2-13-2　取前臂深筋膜重建环状韧带

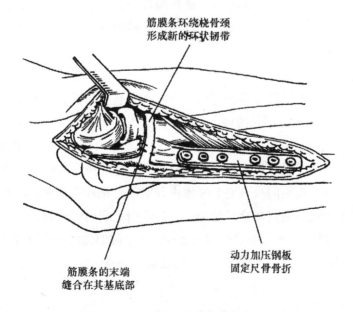

图 2-13-3　环状韧带重建手术图示

2. 环状韧带成形术　采用 Boyd 切口，将前臂伸肌腱附丽从肱骨外踝处剥下，向前方牵开，充分暴露肘关节前侧及外侧关节囊，在切除影响桡骨头复位的瘢痕组织时，注意保留肱桡关节周围的关节囊和残留的环状韧带，复位桡骨头后，将肱骨小头前方关节囊从肱骨外髁附丽处切下，连同部分残留的环状韧带一起向下方转移，修补桡骨头前方的关节囊和环状韧带缺损区，使桡骨头稳固地维持在良好位置上，将伸肌腱附丽原位缝合，术后屈肘前臂中立位或旋后位石膏固定4~6周（图2-13-4）。

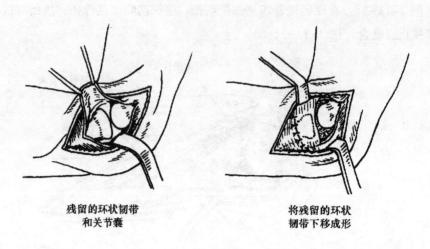

残留的环状韧带　　　　　　　　　将残留的环状
和关节囊　　　　　　　　　　韧带下移成形

图2-13-4　环状韧带成形

手术时应注意：①尽量保存肱桡关节后外侧关节囊和残留的环状韧带，以避免因关节囊和环状韧带缺损过多而造成的修复困难；②手术中在翻起伸肌腱附丽，暴露肘关节前方关节囊和桡骨头时，注意不要损伤桡神经；③术后要将伸肌腱附丽牢固地缝回原处，以防止发生肘关节侧方不稳定；④尺骨畸形要充分矫正，使桡骨头复位没有任何阻力。

（三）桡骨头脱位

单纯外伤性桡骨头脱位是很少见的。有人认为它是孟氏骨折的一种变型。Lincoln TL复习了5例单纯桡骨头脱位的病人，测量了这5例纯侧位X线片上尺骨后缘偏离直线的最大距离"尺骨弓形征"与健侧进行比较，发现尺骨均有不同程度的向前弯曲，认为这5例均有尺骨受损，只不过损伤较轻而已。造成桡骨头脱位的损伤机制与孟氏骨折相似，为前臂过度旋前或肘关节过伸内翻引起。桡骨头多向前或前外侧脱位。对于新鲜的桡骨头脱位应通过闭合复位治疗。在牵引下屈肘前臂旋后，一般可复位。复位后，屈肘小于90°前臂旋后位石膏固定3周。对于陈旧性桡骨头脱位应进行手术切开复位，环状韧带重建术，但术前应与先天性桡骨小头脱位鉴别。

参考文献

1. Bado, JL. The monteggia lesion. Clin Orthop Rel Res, 1967, 50：71~86.

2. Boyd HB, Boals JC. The monteggia lesion：A review of 159 cases. Clin Orthop Rel Res, 1969, 66：94.

3. Dormans JP, Rang M. The problem of monteggia fracture-dislocations in children. Orthop Clin North Am, 1990, 21: 251.

4. Kalamchi A. Monteggia fracture-dislocation in children. J Bone Joint Surg, 1986, 68A: 615~619.

5. Letts M, Locht R, Wiens J. Monteggia fracture-dislocations in children. J Bone Joint Surg, 1985, 67B: 724~727.

6. Lincoln TL, Mubarak SJ. " Isolated" traumatic radial head dislocation. J Pediatr Orthop, 1994, 14: 454~457.

7. Mehta SD. Missed Monteggia fractures. J Bone Joint Surg, 1993, 75B: 337.

8. Ogden JA. Skeletal injury in children. Baltimore: Lea & Febiger, 1990, 478.

9. Salter RB, Zahz C. Anatomic investigations of the michanism of injury and pathologic anatomy of "Pulled Elbow" in young children. Clin Orthop Rel Res, 1971, 77: 134.

10. Stoll TN, Baxter Nillis R, Paterson DC. Treatment of the missed Monteggia fracture in the child. J Bone Joint Surg, 1992, 74B: 436~440.

11. Thompson D, Lipscomb B. Recurrent radial head subluxation treated with annular ligament reconstruction. (ilia Orthop Rel Res, 1989, 246: 131~135.

12. Watson JAS, Singer GC. Irreducible Monteggia fracture: Beware nerve entrapment. Injury, 1994, 25: 325~327.

13. 史颖奇, 朱振华, 王承武, 等. 儿童陈旧性孟氏骨折的手术治疗及随诊结果. 中华小儿外科杂志, 1994, 15: 140.

14. 史颖奇, 闫桂森, 愈志涛, 等. 环状韧带成形术治疗儿童陈旧性孟氏骨折. 中华外科杂志, 1998, 36: 263.

第十四章　儿童盖氏骨折

盖氏骨折即桡骨骨折并下桡尺关节分离罕见于儿童。

1824 年，Astley Cooper 首次作了描述。1934 年，Ricardo Galeazzi 报告了 18 例该类损伤，从此命名为盖氏骨折，沿用至今。Hughston 和 Wong 发现成人盖氏骨折非手术治疗结果很差，为了强调手术治疗的重要性，Compbell 将成人盖氏骨折称之为"必需骨折"（fracture ofnecessity）。最早文献将儿童与成人病例一起报道，但按年龄分组进行结果分析时，两组有显著性差异，即儿童盖氏骨折可以成功地非手术治疗。1987 年，Walsh 和 McLaren 报告了 41 例儿童病例，采用单纯手法复位，长臂管型石膏固定，成功地治疗了 36 例（占总病例数的 87%）。据 Walsh 等报道，在所有儿童桡骨干骨折中，伴有下桡尺关节分离不足 5%。

1922 年，Homans 和 Smith 发现：如果尺骨远端骺分离未复位的话，桡骨远端骨折将不稳定。近年文献也强调了如下事实：尺骨远端骺分离与下桡尺关节韧带断裂一样可以引起桡骨远端不稳定。最新文献中，Letts 和 Rowhani（1993）认为儿童盖氏骨折是一种复合损伤，下桡尺关节的真正损伤是一种等同于韧带断裂的尺骨远端骺分离。

一、实用解剖

尺骨远端骨骺二次骨化中心出现时间：男性 5.5~9.5 岁，女性 4.5~7 岁，闭合时间 14~20 岁。

1. 下桡尺关节（distal radial ulnar joint，DRUJ）　　下桡尺关节是一种双轴关节，儿童期骨性组成为：尺骨远端骨骺、桡骨尺侧切迹和桡骨远端。关节间隙呈"L"形，垂直部位于尺桡骨远端之间，横部在尺骨头远端与纤维软骨盘之间。尺骨远端侧方突起的关节面 2/3 以上由软骨覆盖，并在桡骨的半柱状"C"形切迹内滑动，尺骨活动度很小，桡骨围绕尺骨旋后和旋前。桡骨"C"形切迹的边缘有三角纤维软骨复合体（triangular fibrocartilage com-plex，TFCC）附丽，与关节面移形，向尺侧呈锥形汇聚，止于尺骨茎突基底及周围骨面。它由固有关节盘、尺腕关节半月板样组织、桡尺骨掌背侧韧带及尺侧腕伸肌腱鞘组成。其功能有三：①连接尺桡两骨，稳定下尺桡关节；②供给平滑关节面；③间隔下尺桡关节和腕关节。有时该复合体存在先天性穿孔。旋转活动中，TFCC 在尺骨头上前后滑动，旋前时其背侧缘紧张，旋后时其掌侧缘紧张。旋前方肌在尺骨远端掌侧面的起点较长而窄，止点在桡骨远端骨骺掌侧面，较宽阔，其作用是在旋前或旋后时，产生通过关节面的压缩力，发挥一些稳定 DRUJ 的作用。DRUJ 的稳定主要有赖于组成 TFCC 的所有独立结构。

维持 DRUJ 稳定的主要因素有：尺侧副韧带、掌背侧腕横韧带、旋前方肌和 TFCC，其中最重要的是 TFCC，没有 TFCC 损伤不可能发生下桡尺关节脱位。

2. 骨间膜　骨间膜起自桡骨向远端附丽于尺骨，这种走行在桡骨干部骨折时有助于防止短缩。但是在桡骨远 1/3 没有附丽。因此其防止短缩的作用在桡骨远 1/3 不存在（图 2-14-1）。

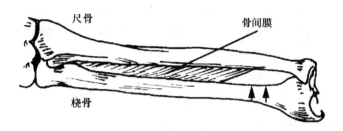

图 2-14-1　骨间膜的附丽及纤维走向，在桡骨远端没有附丽

二、生物力学

旋前和旋后时，上下尺桡关节同时发生旋转。近侧，桡骨头沿桡骨纵轴旋转。远侧，尺骨相对于旋转是固定的，桡骨围绕尺骨中心旋转，范围是 150°，另有 30°桡骨向旋转方向侧方运动，允许手部旋转范围是 180°，解剖上，完全旋前时，桡骨向掌侧移动；完全旋后时桡骨向背侧移动。在前臂任何位置 TFCC 都是紧张的，TFCC 有限制桡骨向掌背侧移位的作用。在下桡尺发生这种移动是因为桡骨两个旋转弓的曲率半径不同。若将尺骨远端固定，旋后时桡骨向背侧、远端移动；旋前时桡骨向掌侧、近端移动。相对于前臂旋转，尺骨远端是一个稳定的解剖点，桡骨远端可发生相对于尺骨向掌侧或背侧的脱位。

三、损伤机制

轴向负荷加旋转：高处坠落或运动中扑倒，腕伸位手撑地，同时发生身体向支撑臂同侧或对侧的显著旋转。

当手触地固定后，继续旋转的应力使桡骨远端的旋转轴心离开尺骨头向桡侧方向移动，使桡尺骨远端距离增宽，加之极度旋前或旋后时，TFCC 的背侧或掌侧部分紧张度增大（Davidson，1962），从而导致 TFCC 的背侧部分（极度旋前时）或掌侧部分（极度旋后时）撕裂，或附丽处撕脱。同时，通过桡腕关节传导的暴力使桡骨干骨折、短缩，进而导致了下桡尺关节的脱位。

儿童 DRUJ 损伤特点：

1. 发生率低 Walsh 和 McLaren 研究了 1453 例儿童桡骨远端骨折，发现仅 1 例（3%）存在明确的 DRUJ 损伤。而受伤当时仅发现了 17 例（41%）。有 3 篇文献比较了儿童与成人盖氏骨折的相对发生率，共 205 例，其中儿童 23 例（11.2%）。

2. 尺骨远端骨骺分离多见 Rogers 认为，在儿童中，韧带抗损伤强度是骺生长板的 2～5 倍。所以前臂极度旋转的应力，通过 TFCC 的传导，在韧带结构断裂之前，便发生了尺骨远端骺板的分离移位。临床上多表现为 Salter-Harris I 型或 II 型损伤。

3. 存在旋前和旋后两种损伤形式 许多作者认为成人损伤为过度旋前加轴向负荷的联合作用。而在儿童病例中，桡骨骨折可以为青枝骨折或完全骨折。青枝骨折与完全骨折相比，能更好地显示旋转方向。Walsh 和 McLaren 描述了桡骨远端骨折的两种移位类型。一种背侧移位（或掌侧成角），一种掌侧移位（或背侧成角）。在所有 41 例中，两种方向移位的病例数接近。Letts 和 Rowhani 的报告. 中也存在上述两种情况。这两种损伤形式的具体表现如下：

旋后损伤：桡骨远端背侧移位（或掌侧成角），尺骨远端向掌侧移位。旋前损伤：桡骨远端掌侧移位（或背侧成角），尺骨远端移位于背侧（图 2-14-2）。

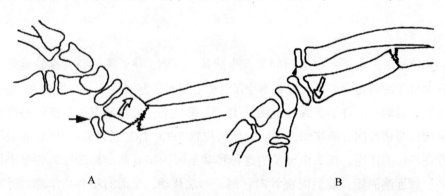

A   B

图 2-14-2 Walsh 分类

A. 最常见类型，桡骨远端背侧移位并旋后，尺骨远端位于桡骨远端的掌侧；
B. 为少见的旋前型，桡骨远端掌侧移位，尺骨远端位于背侧

四、骨折分型

根据桡骨骨折移位方向或骨折类型，文献中有多种分类方式：

1. Walsh 分型 作者通过病例总结发现儿童盖氏损伤中，桡骨骨折位于下 1/3 以内者，远较成人中为多，而且容易漏诊，结果相对较差，为了提醒临床注意，按照桡骨骨折部位分为两型，每型之下又按照桡骨远折端移位方向分为两个亚型，如下：

I 型：桡骨下 1/3 骨折

     a. 桡骨远折端向掌侧移位（背侧成角）

　　b. 桡骨远折端向背侧移位（掌侧成角）

Ⅱ型：桡骨中下 1/3 骨折

　　a. 桡骨远折端向掌侧移位（背侧成角）

　　b. 桡骨远折端向背侧移位（掌侧成角）

　　2. Letts 和 Rowhani 分型　作者按照桡骨骨折的部位和性质分成四型，在每一型下又根据 DRUJ 的损伤情况分为两个亚型，即真正的 TFCC 撕裂引起的尺骨远端脱位，和尺骨远端骺分离，干骺端移位，具体如下（图 2-14-3）：

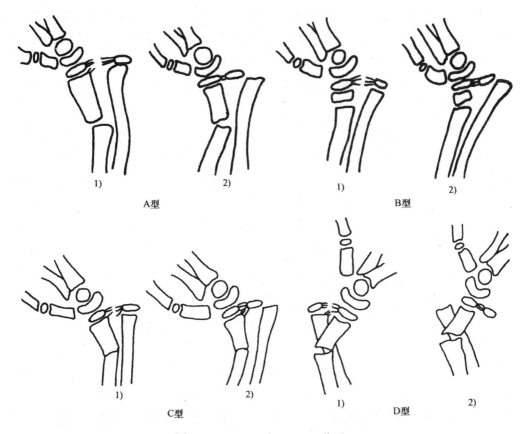

图 2-14-3　Letts 和 Rowhani 分型

A 型：桡骨中下 1/3 交界区骨折；B 型：桡骨远端 1/3 骨折；C 型：桡骨青枝骨折；

向背侧弓形弯曲；D 型：桡骨远端骨折，向骨侧弓形弯曲

　A 型：桡骨中下 1/3 交界区骨折

　B 型：桡骨下 1/3 骨折

　C 型：桡骨青枝骨折，向背侧弓形弯曲 D 型：桡骨青枝骨折，向掌侧弓形弯曲 亚型：①尺骨远端脱位；②尺骨远端骺分离，干骺端移位。

　　3. 改良 Walsh 和 Mclaren 分类　按照创伤机制分成两型，即Ⅰ型旋后损伤-桡骨远折端向背侧移位（掌侧成角），Ⅱ型旋前损伤-桡骨远折端向掌侧移位（背侧成角），

再按照桡、尺骨的特殊损伤对上述两型区分亚型。具体如下：

I 型：桡骨远折端背侧移位（掌侧成角）-旋后损伤

II 型：桡骨远折端掌侧移位（背侧成角）-旋前损伤

亚型：桡骨骨折类型 青枝骨折 完全骨折

尺骨远端骨骺 无损伤骺骺分离（类损伤）。

五、诊 断

由于儿童骨骼中不显影软骨的存在及其在不同年龄段的差异，造成衡量 DRUJ 分离、脱位的量化指标缺如，临床上容易引起漏诊，Walsh 报告漏诊率为 41%，所以，在治疗桡骨骨折时，应保持高度警惕，注意以下几个方面的问题：

1. 外伤史 高处坠落或运动中扑倒，手部伸展触地，身体存在明显的向支撑臂同侧或对侧的扭转。

2. 体检 除桡骨骨折处肿胀、畸形外，如果 DRUJ 处肿胀、压痛，则应高度警惕。旋前损伤，尺骨头向背侧膨出，或在靠近桡骨 C 型切迹处出现凹陷；旋后损伤，尺骨远端突出于前臂掌侧面，因尺桡骨远端过度重叠，使下尺桡变窄。前臂旋转功能受限，掌侧脱位阻挡旋前，背侧脱位阻挡旋后。

3. X 线平片检查 腕关节真正的侧位片非常重要，必要时可在透视下定位，使尺侧四块掌骨排列于同一平面上，此时舟骨与月骨、三角骨重叠，桡尺骨远端重叠，最有利于判断尺骨远端的掌、背侧移位。否则，即使旋前或旋后 10°，近排腕骨将不再重叠在一起，则不能准确地评估 DRUJ 的状态。双侧摄片对比及复位前后对比均有一定的帮助，Mikic 曾建议采用腕关节造影检查，但因为 TFCC 先天性穿孔的存在，有一定的假阳性率。

4. CT 检查 对判断 DRUJ 对合情况很有益处，若合并的骨折已愈合，怀疑发生晚期不稳定，应作三个位置的扫描检查，即前臂旋前位、中立位及旋后位，一并将患侧与健侧加以比较。旋前位图像对诊断掌侧半脱位最敏感，中立位对判断 DRUJ 分离和背侧半脱位最敏感，而旋后位对确定 DRUJ 半脱位或分离后复位情况最具实用价值。Mino 等人提出通过单一轴向成像，分别在桡骨桡侧缘和尺背侧、尺掌侧划两条直线，复位准确时，尺骨应位于两线之间。

六、治疗

桡骨骨折后，有以下几种导致移位并妨碍复位的力量：①旋前方肌的收缩，使桡骨远折段向尺骨靠拢，并牵拉其向掌侧移位；②肱桡肌牵拉桡骨远折段使之向近侧短缩和尺侧成角。③外展拇肌及伸拇肌使桡骨远折段向尺骨靠拢，向近侧移位短缩，这些肌肉的致畸形力量，在成人病例中发挥重要的作用，在儿童病例中，由于骨膜对骨折的稳定作用，加上韧带及骨间膜的损伤相对较轻，闭合复位的成功率较高（图2-14-4）。

闭合复位方法：桡骨骨折为青枝型者，直接按压纠正成角畸形，恢复纵向长度，DRUJ即可随之复位。桡骨骨折完全移位时，首先需要进行对抗牵引，近侧握持前臂近端，远侧握持尺侧四指和拇指。I型（旋后）损伤，在牵引下将前臂旋前的同时，术者行回旋手法，将桡骨远端向桡掌侧按压复位；II型（旋前）损伤，在牵引下将前臂旋后的同时，术者行回旋手法，将桡骨远端向桡背侧按压复位。然后检查DRUJ的稳定性，如果稳定，则采用长臂石膏屈肘90°位制动6周。旋后损伤（I型），前臂旋前位制动；旋前损伤（II型），前臂旋后制动。

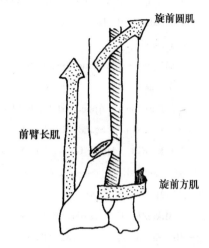

图2-14-4 桡骨骨折后导致移位并妨碍复位的因素

旋前圆肌

前臂长肌

旋前方肌

多数儿童盖氏骨折可采用闭合复位治疗，一旦恢复桡骨的长度及矫正畸形后下尺桡关节便可复位，并变得很稳定。如果闭合复位不稳定，则有切开复位和内固定的指征，特别是年长儿童，可采用加压接骨板固定桡骨骨折。

七、并发证

1. 畸形愈合 桡骨残留成角小于等于10°，旋后或旋前均不受限；成角畸形大于10°，旋转受限，并出现DRUJ疼痛。

2. DRUJ半脱位 可由下述情况引起：①漏诊，治疗不当；②桡骨骨折短缩，旋转畸形愈合。临床上在极度旋前和旋后时发生疼痛。

3. 尺骨远端骺生长阻滞 尺骨远端骺损伤后60%发生生长阻滞，严重者导致短尺骨，进而发展成尺骨负向腕关节，并对桡骨产生弓弦效应，包括桡骨干的弓形弯曲，桡骨远端尺侧倾斜加大和腕骨向尺侧偏移，上述改变可造成外观和功能上的问题，需要相应处理。

4. 神经损伤 文献有报告尺神经损伤，正中神经骨间前支损伤，但常为暂时性的，可自行恢复。Moore报告其手术病例中医源性桡神经损伤发生率为8.5%。

参考文献

1. Biyani A，Bhans. Dual extensor tendon entrapmentinGaleazzifracture-dislocation：a case report. J Trauma，1989，29：1295~1297

2. Campball RM Jr. Fractures and dislocations of the hand and wrist region. Orthop Clin north Am, 1990, 237: 239

3 . Cooper A. A treatise on dislocations and on fractures of the joints. 5th ed. London: Longman, 1826

4 . Galeazzi R. Di Una particolare syndrome traumatica dello scheletro del avambracci. Atti Mem Soc-Lombchir, 1934, 2: 12

5. Hughston Jc . Fractures of the distal radial shaft. Mistakes in management. J Bone Joint Surg Am, 1957, 39: 249~264

6 . Karlsson J, Appelguist R. Irreducible fractures of the wrist in a child. Entrapment of the extensor tendons. Acta Orthop Scand, 1987, 58: 280~281

7 . Kraus G, Horne G. Galeazzi fractures. J Trauma, 1985, 25: 1093

8 . Lanfried MJ, Stenclik M, Susi JcVariantofGaleazzifracture-dialocation in children. J Pediatr Orthop, 1991, 11: 332~325

9. MikicZDJ. Galeazzifracture-dislocations. J Bone Joint Surg Am, 1975, 57: 1071~1080

10. Mehan D, Gupta AK, Sharma J, et al. Internal fixation in 50 cases of Galeazzi fracture. Acta Orthop Scand, 1988, 59: 314~318

11 . Moore TM, Klein JP, Patzkis MJ, et al: Results of compression-plating of closed Galeazzi fractures. J Bone Joint Surg Am, 1985, 67: 1015~1021

12. Ogden JA. Skeletal injury in the child. 2nd ed. Philadelphia: WB Saunders, 1990, 421

13. Rang M. Children' s fractures. 2nd ed. Toronto: JB Lippincott, 1974, 124

14. Reckling FW, Peltier LF. Riccardo Galeazzi and Galeazzi' s fracture. Surgerg, 1965, 73: 453~459

15Reckling FW. Unstable fracture-dislocations of the forearm. J Bone Joint Surg Am, 1982, 64: 861~863

16. Rockwood Jr CA, Wilkins KE, Beaty JH. Fractures in children. Philadelphia: JB Lippincott. 1996: 507~515

17. Rose-Innes Ap. Anterior dislocation of the ulna at the interior radioulnar joint. J Bone Joint Surg Br, 1960, 42: 515

第十五章　儿童尺桡骨骨折

儿童尺桡骨的骨折与骺损伤占小儿骨折、骺损伤、关节脱位总数的40%，是小儿最常见的损伤部位。

在涉及尺桡骨骨折中包括尺桡骨双骨折、桡骨单骨骨折、尺骨单骨骨折、尺桡骨远端骺损伤、尺桡骨塑形性变形、孟氏骨折、桡骨头颈骨折骺损伤、尺骨鹰嘴骨折、冠状突骨折及盖氏骨折。本章只就前五项进行讨论，其余将在其他章节内讨论。

绝大多数96.7%为闭合损伤，开放损伤只占极少数。其损伤的表现形式也有所不同，可表现为青枝骨折、隆突骨折、塑性变形，完全骨折及不同类型的骺损伤。

小儿尺桡骨骨折不论在治疗上与预后上与成人骨折都有很大的区别，小儿有很大的生长塑形能力，保守治疗是小儿尺桡骨骨折首选的治疗方法，小儿尺桡骨远端骺损伤是涉及生长机制的损伤，处理不当会导致继发的生长发育畸形，均有其特殊性。

第一节　实用解剖

尺骨一次骨化中心出现于胎儿8周，远端骨骺二次骨化中心5岁出现，18岁闭合，近端骨骺二次骨化中心10岁出现，16岁闭合。尺骨近端粗大，鹰嘴与冠状突之间的滑车切迹与肱骨滑车相关节，远端细小，尺骨小头联同纤维三角软骨盘与桡骨远端构成下尺桡关节。

桡骨一次骨化中心出现于胎儿8周，远端骨骺二次骨化中心1岁出现，18岁闭合，近端骨骺二次骨化中心5岁出现，16岁闭合。桡骨近端细，桡骨颈近端膨大称为桡骨头，桡骨头窝与肱骨小头相关节，桡骨头膨大部分柱状唇与尺骨桡骨头切迹构成上尺桡关节，桡骨远端膨大与腕骨相关节。

尺桡骨各有其生理弧线，二者相比，尺骨比较直。尺骨近端1/4有一个轻度向背侧的弓形弯曲，远端尺骨小头向掌侧，桡侧突起，尺骨茎突位于尺骨远端尺背侧，尺骨除远端1/4的横断面近似圆形外，其他部位尺骨干横断面为三角形。

桡骨近端的弓形弯曲位于桡骨颈与桡骨干近心端之间，其最突出点为桡骨结节，前臂旋后位时突向掌尺侧，旋前位时突向背桡侧，称之为旋后弓。桡骨骨干本身有另一个弓形弯曲，旋后位时突向桡侧，旋前位时突向尺侧，称之为旋前弓。桡骨头，颈横断面近似圆形，自近 1/4 远 3/4 交界至中 2/3 远 1/3 交界段，由于骨间嵴比较突出，其横断面呈梨形，桡骨远 1/3 的横断面逐渐由椭圆形向不规则矩形过渡，桡骨茎突位于远端桡侧。

尺桡骨之间，除了上、下尺桡关节外，还有致密的纤维结缔组织骨间膜相连。骨间膜起连接作用。掌侧骨间膜起自尺骨骨间嵴，斜向近侧止于桡骨骨间嵴，背侧骨间膜起自桡骨骨间嵴，斜向近侧止于尺骨骨间嵴，二者纤维交叉走向，中间部分厚，两端薄。骨间膜除了提供肌肉附丽外，还起限定前臂旋转范围的作用，对上、下尺桡关节起一定的保护作用。当摔倒以手撑地时，骨间膜还有将由腕骨传导至桡骨的轴向应力传导至尺骨的作用。前臂旋前位骨间膜最松弛，中立位最紧张，旋后位最稳定。

旋前圆肌、旋前方肌是前臂的旋前肌。旋后肌、肱二头肌是前臂的旋后肌。旋前方肌与旋后肌位于前臂两端，是两个短肌，在旋转运动过程中起绞盘样的作用。旋前圆肌与肱二头肌是两个长肌，分别止于旋前弓与旋后弓的顶点，是前臂旋前、旋后的动力肌。

前臂旋转运动是以尺骨为轴，桡骨近端以桡骨头中心为轴自转，桡骨远端围绕尺骨小头进行公转的运动。

肘关节完全伸展位时，实际上前臂的旋前活动范围是小于肘关节屈曲 9° 位的前臂旋前活动范围，因为此时肘关节是扣锁状态，肱尺关节没有侧向摆动。肘关节伸展位时手可以过度旋前是由肩肱关节内旋所代偿，而不是真正的前臂旋前。当肘关节 90° 屈曲位时，由于肘允许尺骨近端在肱尺关节处有向桡侧的摆动，前臂旋前活动范围大于肘关节伸展位的活动范围。

在测量前臂旋转活动范围时，应于肘关节 90° 屈曲中立位测量。为了去除腕关节代偿活动的误差，手应取握拳姿势，手心向上为旋后，手心向下为旋前，正常活动范围，旋前 80°，旋后 90°~100°。差异范围与关节松弛度有关，年龄小关节相对松弛，但年龄不是决定因素。双侧前臂旋转活动范围应当是对称的。

尺桡骨生理弧度的改变、长度不均衡、成角或旋转畸形愈合、骨间膜挛缩，都会影响前臂旋转活动。交叉愈合将会完全丧失旋转活动。

第二节　尺桡骨骨折

多数发生在尺桡骨远端干骺端，真正尺桡骨骨干骨折是少数。

作者统计发生年龄的峰值在 12 岁，10 岁以上占 53%，5 岁以下不足 20%，男女性别之比为 3.5 1。Landin 统计男女孩好发年龄有不同，男孩好发年龄峰值为 9 岁和 13 岁，女孩 6 岁。

一、尺桡骨骨折的损伤机制

绝大多数为间接暴力损伤，在奔跑、追逐、耍闹摔倒以手掌撑地，暴力先传导至桡骨，再经骨间膜传至尺骨，造成桡骨或尺桡骨骨折，骨折线多为斜形，桡骨骨折水平高于尺骨，或于同一平面。少数为直接暴力，如碰撞、击打、车祸、高能损伤。多数为闭合骨折，少数为开放骨折，骨折线可表现为横形、蝶形、甚至多段骨折。被机器传送带绞压所致的尺桡骨双骨折，往往同时合并严重的软组织损伤。

尺桡骨骨折可以同时涉及双骨或仅累及单一骨。按骨折损伤的程度，可表现为青枝骨折、隆突骨折、完全骨折。

青枝骨折按骨折后畸形成角的方向，可分为旋前型与旋后型。向掌侧成角为旋后型损伤整复后应制动于旋前位，向背侧成角为旋前型损伤，整复后应制动于旋后位。

根据骨折部位可分为上 1/3 骨折、中 1/3 骨折、下 1/3 骨折，如尺桡骨双骨折同时合并肱骨骨折，称为"漂浮肘"。

二、尺桡骨骨折的诊断

有明确外伤史，局部肿胀、畸形、疼痛、活动障碍、局部压痛、甚至活动时可触及骨擦音，诊断并不困难，拍照 X 线片后可以明确诊断。

轻微的青枝骨折有时畸形很不显著，肿胀也比较轻，只表现疼痛与活动受限，特别是旋转活动受限，此时一定要拍照 X 线片除外骨折以免漏诊。

除骨折外，一定要正确评估软组织损伤，有无血液循环障碍、神经损伤、软组织肌肉受损的程度。

伤后即刻及随诊的 X 线照片都应当包括肘关节与腕关节，必须拍照前臂全长片。照片上显示骨折端远、近段弧度不一致，尺桡骨之间距离突然改变，骨折端骨干直径不一致，皮质骨厚度有差异，髓腔宽度有改变时，说明骨折端之间存在有旋转错位。

根据桡骨近端、桡骨结节成像的变化，可以确定近骨折段旋转状态。

前臂中立位侧位像桡骨结节向后突出最明显，旋后 30°位桡骨结节后突变小，旋后 60°位桡骨结节与桡骨近端完全重叠，旋后 90°位桡骨结节稍向前突（图 2-15-1）。

正位片前臂旋后 90°位时，桡骨颈与桡骨干近端之间的弓形弧线—旋后弓最明显，桡骨结节最突出。前臂旋前 30°位时，桡骨结节与桡骨干近端完全重叠。

观察侧位 X 线片尺桡骨远端重叠状态也有助于判断前臂远端的旋转位置。此种情况在成人照片中比较明显，而在小儿 X 线照片中只能供参考。因为小儿尺桡骨远端存在骨骺二次骨化中心，其形态因年龄有所不同，桡骨远端骨骺的形态发育分为 10 期，至 4 期以后才显示出桡骨茎突，尺骨远端骨骺的形态发育分为 7 期，尺骨茎突出现于第二期。小儿尺桡骨远端有比较多的软骨成分，判断起来比较困难，只能以成人的表现作为参考。成人旋后60°位时，尺骨小头与桡骨远端尺骨前切迹重叠1/2，旋前30°位时重叠1/3，中立位时微重叠，旋后30°位时下尺桡关节间隙最清楚。旋后60°位时，桡骨远端与尺骨小头方形重叠。旋后90°位时呈三角形重叠。

三、尺桡骨骨折的治疗

尺桡骨骨折治疗的目的就是要恢复前臂旋转功能。尺桡骨双骨完全骨折后一定存在旋转错位，闭合或切开整复时必须矫

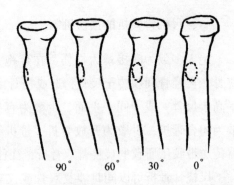

图2-15-1　前臂自中立位至旋后90°位时，桡骨结节的位置也从0°旋转至90°，儿童由于未完全骨化，桡骨结节的结构可能显示不完整。

正旋转畸形。尺桡骨青枝骨折是否就不存在旋转畸形只存在成角畸形呢？小儿尺桡骨青枝骨折，特别是单骨青枝骨折后，往往一侧骨皮层仍保持连续性，就骨折端本身而言不存在旋转错位，但存在旋转应力与旋转畸形。譬如前臂中1/3青枝骨折向背侧成角，手处于旋前位，整复后应将前臂置于旋后位。相反，掌侧成角是旋后畸形，整复时应放置于旋前位。克服了旋转应力才能较好的纠正成角，恢复骨骼的顺列。

前臂尺桡骨的成角畸形对旋转活动到底有多大的影响，小儿有多大的生长塑形矫正的能力，直接关系到判断闭合复位后位置是否可以接受的问题。Daium alla认为大于10°的固定成角就会影响前臂的旋转范围。Onne与Sandblom观察到10岁以下儿童前臂骨折愈合后，有自行矫正成角畸形20°的能力。Hughston认为10岁以下儿童桡骨远端即使有30°的成角畸形愈合，也有很好的功能，只有极轻的畸形。所以说轻度的成角对于小龄儿童而言并不构成威胁。在尽力矫正的前提下，顺应生理弧度的15°成角是可以接受的。

小儿前臂青枝骨折后，通过手法复位完全矫正成角畸形有时是非常困难的，矫正后在石膏固定过程中极易再出现，即使注意克服旋转应力，也并不排除成角畸形再出现的可能。临床上经常碰到前臂青枝骨折是不是要先将其造成完全骨折再整复的问题。支持者认为不折断保持连续一侧的骨皮质，整复难以到位，制动过程中畸形易复发。反对者认为保持一侧皮层连续不仅可保持骨折端稳定，且不会在骨折端发生旋转移位。作者建议具体情况具体分析，不同情况分别对待。年龄偏大、整复时弹性比较大的青枝骨折，即使勉强靠外固定矫正成角，最终仍有遗留不能接受成角畸形的可能，年龄偏大的儿童再塑形能力也差，不如先造成完全骨折后再整复，可采取加大成角折顶的方法，保持该侧骨膜的连续性，而不要采用过度矫正的办法，过度矫正的办法容易造成原来仍保持连续侧骨膜的断裂。只要保持连续侧骨膜完整，一般不会出现明显的移位，不会出现骨折端明显的旋转与再移位倾向。对年龄偏小、整复时反弹力不是特别

大的青枝骨折，特别是单骨如桡骨青枝骨折，允许制动于旋前位矫正向掌侧成角，制动于旋后位矫正向背侧成角的病例，就没有必要将青枝骨折先做成完全骨折。当然此种情况要求整复后外固定必须可靠，要密切随诊观察，伤后一周局部肿胀消退后要及时更换外固定物，甚至采用逐渐矫正成角畸形的办法。

尺桡骨双骨或单骨完全骨折要在良好麻醉肌肉松弛条件下进行闭合复位。儿童前臂完全闭合骨折绝大多数是有可能通过闭合复位石膏制动达到治疗目的。甚至某些骨折端刺穿有小的开放伤口的开放骨折，也可以通过严格消毒还纳后闭合复位石膏制动。前臂双骨完全骨折后近骨折端的旋转是由于骨完整性破坏后，旋转肌肌力失去平衡所致，近骨折端的旋转是无法控制的，只能将远端放在相应的旋转位置去对近骨折端，要根据骨折平面，X线照片的提示进行判断。在此位置上牵引纠正骨折端重叠、成角。当骨折端或因骨折线倾斜或穿入软组织中扣锁时，需采用持续牵引、成角折顶、旋转、提拉按压等手法，使骨折端恢复解剖顺列，然后整复者以双手手指放在骨折端两侧分骨，感觉骨折复位后骨折端有嵌接的感觉，拉紧骨间膜，然后以长臂石膏制动，石膏定型前要注意石膏的塑形，以双手大鱼际适当压挤前臂中段的掌、背侧，维持分骨保持骨间膜紧张，保持石膏管型的横断面呈椭圆形，而不是圆形。整复后前3天要严密观察患肢血运与手指活动，1周、2周定期复查骨折对线与对位情况，4周、6周复查骨折愈合情况。长臂石膏屈肘位制动期间还要注意前臂悬吊的位置，上臂石膏固定不充分，颈腕悬吊（应悬吊前臂而不应颈腕悬吊），有发生骨折端向尺侧成角的倾向，应引起注意。

尺桡骨上1/3骨折是指骨折线发生在旋前圆肌止点以上的骨折，骨折后由于旋后肌与肱二头肌的作用，桡骨近端处于旋后位。整复时应将前臂远骨折段放在旋后位，整复后也制动于前臂旋后位，应从整复后X线照片判断尺桡骨生理弧线是否连续，骨折端骨直径是否一致，骨皮层厚度、髓腔宽度是否对称，桡骨近端与下尺桡关节是否位于同一旋转角度。

尺桡骨中1/3骨折由于残留于近骨折端的旋前圆肌附丽，基本上可以与旋后肌的作用保持均衡，一般近骨折端多数位于中立位，整复时应将远骨折段放在中立位。个别情况要根据伤后的X线照片进行判断。前臂中1/3骨折在整复中要特别注意分骨，因为前臂中立位时骨间膜最紧张，不注意分骨容易丧失桡骨干向桡侧的弓形弧线-旋前弓，影响旋前肌肌力的发挥。

尺桡骨下1/3骨折前臂近骨折段可位于不同程度的旋前位，整复时一般将远骨折段放在旋前位，先持续牵引，牵引下以拇指按压加大成角然后利用腕关节的位置纠正成角。如为单纯桡骨骨折，同时保持腕关节尺侧倾，以保持桡骨远骨折端的力线。

尺桡骨完全骨折切开复位内固定的适应范围近年来有明显扩大的趋势。其原因有以下两点：家长对解剖复位的要求越来越高，生活水平提高经济承受能力提高；医生缺乏对小儿创伤特殊性的了解，不恰当的套用成人骨折的治疗。随着内固定技术的改进并发证有所减少。但是，应当切记切开复位仍是造成骨折不愈合、延迟愈合、骨感染的重要原因。

Weber 认为手术切开复位内固定应当遵循以下原则：①开放骨折有利于软组织修复；②在骨生长即将停止前获得解剖复位；③闭合复位失败；④由于骨折端软组织嵌顿造成不能复位；⑤短期内多次再骨折；⑥再骨折后畸形明显加重。

第 68 届美国骨折年会提出前臂骨干骨折手术切开复位的指征是：①青少年（女孩大于 14 岁，男孩大于 15 岁）；②前臂尺桡骨骨干双骨折同时合并同侧肱骨骨折"漂浮肘"；③为处理伤口，如开放骨折、肌间隔综合征，必须先稳定骨折；④病理骨折；⑤再骨折后不可接受的对线。⑥闭合复位失败对线不佳，大于 8~10 岁儿童超过 10°成角，小于 8~10 岁儿童超过 15°成角，旋转超过 30°。

内固定方法的选择各有不同，最常用的方法是钛制弹性髓内针和接骨板螺丝钉内固定内固定，此外还有应用外固定架的方法。局部应用螺丝钉或交叉穿针的方法，现多已废弃。因加压接骨板内固定后的应力屏蔽不利于骨折晚期骨的修复，去除钢板后有发生再骨折的可能。而弹性髓内针可以避免以上并发证；且切口小，对骨折端干扰小，如具备 G 形臂或 C 形臂 X 线机，还可不切开骨折端采取闭合复位髓内针固定的方法。应用弹性髓内针固定、骨折愈合后取出也很方便。故目前多使用钛制弹性髓内针。外固定架主要用于开放性骨折。

四、尺桡骨骨折的并发证

1. 再骨折　即便愈合过程顺利也有发生再骨折的可能。常发生在 6 个月内，再骨折后往往畸形明显加重。所以小儿尺桡骨骨折愈合后半年内都应当注意保护，预防再损伤。切开复位钢板内固定术后取除内固定时间不宜早于术后一年，取内固定后半年内应注意保护。

2. 肢体缺血　整复后石膏外固定物压迫，创伤后肌间隔内压力增加，骨折同时合并血管损伤，都是造成肢体缺血的原因。整复后患肢剧痛（缺血早期剧痛，晚期感觉丧失或活动能力丧失），明显肿胀、颜色苍白或青紫、手指感觉丧失或活动能力丧失，都是肢体缺血的表现，特别是当被动伸指时剧痛是筋膜间隔综合征的早期表现。此时宁可失去整复位置也必须松解石膏，必要时还须做筋膜切开减张。

3. 神经损伤　小儿前臂尺桡骨骨折同时合并正中神经、尺神经、骨间背侧神经损伤的病例均有过报道，多数为一过性神经损伤，以后多可恢复。但是，如果为神经断裂或严重牵拉碾挫伤，由于缺血所造成的继发损伤，或由于医源性的神经损伤，如在行髓内固定桡骨骨折，在进针入口处损伤桡神经浅支，则往往为永久性损伤，除非及时处理，否则难以恢复。

4. 活动受限　前臂的轻度旋转受限往往患儿与家长并不特别重视，特别是30°以内的旋前受限，患儿可以通过外展或内旋肩关节而代偿。旋后受限不能被肩关节活动代偿，一旦存在，容易察觉。

5. 尺桡骨融合　这是前臂骨折最严重的并发症之一，损伤本身有可能导致尺桡骨交叉愈合，手术切开复位也是有可能造成的原因。如果病人需要切开复位，应选择两侧独立切口完成，手术中注意不要让尺桡骨骨折各自的血肿融为一体。

6. 感染　切开复位过程中污染是造成感染最常见的原因，创伤也可以造成局部的血流停滞，导致创伤后感染性骨髓炎。严重的骨感染会造成大块骨吸收坏死，造成骨不连。

第三节　尺桡骨远端骺损伤

尺桡骨远端骺损伤是小儿很常见的一种骺损伤，男性多见，5～14岁年龄段多发，发病年龄的峰值在12，13岁。

一、尺桡骨远端的实用解剖

桡尺骨远端骺生长板最开始是横向的，桡骨远端骨折二次骨化中心早在婴儿7个月时就呈现三角形，1岁时已清楚显现于X线照片上。尺骨远端骨髓二次骨化中心5～6岁开始出现，从相当于茎突基底部位开始，逐渐向桡侧移行，至10岁时尺骨远端骨骺茎突的影像方清晰。小儿尺骨远端的纤维软骨盘相对比较厚。极罕见到桡骨茎突及尺骨茎突与基底骨骺自然分离发育的现象，一旦显示分离，首先应考虑骨骺骨折所致。尺桡骨远端骺16～18岁闭合。正常尺桡骨并非等长，尺桡骨长度比例为1 1.03～1.05。

尺骨小头与纤维软骨盘之间允许有一定的滑动，在成人纤维软骨盘可以有小的孔隙，而小儿则不存在。纤维软骨盘最厚的三角形顶点附丽在尺骨远端骨骺相当茎突的部位，较薄的基底附着在桡骨远端软骨面近侧的边缘。当前臂旋前时，纤维三角软骨盘的背侧与背侧桡腕韧带被拉紧，软骨盘轻度向背侧移位，受其牵拉成人容易出现尺骨茎突骨折，而小儿出现尺骨远端骨骺骨折。当尺骨颈骨部分骨骺尚未骨化前就有可能出现骨骺的软骨骨折，由于在X线照片上不显影，所以极易漏诊。往往在多年后撕脱的骨骺软骨骨化方可确诊。临床上局部肿胀，压痛明显时，宁可信其有不可信其无。

桡骨远端骨骺掌背侧结构有所不同，掌侧有旋前方肌附丽，背侧没有肌肉附丽，当骺损伤后，骨骺向背侧移位并同时有向侧方扭转时，干骺端可刺穿旋前方肌，肌肉嵌入骨折端，相反远骨折端向掌侧移位时则不可能将旋前方肌嵌入骨折端。

二、尺桡骨远端骺损伤的损伤机制

当腕关节极度背伸位摔倒时，间接暴力使骺生长板连同背侧干骺端三角骨块骨折，暴力传导至掌侧造成典型的 Salter-Harris II 型骺损伤，此时常常伴有尺骨远端骨骺 的茎突骨折，桡骨远端骨骺 通常向背侧移位，其创伤机制类似成人的柯雷氏（Colles）骨折。

很少数情况摔倒时腕关节于极度掌屈位（约占桡骨远端骺损伤的 5%）。骨折从掌侧开始，掌侧带一块干骺端的三角骨块，骨折线经过骺生长板，继而远骨折端骨骺向掌侧移位。Lahoti 等曾报道一种非常罕见的桡骨远端掌侧移位型骺，损伤同时并有再骨折的损伤类型。认为此种情况发生于身体向后倾倒时，腕关节处于旋后背伸位，体重迫使前臂旋前，扭曲应力造成这种损伤。

女子体操运动员发生桡骨远端慢性骺 损伤的病例近年来也不断有报道，当反复练习过程中，腕关节在极度背伸位，过度的间接应力反复传导至桡骨远端骨骺，可造成未发育成熟前骺早闭，反复的慢性骺损伤也可以导致骺的变形。De Smet 统计此种现象存在于 10%的著名女子体操运动员中。

三、尺桡骨远端骺损伤的诊断与分型

有明确外伤史，局部肿胀、疼痛、活动受限、并有明显的畸形，90%的桡骨远端骺损伤远骨折端骨骺连同腕关节和手向背侧移位，表现典型的"银叉"畸形，诊断一般并不困难。合并神经血管损伤并不常见，手指多可屈伸活动。但是，个别病例可压迫正中神经出现正中神经症状，初诊时必须认真检查。

上文已提到桡骨远端骺损伤常合并尺骨远端骨骺茎突的软骨骨折或尺骨干骺端骨折，后者从 X 线照片容易视别，前者常能根据临床症状诊断。经骺生长板的尺骨远端骺分离比较少。

从临床角度桡骨远端骺损伤分为远骨折端骨骺向背侧移位型与向掌侧移位型。从骺损伤分型一般习惯应用 Salter-Harris 分型方法，也有应用 Peterson 分型方法来分型。尺骨远端骺损伤一般只分两种，既横贯骺生长板型与骨骺骨折（茎突骨折）型。

尽管目前学术界对是否在 Salter-Harris V 型损伤还有争议，但起码在一些从事特殊技能训练，如体操、杂技的儿童中，存在桡骨远端慢性骺、挤压伤骺早闭的现象。

在移位不明显或已自行复位的桡骨远端 Salter-Harris I 型骺损伤，要特别注意 X 线照片上的软组织影像，骨折后骨膜下出血会出现附丽在骨骺上的旋前方肌脂肪垫征，当然此种现象只能在条件很清晰的 X 线照片上才可显示，只显示于纯侧位 X 线片上。

四、尺桡骨远端骺损伤的治疗

大多数桡骨远端骺伤为 Salter-Harr I 型 II 型骨折，Salter-Harris III 型、IV 型骨折却极为罕见。这些骺板损伤通常不需要手术治疗。且多数骨折端向背侧移位，同时可合并尺骨茎突骨折或尺骨远端骨折。当闭合复位因骨折断端有骨膜嵌入而失败，方有切

开复位和内固定的指征。

对轻的尺桡骨远端骺损伤常规保守治疗，闭合复位并不困难，由于背侧骨膜一般仍保持连续，不会出现过度矫正，有时越是移位轻，复位越困难，相反明显移位的骨折倒容易复位。复位可在血肿内麻醉下进行，先持续牵引，以拇指按压远骨折端桡骨骨骺，先加大成角，然后腕关节极度掌屈尺偏位制动4周，一般结果是满意的。对于整复不充分远骨折端骨骺仍有轻度向背侧移位的病例，只要还有生长塑形时间，一般均可生长塑形自行纠正，不会残留永久性的腕关节掌屈受限。相反，过分追求解剖复位，反复整复过度压缩，反而又造成医源性骺生长板损伤，导致未发育成熟前骺早闭的危险。有的学者指出：超过3天以上的病例再整复就有造成骺生长板损伤的危险，起码1周以上不再存在闭合复位的机会。

虽然桡骨远端骺损伤闭合复位石膏制动过程中不像桡骨远端青枝骨折那样容易再移位，但也偶有发生。石膏制动在掌屈70°位可以预防再移位。Thomas强调制动于掌屈旋前位有利于预防再移位。Ogden则主张整复后制动在腕关节中立位，他的理由是腕关节屈曲80°位，背侧韧带才被拉紧；不极度屈腕没有作用，制动在中立位可以减少对骺生长板的继发挤压损伤。

对于远骨折端骨骺向掌侧移位比较少见的病例，为了能让掌侧尚保持连续的骨膜牵拉，最好制动在前臂旋后腕关节背伸位。桡骨远端骨骺骨折后，只要没有损伤骺生长板，就会有明显的再塑形能力。甚至已接近骺闭合年龄干骺端也能比较好的塑形，一般于伤后5~8个月期间完成。有些病例最终桡骨的发育可能稍受影响，稍有短缩，但并不一定出现临床症状。就多数病例而言，由于创伤修复后血运的增加，桡骨稍长一些比稍短一些更常见，一般不会出现任何症状。

即使因整复不充分，制动不可靠，出现明显的移位成角畸形，骨折愈合功能恢复后再作截骨矫形也比近期切开复位更为可取，因为这样不存在医源性骺生长板再损伤的危险，处理起来也更为简单，效果更为可靠。

也有极少数的病例有手术处理的必要，例如开放创伤、有明显的腕管压迫症状正中神经损伤、软组织严重挫灭丢失需要修复时，切开复位穿针内固定往往是惟一的选择。

对同时合并同侧肱骨髁上骨折的病例，闭合复位后经皮穿针处理桡骨远端骺骨折，有利于再处理肱骨髁上骨折，便于肱骨髁上骨折闭合复位经皮穿针的处理。

桡骨远端骺损伤同时合并同侧肢体的其他骨折，如前臂骨折、肱骨干骨折，是非常罕见的，对于这种病例肢体一般肿胀很明显，不适宜石膏外固定，小切口复位后经皮穿针内固定可能更为可取。到底桡骨远端骺损伤错位愈合什么程度是可以接受的，可以通过生长塑形矫正，超过多少度以上就不能接受必须手术矫正，这要视患儿年龄，远骨折端骨骺移位的方向等多种因素而决定。如果还有12年的生长期，大于30%的对位，小于 25°的成角，有希望最终完全通过生长塑形。当然这并不是说医生可以降低对解剖复位的要求，只是说不要为强求解剖复位而造成继发的医源性损伤。同样的道理对畸形愈合的病例，进行截骨矫形前，起码要有 8 个月到一年的观察时间，不要急于手术矫形，要说服患儿家长有足够的耐心。

桡骨远端骺损伤导致未发育成熟前骺早闭是损伤后严重的并发症之一，特别是如果损伤发生在小龄的患儿，由于尺桡骨远端生长发育不均衡，畸形随生长发育逐渐加重，尺骨小头可突破纤维三角软骨板向尺背侧突出，腕关节向桡侧、掌侧倾斜，出现继发的创伤性麦德隆（Madelung）畸形。对此发育畸形的治疗根据不同情况可区别对待。对局限骨桥有 2 年以上生长塑形期的病例，可以考虑骨桥切除骺再开放手术治疗。此种手术治疗的适应证很有限，首先是一旦发生未发育成熟前骺早闭，骨桥形成范围一般都比较广泛，不适应再开放手术。其次，腕关节的活动要求高于踝关节，解剖更为复杂，桡骨远端骺再开放操作难度大。第三，上肢不要求绝对的双侧肢体等长，能通过比较简单的桡骨截骨矫形，或短缩尺骨达到矫形的病例，不一定要先尝试效果不肯定的骺再开放手术。

闭合截骨矫正桡骨顺列，同时尺骨短缩均衡尺桡骨长度比例失调，是最常采取的矫形方法。桡骨远端撑开截骨也是另一种可以选择的方法，可以一期撑开植骨克氏针内固定，或采用 Wagner 或 Orthofix 单臂外固定架逐渐撑开的矫形方法。

对个别小龄桡骨远端骺损伤后骺早闭、桡骨明显短缩的病例，亦可采用 Illizarov 外固定装置桡骨延长的矫形方法，采取此种矫形技术前必须熟练掌握 Illizarov 技术与前臂解剖知识，否则会出现神经损伤等严重并发症。此种矫形方法在国内外开展范围很有限，简单介绍如下：先将肘关节伸展，前臂 90°旋后位，与桡骨上中 1/3 交界平面以远，自肱桡肌前缘，由前向后穿两根克氏针，以三孔连接杆固定在近端全环上，然后屈肘、屈腕，前臂旋前 45°位，自桡骨桡侧拇外展肌前缘向尺背侧方向平行穿入两根克氏针，以三孔连接杆固定在远端全环上，在桡骨干中下 1/3 平面交界处行皮质骨切开，术后 7 天开始延长，每天 1 mm 分两次完成。

尺骨远端骺生长板损伤的几率低于尺骨远端骺核的损伤几率，所以尺骨远端骺早闭出现短尺骨畸形的机会明显少于桡骨远端骺损伤。尺骨远端发育不良更多见于尺骨发育不良、骨干续连症，内生软骨瘤病，在诊断外伤性尺骨发育停滞时要注意区分鉴别。单独尺骨远端骺早闭后，根据尺骨短缩的程度，可以表现不同的畸形。轻度尺骨短缩除表现腕关节尺偏活动范围大于正常外，一般畸形不明显。中等程度尺骨短缩后，桡骨会出现继发的向尺侧弓形弯，腕骨轴先向尺侧偏移，出现轻度肘内翻或正常肘关节携物角减少，重度尺骨短缩后，桡骨头可发生继发脱位，表现明显肘内翻，前臂旋前功能明显受限。对于轻度尺骨短缩只需密切观察定期随诊，不需要即刻手术矫形。对中度或重度尺骨短缩，尺骨延长是最好的治疗方法，必要时还需同时矫正桡骨的弓形弯曲。

第四节　尺桡骨塑性变形

尺桡骨塑性变形有两种形式，一种是单纯骨性弯曲，另一种是不完全骨折。Barden（1975）最早报道儿童前臂创伤性弓形弯曲，以后陆续有报道，对这种骨折的诊断与治疗上的困难引起重视。

弹性形变是在纵向压力作用在有自然弧度骨骼上产生的变形。当骨骼凹面承受弹性应力时，胶原束扭曲发生显微骨折。压力超过一定限度后，压应力消失后骨骼不能恢复正常的形态，发生不可恢复的弹性变形。这也是小儿所独特具有的一种骨折，小儿骨骼中的哈佛管相对比较大，具有多孔性，骨骼具有一定的弹性，在应力不足以发生骨折之前而又超过了骨骼的弹性模量时，就可以出现这种特殊的弹性形变。弹性形变可发生于尺骨或桡骨，也可两骨同时出现，或表现为尺桡骨单骨骨折，另一骨塑性形变，此种情况临床上并不少见，只是缺乏此种概念而没有单列出诊断。Demos研究了74例不可恢复塑性形变，发现其中58%～78%发生在前臂，尺骨占26%～35%，桡骨占15%～20%，双骨占11%～15%，其他类型占6%～8%。

伤后出现疼痛、压痛和畸形，如双骨发生塑性形变则会有明显的旋转受限。X线前臂全长包括肘、腕关节照片可以帮助明确诊断。此时最好拍健侧对比片，有助于诊断。对难以明确属此次损伤还是既往损伤陈旧骨折所致时，骨扫描有助于区别。此种特殊类型的骨损伤，早期局部的充血与修复均不明显，所以常缺乏骨膜反应，伤后4～6周凹侧骨皮质增厚可证明此种特殊类型骨折的存在，而骨痂在几个月后往往也不显现。对这样的损伤早期诊断是非常必要的，特别是前臂单骨骨折，另一骨塑性形变时，往往造成整复的困难，残留的塑性形变会造成前臂的旋转功能受限。

塑性形变的轻重，以及发生时患儿的年龄会直接影响患儿最终的预后。年龄小、变形轻的患儿，变形可以通过生长塑形自行矫正。4岁以下儿童多数可以完全不残留前臂旋转功能的明确受限，12岁以上儿童则往往难以达到生长再塑性的结果。此时如不矫正畸形，会残留永久的一定程度的旋转范围受限。急诊病例单纯牵引无法矫正畸形的，应在麻醉、持续牵引下挤压凸侧。要充分认识此种畸形的整复是困难的，既不能粗暴，又要施加足够大的压力。

单骨骨折另一骨塑性变形时，应当先矫正塑性变形骨，再整复骨折骨，否则难以获得满意的整复。

双骨塑性变形整复困难时，也可在征得家长理解的前提下，先将此种特殊骨折变成完全骨折，此时再纠正成角是比较容易的。塑性形变整复后在石膏制动中，有畸形复发的可能，整复后一般制动于肘关节90°屈曲，前臂旋后位，每两周拍片复查一次，起码要制动 6 周, 直到骨完全愈合。

参考文献

1 . Daruwalk JS. A study of radioulnas movements following fractures of the forearm in children. Clin Orthip, 1979, 139: 114~120

2. Davis DR, Green DP. Forearm fractures in children: pitfalls and complications. Clin Oithop, 1976, 102: 172~184

3. De Smet L, et al. Gymnasts wrist: A epidemiology survey of u1nar variance and stress changes of the radial phys is in dite famale gymnasts. Am J Sports Met, 1994, 22: 846~850

4. Demos T. Radiologic case study. Orthopaedics, 1980, 3: 1108~1121

5. Hafner R, et al. Ulnar variance in children—standard measurements for evaluation of ulnar shortening in juvenile rbeumatoid arthritis, hereditary multiple exotosis and other bone or joint disoders in children. Skeletal Radiol, 1989, 18: 513~516

6. Hughston JC. Fracture of the distal radial shaft. J BoneJoint surg, 1957, 39A: 249~264

7. Matthew LS, et al. The effect of supination—pronation angular malalignment of fractures of both bone of the forearm. J Bone Joint Surg, 1982, 64A: 14~17

8. Muller J, Roth B, Willenegger H. Long—term results of epiphysrd frocture to the distal radius treated by percuta— neous wire fixation. In: Chapchal, G. Fractures in children. New York: Thieme—Stration, 1981

9. Ogden JA. Injury to the immature skeleton. In: Pediatric trama. Touloukian RJ. New York: John Wiley and Sons, 1978, 473

10. Onnol, Sandblom PH. Late results in fractures of the forearm in children. Acta chiv Scant, 1949, 98: 549~56711. Thomas EM, et al. Fracture of the radius and ulna in children. Injury, 1975, 7: 120~124

12. Weber BG, et al. Treatment of fractures in children and adolescents. Now York: Springer—Verlag, 198

第十六章　儿童手和腕部骨折脱位

第一节　概论

一、发病率

儿童手部损伤日常工作中常见。Hanlon 和 Estes 报告 698 例儿童骨折，手部骨折占 7.3 % 。Bhende 报告 6 个月内共有 27294 例患者，手部损伤 464 例（占 1.7%）。手部涉及骨骺损伤的发生率不同 10%~40%之间。手指末节挤压伤最常见，其次为近节指骨基底骨折。随着手外伤患者日益增多，临床医生应当高度重视儿童手外伤的治疗。

二、实用解剖

儿童骨骼处于生长发育阶段，其损伤的类型、诊断、治疗、愈合都有别于成人。对于手部骨骼的解剖，应当更好地了解。不恰当的治疗会造成永久的畸形。

许多儿童手部骨折影响骨骺或骺生长板。儿童手部短管状骨不同于长管状骨，每个指骨和掌骨仅有一个骨骺最终形成二级骨化中心。指骨骨骺出现指骨近端。男孩近节指骨骨骺15 ~24 个月出现到 16 岁闭合。女孩 10~15 个月出现到 14 岁闭合。中节指骨和远节指骨骨骺6~8 个月出现，与近节指骨骨骺闭合时间相同。小指指骨骨骺较示、中、环指出现晚。掌骨骨骺位于掌骨头。男孩 18 ~27 个月出现，女孩 12~17 个月出现。拇指掌骨骨骺位于近端，较手指掌骨骨骺出现晚6~12 个月。掌骨骨骺闭合时间与指骨相同。第一掌骨头偶尔出现一个继发骨骺，表现为假骨骺。假骨骺较正常骨骺出现早，迅速增大，常常 6~7 岁很快闭合。第二掌骨近端偶尔也出现假骨骺（图 2-16-1）。除了鉴别骨折线之外，假骨骺 没有临床意义。对鉴别有困难时，拍照对侧对比片，一般双侧是一致的。

掌握韧带和肌腱附丽的知识有助于了解不同类型的骨骺骨折。手指掌指关节侧副韧带起于掌骨骨骺，一部分束带直接止于近节指骨骨骺。侧副韧带一部分呈扇形止于掌板外缘。然而，近指间关节的侧副韧带一部分束带不仅止于中节指骨骨骺，也止于干骺端骨膜。临床观察认为常见的近节指骨 Salter-Harris III 型骺骨折（S-H）在中节指骨很少发现，可能与韧带止点有关。掌指关节的掌板各止于骨骺远端，指伸肌腱止于中节和末节指骨骨骺。近指间关节背侧移位的 S-H III 型骺骨折很像纽扣

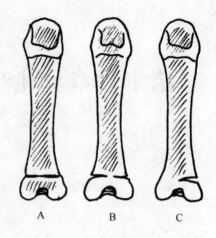

图 2-16-1　异常假骨骺的表现形式

状畸形。远节指骨背侧移位的 S-HII 型骺骨折表现为锤状指畸形。指深屈肌腱和拇长屈肌腱分别止于远节指骨干骺端。指浅屈肌腱分别止于中节指骨，指总伸肌腱和伸拇长肌腱分别止于远节指骨骨骺。由于深肌腱和屈肌腱位于远节指骨止点不同，其骨 S-H 骨折表现为 S-H I 型或 II 型损伤特点。造成远节手指屈曲畸形。

三、临床表现

儿童手部损伤检查比成人困难，容易漏诊。患儿因伤痛哭闹，对医生的恐惧，拒绝接受检查。医生需要仔细观察儿童手的姿势及活动能力。需要家长配合消除患儿的紧张情绪。小龄的儿童手肥胖，医生需要特别注意是否存在肿胀、瘀血斑和畸形。特别是压痛部位，有无纵向挤压痛、关节侧方压痛。正确评价指间关节和掌指关节的稳定性，掌指关节屈曲时韧带紧张，应屈伸活动时检查关节的稳定性。指间关节伸展时韧带紧张，需要手指伸直侧方挤压关节的稳定性。手指被动过伸显著增加，常提示过伸有掌板的损伤，掌板破裂。需要屈曲位固定。

四、伤因及损伤机制

儿童年龄大小不同其受伤原因不一样。造成手外伤的主要原因有：小龄儿童手指远节门挤压伤最常见，手指远节指腹皮肤破裂伤，指甲剥离、甲床裂伤，同时合并远节指骨骨折。远节指骨 S-H I 型或 II 型骨骺损伤最容易发生甲根部损伤、甲部翘起，手指屈曲。大龄儿童打篮球、娱乐或打闹造成手掌指骨骨折、骨骺损伤、关节脱位，常为闭合性损伤。开放损伤如爆竹爆炸伤，压面机碾压伤、皮带轮绞压伤，创伤从皮肤达深部肌肉、骨骼，甚至手指缺损，是严重的复合性损伤。常造成患儿手功能的病废，需要二期手术重建功能。

五、损伤分型

儿童手部骨折可以表现为骨折、骺损伤、关节脱位，剪式应力可以发生骨软骨骨折，韧带撕脱骨折或涉及关节面骨折导致关节不稳定（骨折-脱位）。根据手部解剖部位，从远节指骨至腕骨（包括拇指）分类，依照骨骺、骨干、指骨颈、关节内骨折的解剖部位、拇指、手指指间关节脱位、掌指关节脱位和腕掌关节脱位分别讨论。

六、影像学检查

手部需要拍照正位、侧位和斜位片，手指拍照正侧位片，手指关节内骨折或关节附近的骨折需要照斜位片。医生要仔细评价 X 线片的表现，结合临床体征得出正确诊断。

手指指间关节由于存在骨骺和骺板，以及关节周围软组织的复杂结构，使一些微小损伤难以诊断。由于投照时手指相互重叠，掌指关节部位的骨折常被掩盖，此时应加照特殊体位的 X 线片。

指骨线：掌指关节由 2 个骺核组成，损伤后此二者的相对应关系有可能发生改变。可应用 Campbell 直线法判定近节指骨骨骺与掌骨骨骺的对应关系，适用于掌指关节脱位及半脱位，近节指骨基底骨折或骺板损伤等。正常时掌骨骨骺中心、近节指骨骨骺中心的连线即为近节指骨的中轴线。

双阴影征：部分髁骨折或单髁骨折常在 X 线片上不能明确显现。正位片上多无异常，侧位片可见软骨下区存在重叠阴影。这种情况多认为是投照不清或 X 线片的水印。若存在双阴影征，则是由于髁骨折移位造成。确定骨折的最佳投照体位是斜位。

手部掌骨头、骨骺周围的损伤 X 线片示很轻微，可投照掌指关节屈曲 65° 的正位。球管中央与手的尺侧边缘角度不超过 25°。此位置可以更好地显示掌指关节水平的骨间关系及微小骨折。侧位片显示各掌骨的重叠，难以判断掌骨骨折的移位情况，应投照斜位片。掌骨基底骨折除了拍照侧位片外，应加拍旋前、后 30° 斜位片，可以判断关节受累的程度和有无脱位和半脱位。

与成人相同，儿童第 II 和第 IV 掌骨骨纤细，掌骨的掌、桡侧可见斜形进入的营养血管位于一侧皮质，而对侧皮质的轮廓则正常，不应与骨折混淆。

还需要与非创伤性的情况鉴别，1927 年，Kirner 描述 8~14 岁儿童小指远节骨自发性向掌侧和桡侧弯曲，偶尔表现远节指骨骨骺分离与骨折混淆。鉴别要点是：无外伤史、双侧畸形、杵状指、骨干细、弯曲畸形。

冻伤造成手指骨的生长发育异常，指骨骨骺的缺血坏死，骨骺和干骺端的相应宽度及骺生长板间隙改变造成成角畸形，骨干异常增宽及骺早闭，骨短缩。骨软骨炎常以骨骺狭窄和分离为特征。主要涉及远节、中节指骨、可以自行愈合产生永久的关节畸形。

七、治 疗

多数的儿童手部骨折和脱位，通过简单的夹板固定或闭合复位石膏固定治疗。与成人相比，相同的骨折在儿童很容易愈合，有移位的骨折可以生长发育塑形矫正。对于单一手指的骨折，不要只固定一个手指，以避免发生成角畸形。石膏固定时要观察伤指指甲与其相邻手指指甲平面是否一致。如果掌指骨骨折发生旋转畸形，生长塑形不能够矫正。

手指骨折应固定于该位置，掌指关节屈曲 60°~70°，指间关节伸直位，该位置侧副韧带处于最紧张的状态，可以避免侧副韧带的挛缩。

多数儿童手部骨折经过保守治疗，可以得到满意的结果。但一些儿童手部骨折保守治疗无效，仍然有 10%~20% 的患儿需要切开复位内固定治疗。儿童指骨颈骨折，显著移位的关节内骨折、不稳定的骨折、不能随生长再塑形矫正的骨折，都需要切开复位。手术的方法与成人大致相同，但手术时要避免损伤骨骺，选择直径细、光滑、强度高的细克氏针内固定。一般固定 4 周。

八、并发证

对于儿童手部骨折应该高度重视。要正确评价损伤的严重程度，不要过分依赖儿童的生长塑形能力。儿童掌指骨邻近骺生长板的骨折常造成力线异常，向内或外侧的成角畸形很难再塑形。常见的掌骨或近、中节指骨螺旋形骨折残留旋转畸形，也不能靠生长发育再塑形。旋转畸形会造成手握拳时手指发生重叠。骺生长板损伤也会导致不对称生长，出现畸形和功能障碍。掌骨骺骺生长板生长停止会造成短缩。

第二节 手掌指骨骨折、脱位

一、掌指骨骨折

(一) 远节指骨骨折

儿童手指远节指骨骨折最常见，占儿童手部骨折的大多数。主要致伤原因是压砸伤、挤压伤或强力屈曲暴力作用于远节指骨损伤。手指门挤压伤造成软组织损伤常伴有骨折。严重压砸伤有广泛软组织损伤、甲下血肿、甲床裂伤，粉碎指骨骨折。手指远节过度屈曲暴力损伤，可以造成远节指骨骨骺骨折。

远节指骨骨折分为骺损伤和骨骺外损伤。骺外损伤涉及指骨末端、指骨干及干骺端的骨折。骺损伤常见于"锤状指"，并且涉及远指间关节面。

1. 骺外骨折 往往是压砸伤造成，骨折有几种表现形式（图 2-16-3）。远节指骨横形骨折一般见于指骨远端或骨干、干骺端，常合并甲床损伤、骨折不稳定。远节指骨纵向骨折合并纵向裂伤，此种骨折临床上少见，是由于挤压暴力作用的结果，呈现"分趾蹼样"骨折，可以局限于骨干，也可延伸到骺生长板和远指间关节。远节指骨中、远端粉碎性骨折周围软组织损伤严重，指端皮肤、甲床、指腹皮肤呈现"爆裂"性损伤。远节指骨骨折可以合并甲下血肿，甲床损伤、甲根翘起，指腹皮肤裂伤或皮肤缺损。

治疗：儿童闭合远节指骨骨折无移位，可以选择小夹板或石膏固定。不稳定的骨干骨折可以应用细克氏针贯穿指骨或远指间关节固定。

甲下血肿严重时应予以减压，应用烧热的钝针，在甲床上灼洞，引流积血减压，缓解疼痛。如果甲下疼痛显著，应予以拔甲。

儿童手指远节挤压伤，多数并不严重，仅需清创缝合，甲床修补或植皮消灭创面。甲床修补应全部拔甲，分离甲根部，以免损伤生发组织。修补适宜用 6-0 或 7-0 无创可吸收线缝合，以避免形成瘢痕，出现甲畸形。

远节指骨粉碎性骨折伴有皮肤"爆裂"性裂伤，应予以彻底清创，伤口不应紧密缝合，敷料覆盖，依赖儿童组织愈合再生能力强的特点，可以得到较好的结果。

大龄儿童远节指腹皮肤缺损，可以根据皮肤缺损的范围多少，应用 V-Y 推进皮瓣或邻指皮瓣治疗。

2. 骺损伤 儿童远节指骨骺损伤临床上常见，是由于手指远节极度屈曲暴力损伤，与成人"锤状指"表现相同。涉及骺骨折有几种类型（图 2-16-3）。主要见于 12 岁以下的儿童 S-H I 型或 II 型开放性损伤。由于指深屈肌腱的牵拉使远节指骨急剧屈曲，干骺端向背侧突出移位，指甲根部覆盖上面，误认为是指间关节的开放性脱位。青少年的骺损伤可见于 S-HIII 型或 IV 型骨折，骨骺骨折块向背侧移位，是真正的锤状指畸形。还有少见的损伤形式为

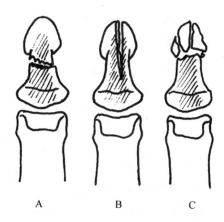

图 2-16-2 远节指骨骨折的类型

骺核掌成背侧移位、分离，由于指深屈肌腱的急剧收缩造成远节指骨骺生长板骨折，或涉及伸肌腱止点撕脱骨折。临床表现为远节手指屈曲。以上类型损伤常合并甲床损伤或甲根翘起。

治疗：远节指骨损伤早期处理不当可以引起显著疼痛，尤其是损伤涉及指腹及甲床。任何开放骨折均应彻底清创，术后需要预防性应用抗生素。指骨骨折不稳定、甲

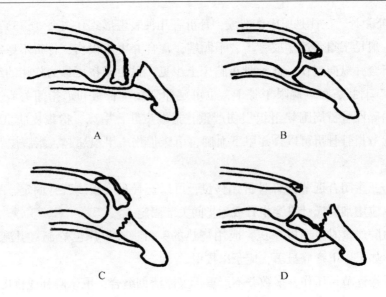

图 2-16-3　远节指骨骨骺损伤的类型

床不足以构成支持时，需要内固定。单纯的闭合骺骨折可以采用闭合复位，掌侧石膏固定 4~6 周。远指间关节宜轻度过伸位固定，过度过伸会造成皮肤坏死，长期过伸位固定，可以影响屈指功能。对于开放性骨折合并甲床损伤的不稳定骨折、移位骨折闭合复位失败、指骨骨骺撕脱骨折超过骺的 50%，影响关节面完整性，需要切开复位克氏针内固定。

3. 并发证　远节指骨骨折可以发生骨折不愈合、骨髓炎、甲生长的异常。为减少合并证的发生，需要彻底清创，骨折复位固定要牢靠，甲根翘起、甲床裂伤要精心修补，并预防性应用抗生素。

二、中节和近节指骨骨折

儿童中节和近节指骨骨折主要分为：指骨骺损伤、指骨干骨折、指骨颈骨折和指骨髁骨折。近节指骨骺的损伤最常见。各种损伤与其解剖密切相关。

指骨骨骺均位于近端，第一掌骨骨骺也位于近端，其余四个掌骨的骨骺则位于远端。近指间关节和远指间关节的侧副韧带起于近端指骨的侧方突起，止于远端指骨的骨骺、干骺端和掌板。掌指关节的侧副韧带均起止与相邻骨的骨骺，侧副韧带的纤维一同加入。指伸肌腱止于中、远节指骨骨骺的背侧。指浅屈肌腱止于中节指骨的近 1/3，指深屈肌腱止于末节指骨干骺端。

中节、近节指骨骨折由于手指纵向撞击应力、关节屈伸面的直接暴力、过伸位应力造成骨折。单纯扭转应力和侧方弯曲暴力少见。

1. 骺损伤　儿童近节指骨骺损伤最常见。由于侧方弯曲应力和旋转应力联合作用，造成近节指骨关节外 S-H Ⅲ 型或 Ⅳ 型骺损伤。主要原因由于掌指关节水平骺的骺生长板无软组织保护，并且侧副韧带的传导应力也间接通过骺核作用于骺生长板。指间关节则较少发生骺损伤，是跨过关节的侧副韧带提供了保护。

中节指骨骺损伤少见。偶尔侧方牵拉伤也可导致 S-H II 型或 III 型、IV 型损伤，全骺分离罕见。伸指时的强力屈曲应力可以造成中节指骨基底背侧的 S-H II 型撕脱骨折，侧腱束滑移至关节屈伸活动轴的掌侧产生纽扣状畸形。儿童很少发生近指间关节内粉碎骨折或骨折-脱位。成人此种损伤常见于中节指骨近端。大龄儿童手指指骨承受轴向负荷应力，可以造成掌侧掌板和骨块相连的撕脱骨折，背侧骨块附着中央腱束，中央部位的骨骺常见压缩、粉碎骨折。

治疗：儿童指骨骨折多数主张保守治疗可以获得满意疗效，因为儿童的生长塑形能力很惊人。儿童无移位或轻度移位的中、近节指骨骺损伤可以给予中立位掌侧石膏固定。移位的骨折闭合复位后，掌指关节屈曲位石膏固定。少数儿童近节指骨基底骺骨折需行切开复位：①骨折显著移位，远骨折端从伸肌腱帽穿出难以闭合复位；②移位大的 S-HIII 型骨折、骨折块较大超过关节面的 1/4，影响掌指关节的稳定性；③骨折复位不稳定，关节面移位超过 1.5mm。

儿童中节指骨骨骺粉碎性骨折—脱位，骨块移位大、骺中央区压缩塌陷、关节不稳定，需切开复位。

2. 指骨干骨折　儿童指骨干骨折相对少。骨干部位骨膜致密，掌侧存在屈肌腱鞘，损伤杠杆力臂短等因素，使得指骨干不易受到损伤。

骨折类型有：横断骨折、螺旋形骨折或长斜螺旋形骨折，也可以发生粉碎性骨折。近节指骨横断骨折，远骨折端受到背侧中央腱束和侧腱束的轴向牵拉，手内在肌牵拉近骨折端，造成骨折端向掌侧成角。斜形骨折可以发生短缩和旋转。侧方移位的骨折可以接受，斜形螺旋形骨折应高度重视旋转情况。移位大的骨折，要考虑软组织的嵌入。高能量的侧弯或扭转应力，可以造成粉碎骨折。

治疗：手指屈肌腱鞘及骨膜可以协助骨折端的稳定，所以要了解骨折的稳定性。儿童近节指骨干的骨折治疗不当可以造成旋转畸形。骨干横断不稳定可以造成不可接受的掌侧成角畸形。近节指骨近端 1/3 横形骨折可以有显著的掌侧成角畸形，容易畸形愈合。过分地依赖生长塑形，而造成"爪形手"外观。

Simmons 和 Lavallo 报告 10 岁以下儿童，与关节活动轴方向一致的 20°～25° 的成角畸形可以生长塑形。大龄儿童则难以适应 10°～15° 的成角。Coonrad 和 Pohlman 认为，儿童（大龄儿童）近节指骨生长塑形矫正的角度为 20°～30°。

稳定的骨折石膏或夹板固定 4 周。横断掌侧成角骨折闭合复位石膏固定过程中成角继续加大，不能维持 20° 以内的成角，需予切开复位克氏针内固定。对于螺旋形或斜形骨折不能维持复位的应手术治疗。

3. 指骨颈骨折　儿童指骨颈骨折是指骨远端关节外骨折，多因挤压伤所致。由于指骨头与侧副韧带相连，指骨头向近端旋转90°，使得掌板和侧副韧带嵌入关节，不注意分析骨折的移位，很容易导致治疗时机的延误。

治疗：指骨颈骨折有与侧副韧带的作用，造成骨折旋转移位，掌板嵌顿，可以极度屈曲指间关节复位、克氏针固定。闭合复位失败需切开复位内固定。

4. 指骨髁骨折（关节内骨折）　近、中节指骨髁骨折属于关节内骨折，统统涉及指骨关节面。其损伤暴力是手指轴向成角应力造成。剪式应力则造成骨软骨骨折，有时合并指间关节半脱位或脱位。表现为指骨髁侧方撕脱小骨块，单深或髁间骨折造成关节内游离骨块，双髁或经髁骨折造成两髁之间

完全分离。髁间的A、T或Y型骨折（类似于股骨或肱骨远端）主要在于成人，儿童少见。

治疗：近、中节指骨髁移位骨折需要手术，恢复关节软骨面的完整性，用细克氏针固定。

5. 功能锻炼　手指近、中节指骨周围有特殊的软组织结构。掌侧为指深浅屈肌腱结构，背侧为指伸肌腱装置。移位骨折严重损伤周围软组织、手术剥离加重骨膜损伤的范围、长时间固定等因素可以造成肌腱粘连，影响手指屈伸活动。对于无移位或轻度移位的骨折，固定3~4周后，主动练习手指活动。避免发生肌腱粘连，关节活动受限。

6. 生长塑形　儿童骨折年龄越小生长塑形能力越强。靠近干骺端的骨折，容易生长塑形。手指掌背侧面的成角畸形可以很好的塑形。但成角畸形并不是无限制的都可以依赖生长塑形。有人认为10岁以内儿童矢状面成角可以塑形20°~30°。而大龄儿童为10°~20°。冠状面（内收-外展）、平面的成角很少见。但冠状面的成角塑形能力要比矢状面少50%。示指和小指外展幅度大，因而塑形能力要大一些，可达20°，其他指可达10°，中指塑形能力仅有5°。指骨远端的成角塑形能力很小。指骨髁的骨折需要解剖复位，近节指骨基底骨折很少后遗畸形。需予强调的是治疗中尽量减少成角畸形。原始骨损伤骺早闭可以造成短指骨或成角畸形。

三、掌骨骨折

儿童掌骨骨折临床中较常见。掌骨周围较指骨有更多的软组织附着。解剖、创伤机制不同，造成掌骨髁骨折、掌骨颈骨折、掌骨干骨折、掌骨基底骨折。

1. 骨骺骨折　第2~5掌骨骨骺位于远端，由于掌指关节侧副韧带均起止于骨骺远、近端，骨骺无软组织保护，容易受损伤。

一般常见于12岁以上的儿童，当掌骨骺遭受到轴向应力及旋转应力的组合暴力时，而发生S-H Ⅱ、Ⅲ、Ⅳ型损伤。最常见于第5掌骨S-H Ⅱ型损伤。第2,3,4掌骨少见。掌骨头劈裂骨折很罕见，由于轴向负荷应力造成，容易发生纵向生长障碍。

掌骨骨骺、骺生长板周围血管丰富。掌骨骺损伤后造成关节内出血，导致关节内压力增高，发生掌骨头骺的缺血坏死。

治疗：大多数掌骨骺损伤采用闭合复位石膏固定。不稳定的骨折复位后难以维持复位时，可以经皮牵引固定，用细克氏针以免发生骺生长板损伤。

关节内移位的掌骨头劈裂骨折，需要切开复位内固定。选择细克氏针固定，恢复正常解剖结构，早期活动。

2. 掌骨颈骨折　儿童掌骨颈骨折最常见，此部位掌骨髁下窝的骨皮质薄，骨干向背侧生理性弯曲。在损伤应力负荷下容易发生骨折。儿童掌骨骨折的损伤机制类似于成人"拳击手"骨折。握拳时应力作用与掌骨骨骺偏背侧，暴力传导致掌骨颈部形成轴向负荷及切线应力，发生掌骨颈骨折，向背侧成角畸形。

治疗：儿童无移位的掌骨颈骨折，石膏固定。移位骨折施行闭合复位。掌指关节屈曲90°，放松手内在肌，此位置把持近节指骨向背侧推，同时向掌侧推压掌骨近骨折端，使掌骨颈复位。石膏维持掌指关节伸直，指间关节屈曲位固定。

少数大龄儿童骨骺接近闭合，掌骨颈骨折复位后极不稳定或很难复位。采用闭合复位经皮穿针或切开复位克氏针内固定。尽量恢复解剖关系，便于早期活动，避免遗留背侧成角畸形。

3. 掌骨干骨折　常见于大龄儿童，主要是直接暴力及旋转应力造成。可以是掌骨干横断骨折、掌骨干斜形或螺旋形骨折。常见受伤部位是第2、5掌骨，其次是第3、4掌骨。

治疗：多数掌骨干骨折可以闭合复位石膏固定。移位大、不稳定的骨折，难以控制旋转，畸形持续存在不能塑形。可以切开复位克氏针、小螺钉固定。掌骨横断、粉碎骨折，骨缺损可以给予钢板固定，早期功能锻炼。

4. 掌骨基底骨折　儿童掌骨基底骨折较少见。由于腕掌关节位于手的近端，有坚韧的软组织附着，骨与骨之间关系紧密，因而损伤几率小。损伤是压砸伤，挤压伤造成多个掌骨骨折。与之比较，第4、5掌骨腕掌关节较第2、3掌骨的活动度要大，损伤机会大，常合并腕掌关节的骨折-脱位。

治疗：无移位或轻度移位的掌骨基底骨折予以石膏固定。严重移位的多个掌骨骨折或骨折-脱位。施行切开复位克氏针内固定。尽量少剥离，避免深肌腱粘连。

5. 有关掌骨骨折的治疗问题　多数掌骨骨折均可获得良好结果，不留后遗症。值得注意的是：掌骨头骺骨折关节内血肿、关节内压力升高、造成掌骨头缺血性坏死、关节软骨退行性变，骺生长停滞、掌骨短。大龄儿童掌骨颈骨折向背侧成角畸形大，难以生长塑形矫正。掌骨干骨折旋转畸形愈合，会造成手指屈曲时重叠现象，早期治疗应注意手指指甲的排列。如果发生畸形愈合施行掌骨截骨矫正。

二、手指关节脱位

儿童指间关节脱位少见。发生于大龄儿童。指间关节是屈戊关节,只能作屈伸活动。掌板的附加纤维和两侧四边形的侧副韧带构成每个关节的三边。侧副韧带最厚的部分加强了掌板在中间指骨基底的附着点。由于掌板和侧副韧带止于骺生长板水平,其强度高于骨骺生长板。暴力在成人造成指间关节脱位,而儿童则表现手指骺损伤。有时骺损伤和脱位同时存在。

(一) 远指间关节脱位

手指远指间关节脱位为过伸位损伤所致,常为开放性损伤。远节指骨向背侧或侧方移位,并伴有掌板及侧副韧带近止点的撕裂伤。临床上可见复杂性指间关节脱位,病理变化是:中节指骨远端撕脱的掌板嵌顿于远指间关节内,也有存在远指间关节脱位嵌顿有撕脱的骨软骨骨折块。

治疗:单纯轴位经轴向牵引后,夹板或石膏固定3周,待软组织愈合后,一般结果很好。即使遗留不稳定,也无明显症状。复位不成功的难复性脱位,应考虑关节间有嵌顿的掌板或软骨块,需切开尺侧副韧带,将嵌顿的掌板移出,才能复位。

(二) 近指间关节脱位

手指近指间关节由于过伸位遭受到纵向应力时发生脱位。内、外侧应力也可发生侧方脱位。一般常见背侧脱位,掌侧脱位罕见。中节指骨基底向背侧显著移位,掌侧掌板撕脱,近节指骨头位于掌侧。偶尔中节指骨基底骨骺骨折。Kleinman 和 Bowers 将损伤分为三级,根据损伤的程度进行治疗:1 级:韧带撕裂后关节松弛;2 级:韧带撕脱,主动活动时关节稳定,被动应力试验可发现关节松弛;3 级:稳定关节的韧带全都撕裂,关节不稳定。掌侧脱位罕见,中节指骨基底向掌侧移位;侧腱束向掌侧移位并嵌入关节内,需要手术治疗。

治疗:儿童近指间关节脱位,侧副韧带多数不全撕裂。按照 Kleinman 分级标准,1、2 级施行石膏固定,3 级有时需要切开修复撕裂的韧带。对于侧副韧带是否需要手术修补意见不统一。有人建议作 Eaton 试验,检查指间关节脱位是否需要手术。患儿手指屈伸活动过程中不存在关节移位,说明韧带起稳定作用。石膏固定 2~3 周。如果手指屈伸活动中关节移位或脱位,说明韧带严重撕裂,需要行切开复位侧副韧带修补术。

(三) 掌指关节脱位

儿童掌指关节脱位较少见。拇指掌指关节脱位最多见,示指次之,中、环、小指罕见。掌指关节脱位有 2 种表现:掌指关节掌侧脱位、掌指关节背侧脱位。前者罕见而后者常见。

掌指关节掌侧脱位罕见。

1. 手指掌指关节背侧脱位　掌指关节解剖比较特殊。示、中、环、小指屈指肌腱位于掌指关节稍偏尺侧。掌指关节囊掌面远端部分厚，形成以纤维软骨板（掌板），其远端坚韧，于近节指骨基底掌侧紧密相连，关节囊近端部分松软且薄，附着在掌骨颈掌侧。掌指关节屈伸活动时只有近端松软部分有弛张的改变。掌腱膜在掌指关节处横行形成远侧的掌蹼间韧带与近侧的掌浅横韧带，加强掌指关节的稳定。

手指位于伸直位，暴力自掌侧向背侧推压掌指关节极度背伸时，掌骨头可突破关节囊掌侧近端薄弱部分向掌侧突出，造成掌指关节脱位。此时，屈指肌腱，腱鞘及与之相连的腱前带被推向掌骨头尺侧，蚓状肌移向桡侧，掌板自掌骨颈止点撕脱，移至掌骨头背侧，嵌在掌骨头与近节指骨间。掌骨头掌面则被掌浅横韧带卡住、阻碍复位。小指背侧脱位，常是第 5 掌骨头卡于尺侧的小指外展肌及小指屈指短肌和桡侧的屈指深肌之间。纤维软骨板和掌浅横韧带则像示指一样，卡压在第 5 掌骨头的顶部和底部。

临床表现：手指过伸位畸形，掌指关节掌侧可以触及掌骨头，局部皮肤可见橘皮样凹陷。X 线片示：近节指骨向掌骨头背侧移位。

掌指关节脱位有时合并近节指骨骺 S-H II 型损伤、骨或软骨的撕脱骨折。

治疗：新鲜的掌指关节脱位应早期明确诊断，早期治疗，采用闭合复位石膏固定。由于掌板的嵌顿，闭合复位不成功需要及早切开复位、关节囊修补、石膏固定 4 周。术后关节稳定，功能好。

2. 手指掌指关节掌侧脱位　儿童掌指关节掌侧脱位很罕见。Leviet D 及 Alioto、Sartorius 等报道了此种损伤。认为脱位后尺侧副韧带完全撕裂，伸指肌腱掌指关节扩张部撕裂，造成伸指装置尺侧移位，甚至嵌顿于掌骨颈掌侧，阻碍复位。

治疗：建议切开复位。

3. 陈旧性掌指关节脱位　由于误诊或延误治疗的掌指关节脱位，伸指装置挛缩、周围软组织瘢痕化、关节软骨退变。即使切开复位克氏针固定 3 周，早期功能锻炼，掌指关节功能仍受限，甚至可以导致骺早闭，关节僵直。

第三节　拇指骨骨折、脱位

儿童拇指远、近节指骨骨骺与其他手指指骨一样位于近端。第 1 掌骨骨骺不同于其他掌骨，位于近端。指间关节为合页关节，行屈伸活动。特别注意，拇指先天性异常的"Dealta"指骨块，位于指间关节内，可误认为指骨骨骺。掌指关节侧副韧带支持结构与指间关节相似。此部位易发生 S-H II 型和 III 骺型损伤。第一掌骨基底和大多角骨构成第 1 腕掌关节。第 1 掌骨骨骺位于近端，易发生 S-H II、III 或 IV 型骺损伤。类似于成人的 Bennett 骨折。

一、拇指掌指骨骨折

（一）远节指骨骨折

拇指末节是易受损伤的部位之一。往往是压砸伤、挤压伤造成。有单纯的甲床、指腹软组织损伤或皮肤缺损，常合并指骨骨折或骺损伤。指骨骨折有横形、纵向、粉碎骨折等多种表现。骨骺的骨折较其他指少见。治疗：对于拇指末节损伤的治疗有更高的要求。拇指的长度、皮肤感觉、活动范围，直接影响手的精细工作。

在成人末节指骨大部分缺损，可以彻底清创、冲洗，保留或去除指骨残端，短缩缝合。在小龄儿童，则不能去除骨生长部位，不提倡牺牲长度以达到一期关闭伤口，其自身的修复能力是惊人的。大龄儿童采取积极重建的方法，可采用 V-Y 推进皮瓣、邻指皮瓣、植皮等恢复拇指的长度。

闭合骨折或骺损伤应用石膏固定。无移位的骨折可以穿针固定。甲床损伤同其他指治疗方法相同。

（二）近节指骨骨折

儿童拇指近节指骨骨折也是常见的受伤部位，包括：指骨髁、指骨颈、指骨干、指骨基底骨骺损伤。指骨髁、颈、干的骨折治疗与其他手指相同。儿童拇指近节指骨基底的撕脱骺损伤类似于成人的"猎场守护人"（Gamekeeper's thumb）拇指损伤。此种损伤发生于成年人的拇指掌指关节尺侧副韧带的部分或完全断裂。在儿童，损伤后尺侧副韧带完整，而发生 S-HⅢ 型撕脱骨骺骨折。此种骺骨折影响到关节面，需要切开复位克氏针固定。

（三）第 1 掌骨骨折

儿童第 1 掌骨骨折是直接暴力所致。掌骨头、颈的骨折少见，掌骨干的骨折较少见。最常见第 1 掌骨干骺端骨折或骨骺损伤，分为 4 种表现（图 2-16-4）：①第 1 掌骨干骺端骨折，尺侧有连续性，向桡侧成角；②第 1 掌骨基底 S-H Ⅱ 型骨骺损伤、干骺端骨折块位于尺侧，远骨折端受到拇长展肌牵拉向桡侧移位；③第 1 掌骨基底 S-H Ⅱ 型骨骺损伤，干骺端骨块位于桡侧，远骨折端向尺侧移位。此型损伤少见，复位困难；④第 1 掌骨基底 S-H Ⅱ 型或 Ⅳ 型损伤，属于成人的 Bennett 骨折。

治疗：儿童第 1 掌骨干骺端骨折或骺损伤的治疗要考虑几个问题：①骨折成角；②骨折稳定性；③是否有骨膜的嵌入影响复位。Ⅰ 型经闭合复位石膏固定多可治愈，有时残留向外成角。Ogden 等认为 30° 以内成角可以靠生长再塑形矫正。Ⅱ，Ⅲ 型骺骨折闭合复位，如果骨折不稳定，可以闭合经皮穿针固定。骨膜嵌顿难以复位可行切开复位克氏针。Ⅳ 型损伤切开复位内固定。

二、拇指关节脱位

儿童拇指指间关节脱位少见，掌指关节脱位常见。第 1 腕掌关节往往是骨折-脱

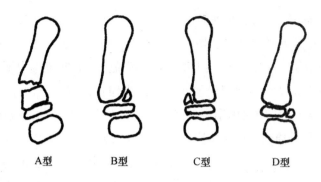

A型　　　　B型　　　　C型　　　　D型

图 2-16-4　拇指掌骨基底骨折的类型

位，单纯脱位罕见。

（一）指间关节脱位

拇指指间关节脱位少见。其损伤、治疗与手指指间关节相同。

（二）拇指掌指关节脱位

儿童拇指掌指关节背侧脱位较其他指多见。拇指过伸位暴力产生掌指关节脱位

Farabeuf 描述了损伤的病理变化，将其损伤分为 3 种程度：掌指关节不全脱位、单纯性掌指关节完全性脱位、复杂性掌指关节完全脱位。以上 3 种不同程度损伤均有掌板近侧端撕裂。不全脱位时，侧副韧带完整、掌骨头未从掌侧关节囊穿出。单纯性脱位时，侧副韧带撕裂，指骨基底移位至掌骨头的背侧，关节呈 90°，掌板未嵌入到脱位的指骨基底与掌骨头之间。复杂性完全脱位，近节指骨和掌骨平行，掌板嵌入到近节指骨基底和掌骨头之间，掌骨头被屈拇短肌的头部包绕。有人描述：拇短屈肌和拇外展肌以及向尺侧移位拇长屈肌将掌骨头紧紧箍起。

单纯性脱位临床症状显著。掌指关节过伸达 90°。复杂性脱位则是"镰刀样"畸形，大鱼际皮肤凹陷。

治疗：先试行闭合复位，复位成功石膏固定 3 周。闭合复位失败，行切开复位关节囊修补石膏固定，可以获得好结果。

（三）第 1 掌骨基底骨折-脱位

成人 Bennett 骨折的概念是：第 1 掌骨基底骨折同时合并第 1 腕掌关节脱位。骨折线经过第 1 掌骨基底关节面，并使关节面一分为二，第 1 腕掌关节背侧脱位。此种损伤儿童很少见，大龄儿童偶尔可见第 1 掌骨 S-H Ⅲ 型骨骺骨折，骨折线通过骺生长板、骨骺，波及到关节面。掌侧骨折块、掌侧韧带附着留置原位，而掌骨基底部在拇长屈肌和拇收肌的协同作用下，向桡背侧移位，属于真正的儿童 Bennett 骨折。

治疗：应该切开复位克氏针内固定，恢复正常的解剖关系。未达到解剖复位肯定会导致内侧髓早闭，活动受限，晚期发生退行性关节炎。

（四）拇指掌指关节尺侧副韧带损伤

拇指掌指关节尺侧副韧带损伤，称之为猎场看守人拇指（gamekeeper's thumb）或

滑雪拇指（skier′s thumb）损伤。此种损伤成人多见，儿童少见，常发生在大龄儿童。拇指掌指关节受到极度外展暴力导致损伤，临床表现：拇指肿胀，尤其掌指关节脱位，皮下瘀血蔓延到第一指蹼，疼痛显著。拇指完全伸直位，全屈曲位应力下检查，拍片。检查中可以发现掌指关节尺侧副韧带松弛。如果拇指伸直位应力下拍片显示：掌指关节尺侧关节间隙增宽45°，说明尺侧副韧带完全撕裂，有手术修补的适应证。对于近节指骨 S-H Ⅰ型或Ⅱ型骨骺损伤，应避免应力下拍片，以免造成骨折移位或不稳定。

尺侧副韧带损伤轻重程度不同，有3种表现：①尺侧副韧带不全损伤，损伤较轻，临床疼痛，肿胀局限；②尺侧副韧带完全损伤，韧带的起点或止点的完全断裂或撕脱。此种损伤儿童少见；③尺侧副韧带撕脱骨折。儿童最常见，是 S-H Ⅲ型骺损伤。韧带连同近节指骨基底尺侧1/4的骨骺骨折，影响关节面的完整性。

治疗：尺侧副韧带不全损伤，采用石膏固定4周。尺侧副韧带完全断裂损伤，此种损伤儿童少见。单纯石膏固定愈合不理想一，容易出现侧方不稳定，需要手术探查，侧副韧带修补。尺侧副韧带撕脱骨折，往往影响关节面的完整性。需要切开复位，将移位的骨块固定，恢复尺侧副韧带和关节面的完整性。采用背侧纵向稍向尺侧弯曲的皮肤切口，纵向劈开伸肌腱膜，打开关节囊，将骨折块复位细克氏针固定4~6周。

第四节　腕骨骨折及脱位

儿童腕骨骨折和脱位很少见，因为儿童腕骨生长发育中多为软骨，其缓冲作用使腕骨很少发生骨折、脱位。X线片儿童腕部骨骺常不显露，医生诊断和治疗存在很大困难，所以腕部损伤很容易漏诊。

一、解剖

（一）腕骨骨化

人类腕骨是由一个软骨胚基发育而成，第10周时发育成为不同的8块软骨，腕骨间形成间隔。各腕骨软骨基质的骨化，以椭圆形、离心的方式逐渐进行。舟骨、月骨、大小多角骨和钩骨均可以显现多个骨化中心，不应与创伤及疾病相混淆。

出生时各腕骨骨化中心未出现。头状骨骨化中心6个月出现，以后大约每年出现一个腕骨骨化中心。钩骨骨化中心1~2岁时出现，3~4岁时出现三角骨及月骨骨化中心，5岁时出现舟骨的骨化中心，6~7岁时出现大、小多角骨的骨化中心，10岁左右出现腕豆骨骨化中心。腕骨的骨化中心顺序出现，自头状骨开始、沿腕骨绕一圆周。有时每个腕骨可以有两个骨化中心。腕骨骨化核周围有丰富的软骨覆盖，提供了一定的弹性，骨性中央部较难发生骨折，所以儿童腕骨骨折少见。

（二）腕骨的畸形变异

腕骨生长发育中存在一些变异。腕二分舟骨、中央骨、两个或更多的腕骨相融合。这些畸形一般为双侧，无外伤。

先天性腕二分舟骨很少见，常需要与舟骨骨折相区分。鉴别要点是：①双侧相同表现；②无外伤史；③双侧二分舟骨的每一部分、大小、骨密度相类似；④舟骨的组成部分及腕骨无退行性改变；⑤二分舟骨相接部位覆以关节软骨，平滑光亮，有清晰的间隙。出生时，各腕骨均为软骨，每一块腕骨一般有一个骨化中心形成。如果两者不愈合，可以形成二分腕骨，二分头状骨等。钩骨也有单独的骨化中心，不与钩骨体融合。腕骨可以见到先天性的腕骨间融合。最常见的有：月骨与三角骨的融合。少数可以发生头状骨与钩骨融合、全部腕骨融合，甚至腕掌关节也融合。了解上述先天性发育异常，避免临床诊断上发生不应有的错误。

二、临床表现

儿童腕骨骨折7岁以下很少见，青少年多见。临床表现：肿胀、疼痛，腕关节活动受限反比成人轻。容易发生漏诊造成骨折的迟延愈合或不愈合。尤其儿童舟状骨骨折发生于远端，要仔细检查舟骨远端桡侧、掌侧结节有无压痛。

三、影像学检查

腕骨骨化不良多见于一些先天性畸形。舟状骨有多个骨化中心，其腰部骨折正侧位片、斜位及舟骨位片上均可以见到。舟骨远端骨折侧位片和旋前斜位片显示最清楚。舟骨形态异常应该行CT扫描明确有无不愈合或迟延愈合，扫描沿舟骨长轴平面进行。如果需要可拍双侧X线片对照比较。

四、腕骨骨折

1. 腕舟状骨骨折　儿童腕部骨折中最常见的是舟状骨骨折，好发于青春前期和青春期，年龄14岁左右，10岁以下儿童罕见。舟状骨骨折按骨折部位分为：舟骨远1/3骨折（关节内、外）、中1/3骨折、近端骨折。损伤机制与骨折类型与成人不同，成人常见舟骨腰部骨折，儿童则少见。儿童常见舟骨远1/3骨折，多数为关节外骨折。儿童舟骨近端骨折极为罕见，常为舟月韧带撕脱。

（1）舟骨远端1/3骨折：儿童最常见，直接暴力打击伤所致，而不是极度腕背伸位损伤。舟骨远端骨折位于舟骨桡侧，常是大多角骨-舟骨韧带撕脱骨折。骨折线可以不涉及骨化核，而形成软骨骨折。有时带有一小块骨性阴影。骨折的表现形式不同，是舟骨周围的软组织结构，桡舟韧带、桡舟头韧带、大多角骨-舟骨韧带、关节囊附丽、桡腕及骨间腕背侧韧带损伤时的张力不一所致。

1）舟骨远端关节外骨折（远极）可以发生掌侧和背侧移位。骨折时大多角骨一舟骨韧带的牵张应力起主要作用，掌背侧关节囊起辅助作用。大多数关节外骨折位于背侧。当腕极度屈曲时背侧掌骨间横韧带止于舟骨远端，韧带产生牵张应力，造成舟骨背侧三角形撕脱骨块。当腕尺偏背伸时，舟骨的桡侧增厚软组织形成"桡侧副韧带"，牵拉舟骨桡侧远端发生关节外骨折。

2）舟骨远端关节内骨折。大多角骨一舟骨韧带的尺侧半较桡侧坚固，其止点止于舟骨尺侧较为倾斜的关节面边缘。当腕背屈，桡侧应力直接协同暴力作用，造成韧带牵拉伤，撕脱骨块较大。

（2）舟骨中 1/3 骨折（腰部骨折）：仅次于舟骨远端骨折，好发于青春期。腕桡尺偏侧所处的损伤位置不同均影响到骨折类型。目前共识认为，腕极度背伸位可以造成舟骨腰部承受较大的掌侧应力导致腰部骨折。腕尺桡偏可以导致舟骨中 1/3 偏近端或偏远端的骨折。有些作者认为，牵张应力或弯曲应力集中作用到舟骨掌侧造成骨折。另一些人假定，自头状骨的挤压暴力导致舟骨凹形区域、或来自与桡骨远端的背侧唇的应力造成腰部骨折。另外，扭转应力的损伤也会影响骨折类型。

儿童舟骨腰部骨折多种表现。多数为不全骨折，移位小。高能量损伤可以发生粉碎骨折。单纯舟骨腰部骨折很少发生移位，移位骨折要注意有无骨折合并脱位及骨折对桡腕关节、舟骨和头状骨关节面的影响。

（3）舟骨下 1/3 骨折（近极）：儿童罕见。舟骨营养血管自下极远端进入，舟骨骨化也自远端到近端，所以近极骨折多数是软骨骨折或骨-软骨骨折，容易发生舟月关节不稳定。舟骨近端骨化较迟，因此舟骨近 1/3 骨折（近极）易引起诊断和治疗上的争议。此部位不论成人还是儿童都有血循环障碍的问题。

治疗：儿童舟状骨骨折较成人容易愈合。但有时难以确诊。首先有明确外伤史，临床症状明显。X 线片无骨折表现，应高度警惕存在隐性舟骨骨折。采用石膏固定 2 周，再拍片确定骨折线是否存在。

诊断明确的舟骨骨折可以采用腕轻度屈曲桡偏位短臂石膏固定或中立位轻度桡偏位长臂石膏固定 8 周。

移位的舟骨骨折，移位起过 1mm、成角大 10°，可以考虑切开复位克氏针内固定。舟骨骨折不愈合极其罕见，发生不愈合可以采用成人的治疗方法，切开复位植骨、克氏针内固定。

2. 头状骨骨折　儿童单纯头状骨骨折罕见。腕极度背伸时头状骨中部与月骨或桡骨远端背侧发生碰撞，造成头状骨的压缩骨折。高能量的损伤可以造成头状骨近端骨折发生 180° 旋转。尤其头状骨未完全骨化，X 线片难以识别，需要加照对侧 X 线片比较。腕中关节区域发现小的骨软骨片应考虑头状骨骨折，可行 MRI 扫描明确诊断。

头状骨骨折也可以合并舟状骨骨折，Gould-esbrough 将其命名为：舟—头状骨综合征。头状骨也合并其他腕骨骨折或发生舟—头状骨合并桡骨远端骨折。

无移位骨折石膏固定6~8周，发生近端旋转移位的骨折可以切开复位。

3. 三角骨骨折　儿童三角骨骨折极其罕见，损伤机制是背侧韧带的撕脱造成三角形的骨块。需要注意是否合并腕骨骨折–脱位。需观察桡骨关节面，舟骨、月骨、头状骨、钩骨之间的骨结构。

4. 钩骨骨折　国外文献个案报告有发生钩骨体骨折和三角骨–腕豆骨脱位。此种损伤和网球及高尔夫球运动有关。

5. 腕豆骨骨折　儿童无文献报告。成人腕豆骨骨折多数是直接暴力或腕关节张力背伸时，尺侧屈腕肌的强劲收缩牵拉造成撕脱骨折。应该对症治疗。

6. 月骨骨折　儿童单纯月骨骨折很少见。一般是月骨边缘的骨软骨骨折或者合并周围腕骨骨折，有可能发生退行性月骨周围结构的不稳定。对于经舟骨骨折的患者更应注意。

Blount曾报告1例12岁男孩桡骨远端S-H V型骺损伤合并月骨骨折脱位，需要切开复位。

7. 大多角骨骨折　儿童大多角骨骨折极其罕见。成人大多角骨骨折有体部骨折和结节骨折2种类型。直接暴力或者腕极度背伸位造成，给予石膏固定治疗。

五、腕的脱位

（一）腕掌关节脱位

儿童腕掌关节脱位或骨折–脱位很罕见。常是很强大的暴力损伤。多个关节同时损伤并且骨折—脱位较单纯脱位多见，可以发生背侧脱位或掌侧脱位。可以涉及全部5个腕掌关节、单独一个关节或不同的组合。掌侧脱位可以表现桡偏或尺偏畸形。单纯第5掌骨–钩骨脱位是不稳定性脱位，需要闭合复位、克氏针与邻近骨固定。

（二）腕骨脱位　成人月骨脱位、月骨周围脱位（包括月骨周围骨折–脱位）最常见，其他腕骨脱位很少发生。儿童腕骨脱位极其罕见，月骨周围脱位偶见报道。儿童腕骨各骨化中心随不同年龄出现，骨化成分少，医生很难识别X线片显示腕骨间的相互关系，极其容易漏诊。

国外文献个案报道，患儿损伤年龄10岁以下，急性经舟骨月骨周围背侧脱位，施行闭合复位石膏固定，随诊腕关节功能正常，也有舟月骨周围脱位，施行切开复位克氏针固定。

参考文献

1. Hanlon CR, Estes WL. Fractures in Childhood A Statistical Analysis. Am J Surg, 1954, 87：312~

323

2. Bhenche MS. Hand Injuries in children Presenting to a Pediatric Emergency Department. Ann Emerg Med, 1993, 22: 1519~1523

3. Hastings II H, Simmons BP. Hand Fractures in children. Clin Orthop, 1984, 188: 120~130

4. Leonard MH, Dubravcik P. Management of Fractured Fingers in the child. Clin Orthop, 1970, 73: 160~168

5. Worlock PH, Stower MJ. The Incidence and Pattern of Hand Fractures in children. J Hand Surg, 1986, 11B (2): 198~200

6. Dykes RG. Kimer′s Deformity of the Little Finger. J Bone joint surg, 1978, 60B: 58~60

7. Culien JC. Thiemann′s Disease: Osteochondrosis Juvenilis of the Basal Epiphyses of the Phalanges of the Hand Report of Two Cases. J Bone joint surg, 1970, 52B: 532~534

8. Wood VE, Hannah MD, stilson W. What Happens to the Double Epiphysis in the Hand. J Hand surg, 1994, 19A: 353~360

9. Barton, NJ. Fractures of the Phalanges of the Hand in children. Hand, 1979, 2: 134~143

10. Simmons BP, Lovallo JL. Hand and Wrist Injuries in children. Clin Sports Med, 1988, 7: 495~511

11. Coonrad RW, Pohlman MH. Impacted Fractures of the Proximal Portion of the Proximal Phalanx of the Finger. J Bone Joint Surg, 1969, 51 A: 129

12. Grad JB. Children′s Skeletal Injuries. Orthop Clin North Am, 1986, 3: 437~449

13. Leonard MH, Dubravcik P. Management of Fractured Fingers in the child. Clin Orthop, 1970, 73: 160~168

14. Stener B. Displacement of the Ruptured Ulnar collateral Ligament of the MCP Joint of the Thumb. A clinical and Anatomical Study. J Bone Joint Surg, 1962, 44B: 869~879

15. Dixon GL, Moon NF. Rotational Supracondular Fractures of the Proximal Phalanx in children. Clin Orthop, 1972, 83: 151~156

16. Von Raffler W. Irreducible Juxtaepiphyseal Fracture of a Finger. J Bone Joint Surg, 1964, 46B: 229~232

17. McElfresh EC, Dobyns JH. Intraarticular Metacarpal Head Fractures. J Hand Surg, 1983, 8A: 383~393

18. Greene MH, Hadied AM, Lamont RL. Scaphoid Fractures in children. J Hand Surg, 1984, 9A: 536~541

19. Weber ER, chao EY. An Experimental Approach to the Mechanism of Scaphoid Waist Fractures. J Hand Surg, 1978, 3A (2): 142~148

20. Louis DS, Calhoun TP, Gain SM, et ai. Congenital Bipartite Scaphoid—Fact or Fiction. J Bone Joint Surg, 1976, 58A (8): 1108~1112

21. Anderson WJ. Simuhancous Fracture of the Scaphoid and Capitate in a Child. J Hand Surg, 1987, 12A: 271~ 273

22. Minami M, Yamazaki J. Nonunion of the Capitate. J Hand Surg, 1987, 12A: 1089~1091

23. Ali MA. Fracture of the Body of the Hamate Bone Associated with Compartment Syndrome and Dorsal Decom pression of the Carpal Tunnel. J Hand Surg, 1986, 11B：207～210

24. Peimer CA, Sullivan, DJJ, Wild DR, Palmar Dislocation of the PIP Joint. J Hand Surg, 1984, 9A：39～48

第十七章　儿童桡骨头半脱位

法国医生，Fournier 于 1671 年首次描述桡骨头半脱位。到 19 世纪早期，桡骨头半脱位成为英国作者的一个流行题目。19 世纪后期很多文章非常详细的描述了此病的症状、病因学甚至报告过解剖标本分析。其中关于症状和病因学的许多发现，都经受住了时间的考验并且在当今时代中仍然是适用的。1954 年，Green 和 Gay 在骨关节外科杂志上发表的文章重新引起人们对这个题目的兴趣。Salter 和 Zaitz 对此病的病理学和病因学作过特别详尽、完整的探讨。

一、发生率

平均年龄为 2~3 岁，最小的病人仅为 2 个月，当年龄超过 7 岁时极少发生此病。发病的性别无明显差异，大约 70% 的病例为左上肢受累。桡骨头半脱位是一种很常见的损伤，但是很难获得总发病率的确切资料，因为治疗相对简单，很多病人未到骨科医生处治疗。文献中有作者以病人到医院急诊室就诊的频率为标准来衡量此病的发病率，报告为每周 2 例。以同样标准统计北京积水潭医院急诊室因此病的就诊率达到每日 2~3 例。国外学者曾报告此病的复发率高达 30%。

二、损伤机制

国外有作者以尸体标本试验，当前臂旋后及肘关节伸直位时，对婴儿或较小儿童的上臂施加强力的纵向牵引，可在肘关节部位恒定地产生弹响声。此后所做的解剖显示环状韧带的近端部分滑脱并超过桡骨头，另外也观察到环状韧带可发生部分撕裂。通过屈肘同时旋前前臂可使环状韧带复原到其原来位置，此时同样可产生弹响声。由此得出使前臂旋前可顺利地实现复位。这与桡骨头的解剖形态有关，旋前位时与环状韧带主要部分相对的桡骨头外缘比较窄，并且其边缘是圆形的，环状韧带复回到解剖位置的过程中，旋前位对环状韧带产生的阻力较小。而旋后位时桡骨头外缘较宽并且其边缘是相对方形的。应当明确一个概念，虽然环状韧带向近侧滑脱，但是它仍部分地覆盖住桡骨头。另有作者在新生儿肘关节解剖中发现在肘关节后外侧间隔中有一个半月形滑膜皱襞，当环状韧带向近侧移位时此滑膜皱襞会嵌在桡骨和肱骨小头关节面之间。我们认为关节内压力的改变是造成环状韧带移位的重要原因，肢体受到纵向牵拉的瞬间肘关节内产生负压，致使作为肘关节囊的组成部分的环状韧带被迫向肱桡关节处移位，因被卡压而产生疼痛和活动受限等症状。

三、临床表现

病史在确定桡骨头半脱位中很关键，通常都会有对婴幼儿肘部的一个突然的纵向牵拉。最初的疼痛可迅速减弱，病儿不愿使用患肢，上肢垂在侧方而前臂轻度旋前。由于患肢的肘关节不能屈曲而较长时间处于下垂位，可有手部肿胀。病儿常常可继续玩耍而仅用健侧肢体。旋转前臂或屈肘动作可造成疼痛和抗拒。桡骨头和环状韧带部位有局限性压痛，有些病例疼痛可向远侧扩散并涉及腕部。所有病人的 X 线照片均没有桡骨头移位的表现。

四、治疗

虽然治疗所需的手法整复的过程极短暂，但医生首先应当认真地询问儿童有无前臂受到纵向牵拉的典型病史。同时要仔细检查患肢其他部位以排除桡骨远端骨折或无移位的锁骨骨折，这两种骨折与桡骨头半脱位有类似的临床表现。检查可发现桡骨头部位有局限性压痛点。诊断明确后行手法整复，医生应采用各种方法转移患儿的注意，然后以轻柔的手法迅速完成整复动作。使桡骨头半脱位复位的方法非常多。有作者建议屈肘位将前臂旋前可达到复位，认为旋前动作可使桡骨头比较圆滑和较窄的边缘对着移位的环状韧带；其他作者建议前臂旋后位使复位容易完成；也有人认为旋后的同时屈肘可完成复位；我们认为在肘关节屈曲的同时旋前前臂最容易复位，因为这个动作可最大限度地改变关节内的压力而使卡入肱桡关节间的部分环状韧带和滑膜皱襞滑出关节。不论使用何种方法，当环状韧带复位时，都会听到或感觉到弹响。

复位后护理：对于初次损伤的病人建议使用颈腕吊带以预防肘关节在短时间内被二次牵拉，同时使可能发生的环状韧带部分撕裂得到充分的修复。不可复性半脱位：临床上极罕见这种形式的损伤。

五、预后

桡骨头半脱位复位后不会对肱桡关节产生任何影响，无论是文献中还是临床上均未见到有关此病对患儿的发育造成损害的病例。

参考文献

1. Amire D, Frankl U, Pogrund H. Pulled elbow and hypermobility of joints. Clin Orthop, 1990, 257: 94~99

2. Green JT, Gay FH. Traumatic subluxation of the radial head in young children. J Bone Joint Surg, 1954, 36: 655~662

第十八章 儿童骨盆骨折

第一节 总 论

儿童骨盆骨折的并发证发生率很高。这种并发证实际上是一种伴行损伤，常可危及生命。

由于儿童骨盆在解剖构型及生物力学特性方面的特殊性，发生骨盆骨折较成人需要更大的暴力。相反，经过骺生长板和软骨性骨突的骨折却较易发生。

儿童骨盆骨折是一种严重创伤，常常同时合并有神经血管、腹部脏器、泌尿生殖系统等致命性软组织损伤。对这些合并损伤的治疗应该优先于骨折本身的治疗，儿童骨盆骨折本身大多数可采取保守治疗，并有较好的结果。

本章重点讨论婴幼儿及青春期前儿童的骨盆骨折，而年长的青少年病例，治疗与成人类似。

一、实用解剖

在儿童与成人骨盆之间，解剖上存在着几个重要的差异。

1. 由于骨骼本身的柔韧性，关节的较大弹性以及大量软骨结构吸收能量的能力，使儿童骨盆具有较大的顺应性。

2. 由于骶髂关节、耻骨联合的弹性，可以缓冲较大的移位，从而使最终的骨折只局限于一处，而不是传统认识上的两处断裂和移位。

3. 由于软骨性连接的脆弱性，儿童病例中，骨突撕脱骨折较成人多见，同样原因，髋臼三角软骨骨折也较多见。

4. 儿童经骺的骨折最终可导致生长停滞，肢体不等长及发育畸形，如经过 Y 形软骨的骨折，继发骨桥形成，最终导致髋臼发育的缺欠。

儿童骨盆包括三个初级骨化中心：髂骨、坐骨和耻骨，三者会合形成 Y 形软骨（图 2-18-1），16~18 岁融合。坐骨与耻骨下支 6~7 岁融合。有时在坐骨耻骨融合的同时，X 线片上在坐耻软骨接合处可见到无症状的包块，这种情况应与骨盆骨折区别开来，并进行随诊观察。

骨盆二次骨化中心包括：髂骨翼、坐骨结节、髂前下棘、耻骨结节、耻骨角、坐骨棘和骶骨外侧翼。髂骨翼二次骨化中心 13～15 岁出现，15～17 岁融合。坐骨的二次骨化中心 17 岁出现，19 岁融合，最晚可到 25 岁。髂前下棘约在 14 岁出现骨化中心，16 岁融合。应注意将这些二次骨化中心与撕脱骨折区别开来。

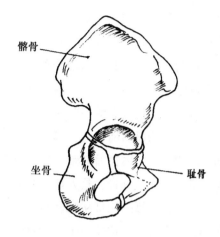

图 2-18-1　Y 形软骨示意图

Ponseti 描述了正常儿童髋臼的生长发育。髋臼由髂、坐、耻骨骨骺会合形成的 Y 形软骨构成，软骨复合体接合部的间隙生长使髋随生长 而扩大，并使耻、坐、髂骨不断增大，髋臼窝的发育有赖于球形股骨头的出现。髋臼 Y 形软骨的间隙生长、软骨边缘的添附生长以及臼缘的成骨，使髋臼随发育而加深。

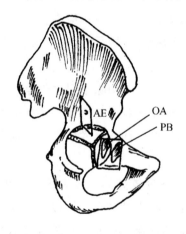

图 2-18-2　髋臼的二次骨化中心

OA：髋臼骨，位于髋臼软骨与耻骨交界区；AE：髋臼骨骺，位于髋臼软骨与髂骨交界处；另有一小的化骨核于髋臼软骨与坐骨交界区（左侧）

青春期，在髋臼窝玻璃软骨周围出现三个二次骨化中心。髋臼骨（os acetabuli，OA），即耻骨骨骺，形成髋臼前壁。髂骨骨骺，即所谓的髋臼骨骺，形成髋臼上壁。坐骨二次骨化中心，小且少见。髋臼骨（OA）为最大的骨骺，8 岁开始发育形成髋臼前壁的重要部分，18 岁与耻骨融合；髋臼骨骺（acetabular epiphysis，AE），即髋臼软骨的髂骨部，8 岁出现，18 岁与髂骨融合，形成髋臼上部关节面的重要部分；坐骨的二次骨化中心，是三者中最小的一个，9 岁出现，17 岁融合，对髋臼发育的作用很小。Harrison 在大鼠中发现，髋臼骨（OA），髋臼骨骺（AE）以及坐骨的二次骨化中心在各个方面均与其他骨骺相类似，即所在部位、出现和融合时间均是恒定的。注意勿将这些二次骨化中心与撕脱骨折或关节内游离体相混淆（图 2-18-2）。

二、生物力学

骨盆环由 2 块侧方的髋骨及 1 块后方的骶骨组成，后方由左右骶髂关节连接，前方由耻骨联合连接。髂、耻、坐骨通过 Y 形软骨会合于髋臼构成髋骨。

骨性骨盆结构犹如拱桥，拱顶为骶骨及双侧髂骨，拱脚为耻骨及坐骨，两拱脚在耻骨联合处相联结。站立时，将体重由脊柱传导至髋臼（股骶弓）；坐位时，将体重由脊柱传导至坐骨结节（坐骶弓）。在这些力线经过的部位，骨质增厚，尤其是骨盆后侧，更为明显。因此，当遭受外力作用时，骨盆前部联结常先损伤，然后才波及骨盆后部联结。后联结损伤时，前联结多有损伤。

骨盆环的稳定有赖于坚强的韧带对骨性结构的连接。骶髂关节周围有以下韧带加强：①前侧为骶髂前韧带，横越骶髂骨前方，以阻挡髂骨外旋和垂直剪式应力；②后侧为髂腰韧带、骶髂后韧带、骶棘韧带和骶结节韧带组成的骨盆后张力带以及骶髂骨间韧带。骶髂后韧带，是人体中最强的韧带，它如同吊桥的绳索将骶骨维持在拱顶的位置。粗大的骶棘韧带从骶骨外缘横行止于坐骨棘，控制骨盆环的外旋。骶结节韧带在垂直面走行，对抗作用于半骨盆的垂直剪力。骶棘韧带和骶结节韧带互成90°角，很好地控制了作用于骨盆上的两种主要外力，即外旋应力及垂直应力，并以此种方式加强骶髂后韧带。

耻骨联合由两侧耻骨借纤维软骨板连接而成，上方有耻骨上韧带，前面有耻骨间隙韧带，下面有弓状韧带加强。以缓冲负重时承受之张力、压力及剪式应力，除分娩过程中，可有轻微的分离外，没有活动。故当遭受外力作用时，常可引起耻骨支骨折，而不易发生耻骨联合分离。

骨盆位于人体中部，是躯干与下肢的桥梁，其整体的环形结构除了提供骨盆内外诸肌的起止点，保护盆腔脏器外，具有人体负重稳定基础及下肢承重的顶盖杠杆平衡和力的缓冲吸收作用。骨盆环各部分结构的整体性相互依存，任何元件的损坏，都会影响整个结构，降低其力学阻力，影响骨盆环的稳定。

儿童骨盆不同于成年人的骨盆，由于骨骼的有机质含量较高具有较大的柔韧性，韧带抗损伤强度相对较高，大量软骨为能量吸收提供了一种缓冲装置，所以，发育中的骨-软骨性骨盆可有相当大的弹性和可塑性变形而不发生实际的骨折。这种骨盆不能对内脏作严格的保护，即使 X 线片上没有或只有轻微的骨与软骨损伤迹象，同样可以发生严重或致命的软组织损伤。

三、损伤机制

（一）直接暴力

常见为车祸致伤或重物砸伤，是一种高速度或高能量的损伤，作用在骨盆上的暴力大致可以分为以下几种情况：

1. 外旋（或前后挤压）　外力　暴力直接作用在髂后上棘致单髋或双髋强力外旋，引起"开书型"损伤，即耻骨联合分离，如果外力进一步延伸，骶棘韧带与骶髂关节前韧带均可损伤。

2. 内旋（或侧方挤压）外力　暴力直接作用于髂嵴上，造成半骨盆向上旋转，产生所谓"桶柄型"骨折，或外力通过股骨头，产生同侧损伤。

3. **垂直剪力**　暴力通过骨盆后复合的主要结构，产生明显的移位和软组织撕裂，造成骨盆的不稳定损伤。

4. **联合损伤**　由多种机制引起。

（二）间接暴力

见于高处坠落伤或车辆撞击伤，应力沿股骨及股骨颈传导集中于髋关节部位，引起髋臼（顶部或臼缘）骨折及股骨头的半脱位或脱位。

（三）肌肉牵拉

多为运动损伤，常见于青少年，由于突然而未加控制的用力，肌肉猛烈收缩，将跨越髋关节，长而有力的肌肉从骨盆起点处连同一部分骨质撕脱下来。

四、骨折分类

成人骨盆骨折的分类方法较多，其中被广泛采用的是 Letournel 和 Tile 的分类，Qulnby 和 Rang 将儿童骨盆骨折分成三类：无并发证的骨折，合并内脏损伤需手术探查的骨折，合并急性大出血的骨折。这种分类对判断预后的重要性是显而易见的，但是，在急诊情况下，应该把重点放在合并的软组织损伤而不是骨盆骨折本身上，目前，儿童病例最常采用的分类体系是 KeynConwell，根据骨盆环完整性受损程度提出的分类，以便与成人病例进行比较。

Key 和 Conwell 分类

1. **无骨盆环断裂的骨折**

（1）撕脱骨折

A. 髂前上棘

B. 髂前下棘

C. 坐骨结节

（2）耻骨或坐骨骨折

（3）髂骨翼骨折（Duverney 骨折）

（4）骶骨或尾骨骨折

2. **骨盆环二处断裂的骨折**

（1）同侧双支骨折

（2）耻骨联合半脱位或邻近区骨折

（3）骶髂关节半脱位或邻近区骨折

3. **骨盆环两处断裂的骨折**

（1）双侧耻骨垂直骨折或脱位（骑跨骨折）

（2）两处垂直骨折或脱位（Malgaigne 骨折）

（3）严重多发骨折

4. 髋臼骨折

（1）小块骨折合并髋关节脱位

（2）线性骨折合并无移位的骨盆骨折

（3）线性骨折合并髋关节不稳定

（4）骨折继发髋臼中心性脱位

五、诊断

（一）全身检查

儿童骨盆骨折并不常见，绝大多数为机动车撞伤所致，由于儿童体形较小，能量在一个较小的区域集中释放。同时儿童骨性支架存在一定的柔韧性和可塑性变形能力。不能对深部的脏器做严格的保护，结果常常产生多系统器官的复合损伤。

远隔损伤包括：颅脑、颈椎、颜面损伤，长骨骨折，硬膜下出血，脑挫伤和脑震荡，肺挫伤，血胸，血气胸，横隔破裂，肝、脾、肾挫裂伤。

邻近损伤包括：大血管损伤，后腹膜出血，直肠撕裂，尿道和膀胱挫裂伤。

接诊儿童骨盆骨折病人时，一定要树立全局观念，详细观察和检查急危重病人的主要症状和体征，发现危及生命的主要问题，边救治，边检查，及时、客观、准确地记录病情变化。

注意三种可迅速致死而不可逆转的严重状况：①通气障碍；②循环障碍（低血容量，心泵衰竭和心脏骤停）；③未控制的大出血。发现问题应立即开始心肺复苏。

如病情需要和许可，应有步骤地系统检查，以免遗漏。国内外倡导采用"CRASH PLAN"的检查方法，这9个字母分别代表以下的器官或部位：C（Circulation）心脏及循环系统；R（Respiration）胸部及呼吸系统；A（Abdomen）腹部脏器；S（Spine）脊柱脊髓；H（Head）颅脑；P（Pelvis）骨盆；L（Limbs）四肢；A（Arteries）动脉；N（Nerves）神经。

对危重病人检查的过程同时也是考虑、分析和做出决定的过程，首先应明确以下几个方面：①该病人的关键问题是什么。②要迅速判定病人是否处于休克状态。③病人是否需要进行紧急的手术治疗。

在急救、复苏的基础上进行必要的检查，根据情况邀请有关科室医师会诊，通过特殊检查，进一步明确诊断并作相应的紧急处理，最后共同讨论确定伤员全身伤情和部位伤的严重程度以及总体治疗方案，需优先治疗的部位伤以及进入ICU加强医疗监护。可见救治骨盆骨折的多发伤者是一个多学科协同合作的诊疗过程。

（二）骨科检查

多发创伤患者应想到骨盆骨折的可能，检查骨盆应系统有序地进行。①视：有无骨盆变形或不对称，有无双下肢不等长。记录挫伤、擦伤、撕裂伤、瘀斑或血肿的部位，尤其是会阴和骨盆区域。②触：对髂前上棘、髂骨翼、骶髂关节及耻骨联合进行触诊。在髂骨翼的前上部向后按压会在骨盆环断裂处产生疼痛，从髂骨翼外向内方向挤压骨盆环也可产生疼痛，可触及骨擦感。如果骨盆环有断裂，按压耻骨联合和髋关节会引起疼痛和异常活动。③动：检查肢体，特别是髋关节的活动范围。有时，骨盆骨折后，屈伸髋关节时，腹股沟区可有疼痛。

体征：Milch 描述了骨盆骨折的三个常见体征。①Destot 征：腹股沟韧带下方或阴囊处表浅的巨大血肿；②Roux 征：侧方压缩、骨折时，患侧大粗隆到耻骨联合的距离减小；③Earle 征：直肠指诊有压痛，可触及骨性隆突或巨大血肿，说明有严重的骨盆骨折。

常规进行下肢神经、血管检查：

（1）骨盆或骶骨骨折时可出现腰骶丛、坐骨神经、股神经及闭孔神经的损伤，应详细记录每一项神经功能的缺损。

（2）观察下肢皮肤、甲床颜色，触摸股动脉、腘动脉及足背、胫后动脉的搏动，要注意触及部位。触摸肢端温度。注意肢体肿胀程度及张力，有无肌肉的被动牵伸疼痛。

下列体征应视为不稳定骨盆骨折的高危因素：①无下肢损伤者两下肢不等长或有旋转畸形；②两侧脐与髂前上棘的距离不等；③两侧耻骨结节间隙增宽、移位或变形；④双侧骶髂关节后方外形不对称；⑤肉眼可见的骨盆变形。

（三）影像学检查

只有病情稳定后，方可拍摄 X 线片，如果需要特殊投照，医生必须在现场，颅脑、胸腹、骨盆及长骨的扫查应尽快完成，避免多次重复拍片。

1. 骨盆前后位　仰卧时，骨盆正常有 25 度后倾，因此前后拍片实际上是一种倾斜投照，不是最理想的角度。

2. 骨盆出口位　仰卧位，X 线球管从足侧指向耻骨联合并与垂线成 40° 角，这种投照有助于显示骨盆在水平面的上移，也可观察矢状面的旋转。出口位是真正的骶骨正位，可清楚地显示骶骨骨折。

3. 骨盆入口位　仰卧位，X 线球管从头侧指向骨盆并与垂线成 40° 角。这种投照显示骨盆的前后移位优于其他投照位置。

4. CT 及其他检查：可提高诊断价值，对判断旋转性畸形和半骨盆平移具有重要意义，有助于判断骶髂关节、骶骨或髋臼有无骨折、分离或不对称。MRI 有相同的益处，同时又可显示骨盆的软组织损伤。偶尔，对无移位骨折和少见的应力骨折，可进行放射性同位素骨扫描。

总之，儿童骨盆骨折病例的诊断应包括以下几个方面的内容：①全身状态（包括意识、呼吸和循环情况）；②合并或伴行损伤；③骨盆骨折本身，既要全面，又要分清主次。

六、治疗

（一）儿童骨盆骨折的治疗原则

儿童骨盆骨折病例不常见，很少需要切开复位内固定，一般情况下，由于儿童骨盆的塑形潜力，保守治疗的远期结果是满意的。然而，儿童骨盆骨折的合并损伤却是严重的，并常常是致命的，死亡率9%~18%。因此治疗原则应该是，首先处理影响生命的合并损伤，防止转变为致命伤，然后及时地进行骨折处理。系统的治疗计划应在复苏抢救的同时有序地进行。气道、出血和中枢神经系统的问题应优先得到处理。

儿童骨盆骨折通常是一种高能量的多发复合伤，这种创伤的多发性和复杂性需要多学科的协同救治，以免出现不必要的延误、漏诊和误诊伤势以及处理上的混乱。

目前国内外普遍应用的创伤早期综合复苏的 VIPC 程序，经临床应用，已确认其有效性和实用性，具体如下：①V（Ventilation）保证气道通畅，保持正常通气和给氧；②I（Infusion）输液、输血补充血容量和功能性细胞外液，防止休克的发生或恶化；③P（Pulsation）监护心脏搏动，维护心泵功能；④C（Control bleeding）紧急控制明显或隐匿性大失血。同时应注意保温和止痛，在全身情况许可的情况下进行决定性治疗，以达到挽救病人生命，降低并发症的发生率和伤残率。然后及时进行骨折的处理。严重创伤及休克患者早期使用广谱抗生素作非特异性预防感染。

（二）骨盆骨折合并出血的治疗

骨盆骨折合并大出血，是最常见、最紧急、最严重的并发症，也是造成死亡的主要原因。

1. 失血来源

（1）外出血：来自开放伤口及大面积的外在软组织损伤。

（2）体内大出血：来自胸腹脏器损伤，如肝脾破裂或肾脏挫裂伤等。

（3）骨盆骨折本身引起的出血有以下几种情况：①骨折部位，构成骨盆环的松质骨血运丰富，骨折端持续或反复出血是主要的出血来源；②盆内静脉和静脉丛，管壁薄易受损伤，破裂的静脉收缩力差，其周围组织结构松软，难以产生压迫止血作用，因而损伤的静脉出血是另一重要的出血来源；③盆内动脉：管壁厚，富有弹性，损伤概率低，约占2.4%~18%。但出血凶险，可危及生命；④盆壁软组织和盆内脏器，骨盆骨折合并骨盆周围皮下和筋膜大面积剥脱，或者贴近骨盆壁的肌肉及盆腔脏器，可因骨折移位撕裂或刺伤而出血。

骨盆骨折可合并上述一种或多种出血、失血而一出现不同程度的休克。开放性损伤的外出血，容易引起注意；而闭合性损伤的内出血，是脏器破裂引起的腹腔内出血，还是血管破裂引起的腹膜后血肿，临床上需要仔细鉴别（表2-18-1）。

表 2-18-1 腹膜与血肿与腹腔内出血或脏器损伤的鉴别

临床表现	腹膜后血肿	腹腔内出血或脏器损伤
腹膜刺激征	较轻，多单侧性	全腹，显著
肝浊音	存在	空腔脏器破裂，消失
移动性浊音	无	有
腹腔穿刺	阴性或少量淡红血水	全血/黄色混浊液体
腹腔灌洗	阴性	阳性
腹部平片	腰大肌阴影模糊	腰大肌阴影清楚
肾盂造影	肾输尿管及膀胱可能有变位	无
动脉造影	可能有盆腔内出血	可能有腹腔内出血

表 2-18-2 急性失血分级

	Ⅰ级	Ⅱ级	Ⅲ级	Ⅳ级
失血性	≤15%	15%~30%	30%~40%	≥40%
呼吸（次/分）	14~20	20~30	30~40	≥35
脉搏（次/分）	<100	>100	>120	>140
血压	正常	正常	降低	降低
脉压	正常/增大	减小	减小	减小
尿量（ml/小时）	>30	20~30	5~15	无
神志状态	轻度烦躁不安	中度烦躁不安	烦躁，意识模糊	意识模糊或昏迷

2. 根据病人早期临床表现将急性失血分为以下四级，见（表2-18-2）

3. 早期复苏

（1）保持通气功能：去除引起呼吸障碍的因素，如呼吸道梗阻、血气胸、胸壁软化所致的反常呼吸运动，尽快给予高浓度、高流量面罩吸氧，如效果不满意，即行气管插管或环甲膜切开术使用正压或呼气末正压通气，以改善气体交换，提高血氧饱和度。

（2）迅速止血

1）外出血：对开放伤口采用压迫法止血。

2）体内大出血：积极采取抗休克措施，同时立即手术止血。

3）骨盆骨折出血

A. 抗休克裤的使用：对骨盆及下肢骨折有良好的固定及止痛作用，通过包绕性加压，从受压部位挤出750~1000ml血液回流到心脏，促进休克复苏。

禁忌证：有心源性休克，颅脑外伤脑水肿或脑疝者，以及隔以上活动性出血者。

抗休克裤解除时，应在加速输血的条件下缓慢放气，一般 30 分钟为宜，减压顺序先从腹部开始，然后再分别为双下肢。

B. 骨盆外固定器：对不稳定的骨盆骨折，在固定的同时具有止血作用。90 年代后提出了早期应用以控制出血的主张。1993 年，Riemer 报告将外固定纳入骨盆骨折救治方案后，伤员早期死亡率自 22% 降至 8%。

C. 经股动脉插管髂髂脉造影术，若发现动脉出血，立即对出血血管行栓塞术。盆内动脉损伤造成的大出血，上述方法是难以控制的，因此，对积极液体复苏和固定骨盆后仍处于休克状态的伤员，在除外胸腹内出血的前提下，施行此术，可获得成功。

(3) 液体复苏：早期、快速、足量的扩容是抢救休克成功的关键，在扩容不足的情况下，复杂检查、搬运、麻醉和手术处理，往往会导致严重后果。

1) 液体选择

A. 晶体液：能有效地恢复病人的血容量，纠正功能性细胞外液的不足。乳酸林格液是一种接近正常体液的平衡电解质溶液。主要作用是扩张细胞外液，对维持有效循环、预防和纠正酸中毒，以及预防发生不可逆性休克均有重要作用。输入 100ml 林格液平均产生 20ml 的补容效果，即 1/5 留在血管内，其余进入组织间液。

B. 胶体液：可减少液体用量，防止组织水肿的发生。输注后可提高血浆胶体渗透压，使血容量迅速得到恢复，从而减轻由于休克状态持续引起的组织缺氧损害。

右旋糖配制剂：有很强的胶体渗透压作用。半衰期 12～24h，扩容作用较持久，尚有改善微循环作用。为临床上首选的抗休克胶体溶液，但用量过大会影响血液凝固，引起渗血，故每天用量不应超过 1500ml，此外还能干扰血型鉴定和配血，故输注前应留取血样备用。输入 100ml 中分子右旋糖酐平均产生 122 ml 的补容效果，增加的容量系从组织间液移入血管床。

C. 血制品：输全血不是补充血容量的理想方法，目前普遍倡导使用成分输血。

浓缩红细胞：为全血经过离心分浆后剩下的部分，每单位容量约 120ml，相当于 200ml 全血中所有红细胞和 40ml 左右的血浆，具有和全血同样的携氧能力，而容量几乎只有全血的一半，所含细胞碎屑、钠、钾及氨离子的量较低，可减少代谢并发证。

通常血液制品的使用方法如下：

A. 失血量不超过血容量的 20%，输注晶体液和胶体液就能见效，不必输注血液制品。

B. 失血量达血容量的 20%～50%，除了输液，还要输注一定量的浓缩红细胞。

C. 失血量超过血容量的 50% 或达 100%，除输液及红细胞制品外，还要输注白蛋白或新鲜冰冻血浆。

D. 失血量持续超过总血容量，则应在上述成分的基础上加用浓缩血小板及冷沉淀。

2）初期扩容的途径和方法

A. 建立两条或两条以上的静脉输液通道，必要时行静脉切开，或中心静脉插管。

B. 输液速度及输液量：儿童血容量估计为 80ml/kg。患儿明显休克时，失血量〕25%，即相当于失血 20ml/kg。

急性失血病人不但丢失全血，还有大量功能性细胞外液的丢失，这种细胞外液的丢失是不能靠输血或输胶体液来纠正的。所以休克复苏应首先从晶体液开始。儿童低血容量选用的晶体液为乳酸林格液，首次剂量 20ml/kg，于半小时内输入，观察机体反应：

A. 生命体征立即恢复正常，说明是轻度失血，失血量为血容量的 10%～20%。

B. 生命体征暂时改善，低血压和心率加快又重新出现，说明是中度失血或进行性失血，损失血量为血容量的 20%～40%。

C. 生命体征毫无改善，说明是重度失血，损失血量为血容量的 40% 以上，需要补充更多的液体，并立刻准备输血。

乳酸林格液首次剂量（20ml/kg），可以重复使用 2～3 次，首次晶体液复苏没有反应者有输血的指征，首次血液复苏量为浓缩红细胞 10m/kg。

3）输液时晶体与胶体的比例：输液既要保持循环稳定又要使液体与体液接近正常，目前国内外较为一致的看法是晶体液、胶体液和血液（主要是红细胞）合理搭配使用。

晶体胶体比例一般为 3 ∶1，严重大失血时，可提高用血量，晶胶体比例可达到 1∶1，休克恢复后，维持血红蛋白在 10g%，红细胞比积在 0.32 左右为适度。

临床工作中，应首先估计总体失液量，将晶体液、胶体液和血液（红细胞）进行合理分配，并掌握输液的先后和时机。

4. 监护

（1）呼吸系统：注意观察有无呼吸功能不全的现象，气体交换需作 PaO_2，PaO_2 及酸碱度测定来做出客观评价。

1）PaO_2 最好保持在 80mmHg 以上，若 $PaO_2 < 70$mmHg，而伤前无肺部疾病，应注意肺部有无严重挫伤、气胸、肺不张或输液过多所致肺水肿等。

2）PaO_2 应注意保持在 40mmHg，如果 >50mmHg，提示通气不足。

3）pH 及剩余碱值的变化可以反映代谢性酸中毒的加重或好转。低血容休克早期呼吸急促，导致呼吸性碱血症，同时输入大量含有缓冲碱的平衡盐液，即可防治轻度酸血症，又可改善微循环。抢救休克中使用碱性药物的原则是宁酸勿碱，在保证有效通气的前提下，最初给 1mmol 碳酸氢钠/kg 体重。5% $NaHCO_3$ 1.6ml 即相当于 1mmol。以后在动脉血气分析结果的指导下再决定追加量，以免应用过量造成医源性碱中毒。

（2）循环系统：是最主要的监测项目，是制定抢救方案、衡量治疗效果的准绳。

1）生命体征：包括动脉压、脉压差、心率及呼吸率。休克早期即出现代偿性心率增快，此时血压可正常或稍下降，如果心率增快与血压下降同时存在，说明休克进一步加重。一旦失血量超过35%~45%后，则代偿机制开始失效，一旦心率减慢与血压下降同时出现时，病人几乎成了不可逆性休克。所以急救措施一定要快速、合理、有效、争分夺秒。

2）中心静脉压（CVP）：正常值8~12cmH$_2$O。临床上通常将 UP 与 BP 二者结合起来分析，对评价循环功能具有较大意义，（表2-18-3）。

表2-18-3　CVP 与 BP 关系的临床意义

CVP	BP	临　床　意　义
低	低	血量不足
低	正常	血容量轻度不足
高	低	心功能不全，容量相对多
高	正常	血量血管收缩，肺循环阻力高
正常	低	心脏收缩功能障碍，心输出量低，容量血管过度收缩

3）尿量：留置导尿管，记录每小时尿量，正常情况下应≥0.5ml /kg·h。灌注充分的标志是毛细血管再充盈，皮肤花斑消失，尿量>1ml/kg·h，中心静脉压5~10mmHg。

4）血色素或红细胞压积：动态监测可了解是否有继续失血或者补充是否适量。休克恢复后，维持血红蛋白在10g%，红细胞压积在0.32左右为宜。

5）血管活性药物的应用：失血性休克时，禁忌用血管收缩药代替补充血容量，仅在濒死性大出血，血压甚低或测不到时，在大量快速补容的基础上，小剂量使用，多巴胺具有双重兴奋作用，小剂量尚有扩张肾血管的作用，为临床首选药物。方法为静脉注入，最大剂量不超过50 ug/kg/分，通常将20mg加入200ml5%葡萄糖溶液中，滴速为100~125 ug/min，相当于1ml/min 左右。

七、并发证

有两种类型：①远隔损伤：与骨盆骨折同时发生，但与骨盆骨折无关，远离骨盆，这种损伤常见。包括：颅骨骨折，颈椎骨折，面部骨折，长骨骨折，硬膜下血肿，脑震荡和脑挫伤，肺挫伤，血胸，血气胸，胸膈破裂，腹部损伤有肝脾破裂、肾破裂及挫伤；②局部损伤：由骨盆骨折引起，毗邻骨盆或与骨盆关系密切的损伤，包括大血管撕裂，腹膜后出血，直肠破裂，尿道膀胱挫裂伤。

（一）头部损伤

发生率文献报告如下：Hall39%，Rang 61%，Reed18%。头颈部损伤是引起死亡的主要原因。

原发损伤包括：颅骨骨折，脑挫裂伤，脑震荡，硬膜下血肿，蛛网膜下腔出血和血肿，由创伤立即引起。而缺血缺氧，低血压，感染，颅内压增高将引起继发损伤，并加重病情，恶化预后。因此严重头部损伤病人的合理治疗方案是：提供充分的通气换气和氧合，容量复苏，密切监护，积极专科处理，预防继发损伤。

（二）胸部损伤

很少伴行于骨盆骨折中，文献报告的发生率如下：Rang9%，Hall 11%，Peltier 5%，Dunn 和 Morris 4%。

胸部损伤主要表现为气胸、血气胸和胸膈破裂，病情凶险应及时予以处理，阅片时应注意有无肋骨骨折、横隔压平和胸隔角变钝。

（三）腹部损伤

主要表现为肝、脾、肾和胃肠道损伤，发生率文献报告相似，为6%1～1%。

与成人损伤不同的是，儿童腹部实质脏器损伤不经手术多能停止出血。腹腔穿刺、腹腔灌洗、腹腔镜检查均有助于腹腔出血的诊断，CT 检查对损伤程度和腹腔积血的范围可以做出准确的评估，腹膜后损伤也可得以评估。治疗原则包括：严密监测生命体征，动态腹部检查，液体治疗，连续的红细胞压积测定判断血流动力学状态是否稳定。如果存在活动性出血的证据，血流动力学不稳定，又非腹膜后出血，有手术探查指征。肝破裂应修补。脾破裂可以摘除。但是脾切除的晚期负面影响已有报道，特别是儿童病例，目前多倡导采用脾修补或异位移植术来挽救脾脏。

持续腹痛，早期发热，腹胀，继发腹膜炎者应考虑空腔脏器损伤的可能，积极外科治疗。

（四）尿道膀胱损伤

发生率文献报告为5～10%。

尿道损伤：①骨盆遭受侧方挤压，前后径增大，盆底筋膜（包括尿生殖隔）被牵拉移位，使前列腺尖端与尿生殖隔交接处发生猛烈移位而产生剪力作用，使该处尿道发生撕裂或断裂。②耻骨骨折移位或耻骨联合分离较大者，可直接撕裂尿生殖隔造成膜部尿道断裂。在小儿由于前列腺组织尚未发育，撕裂常见于前列腺部或膀胱颈部。③少数情况下后尿道损伤系由骨折端直接刺伤，这种情况女性多见。临床表现：排尿困难，尿潴留，尿道日流血，会阴及下腹部胀痛。导尿检查：导尿管不能插入膀胱，无尿液流出或经尿道断裂处进入血肿，流出少量鲜血。尿道逆行造影可见有造影剂外溢。

膀胱损伤：①直接暴力损伤：膀胱胀满时受到暴力撞击，发生破裂。②少数由骨盆骨折端移位直接刺破膀胱。患者伤后下腹膀胱区疼痛，有尿意但无尿液排出或仅排出少量血尿，下腹部出现腹膜刺激征，不能触及充盈的膀胱，都应想到有膀胱破裂的可能。导尿检查可诊断并鉴别尿道或膀胱损伤。导尿管插入顺利，一般提示尿道无损伤或无严重损伤，估计导尿管插入深度已达膀胱但只导出少量血尿，多表示膀胱有损伤，作膀胱内注水试验，若抽出液量与注入量不等，则可确诊为膀胱破裂，膀胱造影是诊断膀胱破裂最有价值的方法，一般采用逆行造影法。投照膀胱正位及斜位 X 线片，若显示膀胱影像缩小，呈泪点状，造影剂进入膀胱周围组织，则为膀胱腹膜外破裂；若造影剂流入腹腔内，则为膀胱腹膜内破裂。应尽早做出诊断，早期专科修复。

（五）直肠损伤

骨盆骨折合并直肠损伤很少见。致伤原因：骶骨骨折端直接刺伤直肠，或因骶骨、坐骨骨折移位使之撕裂。临床表现：肛门出血，下腹痛，里急后重感，肛门指诊时指套上染有血迹，有时可触及刺人直肠的骨折端或直肠裂口。如系腹膜内损伤，早期症状为腹膜刺激征，主诉下腹痛，并有明显的压痛、反跳痛，逐渐蔓延全腹，发展为弥漫性腹膜炎；如破裂在腹膜反折以下，可引起直肠周围严重感染及盆腔蜂窝组织炎，处理不当，后果严重，死亡率高。

（六）神经损伤

骨盆骨折后下肢神经损伤不常见，文献报告发生率：成人 0.6% ~ 2%，儿童 1.6%。儿童病例由于不配合检查，使神经损伤不能被及时发现，治疗中也易被忽视。因此临床工作中应尽可能早期地进行下肢神经系统检查。并连续记录对比观察。文献报告这种神经损伤常常为非永久性损伤，但是神经功能恢复后可能出现神经灼痛综合征（causalgia syndrome）。损伤原因多是神经走行部位的骨折—脱位所致（牵拉、挫伤、血肿纤维化、骨痂压迫等原因）。临床表现：多为不全性神经损伤。主要表现为某一种神经分布区的感觉和运动障碍。髂骨或坐骨切迹的骨折可累及坐骨神经。腓总神经比胫神经更易受损，表现为腘绳肌、踝背伸肌不能收缩及支配区感觉迟钝。闭孔神经损伤表现为股内收肌麻痹及大腿内侧不规则痛觉减退。骶骨骨折合并骶神经根损伤，常表现有膀胱功能障碍等症状。一般无需特殊处理。保守治疗效果较好，症状多可逐渐好转或消失。应及时处理骨盆骨折和脱位解除对神经的牵拉和压迫，以利恢复。

第二节　无骨盆环断裂的骨折（Ⅰ型）

一、撕脱骨折

多见于青少年运动损伤。常由于突然而未加控制的用力，肌肉猛烈收缩，将股部长而有力的肌肉从骨盆起点处连同一部分骨质撕脱下来。统计文献报告的四组骨盆撕脱骨折病例，撕脱部位的分配比例如下：坐骨结节 41.8%，髂前上棘 35.1%，髂前下棘 19.8%，髂骨翼 3.3%。

1. 损伤机制　运动损伤多见于踢足球或赛跑起跑时用力过猛。伸髋屈膝位更容易导致髂前上棘的撕脱骨折（缝匠肌的过度牵拉）。髋过伸膝屈曲时，股直肌的强力牵拉可引起髂前下棘的撕脱，髂前下棘由于融合较早，其撕脱骨折较髂前上棘少见。

坐骨结节骨骺最晚融合，15 岁开始骨化，最晚到 2 岁融合，腘绳肌对其起点处的强力牵拉可以引起坐骨结节撕脱骨折。这种损伤最多见于屈髋伸膝时，如跨栏等运动。

2. 诊断　撕脱部位的局部肿胀，压痛，运动受限，有时可触及骨折块异常活动和骨擦感。髂前上棘撕脱骨折后，主动屈髋疼痛，活动受限，被动伸髋外旋，可使疼痛加剧，严重者不能站立；髂前下棘撕脱骨折后病人自觉屈髋疼痛，典型病人有"逆行性"运动，即因疼痛不能向前移动行走，但能倒退行走；坐骨结节撕脱后，伸膝屈髋受限，抗阻力屈膝时，坐骨结节处疼痛加重。

X 线检查：可见撕脱小骨片，并有远侧移位。股直肌起点处为一联合腱，反折头未受损，可以防止进一步移位。撕脱骨折常发生在二次骨化中心与骨盆融合之前（融合时间在 14~25 岁）。拍片时宜进行双侧对比，以便与二次骨化中心或正常解剖变异进行鉴别。

3. 治疗和预后　采取保守治疗效果较好，包括对症处理，卧床 2~3 周你，直到症状消失和 X 线片显示骨折愈合后方可扶拐行走。如移位明显，则切开复位，可吸收钉或空心钉内固定坐骨结节撕脱骨折容易出现不愈合。这种不愈合可能有坐下时或活动时疼痛，需手术治疗。

Canale 和 Beaty 报告 2 例坐骨结节撕脱骨折病人存在慢性疼痛并使运动能力减弱，将坐骨增生骨突切除后缓解，可重返竞技体育，5 年随访无疼痛。

二、耻骨或坐骨骨折

一侧或两侧单一耻骨支或坐骨支骨折，因为仅累及骨盆环的局部部分结构，因而是一种稳定骨折。相反，两个同侧支的骨折则会引起骨盆环连续性的中断，将在后面讨论。

1. 损伤机制　成人骨盆支骨折通常发生在年老、骨质疏松的患者，轻微创伤即可引起；而儿童病例则是高能量创伤所致，伴有相当多的合并损伤。Canale 和 Beaty 报告的 45 例耻、坐骨骨折中，车祸致伤 38 例，高处坠落伤 7 例，大多数年龄在 14~17 岁，平均 11.5 岁。儿童骨盆骨折中耻、坐骨骨折的比例文献报告如下：Reed 45%，Cangle 和 Beaty33.6%，单支骨折多于多支骨折，上支骨折多于下支骨折。

2. 临床表现　骨折局部疼痛，活动受限，局部压痛，骨盆分离及挤压试验阳性。骨盆前后位平片即可显示骨折征象。而骨盆入口位、出口位拍片有助于明确骨盆其他部位有无骨折存在。由于儿童骨骼的可塑性及耻骨联合、骶髂关节的弹性，在相同创伤中儿童病例的形变大于成人病例，所以，如果耻骨支骨折移位明显，应警惕骨盆环是否存在第二处骨折。即使耻骨支的轻微骨折，也不能掉以轻心。Quinby 发现它常常伴有其他合并损伤，如颅脑损伤，长骨骨折，膀胱尿道损伤，肝脾破裂，腹膜后出血等。

耻骨、坐骨的应力骨折幼儿少见，偶见于青少年中。在耻骨下支区域存在慢性疼痛，随受力而加重。X 线片可见模糊的骨痂，99 碍骨扫描显示摄入增加。

大约在坐、耻骨骨化中心融合的年龄（6~7 岁），X 线片上可见到坐、耻骨软骨连接，可持续 2~3 年。应注意与骨折鉴别。Caffey 发现在 7 岁儿童中 57% 存在上述现象，这种软骨连接常为双侧表现。6~10 岁无症状的软骨连接应视为正常发育的变异（Van-neck 病）。如果 10 岁后有疼痛，应疑及骨折可能，并按骨折处理。

3. 治疗　无合并证的耻骨骨折治疗方法：卧床休息，膝下垫一软垫，保持髋关节轻度屈曲，以减轻疼痛，直到症状缓解，然后逐渐开始负重，通常需 4 周时间。

坐骨体骨折很少见，临近髋臼，原始无移位，愈合时轻度移位致头臼不对称。受伤机制通常是高处坠落，外力直接作用于坐骨。骨折一般移位很小，治疗采用卧床休息，逐渐负重，直到症状消失。

应力骨折的治疗为停止运动，避免反复应力刺激，扶拐保护下负重 4~6 周。

三、髂骨翼骨折（或 Duverney 骨折）

1. 损伤机制　为直接暴力引起，1751 年 Duverney 最早作了描述。Reed 报告占儿童骨盆骨折的 12%，可与其他骨盆骨折同时出现。多为车祸所致，经常发生其他远隔损伤，临床上应予重视。

2. 临床表现　骨折局部肿胀、疼痛、伤侧下肢活动因疼痛受限，被动活动肢体时可使疼痛加重，局部压痛明显，骨盆分离及挤压试验阳性，有时可触及骨折异常活动及骨擦音。骨折可为线性或粉碎性，因髂骨翼内外均有丰富的肌肉及骨膜覆盖，这种骨折多无明显的移位。很轻微的髂骨翼骨折，由于出血刺激可引起髋外展肌痉挛，可出现痛性 Trendelenburg 步态。严重的髂骨翼骨折，由于腹膜外血肿的刺激，骨折后 24h 可能出现麻痹性肠梗阻，将加重病人的不适。

3. 治疗　儿童髂骨骨折（Duverney 骨折）的治疗重点在合并损伤的治疗一。舒适体位卧床休息，下肢外展。疼痛缓解后，扶拐部分负重，直到症状完全消失，无论骨折有无移位或是否粉碎性的，一般均能愈合。

四、骶、尾骨骨折

骶、尾骨骨折在儿童骨盆骨折中所占比例较小，但意义重大。构成比文献报告如下：Dunn 和 Morris 4.5，Reed 12 %，Canalae 和 Beaty 4% 。Peltier 在 185 例骨盆骨折中仅发现 1 例。

1. 损伤机制　后仰坐倒，或坐位坠落、一侧臀部着地所致。

2. 临床表现　骶尾部疼痛、肿胀、局部压痛、不能触碰、病人不敢坐。骶骨骨折需要重视的是因为可以合并骶神经损伤，出现鞍区感觉障碍及大小便失禁。直肠检查骶尾前部压痛，有时可触及异常活动。

由于骨性盆壁及盆腔脏器的软组织影的遮挡，同时骨折很少移位，在阅片时常容易被忽略。骶尾骨骨折常经过骶骨体最薄弱的部位—骶孔。表现为骶骨裂孔或体部外缘的轻微裂隙。Rang 认为向尾侧 35° 投照可显示骶骨体骨折。CT 可确定其前移位程度。清洁灌肠后的尾骨侧位片可显示尾骨骨折，表现为锐性成角，虽骨折线不明显，也应想到骨折或脱位的可能。

3. 治疗　休息 3~6 周，疼痛耐受后可下地行走。一般急性症状 1~2 周后减轻，而坐位症状持续 4 周左右。可辅助以充气坐垫减少疼痛。由于很少能够维持稳定，所以应避免经直肠指检的手法复位。由于手术治疗的适应证和结果尚有争议，在儿童病例中应避免施术。

第三节　骨盆环一处断裂的骨折（Ⅱ型）

骨折只在一处破坏了骨盆环的连续性，很少发生移位或不移位。相反，如果移位明显，则必然存在骨盆环的第二处损伤。

一、同侧耻骨双支骨折

1. 损伤机制　发生率占全部骨盆骨折的 8.2%，因车祸撞击骨盆前侧或遭受侧方挤压所致。多无明显移位，因未累及承重弓，对骨盆环的稳定性影响不大。儿童发生骨盆环断裂需要相当大的暴力，常合并腹部脏器损伤和其他骨折。Canale 总结了 11 例同侧耻骨上下支骨折，1 例膀胱破裂，1 例脾破裂，1 例胸膜破裂发生血气胸，2 例合并髂骨骨折，2 例合并长骨骨折。所以接诊病人时首先应进行全身检查，然后进行骨盆和下肢检查。

2. 临床表现　骨盆前侧疼痛，病人多不能站立和行走，伤侧髋关节活动受限，骨折局部明显压痛，骨盆分离及挤压试验阳性，应特别注意有无软组织挫伤、擦伤、裂伤和淤斑。Rang 发现前侧撞击伤，正位片上表现为骨折块分离，而侧方挤压伤，正位片上则表现为重叠或塌陷。骨盆入口位和出口位拍片，有助于明确分离和移位的程度。

3. 治疗　卧床休息，膝下垫一软垫，保持髋关节适当屈曲，放松腹部及大腿诸肌，以减轻疼痛。一旦疼痛消失，即可扶拐逐渐负重，平均需要 8 周时间。无后遗症。

二、耻骨联合半脱位或邻近区骨折

单纯耻骨联合区域损伤少见，由于儿童耻骨联合的弹性和顺应性较大，该部位损伤需要很大的暴力。临床工作中，应该特别注意有无其他部位骨折，是否合并骶髂关节损伤。Quinby 报告了 20 例儿童耻骨联合部位损伤，7 例同时合并有骶髂关节损伤。Reed 报告发生率为 3.5 %，Peltier 报告成人发生率占骨盆骨折的 4%。

1. 临床表现　耻骨联合前方剧痛，活动时加重，仰卧位比侧卧位疼痛重，髋关节活动痛性受限，骨盆分离试验阳性。

2. 影像学检查　耻骨联合间隙增宽或半脱位，由于儿童不同年龄段耻骨联合缝隙宽度不同，所以很难估计创伤性分离的程度。

Watts 建议拍照骨盆侧位片及侧方挤压应力片，若耻骨联合宽度差异>l cm，提示耻骨联合分离。

3. 治疗　卧床休息 4~6 周，尤其是存在其他损伤时，侧卧位较为舒适。此外，还可采用骨盆悬吊，侧位髋人字石膏制动的方法，依靠侧方挤压作用可以减少移位程度。一旦疼痛消失即可负重活动，即使不能完全复位，也不会遗留永久性功能障碍。

三、骶髂关节半脱位或邻近区骨折

发病率很低。而单纯骶髂关节邻近区骨折或半脱位则更少，多数合并有骨盆前部骨折或脱位，导致骨盆不稳定的损伤。在 Rang，Reed，Quinby 报告的儿童骨盆骨折病例中，均无单纯骶髂关节部位损伤的病例。Canale 和 Beaty 仅发现 1 例。但是由于损伤发生在骨盆承重部位，如处理不当，可造成持久性疼痛与无力，临床上应给予足够的重视。

高能量创伤引起，伤侧骶髂关节局部疼痛，微肿，活动受限，不能坐、立及翻身，髂骨略向后及中线偏移，髂后上棘比对侧隆起，骶髂关节局部压痛，骨盆挤压及分离试验阳性，"4"字试验阳性。

X 线检查显示伤侧髂骨向上向背侧移位，与对侧比较，伤侧髂骨更接近中线，与骶骨影像有重叠。X 线片上任何骶髂远侧关节面的双边征或错位均是骶髂关节分离的指征。斜位双侧对比拍片非常有益。常需要多方位检查，包括骨盆入口位、出口位、轴向 CT，以明确是否合并骨盆前部骨折。

无明显移位者，卧床休息数周，然后扶拐保护下负重。早期负重行走，有再移位的危险应避免。移位较大者，可采用双侧平衡骨牵引，3 周后采用双侧膝上髋人字石膏裤固定 3 个月。

第四节　骨盆环两处断裂的骨折（III 型）

为高能量创伤所致，如被高速行驶的汽车撞伤或从相当高度坠落伤，骨盆环失去稳定性，常有较大的移位和变形，并发证的发生率及死亡率高，是骨盆骨折中最严重的一型。

一、双侧耻骨垂直骨折或脱位（骑跨骨折）

1. 损伤机制　高处坠落骑于硬物上或骨盆侧方挤压所致。骨折均发生在耻骨段上，表现为双侧耻骨上下支骨折，使骨盆环前弓漂浮，无内在稳定性，该型常合并膀胱尿道损伤。Canale 和 Beaty 报告发生率占骨盆骨折的 3%，Peltier 认为该型损伤是所有骨盆骨折中最危险的。

2. 临床表现　伤后骨盆前侧疼痛，明显的会阴及局部肿胀，皮下瘀血，活动受限，髋关节伸展活动可使疼痛加重，患者不能站立及行走，耻骨段明显压痛，骨盆分离及挤压试验阳性。伴有尿道损伤者，可有血尿，排尿困难及尿滞留等症状。

3. 影像学检查　耻骨上下支骨折，双侧或一侧加耻骨联合脱位，使骨盆前弓漂浮，漂浮骨折块常常向上移位，为腹直肌牵拉所致。骨盆入口位拍片可准确地显示移位程度。

4. 治疗　儿童病例，不论移位程度如何，骨折均可愈合。并可望塑形，由于没有累及骨盆的承重弓，不会引起下肢不等长，无需骨牵引。禁忌骨盆悬吊，因为这样有引起髂骨内移的可能。卧床休息 4~6 周，膝下垫一软垫，保持髋关节适当屈曲位，放松腹肌，以减轻疼痛。禁忌侧卧位，以免髂骨内移。6 周后逐渐扶拐负重。

如合并膀胱尿道损伤，需及时予以处理。会阴部严重的软组织及骨损伤极易引起严重的继发感染，也是致死的重要原因之一。

二、两处垂直骨折或脱位（Malgaigne 骨折）

1859 年，Malgaigne 首次描述了如下病例：耻骨上下支骨折，合并同侧髂骨骨折或骶髂关节脱位，他发现骨盆环前后两处垂直断裂的重要性在于继发半骨盆和髋臼的不稳定。为了简化分类，并鉴于治疗方法相同，Burgess 和，Jones 将所有后弓骨折和脱位合并前弓同侧或对侧骨折或脱位均归属于 Malgaigne 骨折。发生率与分类方法有关。

1. 损伤机制有以下三种情况：

（1）分离型（或开书型）：为骨盆前后方向挤压所致。当前后方向挤压骨盆时，外力首先作用于骨盆前侧及髂骨两侧翼部，使耻骨骨折或耻骨联合分离，外力继续作用，由于骨盆环前宽后窄，致使髂骨翼像打开书本一样，外翻外旋造成骨盆环后侧骨折脱位，骨盆向伤侧旋转变形。X 线片上由于伤侧髂骨外翻外旋，与对侧相比，伤侧髂骨翼变宽，闭孔变小，骨折端互相分离，骨盆环显示张开变形。

（2）压缩型：为骨盆侧方挤压暴力所致。髂骨翼处于骨盆环的最高位置，首先受压，然后外力继续作用，沿骨盆环的前后向下传递，由于骨盆环前侧较后侧薄弱，首先发生骨折。外力继续作用，压缩一侧髂骨向中线移位，并内翻、内旋使骨盆环后部受力，发生髂骶关节脱位或关节附近骶、髂骨骨折，将骨盆环分成两半，使髋骨向中线移位，髂骨翼内翻内旋，骨盆压缩变形。如前后断裂发生在同侧，整个半骨盆连同下肢可因脊柱旁肌肉的牵拉向上移位。X线片显示骨盆压缩变形，骨盆向健侧翻转，骨折端重叠，伤侧髂骨翼影像变窄，闭孔变大。

（3）垂直型：高处坠落单足着地，地面反作用力从下肢向上传递到达骨盆和由上而下之重力汇合于骨盆部，产生巨大剪力，使骨盆前侧耻骨上下支骨折或耻骨联合分离与同侧或对侧骶髂关节脱位或骶、髂骨骨折，伤侧半个骨盆连同下肢向上移位。

2. 临床表现

创伤暴力大，骨与软组织损伤严重，其并发的远隔损伤与局部损伤较其他类型多一倍以上。全身病状严重，常合并不同程度的休克。骨盆畸形明显，双侧明显不对称，或测量脐与髂前上棘的距离不等长，分离型大于健侧，压缩型小于健侧。无下肢损伤时，由于骨盆骨折后的纵向移位而出现双下肢不等长。疼痛严重，骨盆压痛明显，挤压与分离试验阳性，甚至可触及异常活动及骨擦音。

确立诊断时首先要发现危及病人生命的主要问题，边救治，边检查，正确记录病人的每一处创伤，根据病人的全身情况，及时有序地诊治每一部分损伤，包括对骨盆骨折处理。

3. 影像学检查　需拍摄前后位全骨盆X线片和骨盆入口位、骨盆出口位X线片，必要时可行CT检查以准确评估骨折移位程度。阅片时应判明骨折部位、移位方向及双侧影像是否对称。

分离型损伤，骨盆张开，伤侧髂骨翼影像变宽，闭孔变小，耻骨联合或耻骨骨折端互相分离，坐骨棘突出变大，坐骨结节异常隆突，髂骨与骶骨影像重叠；压缩型损伤，骨盆环向中线压缩，髂骨内旋，影像较对侧变窄，闭孔变大，耻骨骨折端发生重叠移位，耻骨联合向对侧移位；垂直型损伤，伤侧半骨盆向上后方移位，但无髂骨翼扭转变形。

4. 治疗　根据骨折类型和移位程度的不同，综合文献报告可有如下的不同方法：侧卧位卧床休息，骨牵引或皮牵引，单纯骨盆悬吊或合并骨牵引，Turnbuckle石膏，闭合复位、髋人字石膏制动，闭合复位外固定，切开复位内固定。

Nierenberg报告了20例X线片有明显畸形的不稳定儿童骨盆骨折病例，均采用保守治疗，结果全部为优或良。作者认为由于儿童骨盆骨折的塑形能力，同时早期行走的重要性低于成人，所以不稳定骨盆骨折的治疗原则儿童不同于成人。

Blasier等人治疗57例不稳定骨盆骨折病人，43例获得随访。手术组13例，受伤时平均年龄12岁1个月（范围1岁6个月至19岁），平均随访4年2个月（范围8个月至8年1个月）。非手术组30例，受伤时平均年龄10岁7个月（范围1岁8个月至18岁4个月），平均随访4年8个月（范围7个月至12年2个月）。两组均为高能量创伤（车祸伤或高处坠落伤）。两组病例在损伤机制、人口学资料、合并损伤、随访时间以及骨折部分稳定和完全稳定的比例方面，不存在统计学方面的差异。非手术治疗方法为：卧床休息，不负重6周至3个月，然后恢复活动。手术治疗方法包括：切开复位、后侧螺丝钉和前侧钢板固定，外固定，全麻下手法复位石膏固定。结果两组之间不存在统计学意义上的差异。但是该研究中样本数量小，而且合并损伤容易混淆病人对现有症状的知觉，尚不能肯定症状是骨盆骨折还是合并损伤引起，所以该研究结果尚需进一步证实。

总之，儿童骨盆环断裂病例通常不推荐手术治疗，理由如下：①失血导致的贫血在儿童病例中不常见，很少需要骨盆稳定手术来控制出血。②儿童病例能够很好地愈合，极少形成假关节，不需要固定来促进愈合。③儿童骨膜较厚有稳定骨折的作用，常常不需要单纯恢复稳定的手术。④骨折愈合快，通常不需要长期的制动来等待骨折愈合。⑤骨发育成熟前具有明显的塑形能力。⑥骨盆环断裂长期随访，并发症很少。因此儿童病例应优先治疗合并损伤，骨盆骨折采用卧床牵引对症治疗，然后逐渐恢复负重。

然而，个别严重创伤病例，文献报告并发症较多，包括：延迟愈合，畸形愈合，骶髂融合导致半骨盆发育不良，下腰部疼痛和肢体不等长。Canale和Beaty认为儿童骶髂关节分离>3cm，牵引治疗失败者需行切开复位和内固定。以下几点可作为手术固定的参考指征：①开放骨折方便创面的处理。②在复苏阶段，控制出血。③便于搬动病人，方便护理。④骨折移位严重，可能不愈合或塑形不充分，手术可预防畸形。⑤有利于多发创伤儿童的整体护理。⑥降低生长紊乱的危险。⑦恢复关节的适应性（articular congruity）。

因此儿童采取的骨盆骨折治疗原则应该与成人有所不同。只有当保守治疗方法不奏效时，才考虑外固定或内固定治疗。

三、严重多发骨折

包括多发挤压伤，骨盆环两处以上的断裂，严重粉碎骨折。Canale和Beaty报告过1例。

极少情况下，爆炸引起的严重挤压伤可导致该类骨折。临床特点为骨盆变形严重，除骨盆环多发断裂外，骶骨可有明显或潜在骨折，合并或不合并神经损伤，常见大出血，病人发生低血容量性休克，需行急救处理。Quinby报告了20例严重骨盆骨折病例，大多数因为脏器破裂或动脉干撕裂需行开腹探查术，这些病人均存在骨盆严重挤压伤和髂骶关节分离，除骨盆骨折的体征外，还出现骨盆皮下组织的瘀斑不断增大。

虽然X线片上骨盆的整体性破坏严重，但通常一侧半骨盆部分完好，这种复杂骨折的治疗是试验性的，并可能是错误的，需要系列拍片和CT检查来不断调整。

该型损伤，骨折块移位常常穿透膀胱或腹部脏器，撕裂腹部血管主干，或引起神经损伤，必须优先处理这些急性的合并损伤，待病人病情稳定，无血容量降低的征象时再行骨盆骨折的固定。急诊开腹探查时，如果可能的话，应迅速完成骨盆固定。在全麻下行内、外固定。应用外固定装置可通过稳定异常活动及出血的骨折块而减少出血。

第五节　髋臼骨折（Ⅳ型）

儿童及青少年髋臼骨折是一种不常见的损伤，占儿童骨盆骨折总数的 1%~15%，绝大多数发生在 10 岁以上的儿童。与成人病例相比，儿童髋臼骨折有以下特点：①儿童骨盆较大的关节弹性，较厚的软骨及坚强的韧带，在骨折发生前可以吸收更多的能量，所以骨折需要巨大的暴力，为高能量创伤所致，在儿童病例中，即使骨盆的骨骼损伤轻微，同样可以发生致命性的内脏损伤。②儿童病例可能引起 Y 形软骨损伤，继发髋臼生长扰乱。

A 型：小块骨折合并髋关节脱位，骨折块一般累及髋臼后缘。后脱位是前脱位的 7~10 倍。骨折块大小与股骨头在撞击时所处的位置有关，脱位时髋关节越屈曲，髋臼骨折块就越小。

B 型：线性骨折合并无移位的骨盆骨折，一般均稳定，骨盆环一处断裂，骨折线延伸进入髋臼，常累及 Y 型软骨。

C 型：线性骨折，髋关节不稳定。通常是沿股骨干和股骨颈的传导暴力引起，传导暴力造成髋臼上缘的大块骨折，使股骨头半脱位或脱位，这种类型与成人相似，但在儿童中会累及 Y 型软骨。

D 型：骨折继发髋臼中心性脱位，通常是沿股骨颈向髋臼的传导暴力引起，在幼儿，Y 形软骨被完全破坏。本型损伤的一种变异是：骨折通过坐骨和髋臼，发生内移，被称为 Walther 骨折。

一、损伤机制

B 型骨折是暴力作用于骨盆引起骨盆环在髋臼处断裂，其余三型骨折均为暴力沿股骨向近端传导引起。因此 B 型通常与骨盆创伤有关，表现为骨盆骨折的临床症状和体征。相反，A、C、D 型骨折则表现为髋关节骨折或脱位。髋关节局部疼痛及活动受限。合并股骨头后脱位者，髋关节呈屈曲、内收、内旋畸形及患肢缩短。合并前脱位者，髋关节呈伸直、外展、外旋畸形，患肢变长。

二、影像学检查

需要拍摄以下体位的 X 线片：前后位、侧位、骨盆入口位、骨盆出口位以及 5 度斜位。CT 检查也有助于确定髋臼骨折的移位程度，并可明确臼内有无残留骨折块妨碍准确的中心复位。

复位后，仔细比较双髋 X 线片，以确证复位是否充分。由于臼内残留骨块或软骨块、盂唇缘垫入、或软组织嵌入造成复位不充分的可疑指征是：关节间隙轻度增宽（未牵引状态下）、Shenton 线双侧不对称。

三、治疗

儿童髋臼骨折的治疗目的与成人相同：即恢复关节的适应性（conruity）和稳定性。儿童病例，应将 Y 形软骨解剖复位。Ponseti 认为软骨复合体 Y 形部分的间隙生长使耻、坐、髂骨增大，并使髋臼线性生长。臼窝加深有赖于球形股骨头的出现，并随着 Y 形软骨的生长而不断加深，全部或部分 Y 形软骨生长停止，均会导致髋臼发育不良。Rodrigues，Hall、Klassen、Ljubosic 均报告了髋臼创伤后 Y 形软骨生长停滞（骨桥），继发髋臼发育不良。Heeg 报告了 3 例 Y 形软骨早闭，其中 2 例有髋臼畸形和髋关节半脱位。3 例均有骶髂关节损伤，2 例关节完全脱位，遗留疼痛和髂骨生长扰乱。

Bucholz 报告了 9 例 Y 形软骨损伤比病例，存在两种主要骺扰乱类型：①Salter-Harris I、II 型损伤，预后好，有正常的髋臼发育。②Salter-Harris V 型挤压伤，预后差，发生 Y 形软骨骺早闭。预后与患者受伤年龄有关。年龄越小，特别是年龄<10 岁，髋臼发育异常更多见。Y 形软骨不均衡生长加剧了髋关节的不适应，发生进行性半脱位或脱位，常需行髋臼重建术，以矫正股骨头的进行性半脱位。

A 型：卧床休息 2~7 周。然后保护下行走直到症状消失。由于可能合并急性髋关节脱位，应优先治疗和预防再脱位。仔细观察原始复位后的 X 线片，辨认有无下列原因引起的关节不适应：关节内残留骨块或软骨块，盂唇内翻，或软组织嵌入臼内。这对预防晚期退行性变很重要。如果复位后，关节不适应，推荐切开复位，移出关节内的占位组织，手术切口应遵从创伤性脱位的方向（如后脱位采用后方切口）。

B 型：按骨盆骨折治疗。骨折的稳定性取决于骨盆环的损伤。如果骨盆骨折不稳定，应行骨牵引。如果骨盆环无断裂，或仅有一处断裂，卧床休息，对髋臼骨折的任何移位，采用纵向皮牵引或骨牵引。治疗目的是防止髋臼骨折块的移位。

卧床休息 4 周（与儿童年龄和体重有关），接下来的 4~8 周逐渐恢复负重。

C 型：治疗目的是髋臼骨折块的解剖复位和恢复髋关节的稳定性。行同侧肢体骨牵引，牵引重量及时间与患儿体重和年龄有关。骨牵引应持续 8 周左右，避免过早负重引起骨折再移位。如果没有获得满意的稳定及关节适应性（移位>2mm），有切开复位的指征。有移位的骨折，可能更需要切开复位而不是采用骨牵引。Heeg 发现手术治疗并不能改善预后：

手术治疗的目的是：恢复髋臼负重区的结构和髋关节的稳定性。常采用后侧切口。

Watts 主张，年幼儿童小块骨折，复位后采用带螺纹的 Kirschner 针固定，年长儿童可采用3.5～4.0mm 松质骨螺钉或成人内固定材料进行固定。由于以后可能需要进行髋关节手术，所以儿童病例内固定物应该取出。D 型：Hall 报告儿童有移位的中心性骨折脱位，无论治疗方法如何，结果均差，切开复位内固定可引起大量的异位骨化。

　　治疗目的是通过远侧及外侧骨牵引减少股骨头对髋臼的压力。固定于股骨粗隆和颈部的螺纹钉应避免贯穿幼儿的大粗隆骨骺。牵引重量和时间与儿童年龄和体重有关。成人牵引持续时间为12～16周，儿童病例可牵引4～8周。长期不负重比早期负重者结果要好。3～4个月后方可开始负重。对于年长的青少年，如果采用骨牵引后，复位情况不能接受，可考虑行切开复位和内固定。不论保守治疗还是手术治疗，均可出现下列并发证：缺血坏死、创伤性关节炎、下肢不等长、髋臼发育不良及坐骨神经麻痹。

　　总之，髋臼中心性骨折-脱位的治疗结果不理想，多数作者主张避免手术治疗，因为中心骨折块手术不易显露，且手术会引起异位骨化，同样不能预防缺血坏死的发生。

参考文献

1．Blasier RD, McAtee J, White R, et al. Disruption of the pelvic ring in pediatric patients. Chin Orthop, 2000, 376：87~95

2. Bond SJ, Gotschall CS, Eichelberger MR. Predicors of abdominal injury in child with pelvic fracture. J Trauma, 1991, 31：1169

3．Brooks E Rosman M. Central fracture dislocation of the hip in the child. J Trauma, 1988, 28：1590

4．Bryan WJ, Tullos HS. Pediatric pelvic fractures：a review of 52 patients. J Trauma, 1979, 19：799

5. Bucholz RW. The pathological anatomy Malgaignefracture-dislocations of the pelvis. J Bone Joint Surg, 1981, 63 A：400

6. Cramer KE. The pediatric polytrauma patient. Chin Orthop, 1995, 318：125~135

7. Edeiken-Monroe BS, Browner BD, Jackson H. The role of standard roentgenograms in the evaluation of instability of pelvic ring disruption. Chin Orthop, 1989, 240：63

8．Garvin KI,, McCarthy RE, Barnes CL, Dodge BM. Pediatric pelvic ring fractures. J Pediatr Orthop, 1990, 10：577~582

9．Heeg M, Klasen HT, Visser JD. Acetabular fractures in children and adolescents. J Bone Joint Surg, 1989, 71 B：418

10. Heeg M, Ridder VA de, Tornetta JU Petal. Acetabular fractures in children and adolescents. Chin Orthop, 2000, 376：80~86

11．Heeg M, Visser JD, Oostvogel HJ. Injuries of the acetabular triradiate cartilage and sacroiliac joint. J Bone Joint Surg, 1988, 70B：34

12. Kellam JF, McMurtry RY, Paley D, etal. The unstable pelvic fracture：operative treatment. Orthop Chin North Am, 1987, 18：25

13. Letournel E. Actabulum fractures：classification and management. Chin Orthop，1980，151：81

14. Magid D，Fishman EK，ney DR，et al. Acetabular and pelvic fractures in the pediatric patient：value of two and three-dimensional imaging. J Pediatr Orthop，1992，12：62

15. McDonald GA. Pelvic disruptions in chidren. Chin Orthop，1980，151：130

16. Moulton SL. Early management of the child with multiple injuries. Chin Orthop，2000，376：6~14

17. Neierenberg G，Volpin G，Bialik V，Stein H. Pelvic fractures in children. Part B. A follow-up in 20 children treated conservatively. J Pediatr Orthop，1993，1：140

18. Ogden JA. Skeletal injury in the child. Philadelphia：WB Saunders Co，1990

19 . Reichard SA，Helikson MA，Shorter n，et al. Pelvic fractures in children：review of 120 patients with a new look at general management. J Pediatr Surg，1980，15：727

20 . Rockwood Jr CA，Wilkins KE，Beaty JH（eds）. Fractures in children. 4th ed. Philadelphia：JB Lippincott Raven，1996：1110~1147

21. Sundar M，Carty H. Avulsion fractures of the pelvis in children：a report of 32 fractures and their outcome. Skeletal Radiol，1994，23：85

22 . Tepas JJ，Ramenof'sky MI，Mollett DL，et al. The pediatric trauma score as a predictor of i句ury severity：an objective assessment. J Trauma，1988，28：425~429

23 . Torode I，Zieg D. Pelvic fractures in children. J Pediatr Orthop，1985，5：76

24 . Watts HG. Fractures of the pelvis in children. Orthop Chin north Am，1976，7：615

25. 苏鸿熙. 重症加强监护学. 北京：人民卫生出版社，1996，19~193

26. 王一镗. 急诊外科学. 北京：学苑出版社，20001 17~215

27. 王亦璁. 骨与关节损伤. 第三版. 北京：人民卫生出版社，2001，808~840

第十九章　儿童创伤性髋关节脱位

儿童创伤性髋脱位虽然非常少见，但比髋部骨折发生率高。年幼儿童因未成熟的软骨具有韧性和韧带松弛，轻度外伤可引起髋关节脱位。MacFarlane 报告 50% 的发病年龄在 12~15 岁。Gartland 和 Brenner 复习了 248 例，发现有相似的年龄分布。单侧脱位最多见，双侧脱位所占比例不到 1%，与成人病例一样，后脱位居多约为前脱位的 5~10 倍。

由于关节松弛度和软骨与骨比例的差异，不同年龄段的损伤有着不同的特点。文献中常根据受伤年龄将患者分成两组：①小于 10 岁组（又可分成两个亚组，即 2~6 岁组和 6~10 岁组），由于髋臼柔韧性较大，软骨易变形，关节松弛，所以脱位常继发于微小创伤，常为单纯摔伤引起，髋关节损伤相对较轻。②大于 10 岁组，由于随年龄增大，软骨比例下降，关节松弛度减小，导致髋关节脱位就需要较大的暴力，常为对抗性体育运动或车祸引起，是一种高能量的严重损伤。

与成人相比，儿童由于组织柔韧性较大，发生创伤性髋脱位时，合并骨折的发生率低，但是随着年龄增大，儿童病例，出现合并骨折的机会增多。性别分布男孩占多数，约为 66%~78%，这与男孩更多地参与对抗性体育运动，受伤机会多有关。

一、实用解剖

髋关节位于身体的中部，以负重为其主要功能。是人体最大的杵臼型关节。骨性结构大而坚强，关节囊、韧带坚韧且厚，关节周围肌肉丰厚有力。这些因素使髋关节既能适应多方向的活动，又具有相当的稳定性。

髋关节随着生长发育逐渐增大，构成髋关节的髋臼、股骨近端在形态和骨化状况方面存在着生长塑形的过程。

1. 骨性发育　胚胎期第 2~8 周，构成髋关节的各软骨原基相继出现。从顶臀长 30mm 之后即进入胎儿期。在妊娠 8~9 周，相当于顶臀长 30~40mm 的阶段，胎儿关节腔形成（图 2-19-1）。

（1）髋臼：由髂、坐、耻骨骨骺会合形成的 Y 形软骨构成。

髂骨体初级骨化中心在坐骨大切迹前方，出现于胚胎第 8~9 周，坐、耻骨骨骺会合形髂骨的二次骨化中心，即所谓的髋臼骨骺，形成髋臼上壁，8 岁出现，18 岁融合，占臼面积的 2/5。

坐骨体初级骨化中心出现于胚胎第 4 个月，其二次骨化中心小且少见，9 岁出现，17 岁融合。构成髋臼后壁和臼底，占臼面积的 2/5。

耻骨支初级骨化中心于胚胎第 4~5 个月出现。其二次骨化中心，即所谓的髋臼骨，形成髋臼前壁。8 岁出现，18 岁融合，占臼面积的 1/5。

髋臼为半球形凹窝，约占球面的 170°~175°，开口朝向前下外方，关节软骨面略呈马蹄形，边缘厚，中央薄。臼横韧带将髋臼切迹缺口封闭，形成一个完整的球窝。臼缘

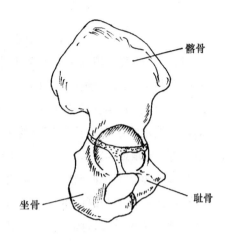

图 2-19-1 显示髋臼骨性结构
和 Y 形软骨组成

为纤维软骨构成的盂唇所镶嵌，借以增加髋臼的深度。可容纳股骨头的 2/3。

髋臼在生长发育中的形态变化：① Kaiser 等人发现髋臼深度与髋臼入口直径之比，新生儿期最小，平均为 4/10，随着生长发育深度逐渐增加，4~5 岁时接近成人，平均是 6/10。随着髋臼深度的增加，髋关节的稳定性亦同步增大。②髋臼指数（acetabular index，AI），即骨性髋臼外缘在 X 线片上对 Y-Y 线的倾斜度。Tonnis 测量结果为：3 个月内平均 30°左右，6 个月时平均 23°~24°，1~2 岁平均 21°，成人平均 17°。

髋臼 Y 形软骨复合体接合部的间隙生长使髋臼随生长而扩大，并使耻、坐、髂骨不断增大。髋臼窝的发育有赖于球形股骨头的运动磨造。髋臼 Y 形软骨的间隙生长、软骨边缘的添附生长以及臼缘的成骨，使髋臼随发育而加深。

（2）股骨头：股骨头朝向上内前方，呈球形，约占球面的 2/3。股骨头的关节面比髋臼关节面为大，由此可增加活动面积和范围。当股骨头在髋臼内旋转时，只是在中立位负重的条件下才取得最大的适应和接触面积。

出生时，股骨近端均为软骨，以后分化为内侧的股骨头骺和外侧的大粗隆骺两个骨化中心。股骨头骨化中心一般在 6 个月至 1 岁出现，15~19 岁融合。大粗隆骨化中心 2~5 岁出现，16~19 岁融合。

Oden 将新生儿股骨近端软骨线分为外侧、中央、内侧三部分观察其生长发育情况，发现中央部生长最快，内侧次之，外侧最迟。随着发育外侧部生长加速，颈干角逐渐减少。颈干角正常新生儿 140°~160°（平均 150°），5 岁时 135°~145°（平均 140°），10 岁时 130°~140°（平均 135°），成人平均 126°。

股骨颈前倾角：即股骨内外髁切线与股骨颈长轴所成的角。一般新生儿、儿童期较成人为大，随着生长发育逐渐减小。大约每增长 1 岁，减小 1°，至 15 岁左右接近成

人。

（3）髋臼与股骨头的相互关系变化

1）股骨头的髋臼覆盖率：新生儿期最低约65%。随生长发育，覆盖率逐渐增大，4~5岁时平均为70%。随覆盖率的增大，髋关节的稳定性增加。

2）OE角或CE角：首先为Wiberg所创用。测量方法是：由股骨头中心点C或股骨近端软骨线边缘中点O到髋臼外缘E引一直线，再自C点作Y-Y线的垂线，两线所成之角，即CE角或OE角。OE角与CE角非常接近，相差不超过1°。未满1岁时OE角在5°以上，随发育CE（OE）角增大。3岁以上约15°，成人在25°以上。CE（OE）角可以显示出股骨头与髋臼的关系，作为股骨头在髋臼内稳定程度的指数。CE（OE）角减小，则相应地表现为内侧关节间隙的增宽，表示股骨头中心有外移，预示着髋关节稳定性的下降（图2-19-2）。

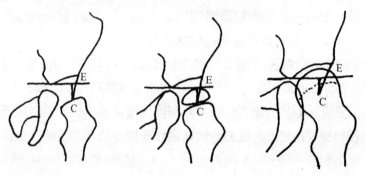

图2-19-2　CE角随年龄变化

3）髋关节不稳定指数：即髋臼前倾角与股骨颈前倾角之和。此值越大，则稳定性越差。髋臼前倾角为髋臼与中轴横断面的交角。新生儿7°，成人16.5°；股骨颈前倾角：新生儿31°，成人8°。可见儿童期髋关节与成人期相比，相对不稳定。

2. 软组织连接

（1）关节囊：近侧附着于髋臼边缘、盂缘及臼横韧带，远侧前面止于粗隆间线，后面止于粗隆间嵴内侧约1.25cm，相当于股骨颈中外1/3交界处，所以股骨颈前面全部包在关节囊内，而后面有1/3不被关节囊包被。

（2）髂股韧带：最强大，位于关节囊前方，紧贴股直肌深面。呈倒置的Y形。起于髂前下棘及其后2cm的髋臼缘，向下分两头分别止于粗隆间线的上部和下部。髂股韧带有限制髋关节过度后伸的作用。除屈髋外，髂股韧带均维持一定的紧张度。

（3）坐股韧带：位于关节囊后面，较薄弱，起自髋臼后下部，向外上经股骨颈后面，止于大粗隆基底部。能防止髋关节过度内收内旋。

（4）耻股韧带：位于髋关节囊的前下方，起于髂耻隆起，耻骨上支及闭孔膜，斜向下外，移行于关节囊的内侧部，止于粗隆间线的下部，可限制髋关节外展活动。

（5）股骨头韧带：起于髋臼横韧带和臼切迹，止于股骨头凹，为滑膜所包被。在髋关节半屈曲、内收或外旋时紧张，有保持股骨头稳定的作用。有时可完全缺如。

（6）轮匝带：环绕股骨颈中部，为关节囊深部增厚部分，纤维环行，具有扶持作用。

由上可见关节囊的后下侧、内下侧比较薄弱，髋关节脱位时股骨头往往由此处脱出。

（7）髋关节周围肌肉：也是维持髋关节稳定的一个重要因素。直接覆盖在关节囊和关节韧带上的有以下肌肉：在关节囊上面覆有臀小肌；关节囊下面有闭孔外肌、髂腰肌腱；关节囊前面自内向外为耻骨肌、腰大肌和髂肌、股直肌。股直肌直头、反折头覆盖在髂股韧带上。股直肌外面为阔筋膜张肌；关节囊后部有许多小的外旋肌，如梨状肌、上下孖肌、闭孔内肌和股方肌。髋关节外侧，臀中、小肌和阔筋膜张肌均是有力的外展肌，同时帮助外旋。大粗隆上面的隆起对于附着其上的肌肉起着杠杆作用。总之，髋关节依靠其周围的肌肉舒缩和协同作用来完成屈伸、收展及内外旋运动。

3. 不同发育阶段股骨头血供变化　Trueta 对生长发育期股骨头血供进行研究，分为以下五个阶段（图 2-19-3）。

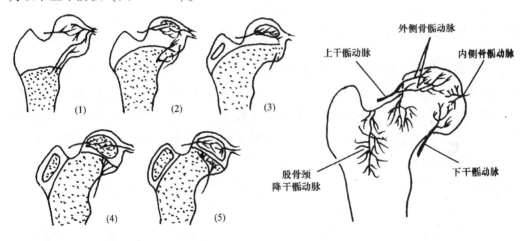

图 2-19-3　股骨头颈生长发育期及成长期血供

（1）出生时：血管至股骨头的外侧，水平向内。有时可见头凹动脉。由干骺来的动脉有 10~15 个，纵行向上，越过以后形成骺板处，形成下干骺动脉及外侧骨骺动脉。最后分为毛细血管网分布于股骨头，以后再聚集为一个单一大静脉，与动脉伴行。

（2）幼儿期（4 个月至 4 岁）股骨头骨骺的血供，一部分来自干骺动脉，越过骺软骨板处，外侧骨骺动脉也很重要。此期头凹动脉并不参与股骨头的血供，出生时出现者迅速消失，出生后 4 个月，相当于股骨头骨化中心出现时期，骨骺的血供不由头凹动脉供应。

（3）中间期（4~7 岁）来自干骺的血供减少，甚至可以忽略不计。它被骺软骨板所阻。此期外侧骨骺动脉成为惟一血供来源，位于股骨头的后外侧。头凹动脉仍未参与。

（4）少年前期（7~10岁）头凹动脉伸入股骨头骺，与外侧骨骺动脉相吻合，但下干骺动脉仍不供应。

（5）少年期（10~17岁）17岁左右，骨骺愈合，此时股骨头及颈即具有成人三组血供来源。

Crock 认为儿童股骨近端的血供来自三个方面：①股骨颈囊外动脉环：主要由旋股内、外侧动脉构成；②股骨颈表面的囊外动脉环分支-颈外动脉发出干骺动脉及骨骺动脉，根据其部位，分为前、后、内、外颈升动脉；③头凹动脉。

总之，股骨头血供来自三个主要动脉。一般均认为支持带动脉（即关节囊内外动脉环）为供应股骨头骺及成年股骨头的主要血供来源。在儿童，头凹动脉重要性不大，而在成人中有所增加。股骨滋养动脉在儿童中不重要，但对成人则作为补充血供。股骨头韧带动脉、支持带动脉及股骨滋养动脉之间，一直到股骨头骨化完成时才发生吻合。在3~10岁，股骨颈中部前侧及内侧血管较少，这可能是容易产生股骨头缺血性坏死的原因。

二、生物力学

髋关节位于身体的中部，是人体最大的杵臼关节，主要功能为负重，将躯干的重量传达至下肢，能进行相当范围的活动。髋关节可以围绕以股骨头为中心的无数个轴做运动。最具代表性者为以下三个运动轴：①额状轴，即两侧股骨头中心的联线，围绕此轴线的运动为髋关节的屈与伸。屈髋为髂腰肌、股直肌、缝匠肌、耻骨肌及臀中、小肌前部纤维的作用；伸髋为臀大肌、股后肌、大收肌坐骨部的作用。②矢状轴，经过股骨头中心，围绕此轴线的运动为内收与外展。内收为内收肌群完成；外展为臀中、小肌，臀大肌上部、阔筋膜张肌与缝匠肌的作用。③垂直轴（亦称机械轴），经过股骨头中心与髁间窝之间，是髋关节的旋转轴。外旋为犁状肌、闭孔内肌、上下孖肌、闭孔外肌、臀大肌后部与缝匠肌的作用；内旋为臀中、小肌前部及阔筋膜张肌的作用。在日常活动中，大多为三种运动的联合。

在髋关节不同运动中，股骨头位置差异很大。大腿强度伸直位时，不仅股骨头前部，而且股骨头下部也有相当一部分位于髋臼以外，此时关节囊的前壁及髂腰肌腱高度紧张；大腿屈曲时，股骨头的下半位于髋臼以外，此时关节囊的下壁、后壁与坐骨神经及臀肌均紧张。大腿外展及内收时，仅有一小部分股骨头超出髋臼范围。大腿外展时，关节囊下部紧张，股骨头韧带松弛；大腿内收时，关节囊前部和股骨头韧带均紧张。

在站立和运动时，髋关节的负荷有明显变化。正常双足站立时，作用于每个髋关节的力约为整个体重的1/3，或髋以上体重的1/2。单腿站立时，由于身体重心距负重侧股骨头的距离（即力臂）延长，负荷增加，约为体重的 2.5~4 倍。

身体重心位于第五骶椎之前，在正常行走时，身体重心左右移动距离为 4~4.5 cm。由于每个髋关节都需要偏心地支持体重，故作用于股骨头上的力比站立时更易增加。在行走过程中，负荷的主要部分来自肌肉的作用，有三个负重高峰：受力最大的时间是在足跟着地后，由部分负重转为完全负重时，约为体重的 5.8 倍；另两个较小的高峰发生在对侧足跟将着地时和同侧足趾离地时。步行速度越快，髋关节受力越大。即使在不负重的状态下，如仰卧位直腿抬高，或俯卧位伸髋时，由于肌肉的收缩亦可使受力大于体重。

髋臼和股骨头具有一定的弹性，再加上两层关节软骨的弹性，使关节间隙在不负重或低负重情况下，保持轻度的不相称；而在高负荷下，发生骨小梁形变，才获得最大的关节接触面。这是一种生理上的需要。也就是说，从微细结构上看，关节面不是绝对相称的，而在大体解剖上关节面均是相称的，这反映了认识上的深化。

在临床上，很多髋部疾患都是由机械应力与组织耐受能力之间的不平衡所引起的，为了降低机械应力，达到新的平衡，经常采用的治疗方法是减少关节的负荷或扩大关节的负重面积，这已成为髋关节治疗学上的一种基本原理。

三、损伤机制

与成人需要巨大暴力才能引起髋关节脱位相反，一轻微损伤在儿童即能引起脱位，幼儿发育未成熟的臼主要为柔软的软骨，关节也常显得松弛，通常不需任何外力即能使髋关节半脱位至髋臼边缘，只要再稍加轻微的外力，即能使其完全脱位，随着年龄增长，髋臼大部分骨化，关节的松弛度也随之减轻，以致要产生同类型的损伤，必须较大的暴力，而且较容易产生并存的髋臼骨质损伤。

（一）髋关节后脱位

当髋关节处于屈曲位，外力使大腿急剧内收并内旋时，股骨颈前缘抵于髋臼前缘形成一个支点，因杠杆作用迫使股骨头向后上方脱位。或当髋膝两关节均处于屈曲位时，外力作用于膝部，沿股骨干向髋部传导而发生脱位。

股骨头向后脱位时，多由髂股与坐股韧带之间的薄弱区穿出，后关节囊及圆韧带均撕裂，而前关节囊及髂股韧带多保持完整。

（二）髋关节前脱位

当股骨强力急骤外展并外旋时，大粗隆与髋臼上缘相顶撞以此为支点形成杠杆作用，迫使股骨头穿破关节囊，由髂股韧带与耻股韧带之间的薄弱区脱出，或当股骨外展，外旋时，外力作用于大腿近端，向内下方撞击，亦可发生前脱位。

创伤病理改变：髋关节是人体最大的球窝（杵臼）关节。由髋臼与股骨头组成，连接骨盆与下肢，关节囊沿骨盆软骨—骨交界处附着，髋臼盂唇位于关节内，在股骨则沿转子间线附着，囊内有股骨头韧带，囊外有髂股、耻股及坐骨韧带加强。根据脱位方向不同，关节囊可在前方或后方撕裂，撕裂常在靠近骨盆附着处。股骨头穿出关节囊撕裂孔，或者髂腰肌滑向股骨头或髋臼后方，均可能构成闭合复位的主要障碍。位于脱位股骨头直接径路上的其他肌肉可被牵拉或部分撕裂。外旋肌群与关节囊后部一道部分或完全撕裂。臀大肌、臀中肌和臀小肌被股骨头拉伸并推向后，股骨头常位于这些肌肉的深部。后脱位时股骨的显著内旋可损伤坐骨神经。

没有股骨头和髋臼骨折的髋关节脱位，一定存在关节囊和韧带的严重损伤，进而出现股骨头缺血坏死，导致差的结果，但是引发坏死改变的确切原因尚不清楚。Nishino 还报告了股骨头的血流改变，单纯 Nishino 脱位时，血流下降至正常的 40.7%，但是增加二次损伤，如结扎旋股血管，血流将降至健侧的 14.7%，MRT 显示股骨头坏死类型与临床所见相似，Nishino 认为，血流低于 20% 将启动缺血坏死的进程。临床上，髋脱位常伴有因肌肉损伤和臀部血管分支损伤引起的软组织肿胀和血肿。

随着时间的延长，血管的改变逐渐变得不可逆，同时血管内血栓形成和闭塞的危险性增加。Duncan 和 Shim 报告，早复位的髋脱位，缺血坏死的组织学改变少见且不严重。骨发育成熟前由于血供干扰引起的缺血坏死，不仅影响股骨头骺化骨核，还影响骺生长板。

四、分　型

一般可分为三种类型，后脱位、前脱位及中心脱位，考虑到中心脱位的主要损伤为髋臼骨折，在病理改变、治疗和预后方面有其特殊性，而且骨折范围常涉及髂骨或骨盆的其他部位，因而列入骨盆骨折中介绍。

前后脱位的区分仍沿用 Nelaton 线（髂前上棘与坐骨结节的连线）为标准，脱位后股骨头位于该线后方者，为后脱位，位于该线前方者，为前脱位。Ogden 根据移位后股骨头和髋臼的相对位置关系，将儿童创伤性髋关节脱位分为如下类型（图 2-19-4）。

1. 后-髂骨型　股骨头沿髂骨外侧移位于后上方。

2. 后-坐骨型　股骨头向后下方移位，邻近坐骨大切迹。

3. 前-闭孔型　股骨头靠近闭孔膜，会阴型是前脱位中极度向下移位的一类。

4. 前-耻骨型　股骨头沿耻骨上支向前上方移位。

5. 中央型　髋臼中央部分粉碎骨折，伴有股骨头和髋臼骨碎片，向骨盆内移位，这是儿童的一种罕见类型。

6. 下脱位　股骨头位于髋臼下方。

7. 脱位后　股骨头的小骨片存留于髋臼内，这是儿童的少见类型。

8. 髋关节脱位并发股骨头骨骺分离，股骨头可存留于关节内而颈部脱位，或股骨头完全脱位至关节囊外，与移位的股骨颈有不同程度的分离。

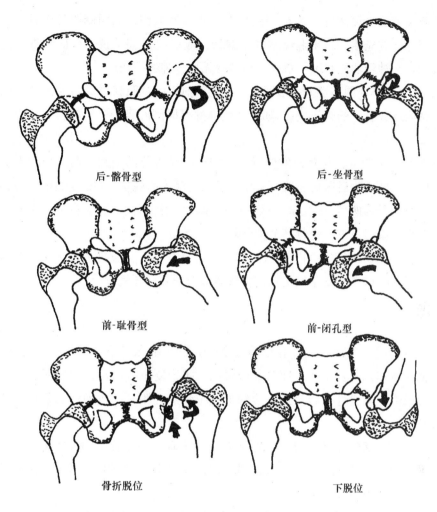

后-髂骨型　　　　　　　后-坐骨型

前-耻骨型　　　　　　　前-闭孔型

骨折脱位　　　　　　　　下脱位

图 2-19-4　儿童创伤性髋关节脱位的 Ogden 分型

五、诊　断

1. 仔细询问病史，准确记录损伤机制

2. 临床检查　记录肢体姿势和血管神经状况，伤后患髋疼痛，髋关节功能丧失，被动活动时，引起疼痛加重和保护性肌痉挛。根据肢体的特征性姿势即可判断脱位的方向：

（1）后脱位者，髋关节屈曲、内收、内旋、肢体明显短缩，大粗隆向后上移位，常于臀部触及隆起的股骨头。

（2）前脱位者，髋关节伸直、外展、外旋，患肢较健侧显长，有时于髋前方可看到局部隆起，或触及脱位的股骨头。

（3）下脱位者极少见，髋关节过度屈曲，大腿贴于下腹部，与身体长轴平行，膝关节屈曲，不存在大腿外展或外旋。这种情况又称为股骨直立性脱位（或髋臼下脱位）。

单独髋关节脱位诊断并不困难，但是常合并其他损伤，如同侧股骨干骨折，由于脱位的典型体征被掩盖，临床上经常发生漏诊，应引起足够重视，全面检查。记录下肢的血液循环和神经功能状况，特别应注意有无坐骨神经损伤。

3. 影像学检查　创伤性髋关节脱位，在复位前后应投照高质量的 X 线片，以观察有无来自髋臼或股骨头的骨折块，。如果怀疑合并有同侧股骨干骨折时，拍片应包括远近两个关节。

根据 X 线片上股骨头与髋臼的位置关系即可判断脱位的类型，前后位片上，股骨头位于髋臼上、外方为后脱位，股骨头位于髋臼内侧为前脱位，Epstei 骺根据股骨头所处位置将前脱位分为两型-闭孔型（低位型）和耻骨型（高位型）。在极少见的下脱位中，股骨头位于髋臼下方，坐骨结节的外侧。

CT 检查可帮助观察关节间隙是否对称，有无合并髋臼及股骨头骨折，关节内是否有组织占位，这些信息有助于确定治疗方法即是否需要切开复位。

六、治　　疗

首先，应该在适当麻醉（静脉镇静或全麻）和无痛条件下，尽早试行闭合复位，这样可降低缺血坏死的发生率。髋关节后脱位，闭合复位方法均是利用屈髋放松髂股韧带和髋部肌肉，将股骨头转至髋臼边缘的关节囊裂孔附近，进而达到复位，常用以下三种方法：

1. Stimson 法　病人俯卧，下肢自手术台尾端下垂，在骶骨部和大转子处向下加压以固定骨盆，然后屈膝 90°，在小腿后侧紧靠腘窝处下压，轻柔摆动或旋转患肢，并在股骨头部直接加压以协助复位。

2. Allis 法　病人仰卧，在髂前上棘加压以固定骨盆，髋膝各屈曲 90°，大腿轻度内收和内旋，术者置前臂于膝后方作直接垂直牵引，提起股骨头使跨越髋臼后缘，经关节囊裂孔进入髋臼窝，然后髋、膝逐渐伸直，偶尔可遇到软组织阻力，只要增加髋关节内收和内旋的角度即可使其松弛，复位后如髋关节不能轻易伸直，可能有软组织嵌入，可再试行一次闭合复位。

3. Bigelow 法　病人仰卧，术者立于患侧，一手握住患者足踝，另侧前臂置于患者腘窝处，先沿大腿纵轴方法牵引，在保持牵引力的同时，将患髋依次内收、内旋、极度屈曲，然后再外展、外旋并伸直。在复位过程中，如感到或听到弹响，患肢伸直后畸形消失，即已复位。

髋关节前脱位闭合复位一般无太大困难，患者仰卧，一助手握住患者小腿近端，保持屈膝，顺原畸形方向，用力向外下方牵引，并内旋，术者用手向髋臼方向推挤股骨头，与此同时，令助手在持续牵引下内收患肢，常可听到或感到股骨头纳入髋臼的弹响，畸形消失，即当复位。复位后拍摄双髋对比片，观察以下指标，判断有无关节不适应的可疑指征：①关节间隙：通常在骨盆前后位 X 线片上，测量股骨头骨化中心内侧缘到髋臼泪点外侧面的距离，双侧的差值，称为髋关节的对称指数，正常情况下应≤2 mm，异常则应该怀疑有软组织或软骨嵌入的可能性；②Shenton 线是否连续，不连续者提示复位不充分或不稳定；③头臼是否相称：观察有无明显的髋臼软骨骨折。

如果平片上可见一同侧关节周围骨折，或体检发现闭合复位后髋关节不稳定，或关节间隙不对称≥3mm，均有 CT 检查的指征，以便发现其他有意义的合并损伤，如撕裂的关节囊、内翻的盂唇或骨软骨碎片均可成为闭合复位的障碍。

切开复位的指征是：①闭合复位尝试 2~3 次后失败；②合并明显的髋臼骨软骨骨折。手术入路与脱位方向有关：后脱位采用后侧入路，前脱位采用前侧入路，移出关节内占位组织，可能的话修补撕裂的关节囊，大的碎骨块可用克氏针或螺纹钉固定，但不能损伤 Y 形软骨。

复位后处理：理论上讲，复位后应该制动一定的时间以便髋关节滑膜及软组织损伤的修复，文献中对制动方式和时间尚有不同的看法。延长非负重时间被认为可保护髋关节防止缺血性改变。大多数作者的意见是：10 岁以内的患者，髋人字石膏制动 6 周，10 岁者短期牵引 2~3 周，然后扶拐行走，患侧不负重。一般主张 2~3 个月内不负重，同时还应参照临床病征及 X 线检查结果来确定。出现股骨头缺血坏死者，应延长非负重时间直到病变恢复。

合并同侧股骨干骨折的治疗：髋关节脱位合并同侧股骨干骨折主要见于后脱位，前脱位很少合并此损伤。

临床上极易漏诊。原因是：髋关节后脱位的典型体征（大腿内收，内旋和屈曲）被股骨干骨折所掩盖。股骨远折段的成角和外旋畸形常常只被重视。②股骨干骨折症状体征明显，使医生疏忽了对髋关节的检查。

临床工作中应对以下情况引起注意：①高能量创伤发生股骨干骨折时，应检查大粗隆有无上移，臀部能否摸及股骨头突出和有无瘀血斑。②X 线片上股骨近折段向内向前移位，应疑及髋脱位可能。③股骨干骨折出现坐骨神经损伤时，应注意排除髋关节后脱位。④对股骨中 1/3 以上骨折，摄片时应常规包括髋关节。

治疗顺序以先处理髋关节脱位为宜，复位方法可用斯氏针穿过股骨粗隆部进行牵引复位，在充分麻醉下，也可通过徒手牵引，采用 Stimson 手法，同时推挤股骨头而获得复位，髋关节复位后，股骨骨折可采用牵引或外固定或内固定治疗。有时，为了髋关节复位，可对股骨骨折首先进行外固定或内固定。髋脱位切开复位的指征是：①试行闭合复位 2 次失败者；②坐骨神经损伤需行手术探查者。

七、并发症

1. **缺血坏死**　创伤性髋脱位后出现缺血坏死是一种严重的并发证，对结果有明显影响。发生率：早期文献报告为 5%~58%，近期文献报告为 0%~5%，6 岁以下儿童几乎不发生缺血坏死，原因是：①该年龄段髋关节脱位通常由低能量损伤引起，在某种程度上可减轻缺血性改变；②该年龄段股骨头骺骨化程度较低。正在发育的骨化中心比未骨化的透明软骨更依赖于血液的直接供应，受伤时骨化中心越大，对血供的需求就越多，也就更不容易耐受较长时间的缺血。

影响因素：①延迟复位：Mehlman 报告了 42 例长期随诊结果，发现：如果延迟 6h 以上复位者，发生缺血坏死的风险将增加 20 倍。②髋关节损伤的严重程度：严重损伤如高处坠落和车祸，常合并髋臼、股骨头或大粗隆损伤，脱位股骨头移位大，髋关节周围软组织损伤严重，将引起股骨头血供的急剧下降，Nlshlno 经动物实验发现，血流降至 20%以下，将启动缺血坏死的进程。③年龄：小于 6 岁，几乎不发生缺血坏死，而大于 6 岁后，由于多为高能量损伤，加之股骨头骺骺骨化增加，对缺血的易感性增加。

出现时间：伤后 8 周 X 线片上即可见到缺血坏死征象。Haliburton 和 Pearson 报告 2 例在伤后 2 年以上才发现缺血坏死。Yue 对 6 个新鲜成人尸体进行血管造影研究来观察脱位后血液供应的改变，发现骨外改变（即股动脉和旋股血管的充盈缺损），由于侧支循环的影响，与骨内血流缺损并不总是一致的，作者认为，引起缺血坏死的原因不仅在于脱位造成的急性缺血，还与股动脉和旋股动脉的晚期损伤有关。

伤后 2~3 个月，对可疑病例应进行骨扫描检查，以早期发现股骨头血供是否受损，并定期 X 线摄片复查，直到骨骼发育成熟，如果发生了缺血坏死，首先应避免负重，防止血管长入期间发生股骨头塌陷。

2. 生长扰乱-股骨头骺早闭　创伤性髋脱位继发缺血坏死的影像学改变，与患者受伤时的年龄有关，小于 12 岁的患者，缺血性坏死的改变发生在化骨核与 Legg-Cafe-Perthes 病相类似，表现为硬化和头髋扁平，最终再骨化，而头髋碎裂尚无报告。生长板损伤可导致股骨颈纵向生长迟缓，结果导致干骺端增宽，损伤生长板的特殊部位，在短缩的同时，会出现相应的角度改变，骺板内侧损伤导致内翻畸形，骺板外侧损伤导致外翻畸形。年长儿童，生长扰乱不明显，大多数改变发生在股骨头而不是股骨颈，表现为骺膨大，即与健侧股骨头最大直径的差异≥2 mm，一些作者认为骺膨大是生长扰乱的结果，相反的观点则认为是由于损伤引起了股骨头充血，使血流增加所致，严重者最终引起头臼不称。

3. 神经损伤　缺血坏死是创伤性髋脱位最严重的并发症，最近研究表明：神经损伤则是最常见的并发症。全部发生于后脱位，由于脱位时髋关节显著内旋不同程度地损伤了坐骨神经的感觉和/或运动功能，通常为功能性麻痹，症状是暂时性的，很少需要神经探查术，发生率约为 5%~20%。

4. 复发性脱位　复发性脱位儿童多于成人。

易患人群：关节松弛症和 Down 综合征，文献报告并存其他畸形时也易于发生再脱位，如 Choyce 和 Morton 报告 1 例甲状腺机能减退性侏儒（呆小症），初次脱位后在 5 年期间 4 次复发。另一例有先天性横断性半肢畸形。

病因：①原始复位不稳定，没有达到真正的关节相容，这是复位后发生急性再脱位的原因，Gaul 报告 12 例复发性脱位，其中 1 例 3 次再脱位，最后手术探查发现撕裂的关节囊嵌入关节内。所以对原始复位后不稳定或双侧关节不对称者应行 CT 检查，以发现关节内有无软组织或骨软骨块占位，必要时进行切开探查。②创伤后关节囊变薄或缺损：延迟复位或复位后固定不当，关节囊缺损未能完全愈合，这种情况下，会形成一个衬以滑膜的假腔，并与真正的关节腔相通，滑液在两腔之间流动。治疗时应切除囊袋并修补关节囊缺损。Simmons 和 Elder 报告 1 例关节后脱位的 5 岁患者，在原始复位后 5 个月、7 个月、9 个月接连 3 次发生再脱位，均为轻微外伤引起。手术探查发现大块后关节囊组织向梨状肌腱深层和尾侧疝出，关节囊松弛，在股方肌深层有一大的关节囊缺损。③关节松弛症：容易发生脱位并复发，应该严格制动和保护。

统计资料显示：再脱位者受伤年龄几乎均在 8 岁以下，仅很少例外，而且再脱位并不增加缺血坏死的发生率。

复发性脱位最长间隔期为 7 年，最短的一个月。最初和最后脱位之间的平均时间为 2 年，Simmon 建议，随诊期最短应为 2 年。

治疗：行关节造影照相显示关节囊的缺损及部位，然后进行正规的切开复位手术，探查并修复关节囊缺损，髋人字石膏制动 6 周，Rang 认为，对于 Down 综合征所引起的再脱位，在关节囊修补或重叠缝合的同时，应同时进行关节囊周围截骨术，以防止再脱位。

5. 创伤性骨性关节炎　儿童病例能够进行足够长时间随诊者很少，无法统计发生率，文献中有一些病例报告，但通常与缺血性改变有关，Epstein 曾报告 6 例，伤后早期不甚明显，在远期随诊时发生了严重的骨关节炎，幼儿的严重损伤，甚至在骨骼发育成熟以前即可引起这种并发证。

6. 异位骨化　是一种少见的并发证，见于有合并骨折的病例中，引起患髋疼痛和不同程髋的活动受限，手术时机一定要等到病变完全成熟后方可，否则容易复发。

参考文献

1. Ahmadi B, Harkess JW. Habitual dislocation of the hip. Clin Orthop, 1985, 175：209~212

2. Barquet A. Avascular necrosis following traumatic hip dislocation in children：Factors of influence. Acta Orthop Scand, 1982, 53：809~813

3. Barquet A. natural history of avascular necrosis following traumatic hip dislocation in childhood. Acta Orthop Scand, 1982, 53：815~820

4. Brogdon BG, Woolridge DA. Luxatio erecta of the hip：A critical retrospective. Skeletal Radiol,

1997, 26: 548~552

5. DeLee JC. Fractures and Dislocations of the Hip. In: Rockwood CA, Green DP, Bucholz, Heckman JD. Rockwood and Green's Fractures in Adults. 4th Ed. Philadelphia: Lippincott Raven, 1996, 1659 ~1825

6. Duncan CP, Shim SS. Blood supply to the head of the femur in traumatic hip dislocation. Surg Gynecol Obstet, 1977, 144: 185~191

7. Endo S, Yamada Y, Fujii n, et al. Bilateral traumatic hip dislocation in a child. Arch Orthop Trauma Surg, 1993, 112: 155~156

8. Freeman Jr GE. Traumatic dislocation of the hip in children: A report of 7 cases and review of the literature. J Bone Joint Surg, 1961, 43 A: 401~406

9. Funk FJ. Traumatic dislocation of the hip in children. J Bone Joint Surg, 1962, 44A: 1135~1145

10. Hamilton PR, Broughton nS. Traumatic hip dislocation in childhood. J Pediatr Orthop, 1998, 18: 691~694

11. Hougaard K, Thomsen PB. Traumatic posterior dislocation of the hip-Prognostic factors influencing the inci? dence of avascular necrosis of the femoral head. Arch Orthop Trauma Surg, 1986, 106: 23~35

12. Hougaard K, Thomsen PB. Traumatic hip dislocation in children. Follow-up of 13 cases. Orthopedics, 1989, 12: 375~378

13. Kalamchi A, MacEwen GD. Avascular necrosis following treatment of congenital dislocation of the hip. J Bone Joint Surg, 1980, 62A: 876~888

14. Loupasis G, Morris End. Asymmetric bilateral traumatic hip dislocation. Arch Othop Trauma Surg, 1998, 118: 179~180

15. Mn, Telfer n, Mair TM. Determination of the vascularity of the femoral head with technetium-99m sul? phur colloid. J Bone Joint Surg, 1977, 59A: 658~664

第二十章　儿童股骨颈骨折

小儿股骨颈骨折相对少见，Morrissy 统计只占同类骨折的近 1%。但是小儿股骨颈骨折的并发股骨头缺血坏死、髋内翻、骺板早闭及骨折不愈合等并发证发生率却较高，所以应当引起特别的重视。

一、实用解剖

婴儿出生后股骨近端为软骨组成，出生时骺生长板为横向水平，以适应快速生长的需要。生后 4~6 个月股骨头骨髓骺二次骨化中心开始形成，股骨近端骺生长板，由三部分构成：①纵行骺生长板；②大转子骺生长板；③股骨颈峡部骺生长板，呈现倒 L形，随着小儿生长发育大转子骨髓二次骨化是到生后 4 岁出现，股骨颈峡部生长板变薄，至 8 岁完全消失，股骨头与大转子骺完全分开，在此之前的损伤有可能影响整个股骨近端的发育，8 岁以后损伤，撕脱的骨膜及峡部增厚的软骨会嵌顿在骨折端间，造成复位的困难（图 2-20-1）。

1. 股骨颈有两个角

（1）颈干角：股骨颈与股骨干之间形成的角°称为颈干角，在婴儿时期约为 150°，成人约为 130°（图 2-20-2）。

（2）前倾角：下肢在中立位时，股骨头与股骨干不在同一冠状面上，股骨颈向前倾斜与冠状面形成一个角度称为前倾角。在婴儿期约为 20°~30°，随着年龄增长而逐渐减少，至成人平均为 12°~15°（图 2-20-3）。

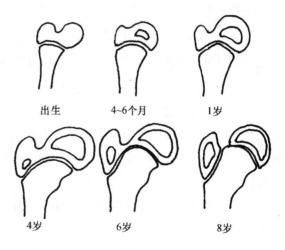

图 2-20-1　各年龄阶段股骨折近端的发育形态

小儿开始站立行走以后，骨小梁逐渐按所受压应力进行排列，以后外侧拉应力骨小梁逐渐形成，5~7 岁时骨小梁已很好排列，8 岁以后，干骺端内侧的骨小梁形成骨距。儿童股骨颈骨小梁与成人不同，尚未完成按应力方向排列，儿童股骨颈骨折线多为横向走行，骨折端光滑，闭合复位后

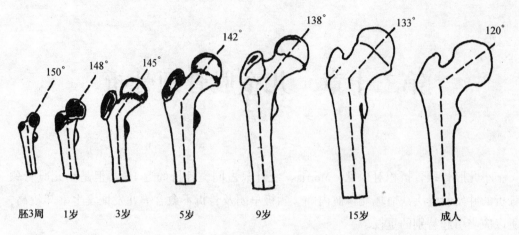

胚3周   1岁   3岁   5岁   9岁   15岁   成人

图 2-20-2   各年龄 组股骨颈干角的平均值

稳定性差。

2. 股骨头的血运   股骨颈骨折后头坏死的高发率与小儿股骨近端的血供特征有密切的关系，Chung 与 Ogden 总结有以下特征。

圆韧带血管在 8 岁以下儿童仅供股骨头血运的很小部分。

（1）出生时，跨过股骨颈的旋股内、外侧动脉的分支（干骺端血管）供给股骨头血运，随软骨性骺核逐渐

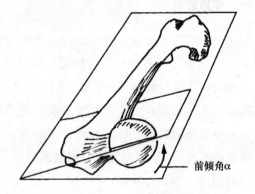

图 2-20-3   股骨近端前倾角

骨化及骺生长板渐渐形成屏障，上述分支的周径逐渐减少，至 4 岁时不复存在。

（2）干骺端血管失效后，股骨头血运主要由跨过骺生长板屏障的骺外侧动脉供给。

（3）Ogden 注意到骺外侧动脉有二个分支而不是一个，为发自旋股内侧动脉的后上支和后下支。在转子间沟水平，旋股内侧动脉分化为网状，之后合并成为后上支和后下支。并立即穿过关节囊，在股骨颈的表面斜行向近端供应股骨头骨骺周围骨质的血运。

（4）关节囊切开一般不影响股骨头的血运，除非伤及转子间凹及沿股骨颈上行的侧方血管。

（5）3~4 岁骺外侧动脉（后上外侧血管）逐渐变为主要供养血管，股骨头的前外侧也主要由此血管供给。

（6）后上支和后下支血管终生存在，供养股骨头。

（7）Ogden 认为随着年龄增长，股骨头血运也渐渐由多源性（不成熟）向有限性（成熟）转化，因而发生骨骺的供血不足，如旋股内侧动脉后上支闭塞，可引起头前外

侧的缺血坏死。

二、损伤机制

与成人股骨颈骨折，类似绝大多数儿童股骨颈骨折都由相当大的暴力所致。如从高处坠落或车祸等，因此常伴有其他损伤，如颅脑损伤、内脏损伤等，故须防止漏诊和误诊。大龄儿童在摔倒以前，比较轻的扭曲应力作用于相对比较薄弱的股骨颈，也可以导致股骨颈骨折。如果很轻的外力致股骨颈骨折，则要除外病理性骨折，如骨囊肿、动脉瘤样骨囊肿、纤维异样增殖。Rang 注意到当汽车保险杠的高度恰恰与儿童大转子高度相同时，要特别警惕有发生股骨颈骨折的可能性。

三、骨折分型

Dellbert 首先描述了儿童髋部骨折的分型，Colonna 予以推广（图 2-20-4）：

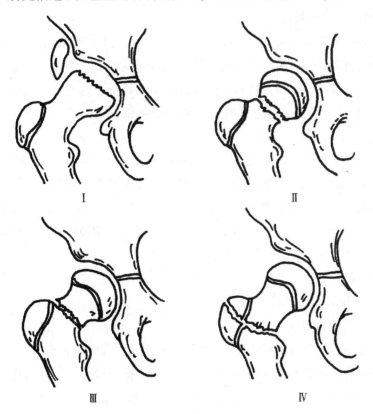

图 2-20-4　股骨颈骨折的分型

Ⅰ型：经髋型，髋分离，相对于 Salter-Harris 分型中第一型。

Ⅱ型：经颈型，骨折线位于股骨颈中部。

Ⅲ型：基底型，骨折线位于股骨颈基底。

Ⅳ型：经转子型，位于大小转子间的骨折。

四、诊　断

儿童股骨颈骨折诊断不困难，首先有严重暴力损伤的病史，伤后髋部疼痛，活动受限，不能站立和行走。患肢短缩外旋位。髋部有明显的压痛，腹股沟肿胀。再结合X线后就可以做出诊断，正位可以看到骨折的方向，骨折端是否有移位，骨折的远端是否向上、向前、外旋移位和髋内翻的程度，侧位X线片主要看股骨头是否向后偏移。

五、治　疗

儿童股骨颈骨折的治疗目的是取得稳定的解剖复位直到骨折完全愈合。治疗的方法应考虑患儿的年龄、骨折的类型，骨折的移位程度、骨折线方向。年龄小于8岁的无移位骨折以及Ⅲ型、Ⅳ型骨折的预后较大龄儿童的Ⅰ型、Ⅱ型有移位的骨折为好。

（一）Ⅰ型股骨颈骨折

经骺骨折骺分离约占儿童髋部骨折的8%，常因严重创伤所致，此型骨折的并发证非常高，包括骨折再移位、股骨头坏死、骨骺早闭以及内翻成角畸形。第十版坎贝尔骨科手术学 P1389 曾报道，经骺骨折骺分离的结果是这个不为骨折中预后最差的一种骨折，5例经骺板的骨骺分离都有股骨头从髋臼中脱位，也都发生了股骨头缺血性坏死。

目前首选的治疗方法是解剖复位、克氏针或空心钉内固定和髋人字石膏外固定。如伤后原始X片显示股骨头骨骺在髋臼内，则先行轻柔的手法复位，操作可在C形臂电视X光机透视下进行。复位满意后外侧小切口进行内固定。4岁以下宜选用光滑的克氏针；4~7岁选用直径4.0mm的空心钉，大于7岁患儿选用直径5.0~6.0mm的空心钉。闭合复位失败，宜行切开复位内固定。

闭合复位或切开复位内固定，术后采用髋人字石膏固定。髋关节固定在外展30°、内旋10°6周，大年龄固定延迟至12周。

（二）Ⅱ型股骨颈骨折

经颈骨折是小儿股骨颈骨折最常见的类型，是真正的股骨颈骨折。

小儿经颈型股骨颈骨折与成人不同，其不愈合率低于成人，但缺血坏死率高于成人，髋内翻与短髋畸形是小儿经颈型骨折最常见的远期并发证。

因为此型骨折多不稳定，所以此型不管有无移位的骨折均应进行闭合复位、内固定以避免骨折再错位、愈合不良、迟延愈合或不愈合。

麻醉下先试行 Mcelvenny 方法复位，将双足固定在牵引复位手术床足托上，双腿伸膝伸髋外展30°，以会阴为对抗牵引支点，逐渐牵引，将双下肢内旋20°~30°，再将患肢内收至中立或轻度外展位，多数病例可以获得复位，上述过程最好在G形臂双相X

线荧光屏透视下进行，注意不要过度牵引，复位过程切忌粗暴。伤后即刻闭合复位时纵向牵引，轻微外展内旋徒手复位也是有可能的。个别病例骨折近端极度屈曲外展，上述复位方法失败时，也可试行 Lendbetter 方法复位，将髋关节膝关节 90°屈曲，先垂直轴向牵引，然后将远骨折端内旋外展，逐渐伸膝伸髋。复位后在 G 形臂双相 X 线荧光屏直视下经皮穿入三根骨圆针做内固定，骨圆针光滑、损伤小，允许穿过骺生长板直达股骨头骺软骨下皮质骨，内固定可靠，又不会对骺生长板造成永久性损伤，没有发生骺早闭的危险。对年龄较大的患儿，可采用 2 根或 3 根细的空心针内固定。

骨圆针或空心钉固定后，应当给予持续牵引或髋人字石膏制动 6 周。儿童骨折与成人骨折处理上是有区别的，成人骨折要求坚强可靠的内固定，以便及早开始关节活动练习，而儿童骨折只要求合理的内固定然后辅以外固定，儿童不存在外固定后关节僵硬的问题。

如果经过 1~2 次闭合复位失败，建议切开复位，避免多次复位加重创伤，肥厚的股骨颈峡部撕脱的骨膜与软骨嵌入骨折端往往是闭合复位失败的原因，关节囊小切口，用针撬拨后牵引外展内旋多可获得复位，复位后按上述方法穿针或空心钉内固定。无顾忌的大切口，特别是切口延至股骨颈基底，有损伤外侧动脉的危险。

3. Ⅲ型股骨颈骨折的治疗　King 等的资料显示此型骨折占小儿股骨颈骨折的第一位，Lam、Ratliff，Canale 等资料显示此型骨折占小儿髋部骨折 30%~37%居第二位。这一点与成人有所不同，成人很少股骨颈基底骨折，而儿童发生率却如此之高，其原因与儿童股骨颈基底骨小梁的排列有关，儿童要发育至 7 岁以后股骨颈基底的骨小梁才完成按生物力学的排列，8 岁以后内侧的骨小梁才会有骨矩形成，小儿特别是学龄前的小儿股骨颈与大转子交界区是相对薄弱区，因此外力容易造成骨折。

尽管此型骨折较Ⅱ型预后好，但移位的骨折同样预后较差。故对所有移位的骨折给予闭合复位和内固定治疗。较大的儿童（超过 6 岁）的无移位骨折也应当行内固定治疗。年龄小于 6 岁的无移位骨折患儿也许可以考虑外展位髋人字石膏固定。但对移位的骨折患儿仍应行内固定。

4. Ⅳ型股骨颈骨折的治疗　严格地讲，转子间骨折不属于股骨颈骨折的范畴，转子间骨折是关节外骨折。常因跌倒或车祸直接暴力所致骨折，虽然骨折线可能是多个的，但愈合很快，很少发生不愈合，此型骨折预后良好，小于 6 岁的患儿经常可以非手术治疗。如Ⅱ、Ⅲ型骨折一样，任何年龄的有移位的骨折可以选用闭合复位内固定。

六、并发证

（一）缺血坏死

股骨头缺血坏死是儿童股骨颈骨折常见且后果严重的并发证，据第十版坎贝尔骨科手术学 P1393 报道：Ⅰ、Ⅱ、Ⅲ、Ⅳ股骨头缺血坏死的发生率分别为：100%，50%，

27%，14%。一旦发生缺血坏死，特别是严重的缺血坏死，想再恢复正常的关节功能，几乎没有可能性。没有任何有效的方法可提供选择。儿童股骨颈骨折后发生缺血坏死的最根本原因是因为股骨头骺是关节内骨骺，其血运来自走行关节内滑膜下的血管分支，其血供缺少吻合支，骨折造成的血管损伤，或关节内渗出，出血高压状态，均会造成血管分支的梗塞。Weber 认为缺血坏死率的高低与骨折造成的出血关节囊肿胀程度密切相关，去除积血抽吸减压，会减少缺血坏死的发生率，骨折原始移位程度说明骨与软组织损伤的严重程度，严重移位增加血管直接损伤的可能性，不恰当的治疗，如过度牵弓，手术损伤都会加重股骨头血运的损伤。成人股骨颈骨折后股骨头缺血坏死可在 2~3 年后才显示症状，小儿则不同，症状出现早，平均 9 个月可在 X 线片上显示，最早甚至在骨折后 6 周就有表现，E—CT 与 MRI 检查可以更早显示。股骨头缺血坏死的临床表现主要是反应性滑膜炎，疼痛与活动受限，特别是髋关节内收、内旋受限，创伤性滑膜炎与股骨头缺血坏死所致的早期滑膜炎有时很难鉴别，主要通过 X 线影像学的表现作出诊断。由于缺血程度的不同 X 线可有不同的表现，包括股骨头骨骺干骺端密度增加，关节间隙增宽，关节囊周围脂肪阴影明显膨隆，几个月后发展为碎裂期，最后股骨头发生畸形，偶尔也可见到部分股骨头骺或干骺端吸收消失。股骨颈骨折所致的股骨头缺血坏死一般很难修复再塑形，这是因为其血管损伤往往是不可恢复的损伤的缘故，极个别股骨颈部分骨折愈合后可看到有头膨大的表现。

Ratliff 将小儿髋部骨折后发生的股骨头缺血坏死分为三型（图 2-20-5）：

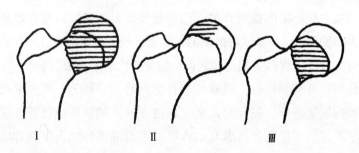

图 2-20-5　Ratliff 股骨头缺血坏死分型

Ⅰ型：全股骨头密度普遍增加（硬化）伴有股骨头完全塌陷。

Ⅱ型：股骨头密度部分增加（硬化）伴有很轻的股骨头塌陷。

Ⅲ型：股骨颈从骨折线到后生长板密度增加，股骨头骺无受累。

该分型描述了股骨头缺血坏死的范围，对确定预后有一定意义。Ⅰ型全股骨头受累，病情严重，预后最差。Ⅱ型次之，Ⅲ型相对而言结果最好，但也会后遗股骨颈增宽变短明显的短髋畸形。

一旦发生股骨头缺血坏死预后都是不好的，Forlin14 例中 9 例有明显的症状，疼痛、活动受限、跛行。Davison9 例中，7 例需行髋臼成型或全髋置换，Canale26 例中结果评定 16 例为差。

虽然文献上有多种应用于股骨头缺血坏死的治疗方法，但尚无一种方法证实可以改变缺血坏死的自然病程，卧床休息，应用药物减轻滑膜反应性炎症，有助于减轻症状。病变自然进程未结束前患肢不负重，或应用非承重支具可以减轻股骨头的塌陷变形。软组织松解，关节穿刺减压可有助于减少关节内的压力。少年龄改善头臼包容，给股骨头通过长期的生长塑形改善形态的机会。血管植入期望盲端新生的小血管重建恢复部分的血运。但是没有一种方法可以获得肯定的疗效。过去认为转子下截骨，滑膜切除可以改进血运，曾有人反复尝试现已证实是无效的，已经废弃。祖国医学活血化瘀对于各种原因所致的股骨头缺血坏死也做了很多的治疗努力，但目前尚无可经受科学检验的良策。

（二）髋内翻

治疗方法的差异影响儿童股骨颈骨折后髋内翻的发生率。保守治疗不论是髋人字石膏制动还是牵引治疗，髋内翻的发生率最高，Lam 的统计高达 32%。复位不充分也是髋内翻发生的原因 Canale 的统计为 21%。小龄儿童发生股骨近端骺早闭，特别是股骨近端内侧骺早闭，由于大转子相对过度生长，亦是造成髋内翻的原因。轻度的髋内翻畸形只要不是由于部分骺早闭所致，随患儿生长发育有可能逐渐塑形减轻，但部分骺早闭所致的髋内翻，只会逐渐加重。病理骨折所致的股骨颈骨折也是造成髋内翻的原因，原因是病变部位骨质缺乏足够的强度，即使内固定植入后，局部的强度也不足以克服髋关节的剪式应力而出现髋内翻。股骨颈骨折手术内固定治疗后感染骨吸收同样是造成髋内翻的原因。骨折延迟愈合也是造成髋内翻的原因。

大于 8 岁儿童，颈干角小于 110°，应当二期行转子下外展截骨矫正髋内翻，外展截骨不仅可矫正颈干角还可以增强髋关节外展肌的肌力，减少晚期髋关节退行性改变的发生率，对个别股骨颈骨折延迟愈合的病例，外展截骨可以减少剪式应力，促进骨折愈合。如果髋内翻同时存在股骨近端前倾角明显减少，可行转子下冠状面截骨，在矫正颈干角同时还矫正前倾角。

（三）骨折不愈合

儿童股骨颈骨折不愈合明显少于成年人。骨折不愈合与骨折类型有关，也与治疗有关，Lam 认为复位后闭合穿针或用空心钉内固定可以减少不愈合的发生率，其不愈合发生率为 6.5%。闭合复位过渡牵引，加大关节腔内的张力，不只会造成股骨头缺血坏死，还会影响骨折的愈合。闭合复位后内固定的选择与不愈合的发生率也有关。北京积水潭医院小儿骨科习惯于闭合复位后用骨圆针内固定，然后用髋人字石膏固定，相对内固定加外固定治疗，对股骨颈的破坏比较轻，不愈合发生率比较低。

股骨颈骨折不愈合的治疗不宜过于积极，Lam 认为儿童股骨颈骨折的所有类型，除病理骨折外，最终均可愈合，尽管有时需要植骨，但对治疗要有耐心。外翻截骨辅以植骨改变骨折线的应力是最常用的方法，此外还可根据情况选择转子间内移截骨或带蒂植骨的方法，保留缝匠肌附丽的髂前上棘植骨适用于已有缺损的骨折不愈合，植骨块良好的骨传导有利于局部的骨修复愈合。

（四）骺早闭

股骨颈骨折后骺早闭，可发生于经骺骨折，或因不恰当的应用过粗或带螺纹骨针或空心钉对骺生长板的破坏。股骨头缺血坏死也是造成髋早闭的原因，不同的治疗方法骺早闭的发生率有所不同，Lam 的治疗方法比较保守，骺早闭发生率为 20%Canales 治疗的病例有 37 例发生骺早闭，占全部病例的 61%，其中 28 例固定针或钉完全跨过骺生长板 Pforringer 和 Rosemeyer 则强调骺早闭与股骨头缺血坏死之间的关系，他们治疗的病人中有 22 例出现缺血坏死，18 例发生骺早闭。

股骨头骺早闭没有直接干预的办法，控制大转子发育虽可预防因生长不均衡造成的髋内翻，但不利于髋外展肌力矩的形成，很少采用。外展截骨与大转子下移是最常用的矫形方法。

股骨近端的生长潜力占股骨的 30%，如果小龄儿童股骨颈骨折以后出现骺早闭导致短肢畸形，发育未成熟前应穿补高鞋，接近发育成熟后可行股骨延长矫正肢体不等长。

（五）感染

股骨颈骨折闭合复位经皮穿针内固定极少出现严重骨感染的并发证。感染有可能出现于切开复位以后，一旦出现将会导致严重的后果，导致骨折不愈合与股骨头缺血坏死继发髋内翻，关节功能明显受限，甚至关节完全僵直。严格的无菌操作，预防感染治疗，严密术后观察是预防感染的重要手段。

参考文献

1．Barr JS. Experiences with a Sliding nail in Femoral neck Fractures. Clin Orthop, 1973, 92：63~68

2．Boitzy A. Fractures of the Proximal Femur. In：Weber BG, Brunner C, Grueler F. Treatment of Fractures in Children and Adolescents. Berlin：Springer-Verlag, 1980

3．Calandruccio RA, Anderson WE. Postfracture Avascular necrosis of the Femoral Head：Correlation of Experimental and Clinical Studies. Clin Orthop, 1980, 152：49~84

4．Canale ST. Fractures of the Hip in Children and Adolescents. Orthop Cl in north Am, 1990, 21：341~352

5．Chung SICK. The Arterial Supply of the Developing Proximal End of the Human Femur. J Bone Joint Surg, 1976, 58A：961~970

6．Craig CL. Hip Injuries in Children and Adolescents. Orthop Clin north Am, 1980, 11：743

7．Currey JD, Buttler G. Mechanical Properties of Bone Tissue in Children. J Bone Joint Surg, 1975, 57A：810~814

8．Davison BL，Weinstein SL. Hip fractures in Children：A Long-term Follow-up Study. J Pediatr Orthop，1992，12：355~358

第二十一章　儿童股骨干骨折

小儿股骨干骨折是下肢常见的创伤，占全部小儿骨折与骺损伤的2%，占下肢骨折的10.6%，男女之比为2:1，好发于小龄儿童，

股骨干范围的界定是指转子下、髁上已形成完好皮质骨部分的骨折，本章将转子下与股骨髁上骨折包括在股骨干骨折内一并叙述。

小儿股骨干骨折具有愈合能力强、生长再塑形能力突出、骨折愈合后具有一定过度生长能力的特点。因此传统的治疗并不要求解剖复位，只要能保证骨折在良好的对线下愈合，没有明显成角与旋转错位，短缩不超过1.5cm，最终是不会残留任何功能障碍的。从大量病例的长期随诊观察证实，新生儿至2岁骨折愈合后内外翻小于30°，向前后成角小于30°，短缩小于1.5cm，2~5岁骨折愈合后侧方成角小于15°，前后成角小于20°，短缩小于2cm，6~10岁骨折愈合后侧方成角小于10°，前后成角小于15°，短缩小于1.5cm，11~14岁骨折愈合后侧方成角小于5°，前后成角小于10°，短缩小于1cm，都是可以接受的，最终不会造成任何外观与功能的障碍。传统的治疗方法是牵引，髋人字石膏制动或短期牵引后髋人字石膏制动。

近一二十年来，随着内固定、外固定架技术的改进，解剖复位，治疗期间不再长期卧床，减少住院时间的要求越来越迫切。成人股骨干骨折的治疗方法有逐渐向小儿扩大的趋势，直接切开复位钢板内固定；不切开骨折端闭合复位，髓内穿入弹性髓内针内固定或带锁髓内钉内固定；以及应用外固定架复位的方法已愈来愈多的应用于小儿股骨干骨折的治疗，文献中不断有所报道。与此同时，医源性并发证的发生率也相应增加。毫不夸张地讲，未经治疗的小儿股骨干骨折会出现畸形，但几乎没有不愈合的。相反，骨折不愈合、延迟愈合、严重的功能受限几乎都是不恰当手术治疗的并发证。所以正确地认识小儿股骨干骨折的特点，恰当地选择合理的治疗，仍然是非常现实的问题。

一、实用解剖

股骨软骨原基形成于胚胎第6周，第8周软骨原基从中央开始骨化，至胎儿初生前2个月，股骨远端软骨骨骺开始骨化，出生时已呈现轮廓清晰的二次骨化中心，股骨远端骨骺是人体最早出现二次骨化中心的骨髓。股骨近端股骨头骨髓二次骨化中心

生后4~6个月出现，大转子骨骺二次骨化中心3~6岁出现，小转子骨骺二次骨化中心9~12岁出现。股骨纵向生长潜力70%位于远端，近端只占30%，小儿股骨平均每年纵向生长1.5cm。

股骨干的初级骨化形成"编织骨"。这种骨具有较完善的物理特性。编织骨和软骨组合的股骨，在胚胎和婴儿期有足够硬度来维持股骨形状，而在一般无伤害地通过产道时，又表现出足够的柔韧性，使得婴儿被完好的"塑形"。编织骨在生后6个月占主导地位，随着婴儿体积和重量的增大，编织骨逐渐转化成为骨细胞沉积于应力线上，至两岁时已形成按哈佛系统排列的板层骨。但此时的板层骨与成人板层骨有明显的区别，幼儿的板层骨骨板排列尚不规则，其间富有血管，胶原组织丰富，弹性强、硬度低，股骨作为人体最长的管状骨，承受的杠杆应力大，所以在幼儿受伤后易造成股骨干骨折。骨的张力增加，韧性减少这一转化过程持续于整个青少年期。青少年股骨干骨折多因剧烈暴力所致，不同于幼儿。

未成熟股骨比成人股骨的血供更丰富。血供来自骨膜血管和骨内膜血管。骨内膜血供包括两组髓质血管，所以在骨的生长期血供是非常丰富的，股骨表面被丰富的肌肉所包绕，软组织丰厚，当发生骨折时，可加快骨折愈合。

股骨的形状在生长过程中并不是一成不变的。我们从正位X线片中可以观察到，颈干角由出生时的155°逐渐减至骨成熟后的130°。股骨干也由出生时的轻度侧弯逐渐伸直。从侧位X线片中可见出生时股骨前弓，皮质随着改变，表现与骨折后的再塑形极其相似。横断位片中可发现股骨前倾角是逐渐减小的，从出生时的40°减至成熟时的男性约10°，和女性约15°。股骨干纵轴与股骨远端关节面的交角也随生长发育有所变化，临床上经常可以见到3岁左右出现的生理性膝外翻（knock knee）至6~8岁自行矫正，可以说明其生长发育过程中的变化。

在婴儿早期和青春期股骨的速度最快，股骨的长度约占成人身高的26%。

有19块肌肉附丽于股骨，另有4块肌肉跨越股骨。髂腰肌止于小转子、臀中肌、臀小肌止于大转子、梨状肌止于大转子顶端、闭孔内肌、上孖肌、下孖肌，闭孔外肌止于转子窝，股方肌止于转子间嵴，臀大肌止于臀粗隆，耻骨肌止于小转子下方的耻骨线，长内收肌、大收肌、短内收肌呈扇面止于股骨内侧粗线及内收肌结节，阔筋膜张肌有部分纤维与大转子相连，股四头肌除股直肌起自髂前下棘外均起自股骨，股二头肌的短头起自股骨中段粗线，用腓肠肌内外侧头分别起自内外髁的后一方，腘肌起自外髁外侧面，跖肌起自后外侧干骺端。跨越股骨的4块肌肉为缝匠肌、股薄肌、半腱肌、半膜肌。人类的股骨起到提供动力平衡的杠杆作用。如屈髋动力主要来自近端，而伸髋则需要骶关节的主要伸肌臀大肌与腘绳肌、小腿三头肌的协同作用。同样髋外展的动力在近端，而内收肌则为扇形装置作用于杠杆中下段。旋转肌力的平衡更为复杂。以下肢全伸位为例，外旋肌群作用于杠杆近端，内旋则靠臀小肌前部纤维与内侧腘绳肌的协同作用。一旦股骨干骨折后，肌肉的动力平衡失调，必然会产生相应的畸形。

儿童骨的特点是柔软性强，张力较弱，发生骨折时断端一般不很锐利，很少刺破软组织，由于它的血供极其丰富，即使骨折端间夹有肌肉，也能很快愈合。

儿童的骨膜很厚，有利于保护邻近软组织和促进骨愈合，这一特点又使干骺端的骨折很少发生移位。

在采用牵引治疗时，了解肌肉的起止点对于我们选择牵引方式维持远骨折端肢体的体位是非常重要的。例如，股骨上 1/3 骨折，相关的肌肉有髂腰肌、外展肌群和外旋肌群，骨折近端呈屈、外展、外旋位、治疗中远端应放在相应的位置上，而转子下骨折屈髋 90°的牵引是复位的关键。对于股骨中段骨折的处理，由于部分拮抗肌附丽于此，故只需中度屈曲、外展位固定，而股骨下 1/3 骨折只需轻度的屈曲和外旋外展，采用肢体的"休息位"就能达到复位（图 2-21-1）。

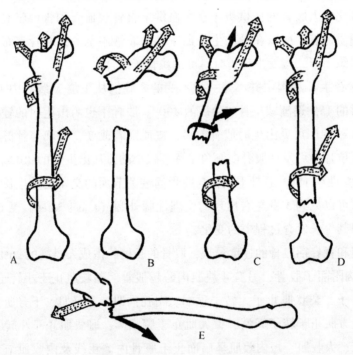

图 2-21-1　骨折远近端的位置关系

A. 没有骨折情况下股骨位时各组肌肉牵拉的平衡状态；B. 股骨干近端骨折，近端表现为屈曲、外旋、和外展；C. 股骨干中段原骨折，由于有附丽于骨折近端上的内收肌和伸展肌的地抗作用，骨折端变化不大；D. 股骨干远端的骨折，有大部分肌肉的束缚，使骨折近端保持平衡，骨折位置基本不变；E. 股骨髁上骨折，常表现为远端的过伸

儿童股骨干骨折后的大出血，一般较成人少。这是因为儿童的血管柔韧，能抵抗穿透，一般很少损伤，一旦损伤，血管收缩，使局部出血更迅速地被控制。因此，小

儿骨折后失血量的百分比比成人少。

二、损伤机制

损伤的机制很难从众多的患儿中得出，因为他们很难描述清楚事故的原委。我们只能从损伤部位，软组织及骨损伤的特征中进行推断。

骨折一般源于股骨干的直接或间接暴力。直接的暴力损伤一般是小儿的大腿被重物砸伤或被撞伤。可直接导致股骨干横断或蝶形骨折，并伴有软组织的损伤。间接暴力损伤更常见，如突然绊倒，自身的重量，产生旋转外力，导致股骨的螺旋形或斜形骨折。

有些骨折的损伤机制复杂，如虐婴、摔打、扭伤等暴力可同时有间接和直接的损伤及软组织损伤。

高能损伤骨折对骨膜的撕拉破坏很大，导致骨折的明显移位，同时伴有软组织的损伤。轻微外伤即发生股骨干骨折时，应想到存在病理骨折的可能，除原始股骨局部已存在病变如骨囊肿、纤维异样增殖、纤维性骨缺损外，先天性成骨不全是股骨干病理骨折的常见原因。此外长期卧床或石膏外固定架制动治疗后，在开始下地功能练习时，易发生股骨髁上应力骨折。

股骨干疲劳骨折极罕见，文献上统计只占全身疲劳骨折的4%，仅见于从事剧烈运动或特殊技能练习的青少年。

三、骨折分型

股骨干骨折有多种不同的分类方法。

1. 开放与闭合骨折　由于儿童的特殊社会地位，开放的股骨干骨折很少见，但是任何程度的皮肤穿透都应视为开放骨折。

2. 损伤部位分类　股骨干骨折常常发生在近中1/3，中段的股骨干骨骨折发生率约为70%，两端的骨折发生率相差不多。

特指的骨折如转子下骨折是指发生在小转子下1~2cm处的骨折，髁上骨折是发生在腓肠肌起点以上的骨折。

3. 按骨折形态分类　根据骨折的形态分为横形、斜形或螺旋形，很少出现粉碎性的。

4. 按移位的大小分类　侧方移位、前后移位及旋转畸形，可通过X正侧位片，以百分数来描述，对短缩重叠的测量要精确到毫米。

5. 按成角的大小分类　可根据X正侧位片测量出成角度数。

6. 特殊骨折　除了一般骨折的特性外，有着其独立的特性，在治疗上应予以重视。

产伤骨折：宫内的股骨干骨折曾有过报道，但是大多数骨折是由于分娩过程中的产伤所造成的，尽管新生儿的股骨有良好的柔韧性，但股骨、肱骨和锁骨的产伤骨折并不少见，产伤造成的股骨干骨折多为中段，横行骨折，这与胎儿宫中体位及分娩方式有关。

虐婴骨折：对于2岁以下的股骨干骨折，虐婴是常见的原因。在这点上我们通过详细的了解病史及患儿家庭的社会地位，并对患儿进行全面体检，便不难得知。

病理骨折：病理骨折常发生于因全身骨质疏松或局部损伤而变得细弱的股骨干。造成全身骨质疏松的疾病很多，如于脊髓发育不良，肌营养不良，脊髓灰质炎等，这些是由于肌肉缺乏正常的张力引起的骨质疏松，遇到轻微损伤毫无察觉便出现骨折。骨折可发生于骨干，更常见于股骨远端的干骺端。其特点是疼痛不重，无明显外伤史，常与脊髓炎相混淆，另外就是继发于骨肿瘤，类肿瘤等疾病造成的骨折，通过X线片及详细追问病史，诊断一般不困难。多发骨折合并股骨干骨折，在急诊室里，股骨干骨折是比较明显的，其他部位的骨折往往被忽视，这要求我们要详细询问病史，全面检查。多发骨折合并股骨干骨折是手术适应证之一。

四、诊　　断

诊断股骨干骨折并不困难，受伤后表现大腿肿胀、畸形、疼痛、压痛、可触及骨擦感以及异常活动，拍X线片即可明确诊断。注意不要漏掉其他部位与相邻部位的损伤。在检查中，要做到仔细、全面、轻柔，拍片应包括上、下关节。

在查体中除了对肌肉、骨骼系统的检查外，对肢体的神经、血管检查也应列为常规，这样做可避免漏诊。

在阅片时要注意骨折部位、骨折线类型，短缩、旋转、成角情况，注意是否合并骨骺损伤。开放骨折要注意软组织中的外来物，皮下有无气体，是否有剥脱伤及气性坏疽。

要注意X线片的放大效应，这对精确测量股骨长度，指导治疗很有用，如果球管距离底片过远（一般<80~100cm）时，将表现出过度放大，若球管斜射会导致重叠位置的明显放大或减少，粉碎骨折时，很难确定短缩、旋转情况，需在同等条件下拍对侧肢体X线片对照。

股骨的旋转移位可有以下几种方法推测，如骨折发生在远端，此处股骨更倾向于呈椭圆形，所以骨直径的差异可提示骨折旋转情况，当骨折断端不对称时，提示有旋转畸形。第二种是通过小转子的位置来推测，近端外旋位小转子显影突出，大转子与股骨颈重叠。

五、治　　疗

儿童股骨干骨折的治疗取决于患儿的年龄及体重的大小。此外，还考虑损伤机制、伴发损伤、软组织条件和经济状况。

治疗原则

1. 新生儿及半岁以内的小婴儿 由于骨膜很厚，骨折端一般是比较稳定的，对上 1/3 或中段骨折可以用 Pavlik 挽具治疗，疗效满意，平均 5 周愈合。对不稳定骨折，短缩大于 2cm 者，成角大于 30°可以最好先 Bryant 牵引 2~3 周后再髋人字石膏制动。

2. 8 个月至 5 岁 初始短缩小于 2cm 的稳定或不稳定的股骨干骨折，即刻或早期石膏库固定为首选的治疗方法。初始短缩大于 2cm 的或成角超过 30°骨折，可先行皮牵引或骨牵引 7~14 天，待有骨痂生长后，给予石膏库固定。多发伤患儿，需对骨折进行坚强固定，一般采用外固定架或接骨板内固定。

3. 5~10 岁 先行 90/90 骨牵引，然后给予石膏库外固定。外固定适用于开放性骨折。目前国内外多倡导用钛制弹性髓内钉内固定。

4. 11 岁~骨骼成熟 骨折稳定者，可行弹性髓内钉固定。此年龄稳定骨折亦可行坚强锁定固定，但近端进针点应置于大转子处，以减少股骨头缺血性坏死的危险。

（一）小儿股骨干骨折的治疗方法

1. 皮牵引 用牵引治疗股骨干骨折已有上百年的历史。而且现在也是最常用的方法。牵引分为皮牵引和骨牵引。按牵引方向分为：直接牵引（Buck 牵引）、合力牵引（Russell 牵引）与垂直悬吊牵引（Bryant 牵引）。

早在 14 世纪，De Chaulia 骺最先将皮牵引用于股骨骨折的治疗。而如今常用的牵引方法是由 Buck 在 19 世纪 60 年代美国南北战争时期提出的。Buck 牵引用于髋人字石膏固定前的制动和复位。可先牵引两周，少量骨痂形成后行髋人字石膏制动 2~4 周，也可继续牵引直至骨愈合。

合力皮牵引：合力皮牵引是根据力学原理设计的一种既能够减少直接作用于皮肤的摩擦力又能保持一定的牵引力的牵引。过去常与 Thomas 架并用，以纠正骨折端成角。1921 年 Russell 将此种牵引方法用于临床，在小腿轴向牵引的同时，用一个扩张板相连接，一个托马带将小腿上段同时向上牵引，通过滑轮的作用，使牵引力加倍，并改变牵引力的方向。它适用于 2 岁以上各年龄段的股骨干骨折，这一牵引系统既包括了腿和膝近侧的悬吊牵引又有沿腿长轴的纵向牵引，双滑轮系统的使用，使患儿在牵引过程中更为舒适，便于护理。

改良 Rusell 牵引称为分离 Russell 牵引，也普遍应用于临床。它是将垂直悬吊与纵向牵引分开，各自单独使用滑轮及重物。这一系统应用起来更加灵活。

Russell 牵引，骨折端承受的力量是垂直的悬吊力、水平的轴向牵引力的综合力量。因此垂直悬吊应置于腘窝部及胫骨近段，而不是大腿下段，如果悬吊置于大腿段，牵引力将更多地作用于头侧，合力减少，可引起骨折端的向前成角。垂直悬吊牵引轴向水平牵引应保持 90°交角或稍向足侧成锐角，以保证足够的牵引合力。大腿及股骨的自身重力可引起骨折端的向后成角。可在骨折端大腿下方垫一枕垫以防止向后成角，年龄较小的患儿大腿及股骨的重量不足以产生这种向后成角，可以不用枕垫。牵引中应抬高床脚10°～20°使患儿的体重成为反牵引力。

垂直皮牵引：自19世纪70年代，Bryant将垂直牵引应用于临床至今已经有100多年了，它在婴幼儿股骨干骨折治疗中非常有效并便于护理，所以至今仍在使用，我们对2岁左右的患儿均采用Buyant牵引，都取得了很好的疗效。

Bryant牵引的最严重的并发证是循环损伤。它既可发生于患肢，也可发生在健侧。其原因有三点：首先肢体抬高以后流体静脉压增加，孩子越大肢体越长越明显；第二是由于在牵引下当患X将臀部向下移动时，会出现膝关节过伸，可造成腘窝血管的压迫；第三是由于固定牵引胶布绷带的压迫，孩子大体重增加需要悬吊的牵引力也大，此时绷带承受的张力也大。为了解决这一矛盾，对Buyant牵引进行改进，也就是将垂直位牵引改为倾斜45°，可降低血管损伤的危险性，这种牵引方式需要特殊的方法稳定躯干。

皮牵引对骨折的治疗应当是持续性的，牵引绳应该是无伸缩性的，应使用打蜡的行李绳，既无伸缩力，又有滑动性，帖胶布皮肤应先涂上安息香酸酊，既可保护皮肤，又可增加粘合力。如果没有安息香酸酊最好使用脱敏胶布，然后以弹力绷带或绷带缠绕，使牵引带与皮肤紧紧相贴，缠绕时要格外注意松紧适度。

牵引患儿护理是非常重要的，我们一般不赞成给患儿止疼药，因为剧痛可提示患肢缺血，若以止疼药掩盖，则可造成缺血挛缩的后果，应定期观察，若发现被牵引肢体剧痛应及时松解，缓解症状。

2. 骨牵引　骨牵引对皮牵引而言，优点是避免了皮牵引交界面的相应问题而能提供更大的牵引力，缺点是有穿针并发证的可能性。骨牵引更适合于年龄较大的需要较大牵引力的病例。

胫骨牵引：胫骨结节骨牵引在儿童一般很少用。因为有因胫骨结节骨牵引干扰纵向生长发育出现膝反屈的可能性，若非采用此种牵引，可行胫骨上端骨牵引，牵引针应避开胫骨结节及胫骨近端骨骺。

股骨牵引：股骨远端骺生长板是近水平方向的，在行髁上牵引时，进行位置选择在髁上一横指，容易避开对股骨远端骺生长板的损伤。但需要强调的是，牵引针必须在屈膝90°位时安置，这样可使髂胫束有一定的后移，移至股骨外侧的中线，如果在伸直位穿针，则髂胫束位于针的前方，于是穿针后膝关节很难活动，因为针将髂胫束别在了针的前方。穿针前，要在病人床上安置好牵引架，助手抓住下肢，慢慢抬起肢体成90°/90°位，穿针的位置选择于距内收肌结节一横指处，采用局麻由皮浸润至骨膜下，使用5/64或3/32英寸直径克氏针垂直于骨干用手摇钻打入，对骨质疏松的患儿或大龄儿童可选用稍粗的针，或将穿针的位置稍向上移。针眼应用无菌敷料覆盖，避免感染，牵引弓安置时注意不要压迫皮肤。牵引弓一定要螺紧，保持牵引针有足够的张力。牵引针进行要由内向外，不要由外向内，以免因针的方向歪斜损伤 Hunter 管，损伤股动脉。针的必、口与出口皮肤应以小尖刀刺开一个小口，以防针对皮肤的压迫。

3. 石膏固定　石膏固定作为一种最基本和最明确的治疗手段，已被反复证明为治疗新生儿及小儿股骨骨折的有效方法之一。然而，它并未被广泛接受的原因是它无法提供一个抵御骨折短缩内在趋势的拮抗力，在固定石膏内短缩成角的忧虑一直存在。如果选择骨折后即刻髋人字石膏制动的治疗方法，应当在全麻下或基础麻醉下进行。如骨折位于中上 1/3 应制动屈髋屈膝 90°，30° 外展，15° 外旋的位置，在石膏塑形阶段保持轻度外翻，以防止骨折端向外成角。单侧髋人字石膏固定是不稳的，不能有效的固定骨盆。髋人字石膏应包括患侧肢体全长及健侧大腿，既平常骨科大夫习惯称之为1.5 的髋人字石膏。为了便于护理健侧适当可加大外展角度。我们在股骨干骨折中采用石膏固定一般先牵引两周待骨痂形成，再行石膏固定。

19 世纪末，Gushing 将髋人字石膏用于股骨干骨折，现在对无移位的股骨上端骨折仍采用这种治疗手段，效果良好。有移位短缩的小龄儿童股骨干骨折牵引两周后再用髋人字石膏，效果同样满意，可减少住院天数。

管型石膏，我们一般对较大患儿的股骨远端骨折采用管型石膏固定，其他部位效果不好，容易发生短缩，成角，旋转畸形，主要原因是固定不牢靠。

4. 切开复位、钢板螺丝钉或髓内钉内固定

大龄儿童股骨干骨折，特别是开放骨折，多发损伤，切开复位应用 AO 加压钢板螺丝钉内固定是目前广为采用的治疗方法，此种治疗方法的优点是操作简单，可以保证解剖复位、不需要外固定，可以比较早的练习关节活动，缺点是要做一个长的切口，广泛剥离骨折端，破坏骨折端血肿的自然愈合过程，存在钢板折断、弯曲、螺丝钉松动的危险，存在骨折愈合后因钢板应力屏蔽再骨折的可能，存在延迟愈合、不愈合的可能，存在手术后感染的危险。即便应用点接触钢板，也不能完全避免上述并发证的发生。1 除了对多发复合损伤、开放骨折的病例外，不宜作为首选的治疗方法。

5. 切开复位　髓内钉治疗过去只用于成人不用于小儿，其理由是小儿应用髓内钉对转子间窝损伤太大，有引起股骨头缺血坏死的危险，再者小儿股骨髓腔比较细，无法通过现有规格的髓内钉，过细的髓内固定物又无法控制骨折端的旋转与成角畸形。对青少年股骨干骨折应用带锁髓内钉内固定治疗也是一种可供的选择，如果有条件也可以不暴露骨折端，在透视下复位导入。Baety 报道一组 30 例 31 个股骨干骨折应用带锁髓内钉治疗的结果，用一种小儿特制的直径 8 mm 的带锁髓内钉，由大转子顶端打入，年龄为 10~15 岁，31 个股骨干骨折均获得骨性愈合，无成角畸形无旋转畸形，平均术后 14 个月拔钉，平均过度生长 5.1mm。此种治疗方法最好用 12 岁以上的患儿，应用前最好先拍一张手和腕的正位片，计算一下骨龄，如骨龄小于 12 岁最好不采用此

种治疗方法。此种方法适用于粉碎骨折，以及不稳定的斜形骨折。

6. 弹性髓内钉内固定　为了克服上述的不利因素，又不破坏骨折端血肿，闭合复位穿入弹性髓内钉的方法近年来被提出。1986 年，Klan 提出应用类似 Rush 针的弹性髓内钉治疗小儿股骨干骨折的方法，随后 Ligier（1988）、Heinrich（1992）、Carey（1996）、Tail（2000）、Flynn（2001）相继有所报道。成为对 6 岁以上儿童股骨干骨折治疗的一种新的时尚，其优点是住院时间短，骨折可以达到基本解剖复位，不影响正常的骨折愈合过程，不会造成生长紊乱与股骨头缺血坏死，但操作比较复杂，需要透视下完成手术采用两根直径 4mm 的弹性髓内钉，顺行或逆行自转子下或髁上进入达到内固定的目的。弹性髓内钉为钛合金材质，有足够的强度，术后不需要石膏或夹板外固定。当然此种治疗方法也有其局限性，不适用于粉碎骨折与斜形骨折。骨折愈合后会出现 9~14mm 的过度生长。目前国内外多倡导用钛制弹性髓内钉内固定。

7. 应用外固定架治疗　5~11 岁小儿股骨干骨折也是近年来比较多被采用的一种方法。特别是用于多发骨折、广泛软组织损伤、合并颅脑外伤的病例。合理的应用外固定架治疗可以取得类似牵引与石膏制动同样满意的结果。常用的外固定架有 Orthofix（EBI），Hexix（Smith Nephew Richards），AO 外固定架与 Ilizarov 外固定架。其中特别是 Orthofix 具有持骨可靠、力臂短、便于闭合整复操作的优点。Aronsen 与 Tursky 报道 44 例应用外固定架并早期负重的经验，术后 4 周患儿可以返校上课，去除外固定架 6 周后，膝关节恢复正常。38% 的病例出现平均 5.8 mm（2~10mm）的过度生长。Evanoff 等报道 25 例合并头部损伤、多发骨折用外固定架治疗股骨干骨折的结果，骨折均获得愈合，没有功能障碍。当然外固定架后，由于侧方的应力屏蔽，骨折愈合要比保守治疗慢，平均要 2.5~4 个月骨折才能牢固愈合，在未去除外固定架前，膝关节会有一定程度的屈曲受限。个别高能或严重损伤，需要跨过关节固定，又需要处理软组织创面时，Ilizarov 外固定架有其独特的优势。

（二）特殊的股骨干骨折的治疗

1. 开放骨折　开放的股骨干骨折在小儿比较少见的，但近年来发生率有所增加。治疗上除上述原则外，应彻底清创，预防感染，及时给予抗菌素治疗。

2. 产伤骨折加压钢板螺丝钉内固定　产伤骨折可通过 Pavlik 挽具或早期髋人字石膏制动而得到满意的效果，体位为中度髋外展45°，屈曲90°，及外旋45°，更简单的可采用极度屈髋、屈膝位躯干固定。

3. 虐婴骨折　将受虐待的婴儿放回原来的环境后会有潜在的生命危险，故而应改变患儿的社会环境后再让其出院。此种情况在国内极为罕见。

4. 髁上骨折　特殊的肌肉力量导致髁上骨折远骨折断端的向后移位，可采用屈膝位的牵引，或闭合复位后经皮穿针，交叉固定后，再用管型石膏制动。髁上骨折有损伤血管神经的可能，必须提高警惕。

5. 病理骨折　病理骨折一般发生在全身骨质疏松或骨质破坏的基础上，这些骨折不易愈合，总是出现骨连接障碍或畸形，尽管可能不影响功能，但对家长来说都很难接受，而且还很容易再骨折，所以这类骨折应固定时间尽可能的长些，但也不是无限制的，一般较常规固定多2~3周。

局部骨缺损造成的病理骨折，一般常见于股骨上段的单发性骨囊肿，骨干的纤维发育不良，干骺端的非骨化性纤维瘤，嗜伊红肉芽肿，动脉瘤样骨囊肿，先天性成骨不全，如病变范围广，或有再骨折的可能，髓内固定不失为一种可行的方法，它可以长久地保留在髓腔内，以防止再骨折。大多数的病理骨折是良性病变，应用传统的治疗手段便可达到骨愈合。待骨愈合后再对病变进行处理。

（三）股骨干骨折合并其他下肢骨折

1. 双侧股骨干骨折　能造成双侧股骨干骨折创伤一定很大，常常提示其他损伤的存在，双股骨干骨折会造成大量的失血，需认真观察，可应用 Russell 牵引或 90°/90°骨牵引，或手术治疗。

2. 股骨干骨折合并同侧髋脱位　这类损伤在儿童不常见，通过 X 线拍片一般不难诊断，要优先将髋关节脱位复位，再对股骨干骨折做常规治疗，这类损伤易造成股骨头的缺血坏死，故要对患儿进行6~24 个月的随诊，及时发现及早治疗。

3. 股骨干骨折合并同侧股骨颈骨折　若股骨颈骨折是稳定型的，无移位的，则只需选择适合于股骨干骨折的治疗方式。若股骨颈骨折有移位，应先将股骨干骨折手术内固定再轻柔的试行股骨颈骨折的闭合复位，如可复位经皮穿针固定。如不能复位，则需切开复位内固定。术后要密切注意股骨头缺血坏死的出现。

4. 股骨干骨折合并同侧骺损伤　这类损伤常发生于青春期的患儿，若在干骺端发现有疼痛和肿胀，应给予高度的重视，特别是 Salter-Harris I 型骺损伤，很容易漏诊，必要时可做 CT 检查。并发骺损伤使治疗变得复杂，一定要向家长交待清楚生长障碍的可能，并对患儿长期随诊，可在骨折复位后行髋人字石膏固定，也可行牵引治疗。

5. 股骨干骨折合并胫骨骨折　对于这类损伤可根据骨折损伤程度对不稳定的胫骨骨折，可行外固定架固定后，股骨下端骨牵引治疗股骨骨折，或对股骨、胫骨分别用外固定架治疗，幼儿可单纯牵引治疗，也可髋人字石膏或短腿管型石膏加 90 度/90 度牵引治疗。

（四）手术适应证

绝大多数儿童的股骨干骨折可通过非手术方法进行治疗，并获得满疗效，不必要的切开追求解剖复位，往往造成事与愿违的结果。

1. 头部损伤　合并颅脑损伤患儿，常出现惊厥，此时极易使闭合骨折变成开放骨折，将患肢进行坚强内固定是很必要的，一般采用髓内针固定，但实践中往往麻醉成为问题，若遇到这种情况，可将患肢置于90°/90°牵引，将髋关节屈曲，使股骨置于休息位，减少患儿的不自主挛缩造成的损伤。

2. 血管损伤 危及肢体存活的血管损伤一定要及早探查，修复并进行坚强的骨折内固定，在实施血管吻合之前，要先使骨折固定，牢固的固定有利于血管的修复。

3. 病理骨折 如成骨不全，骨纤维结构不良等，病理骨折可在早期做内固定。

4. 软组织损伤或多发损伤 在治疗中需要动态下制动的特殊情况，如合并肌腱损伤等，则需要在坚强内固定的前提下，实施早期功能锻炼，此时只能采用内固定。

5. 同一肢体多发骨折 如股骨干合并胫腓骨骨折，为了便于护理，可实施手术治疗。

6. 对不能配合牵引的患者 如精神病患儿，不能接受牵引治疗，可行手术治疗。

六、并发证

小儿骨科医生治疗股骨干骨折的主要目的就是防止并发证的发生。

1. 短缩愈合 短缩愈合是儿童股骨干骨折中最常见的问题。我们的目标是将短缩在治疗期间控制在 1 cm 以内，在大多数情况下，患儿及家长对 1 cm 以内的短缩是没有察觉的，而对 1~2cm 之间的短缩便会引起重视，而超过 2cm 的短缩便会出现跛行，继而出现脊柱侧弯，背痛等等。

股骨骨折能刺激过度生长。早在 19 世纪就有过论述，它被认为是继发于骨折愈合和骨痂重塑的一种现象。过度生长的长度与患儿发生骨折时的年龄有关，婴儿期较小，儿童早、中期很活跃，青春期又减少，过度生长一般发生在伤后 6 个月，并可持续 1~2 年，过度生长与软组织损伤范围，肢体短缩的程度有关。

10 岁以上患儿过度生长的几率较小，过度生长的加速作用不活跃且不连贯。大龄患儿的肌肉更发达，使得短缩更严重，如果采用牵引治疗，牵引的时间要足够，短缩不能超过 1 cm。这也是为什么大龄儿童增加手术治疗适应证的原因。

2~10 岁年龄组，过度生长加速作用明显，特别是切开复位的患儿更明显，手术组中大约在 2/3 的患儿患肢较对侧长 1 cm 或更多，90°/90°牵引治疗组中，约有 1/3 的患肢过度生长。而早期应用髋人字石膏组，效果最好。所以在这一年龄段不适当苛求解剖复位可有过度生长。

2. 成角畸形愈合 股骨骨折后成角畸形愈合经常发生，但极少致残疾，关键是成角的大小，超过可以接受范围的成角畸形，会造成明显的短肢畸形。

成角畸形与致残的关系取决于患儿的年龄，取决于生长再塑形的潜在能力。新生儿和小婴儿在矢状面的成角高达 45°，也可接受，特别是股骨中上 1/3 骨折，而对于青春期股骨远端骨折哪怕是 10°侧方成角畸形也是不能接受的。

如果在石膏固定早期发现成角可及时更换石膏矫正畸形，或在石膏上做楔形撑开矫形。若在后期发现成角已不能靠换石膏矫正畸形则需等至少一年以后方能实施矫形截骨术，这样做的目的是在此期间可以充分观察患儿的塑形能力，很多病例通过观察其塑形后，畸形自行矫正，故而不必着急实施矫正手术。

3. 旋转畸形愈合　旋转畸形可通过 X 线拍片的骨性标志得以确认，它的形成原因可能是由于无拮抗的外旋肌群旋转近骨折端的作用所致，在临床治疗中，旋转畸形很难通过生长塑形获得矫正。轻度的旋转畸形不会显示明显的异常步态，明显的旋转畸形不仅步态异常，还会出现功能障碍，应当注意预防出现，明显有功能障碍的旋转畸形需手术旋转截骨矫正。

4. 不愈合或迟延愈合　一般闭合的股骨干骨折都能愈合，包括骨折端嵌入软组织的骨折，不愈合或迟延愈合的病例，多发生于开放骨折或不恰当手术治疗的骨折，感染或内固定材料不同源、固定方式不合适是主要原因。

5. 肢体缺血　小儿股骨干骨折合并血管损伤的发生几率很低，血管损伤的发生可与股骨干骨折及股骨上端骺损伤有着直接的关系，可通过触摸远端动脉搏动或血管造影来诊断，若遇到血管损伤应及时处理。

由牵引造成的肢体缺血也有报道，若遇到此类情况应立即去除或减轻牵引重量，必要时做肌间隔的减张术。

6. 休克　闭合的单纯股骨干骨折很少发生休克，休克多发生于多发损伤或感染严重的患儿。

7. 肠系膜上动脉综合征　这是由于髋人字石膏固定，引起的压迫肠系膜上动脉后的一组表现，可有胃肠反应及植物神经症状，解除压迫或改变体位，便可缓解。

8. 胫骨骨骺损伤　一般由于胫骨结节骨牵引造成，胫骨结节骺早闭出现膝后翻，所以我们不主张使用胫骨结节骨牵引。

9. 针道感染　这与牵引针的放置操作技术有关，严禁将皮肤顶成帐状，若出现此现象应将皮肤用刀割开，当针穿过极少的皮质时也会造成皮质豁开，直接拉于皮下造成感染，很多针道感染与骨牵引针穿针位置倾斜、针未被牵引弓牵张有关，这些都可直接通过基本技能训练避免。

10. 髋外翻　常见于放置髓内针时损伤
了大粗隆的骨骺就可发生髋外翻。

11. 发热　特发性"骨折热"在小儿股骨干骨折很常见，体温可达38°以上，少儿组的患儿最多见，但需在排除任何发热原因后，才能做出此诊断。

12. 骨折血肿感染　骨折血肿感染是很少见的并发证，它一般发生在有局部和全身感染的基础上。

13. 腓神经麻痹　常发生于腓骨部位受压，表现为踝关节背伸、伸趾、伸拇、足外翻、无力，应及时解除压迫。

14. 再骨折　再骨折在小儿不常见。它通常多发生于较大的或青春期患儿的病理性骨折，或由于长期卧床后骨疏松，或因钢板螺丝钉内固定钢板的应力屏蔽所致。若遇此并发证可行传统牵引治疗或再做切开复位内固定治疗。

参考文献

1. Biyani A，Bhans. Dual extensor tendon entrapment in Galeazzi fracture-dislocation：a case report. J Trauma，1989，29：1295~1297

2. Campball RM Jr. Fractures and dislocations of the hand and wrist egion. Orthop Clin north Am，1990，237：239

3．Cooper A. A treatise on dislocations and on fractures of the joints. 5th ed. London：Longman，1826

4. Galeazzi R. Di Una particolare syndrome traumatica dello scheletro del avambracci. Atti Mem Soc Lombchir，1934，2：12

5. Hughston Jc．Fractures of the distal radial shaft. Mistakes in management. J Bone Joint Surg Am，1957，39：249~264

6．Karlsson J，Appelguist R. Irreducible fractures of the wrist in a child. Entrapment of the extensor tendons. 1987，58：280~281

第二十二章　儿童股骨远端骨骺损伤

股骨远端骺损伤被称为"马车轮"损伤，常见于小孩跳上大轮马车时一侧下肢卡入轮条中造成一种膝关节过伸外力，损伤股骨下端骨骺而得名。现代主要是车祸伤及运动伤所致，发生率较其他）部位的骺板损伤少见，只占下肢骺板损伤的 7%。股骨远端 Salter-harris Ⅱ型骺板骨折引起的骺板早闭比其他）部位更为严重，隐匿性 Salter-harris Ⅴ型骺板压缩骨折导致骺板早闭也多见于股骨远端。因涉及儿童的生长发育，治疗上有一定的难度。

一、实用解剖

股骨远端骨骺的二次骨化中心早在胚胎第 9 个月即出现，一般为一个，也可为不等大的两个，而后迅速的占满两髁区域融为一体，骺生长的规律是骨骺二次骨化中心出现愈早的骺，其骺生长板闭合愈迟，股骨远端骺生长板是体内最大也是生长最活跃的骺。它的生长占股骨长度的 70%，占全下肢长度的 40%，闭合年龄男孩 18~19 岁，女孩 14~16 岁，它形成了股骨下端全部关节面和腓肠肌起点的一部分，股骨下端骺线横行，前面在滑车的上缘，后面在两髁线之间，内侧至内收肌结节，恰好将股骨两髁、两下髁、髌面及髁间窝与骨干分开。虽然骺线在侧面距关节囊尚有一段距离，但前面与后面全在关节囊内，因此干骺端前、后的感染易波及膝关节，而侧面不易波及，股骨下端骨骺易出现分离并向前滑脱。

从前面观股骨外髁的外侧缘从骨干的皮质骨向下伸展有一个很小的张开小口，在股骨内髁内缘上方干骺端增宽形成内收肌结节，内外髁远端关节面的切线最近似水平的，与股骨干轴线呈 9°交角。从股骨头至膝关节面中心的连线与垂直线呈 3°交角。

从后面观髁间窝将两髁完全分开，在冠状面上内髁横断面宽于外髁，在横切面上外髁高于内髁。

股骨远端骨骺的大部分被胫骨远端骨骺和髌骨软骨所覆盖。股骨远端骺生长板总的来讲是水平向的，实际上从内侧到外侧，由前方到后方是有起伏的，此种起伏在人类不像动物那么明显，即像动物结合那么稳固，又容易在损伤时伤及生长区造成骺早闭。股骨远端干骺端对着后生长板的面在中线由前向后在髁间切迹上方有一沟。从内侧至外侧边缘中央也有一个类似的沟。这两条沟将股骨远端干骺端分成 4 个乳头样的突起，相应的骨骺面有 4 个凹隔，此种形态有助于抵抗局部的扭转应力，另一方面当骺分离时，骨骺的嵴也容易受到干骺端的研磨，从而使生发层细胞受到损伤。

股骨远端骺生长板内外侧在髁上最突出部位，在前侧与后侧，膝关节滑膜和关节囊附丽于骨骺靠近骺生长板处，前方的髌上囊向上突出附丽于干骺端，在骨骺的内外侧面。滑膜与关节囊近端的附丽从骺生长板边际被侧副韧带的附丽分开，内侧关节囊与内侧半月板附着，而外侧有肌腱相隔开，后侧增厚的关节囊与膝关节后侧的支持韧带附丽于骨骺，骺生长板以远、前后交叉韧带均起自髁间窝顶部骺生长板以远。在伸膝位压应力与张力可通过紧张的韧带传导至股骨远端骨骺。

股骨远端的干骺端，可发生各类发育性变异，在发育快速阶段股骨内髁骨骺二次骨化中心可以不规则，呈边缘点状外观。有时常被误认为是骨折，在骨骼快速生长期，这一区域不断地发生骨的广泛再塑形，这一区域血运丰富，有利于骨折愈合。

腓肠肌是这一部位造成畸形的主要因素，腓肠肌外侧头与跖肌起自股骨远端腘侧面，最近骺生长板，除干骺端，腓肠肌外侧头是起自干骺端还是骨骺，解剖学家仍有不同的意见，但骺分离时它可将远骨折段向后拉至腘窝，造成远端对血管神经的损伤。动脉在股骨远端干骺端是紧贴着骨骼走行的与骨之间仅有很少的脂肪组织，在该处发生膝上外侧、内侧动脉分支，在靠近内外踝处进入股骨髁。动脉下行于髁间走向于关节囊上，在此平面膝正中动脉分支直接进入股骨远端骨骺的后侧。当膝关节过伸位损伤时极易被损伤，血管直接被撕裂伤，而股骨远端骨骺滋养血管损伤并不是特别重要，因为该处有很多的吻合支，不会因损伤造成局部的缺血坏死。

腓总神经发出后走行于股二头肌与腓肠肌外侧之间，当分离的骨骺内翻内旋时，腓总神经可以受到牵拉伤，特别容易表现为腓总神经浅支受损伤的症状，足背外侧麻木。胫后神经受损伤往往见于分离的骨骺后倾牵张所致，往往只是部分损伤。近折端有时可刺入股四头肌造成股中间肌的损伤，而引起肌肉的瘢痕纤维化，导致膝关节屈曲受限。

二、分　型

根据 Salter-Harris 骺损伤分型分为：

I 型 骨折线横过整个骺板，因为骺板呈现出波浪起伏的界面，所以骨骺移位的方向不同，可向前、向后、内翻及外翻。向下移位很少见，X 线片显示骺板增宽或干骺端皱褶（图 2-22-1）。

II 型 膝关节过伸损伤导致髌骨及股骨远端骨骺前移，骨骺的内翻或外翻移位可带去一块大小不等的干骺端骨折块，这种损伤最为常见（图 2-22-2）。

III 型 可累及内、外髁，也可累及后方的髁组成部分，最主要的是累及关节面，有时可有小片关节面及软骨下骨块碎裂进入关节，成为游离体（图 2-22-3）。

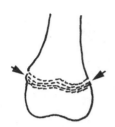

图 2-22-1 I 型骺损伤，骺板的大部分仍留在骨骺上，只有钙化带和股大细胞带的最后部分仍留在干骺端上

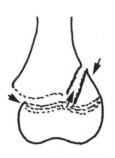

图 2-22-2 II 型骺损伤，骨折线和 I 型一样通过骺板，但以后转入干骺端造成一个干骺端骨片，仍然附着于骺板和骨骺上，并随之移位

IV 型 在 III 型的基础上，带有干骺端骨折块的损伤。骨折段倾向于不同程度地向近侧移位。如果两髁都被累及骨折块不仅向近侧移位且被劈开。IV 型、III 型损伤可同时发生。此类损伤发生骺早闭的可能性极大（图 2-22-4）。

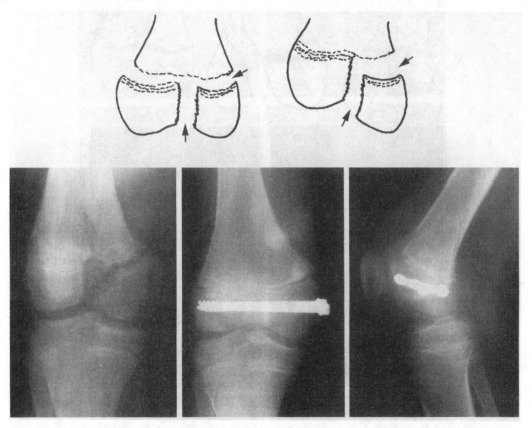

图 2-22-3 III 型骺损伤，骺板损伤为双向性，箭头表示横向延伸损伤，纵向损伤骨骺

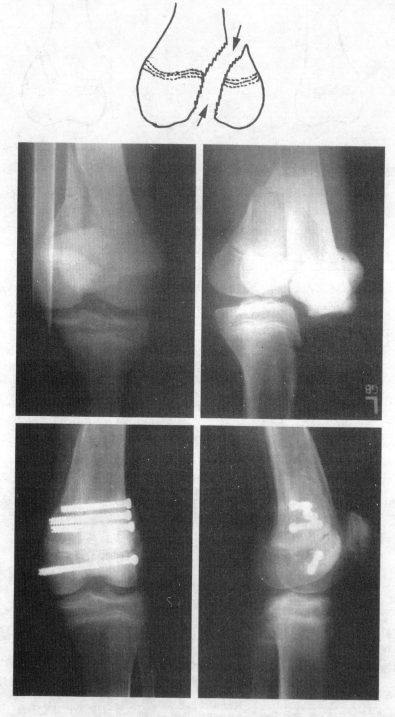

图 2-22-4　Ⅳ型骺损伤，骨骺损伤及骨化中心损伤

　　Ⅴ型　直接挤压造成了骺板垂直压缩，这类损伤愈后极差，100%的发生骺早闭（图 2-22-5）。

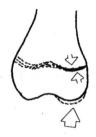
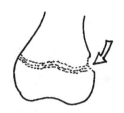

图 2-22-5　V型骺损伤，骺板的全层　　　　图 2-22-6　VI型骺伤后，累及周围
压缩损伤，最后导致生长停止，不幸的　　　部分的软骨周围环，其损伤可导致骨
是损伤时诊断是极其困难的　　　　　　　　矫形成

VI 型　累及骺板的周围部分，特别是 Ranvier 区，不一定伴有大块骨折，但极易形成骨桥，造成日后的生长畸形（图 2-22-6）。

VII 型　是关节内的骨骺骨折，骨折线从关节面蔓延，经过骺软骨进入二级骨化中心，是一种骨软骨骨折或仅涉及骨骺软骨，是一种软骨骨折。

从分离后骨骺移位的方向分类，向前移位发生于膝过伸位损伤，过伸应力通过膝关节后侧关节囊传导，在成人则往往造成膝关节脱位，而小儿则可造成骺分离。向后移位比较少见，可见于产伤，或屈膝位由前方撞击所致，此种情况应伸膝位整复固定。更多的是侧方移位常为 Salter-Harris I 型损伤，大龄儿童多为高能损伤，近年来的统计表明股骨远端骺损伤约 2/3 发生于青少年，主要为运动损伤，多数为 Salter-HarrisII 型损伤，偶然也可见到 III 、IV 型的损伤。

三、损伤机制

股骨下段骺损伤时一般均在伸膝受伤，很少在屈膝位受损，常见的损伤有外展、内收、过伸、过屈。由于膝关节的扣锁机制，它们又都伴有不同程度的旋转。

1. 外展型　一般是膝关节伸直位时股骨外侧受到打击，造成内侧软组织的间接损伤及内侧骨膜撕裂。股骨远端骨骺连同一块干骺端外侧骨片向外侧移位并伴有旋转。属于 Salter-Harris 骺损伤分型的第 II 型。

2. 内收型　受伤外力与外展型相反，骺损伤形式的 Salter I 型、II 型常见，远端向内移位，附加旋转成分后，也可发生 SalterIII 、IV 型损伤。

3. 过伸型　股骨远端骨骺由于过伸力及股四头肌的牵拉而向前移位，后方骨膜被撕断，腓肠肌被牵张或部分被撕裂。Salter II 型损伤的干骺端骨片连同远端骨骺向前移位，故而前侧骨膜完整，但该处的骨膜结构因滑膜伸入髌上囊而有所改变。骨折的近断端被牵至腘窝，可造成血管、神经的损伤。

4. 过屈型　由于髌骨的存在，股骨远端骨骺损伤后向后移位是不多见的，一般是直接暴力，造成膝关节屈曲损伤。

四、诊　断

能够造成股骨远端骺损伤的外力一般都很剧烈。疼痛，患肢活动受限并不能负重，膝关节明显肿胀。若骨折线通向关节，可有膝关节积血，诊断时要注意检查血管、神经的功能。

股骨远端骺损伤，往往由于受伤后患肢的体位常可自动复位，X线片没有明显的骨折移位时，容易漏诊。我们特别强调对疑有骺板增宽及干骺端可疑骨折线的 X 线片，要做对侧对比及斜位片，应力位片的复查，CT 扫描有助于明确诊断。

在临床中，许多患儿常被误认为韧带损伤，日后出现骺早闭，造成不应有的麻烦，所以当我们做出韧带损伤诊断时，应排除骺损伤的可能，若不能排除应向家长交待清楚。

五、治　疗

股骨远端骺损伤的治疗目的要求达到满意的复位，保证膝关节有功能活动范围，保持股四头肌，腘绳肌有一个正常的力线，更重要的是不要医源性加重生长板的损伤。不充分的复位很容易以后出现膝内、外翻畸形，向前向后存在 15° 成角不会明显的屈膝障碍或膝反屈畸形。因为在生长过程中可以通过生长再塑形而获得矫正。

1. 股骨远端损伤　分离修复很快，每耽误一天治疗，就会给复位增加一分困难，尽早复位是避免骺早闭的重要一环。经验告诉我们骺损伤超过 10 天后，很难手法复位，尽管文献中有 10 天后成功复位的个案，Bohler 曾报道一例伤后 12 天获得满意的复位，Paterson 曾报过一例 9 岁男孩伤后 11 天获得成功复位。强力的手法复位容易损伤软骨性骺板和破坏早期的骨痂。对伤后超过 2 周的 Salter I 型、II 型骺损伤最好让其畸形愈合，而不采用强力手法或手术复位，以免引起明显的生长障碍，待畸形愈合后择期矫形。Salter-HarrisIII、IV 型者骨折线涉及关节面，即使延迟的病例，也应尽早切开复位，免得功能受限。这种类型的损伤延期切开复位会有极高发生未发育成熟前部分骺早闭的可能性，往往需要二期手术切除骨桥行骺再放术。并非所有新鲜 Salter-Harris I、II 型骺损伤都可以成功闭合，闭合复位失败的原因，往往是因为有软组织嵌顿于骨折面之间，通常为撕裂的骨膜或肌肉嵌入骨折端，这种情况也是手术切开复位的指征。

2. 股骨远端骺损伤　早期一般采用手法复位，不论是闭合伤还是开放伤，都应该以轻柔的手法，反致伤力进行牵引，切忌进一步损伤骺板，应当在麻醉下进行，开放损伤复位时也应避免用钝性器械在骺板上直接撬拔。

外展型骨折的治疗比较简单，很少发生血管损伤或生长障碍，进行复位时应将腿伸直加以纵向牵引，并用直接压力将外移的骨骺推向内侧，然后用单髋人字石膏固定，

6~8 周后拆石膏进行功能锻炼。

过伸型骨折，常伴有腘窝部血管、神经的损伤，一定要认真检查。由于骨折移位平面与膝关节运动平面一致，骨折远端不易把持，故达到和维持复位均有一定难度。但闭合复位还应作为首选，如果成功，可用髋人字石膏固定于膝屈 60~90°位。屈曲对维持解剖复位非常重要，腘窝部的肿胀可能妨碍必要的屈曲，而屈曲不足常是骨折端复发后前移的原因，必要时可采用股骨远端的闭合穿针以维持复位。

Salter-HarrisⅢ 型以上的骺损伤，如不能手法达到解剖复位时，应积极切开复位，可交叉钢针固定，这样可将骺板的再损伤，减少到最低限度，手术一定要注意去除任何有可能成为关节游离体的碎片。

股骨远端骺损伤，一般发生于较大的儿童和青少年。这一年龄段虽然生长潜力已不是很大，但仍有生长障碍的可能，所幸的是多数患儿接近于骨骼成熟年龄，发生严重畸形的病例不多，畸形的发生与骨折原始移位的程度、复位的准确性。骨折的类型及患儿的年龄有密切的关系。

六、并发证

股骨远端骺损伤，遗留下来的常常是下肢不等长，膝内翻或外翻畸形，膝关节活动受限及股四头肌萎缩，而最主要的是下肢不等长，即使没有明显的骺早闭，损伤也会对生长速度造成影响。股骨远端骨骺提供股骨纵向生长的 70% 及下肢长度的 40%，任何损伤完全或部分地妨碍其生长潜力时，可导致明显的肢体短缩或成角畸形，受伤时年龄越小，发生这些畸形的可能性越大。

股骨远端的骺板具有波浪状的轮廓，这使得对骺板的任何损伤不论是内翻、外翻，还是前后滑动，在施加剪式应力的同时必然还将有一种研磨应力作用于骺板不光滑的部位。如果有一个大的干骺端骨块伴随骨折，对生长板压缩损伤的可能性，要比越过整个骺生长板横向的剪式应力损伤小一些。股骨远端的骺生长板是一双节曲线而不是一平整的横行轮廓，如果生长障碍发生在骨折的张力一侧，晚期并发证将是与原始损伤成角的反方向成角。

总之，股骨远端骺损伤后都会有不同程度的生长障碍。这一点应向家长交待清楚，并需要长期的随诊。

股骨远端骺损伤一旦合并血管损伤，有造成缺血挛缩，甚至肢体坏死的可能，此种情况多见于过伸型损伤。股骨远端骨骺前移的病例，血管受到牵拉可以撕裂或挫伤以后发生继发的血栓。血管损伤的发生率约为 1%，虽不多见，但一旦发生后果极为险恶。另外伤口局部的血肿压迫也可以造成继发的血管损伤。文献中有报道因闭合整复造成动脉损伤的报道 Salter 甚至提出宁可接受一个稍差一点的整复，而不要过分追求整复而造成血管损伤。如果发现肢端血运差，不能摸到足背与胫后动脉应当积极手术探查，对撕裂的血管修补或移植大隐静脉，伤后 48~72h 是有可能血栓形成的时间，应当密切观察。一旦出现血管损伤或继发血栓形成预后往往不乐观，最终虽保留了肢体，但往往会因供血不足出现不同程度的缺血挛缩。

分离的股骨远端骨骺向前、向内移位可造成腓总神经的牵拉损伤，如是牵拉伤，只是神经暂时的传导中断，一般在伤后 6 个月内可以恢复，腓总神经损伤，股骨远端骺分离的发生率约为 3%，一般不需要处理，当然如果为开放的高能损伤，最好即可探查处理，并发神经损伤一定要做肌电图动态的检查，如没有迹象，神经探查不要太晚，超过 6 个月以后再处理恢复的几率极低。

Bassrtl 与 Goldner 指出约有 10%~15% 复位后制动期间可能发生再移位，特别是当过伸型损伤制动于伸膝位时，在制动过程中极易再向前滑移，而向后侧方移位时，制动于伸膝位可增加复位的稳定性，当然也要考虑到腓肠肌的牵拉，必要时可将踝关节固定于跖屈位以减少牵拉的作用。如果在随诊中发现再移位应当再做闭合复位，必要时可经皮穿针以维持复位。

膝关节不稳定也是股骨远端骺损伤的一个并发证，往往见于原始有韧带损伤而未被诊断出来的病例。Aitke 骺报道 9 例中 4 例前交叉韧带松弛，Stephens 报道 20 例中有 5 例出现膝关节不稳定，Lombardo 报道 34 例中 8 例膝关节不稳定，造成膝关节不稳定的原因有以下集中情况：①前交叉韧带或后效韧带松弛，其中以前交叉韧带松弛较为多见，这与股骨远端骺分离向前移位明显多于向后移位相吻合；②侧方不稳定；③前后及侧方不稳定。股骨远端骺损伤后出现渐进性成角畸形并不少见，是由于部分骺早闭生长不均衡的结果。此种情况也可见于当时没有明显骺骨折的病例，可反过来推测当时是 Salter-Harris V 型骺损伤，不是全骺生长板损伤，而是一侧的挤压所致。如果此种进行性成角畸形发生在小龄的患儿其危害明显大于发生在大龄儿童，还可继发其他发育畸形如严重膝外翻会出现髌骨半脱位。对于部分骺早闭可通过骺再放手术治疗，如损伤范围太大或骺再开放失败，则可于截骨矫形同时闭合对侧骺，待发育接近成熟时再行肢体延长矫形。

参考文献

1. Bertin, KC, Goble EM. Ligament injuries associated with physeal fractures about the knee. Clin Orthop, 1983, 177: 188~195

2. Bowen JR, Leahy JL, Zhang Z, et al. Partial ipiphysiodesis at the knee to correct angular deformity. Clin Orthop, 1985, 198: 184~190

3. Coleman SS. Lower Limb-Length Discrepancy. In: lovell WW, Winter RB, at al: Pediatric orthopaedics. Philadelphia: JB Lippincott, 1986, 781~863

4. Gomes LSM, volpon JB. Experimental physeal fracture separateions treated with rigid internal fixation. J BoneJoint Surg, 1993, 75A: 1756~1764

5. Hresko MT, Kasser JR. Physeal arrest about the knee associated with nonphyseal fractures in the lower extremity. J Bone, 1989, 71A：698~703

第二十三章　儿童髌骨骨折脱位

第一节　髌骨骨折

据估算髌骨骨折仅占儿童骨折的 1%，发生在骨骼发育未成熟者中游只占髌骨骨折 1%，因此儿童髌骨骨折极为罕见，通常发生于年长儿童。有些骨折特别是骨软骨骨折、小的周围性骨折以及"袖"状骨折，可因儿童常见的急性髌骨脱位所致。

儿童此骨折发生率低的最常见解释是髌骨骨质部分周围被一层厚厚的软骨包围，从而可以像垫子一样抵抗直接暴力。由于儿童肌肉体积较小而且力臂短，所以很少产生相对较大的伸膝力量，另外儿童的髌骨在冠状面的活动范围相应较大，这样在受到直接损伤时很容易躲避，因而儿童更容易表现为骨软骨骨折或内侧缘撕脱、髌骨向对侧脱位。

髌骨撕脱骨折按部位分类，上极撕脱骨折极少见，下极套状撕脱多一些，由于直接外伤所致，应与青少年跳跃运动员多是由于反复环形应力所致的损伤 Sinding-Larsen-Johanson 综合征相鉴别，内侧的撕脱骨折常伴有髌脱位，外侧撕脱骨折一般位于外上缘，应与双极髌骨相鉴别。

儿童髌骨骨折的最大难题是诊断。发育性畸形可误导检查者。尽管双极髌骨有特有的表现及附属骨化中心，但由于认识不足，仍可被错误的当做骨折来处理。偶尔一些有症状的双极髌骨也可使诊断混淆。一有些人认为髌骨的退行性骨软骨炎是异常运动导致的。此外，生长中的儿童因其髌骨由部分软骨组成，所以对骨折的骨块大小也应予以考虑。Belma 年和 neviaser 认为儿童髌骨骨折的误诊或延误是常见的，有时可迟至伤后数日才做出诊断。

一、实用解剖

胚胎 9 周时髌骨胚基形成。它位于肌腱下而不是嵌于肌腱中。在出生时，髌骨的形态以软骨形式表达。其软骨基质骨化开始于 3 岁或迟至 6 岁。骨化常常有 1 个以上的骨化核。最多可有 6 个不规则的骨化中心。骨化中心逐渐地融合，其后骨化向边缘进行直到除关节面外全部骨化。即使完全骨化后，其膨大的骨化核也可不规则。髌骨的骨化过程与股骨远端骺相似。髌骨通常在 10 岁后才完全骨化。

Saupe 根据二次骨化中心的位置将双极髌骨分类：I 型位于远端；II 型在外侧；III 型在外上象限。Kohler 和 Zimmer 多次发现位于髌骨前方中部或下 1/3 的附属骨化中心。也有人见到几乎被等分的髌骨形态。附属骨化中心通常在 12 岁出现，但可早至 8 岁或迟至成人。Kohle 和 Zimmer 指出常见的双极髌骨多是双侧的。其他人也报道双极髌骨多是双侧的。Green 报告 57% 的双极髌骨是双侧的且男性多于女性。在青少年中的发生率从 0.2%～6% 不等。先天性髌骨缺如或发育不良很少见。这些发育变异的报道均是孤立的，也可以是复合遗传症的症状之一，甲髌综合征。甲髌综合征的其他症状还有：角状髂骨、肘发育不良及指甲异常，而相应的髌骨畸形可见到伸膝装置异常。

Scapinelli 研究了从出生到衰老的标本以搞清人类髌骨的血液供应情况。但他与 Crock 都未能发现成熟与未成熟标本间的差别。故此我们可以推测它们的血供是相似的。髌骨周围有环状供血带，其吻合支的小分支在髌骨前方聚集，在其表面之中部 1/3 处通过小孔进入髌骨。其他的血供从髌骨下极髌韧带后方进入。事实上，髌骨的全部血供来自其前方或下极。在髌骨的内外及近侧边缘没有血管进入。Scapnelli 指出这些特点与髌骨周围骨折很少愈合的情况是一致的。同样，从前方进入的血管损伤后，也易造成髌骨上极的缺血坏死。

二、损伤机制

与成人一样，未成熟骨的髌骨骨折是由直接撞击，伸肌突然收缩或二者同时存在而造成的。直接暴力可造成线状或粉碎的骨折。Belmanh 和 neviaser 报告了一个 11 岁男孩在体操课时右膝撞在跳马箱的顶部而致的髌骨横行骨折。Brunnerb 报告了一个 14 岁男孩右膝着地摔倒后造成的有移位的粉碎骨折。但没有文献报告因汽车挡板撞伤膝盖而致的儿童髌骨骨折。尽管这种骨折在成人常见，但儿童由于个子矮小且在车座上坐姿不同故而少见。

儿童髌骨骨折可由间接暴力造成。Horyhton 和 Ackroyd 报告了 3 个有移位的骨折。2 人在跳跃时受伤，另 1 人为滑板时受伤。损伤均发生在蹬地或推进腿。此 3 人都没有直接作用于膝的暴力，每人均有父母或老师亲眼目睹。Blount 报告了一个 13 岁男孩在踢足球时突然屈膝所致的相似的撕脱骨折，尽管他的损伤没有详细描述，但推测是在四头肌收缩时别的队员叠压在他的身上使其屈膝而受伤。研究计算表明成人运动员的髌腱可以承受其 17 倍的体重的外力而不致撕裂。但很难想象在儿童中可以承受如此强大的肌肉收缩力量。青少年由于四头肌发育良好，故未成熟髌骨的软骨部分相对易受损伤。

伸膝装置异常的儿童易发生撕脱骨折。Blount 报告了一例曾有四头肌撕裂伤的 6 岁儿童发生的有移位的髌骨横行骨折。Rosenfhal 和 Levune 报告了 7 名脑瘫患者发生髌骨下极的骨折。他们认为骨折是由于肌肉张力高及屈膝步态导致的。他们报告其中 3 人在做了腘绳肌延长后髌骨骨折愈合。这说明痉挛的腘绳肌抗伸力与四头肌的张力同样作用于髌骨下极。Kaye 和 Friberger 复习了脑瘫有下肢痉挛及屈膝痉挛的膝部 X 线片后发现近 1/3 的患儿有髌骨延长或骨折。虽然患儿可行走但常摔跤。Kaye 和 Friberger 报告了一例多发关节挛缩的患儿发生的髌骨骨折。

三、分　型

髌骨骨折的分类常依其骨折部位，骨折类型及移位程度而定。但是由于儿童髌骨骨折太少，尚无分类的方法。

髌骨套脱骨折是小儿特有的一种髌骨骨折类型。其特点是髌骨下极有一小块骨折块，同时还有较大的关节软骨及支持带从髌骨的骨质部分撕脱。最初的 X 线片很难估计其损伤范围。若未行复位及固定，则愈合后其缝隙将由骨质填充从而使髌骨变大。此种类型的损伤多发生在 8~14 岁的儿童，下极撕脱多见。

新鲜损伤膝部多可触及髌骨表面存在凹陷或裂隙，主动伸膝不能且引发剧烈疼痛，虽可触及股四头肌收缩，髌韧带却呈现松弛。X 线片撕脱骨折影呈点状、斑片状或半环形、新月形，大小不等，膝侧位片示髌骨高位。MRI 矢状断层可清晰显示髌骨高位、髌骨周围软骨套脱、髌韧带松弛，横断面可见髌骨内外侧支持带撕裂。新鲜损伤均予以切开解剖复位，术中见撕脱端为髌骨外周软骨内夹带片状或新月形骨块，连同髌前腱膜从髌骨体撕脱，形成袖套状，撕脱部分比 X 线片显示的骨块要大得多；骨折端髌骨骺核松质骨髁露、髌骨关节面缺失。全部病例均伴有内外侧支持带严重的水平撕裂，达内外侧方，术中均予以修补。

四、临床表现

膝关节出现肿胀压痛，有张力的关节内积血，不能完全伸膝，尤其在抵抗阻力时更明显。患肢不能站立及负重。触诊可发现髌骨位置高并有缝隙后塌陷。如髌骨下极撕脱，则四头肌主动收缩可使髌骨被牵拉向上，但髌韧带仍是松弛的。

边缘骨折则不同，可能仅有内或外侧的疼痛或局部肿胀。边缘骨折时，患者仍可直腿抬高但会有部分的伸肌迟滞。如在髌骨内侧缘附近发生撕脱骨折，应注意观察有否急性髌骨外侧脱位。在检查膝关节时，髌骨可能已处于相对于股骨远端正常位置，但仍有症状，被动地将髌骨向外推疼痛、恐惧患儿会收缩四头肌以抵抗被动的活动或抓住检查者的手以阻止被动移动。

五、影像学检查

横行骨折在侧位片最易观察，其移位程度各异。儿童的两个骨折块可能相互倾斜，且前侧间隙大后侧间隙小。这意味着即使髌骨的骨质部分有完全骨折但其关节软骨仍是完整的。只有在30°位屈膝拍X线片才可估计出移位的程度。伸膝时，因四头肌收缩可使骨折缝隙变小。

纵向的边缘骨折在轴位及切线位上最容易显示。鉴别从内侧骨软骨贯穿过全部骨质的内侧边缘骨折是很困难的，因其软骨部分的骨折线在条件高、过度穿透的X线片上不易显示。骨软骨骨折包括的大块软骨部分在X线片上不能显影。外侧边缘骨折通常是垂直的，且包括全层厚度的髌骨。陈旧病例骨折块的边缘硬化。向外侧倾斜、向外侧的半脱位、在切线位X线片上可以很好地显示髌骨外侧突出部分与股骨髁的关系。

靠近髌骨下极的微小骨块可能显示。如果骨块是片状的，且靠近髌骨前方的近端，则看上去很像副骨化中心。如果在有明确损伤或过度使用病史X片上有小进行性密度增加区且有症状则为Sinding-Larison-Johanesson综合征。若在髌骨下极的尖部有小的圆形骨化且无症状时则可能是副骨化中心。如果有明确的撕脱损伤病史，并有急性创伤的症状，在髌骨下极有一个小的壳样的骨折块，则可能是套状撕脱骨折。若脑瘫患儿髌骨下极有骨块及高位髌骨，则可能是因长时间的亚急性损伤所致。如果侧位片显示髌骨的长度增加则可能是疲劳骨折愈合的结果。

双极髌骨在正位X线片上易显示。通常在髌骨的外上象限有一半月形透明区。副骨化中心的边缘是圆滑的。若临床鉴别有困难，可照对侧X线片对比。

六、治　疗

对无移位的骨折，尤其在检查时可主动伸膝的患者，闭合复位是较好的治疗方法。关节穿刺可以减少疼痛。自腹股沟至踝上小于5°屈膝位长腿石膏托或石膏管型制动。症状减轻后允许部分负重，通常伤后一周可以开始练习直腿抬高。伤后4~6周拆石膏，开始练习膝关节屈伸活动。Rang指出大部分的儿童髌骨骨折是无移位的，关节穿刺后，加压包扎夹板固定即可。

对移位大于3mm且主动伸膝受限伸膝装置撕裂的患应行手术治疗。儿童和青少年不宜行髌骨切除术。固定的方法包括环状钢丝缝合、经纵向穿孔不吸收线缝合、AO张力带技术、螺钉或克氏针固定各种固定方法的优劣学者有不同的观点，Ogde认为通过髌骨周围软组织的环状缝合比穿过髌骨缝合好。理由是环状缝合对生长的损害小。Blount也推崇髌骨环状缝合。另一些学者则认为髌骨的环状缝合会损害其血运。会造成缺血坏死导致生长抑制。Belman和Neviaser用铬肠线将分离的髌骨水平缝合。Belman建议行张力带固定。Rang也建议对较大的儿童行张力带固定。Weber推崇张力带和Magnusen缝合的方法。用丝线或钢丝从两个纵向穿过复位髌骨骨的克氏针后面，通过近端与远端两个骨折块的横行钻孔，交叉绕过克氏针张力固定。对撕裂的支持带的细致的修复与对骨折块准确复位和稳定的内固定是同样重要的。

对套状骨折应认真治疗。髌骨下极复位不当将引致畸形，伸肌迟滞及部分功能障碍。Houghton 和 Ackroyd 建议对有髌骨骨质部分套脱的软骨行下极的仔细复位，以张力带技术固定，并认真修复伸肌支持带。

Smillie 建议对外侧的髌骨边缘骨折立即行切除术。理由是无论何种治疗均会由于边缘骨折块的缺血而导致不愈合。他指出仅行髌骨外侧的一个短切口即可容易地摘除骨折块，不会影响股四头肌装置，患者可早期负重练习膝关节活动。Smillie 建议对内侧的髌骨边缘骨折行切开复位及横行螺钉固定。如果内侧的髌骨边缘骨折包括部分髌骨关节面，则治疗方法很多。Rorabeckh 和 Bobechk。建议若有急性髌脱位则行骨折块的骨软骨部分切除及伸肌撕裂的修复。也有人建议行内侧边缘骨块的复位固定。Peterson 和 Stener 报告了对一个同时发生内外侧髌骨撕脱骨折的 2 岁男孩的治疗：在手术修复后效果很好。Griswold 认为髌骨的边缘骨折最好用手术方法治疗。他建议行切除术，因为纤维愈合会导致永久的疼痛。

对脑瘫患儿的髌骨骨折，若无疼痛无需治疗。如有疼痛，则给以管型石膏或夜间夹板制动。Rossenthal 等对 3 例 4 个受累的膝行腘绳肌延长术，术后骨折愈合，说明此种骨折是一种慢性应力损伤的结果。

儿童手术治疗髌骨骨折的指征与成人相似。若 X 线片上显示分离 3mm 或大于 3mm 或关节面有阶梯，则是切开复位内固定的适应证。对于髌骨只有部分骨化的儿童，做出正确的判断是困难的，对个别有条件的病例 MRI 可以有助于判断。主动伸膝受限意味着有支持带的损伤需要修复。

无论内或外侧的边缘骨折 Sponseller 与 Beaty 都主张立即切除。切除部分包括边缘的骨折块及部分关节面。如骨块大则应切开复位内固定。

七、预　后

无移位与复位良好的有移位骨折在愈合后其预后是好的。生长发育中的孩子很少发生粉碎性骨折。对此类骨折若未复位则愈合后髌骨变长并有伸肌功能的丢失。边缘骨折可持续存在症状。此问题可通过行简单的切除术来解决。

八、合并证

未复位的有移位的髌骨骨折的合并证有：髌骨高位、伸膝迟滞及股四头肌萎缩。这些症状是 Haughton 和 Ackroyd 对一个有移位的套状骨折的 9 岁女孩在行关节穿刺及制动后的短期随访中观察到的。骨折块仍然分离且其间有骨质填充。2 年后仍有四头肌萎缩及伸膝迟滞。在髌骨中心关节面下有软骨缺损。脑瘫痉挛型患者的未治疗的下极骨折的结果也相似。这些事实说明膝关节最佳的伸膝功能与伸膝装置的适当长度及合理的支点有密切的关系，如伤后不能恢复其正常长度则功能无法恢复到最佳状态。

此外，手术治疗亦有危险，最可怕的合并证是感染。Haughton 和 Ackroyd 报道了一例 8 岁女孩套状撕脱术后伤口感染。出现窦道 3 年后仍有伸膝迟滞和关节僵硬。Schoenbaner 对成人髌骨骨折的回顾中报道切开复位的伤口感染率为 4%。

髌骨膨大往往继发于髌骨骨髓炎感染以后，是因继发的血运增加刺激生长所致，因髌骨骨折切开复位造成的髌骨膨大非常少见，但也偶然可以看到，除了外观异常外，一般功能影响不显著。

第二节　髌骨脱位

正常儿童髌骨脱位罕见。考虑到各种原因导致的髌骨半脱位和髌骨脱位，在儿童是比较常见。但是因暴力直接导致的儿童急性髌脱位则比较少见。Mcmanns 和同事复习了 65 例急性儿童髌骨脱位，认为均存在髌、股骨的发育不良。多数发生在 16~20 岁。且女性多于男性。

一、实用解剖

髌骨是伸膝装置内的一个籽骨。由于它是股四头肌所有附丽的附着点，所以从生物力学角度讲，在膝关节运动时，它提供了伸膝的运动。股骨远端的滑车形状为髌骨在运动时提供了一个稳定的基础。髌骨的透明软骨是人体中最厚的。

在屈曲 20° 时髌骨的下极可以接触到股骨髁间窝的一小部分。随着逐渐屈曲，其接触的区域逐渐上移且接触面积不断增加，髌骨的内侧面只有在屈膝到 90~130° 时才与股骨髁间窝有接触。

在负重时，从生物力学的角度上讲髌骨受到明显的压力负荷。当膝关节屈曲 60° 时，通过髌骨关节面的压力是体重的 3 倍；而当膝全屈时，压力增至体重的 7 倍。伸膝装置的力线与髌腱的关系有轻度外翻。这个力线相当于从髂前上棘到髌骨中心的连线。而髌腱的力线是由髌骨中心到胫骨结节的连线。两个连线构成的交角称为四头肌角或 Q 角。当 Q 角增加时，伸膝装置有将髌骨向外牵拉从而造成外侧半脱位的趋势。屡发性的髌脱位多与伸膝装置的先天性或发育性的缺陷有关。如：髌骨发育不良，股内侧肌发育不良，Q 角增加及四头肌-髌腱的力线异常。

二、损伤机制

Lzrseb 和 Lauridsen 发现，来自膝关节内侧的直接暴力从而导致髌脱位的，仅占全部急性髌脱位的 10%。实际上，髌骨的急性脱位常常由跌倒、体操、舞蹈及其他一系列的活动所致。急性的髌骨脱位在青年和年轻人的各种运动中也容易发生。

三、分型

尽管在临床上没有关于儿童创伤性髌骨脱位的特定分型，但应将先天性、发育性（习惯性）髌脱位或半脱位加以区别。约有15%的急性髌脱位的儿童将出现屡发性髌骨脱位。Cash 和 Hughston 报道在 11~14 岁儿童中，有60%会发生再脱位，19~28 岁患者中有30%可发生再脱位，而大于 28 岁的病人中仅 1 人发生再脱位。关节内的髌脱位，即从髌腱止点撕脱导致的髌脱位在儿童中极少发生，但在成人中，由于慢性的软组织松弛或严重的髌腱的退行性改变，从而容易发生。

四、临床表现

骨科大夫很少能见到一个急性髌脱位的病人在就诊时，髌骨仍处于脱位状态。通常，在脱位后，由于主动或被动的伸膝动作而使髌骨复位。症状为髌骨弥漫压痛，当被动使髌骨脱位时疼痛。如果内侧支持带完全撕脱，则在髌骨内侧的股内侧肌的附丽处可触及塌陷。膝关节外侧的压痛通常没有内侧剧烈。关节内出血可导致关节肿胀，严重的关节肿胀则提示有骨软骨骨折存在的可能性。Nietosvaara，Aalt 和 Kallio 报道了一组 72 例急性髌脱位，28 例（39%）有骨软骨骨折，15 例有关节内的来自髌骨或股骨外侧髁的游离骨块。由于髌骨脱位的损伤机制可以导致韧带的损伤，所以临床上应仔细检查膝关节的所有韧带。

急性外伤性髌脱位 X 线照片要特别注意有无骨软骨骨折，有时在 X 线正位或侧位上可看到来自髌骨内缘的或股骨外髁的骨软骨骨折块。有时需在髌骨切线位 X 线照片上方可显示。

五、治疗

大部分的儿童急性髌脱位均可自行复位，如就诊时髌骨仍处于脱位位置，则复位是比较容易的。患儿坐位，屈髋以放松四头肌，逐渐伸膝，轻轻向内侧推髌骨以达到复位。

儿童很少需要手术复位。如果股内侧肌从髌骨的内侧完全撕脱，临床上可触及较大的软组织空隙，则应行手术修补。如果有小的骨软骨骨折可在关节镜下将关节内游离体取出。如果骨块较大，则应行切开复位固定术，同时修补内侧支持带。

股四头肌腱在髌骨上的撕脱常造成关节内脱位。此时，闭合复位往往不能成功，切开复位则是必要的，在复位髌骨的同时应修补撕裂的四头肌腱。关节内的脱位是更少见的，髌韧带从胫骨结节上被撕脱下来。在手术时应仔细判断有无十字韧带的损伤，如有损伤应进行修补。

单纯髌脱位固定 2~4 周后，应进行功能锻炼以增加四头肌力量并进行膝关节活动的适当锻炼。如进行关节镜冲洗和骨软骨骨折块的去除，则制动将延长 3 周，之后进行同样的功能锻炼。在少数情况下，如需进行股四头肌修补，则术后应行管型石膏固定 4~6 周。

六、预 后

对儿童而言，急性髌脱位的预后大多是好的。但其中约 1/6 患儿会出现屡发性髌脱位。Cash 和 Hughston 报道，在经过仔细筛选的病人中，75% 的结果良好。

最常见的合并证是骨软骨骨折的漏诊，其后可因关节内游离体的出现而证实。个别情况下，也可以合并韧带损伤，尤其是内侧副韧带或交叉韧带损伤，这一点在青年运动员中最常见，如果漏诊，远期有可能出现膝关节不稳定。

对因创伤性急性髌脱位导致的慢性髌脱位在小儿与青少年是常见的，尤其是女性。除了上述此种情况容易发生在原来已有发育缺陷的病人外，慢性髌脱位或半脱位也会加重发育畸形或导致发育畸形。对于很轻的病例可以先实行加强股四头肌，特别是骨内侧肌的功能练习，练习直腿抬高，练习膝关节从微屈至全伸的练习。在加强肌力后部分病例可以明显增加髌骨的稳定性，如果仍无效，或半脱位比较明显，或已脱位则必须手术进行伸膝装置成型，单纯的外侧松解往往不能奏效，外侧松解的同时需将内侧支持带前移将股内侧肌重叠缝合至髌骨上，并同时将外半侧髌腱附丽内移，彻底纠正伸膝装置的力线。

对骨骼未发育成熟前的儿童不宜作全髌骨止点内移手术，因为这样做有导致骨性膝反屈的危险。利用鹅足附丽应用半腱肌加强髌骨内侧稳定性适用于上述处理后仍不稳定，屈膝时仍有半脱位趋势的病例，除上述操作外，还需注意髌骨内移后滑膜腔的成型，为生长发育再塑形创造一个良好的条件。

参考文献

1. Cash JD, Hughson JC. Treatment of acute Patellar Dislocation. Am J Sports Med, 1988, 16：244~249

2. Cofield Rh, bryan RS. Acute dislocation of the patella results of Conseuvative Treatment. J Trauma, 1977, 17：526~531

3. Delee JC. Complete Dislocation of the knee in a 9-year old Contemp. Orthop, 1979, 1：29~32

4. Echeverria TS, Bersani FA. Acute fracture simulating a symptomatic bipartite patella. Am J Sports Med, 1980, 8：48

5. Gartland JJ, Brenner JH. Traumatic Dislocations in the lower Extremity in Children. Orthop clin North Am, 1976, 7：687~700

6. Heckman JD, Alkine CC. Distal patellar pole fractures：a proposed common mechanism of injury. Am J Sports Med, 1984, 12：424

7. Hejgaard N, Skive L, perrild C. Recurrent Dislocation of the patella. Acta Orthop Scand, 1980, 51: 673~678

8. Houghton Gr, Ackroyd CE. Sleere fractures of the patella in children: a report of three cases. J Bone Joint Surg, 1979, 6lB: 165

9. Rorabeck CH, Bobechko Wp. Acute dislocatior of the pateua with osteochendral fracture: review of eighteen cases. J Bone Joint Surg, 1976, 58B: 172

10. Scorr JE, Taor WS. The " small patella" syndrome. J Bone Joint Surg, 1979, 61 B: 172

第二十四章　儿童胫骨髁间棘骨折

小儿的骨骺未成熟，胫骨髁间棘骨折罕见。常发生于从自行车或摩托车摔下时，很少办法其他）损伤。Skak 等统计发生率每年约为 3/10 万。小儿胫骨髁间棘骨折绝大多数为胫骨髁间前棘的撕脱骨折，骨折块包括胫骨髁间前棘及基底一大块骨骺，实际上是一种骨骺的骨软骨骨折，极个别的病例也可以只表现为未骨化的软骨骨折。分别属于 OgdenIVA 与 IVB 型损伤。这也是由于小儿的解剖特征所决定，小儿的韧带强度明显大于骨骺，同样损伤机制成人会出现前十字韧带断裂或前十字韧带、内侧副韧带断裂与内侧半月板损伤，而小儿则表现为胫骨髁间棘撕脱骨折。胫骨髁间后棘的撕脱骨折在小儿极为罕见，据 Robert 和 Lovell 报道，胫骨髁间前、后棘撕脱骨折的比例为 10：1。

一、实用解剖

胫骨髁间棘为胫骨近端内外侧关节面间的骨性隆突、为前后交叉韧带的附丽，胫骨近端骨化生后 1~3 个月出现二次骨化中心，个别新生儿出生后即呈现二次骨化中心，此时胫骨近端骨骺中心尚无圆锥形状突起，此时交叉韧带长入骨骺软骨中，在整个生长发育过程中，胫骨近端骨骺的平台面始终有一个轻度后倾的角度，约 15°~20°，此倾斜角度幼儿比较小，随生长发育稍有加大，随着生长发育胫骨近端骨骺骨化中心中央部逐渐呈现出全圆锥状的突起，此突起最终形成胫骨髁间棘。未发育成熟前儿童前交叉韧带主要附丽在胫骨髁间前棘软骨上，该处软骨很厚，直至青春晚期交叉韧带通过发生的 Sharpe 纤维直接插入成熟中的骨化中心。前交叉韧带除主要附丽在胫骨髁间前棘处，还有一部分附丽在它的前面和侧面的骨骺软骨上，与内侧半月板前角亦有附丽纤维相连。所以胫骨髁间棘撕脱骨折并不一定可能涉及前内侧一大块骨软骨，也可能涉及胫骨髁间后棘。个别罕见发生于幼小年龄的胫骨髁间前棘骨折也可以只涉及骨骺软骨而不涉及二次骨化中心。

股骨远端与胫骨前髁间棘的关系是十分重要的。当屈膝时，股骨髁的后侧部分与半月板和胫骨平台相接触。当膝全伸时，较窄但连续的股骨髁的前部向下而位于胫骨前髁间棘的上方，此点已被新鲜的截肢标本所证实。每个标本都通过对髁间棘下方的斜行截骨及前十字韧带的牵引而模拟出胫骨前髁间棘骨折。每个标本又均可通过膝关节的伸直而使骨折块复位于其基底。股骨髁的前方将悬吊的骨折块推向下方并骑在紧张的前十字韧带之上。这也在其后对移位的骨折切开复位时被证实。

二、损伤机制

1959 年，Meyers 和 Mckeever 报告了 45 例胫骨前髁间棘骨折的病人，35 人为儿童。Roberts 和 Lovell 报告的 55 例病人中 30 人为儿童。两篇报道中的近半数的儿童是从自行车上摔下后受伤的，但很难从患儿处得知受伤时膝关节所处的位置及暴力的方向。只能推测当时暴力使胫骨相对于股骨呈外旋位从而使十字韧带的张力增加。Behler 强调损伤是在伸膝位时发生的。可以想象患儿在受伤时处于膝伸直位以防止自行车上摔下。儿童在车祸、从高处跌落或爬高及滑冰时绊倒也可发生胫骨髁间棘撕脱骨折。

三、分类

Meyers 和 Mckeever 的分类是依撕脱的骨折块的移位程度而定的（图 2-24-1）。I 型：移位相对较小且无伸膝受限；II 型：骨块前方撬起但后方仍与胫骨近端接触；III 型：整个骨块向上方移位，且常有旋转，骨块向前方移位。Roberts 和 Lovelld 的 55 个病人中：I 型 20 人，II 型 17 人，III 型 18 人；儿童中 I 型 4 人，II 型 12 人，III 型 14 人。Meyers 和 Mckeever 报告的病人中成人移位的骨折占多数。

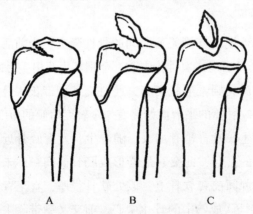

图 2-24-1 Meyers 分型图示

Zaricznyj 进一步把 III 型分为 A 和 B 两类。A 类骨折块虽移位但无方向改变，B 类骨折块方向改变出现成畸形。另外加上一型骨折块为粉碎骨折。实际上，此种情况不多见，只不过是二次骨化中心不规则显影，给人一种粉碎骨折的印象，实际上，骨折块仍在一大块相连的软骨中。作者根据北京积水潭医院小儿骨科的临床经验将胫骨髁间棘骨折分为 4 型。I 型：无移位骨折；II 型：骨折块后方仍保持软骨连续性，前方掀起，后方连续；III 型：骨折块完全游离；IV 型：骨骺软骨骨折。

四、临床表现

病人年龄常为 8~15 岁。多有近期的意外受伤史，通常是从自行车上摔下或运动损伤。疼痛，膝关节肿胀，不能负重。由于疼痛病人在伸屈活动时抵抗，若同时合并内侧副韧带损伤则前抽屉试验呈阳性。若同时合并侧副韧带撕裂，则外翻应力下内侧关节间隙张开。在随访中，对有移位的病人若发生畸形愈合，则由于骨挡而致伸膝受限。

胫骨前髁间棘撕脱骨折的病人于侧位 X 线片最易显示。有时撕脱的骨块仅有一薄层骨质，尤其在小儿童极易忽视。因骨块可以包括很大部分的关节面软骨。骨折块向上移位的程度不同，其前方边缘通常向近端到达后方边缘。同时可有骨块的碎裂。

有移位的骨折正位片是十分重要的。骨折块较小且仅局限于髁间棘的中心部分则闭合复位很容易。若骨折块较大且侵及邻近的胫骨髁的关节面下方则半月板前方（尤其是外侧半月板）可以插入骨折块与其基底之间。此时即有手术指征。冠状面上骨块的大小是选择治疗方法的重要因素。

从侧位片上看，畸形愈合的有移位的骨块看似从胫骨髁间棘向上生出的石笋。在最大伸膝位时拍侧位片，可见到骨块上端与股骨远端相碰。

若临床检查怀疑有合并的韧带损伤，则拍应力下 X 线片有助于诊断。儿童可在麻醉下以使肌肉最大限度的放松。在伸膝和部分屈膝时拍外翻应力下的 X 线片，如有异常的内侧关节间隙的增宽则提示有内侧副韧带的损伤。若怀疑有十字韧带的损伤，则可拍矢状位的应力 X 线片。如果侧副韧带完整则移位通常很小。

作者曾遇到一位 5 岁接受体操运动训练的小女孩，胫骨髁间棘软骨撕脱骨折。开始在外院因 X 线拍片阴性漏诊，手术前主要表现为膝关节全伸受限，术后一年 X 线侧位片可见到有两个游离的骨化点，疑为关节内游离体，术中发现实际上为撕脱的骨骺软骨骨化所致。

五、治　　疗

对 I 型骨折 无移位或移位很小的胫骨髁间棘骨折，多数作者建议闭合复位。如有关节内出血导致疼痛，可行关节穿刺抽血。穿刺应在无菌下操作。之后以长腿石膏管型固定，膝关节屈膝 10~20° 位固定。前交叉韧带在膝关节伸直和过伸是紧张。开始屈曲时松弛，完全屈曲时又紧张。伤后 1 周开始行直腿抬高锻炼。去除石膏后行四头肌抗阻力锻炼，并开始膝关节活动范围的锻炼。伤后 2~3 个月肌肉强度及膝活动可与对侧相同。

对 II 型骨折，骨折前端移位，仍采用保守治疗。缓慢伸直膝关节至过伸位，其后屈膝 10°，随后拍片证实骨折是否复位。复位后屈膝 10°，长腿石膏托固定。伤后 2 周内，每周拍片复查。

对移位较大的Ⅲ型骨折采用关节镜或切开治疗。若外侧半月板前极插入骨折块与其基底之间，则应用钳子或钩子小心地取出。一旦取出插入的软组织后，则向下推骨折块上端或在直视下伸膝均可容易地复位，内固定方法很多。可以用环状金属线穿过骨块上端及胫骨近端后向前方钻成的孔，于胫骨近端骺前方拧紧丝线，应注意避免穿过胫骨的近端生长板。也可以用同样的方法用可吸收的 PDS-Ⅱ强张力缝线固定。用小针或螺钉自骨块到邻近骺穿入。固定操作复杂，且有损伤骺生长板之虑，不宜采用。可降解内固定物也不宜用于未发育成熟的儿童。术后屈膝 10° 固定。术后两周内应每周拍片，料及骨折复位情况，6 周后取出石膏外固定，功能锻炼。Meyers 和 Mckeever 建议将骨块与邻近半月板缝合。伸膝位并对股骨远端适当加压可以复位。

对后交叉韧带的治疗存在争议。无移位石膏固定 6 周，轻度移位者在石膏固定期间易发生再移位，故需要修复。移位骨折需切开复位内固定。采用后侧入路，解剖复位。骨块足够大者，螺钉固定，骨折小者缝合固定。术后石膏固定 6 周，开始功能锻炼。

六、胫骨髁间棘骨折并发证

文献报道 85% 疗效满意。最最常见的并发证为后遗前侧不稳定和膝关节运动受限，尤其伸直受限。有学者报道 38%~100% 前交叉韧带松弛，然而仅有一小部分有关节不稳定症状。韧带松弛可能与复位不完全和前交叉韧带牵拉变长有关。移位的骨折撞击股骨髁间窝可导致伸直受限者，可行关节镜下清理，去除阻挡因素。

对骨骺未成熟患儿，严禁经骺螺钉固定，因可能前侧骺板阻滞导致膝反张。此外术中钻孔时尽量避免骺板。

参考文献

1. Falstie Jensen S, Sondergard Peterson PE. Incarceration of the meniscius in fracture of the intercondylar eminence of the tibia in children. Injury, 1984, 15: 236

2. Fyfe IS, Jackson JP. Tibial intercondylar fractures in children: a review of the classification and the treatment of mal-union. Injury, 1981, 13: 165

3. Gronkvist H, Hirsch G, Johansson L. Fracture of the anterior tibial spine in children. J Pediatrorthop, 1984, 4: 465

4. Meyers MH, Mckeever FM. Follow-up notes: fracture of the intercondylar eminence of the tibia. J Bone Joiat Srty, 1970, 52-A: 167

5. Meyers MH, Mckeever FM. Fracture of the intercondylar eminence of the tibia. J Bone Joint Surg, 1959, 41 A: 209

6. Roberts JM, Lovell WW. Fractures of the intercondylar eminence of tibia. J bine Joint Surg, 1970, 52A: 827

7 . Roberts JM. Fractures and dislocations of the knee. In: Rockwood CA Jr, wilkins KE, King RE, editors: Fractures in children. Philadelphia: JB Lippincott, 1984

8 . Roberts J M. Fractures of the Condyles of the Tibia. An Anatomical and clinical End-Result Study of 100 Cases. J Bone Joint Surg, 1968, 50A: 1505~1521

9 . Smith JB. Knee Instability After Fractures of the intercondylar Eminence of the Tibia. J Pediatr orthop, 1984, 4: 462~464

10. Wiley JJ, Baxter MP. Tibial Spine Fractures in children. Clin Orthop, 1990, 255: 54~60

11 . Willis RB, Blorker C, Stoll TM, et al. Long-term follow-up of anterior tibial eminence fractures. JPediatr-Orthop, 1993, 13: 361

第二十五章　儿童胫骨近端骺损伤

胫骨近端骺损伤包括胫骨近端骺与胫骨结节骨折。胫骨近端骺是承受压应力的骺，胫骨结节是承受张应力的骺，故胫骨近端骺损伤包括两类不同性质的骨折，但二者又往往相互累及，因此放在一章内分开描述。

这两种骺的骨折都非常少见，1960 年 Neer 等报道，胫骨近端骺骨折仅占全部骺损伤的 0.8%，1990 年 Mam 等报道 2650 例小儿长骨骨折中仅有 15 例胫骨近端骨骺骨折，占 0.6%。胫骨结节撕脱骨折则更为少见，

第一节　胫骨近端骨骺骨折

胫骨近端骨骺骨折发生率低与其解剖结构有关。骨骺的近端受股骨远端骨骺的保护；前方有坚强的髌腱，并且胫骨结节向前下方延伸使其不容易向后移位；外侧有腓骨近端；内后侧有半膜肌肌腱扩张部分；内侧腘绳肌鹅足附丽于胫骨近端骺生长板以远的干骺端，这些结构几乎形成一个保护环。另外膝关节侧副韧带起自股骨远端骨骺但不止于胫骨近端骨骺，外侧副韧带止于腓骨头顶端，内侧副韧带止于胫骨近端骺生长板以远的干骺端，因此胫骨近端的骨骺不会受到韧带的牵拉而造成骨折。

胫骨近端骨骺骨折虽然少见，但可有严重并发证即血管损伤，一旦出现，后果险恶。所以临床上医生一旦发现这种病例要百倍警惕，并向家长反复交待此种严重并发证出现的可能。胫骨近端骨骺骨折并发腘动脉损伤可于伤后短时间呈现，也可以延迟出现，可能是由于被挫伤血管的继发血栓造成，也可能是由于软组织肿胀压迫所致。此外，胫骨近端骨骺骨折也像股骨远端骨骺骨折一样，可以造成骺生长的阻滞，导致短肢或成角畸形，此种情况可发生于胫骨近端 Salter-Harris 任何类型的骺损伤。

一、实用解剖

胫骨近端骨骺二次骨化中心于生后至 2 个月出现，位于软骨原基中心或在干骺端与关节面之间更邻近干骺端处，偶可呈现两个骨化中心。骨骺的干骺端面呈中凹形，与呈凸形的干骺端面相匹配。在干骺中央有一个稍稍凹陷的切迹。骨骺的外侧较内侧厚，外侧骺生长板向下的倾斜度大于内侧。骨骺生长板的几个标志：后外侧角紧靠着

上胫腓骨关节下极，有一层薄的关节囊隔开；后面位于腘肌起点的近端；内侧位于内侧副韧带附丽的近端；前内与前外侧面，骺生长板在骨骺的垂直面上形成一个嵴，可经皮触摸到；前方中线处骺生长板在胫骨结节下向方下走行。胫骨近端骨骺闭合年龄，男17~22岁，女性为15~18岁；骺生长板后侧闭合稍早于前侧。胫骨结节二次骨化中心，于9~14岁出现，约15~19岁时与主骨化中心融合。

膝关节囊和滑膜附丽于胫骨近端骨骺上，与股骨的骺生长板除两侧外均位于关节囊内不同，胫骨的骺生长板位于关节囊外。胫骨上端后外缘有一部分无关节囊附着，代之以腘肌腱。腘弓状韧带即关节囊后外侧部纤维增厚，越过腘肌，向上附丽于股骨外上髁，向下分为二束，分别附丽于胫骨外侧髁的边缘及腓骨头。关节囊韧带将半月板固定在胫骨近端骨骺关节面的内外侧。外侧副韧带附丽于腓骨头。内侧副韧带的斜头附丽于胫骨干骺端，直头附丽点距骺生长板更远，附丽于干骺端的中部。髌腱附丽于胫骨结节，有部分纤维直接附丽于干骺端。半膜肌肌腱扩张部分呈扇形，分别附丽于膝关节囊后侧，胫骨近端骨骺后侧面、内侧面及胫骨近端干骺端的内侧，后者并与其他内侧腘绳肌肌腱组成鹅足，附丽点直至胫骨近端干骺端的前内侧。

腘动脉远端紧贴着关节囊、腘肌筋膜及胫骨上端后侧，在进入比目鱼肌腱弓前，被纤维组织固定，并由坚韧的结缔组织间隔将其与关节囊隔开；膝外下动脉走行于腘肌表面，在腓肠肌外侧头下转向前方，走行于外侧副韧带的深面；膝内下动脉沿腘肌近端边缘走行，于腓肠肌内侧头下转向前方至胫骨内侧。腘动脉在比目鱼肌肌弓下分成胫前与胫后动脉。胫骨近端骨骺的血运来自4个方向，前部分的血运来自膝动脉至髌腱的吻合支，有很多微细的血管由前方向后、向下进入骨骺。后方在邻近后交叉韧带附近，有很多微细的血管进入骨骺的后方。内外侧也有很多微细的血管进入骨骺的侧方。所以胫骨近端骨骺分离后很少出现缺血坏死。

二、损伤机制

胫骨近端骨骺骨折好发于两个年龄段，一个在学龄前的儿童，另一个在青少年。前者多为直接应力损伤；后者除车祸外，多为间接损伤。

直接损伤机制可因小儿把小腿放入快速运转的车轮所造成，或者局部被汽车保险杠撞伤，碾压伤及剪草机伤。此外其他原因也可造成的直接应力损伤，如从高处坠落伤。年龄小的患儿约1/3会出现生长紊乱。

间接损伤机制往往发生于膝关节相对固定情况下，小腿突然过伸、外展、致使内侧受到张应力，在内侧副韧带表层部分损伤的同时出现胫骨近端骺分离，青少年间接应力损伤常见于运动损伤和摩托车车祸，也见于摔伤、跳高、跨栏运动及起跳或落地的瞬间。伤后有可能因前侧骺早闭出现膝反屈畸形，后侧骺早闭出现固定屈膝畸形。

胫骨近端骺分离也可见于产伤，因难产膝关节过伸位受牵拉所致。偶然也可见于不恰当的暴力按摩，如对多发关节挛缩患儿的康复治疗和对膝外翻的矫形按摩过程中，此外，骨髓炎、脊膜膨出有可能导致病理性骺分离。

血管损伤机制：胫骨近端骨骺骨折有并发腘动脉损伤的极大可能性，其与腘动脉的解剖有密切的关系。因为腘动脉的主要分支走行于胫骨近端骨骺的后侧，胫后动脉为比目鱼肌纤维弓所固定，胫前动脉经胫腓骨骨间膜近端的裂孔走向前侧，故该部位动脉相对移动性小，当骨折造成胫骨近端骺分离，远骨折端即胫骨近端干骺端向后移位时，腘动脉有被挤压或被断端撕破的危险，造成胫后动脉的直接撞击压迫、胫前动脉的牵拉撕裂。骨折后严重的肿胀极易造成对局部血管的压迫，肿胀导致的肌间隔内压增加也会造成压迫缺血。此处骨折合并血管损伤时，无论是缺血或反射性痉挛，如循环持续受阻，均会引起肢体坏死。

三、分型

1. 按受伤机制、畸形方向分型（图 2-25-1）

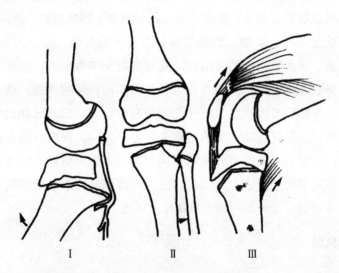

图 2-25-1　胫骨近端骺骨折根据畸形方向的分型

Ⅰ. 过伸型：通常是直接暴力引起，易发生血管损伤；Ⅱ. 内翻或外翻型；可能由于鹅足

或骨膜的嵌入导致复位失败；Ⅲ. 屈曲型：少见

Ⅰ型—过伸型　使膝关节过伸的直接暴力所致，顶点向后的成角畸形。血管损伤的危险最大。

Ⅱ型—内、外翻型　内外翻型多见于运动损伤，顶点向内或外的成角畸形。偶尔鹅足可嵌入骨折端。

Ⅲ型—屈曲型　多见跳高运动的起跳和着地间接暴力所致，顶点向前的成角畸形。常发生于骨骺接近闭合的青少年。

2. Salter—Harris 分型

Ⅰ型：约占 15%，50%的Ⅰ型损伤没有移位，只在应力 X 线上可看到内侧或后侧骺线增宽。如有移位，干骺端多向内侧或后侧移位，原因是胫骨结节有防止干骺端向前移位的作用，用腓骨上端有防止向外侧移位的作用，当然也可以同时合并腓骨近端骨折或膝骨近端骨骺分离。

Ⅱ型：最多见，约占 43%，2/3 的Ⅱ型骺损伤骨折有移位，一般骨折远端向内侧移位，干骺端的骨折块常在外侧，可合并排骨近端骨折，呈外翻畸形。

Ⅲ型：约占 22%，通常是外侧骨骺骨折，骨折线从关节面垂直向远端至骺生长板，再经外侧骺生长板的肥大细胞层，可合并内侧副韧带损伤，没有明显移位的骨折往往以侧副韧带损伤症状来就诊，也容易误诊。

Ⅳ型：约占 27%，多发生于开放性损伤。可伤及胫骨内、外侧平台关节面，容易出现晚期关节退行性改变。

Ⅴ型：约占 3%，受伤当时无法诊断，往往于伤后半年至一年出现生长发育紊乱后才做出诊断。

四、临床表现

典型患儿为 13~16 岁的男孩。因胫骨近端骨骺是一个大的骨骺，上面已描述其血运非常丰富，损伤后膝关节积血与膝下肿胀非常明显，张力很高，由于腘绳肌痉挛膝关节不能伸直，仔细触摸压痛点在膝下关节间隙 1~1.5cm 处。如果胫骨近端干骺端明显向后移位，可于胫骨结节处看到或摸到一个凹窝。如果干骺端内移则可呈现膝外翻畸形，可于腓骨近端出现压痛或成角畸形。如果在膝关节内侧干骺端皮下触及骨块，应考虑到存在内侧副韧带远端撕裂的可能。

如果干骺端明显后移，千万要警惕腘动脉损伤的可能，伤后 48~72h 内要严密观察并记录肢端的血运情况，包括足背动脉、胫后动脉的搏动情况、皮温的颜色、温度、足趾有没有主动屈伸活动，足及小腿的皮肤感觉变化。可疑有血管损伤并不一定要即刻做血管造影，有条件者应立即行超声波检查、多普勒仪检查、MRI 检查。特别是当骨折整复后上述体征仍显示有血管损伤，应当立即做血管造影明确诊断。

胫骨近端骨骺骨折合并的韧带损伤不论是内侧副韧带还是前交叉韧带初诊时确诊并不是一件容易的事情，因为胫骨近端骺分离后不管是否有移位临床检查都有膝关节不稳定的感觉，明确诊断往往要靠临床表现，移位的方向与严重程度，甚至在闭合复位经皮穿针或切开复位内固定后才可确诊。

文献上有报道同一肢体胫骨近端与股骨远端骨骺同时骨折造成漂浮膝的病例，注意不要漏诊。

五、影像学检查

无移位的损伤一般 X 线平片很难发现异常，但由于局部血肿可呈软组织肿胀阴影，髌骨与股骨之间的距离加宽，此时可摄冠状面与矢状面的应力 X 线片。但是，不允许摄过伸位的应力 X 线片，因为有造成继发血管损伤的危险。有时干骺端骨折并不能在常规正侧位 X 线照片中显示，特别是无移位的 II 型骺损伤，此种病例极易漏诊，加摄斜位 X 线照片是必要的，有时可在斜位片显示干骺端骨折线。

胫骨近端骨骺骨折多发生于青少年大龄儿童，大龄儿童的胫骨结节骺二次骨化中心与胫骨近端的二次骨化中心多数是并在一体的，也有少数是分离的，直到 15 岁二者才融合为一体。在未融合为一体前，X 线照片上可显示胫骨结节基底有一个水平方向光滑的 X 线透光影像，不要误认为骨折。

垂直断层 CT 扫描有助于对 Salter-Harris III 型骺损伤的判断。

对有移位骺分离闭合复位失败时，要想到有软组织嵌入的可能，此时磁共振成像有助于确认。Wood 曾报道一侧鹅足嵌入的个案。

六、治疗

（一）保守治疗

无移位的胫骨近端骺分离包括 Salter-Harris I 型与 II 型损伤，不需要任何特殊处理，在确诊无合并损伤后，只需长腿石膏托或管型将膝关节制动于 30° 屈曲位。三周内每周摄 X 线片复查，一般需制动 6 周，摄片及临床检查证实骨折愈合，肿胀消退后开始主动功能练习，由于是骺损伤，要给软骨足够的修复机会，3 个月内患肢不负重，直至膝关节无触疼，关节活动范围及股四头肌接近正常时为止。以后定期复查，检查有无继发生长发育畸形。伤后应随诊 1~2 年。

对有移位的胫骨近端骺损伤，治疗前、整复后要反复观察并记录有无血管神经损伤。如果移位明显最好在全麻下整复。

外翻型骺骨折骺分离常常可会并有不同程度的内侧副韧带损伤，整复前最好能确认。

整复前可先在严格消毒下膝关节穿刺抽出积血减少张力。整复方法是轴向牵引下逐渐将小腿远端内收复位，整复过程中手法要轻柔，注意避免医源性的腓总神经损伤，复位后屈膝 15°~20° 长腿石膏制动，石膏塑形时施以内收的应力。伤后 6~8 周去除石膏，然后应用膝稳定支具（gene stable support）保护 3~4 周。

屈曲型损伤很少见，一般伸直位牵引既可复位。如整复后不稳定也可经皮穿针然后再长腿石膏制动。

无移位的 Salter-Harris II 型损伤可以只给长腿石膏外固定治疗，如移位小于 2 mm 可手法整复闭合复位，但复位后最好经皮穿针内固定，然后再加上长腿石膏外固定。经皮穿针宜选用 2mm 直径的克氏针，而不采用斯氏针，以防因穿针造成骺早闭的危险。固定的克氏针不能穿入关节。手法复位有困难时，可先在骨折块上经皮穿入一根克氏针，骨折块在透视下复位，然后再经皮穿入克氏针固定。

（二）切开复位治疗

手术指征：

1. Salter-Harris I 型、II 型骨折闭合复位失败者；

2. 屈膝 40°以下不能稳定维持对位者。

3. 有移位的 Salter-HarrisIII 型骨折、IV型骨折；

4. 伴血管损伤者，伴同侧骨干骨折者。

若就诊时或闭合复位后出现肌间隔综合征，为了能及时行筋膜切开彻底减压，往往需要同时使骨折坚强的内固定。以温盐水纱布湿敷、Novocain 封闭等方法缓解血管痉挛，直至足背、胫后动脉搏动恢复。减张切口视具体情况可以植皮覆盖创面或延期闭合切口。发生肌间隙综合后组织的抵抗力极差，在缺血的情况下有极大可能出现广泛坏死，感染、甚至厌氧菌感染，医生必须高度警惕。最好同时给以抗一般感染与特异感染的预防治疗。

七、预后

胫骨近端骨骺骨折虽有发生很险要的并发证造成截肢的可能性，但值得欣慰的是只要原始损伤不是开放损伤，不发生在较小的年龄，正确的治疗，一般预后较好。因为此种骨折多见于青少年，多为闭合损伤，对生长发育造成的影响相对不是特别严重。1989 年，Bertin 和 Goble 报道约半数的胫骨近端骨骺骨折的病人，在伤后 5 年发现有膝关节不稳定，特别是 III 型损伤后，内侧副韧带稳定性差，会出现迟发的膝外翻，比较早的出现继发的创伤性关节改变。1989 年 Poulsen 报道的随诊平均 7 年 11 例中，有 6 例出现膝部疼痛与不适，有 4 例表现韧带松弛，3 例出现退行性变。综上所述，胫骨近端骨骺骨折早期的预后比较乐观，而远期预后并非不存在问题。

八、并发证

胫骨近端骨骺骨折的并发证包括损伤后即刻出现的合并损伤，延迟出现的继发损伤，以及远期才出现的晚期并发证。据文献的综合统计，约 10%的病例出现血管损伤，3%的病例出现腓总神经麻痹，20%病例出现膝关节不稳定、远期退行性的关节改变，10%的病例出现生长紊乱。

1. 膝关节不稳定程度与韧带损伤有关　韧带损伤、胫骨近端骨骺周围软组织支持结构的缺陷，都是造成不稳定的原因。如果骨折同时合并内侧副韧带的损伤应当立即手术修补。如果当时没有发现，一周后复查时发现修补也还为时不晚。从这个意义上讲，有作者主张骨折的闭合复位经皮穿针内固定不仅对不稳定的骨折是必要的，对稳定的骨折也是上策，因为它有助于在急性肿胀消退后发现韧带损伤。当然现代影像技术可部分弥补急诊就诊时困难的检查的疏漏，但不可能让所有的患儿都接受价格昂贵的 MRl 的检查，再有现代影像技术也并非万能，所以采取将骨折经皮穿针内固定后再反复物理检查手段更为可取。

合并前交叉韧带损伤所造成的膝关节冠状面不稳定有时更难在早期发现，值得庆幸的是此种不稳定对功能影响比较小。

2. 血管损伤　因为血管损伤探查、松解、修补，游离移植失败而截肢的病例文献中已有报道。Nicholso 骺的病例中，有一例足球运动员损伤后不足 1h 就诊，膝关节明显肿胀，胫骨结节处可见一个深的陷窝，说明干骺端已明显后移，足的温度尚可但不能主动活动足趾，足背、胫后动脉不能触及，复位后仍未恢复，手术控查发现腘动脉完全阻断，最终吻合失败而截肢。Burkhart 等也报道了类似的病例，一名 12 岁跨栏运动员发生 Salter-H arrisIII 型闭合骺损伤，闭合复位后石膏制动，在治疗过程中因肿胀导致肌间隔综合征，使血管受到压迫，虽经筋膜切开，交感神经节阻滞，最终未能保住患肢，北京积水潭医院小儿骨科 38 年的临床实践中也有类似惨痛的经历，一例切开减张后继发厌氧菌感染截肢，一例留下严重的病废。

3. 未发育成熟前生长停滞　胫骨近端生长板的生长潜力占全部胫骨纵向生长潜力的 60%，小儿不同发育阶段，不同的遗传基因，生长速度有所不同，粗略的计算大约每年生长 0.6cm。

由于局部生长阻滞造成的成角畸形可见于 Salter-Harris 任何一型的骺损伤，成角畸形加重的程度取决于生长潜力的大小，也与受损的范围有关。

如果小儿骺生长板 1/3 的面积发生闭合，患儿又有两年以上的生长期，可以行骨桥切除骺生长板再开放手术，或分期截骨矫形治疗。如果损伤后骺闭合范围已超过全部骺面积的 40%，则无骨桥再开放的可能，可在截骨矫形同时行未闭合骺生长板部分阻滞，这样矫形后只存在短肢而不会再出现成角畸形。待发育成熟后视短肢长度的大小，再决定是否需要肢体延长矫形。过去曾广泛应用于临床的用于抑制骺生长的门形钉近年来已基本废弃，因为生长的力量是无法靠门形钉控制的。另外，有的学者提出如果估算发育成熟后肢体不等长小于 2.5cm，可行健侧胫骨近端骺阻滞术，抑制健侧的发育以求肢体长度的均衡。此种方法作者持否定的态度。其一，行健侧手术患儿与家长难以接受，且效果无保证，增加另一个手术不必要的风险；其二，现代社会以高为美，没有人会同意牺牲高度以短就短，况且小腿肢延长技术已非常成熟，效果一般是很满意的。

第二节　胫骨结节撕脱骨折

股四头肌强烈的收缩，尤其是起跳（同轴运动）和落地（偏轴运动）活动时，可引起胫骨结节撕脱骨折。临床上与其他骺损伤相比该损伤的发生率较低。其原因是：严重的胫骨结节撕脱骨折往往表现为第一节所述胫骨近端 Salter-harris III 型骺损伤，其次有些急性关节外的胫骨结节撕脱骨折被认为是胫骨结节骨软骨炎。

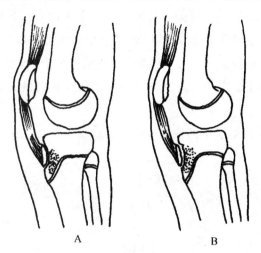

图 2-25-2　A. 胫骨结节骨软骨炎撕脱的表面软骨带有部分胫骨结节

二次骨化中心；B. 在撕脱软骨和胫骨结节之间有新骨形成

有时胫骨结节撕脱骨折与胫骨结节骨软骨炎很难鉴别（表 2-25-1）。但是他们有时在临床上可具有共同的特征。有些胫骨结节骨软骨炎也可有特殊的外伤史，胫骨结节远端的撕脱骨折有时也可无严重的触疼。有些病人是先有胫骨结节骨软骨炎以后在此基础上又发生撕脱骨折。Ogden 认为胫骨结节骨软骨炎是骨突前面软骨的撕裂伤，而胫骨结节骺生长板宽度未发生改变（图 2-25-2），如果骨骺和干骺端之间有分离则是胫骨结节撕脱骨折。在青少年，髌腱不但附丽在胫骨结节上，而且附丽于邻近的骺软骨膜和干骺端的骨膜上。胫骨结节骨软骨炎是髌腱的中央纤维，将胫骨结节骺表面的局部的软骨和二次骨化中心的小部分骨组织撕裂，并且撕裂骨块没有明显的移位，因为骨块内外二侧髌腱的其余呈扇形展开的纤维是完整的，而胫骨结节撕脱骨折在邻近骨骺分离处的软骨膜是撕裂的，严重撕脱骨折可以有更广泛的撕裂。

表 2-25-1　胫骨结节骨软骨炎与胫骨结节撕脱骨折比较

胫骨结节骨软骨炎	胫骨结节撕脱骨折
常常不知不觉中发病	有急性外伤史（多见于运动员）
间隙的缓和地出现症状	立即出现明显疼痛和肿胀
轻微活动受限	不能站立直走
对症及支持治疗	需切开复位、内固定
预后好（偶有长期症状）	可迅速愈合、恢复全关节活动

一、实用解剖

胫骨结节是胫骨近端向前的三角形骨性突起，是胫骨前缘的最高点，位于膝关节间隙下 1~2 指，是胫骨髁和胫骨干的移行处。膝关节屈伸活动时胫骨近端在水平面有相对于股骨远端的旋转活动，膝关节自伸而屈时小腿内旋，自屈而伸时小腿外旋，小腿旋转范围随不同的屈膝角度而异，以 90°屈膝位最明显。以最后 15°伸展完成膝关节扣锁运动过程变化最显著。当膝关节屈曲时胫骨结节位于髌骨的内侧 1/2，而膝关节伸直时位于髌骨的外侧 1/2 之中。故胫骨结节在冠状位相对髌骨的位置是由膝关节所处的位置所决定。

Ehrenborg 将生后胫骨结节的发育分成四个阶段（图 2-25-3）。

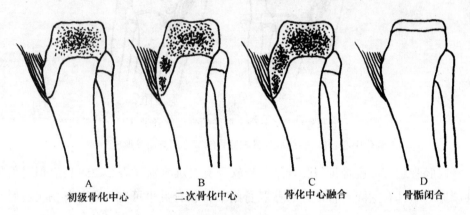

A	B	C	D
初级骨化中心	二次骨化中心	骨化中心融合	骨骺闭合

图 2-25-3　胫骨结节的发育
A. 软骨期；B. 结节期；C. 骨骺融合期；D. 骨骺闭合发育停止期

软骨期：指在胫骨结节二次骨化中心出现之前的阶段，女性 9 岁前，男性 10 岁前。在胫骨结节的软骨原基内无骨化中心。

结节期：胫骨近端骨骺向下延伸形成舌状凸起，或在舌状软骨原基内出现独立的二次骨化中心。发生年龄是女性 8~12 岁，男性 9~14 岁。

骨骺融合期：此期胫骨结节二次骨化中心和胫骨近端的骨化中心逐渐融合，即两个中心之间的双极骺板逐渐闭合，形成胫骨近端舌状骨骺，发生年龄是女性 10~15 岁，男性 11~17 岁。

骨闭合期：胫骨结节骨骺与胫骨干骺端融合为一体。Ogden 认为胫骨近端骺板闭合是先自中心开始闭合，然后是离心性闭合，胫骨结节远端最后闭合。

胫骨结节在发育的过程中可有若干变异，如舌状软骨方向异常、胫骨结节骨化中心与胫骨上端骨化中心一体，呈分节状和在相当于胫骨结节处可能有一深切迹。胫骨结节的位置具有生物力学的重要性，它关系到髌腱至膝关节旋转中心的力臂长度，而力臂的长短与髌骨骨关节的作用力有关。若胫骨结节的位置向近端移位，则可导致股四头肌力弱。髌腱是位于髌骨的下级和胫骨结节之间的重要软组织结构。髌腱的附丽在胫骨结节发育的不同时期有以下特点：在结节期，髌腱主要附丽在胫骨结节二次骨化中心的前方偏近端的纤维软骨上，即附丽于胫骨结节二次骨化中心和胫骨近端骨骺之间的区域，长约 10mm。而真正胫骨结节二次骨化中心前方的纤维软骨组织上只有整个髌腱附丽远端的少部分附着；在骨骺融合期，髌腱附丽于全部胫骨结节骨骺向前下舌状突起表面的纤维软骨上，并且髌腱是跨过胫骨近端的生长板，附丽的纤维与远端的深筋膜相融合。此期间若发生外伤性胫骨结节撕脱骨折，撕脱骨块上可附着有大块的骨膜组织；在最后的骨融合期，髌腱直接附丽于骨组织上，当胫骨结节骨骺完全闭合后，很少见有该部位的撕脱骨折。髌腱的周围有支持带纤维加强，其分别是从髌骨内、外侧缘至胫骨髁辐射状的纤维带和从股外（内）侧肌下缘至胫骨外（内）侧髁前面的纵行支持带纤维。外侧支持带的纤维与髂胫束有交织，而内侧支持带越过胫骨近端生长板附丽于胫骨干骺端。此解剖特征使得当发生胫骨结节撕脱骨折时，通过伸膝装置的支持带，膝关节仍可有一定的主动伸膝动作。

胫骨结节的血供主要来自位于髌腱后方胫前动脉侧支循环的血管网，并有少数分支进入二次骨化中心，其在骨折时易发生断裂；胫骨结节表面有较少的血供是来自邻近的骨膜血管分支；Trueta 通过造影显示有些髌韧带自身的纵行血管伸入胫骨结节。而Ogden 可显示这些血管进入胫骨结节的内侧和外侧面；并且他们都证明直到 10~12 岁胫骨结节生长板软骨管内都有来自干骺端血管。

二、损伤机制

绝大多数的损伤是运动伤，导致胫骨结节撕脱骨折的运动包括跳木马、踢足球、打篮球、跳板、跳高和赛跑。一旦髌腱的牵拉力超过胫骨结节骺板的附着力加上骨骺周围软骨膜和骨膜反作用力，将发生胫骨结节撕脱骨折。常见损伤机制有两种：一种是小腿固定，股四头肌强烈的收缩，常见于篮球或田径运动员的起跳和落地的瞬间；另外一种机制是突然被动的屈曲膝关节而受到股四头肌的牵拉，常见于跳高时不正确的姿势着地或摔倒。少数情况可由于膝关节伸膝装置的突然加速或减速活动引起胫骨结节撕脱骨折。

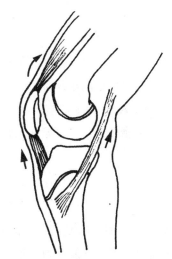

图 2-25-4　四头肌对膝关节施以伸的扭力，绳肌对膝关节施以屈的扭力信号所示在两种力的作用下可能发生的骨折的部位

低位髌骨的患儿，髌腱相对短，对四头肌附丽点的牵拉力相对较大；同时这种患儿的腘绳肌紧张，在主动伸膝的过程中屈曲扭力逐渐加大易发生胫骨结节撕脱骨折（图 2-25-4）。胫骨结节骨软骨炎患者易出现急性胫骨结节撕脱骨折，可能是由于过度发育的股四头肌和缺乏屈肌的柔韧性所致；也可能是由于膝关节相对扭矩的协调性受到破坏而引起。此外还有作者报道 1 例脊髓脊膜膨出、1 例干骺端发育不良膝外翻的病人发生胫骨结节撕脱骨折的病例。

三、分型

Waton-Jones 在其名著《骨折与关节损伤》中提出将胫骨结节撕脱骨折分三型（图 2-25-5）。Ⅰ型，经胫骨结节二次骨化中心的小块撕脱骨折。Ⅱ型，在胫骨结节二次骨化中心与胫骨近端骨骺融合的连接处形成铰链，胫骨上端骨骺前方的整个唇状部分向上翘起，但基底尚未完全骨折。Ⅲ型，骨折线进入关节。

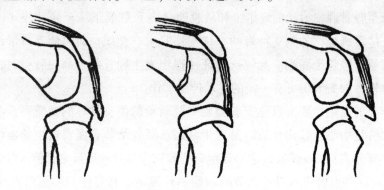

图 2-25-5　Waton-Jones 的胫骨结节撕脱骨折分裂

Ogden 对 Waton-Jones 分型进行了更精确地描述，并且每型均分出两个亚型（图 2-25-6）。

Ⅰ型：骨折位于胫骨结节二次骨化中心与胫骨近端骨骺连接处以远部位或胫骨结节二次骨化中心的小块撕脱骨折。ⅠA，轻微移位；ⅠB，明显移位，骨块向前、向近端上翘。ⅠA 与 ⅠB 两个亚型的区别实际上反映软组织的损伤程度，ⅠA 型软组织未完全撕裂，相对比较稳定，有保守治疗的可能，而 ⅠB 型表示软组织完全撕裂，必需手术切开复位。

Ⅱ型：骨折位于胫骨结节二次骨化中心与胫骨近端骨骺二次骨化中心连接处。或不同程度累及胫骨近端二次骨化中心的前部。ⅡA，轻度移位；ⅡB，粉碎性骨折。此型多见于胫骨结节发育的结节期。骨块分离越明显，说明软组织损伤越严重，此型损伤都需要手术切开复位内固定。

Ⅲ型：骨折线进入关节内，关节面失去连续性，类似于胫骨近端 Salter-Harris Ⅲ型骺损伤。ⅢA，单一骨块；ⅢB，粉碎骨折。Ⅲ型损伤往往合并内、外侧半月板前角的分离或撕裂。ⅢA 型骨折线可累及干骺端软组织，但鹅足可能仍保持完整。

四、临床表现

胫骨近端前方肿胀和触疼，膝关节可有渗出或关节积血。在胫骨近端皮下可触摸到三角形可移动的骨块，骨块可发生旋转导致膝前皮下异常的向前隆起，有时可触到骨块和胫骨近端之间的骨擦音。如果在胫骨近端干骺端前方触到骨缺损床也提示胫骨结节撕脱骨折，若发生明显的 Waton-Jones Ⅲ 型骨折，则所触摸到的骨缺损床可达 3cm 长。由于腘绳肌痉挛膝关节可有 20°~40° 固定屈曲。髌骨上移的程度和撕脱的胫骨结节移位程度呈正比，最多可上移 10cm。由于关节渗出，髌骨可在股骨远端前面漂浮。Ⅰ 型撕脱骨折的病人通常能主动伸膝，而 Ⅱ 型和 Ⅲ 型撕脱骨折膝关节不能全伸。

应该引起注意的是必须检查有无合并小腿筋膜间隔综合征，尤其是胫前间隔，这方面的问题已经有报道发生。

X 线表现由于胫骨结节骺生长板是冠状面的故当胫骨轻度内旋摄胫骨近端 X 线侧位平片可较好的显示。通过软组织影像可清晰地看到髌腱的轮廓及撕脱的胫骨结节骨块。年龄在 9~14 岁的青少年，胫骨结节骨骺发育

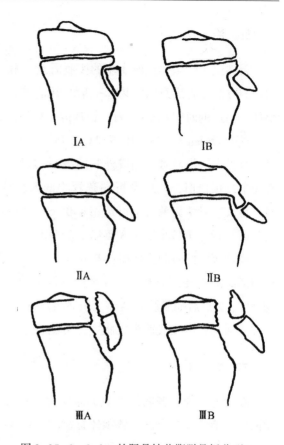

图 2-25-6 Ogden 的胫骨结节撕脱骨折分型

处于结节期时，正常的胫骨结节骨化中心可以有许多样变异，可以是一个或多个二次骨化中心，而具有多个二次骨化中心的儿童并不表示异常。在骨骺融合期，这些具有多个骨化中心的骨骺与胫骨近端的骨骺相融合。同时在此阶段，胫骨结节的轮廓清晰，其远端从前后位 X 线片上可看到一条可透 X 线的水平带，它是一条胫骨结节尖端与胫骨近端干骺端前缘间填充有软骨的沟。

对于骨骼发育相对成熟的患儿通过侧位 X 线片做出骨折的诊断较容易，而在年龄小的儿童有时诊断较困难，摄双侧对比 X 线片有助于明确诊断。观察髌骨的位置对判断胫骨结节撕脱骨折移位程度也是一个重要的标志，Insall 提出正常的髌骨纵轴与髌骨下极至胫骨结节的距离之比应在 0.8 以上，小于这个比率提示有髌腱或胫骨结节的断裂。

在 Ogden Ⅲ 型骨折中，有些骨折累及到胫骨前嵴，有些粉碎性骨折，胫骨近端骺生长板的中央部分已经闭合。Bruijn 曾报道一例 14 岁的体操运动员发生胫骨结节套状撕脱骨折，伤后 X 线片未见异常，但伤后 6 个月时，在髌腱的基底可见 4cm 长的异位骨化。

五、治 疗

无移位、轻微移位或小块的撕脱骨折，病人主动伸膝可达 0°位者，可以通过保守治疗的方法获得满意的结果。一般采用长腿前后石膏托固定，固定的位置是使膝关节全伸，固定的时间是 6~8 周，石膏拆除后逐渐开始练习负重行走。

对于 Ogden I B 型、II 型和 III 型骨折应行切开复位和内固定。手术方法是行以胫骨结节为中心沿髌腱内侧或外侧的纵行切口，清除骨折端的血肿，III 型骨折还应检查有无半月板损伤，如果骨折端有骨膜嵌入复位前应先移出；使膝关节伸直骨折复位。对年龄大、骨块大的骨折可选用 4.0~6.5 mm 松质骨螺钉固定，螺钉固定的方向应与关节面平行；年龄小还有 3 年以上的生长潜力的患儿骨折有些学者建议用克氏针内固定。缝合撕裂的骨膜及髌腱的扩张部，术后长腿或髋人字石膏固定 4~6 周。然后可改用塑形好的支具，每天 3 次去除支具行主动的膝关节全范围的功能锻炼和股四肌力量的训练，2 周后如果胫骨结节无压痛可以开始抗阻力的股四头肌训练，只有当病人患侧膝关节活动范围及股四头肌肌力与对侧相等时才能开始各项体育活动。

六、预 后

除合并证外，多数胫骨结节撕脱骨折治疗结果满意，绝大多数的病人可以恢复正常的膝关节活动并可恢复各项体育活动。Levi 报道巧例，平均随访 1~18 年，均恢复正常的膝关节活动，没有畸形。

七、并发证

胫骨结节撕脱骨折早期并发证包括：小腿筋膜间隔综合征，半月板损伤、感染、不愈合。晚期并发证包括：膝反屈、屈曲活动受限、再骨折。

Blount 报道年龄在 11 岁以下的儿童发生胫骨结节撕脱骨折后容易引起胫骨近端前方的骺生长板提前闭合而导致膝反屈畸形。但是临床上真正能发现有此并发证是极罕见的，因为绝大多数骨折的儿童年龄已接近骨骺闭合的阶段。III 型骨折合并小腿筋膜间综合征有 7 例报道。发生的原因推测是由于胫前动脉的侧支断裂所造成，因为胫前动脉的侧支在胫骨结节处呈扇形展开，当其断裂时回缩至胫前间隔。故对于保守治疗的病人应密切观察，而对手术治疗病人骨折复位后预防性切开胫前筋膜是值得推荐的。Wiss 报道 15 例 III 骺型骨折，其中有 2 例存在双侧半月板周围游离，1/3 的病人有内侧半月板前角水平撕裂。Christie 报道 1 例 III 型骨折治疗 19 个月后膝关节有 25°的屈曲畸形。Hand 报道有 1 例病人骨折有持续性股四头肌萎缩。Levi 报道 1 例行切开复位内固定术后 7 年的病人有持续性的胫骨结节前凸，当然如果胫骨结节复位不良还可引起高位髌骨，但还没有这方面的报道。

（陈志龙）

参考文献

1．Bertin KC, Goble EM. Ligament injuries associated with physeal fracture about the knee. Clin orthop, 1983, 177：188~195

2．Blackburme JS, Peel TE. A new Method of Measuring Patellar Height. J Bone Joint Surg, 1977, 59B：241~242

3．Blanks RH, Lester DK, Shaw BA. Flexion-type Slter 11 fracture of the proximal tibia. Clin o rth op, 1994, 301：256~259

4．Bryijn JD, Sanders RJ, Hansen BRH. Ossification in the Patellar Tendon and Patella Alta Following Sports Injuries in Children. Arch Orthop Trauma Surg, 1993, 112：157~158

5. Bylander B, Hagglund G, Selvik G. Stapling for tibial growth deformity. Acta Orthop Scand, 1989, 60：487~490

6．Christie MJ, Dvonch VM. Tibial Tuberosity Avulsion Fracture in Adolescents. J Pediatr Prthop, 1981, 1：391~394

7．Maquet P. Mechanics, Osteoarthritis of the Patellofemoral Joint. Chin Orthop, 1979, 144：70~73

8．Ogden JA, Tross, R0, Murphy MJ. Fractures of the Tibial Tuberosity in Adolescents. J Bone Joint Surg, 1980, 62 A：205~215

9．Page JM, Goulet JM, Hensinger Rn. Comparment Syndrome Complicating Tibial Tubercle Avulsion. Clin Orthop, 1993, 295：201~204

10. Poulsen TD, Skak SV, Toftgaard-Jensen T. Epiphyseal fracture of the proximal tibia. Injury, 1989, 20：111~113

11．Roberts JM. Avulsion of the Proximal Tibial Epiphysis. In：Kennedy JC. The Injured Adolescent Knee. Balti? more：Williams&Wilkins, 1979

12. Wiss DA, Schilz JL. Frontal Type IR Fracture of the Tibial Tubercle in Adolescents. J Orthop Trauma, 1991, 5：475~479

13. Wood KB, Bradley JP, Ward WT. Pes anserinus interposition in a proximal tibial physeal fracture. Clin Orthop, 1991, 264：239~242

14. Wozasek GF, Moser KD, Haller H. Trauma involving the proximal tibial epiphysis. Arch Orthop Trauma Surg, 1991, 110：301~306

第二十六章　　儿童胫腓骨骨折

儿童胫骨骨折是较常见的骨折，约占儿童管状骨骨折的 15%，仅次于股骨、桡骨及尺骨的骨折。胫骨骨折男女比例约 2：10 。骨折多发生于学龄前后年龄段。随着年龄的增大骨质愈加坚固，骨折的发生率降低。30%的胫骨骨折合并有腓骨骨折。9%的胫骨骨折是开放性损伤。单纯腓骨骨折通常是由于直接暴力所致。骨折部位：50%的胫骨骨折是发生在下 1/3，39%发生在中 1/3。骨折类型：斜行骨折约占 35%，粉碎性骨折占 32%，横行骨折占 20%，螺旋形骨折占 13%。年龄小于 4 岁的儿童骨折多发生于中、下 1/3，以螺旋形多见。年龄大的儿童骨折多见于踝关节，其通常是由于对胫骨远端施以旋转暴力所致。胫腓骨骨折可伴随有踝和足部的损伤，也可伴随有肱骨、股骨或尺桡骨的骨折。

一、实用解剖

1. 骨的结构　　胫骨是全身第二长的管状骨。近端与股骨髁和腓骨构成膝关节，远端与腓骨和距骨构成踝关节。胫骨髁，亦称胫骨平台，关节面微凹，内侧平台比外侧大、深。平台之间的髁间隆起称为胫骨髁间嵴。胫骨近端的前方有胫骨结节，是髌韧带的附着处。胫骨体呈三棱柱状，横径在远端 1/3 处最小。胫骨的内侧面位于皮下，无肌肉覆盖。

胫骨共有三个骨化中心。胫骨干初级骨化中心于胚胎 7 周出现，向近远端伸展而成骨干；胫骨近端的二次骨化中心生后 2 月内出现，16~18 岁闭合；胫骨远端的二次骨化中心约生后 4 个月至 1 岁时出现，约 15~17 岁时闭合。有些个体胫骨还可以有二个单独的骨化中心，即内踝副骨化中心、与胫骨近端二次骨化中心不连续单独存在的胫骨结节骨化中心。

胫骨有 12 块肌肉附丽。胫骨近端的内侧有缝匠肌、股薄肌和半腱肌；外侧有胫前肌、趾长伸肌、股二头肌和附丽于髂胫束粗隆（Gerdy 结节）的髂胫束；后侧有比目鱼肌和腘肌；前方胫骨结节有髌腱附着。胫骨体后方有趾长屈肌和胫后肌。

腓骨亦有三个骨化中心。腓骨干初级骨化中心于胚胎 8 周出现；腓骨远端的二次骨化中心约生后 2 岁时出现，约 15~17 岁时闭合；近端的二次骨化中心约生后 4 岁时出现，16~18 岁闭合。

腓骨有9块肌肉附丽。腓骨头处有股二头肌、比目鱼肌和腓骨长肌，腓骨干的前方有趾长伸肌、第三腓骨肌和拇长伸肌；后方有拇长屈肌；内侧有胫后肌；外侧腓骨短肌。

2. 血管　腘动脉从股骨髁之间垂直下行，经过腓肠肌的内外侧头之间于腘肌远端的下缘分成胫前和胫后动脉。胫后动脉下行几个厘米后发出腓动脉。胫前动脉在胫后肌的胫腓附丽的两个起点的上方，经骨间膜近侧的裂孔进入胫前间隙。解剖显示该骨间膜裂孔为细长形，动脉与孔的内外侧相互接触，动脉的上方和前后约有 5mm 的空隙。当远端骨折块向内成角时，动脉将受到牵拉，骨间膜的外侧壁向内侧移动。

胫骨干的血供来自胫骨滋养动脉及骨膜血管。胫骨滋养动脉源自胫后动脉，在胫骨中上 1/3 交界的后外侧 进入胫骨的滋养孔，然后分出 2~3 条上行支，1 条下行支。此解剖特点是成人胫骨中下 1/3 骨折后，容易出现迟 延愈合的一个因素。儿童骨膜血运丰富此种表现不突出。腓骨的血供来自腓骨滋养动脉及骨膜血管，腓骨滋养动脉源自腓动脉，于腓骨中段骨间膜附丽处滋养孔进入腓骨，腓骨滋养动脉多数为 1 支，偶有 2 支。

3. 神经　胫神经为坐骨神经的续行段，位于腘动脉的外侧，出腘窝下角至小腿的后面。腓总神经沿腓骨头后面绕过腓骨颈进入小腿的前、外筋膜间骨膜隔。

4. 骨筋膜室　小腿有四个骨筋膜室：前室亦称胫前间隔，内有趾长伸肌、拇长伸肌、胫前肌、第三腓骨肌、胫前动静脉和腓深神经；外侧间隔内有胖骨长短肌及腓浅神经；后方浅筋膜室内有比目鱼肌和腓肠肌；后方的深筋膜室内有趾长伸肌、胫后肌、胫后动脉、腓动脉和胫神经。四个骨筋膜室中以胫前间隔弹性最差，其外侧为腓骨、内侧为胫骨、后方为骨间膜、前方为致密的深筋膜。

二、损伤机制

胫骨干及干骺端骨折多数是由于间接暴力而引起，旋转扭曲暴力导致的骨折是斜形或螺旋形。直接暴力引起的骨折较少，骨折多为横形或粉碎形。

不同的年龄组可引起不同的骨折。1~4 岁的儿童摔伤及自行车辐条伤多见。4~8 岁的儿童运动伤或交通事故多见。

三、分　　型

根据骨折和损伤的部位分类：

A. 胫骨近端干骺端骨折

B. 胫腓骨骨干骨折

（1）胫骨干骨折

（2）胫腓骨骨干双骨折

（3）腓骨干骨折

C. 胫骨远端干骺端骨折

D. 特殊类型的骨折

（1）Toddler 骨折

（2）自行车辐条伤

（3）病理性骨折

（4）应力性骨折

四、不同类型胫腓骨骨折与治疗

（一）胫骨近端干骺端骨折

胫骨近端干骺端骨折指距离骺板 5cm 以内的骨折，常发生在 3~6 岁的儿童，最常见的一损伤机制是：膝部伸直位，暴力作用于小腿上端的外侧面，胫骨内侧的骨皮质张力加大，引起内侧皮质的青枝、隆突骨折，但一般很少出现完全性移位。腓骨虽偶尔可发生变形，但一般不发生骨折。

临床表现：疼痛、肿胀和小腿上端骨折部位的固定压痛，膝关节因疼痛而导致活动受限，有纵向叩击痛。无骨擦音。

X 线片：摄小腿全长正侧位片，可以显示胫骨近端内侧皮质隆起或轻微的断开，骨折向内成角。治疗过程中应注意的问题：胫骨近端干骺端的骨折有时可因骨折无移位，而未予以足够的重视，结果出现未预料的并发证。

1. 筋膜间隔综合征　　Rang 在陈述此部位骨折的并发证时提出，胫骨近端骨折可以发生严重的并发证，在他们曾经治疗的 1000 例胫骨骨折的病人中，这一部位的骨折有由于出现筋膜间隔综合征而最后导致截肢。在我们的病例中也遇到 3 例早期的筋膜间隔综合征，经减张术后恢复。

2. 血管损伤　　这与胫前动脉的解剖有关。骨折后局部肿胀，轻度移位骨折引起胫前动脉穿过骨间膜裂孔处的狭窄，造成进行性血管梗阻。

3. 外翻畸形　　胫骨近端骨折最常见的后遗症。1953 年 Cozen 首先报道此类骨折中的 4 例出现外翻畸形，从那以后又有许多作者报道。1987 年 Robert 随访了 25 例胫骨近端骨折的病人，12 例有外翻畸形。有关成因有以下学说：

（1）胫骨内侧过度生长：引起胫骨内侧过度生长的原因，Lehner 和 Dubas（1954）认为是胫骨内侧柱增长过快；1960 年，Goff 认为是胫骨近端外侧骺板受累导致胫骨生长不同步；1973 年，Rooker 和 Salter 认为是由于内侧骨膜破裂修复过程中刺激内侧骨骺加速生长。近几年来，有关的文章更多。1987 年，Jorda 骺提出胫骨近端骨骺的血流量增加，使得胫骨的内侧生长加快；1977 年，Zionts 发现骨折数月后，同位骨扫描显示内侧浓聚；1984 年，Balthazar 提出获得性儿童胫骨外翻的概念。

（2）复位不良：正常人膝关节呈伸直位时，胫骨的轴线和股骨的机械轴成一直线而与股骨的解剖轴有 6° 的夹角，但当膝关节处于屈曲位时很难判断出股骨的机械轴，故 lontz（1977）和 Skak（1988）提出复位不良尤其是膝关节处于屈曲位固定是引起外翻畸形的主要原因。

（3）腓骨限制：Tdylor（1963）和 Karlsso 骺（1993）认为创伤后胫腓骨近端所受刺激不同，胫骨生长快于腓骨，由于腓骨的牵制导致畸形。

（4）过早负重：1963 年，Pollen 认为外翻畸形是由于病人戴着石膏早期负重的结果。此理论没有被广泛的接受。

（5）鹅足损伤：1977 年，Weber 术中探查了 4 例新鲜的胫骨近端干骺端骨折复位不良的病例，发现胫骨内侧面的骨膜和鹅足的附丽被剥离嵌插于骨折间隙内。如果将嵌插于骨折间隙内的软组织移出，则可使骨折达到解剖复位。骨折愈合后也不会出现外翻畸形。近年来，鹅足损伤导致畸形的文章也很多。他们还认为鹅足损伤后，使得局部的生物力学的平衡丧失。胫骨内侧面的鹅足的向上牵引在骨折水平处断裂，而胫骨外侧面的腓骨未受损伤，使胫骨的这个部位具有向外弯曲的力矩。根据 Wolff，s 定律胫骨在此力矩的作用下其纵轴发生弯曲。

综上所述，外翻畸形的原因很多，它不但可继发于复位不良也可继发于胫、腓骨的生长不同步。因此有些外翻畸形是不以医师的意志为转移的。

治疗方法：首先必须要强调尽管采取了合适的治疗方法，仍可出现成角、过度生长的问题。这些必须在治疗前就应向患儿的双亲交代清楚。如果等待出现畸形再对家属分析原因则很难使家属接受。

对胫骨近端骨折的病人临床上要做仔细的检查，治疗前一定要详细记录神经、血管的情况，并摄全伸位膝关节及小腿的正侧位 X 线片。

无移位骨折，通常用屈膝 10° 位的长腿前、后石膏托制动。有移位的骨折，可以在麻醉下闭合复位，摄 X 线片证实达到解剖复位后，上述石膏固定。石膏固定 24h 内观察足趾血液循环，防止缺血挛缩的发生。固定期间必须密切随访，随访时间可安排在石膏固定后的 1 周和 2 周。如果骨折的位置在石膏内发生改变并有外翻的倾向需再次闭合复位和重新更换石膏。6~8 周骨折愈合后可拆除石膏，练习膝、踝关节活动，伤后 8~10 周开始部分负重。

如果通过闭合方法不能矫正外翻畸形则应手术治疗。内侧入路，暴露骨折部位，将骨折端嵌入的软组织去除以达到解剖复位。复位后长腿石膏固定于伸膝位 6 周。

对于伤后出现外翻畸形的病人，多数作者认为通过支具矫正畸形无明显的作用。胫骨骨折后有 5° 的自发矫正，如果外翻畸形超过 10°，国外的多数作者主张行胫骨结节下胫腓骨内翻截骨术。我们不主张过早地行截骨术，由于截骨术改变不了骨折外伤后继发外翻畸形的自然病程，故可以等待其自发矫形或青春后期手术。Robert 报道 11 例外翻畸形的病人，4 例行截骨术，结果 2 例畸形复发，2 例出现了医源性筋膜间隔综合征。另外为了避免发生截骨术后的医源性胫前筋膜间隔综合征，术中应将筋膜间隔切开。由于畸形有复发的趋势，故截骨时应轻微的过度矫正。内固定可选用 U 型钉或一个小的加压钢板。截骨术后用长腿石膏固定 6 周。对于行胫骨内侧半骺阻滞术，应持慎重的态度。只有证实胫骨内侧有过度生长、青春发育后期骨骺将要闭合，经过认真地计算和设计方可考虑。

（二）胫腓骨骨干骨折

根据损伤情况分为闭合性骨折和开放性骨折。

1. 闭合性骨折　　儿童小腿骨折中，70%的为单独胫骨骨折，30%是胫腓骨双骨折。

婴幼儿通常由于扭转暴力引起胫骨下 1/3 的骨折，而腓骨无骨折。最常见的损伤机制是足部固定，身体扭转而跌倒。例如足别卡于有栏杆的小床中、或从床上摔下，也可见于儿童开始学步时摔伤。常见的骨折类型是螺旋形和斜行骨折。骨折线从远端的前内侧至近端的后外侧。5~10 岁的儿童以直接暴力引起的胫骨横断骨折多见，骨折可以发生移位或无移位，有时合并腓骨的骨折。11~14 的儿童胫骨中下 1/3 的螺旋形骨折多见，多见于间接暴力的损伤，如运动伤。中下 1/3 的骨折线从远端的前内下至近端的后外上，而上 1/3 的骨折线从远端的外下至近端的内上。

胫骨骨折而腓骨未发生骨折者，完整的腓骨和骨间膜可以防止胫骨短缩，但是也可造成胫骨的成角畸形，这通常是由于小腿三头肌的收缩作用和腓骨的支撑作用而引起。通常斜行骨折者发生成角畸形的较为多见，表现为胫骨上 1/3 骨折向内成角和胫骨下 1/3 骨折向外成角。

胫骨骨折而腓骨青枝骨折或无明显的骨折线但有异常弯曲者，我们称后者为腓骨的可塑性畸形，临床上要注意腓骨的可塑性畸形，因为它会对矫正胫骨骨折的力线造成困难，同样有时看起来复位良好的胫骨骨折，也可能因为腓骨的可塑性畸形内在的弹性作用而发生移位。

胫腓骨完全性骨折者，维持其长度是主要的问题，对线往往很容易矫正。由于小腿前外侧肌群的作用，一般容易发生胫骨的向内成角（胫腓骨双骨折者，小腿前间隔内的肌肉收缩可导致外翻畸形）。

单纯腓骨干骨折比较少见，通常是由于小腿外侧遭到直接打击所致。这类骨折的治疗后一般很少出现问题。但值得重视的是要注意除外是否有胫骨远端的骨骺损伤，通常旋前外翻外旋机制下可以引起腓骨高位的骨折。

症状：胫骨或腓骨骨折的症状和体征取决于创伤的程度和受伤机制。儿童的年龄因素也很重要，在年龄很小的儿童（婴幼儿）因其不能用语言来描述他的症状，有些缺乏明确的创伤史，故只能凭借临床发现和其双亲提供的情况来做出诊断。以疼痛为主要症状的胫骨或腓骨干骨折，疼痛的程度可有不同。单纯的腓骨干骨折的疼痛往往比较轻，而胫骨干骨折可有比较严重的疼痛。有些患儿表现为烦躁、哭闹、患肢拒绝步行和负重，但有些胫骨青枝骨折的儿童可能仍可行走，表现为跛行步态。压力性骨折往往表现为负重时疼，休息时缓解。

体征：骨折后由于出血和软组织的反应可以较快地发生局部肿胀，并可有超过解剖范围的压痛。长螺旋形骨折的病人疼痛可比较弥漫，检查儿童的固定压痛点是十分重要的，不能用语言表达者可凭哭声进行判断。骨折的病人通常可以有骨擦音，但一般不宜检查，因为其可加重病人的疼痛，并可进一步损害软组织和加重畸形。神经损伤较少见，腓骨颈的骨折有时可引起腓总神经的损伤。对于所有骨折的病人都应该检查足和足趾背伸和跖屈的活动。

骨干骨折合并血管损伤一般并不多见，但胫骨近端骨折后而引起的内外翻畸形可造成胫前动脉受到牵拉或压迫。对于所有骨折的病人应检查足背动脉和胫后动脉搏动、毛细血管的反应、感觉以及疼痛的类型也应仔细地检查，并要有仔细地记录，并在伤后 2~4h 内随时观察。

X 线片：对于任何怀疑有胫骨或腓骨骨折的病人都应摄包括膝、踝两关节的小腿正位和侧位 X 线片。腓骨的可塑性畸形和胫骨的隆突型骨折，有时从 X 线片上很难判断，可以拍摄对侧的 X 线片仔细对照比较。对于胫骨的压缩型骨折，有时可能需拍摄断层才能有助于诊断。复位后的 X 线片也必须包括膝、踝两关节，以利于医生判断膝、踝两关节是否平行。

2. 开放性骨折　多数胫骨开放性骨折是由于高能量损伤而引起。对开放性骨折的分级，多数学者采用 1976 年 Gustillo 和 Anderso 骺回顾 1400 例开放性骨折后提出的分类法（图 2-26-1）：Ⅰ度，低能量损伤而引起，骨折端刺破皮肤，伤口长度小于 1 cm；Ⅱ度，皮肤和软组织的挫伤，但无骨和肌肉组织的缺如，伤口长度大于 1 cm；ⅢA 高能量损伤，伤口长度大于 10cm 广泛的软组织挫伤，肌肉坏死和骨膜破坏、粉碎性骨折；ⅢB，Ⅲ A 合并骨的缺如和神经的损伤；ⅢC 合并血管的损伤；特殊类型的骨折，枪伤、农用机械伤、节段性骨折和节段性骨缺损。随着开放骨折严重程度的增加，感染几率也明显加大，Ⅰ度骨折病人的感染发生率是Ⅱ度的 20 倍。

3. 治疗

（1）保守治疗

1）整复：儿童胫腓骨骨折多数是无移位的骨折，一般都可通过简单的手法复位和石膏外固定来治疗。对于有移位的骨折，可在麻醉下，使肌肉松弛，在透视下整复。整复中要注意矫正：单独的胫骨斜行骨折时，由于小腿三头肌和趾长屈肌在骨折端可造成旋转应力，使骨折出现的向外成角；胫腓骨双骨折时出现的短缩，反屈和向内成

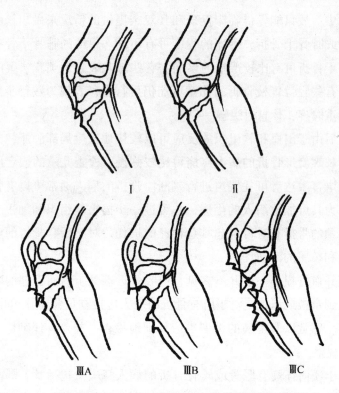

图 2-26-1 Gustillo-Anderson 开放性骨折分型

角畸形。复位标准：对位，骨折至少要达到 50% 以上的复位；对线，任何方向的成角不能大于 5°~10°；由于胫骨骨折后因骨折的刺激而导致胫骨的过度生长较少，所以复位时要注意维持长度。对于年龄 10 岁以上的女孩更应尽可能地达到解剖复位。如要使得双小腿达到完全地等长则任何形式的短缩均应避免。儿童胫腓骨骨折闭合复位后可接受的短缩量一般为 1~5 岁的儿童 5~10mm，5~10 岁的儿童 0~5mm。

2）固定：骨折复位后，用长腿前、后石膏托固定。对于不稳定性骨折，石膏固定时应使膝关节固定在 45° 的屈曲位以控制旋转，此位置同时有助于防止患儿早期负重。为了防止骨折的向后成角，在石膏的塑形过程中应始终在骨折部位保持有从后向前的力量，防止骨折反生理弧度向后成角；同时要使踝关节固定于跖屈位，胫骨中和下 1/3 的骨折，踝关节应固定于 20° 跖屈位，胫骨上 1/3 的骨折，踝关节应固定于 10° 跖屈位。有时骨折复位石膏固定 2~3 周后仍可再次出现畸形，这是由于软组织肿胀消退后固定松动而引起，需更换石膏。对于胫腓骨骨折，我们不主张用短腿石膏和早期的长腿管型石膏固定。前者的缺点是不利于控制骨折的旋转畸形，同时在应力的作用下可以加大骨折的成角畸形。后者的缺点是在骨折的肿胀期，由于石膏的限制易发生小腿筋膜间隔综合征；在出现血液循环障碍时不利于即时松解，去除石膏时也难以维持骨折的复位。长腿管型石膏固定可以在下面几种情况下给予应用：①骨折 2~3 周软组织肿胀消退后；②骨折复位固定后，复查时发现成角畸形需石膏切开撑开矫形者。

对于不稳定的双骨折有各种各样的处理方法的报道。由于不稳定骨折往往易发生短缩畸形。Weber 建议使用跟骨骨牵引治疗不稳定骨折，10~14 天后给予长腿管型石膏。

单独的腓骨骨折一般可简单地治疗，如短腿石膏夹板或短腿管形石膏。

3）固定后复查：有移位的骨折，通常合并广泛的软组织损伤及胫前间隔的血肿。因此复位后必须密切观察病人足趾的血液循环、感觉和运动，复位后的前三周应每周定期摄 X 线片复查一次骨折的位置。

4）骨折固定时间：固定时间的长短取决于患儿的年龄、骨折的类型和软组织损伤的情况。一般来说：新生儿需固定 2~3 周；学龄前儿童需固定 4~6 周；6~10 岁的儿童需固定 6~12 周；11 岁以上青少年需固定 8~16 周。

（2）手术治疗指征：

1）闭合复位手术治疗的适应证有多发性骨折；年龄较大儿童的不稳定性胫腓骨骨折、粉碎性骨折或难复位的骨折；复位后固定不稳定的骨折；合并有筋膜间隔综合征的骨折；有其他的合并伤或存在其他的特殊情况的骨折，如血友病者切开复位和内固定是一个相对的适应证，只有使得骨折稳定才可以减少骨折部位的反复出血，有颅脑损伤或脑瘫的病人手术后有利于护理病人。

对应用外固定架治疗难以复位或多发损伤、开放的胫腓骨骨折是近年来逐渐被越来越多的医生所乐于使用的一种固定方法，其最大的优点是不干扰折端的血运，不剥离破坏骨折端骨膜，随着外固定架工艺的改进及设计的复位工具使用，使得闭合复位后骨折达到解剖复位并不困难。但是外固定架也像应用钢板螺钉内固定一样，是偏心固定，存在应力遮挡的问题。在选用外固定架时应注意，必须遵守复位-穿针-固定这三个基本步骤，整复功能再完善的外固定架也不能完全依赖，必须先行手法整复；若将穿针放在整复之前，则可因钢针将骨与软组织固定，给骨折复位带来困难，同时也加大钢针的应力；穿针时应避开胫骨峭以防止针孔骨髓炎，同时应注意避开骨骺，穿针的安全区是骺板下 1cm。

儿童胫骨干骨折一般不用钢板内固定，原因是需广泛剥离软组织，增加感染的机会和不愈合的可能性。

弹性髓内钉（Anderson 钉）可以解决偏心固定应力遮挡的问题，不需要广泛剥离软组织，且内固定取出后二次骨折较少，故目前多应用弹性髓内钉固定，应用时需选择合适的型号、熟练的技术，一定的设备条件如 G 型臂双向 X 线透视机。

2）开放性骨折：开放性骨折的治疗方法。

Ⅰ度损伤和部分Ⅱ度损伤多采用清创、冲洗、一期闭合伤口、闭合复位、石膏固定的方法。

Ⅱ度以上的损伤，多数学者均采用 1983 年 Edwards 提出的方法：①清创、冲洗和应用抗菌素；②用牢固的外固定维持骨折的对位；③对于伤肢血运循环差者，术中行血管造影和筋膜间隔应力的测量、必要时行减张术；④术中不关闭伤口，用纱布和棉垫覆盖创面；⑤术后下肢悬吊；⑥每24～72h在手术室定期地行清创术，切除坏死的组织直至生成良好的肉芽组织；⑦迟延伤口的闭合，包括取皮植皮和皮瓣术；⑧若有骨缺损，植松质骨；⑨若胫腓骨骨折未愈合，而软组织已愈合，可试用负重石膏；⑩身体其他非受力部位的骨折可继续使用外固定和植骨，直至愈合。Edwards提出的方法被多数学者所接受。

我们所使用的方法是，首先要准确判断皮肤损伤的程度、伤口污染的情况及骨折的类型。对于自内而外型的开放性骨折，争取一期闭合伤口。对于自外而内型的开放性骨折，其常见于压轧伤和撕脱伤，根据皮肤损伤的情况而定。若皮肤挫灭伤严重而无法利用，可采用Edwards提出的方法；若皮肤剥脱伤但皮肤本身没有碾挫和失去活力，则用鼓式取皮机将其切削成中厚皮片，重新植回肢体的创面上，一期闭合伤口。开放骨折固定物的首选是外固定架，因其利于观察伤口和换药。其次选用钢板或跟骨骨牵引。

预后：1990年，Buckley报道41名儿童的42例开放性胫腓骨骨折，其中且Ⅱ度损伤18例，ⅢA 6例，ⅢB 4例，ⅢC 2例。骨折平均愈合时间是5个月（范围2～21个月），他们认为骨折的愈合时间和软组织的损伤程度、骨折的类型、骨缺损的程度和是否合并感染成正比；1992年，Kramer报道22例开放性胫腓骨骨折，其中Ⅰ度损伤1例，Ⅱ度10例，Ⅲ11例（ⅢC4例），结果2例需行早期的截肢，2例因为筋膜间隔综合征需行筋膜切开，1例骨折的愈合时间是在伤后24周；1992年，Hope报道了92例儿童胫腓骨开放性骨折，Ⅰ度损伤22例，Ⅱ度51例，Ⅲ19例。他们这组病例51例一期闭和伤口，41例按照Edwards的方法治疗，骨折平均愈合时间是13.5周，一期闭和伤口者未增加感染的发生率。伤后随访1.5～9.8年，早期并发证包括迟延愈合、不愈合、畸形愈合、感染、筋膜间隔综合征及骺早闭。晚期并发证有50%的患儿诉骨折部位疼痛、23%有活动能力尤其是运动能力的减退、64%的患儿有肢体的不等长。

（三）胫骨远端干骺端骨折

该部位的骨折经常为青枝型骨折，胫骨前方受到外力导致胫骨后侧的皮质完全断裂。可表现为明显的向后成角畸形。这种骨折应在麻醉下行闭合复位。畸形矫正后，为了防止胫骨反屈畸形复发应用长腿石膏固定，并将踝关节固定于跖屈位，3～4周后改为短腿负重管形石膏直至骨折愈合。若复位后骨折不稳定，可以用克氏针固定。

（四）特殊的胫骨干骨折

1. Toddler骨折　Toddler骨折是指蹒跚行走婴幼儿的胫骨干骨折。多由于膝关节固定足外旋摔倒后而引起，一般无腓骨骨折。这种骨折是1964年Dunbar和他的同事们最先报道，在他们的76例骨折中63例是发生在2.5岁以下，平均受伤年龄是27个月，男性多于女性，多发生于患侧小腿承重时的跌伤，右腿多于左腿。1988 年，Oujhane 分析 5 例蹒跚行走婴幼儿的 X 线片，发现其中 100 例是胫骨螺旋骨折。

体检时首先应检查健侧，然后检查患侧。检查顺序是髋、大腿、膝，最后检查小腿，小腿下段前方有轻度的皮温升高及固定的压痛。摄 X 线片应包括膝、踝关节的小腿全长的正、侧位片。如果临床怀疑骨折而 X 线正、侧位片又不能完全显示骨折时可摄小腿内旋斜位片。这种骨折的治疗应采用长腿石膏上、下托制动 3~4 周。然后改短腿石膏固定 3 周。

值得临床医生注意的是：对有外伤史，负重不稳，固定压痛，局部皮温高，踝关节背伸痛的婴儿应考虑有这种特殊骨折的可能性。因为有 13%~14% 的病例早期 X 线表现为阴性，但病人下肢不敢负重，7~10 天后 X 线片看到很轻微的骨膜反应或局部的骨痂形成。2001 年，Helsey 等特别就这种特殊骨折诊断困难做了回顾性病例分析，发现初诊时 X 线片不显示骨折但怀疑有此种骨折的 39 例患儿中，随诊时 16 例（41%）确诊为 Toddler 骨折。为了避免漏诊与延误治疗，对疑有 Toddler 骨折的患儿都应给予长腿石膏制动。

2. 自行车辐条伤　因自行车辐条而伤及下肢，尤其是踝关节的儿童比较多见，当自行车辐条高速运转时，被载者常是坐于自行车的前架上或后方的载物架上，其足插入自行车前或后轮的辐条与车架之间，引起足或踝关节软组织被严重的碾挫伤，当焦虑的家长没有把变形的车条松开而强行将儿童的小腿从中牵拉出来时又可进一步加重损伤。最好发年龄段是 2~8 岁。

受多数患儿可仅表现为皮肤擦伤、软组织肿胀。但严重者可表现为全厚层皮肤剥脱，胫骨、踝关节骨折。Lzan 和他的同事们认为这种特殊的损伤可有三个方面的表现：①在辐条的作用下组织受到撕裂伤；②足在车轮和车架之间受到碾压伤；③切割伤。撕裂伤通常累及足及踝部、后方的跟腱或者足背。是否需要行植皮术有时需要. 等待坏死的界线清楚后才能决定，有时行广泛的清创术后也需要植皮。最易发生皮肤坏死的部位常见于内、外踝的水平，而跟腱上方或足的外侧面皮肤是最易受损伤的部位。

由于初诊时真实的皮肤损伤程度往往不能完全地表现出来，所以有些自行车辐条伤的病人最初可用纱布、棉垫及弹力绷带包裹，受伤的肢体应抬高并不允许负重。在伤后 48h 内必须密切观察患肢，当出现坏死时可行清创术切除失活的组织，一般很少出现大面积的皮下血肿，但是一旦发生应将血肿抽出以避免加重组织肿胀。如果发生全厚皮肤的缺损，应早期行植皮术。

胫骨骨折多数是无移位的骨折，石膏固定 3~4 周即可。

3. 漂浮膝　漂浮膝是由于儿童受到严重的创伤造成股骨和胫骨均发生的骨折。过去对这种损伤的治疗采用牵引或石膏固定，故常遗留有永久性的功能障碍。对于这种损伤在前面的章节已经进行过阐述，治疗结果受到发病年龄、多发损伤程度、开放或闭合性骨折以及医师的经验等因素影响。目前的治疗方法是对于 6 岁以下儿童将胫骨骨折闭合复位后石膏固定，然后牵引治疗股骨干骨折；对于 6 岁以上儿童股骨干骨折可考虑应用外固定架或钛制弹性髓内针，如果股骨的骨折是在转子以下或髁上也可切开复位、钢板内固定。一般来说，10 岁以下儿童的胫骨骨折通常都是在股骨干骨折固定后采用闭合复位石膏外固定的方法；而 10 岁以上儿童的难复位胫骨骨折可以考虑胫骨使用髓内针或使用外固定架。

4. 下肢瘫儿童的胫骨骨折　迟缓性瘫痪病人发生骨折的几率高于痉挛性瘫痪患者。随着脊髓前角灰质炎的消灭，引起儿童下肢力弱、运动肌麻痹最常见的疾病已被脊髓脊膜膨出所代替。1938 年 Gillishe 和 Hartung 最先报道患有脊髓脊膜膨出的胫骨骨折。

这种骨折发生时所受的暴力一般不大，有时只是微小的创伤或根本无创伤。有些因肢体不等长和关节挛缩畸形跌伤；有些病人由于感觉丧失，反复的微小创伤而导致干骺端不全骨折、骨膜下血肿，并因此导致骺出血；有些行髋人字石膏制动矫形的病人，去除石膏后由于骨质疏松而再次发生骨折。

骨折好发年龄 3~6 岁，常见部位是膝关节周围、胫骨远端的干骺端和骨骺。有些骨折病人临床可能仅表现为皮肤发红、皮温高、软组织肿胀，靠近骺板的骨折可以有类似于骨髓炎的表现。如果是陈旧性骨折 X 线检查可显示有骨痂形成，有时因形成大量骨痂而与成骨肉瘤或慢性骨髓炎表现相似。骺损伤的 X 线表现为干骺端的不规则、密度增加、骺生长板增宽以及骨膜下新生骨的形成。

骨折发生移位是很罕见的，并且由于愈合很快，所以首选非手术疗法。移位的骨折，也可采用闭合复位石膏制动。固定时要注意病人存在感觉障碍，故骨凸处要加厚内衬或棉花，以防止局部压疮。制动时间 3~4 周即可。石膏去除之后可用支具加以保护。多数作者主张下肢迟缓性瘫痪儿童的胫骨骨折在 3~4 周后应早期负重和借助行走，防止因骨疏松、骨量丢失而致的再次骨折。对于骺损伤的病人，制动时间可适当延长。

骨折并发症少见。偶见局部压疮和骺损伤而引起的骺早闭。

5. 儿童应力（疲劳）性胫腓骨骨折　Roberts1939 年首先报道了儿童胫骨应力性骨折后，有关的文章很多。从统计来看，男孩比女孩多见，这是因为男孩更喜欢运动和游戏。有时儿童应力性骨折与感染或恶性肿瘤的病程相似，临床上很难鉴别，需行活检。

儿童正常的骨骼具有弹性耐力，当骨所受的外力超过骨的耐受时将发生骨折；而应力骨折则是由于正常的骨骼受到长期反复的应力或拮抗性的、强有力的肌肉牵拉，其虽不能引起急性骨折，但可引起疲劳性骨折。常见于儿童反复地重复进行某项活动。

疲劳骨折的早期出现管状骨溶解。在正常情况下，这些破骨管内充填成熟的骨组织。当骨受到连续不断的应力时，皮质骨出现破骨与成骨同时进行。但所形成的新生内、外骨痂为软骨痂。当骨的破骨过程超过成骨的过程，则发生骨折；反之，当施于正常骨骼的反复不断的应力消除，则成骨的过程将超过破骨的过程，骨痂将逐渐成熟成为正常的骨组织。

儿童应力性骨折的类型与成年人不同。成人腓骨的应力性骨折比胫骨多见；儿童则相反，胫骨比腓骨的应力性骨折多见。儿童绝大多数胫骨应力性骨折在胫骨上 1/3 的后内侧，发病年龄高峰是 10~15 岁。儿童腓骨应力性骨折的好发年龄是 2~8 岁，大多数的骨折是发生于腓骨的下 1/3 。Ingersoll 称这种骨折为"溜冰人骨折"，因为他发现一 3 例骨折都是溜冰者，并且骨折都发生在距外踝尖 4cm 以上的部位。

症状和体征：虽偶有患者的症状是突然发生，但绝大多数患者的症状都是缓慢地发生，在不知不觉中逐渐地加重。有些患者最早的表现是疼痛性跛行，以后随着病情的加重出现胫骨上端的内侧面发生持续性钝痛。疼痛白天加重，夜间或休息时疼痛缓解。临床检查阳性体征为胫骨嵴的一侧或双侧有固定压痛，骨折部位有程度不等的肿胀。而膝踝关节活动正常。

鉴别诊断：要注意和扭伤、骨肉瘤、骨髓炎、Ewing 瘤和骨样骨瘤相鉴别。

X 线表现：胫腓骨应力性骨折的 X 线诊断比较困难，初期即最初的 10~14 天可无 X 线变化，以后的 X 线改变 1970 年 Engh 将其分成三期。第一期，胫骨后壁的皮质骨上有小的透亮区，并常合并有干骺端及骨内膜处骨密度增加和轻微模糊的骨膜反应。这些表现通常在症状出现 2~3 周后才显现出来。X 线片上无线性骨折，多由于骨痂的遮挡。以后将表现为骨外膜和内膜新生骨的逐渐增加。第二期，后侧的皮质骨可有明确的不全的缺损，骨内、外膜下新生骨逐渐增多。第三期表现为成熟骨及骨内、外膜下新生骨的再吸收。如果发生骨折则表现为无移位骨折。腓骨最常见的征象是一薄层蛋壳样的沿着腓骨干的骨痂。

1977 年，Prather 发现 15 例 X 线正常而放射性同位素骨扫描阳性。放射性同位素骨扫描用于应力性骨折的早期诊断已经有很多的报道。根据 Roub 同位素骨扫描闪烁图，胫骨应力性骨折表现为胫骨后侧有一边缘分明、椭圆形或纺锤形浓聚，偶可延伸到骨中上 1/3 的结合部。胫骨的内侧面骨皮质是最易受累的部位。Meurman 和 Elfving 发现骨扫描可比 X 线在成年人平均提前 10.5 天出现阳性的表现。

总之，当临床上怀疑为应力性骨折时，行骨扫描是一个敏感并且可靠的检查，其可显示出 X 线片上看不到的异常。胫骨应力性骨折的治疗是休息。而对喜好运动的儿童最好用长腿石膏固定 4~6 周，以后在逐渐地增大活动。

6. 病理性骨折　由于胫腓骨骨干存在病损，局部病变处受到压力易发生骨折，这种创伤往往很轻微。如果骨折发生在胫骨，通常是完全性的并且需要坚强的固定。而如果是腓骨的病理性骨折也需要保护性的固定。各种各样的病变无论是良性的还是恶性的都可能引起病理性骨折。在儿童最易发生的病变有非骨化性纤维瘤、骨囊肿、动脉性骨囊肿和嗜伊红细胞肉芽肿。对于有些病变需行活组织检查以明确诊断，而胫骨处的活检后易发生骨折应引起重视。术后放疗的骨干也易发生骨折，如尤文氏瘤。

病理性骨折后可产生疼痛。骨折的类型多种多样，可以是微小的无移位的骨折或完全移位性骨折。而恶性病变如成骨肉瘤引起的病理性骨折也和上述相同。每一种骨折的治疗要具体分析，其取决于病变的 X 线表现状、部位及移位的程度。

五、并发证

（一）筋膜间隔综合征

儿童胫骨骨折后的筋膜间隔综合征以胫前间隔多见，但是合并有严重的软组织损伤而导致骨间膜破裂者，也可以造成小腿 4 个间室中的任何间室内的压力增高。Schrock 曾在行儿童胫骨旋转截骨术时对上述现象有过阐述。

伴随胫骨骨折的出血和软组织肿胀均可造成间室内的压力增高。随着压力的增高引起静脉回流受阻，当间室内的压力超过血管的压力时，将导致小动脉和毛细血管阻塞，间室内的肌肉组织缺血。缺血超过 6h 可以造成肌肉和神经不可逆的损伤，缺血8h90%的肌纤维发生明显的坏死。

绝大多数的间室综合征病人最早的表现是异常的疼痛。但是要注意有些年龄小的儿童对疼痛很难表达，而常表现为烦躁不安或哭闹。当去除石膏后发现触痛的部位不在骨折处而是在肌肉上时应高度怀疑间室综合征。通常可发现肌肉触诊很硬。而肿胀有时很难定量，当出现感觉过敏、运动丧失和脉搏消失时往往已形成间室综合征的晚期病理改变。

前侧间室压力升高：除小腿前侧有组织紧张及压痛外，可以有腓神经深支分布区的皮肤感觉丧失，伸趾肌及胫前肌无力，被动屈趾引起疼痛。

外侧间室压力升高：腓神经的浅支和深支分布的皮肤感觉丧失，腓骨肌无力，内翻足部时引起疼痛，小腿外侧腓骨处局部皮肤紧张及压痛。

后侧间室压力升高：后侧浅层间室压力升高表现为三头肌无力，背伸踝关节引起疼痛，小腿后方有肿胀及压痛。后侧深层间室压力升高时表现为被动伸趾痛、跖侧感觉过敏、趾屈肌力弱和小腿远端内侧三头肌和胫骨之间的筋膜触痛伴张力增高。1975年，Karltrom 报道了 23 例胫骨骨折主要表现为后方深层间室综合征引起肌肉的挛缩畸形，即爪形趾和距下关节活动受限，这种挛缩前的诊断可能相当困难，应该仔细地观察足或足趾背伸时是否有明显的疼痛。

判断何时行筋膜切开术经常是很困难的，尤其是在对症状和体征还不能下结论时，当出现受累的肌肉由于缺血在被动活动时疼痛，尽管受累肢体远端仍可触及脉搏，也应行间室压力测定。

1975 年，Whitesides 介绍了测定组织内压力的方法，并被临床广泛使用。方法是：①准备测压装置。在无菌条件下用20ml 注射器接上三通，一头接带 18 号针头的塑胶管，将针头插入生理盐水瓶中的水面之下，瓶塞上另插入一枚18号针头至水面以上使空气可以自由出入。然后吸取盐水使塑胶管的一半充满盐水，另一半为空气，并使注射器的针芯至15ml刻度处，关闭通路；三通的另一头再接一根塑胶管与血压表相连。②测压。从生理盐水瓶中拔出针头立即插入要求测压的间室内，打开三通使注射器与两根塑胶管相通，构成一个闭合系统。慢慢推注射器的针芯使塑胶管的盐水进入肌肉组织，当推压到一定压力时，可以看到塑胶管内的盐水来回移动，此时停止推压，记录血压表上的读数，此即组织压。

正常组织内压约为0mmHg，当舒张压和组织压之差在10~30mmHg，或室内压在25~30mmHg以上时，则已濒临组织缺血。有作者主张此时无论病人的筋膜间隔综合征的症状和体征表现如何都应行筋膜切开术。对于多发创伤并血压低的患者组织内压相应可降低，此时更应尽早行间室松解筋膜切开术。手术方法可以行单纯小腿前室减压法或Mubarak和Hargeus的前外、后内两皮肤切口的小腿全部四室的减压方法。但儿童不宜切除腓骨，因其可导致踝外翻、胫骨外旋及步态的改变。筋膜切开术后，用石膏托制动固定骨折，如果骨折是不稳定性的则可行牵引。

近年来有报道用高压氧、高渗甘露醇等非手术方法治疗获得成功。在手术指征尚不十分明确的情况下，可以在严密的观察下，试用这些方法，而此时抬高患肢是一种错误的方法，它不仅不利于静脉回流反而会加重已有的病变，因为抬高患肢会降低肢体内动脉的血压。在组织压高于静脉压的情况下，抬高患肢达不到静脉回流的作用。

（二）血管损伤

儿童胫骨骨折后导致血管的损伤比较罕见。一旦合并有血管损伤，则预后都很差。Allen回顾14例合并有血管损伤的病人，发现只有3例恢复正常的功能。血管损伤最常见的部位是胫骨近端的干骺端，因为此处是胫前动脉从骨膜间的穿出部位。另一种可能累及胫前动脉的骨折是发生于胫骨下端同时伴有足和远骨折端向后移位的骨折。胫后动脉的损伤罕见，多发生于开放性骨折合并明显软组织损伤者。

血管损伤预后差的原因之一是由于遗漏，因此，对于胫骨骨折的病人一定要注意仔细地检查，必要时对于血循环障碍的肢体可以行血管造影。血管损伤的治疗要积极，可行血管探查或血管移植术。

在成人ⅢB型骨折中血管损伤后的截肢率达21%，ⅢC者达79%，而儿童未见统计报道，但多数作者均认为单纯胫前动脉和腓动脉损伤的愈后好，而胫后动脉和腘动脉的愈后差。

（三）成角畸形

儿童骨干骨折后轴向的对线不良可自发地矫正已众所周知。前臂和股骨的骨折几个月后可见到明显的塑形，但胫腓骨骨折却并不是如此，成角畸形多不能完全的塑形矫正。

1971 年，Swaan 和 Oppers 报道 86 例所治疗的胫腓骨或胫骨骨折病人，平均随访时间 6 年，他们通过测量骨折愈合后及随访时的 11 线片上角度，发现 1~8 岁的女孩和 1~10 岁的男孩，可于骨折愈合后出现自发性矫正；9~12 岁的女孩和 11~12 岁的男孩仅可矫正角度的 50%；而大于 13 岁的儿童仅有 25% 的角度可矫正。Bennek 分析胫骨或胫腓骨骨折后成角畸形的塑形，发现反生理弧度的畸形超过 10°则畸形明显，并发现大于 10°反生理弧度的畸形是不能完全自发矫正。

单纯胫骨骨折后的内翻畸形和胫腓骨完全性骨折后的外翻畸形的发生率也很高，这种内、外翻畸形也很难自发地矫正。而靠近骺板水平的骨折，Weber 报道了 11 例合并有 5°~13°的内翻病人，以后均得到了完全的塑形矫正。而 5 例 5°~7°的外翻的病人仅有 1 例完全地矫正。

Hanse 骺在 1976 年报道 102 例骨折的病人，其中 25 例治疗后存在有 4°~19°的成角畸形。在以后的随访时他们估算自发性矫正仅可矫正原角度的 13.5%，并且这种自发矫正在骨折后 18 个月停止。

1988 年，Shannak 报道 117 例儿童胫骨骨折，随访中发现病人若存在 2 个平面的成角畸形较仅存在 1 个平面的成角畸形塑形能力差，表现最为明显的是胫骨远端干骺端骨折合并有后内成角者。

总之，不要对胫骨骨折后成角畸形的自发地矫正寄予太高的期望，对于超过 1°的反生理弧度的向后成角畸形和大于 5°的内翻或外翻成角都是不能接受的。

（四）迟延愈合和不愈合

儿童胫骨骨折后的迟延愈合和不愈合近几年来并不罕见。常见的原因包括医源性因素，如过度地治疗、不正确的内固定、固定后骨折端仍有分离以及术后感染等。伴随骨折后的广泛软组织损伤，导致骨折部位的失血供可能也是迟延愈合和的一个因素。对于发生迟延愈合和不愈合者必须仔细分析造成的原因，去除造成迟延愈合的因素，才能达到骨折愈合。

（五）小腿不等长

骨折、骨膜掀起和骨痂的形成均增加了局部的血运，其可刺激骺板而加速生长。但是胫骨与股骨的规律性不同。

Swaan 和 Oppers 报道年龄较大的儿童创伤后，当骨折复位不能达到端一端对合时，最大的问题是短缩。开放性骨折复位后可以引起胫骨的过度生长，Steinert 和 Bennek 报道 3 例过度生长达 2~3cm，我们也有这样的病例，主要出现在开放性胫腓骨双骨折的病人中。但是要注意在儿童胫骨单骨折中，很少见到过度生长。

参考文献

1．Bengner V，Ekhom T，Johnell 0，et al. Incidence of Femoral and Tibial Shaft Fractures. Acta Orthop Scand，1990，61：251

2．Blount，WP. Fractures in Children. Baltimore：Williams & Wilkins，1995

3．Buckley SL，Gotschall C，Robertson Wetal. The Relationship of Skeletal Injuries With Trauma Score，Injury Severity Score，Length of Hospital Stay，Hospital Charges and Mortality in Children Admitted to a Regional Pediatric Trauma Center. J Pediatr Orthop，1994，14：449

4．Karrholm J，Ilansson LI，Svensson K. Incidence of Tibiofibular Shaft and Ankle Fractures in Children. J Pediatr Orthop，1982，2：386

5．Karlsson WK，nilsson BE，Obrant KJ. Fracture Incidence After Tibial Shaft Fractures：A 30Year Follow-Up Srudy. ClinOrthop，1993，287：87

6．King J，Defendorf D，Apthorp J，et al. Analysis of 429 Fractures on 1889 Battered Children. J Pediatr Orthop，1988，8：585

7．Mellick LB，Reesor K，Demers D，et al. Tibial Fractures of Young Children. Pediatr. Fmerg Caer，1988，4：

8．Shannak AO. Tibial Fractures in Children：Follow-Up Study. J Pediatr Orthopl，1988，8：306

9．Balthazar DA，Pappas，AM. Acquired Valgus Seformity of the Tibia in Children. J Pediatr Orthop，1984，4：538

10．Bassey LO. Valgus Deformity Following Proximal Metaphysfal Fractures in Children：Experiences in the African Tropics. J Traums，1990，30：102

11．Coates R. Knock-Knee Deformity Following Upper Tibial "Greenstick" Fractures. J Bone Joint Surg，1997，59B：516

12．DeBastiani G，Aldegheri R，Renzi-Brivio L，et al. Limb Lengthening by Distraction of the Epiphyseal Plate. J Bone Joint Surg，1986，68B：545

13．DeBastiani G，Aldegheri R，Renzi-Brivio JR，et al. Chondrodiastasis-Controlled Symmetrical Distraction of the Epiphyseal Plate. J Bone Joint Surg，1986，68B：550.

14．Gren nE. Tibia Valga Caused by Asymmetrical Overgrowth Following a nondisplaced Fracture of the Proximal Tibia Wetaphysis. J Pediatr Orthio，1983，3：235

15．Jordan SE，Alonso JE，Cook FF. The Etiology of Valhus Angulation After Metaphyseal Fractures of the Tibia in Children. J Pediatr Orthop，1987，7：450

16．Robert M，Khouri n，Carlioz H，et al. Fractures of the Proximal Tibial Metaphysis' in Children：Review of a series of 25 Cases. J pediatr Orthop，1987，7：444

17．Robert G，Salter R. Presentation of Valgus Deformity Following Fracture of the Proximal Metaphysis if the Tibia in Children. J Bone Joint Surg，1980，62B：527

18．Skak S. Valgus Deformity Following Proximal Tibial Metaphyseal Fracture in Children. Acta Orthop Scand，1982，53：141

19．Zionts LE，MacEwen GD．Spontaneous Improvement of Post-Traumatic Tibia Valga．J Bone Joint Surg，1986，68A：680

20．Bluck SS，Brumback RJ，Pola A，et al．Compartment Syndrome in Open Tibial Fractures．J Bone Joint Surg，1986，68A：1348

21．Bohn WW，Durbin RA．Ipsilatersl Fractures of the Femur and Tibia in Children and Adolescentss．J Bone Joint Surg，1991，73 A：429

22．Briggs TWR，Orr MM，Lightowler GDR．Isolated Tibial Fractures in Children．Injury，1992，23：308

23．Buckley SL，Smith G，Sponseller PD，et al．Open Fractures of the Tibia in Children．J Bone Joint Surg，1990，72A：1462

24．Byrd HS，Spicer TE．Management of Open Tibial Fractures．Plast Reconstr Surg，1985，76：719

25．Caudle RJ，Stern PJ．Severe Open Fractures of the Tibia．J Bone Joint Surg，1987，69A：891

第二十七章　儿童胫腓骨远端骺损伤

胫腓骨远端骺损伤约占儿童全部骺损伤的25%～38%，仅次于桡骨远端骺损伤。未成年运动员中10%～40%的损伤发生在踝关节。男性多于女性。胫骨远端骺损伤的常见年龄是8～15岁，腓骨常见的年龄是8～14岁。在超过15～16岁的病人，因骨骺已闭合可见到成人类型的踝关节骨折。

一、实用解剖

踝关节是一个屈戊关节，它是由胫骨、腓骨和距骨构成。

1. 韧带　使胫腓骨远端紧密地结合在一起构成踝穴的三组韧带是：①下胫腓前和下胫腓后韧带附着在胫骨远端骨骺外侧前后面，斜向下外到腓骨的前面和后面。青少年"过渡期"踝关节骨折与下胫腓前韧带有密切的关系。②下横韧带：同下胫腓前、后韧带一样宽和厚，从外踝沿胫骨关节面的后缘几乎到达内踝，此韧带可作距骨的部分关节面。③骨间韧带：是骨间膜的延续、坚固，由胫侧斜向外下，附着于胫腓骨远端相邻的粗糙面上。

踝关节内侧的稳定结构是三角韧带，起自内踝。根据第10版《坎贝尔骨科手术学》，三角韧带附丽分为浅层和深层两部分纤维。浅层韧带有四组，分别是胫舟韧带、前侧为胫距前韧带，中间为胫跟韧带，后方为胫距后韧带。三角韧带深层是位于内踝下与距骨体之间的纤维（图2-27-1）。

踝关节外侧稳定是由三个韧带而构成，由前向后分别是距腓前韧带、跟腓韧带和距腓后韧带。它们的张力和所在空间的方向将根据踝关节的位置—中立位、跖屈位、背伸位而发生改变。所有的这些韧带均起自于腓骨远端的骨骺上。距腓前韧带，从外踝的前缘经踝关节的前外侧止于距骨的前方。跟腓韧带从外踝尖略向后下方下行止于跟骨结节的外侧面，此韧带和腓骨长短肌腱及腱鞘有密切的关系。距腓后韧带水平走行，从外踝的背侧沟到距骨的后面（图2-27-2）。

2. 骨骺　胫骨远端骨骺二次骨化中心出现的时间是生后4～24个月，胫骨远端骺生长板是横向，以后前内侧出现波浪状形态。一般在7岁前内踝轮廓是软骨X线不显影，7岁后内踝轮廓开始出现，并逐渐向下延伸，至10岁时完全形成内踝。骨骺闭合的时间，女性15岁，男性17岁。胫骨远端骨骺从开始闭合到完全闭合需18个月。闭合顺

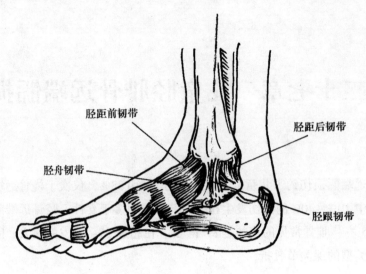

图 2-27-1 踝关节内侧韧带图示

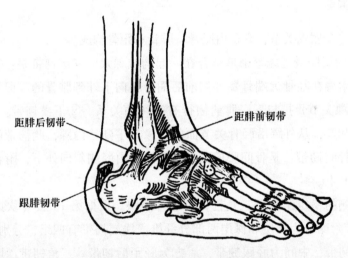

图 2-27-2 踝关节外侧韧带图示

序首先是中间部分闭合，然后是内侧部分闭合，最后是外侧部分的闭合。此不同步的闭合过程是生长中踝关节重要的解剖特征，此时若对足施以外旋的扭力可以造成青少年胫骨远端外侧部 Tillaux 骨折与三平面骨折。

腓骨远端骨骺二次骨化中心出现的时间是生后 2~3 岁，至 10 岁时完全形成。腓骨远端骺生长板开始也是横向，至 3~4 岁以后出现波浪形轮廓，正常情况下，腓骨远端骺生长板应与胫骨远端骨骺的远端在同一平面。在二次骨化中心骨化过程中，可能显示不规则骨化，应与骨折相鉴别。

胫腓骨远端副骨化中心：在内踝的骨化过程中，偶见分离的副骨化中心，位于内踝的顶端，称之为内踝副骨化中心，一般双侧对称存在。外踝较少呈现副骨化中心。

二、损伤机制和分型

儿童多数的踝关节损伤是由间接暴力而引起的，当足固定于某一位置上，例如内翻或外翻位，而小腿发生旋转即可发生骨折。直接暴力的损伤较少见，高能量损伤可导致严重的后遗症，垂直压缩骨折是罕见的。在 1978 年前儿童踝关节骨折分型主要根据解剖和损伤机制分成二大类。

解剖分型法：是根据构成骨折块的骺或干骺端骨折的部位而分类。常使用的是 Salter-Harris 骺损伤分型，这种分型法由于适用于所有的骺损伤故至今仍被广泛接受。它的优点是容易记忆，不用想象受伤时足的位置，同时对骨折预后的判断有帮助。但显而易见的缺点是它不是儿童踝关节特有的分型，不能为手法复位提供依据。

损伤机制分型法：是根据引起骨折的作用力性质和受伤时足的位置。其不仅反映了骨折的解剖类型而且还涉及骨折块间的位置关系。最大的优点是指导临床行反损伤机制的手法复位。1955 年 Carothers-Crenshaw 将踝关节的骺损伤分为：外旋型、外展型、内收型、跖屈型和垂直压缩型损伤。每一型又分三度。但这个分型比较混乱并且不能精确判断预后。有些作者使用 Lauge-Hansen 对成年人的踝关节骨折分类法，其最大的缺点是儿童无韧带损伤故不适合。1980 年，Vahvanen 和 Aalto 对 310 个儿童踝关节骨折分别用 Weber（解剖法）、Salter-Harris 和 Lauge-Hansen 三种方法分类，结果发现用 Weber 和 Lauge-Hansen 有许多骨折都无法分类。

目前许多作者使用 1978 年 Dias 和 Tachdjian 提出的儿童踝关节骨折分型：旋后内翻型（SI）、旋后跖屈型（SPF）、旋后外旋型（SER）及旋前外翻外旋型（PEER）。1985 年，他们又增加了 4 型：垂直压缩型、青少年 Tillaux 骨折、三平面骨折及其他骺骨折。Dias 和 Tachdjian 提出的儿童踝关节分型法：根据 Lauge-Hansen 的原则及 Salter-Harrs 的骺损伤分型，本分类法的第一个词（旋后、旋前）表示受伤时足的位置，第二个词（如内翻、外旋）表示施于踝关节的异常外力。（图 2-27-3）

（一）旋后内翻型

又分为 I 度与 II 度两个亚型。

I 度：内翻的应力作用于旋后的足上，由于外侧韧带的牵拉产生腓骨远端 Salter-HarrisI 型或 II 型骨折。偶见外侧骺生长板周围部分，特别是 Ranvier 区损伤（OgdenVI 型骺损伤）或外踝尖的撕脱骨折（OgdenVII 型骺损伤），其可伴有或无干骺端骨折片，即 OgdenVII A 或 OgdenVII B 型损伤。OgdenVIIA 是无干骺端骨折片的腓骨远端骺软骨骨折，由于骺软骨 X 线片不显影，故这种损伤经常容易漏诊而被误诊为踝关节扭伤。

II 度：如果内翻的外力持续作用，距骨撞击胫骨远端关节面的内侧部分将产生 Salter-HarrisIIIiv 型骨折。极少数也可发生胫骨远端 Salter-Harris I 型或 II 型骨折。骨折远端向内侧移位。也可表现为内踝的横行骨折（OgdenVII 型骺损伤）。

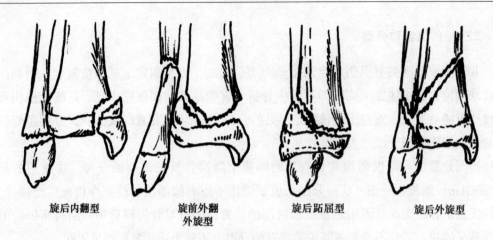

旋后内翻型　　　　旋前外翻　　　　旋后跖屈型　　　　旋后外旋型
　　　　　　　　　外旋型

图 2-27-3　踝关节骨折的 Dias-Tachdjian 分型

此型特点：I 度损伤中外踝尖的撕脱骨折（OgdenⅦ型骺损伤），可能因软骨损伤不显影而误诊。Ⅱ度损伤是 Dias 和 Tachdjian1978 年提出的分型中惟一的 Salter-HarrisI-Ⅱ、Ⅳ型骨折，愈后差。

（二）旋后跖屈型

此型是足处于旋后位，而踝关节受到向后跖屈的暴力引起胫骨远端骨骺 Salter-HarrisⅡ型骨折，偶见 Salter-Harris I 型骨折。骨折线在侧位 X 线片最易见到，而正位片很难发现骨折，干骺端骨块向后移位。这型损伤无腓骨骨折的报道。

此型特点：正位 X 线片很难发现骨折，侧位 X 线片干骺端骨块向后移位。

（三）旋后外旋型

此型足是处于完全的旋后位。踝关节受到外旋的应力。该损伤分为 I 度与Ⅱ度两个亚型。

I 度：胫骨远端 Sater-Harris Ⅱ型骨骺骨折，骨折块向后移位。与旋后跖屈型的 X 线侧位片表现十分相似，但正位片可见骨折线起自远端外侧向近端内侧走行，干骺端骨折块位于内侧。偶见胫骨远端旋转而无移位。

Ⅱ度：如果外旋的力量继续作用，可同时发生腓骨的螺旋形骨折。骨折线起自内下向外上走行，骨折远端向后移位。

此型特点：胫骨干骺端骨折块位于内后侧，可合并腓骨螺旋形骨折。

（四）旋前外翻外旋型

足处于旋前位时受到了外翻和外旋的应力，则将发生此类型的骨折。旋前外翻外旋型骨折表现为胫骨骨骺和腓骨同时发生骨折。最常见的表现是胫骨远端骨骺 Salter-Harris I、Ⅱ型骨折，同时合并腓骨骨折。胫骨干骺端骨折块位于外侧。而腓骨表现为横行骨折或距腓骨远端 4～7 cm 处的短斜型骨折，偶尔有些旋前外展型损伤表现为踝的横行骨折。

此型特点：胫骨干骺端骨折块位于外侧，腓骨为高位的横行或短斜型骨折。

（五）垂直压缩型

垂直压缩型是一种较罕见的损伤，是 Sater-Harris Ⅴ 型骨骺损伤。这种损伤在伤后即刻 X 线片可能很难发现，故可能被认为是严重的踝关节扭伤，而当病人出现骨骺早闭时才确诊，预后很差。

（六）青少年 Tillaux

骨折外旋应力引起胫骨远端骨骺前外侧部分 Salter-HarrisⅢ 型的骨折。骨折线从关节面向近端延伸，经骺生长板横行至骨骺的外侧，而胫骨远端已闭合的内侧和中间部分骨骺不受累。

（七）三平面骨折

此型的特点：外旋应力引起胫骨远端骨骺在正位 X 线片上显示 Salter-HarrisⅢ 型的骨折，而同时在侧位 X 线片上显示 Salter-Harris Ⅱ 型的骨折。

（八）其他的损伤

所有不符合上述 7 种分类的骨折。如割草机所致软骨周围环损伤，应力性骨折和开放性的交通伤等，损伤机制同成人。

三、诊断

临床所见随损伤的程度不同而不同，有明显骨折移位的病人可以表现为剧烈疼痛和畸形。足相对于小腿畸形可提示损伤机制，为手法整复提供参考。皮肤的形态、肿胀、瘀斑、神经血管的情况固定触痛的部位应仔细地记录，要注意有胫骨骨折者，应检查踝关节。在旋前-外翻-外旋的损伤中可能会发生高位腓骨骨折。

无移位或轻度移位的病人常表现为无畸形、轻度肿胀和疼痛。有些病人的临床症状很轻，易漏诊。

四、影像学检查

对于有明显畸形的踝关节创伤者应摄踝关节 X 线正侧位片。根据临床检查，为了排除高位的腓骨骨折有时需摄胫腓骨全长的 X 正侧位片，但我们也不主张对于所有的踝关节骨折均摄小腿全长的 X 线片，因为其可由于投照中心的不同而影响踝关节 X 线片的质量。

对于无明显畸形的踝关节创伤者除摄踝关节 X 线正侧位片外，根据需要有时还应摄斜位。在标准的踝关节 X 线正位片上胫骨远端的外侧部分与腓骨重叠，此容易掩盖胫骨远端外侧 Salter-HarrisⅢ 型骨折线。因此需摄斜位片消除腓骨内侧缘的遮挡。

胫骨远端外侧的腓骨切迹有时可能会误认为是 Tillaux 骨折或三平面骨折，胫骨远端内侧踝穴顶部的骨小梁交叉处可能会误认为是 Salter-HarrisⅢ 型的骨折，腓骨远端干骺端靠近骺生长板处的隆起易误认为隆凸骨折，外侧骺生长板处的视觉上的偏差易误认为骺分离。

胫腓骨远端副骨化中心若未受到急性或慢性的损伤一般不会被发现，但当临床有外伤史、局部有压痛时，摄 X 线片发现胫骨远端有表面光滑的小骨，也不能除外软骨骨折。若发生在外常见踝于 Ogden Ⅶ 型骺损伤，并要注意不带干骺端骨片的 Ogden Ⅶ B 型骺损伤。为明确诊断，对于可疑的病例需照双侧对比片，必要时需摄应力位 X 线片以检查骨折块有无活动，偶可行骨扫描检查。

应力位 X 线片：儿童很少因韧带损伤而需摄应力位 X 线片，只有当某些移位不明显的 Salter-Harris Ⅰ 型骨折、判断骨折块有无活动和了解骨折的愈合情况时才需要。但要注意，临床上若病人有骨折征，则无论应力位 X 线片是否有骨折都应给予适当的治疗。

CT 及 MRI：踝关节 CT 一般只需行横切面的检查，其有助于了解关节内骨折的移位情况。无移位的青少年的胫骨远端 Tillaux 骨折或三平面骨折在 X 线片上很容易漏诊。我们对这些关节内骨折也建议使用 CT，它不但有助于精确诊断，更重要的是可精确地分析闭合复的损位的情况。踝关节骨折的病人一般不需行 MRI 检查，有报道认为其有助于了解关节面伤情况。Smith 发现 4 例早期骺损伤（3~10 天）的病人，其中 3 例 MRI 显示的骨折情况比普通的 X 线片严重。他们认为早期行 MRI 检查（3~17 周），可为判断骺早闭提供依据。而我对疑有骺早闭者伤后 4~6 个月行 MRI 检查。

五、治疗

在决定治疗前应考虑的问题包括：骨折的部位、骺损伤的类型（Salter-Harris 分型）、损伤机制、移位程度、神经血管情况、开放或闭合损伤、病人的年龄、全身情况和受伤时间。此外，是行膝上或膝下石膏固定？固定多长时间？什么时候开始负重？对于合并其他损伤者是否需立即行踝关节骨折复位？闭合复位时，全麻、局麻和止痛药那种更安全有效？如果闭合复位不完全，在每个平面多大的残余移位或成角可接受？切开复位，选择何手术？手术时如何保证最大限度地达到解剖复位？选择何种内固定材料更适合？

多数的胫骨远端骺损伤均可经保守方法治疗，通过反损伤机制的方法闭合复位。无移位的骨折可以采用闭合复位石膏外固定。通常，胫骨远端骺损伤常合并腓骨远端的骨折。

有移位的骨折，多数作者主张应试行闭合复位。闭合复位时为了防止医源性的骺损伤，许多作者主张用全麻，使肌肉松弛。但 Dias 回顾全麻与局麻下整复后的结果，发现每组各有一例发生生长停滞。切忌反复多次的手法整复以免进一步加重骺损伤。若伤后 7~10 天仍存有畸形者，一般不行进一步的治疗，待其生长塑形后，残留的畸形以后行截骨矫形。无移位的骨折，可能只需行简单的制动即可；移位的骨折闭合复位后石膏制动，不稳定者也可考虑用经皮穿针和外固定架的方法。若闭合复位失败，可以行切开复位，内固定或石膏制动。

（一）胫骨远端骨折（用 Salter-Harris<S-H>分型制定治疗原则）

1. S-H I 型　根据 dias 和 Tachdjian 骺提出的儿童踝关节分型，前 4 型均可发生 S-H I 型损伤。此型主要依据胫骨远端骨骺的移位方向而推断损伤机制。例如，直接向后移位为旋后跖屈型；是否合并腓骨骨折对判断也有帮助，合并高位、斜形或横形腓骨骨折为旋前外翻外旋型骨折；合并位置较低的螺旋形腓骨骨折为旋后外旋型。Lovell、Broch 和 Nevelos 报道一些不常见的胫骨远端 S-H I 型损伤，其表现是骨骺发生 90° 的外旋，但从水平面观未发生任何方向的移位，同时无腓骨骨折。

腓骨 S-H I 型骨折见于旋后内翻型的损伤。这是踝关节损伤中最常见的骨折。骨折移位通常很轻微，可通过外翻足的同时直接推压外踝而达到闭合复位。短腿石膏固定 4 周。如果需要行切开复位可用克氏针作内固定。

对于无移位的胫骨 S-H I 型骨折，短腿石膏固定 4~6 周。我们主张用普通的熟石膏，而不用合成聚合化纤材料的石膏，因其只能打石膏管型制动，难以塑形，易因伤后肿胀固定过紧造成压迫。对有移位的骨折，闭合复位后可长腿石膏前、后托制动，每周复查一次，3 周后换短腿石膏管型再固定 3 周，然后用支具保护至骨折愈合。骨折愈合后二年内，每半年至少随访一次。若见到平行于骺生长板的生长停滞线（Park-Harris 线），则可明确无局部的生长停滞。

2. S-H II 型　Dias 和 Tachdjian 骺的前 4 型中任何类型均可发生 S-H II 型损伤。干骺端三角形骨折片移位方向及是否合并腓骨的骨折均有助于判断损伤机制，如干骺骨折片向内移位为旋后外翻、仅向后移位为旋后跖屈，向外移位为旋前外翻外旋。在旋后内翻型中 S-H II 型骨折是很罕见的。

存在争议的是，新鲜骨折整复后残余多大的移位或角度是不可接受的需行切开复位术。Garuthers 随访 33 例 S-H II 型踝关节骨折病人的结论是：为了达到精确的解剖复位而反复的手法整复、暴力整复和手术干扰都不可取。因为即使在儿童生长的后期胫骨远端也存在自发塑形矫正能力。他们发现 13.5 岁儿童踝关节骨折复位后残留 12° 的成角畸形，以后得到完全地再塑形矫正。Spiegel 则持不同的观点，他们主张骨折应达到"精确的解剖复位"，术后治疗结果好。而有些复位不良的病人晚期出现并发证，他们认为复位不良是由于骨折间嵌入软组织而引起。Grace 还报道 3 例嵌入的软组织中包括神经血管束，当闭合复位时出现血循环障碍应行切开复位，解除嵌入的软组织。

我们掌握的原则是至少还有 2 年以上生长潜力的患儿（女孩 11 岁以下，男孩 13 岁以下），向前成角不大于 15°，外翻成角不大于 10°，内翻 0° 尚可接受，残余的轴线对线不良在以后的生长过程中可自行矫正；而在年龄 11~13 岁以上生长潜力不足 2 年的儿童，向前、外成角均不能大于5°，因为此年龄段很难通过生长塑形矫正残留畸形。临床上旋前外翻外旋型骨折常需行切开复位术，此型干骺端骨折块位于外侧，在复位时这个三角形骨块可能被挤到胫腓骨之间致使复位困难，骨膜也可能嵌入骨折缝隙内妨碍解剖复位，故闭合复位不能达到解剖复位。手术行前内侧切口，将嵌入的骨膜推出，精确的复位后，内固定可用克氏针或者用与骺生长板相平行的松质骨螺钉内固定。

闭合或开放复位后用长腿石膏托固定3周，改为短腿石膏管型固定3周，然后用支具保护至骨折愈合。

3. S–H Ⅲ型或Ⅳ型　这两型骨折放在一起讨论是因为它们的损伤机制相同，常见于旋后内翻型，它们的治疗和预后也相同。根据Spiegel的统计Ⅲ型损伤占24.1%，ⅳ型损伤占1.4%。这些损伤多数是由于距骨的内角撞击内侧踝穴的顶部所致。

对于无移位的S–H Ⅲ型或Ⅳ型骺损伤用长腿石膏前、后托固定。固定后带石膏行CT检查以证实骨折无移位；并在石膏制动的最初3周要每周摄X线片，以证实骨折在石膏内未发生移位；骨折愈合后二年内，每半年至少随访一次，以明确无生长停滞。

有移位的骨折，需要尽可能地使之达到解剖复位。闭合复位的方法是先纵向牵引，然后外翻足并用手按压内踝，使骨折复位。若复位成功长腿石膏固定或行经皮穿针+石膏外固定。如果通过闭合的方法达不到解剖复位，虽然我们也有骨折移位2mm，愈合后早期有中心性骨桥形成，在以后的随访中发现骨桥消失，无生长畸形出现的病例，但我们同意多数作者的主张即骨折移位大于2mm，应行切开复位。由于此型骨折累及到关节，复位不佳可引起关节面不平整及创伤性关节炎，可在骨骼发育成熟后的5~8年出现症状。更重要的是未达到解剖复位者易引起骨桥形成，导致局部生长停滞。Beat发现S–H Ⅲ型损伤同时合并关节内软骨碎片，这种骨折也应行切开取出软骨碎片，消除阻挡使骨折复位。

手术方法：行hockey-stick前内侧切口，即从内踝上4cm至内踝尖的后下1cm的弧形切口。如果骨折靠外，也可以选择从内踝的后方至踝关节前方4~6cm的横切口。显露并且游离隐静脉，牵开给予保护。干骺端骨折处的骨膜可能掀起。但术中不应行骨膜下剥离，以免损伤骺生长板周围环。应切开前内侧关节囊，从关节内显露骨折端，冲洗，用镊子夹出瘀血块，不能用刮匙刮除以免损伤骺生长板。复位后应使关节面光滑，骨折处紧密吻合。使用内固定物固定时应尽量避开经骺生长板固定，常用的方法是与骺生长板平行的骨骺内或干骺端固定。内固定物的选择根据骺骨块的大小而定，若骨块大可用螺钉，反之用克氏针。若有较大的干骺端骨块也可用皮质骨螺钉固定。在固定时，禁止螺钉穿过骺板，导致医源性的踝内翻畸形。

有些作者报道使用可吸收针固定儿童踝关节骨折的治疗结果，Benz报道5例儿童踝关节骨折，年龄5~13岁，用可吸收针+金属螺钉固定的治疗结果，无并发证和生长停滞的发生。成人踝关节骨折用可吸收内固定材料的并发证报道很多，其包括骨折移位（占 14.5%）、局部非感染性炎性组织反应需手术引流（占 8%）、假关节（占 8%）、下胫腓骨性融合（占 3.8%）、感染、（占 1.6%）。可吸收内固定材料分两种：聚乙醇酸合成的内固定物和聚丙醇酸合成的内固定物。两种聚合物的最后代谢过程基本相同，而降解速度各异。后者降解时间长，生物半衰期为 6 个月。Bucholz 认为用丙醇酸内固定物几乎无并发证的发生，而以前常见的并发证多是用聚乙醇酸内固定物而引起。而 Bostman 认为儿童使用聚乙醇酸内固定物还未见有并发证的发生。有作者认为丙醇酸内固定物降解速度慢，有些并发证可在术后三年才出现。因此，使用可吸收内固定物的有些问题还有待进一步的观察。我们认为可吸收内固定的优点不言而喻，其不仅可免除二次手术的麻烦，还减轻用金属内固定物时对骨折处骨强度的影响，适用于松质骨骨折。但由于其价格昂贵，不适用于需要加压的骨折，我们使用的例数较少，约 10 余例还未发现并发证。胫骨骨折复位后往往合并腓骨的 I 或 II 型骺损伤也可得到复位，并且比较稳定。若不能复位，也可行闭合复位经皮穿针。

术后长腿石膏托制动 3 周，然后改短腿石膏管型制动 3 周。第 1 年内应每 3 个月复查一次，以后每年复查一次直至生长发育停止。

4. S-H V 型骨折　经典的 S-H V 型骨折是由于对骺生长板施以严重的轴向压缩或挤压所致。这种损伤多无骨折移位，普通平片很难发现，因而早期诊断困难，只有随诊时发现骺早闭才能做出正确的诊断。Spiegel 认为粉碎性骨折也是一种 V 型损伤，故其统计的 V 型骨折的发生率很难被多数作者接受。由于无法早期发现并证明 V 型损伤，没有作者能提出系统的治疗方法，只有针对骺早闭的治疗。将来超微 MRI 扫描技术会有助于判断和定位骺损伤的情况，去除不可逆的受损细胞，而目前这个诊断只能在伤后几个月才能做出。

（二）青少年 Tillaux 骨折

根据 Spiegel 的统计此型损伤占 2.9%。这种骨折最早是由法国外科医师 Tillaux 所描述的一种成人踝关节骨折损伤类型，但以后人们发现其多见于青少年。此由于胫骨远端骺闭合顺序先是中间、继而内侧，最后是外侧部分的闭合。历时 18 个月。此不同步的闭合过程是生长中踝关节重要的解剖特征，此过渡时期若对足施以外旋的扭力，通过下胫腓前韧带的牵拉，造成胫骨远端前外侧部分 Salter-Harris III 型骨骺撕脱骨折，亦称为过渡期骨折。

关于受伤时足所处的位置有不同的看法，有些作者认为是旋后外旋、有些认为是旋前外旋型。Dias 认为随着外旋应力的不断加大，可以导致不同类型的骨折，其顺序是 Tillaux 骨折、三平面骨折、合并腓骨骨折。而 Clement 认为发生 Tillaux 骨折或三平面骨折是由骺生长板闭合的程度所决定。

1. 临床及 X 线片　Tillaux 骨折中无腓骨骨折，腓骨可以防止胫骨骨折块发生明显的移位，故临床上畸形不明显、轻度肿胀、与一般踝关节骨折压痛点在踝关节水平的下方不同，其压痛点在上方的前外处。侧 X 位片不显示骨折，无移位或轻度移位骨折在正位片上很容易漏诊。对临床疑有骨折者需行 CT 检查。

2. 治疗　无移位或移位小于 2mm 的骨折可用短腿或屈膝 30° 的长腿石膏固定足在内旋位。固定后行 CT 的冠状位和水平位的扫描，以证实骨折有无移位。对于移位大于 2mm 的骨折可在全麻下通过牵引、内旋足和直接按压前外侧的骨块达到闭合复位。如果闭合复位失败，也可试行使足在外翻位牵引、背伸踝关节并直接按压前外侧的骨块，然后使足固定于内翻位。骨折复位后治疗方法同上。若复位未成功可选择在 C 型臂 X 线透视下的闭合穿针（图 2-27-4）。首先用 1 枚光滑的克氏针于外侧钻入骨块，在透视下复位，复位后将克氏针钻入内侧；以克氏针为导针拧入 4mm 空芯螺钉固定；从胫骨远端内侧取出克氏针。但这种方法除需有 C 型臂 X 线透视机外，技术操作上要求克氏针钻入骨块后需紧贴小腿外侧的皮肤，故有时橇拨复位较困难，此时需行切开复位。手术选择前外侧入路，切口从小腿踝关节近端 5cm，腓骨内侧开始，沿小腿的前外侧面到踝关节。将伸肌腱、足背动脉和腓神经拉向内侧，切开关节囊确定胫腓前韧带后可见到胫骨前外侧部分的骨折块，确定胫骨的关节面，将碎骨片和血凝块除去后仔细地将骨折复位，用小的、光滑的克氏针维持位置，拍 X 线片证实解剖复位后用松质骨螺钉垂直通过骨折线固定。由于内侧的骨骺已闭合，故螺钉可贯穿过骺生长板。术后短腿石膏固定 6 周。

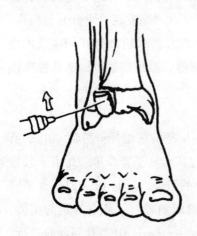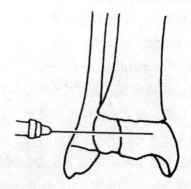

图 2-27-4　Tillattx 骨折闭合穿针固定的方法

（三）三平面骨折

根据 Spiegel 的统计此型损伤占 7.3%。1954 年，Bard 最早描述这种损伤。1963 年，erner-Smitdt 提出这种损伤和 Tillaux 骨折是同一种损伤机制下的不同表现。1970 年，Marmor 因骨折无法复位行切开复位发现这种损伤是由三个骨块构成。1972 年，Lynn 提出三平面骨折（triplane fracture）这一词并被广为接受。根据文献报道三平面骨折又可有以下不同类型：

1. 由三块骨块而构成的三平面骨折　Lynn 提出三块骨块而构成的三平面骨折，即：①胫骨远端前外侧四分之一圆周骨骺分离；②剩余的骨骺和附着于骨骺后侧部分长而尖的干骺端；③胫骨远端的干骺端。骨折线是处于三个不同的平面：横切面、冠状面和矢状面。

2. 由二块骨块而构成的三平面骨折　1978 年 Cooperman 和他的同事们研究了 15 例三平面骨折，他们认为这种骨折多数是由两块骨块构成，即①胫骨远端外后侧的一大块被撕脱的骨骺；②胫骨远端干骺端和完整无骨折的内踝。

3. 由多块骨块而构成的三平面骨折　Karrholm 和他的同事们用 CT 证明了三平面骨折可能是由 2~4 块骨构成。

4. 合并腓骨骨折的三平面骨折　Marmor 研究 38 例骨折是由三块骨构成，并且其中 4 例有腓骨远端骨折。骨折线为斜形，从后上方到前下方，认为这是由于外旋而产生的。而 Coopperma 骺描述一的 2 块骨的三平面骨折的病人中见到 2 例有腓骨骨折。

5. 关节外的三平面骨折　1985 年，Von Laer 发现有些 2 或 3 块骨的三平面骨折从正位 X 线片看骨折线没有进关节，而是通往内踝，由于这型骨折属于关节外骨折，故不需切开复位。

6. 内侧骨块的三平面骨折　1981 年，Dentonh 和他的同事们报道了内侧的二块骨三平面骨折 "medial triplane fracture"，即前外侧骨骺块仍保留完整未受损，而内后方带有部分干骺端的骨骺块向内和后方移位，他们认为这种损伤是由于内收和轴向的应力所造成。我们在临床上也遇过到这样的病例。

造成三平面骨折由 2 或 3 块骨构成的原因是由于胫骨远端骺生长板闭合时间不一致，当胫骨远端的内侧已融合时，严重的外旋暴力可产生两块骨的三平面骨折。两块骨的三平面骨折一般是胫骨远端外后侧的一大块被撕脱的骨骺，可以理解为扩大的 Tillaux 骨折；当胫骨远端内侧未闭合时，将产生三块骨的三平面骨折。故发生三块骨的三平面骨折与青少年 Tillux 骨折相比较，前者病人年龄小、胫骨远端骨箭可能是完全开放的、临床上局部肿胀更明显、畸形更严重尤其是合并腓骨骨折时其症状和体征更明显。

X 线：前后位 X 线片上显示胫骨远端 Salter-HarrisIII 型骨骺骨折，而在侧位 X 线片上显示为胫骨远端 Salter-Harris II 型骨折。

治疗：无移位或移位小于 2mm 的以及关节外的骨折可用短腿或屈膝 30~40° 的长腿石膏前、后托固定。如果是发生于胫骨远端的外侧部分二块或三块的三平面骨折，损伤机制最多见于外旋型，若同时合并有腓骨的螺旋形骨折，腓骨骨折的移位应该在胫骨前外侧骨块复位之前复位。然后通过内旋足而使胫骨前外侧骨块复位并使足固定在内旋位；若骨折是发生于内侧则固定足在外翻位。由于三平面骨折是关节内的骨折，故应解剖复位。固定后行 CT 的冠状位和水平位的扫描，以证实骨折有无移位。前 3 周每周复查一次，石膏固定 6~8 周。

移位大于 2mm 的骨折可在全麻下通过牵引、内旋足和直接按压前外侧的骨块达到闭合复位。骨折复位后可用石膏固定方法同上，或经皮克氏针、螺钉固定。如果闭合复位失败，骨折复位后移位仍>2mm，则需行切开复位。仰卧位，手术入路根据骨折的部位而定：

1. 二块骨内侧部位的三平面骨折　一般用"L"形前内侧切口，显露骨折处，冲洗、清除碎片和骨折间的填充物，通过内旋足直视下使骨折复位。用 2 枚 4mm 的松质骨螺丝钉根据骨折类型分别由内至外或由前至后固定骨折块。术中摄 X 平片以证实骨折复位。

2. 二块骨外侧部位的三平面骨折　一般用"L"形前外侧切口，骨折复位后分别用 2 枚 4mm 的松质骨螺丝钉由外至内或由前至后固定骨折块。

3. 三块骨或三块骨以上的三平面骨折　为了使骨折达到解剖复位和较方便的内固定，有时需行更广泛的暴露。如果合并有腓骨的骨折，为了便于显露胫骨远端外侧部分的骨折，可行外侧切口，将腓骨骨折的远端向外翻转以显露胫骨远端外侧部分的骨折；如果腓骨未发生骨折，可以行腓骨的截骨，以显露胫骨远端外侧部分的骨折。术中要注意防止医源性的腓骨远端骺损伤。而显露胫骨远端内侧部分的骨折需行踝关节前内侧或后内侧的切口以显露。复位及内固定根据具体情况而定。对于典型的三块骨三平面骨折常使用的方法是首先使 Salter-Harris II 型的骨块复位并用拉力螺钉在骺生长板的上方由前向后将骨块的干骺端固定，然后可以较容易的使 Salter-Harris III 型的骨块复位，用一枚螺钉于骺生长板的下方骨骺内由外至内固定骨块。对于三块骨以上的三平面骨折，常使用的方法也是首先使 Salter-HarrisII 或 IV 型的骨块复位，并行干骺端的固定，然后复位并固定 Salter-Harris III 型的骨折。复位后石膏固定 6~8 周。

（四）其他骨折

偶可见到内踝或外踝尖的骨折。内踝尖的骨折是关节内的骨折，如果关节面受累的程度较大则需解剖复位，如果不能通过闭合的方法达到复位，则应行切开复位，用克氏针或踝螺钉固定。

（五）开放骨折

严重的踝关节开放性骨折多发生于高能量的交通事故。其他引起开放性骨折的原因是，在美国每年大概有 25000 人由割草机伤而引起，其中 20% 是儿童，在 Vosburg 报道的病历中严重者需行截肢术。而在国内自行车辐条伤常见。

治疗应遵循成年人开放损伤时相应的治疗原则。大量地冲洗清洁伤口，肌肉注射破伤风抗毒素和静脉抗菌素。然后，清创外来物及污染的组织，缝合伤口。如果，局部无皮肤或组织覆盖，可以采用植皮及根据情况采用各种皮瓣的手术。

对于绝大多数的病人，应该使骨折的关节面达到解剖复位。用光滑的克氏针固定，固定时注意儿童不宜采用经骺生长板的固定，以免损伤骺生长板。对于暴露的骺生长板，有作者认为可以通过局部转移的组织皮瓣覆盖，可避免进一步的骨桥形成。而我们认为这种损伤由于累及到 Ranvier 区，很难避免以后的骨桥形成。如果合并有血管神经的损伤，可以考虑使用外固定架。但是，应该使用细针分别穿过干骺端及骨骺，避免损伤骺生长板。

（六）康复

对于石膏制动的病人，只要疼痛和肿胀缓解则可以开始股四头肌、腘绳肌和外展肌群的锻炼。去除石膏后，训练踝关节的全关节活动。必要时可辅以支具的保护。在足和踝关节恢复到无痛性全关节活动和无跛行步态前禁止体育活动。对高度怀疑有可能出现骺早闭的病人，除严密观察外，应延缓负重。运动员的康复应从慢跑开始，根据疼痛和耐受力来决定是否加大运动量。有时对于绝大多数运动员来说，应该使用护踝作为保护措施。儿童多数踝关节骨折的病人骨折后可以很快得到康复而不需要理疗，所以一般行骨折内固定的病人应该用短腿石膏制动而不是行早期的功能锻炼。

六、并发证及并发证治疗

Salter 和 Harris 在 1963 年提出：Salter-HarrisIII 型骨折易发生骺早闭，继之逐渐产生畸形，并认为这种畸形可通过精确的复位来预防。另一方面，Tohnson 和 Southwick 在 1960 年实验显示，当小的骨桥位于骺生长板的中心时骨桥处可发生应力性骨折，而不发生骺早闭。在 1976 年，Langenskiold 报道一例 10 岁男孩，其胫骨远端骺受到损伤后骨桥自发地松解。我们也遇到过类似的病例。

要认识在骺生长板损伤后生长停滞并不是立即发生的，这一点很重要。生长停滞可能于伤后 6 个月或更长时间才发生，因此任何踝关节的损伤至少要随访一年。

常见的并发证如下：

1. 不愈合或延迟愈合　胫骨远端骺骨折出现不愈合或延迟愈合是十分罕见的。其偶尔见于内踝的 Salter-HarrisIII 型或 IV 型骨折。Dias 曾报道过一例迟延愈合的病历及一例以前曾行过骨桥切除踝关节骨折后发生不愈合，经切开复位，内固定，植骨后愈合的病历。这种情况必须手术治疗，行不愈合部位的刮除植骨及螺钉内固定。

2. 旋转畸形　旋转畸形愈合通常发生于三平面骨折，Cooperman 报道 15 例三平面骨折中有 3 例发生了外旋畸形。这种畸形可以是由于复位不良或短腿石膏制动未控制旋转而引起。但也有 Salter I 和 II 型损伤引起旋转畸形愈合的报道。

伴随踝关节骨折的外旋畸形不是一个常见的并发证。旋转畸形是否行旋转截骨术矫正畸形要根据具体情况而定。原始是关节外骨折而后旋转畸形导致踝、足不适及僵硬者，可以行反方向的旋转截骨术，而原始是关节内骨折引起的旋转畸形，不适合行反方向的旋转截骨术。因为其不能解决由于复位不当而引起的关节不相称的问题。

3. 跖屈畸形　踝关节的跖屈畸形或向前成角，多发生于旋后跖屈型（Salter-Harris Ⅱ型）踝关节骨折的病人。从理论上讲，如果踝关节跖屈的角度大于踝关节背伸的角度将发生马蹄畸形。但实际上这种情况是很罕见的，可能是由于此角度的畸形和关节的运动在同一平面，所以随着生长得以塑形矫正。

4. 外翻畸形　除非合并有较大的垂直压缩应力可导致外翻畸形外，一般很少见到有骨骺生长的不对称阻滞而引起的外翻畸形。Kleiger 报道了一例 9 岁的男孩，其继发于外翻垂直压缩的损伤产生 Salter-Harris Ⅳ 型骨折，以后出现胫骨骨骺的外侧部分阻滞，逐渐引起踝关节的外翻畸形。

外翻畸形是否随着生长发育而自发性矫正存在争议。比较一致的意见是如果病人年龄小，这种外翻畸形可自发地矫正。Goldberg 和 Aadale 骺报道了 5 例自发矫正。Rockwood 有 5 例外翻畸形，3 例无自发矫正。他认为能否自发矫正决定于病人骨折发生时的年龄，他的 3 例无矫正病人的年龄分别为 13，14 和 16 岁。因此，在判断外翻畸形是否可自发地矫正时要考虑儿童的年龄，这一点很重要。年龄在 12？ 13 以上儿童的自发地矫正几乎是没有的。

5. 内翻畸形　内翻畸形是旋后内翻 11 度损伤最常见的并发症。Salter-HarrisⅢ 或 Ⅳ 型骨折后一般在胫骨远端的内侧形成骨桥，多数文献认为骨桥形成的原因是在发生骨折的瞬间骺生长板生发层受累，而 Salter-Harris Ⅱ 型骨折少见这种情况。Mcfarland 报道 23 例内收型损伤（旋后内翻型），踝内翻畸形的发生率很高。40%的内收型损伤发展为内翻畸形。其他的许多作者也描述了继发于旋后内翻型损伤后的内翻畸形。胫骨远端骨骺的生长不对称地受阻滞后，腓骨远端的骨骺并不受累，其继续生长并沿着胫骨的外侧面弯曲凸起。这不仅造成内翻的加剧而且踝关节外侧的凸形弯曲很不美观。有些无移位 Salter-Harrisl 或 Ⅳ 型骨折的病人，也可出现内侧骨桥形成，限制胫骨远端内侧的生长，导致踝内翻畸形。我们知道发生骨折时，病人的年龄越小其生长潜力越大，发生畸形的机会也越大；反之年龄在 13~4 岁以上者，生长潜力小，发生畸形的机会也少。故不考虑年龄因素而比较采用何种疗效好的意义不大。另外在评价疗效时还要考虑创伤暴力这个因素，一般来说，手术组的病人骨折移位程度大，创伤暴力也大。所以 Cass、Peterson、Ogden 等人均认为通过切开复位和内固定并不一定能防止骨桥的形成。但是，无论解剖复位是否能防止骺早闭，其对恢复关节的光滑平整还是至关重要的。

Salter-HarrisⅡ 型损伤引起骨骺的部分生长停滞从而导致内翻畸形较少见。Goldberg 和 Fahi 报道了 2 例 10 岁男孩 Salter-Harris ff 型骨折，损伤的机制为旋前外旋型，3.5 年以后有 18°的内翻畸形。作者也发现旋前外旋型损伤后出现踝内翻。

6. 生长停滞　骺早闭后的两个主要的畸形是进行性的短缩，进行性成角，或者二者兼之。胫骨远端骺损伤后出现的双下肢不等长报道不一。

由于踝关节骨折多数是发生在大龄的儿童，其胫骨远端生长潜力很少（大约每年生长 0.6cm），故即使发生完全性骺闭合而引起肢体不等长的也相对较少。差异在 2cm 以下的双下肢不等长，不需要治疗。如果肢体的差异超过 2cm，在适当年龄，对短肢可行胫骨延长术。

进行性成角畸形的发生原因及一常见的损伤类型上面已经阐述。Harris 生长停滞线是否和骺生长板相平行对判断是否有生长异常有一定的帮助，我们一般是进行 CT 或 M 检查。

绝大部分骺早闭需要手术治疗。治疗的方法包括踝上截骨矫正术、骺开放术及骺阻滞术。踝上截骨矫正术：基本手术，但术前要认真计划设计截骨方案，仔细地观看 X 线片，测量内、外翻倾斜的角度后，通过前外侧入路行骺生长板上方的胫骨闭合楔形截骨术，同时通过外侧入路行腓骨远端的斜形截骨。如果儿童年龄较小，可能需要反复的行踝上的截骨术。

骺开放术：对于继发于部分骺生长板阻滞而引起成角畸形，可用切除骨桥，植入 Silastic 胶、脂肪组织或软骨。骨桥切除的适应证是受累的骺生长板面积在 50% 以下。如果骺生长板受累超过 50% 则以行骺骨干固定术为更好。病人的年龄也是判断是否行此手术的一个重要的因素，若年龄大，骨骺即将闭合，则无骺开放术的必要。是否骺开放术的同时行踝上截骨矫正术以矫正畸形，应根据成角畸形的情况，如果畸形严重、并且病人的年龄在 10 个月至 1 岁以上，可同时行矫正截骨术。如果病人的年龄在 10 岁以下，有适度的塑形矫正畸形能力，这种情况可等待，然后根据畸形的发展情况再决定截骨术。骺阻滞术：当骺生长板的受累大于 50% 时，不推荐骨桥切除术，可考虑行骺骨干固定术。用 U 形钉做内固定。

7. 胫骨远端骺的缺血坏死　儿童胫骨远端骺损伤后出现缺血坏死已经由 Siffert 和 Arkin 在 1950 年报道过，这是一个 11 岁男孩被汽车撞伤，腓骨粉碎性骨折，踝的基底有一横行的骨折线，胫骨远端的外侧半受到了挤压伤，几次试行闭合复位之后用石膏固定 8 周。石膏去除后，短期内发现骨骺的密度增高、硬化、不规则压缩和有碎片，缺血坏死的诊断成立。原始损伤的 14 个月后因疼痛行踝关节融合术。在术中发现胫骨关节面软骨质脆易碎和有碎片，距骨的软骨正常。胫骨远端骨骺的软骨下骨呈沙砾般、海绵状及易碎的变化，很容易刮除。Dias 也报道一例病人，胫骨远端骨骺明显的粉碎性骨折后出现缺血坏死，这个病人虽未行关节融合术，但存在明显的肢体不等长。Rangwood 也见到一例出现此并发证病人有明显地关节僵硬和踝外翻畸形，骨骺修复后行踝上截骨术，5 年后病人得到满意的功能结果和无痛的踝关节。

8. 创伤性关节炎　未延伸至关节的胫骨远端骺损伤很少发生创伤性关节炎，反之累及关节的骨折可以产生创伤性关节炎。Caterini 发现他的 68 例骨折病人骨骼发育成熟后的 5~8 年有 8 例（12%）出现踝关节疼痛和僵硬。Ertl 发现 20 例三平面骨折的病人创伤后的 18~36 个月无症状，但是伤后 3~13 年随访的 15 例中仅 8 例无症状。

参考文献

1. Beaty，JH，Linton，RC. Medial Malleolar Fracture in a Child：A Case Report. J Bone Joint Surg，1988，70A：1254~1255

2. Benz G，Kallieris D，Seebock T，et al. Bioresorbable Pins and Screws in Paediatric Traumatology. Eur J Pediatr Surg，1994，4：103

3. Bucholz RW，Henry S，Henley MB. Fixation With Bioabsorbable Screws for the Treatment of Fractures of the Ankle . J Bone Joint Srug，1994，76A：319

4. Caruthers CO，Crenshaw AH. Clinical Significance of a Classification of Epophyseal Injuries at the Ankle. Am J Surg，1995，89：879

5. Cass JR，Fursetti P，Ippolito E. Long-Term IV Imjuries of the Distal Tibial Epiphyseal Growth Plate，With Emphasis on Those Involving the Medial Malleolus. J Bone Joint Surg，1983，65A：1059

7. Chadwick L. Spontaneous Resolution of Varus Deformity at the Ankle Following Adduction Injury of the Distal Tibial Epiphysis. J Bone Joint Surg，1983，64A：774

8. Clement DA，Worlock PH. Triplane Fracture of the Distal Tibia：A Variant in Cases With an Open Growth Plate. J Bone Joint Surg，1987，69B：412

9. Dias L. Fractures of the Tibia and Fibula. In：Rockwlld CA，Wilkins KE，King RE. Fractures in Children. 3rd ed. Philadelphia：JB Lippincott，1991

10. Dias L，Giegerich C. Fractures of the Distal Tibial Epihysis in Adolescence. J Bone Joint Surg，1983，65A：444

第二十八章　儿童足的骨折与脱位

儿童足部损伤多见，但足部骨折与脱位并不多见。由于足部常见多个籽骨或其他生长变异，有时可与损伤相混淆，在处理上有一定难度。对于儿童足部的严重损伤，有时很难决定保肢还是行截肢术。

婴幼儿的足非常柔软且有弹性，作用于其上的暴力通常会传导到小腿或大腿，造成股骨或胫腓骨骨折，因而足部骨折脱位比较少见。此年龄段的常见伤因是交通伤、自行车辐条绞伤或落物压砸伤。随着足部骨骼逐步发育骨化，骨折发生率也逐渐增多，但严重的损伤仍然少见。据 Oklahoma 儿童医院 5 年间的住院统计，只有 2 例距骨骨折和 1 例跟骨骨折，而同期住院的股骨干骨折却达 150 例。

一、足的实用解剖

足不像手一样具有非常精细的运动控制，但也有其结构的独特性。在一个步态周期内，足存在柔软和紧张两种状态，负重期足是柔软的，摆动期足呈紧张状态。任何影响到足柔软性的结构改变，如距下关节融合，必然会改变负重时足部力量的正常分布。足部结构在正常肌肉收缩运动的配合下，才能在足离地时维持紧张，当后足的附丽肌腱受损伤后，对此可产生明显的影响。

足背浅筋膜细而薄，足底浅筋膜则较厚，且和小腿浅筋膜相连。在跖骨远端水平，足底浅筋膜沿深部组织形成返折，包绕跖骨掌面及趾总神经，而趾总动脉则缺乏保护，到跖骨头水平血管束才有跖骨浅横韧带覆盖。足底深筋膜与手掌的深筋膜类似，中央是坚强的跖筋膜，内侧和外侧较薄，包绕 I、V 趾的内在肌。

足的血供绝大部分来自胫前及胫后动脉的终末支。有时，腓支可供应足背的大部分血运，但多数情况下足背的血运分布是由跟骨外侧支、腓动脉穿支与胫前动脉的外踝吻合形成的。

足背动起自踝关节水平，是胫前动脉的延续，通常走行在距骨、舟骨及第 2 楔骨背侧，在第 2 跖骨处分出足底深动脉及弓形动脉。跖骨背动脉起自弓形动脉，与足底深动脉在足跖侧形成吻合弓。胫后动脉在屈肌支持带水平分成足底内外侧动脉。足底内侧动脉较细，与足底内侧神经一同跨过踇展肌深面，走行于踇长屈肌腱内侧，至踇趾水平与足底深动脉的分支形成吻合。足底外侧动脉较粗，与同名神经伴行于趾短屈肌与跖方肌间，为跖筋膜所覆盖。在趾短屈肌与小趾外展肌之间，转向深面及内侧，在骨间肌跖侧面形成足底弓。环底动脉起自该弓，形成趾总动脉，并与跖骨背动脉各支吻合，供应各趾的血供。

胫后动脉在踝节水平的损伤可严重影响足底尤其是足跟的血运，前足水平的胫后动脉损伤对血供的影响较小，因为此区域血管吻合支非常丰富。

神经支配来自胫后神经，其发出的足底内外侧神经支配足底的所有肌肉。末梢的大部分感觉支来自足底内侧神经，其中有拇趾固有神经及趾总神经，支配足底内侧三个半趾。外侧一个半趾由足底外侧神经的浅支支配。该神经还支配所有的骨间肌及拇内收肌。

足背的外在肌腱年长儿较易触及，由内侧的胫前肌腱（止于内侧楔骨及第一跖骨基底），拇长伸肌腱（止于末节拇趾）及趾长伸肌腱（止于末节趾骨）组成。第三腓骨肌的肌腹常与趾长伸肌融合，于该肌外侧下行，止于第五跖骨基底。年长儿在跗骨窦区可以触及拇短和趾短伸肌的肌腹。在踝关节水平，足背动脉与腓深神经走行于拇长伸肌腱与趾长伸肌腱之间的深面，在下行过程中，前述结构均与趾短伸肌肌腹交叉。

足底肌肉分4层。第一层是拇外展肌、趾短屈肌和小趾外展肌，均起自跟骨结节，一部分起自筋膜。趾短屈肌止于中节趾骨，外展肌止于相应的近节趾骨，小趾外展肌还有一束纤维止于第5跖骨基底。第二层包括跖方肌，起于跟骨、止点融于趾长屈肌腱、蚓状肌（起于趾长屈肌腱，止于趾背伸肌腱膜）。第三层包括拇短屈肌（有纤维止于拇趾内侧籽骨）、拇收肌的两个头（止于拇趾外侧籽骨和近节趾骨基底外侧以前有来自屈肌腱的一束纤维汇入）、小趾短屈肌（起自第5跖骨基底，止于近节趾骨）。第四层是骨间肌。足的骨骼有足够的稳定性及柔韧性来适应承重时的旋转应力，维持正常步态。通常把距骨和跟骨称为后足，中足包括舟骨、骰骨和楔骨，前足为跖骨和趾骨。

距骨表面大部分是关节软骨，只有狭窄的颈部接受滋养血管进入，营养距骨头和距骨体，因而距骨血运最易受损，了解其血运特点有助于判断距骨骨折的预后。距骨体从上面看呈四方形，前边略宽。距骨内侧在三角韧带附着处有一凹陷，后侧在踝关节后方及距下关节之间变窄，并后凸形成内外侧结节。拇长屈肌腱走行于两结节之间，有时外侧结节单独形成一骨，称为三角骨，有距跟韧带附着。距下关节面的前面和内侧面经常连在一起，而与后关节面有一沟相隔。血管环常通过此沟，距跟韧带也常附着于此。距骨颈和距骨体有一向内的倾斜角度，出生时为35°，随生长发育逐渐减小，到发育停止时约为10°。该角度解释婴幼儿为什么会有内旋步态。跟骨载距突向内延伸与距骨内侧关节面相关节。跟舟弹簧韧带起自载距突，拇长屈肌腱则通过载距突的下方。儿童的跟骨结节常为骨骺，有内外侧两个突起，拇外展肌及趾短屈肌起自内侧突，跖筋膜起自外侧突。跟腱止在跟骨结节的下侧半，与跟骨结节上侧半之间有一滑囊相隔。

舟骨位于距骨与三块楔骨之间，外侧与骰骨相关节。舟骨内侧结节有胫后肌腱，人群中约3%表现为单独的副舟骨，有时被误为骨折。

三块楔骨和骰骨成跗骨的远侧列。第一楔骨或称内侧楔骨最大，第二楔骨最小。于足的冠状面，各骨成楔形排列，背侧圆钝，形成足横弓。第二跖骨与第二楔骨相对应，其基底凹陷到第一、三楔骨之间，与三块楔骨均有坚强的韧带联系。所以，跗—跖关节脱位大多伴有第二跖骨基底骨折。

跖骨由基底到颈部逐渐变细，至跖骨头处增粗。第一跖骨的二次骨化中心位于近端，其余跖骨的二次骨化中心位于远端。第一跖骨基底附着有腓长肌腱，第五跖骨基底则有腓骨短肌腱附着。第五跖骨基底常出现一个骨化中心，其骺线与第五跖长轴平行，称为维萨利骨（os vesalianm）。

二、足的生物力学

足弓是由骨和韧带维持的，与肌肉运动无关。了解步态特点以及距下关节的生物力学特性是了解足弓的关键。

儿童步态发育很快，18个月龄时已能完成足跟触地到双下肢的交替摆动，至3岁步态已接近成人。但此时步态的单腿站立期短于成人，到7岁方与成人相同。

足着地时，整个下肢包括骨盆、股骨及胫骨均内旋，距下关节的运动使得承重足同时外翻。在步态周期的20%~25%期间，胫骨相对于足外旋直至足离地。上述过程中距下关节提供了站立相小腿在足上旋转的必要活动。踝关节的联合运动就像一个万向节，但距下关节运动幅度只有踝关节的一半。

跗横关节在足的旋前旋后运动中起着重要作用。鞍形跟骰关节以及髁状的距舟关节的关节面都有两个半径不同的弧，这些运动轴的联合作用使得跟骨外翻时跗横关节的运动轴线相互平行，从而允许自由活动；跟骨内翻时，轴线不平行，后足运动则受到限制，即后足"锁定"。这种机制保证了足落地时，通过跟骨外翻足旋前来允许跗横关节充分运动以适应负重；足离地时，旋后动作停止，从而增加稳定性。

三、距骨骨折

儿童距骨骨折少见。几乎所有病例的致伤机制均为极度背伸损伤。有作者发现距骨骨折的同时合并有内踝骨折，提示损伤机制中存在足的旋后应力。

儿童距骨骨折有三个基本类型：距骨颈骨折；距骨体及穹隆部骨折；经软骨或骨软骨骨折。距骨骨折中以距骨颈骨折最为常见，其骨折近端常不涉及滑车关节面，远折端位于骨间韧带附丽水平，因而为关节外骨折。

（一）距骨的实用解剖

通常分为三个部分——体、颈和头部。体部与踝关节及跟骨相关节，表面几乎完全是软骨，狭窄的颈部表面多孔，容纳骨间血管进入已营养体部。距骨头部膨大，表面为软骨覆盖，与舟骨相关节。距下关节面与跟骨相关节。距骨颈的下方形成凹沟，附丽有骨间韧带。

距骨血运来源有三种形式：经由距骨颈；经由跗骨窦和跗骨管的骨孔；深入到距骨体内侧关节面下的跗骨管三角支血管。

跗骨管由位于距骨颈下方的距骨及跟骨的角沟组成，是一个后内到前外方向的隧道。胫后动脉在形成足底内外侧动脉前约 1 cm 处发出跗骨管动脉，于跗骨管中向后外侧走行，且比较靠近距骨。该动脉在接近起点处发出三角支，于距骨颈处与足背动脉的分支吻合，营养距骨体的内侧 1/4。

距骨的另一主要营养动脉是跗骨窦动脉。通常该动脉起自腓动脉穿支与足背动脉跗骨外侧支的吻合环，比跗骨管动脉略粗。二者在跗骨管形成吻合网，供应大部分距骨体的血运。

基于以上解剖特点，一旦距骨颈发生移位骨折，距骨体的血供会明显受到伤害。即使 X 线片上未见到明显错位，也应考虑到损伤当时一过性的血管破裂，以及血管挫伤后血栓形成的可能，以合理地判断预后。

（二）临床表现

骨折严重者，局部体征很明显，诊断不难。但无移位骨折的诊断则要依据足极度背伸损伤的病史，距骨区肿胀与疼痛，存在踝前方压痛、尤其背伸踝关节可引发剧烈疼痛。损伤程度不同，肿胀情况也不同，无移位骨折可以不伴有肿胀，但肯定存在局部压痛点。

距骨颈骨折采用 Hawkins 分型，它是基于距骨血供受损情况的分型。I 型为轻度移位的骨折、距骨血运轻微受损，理论上仅有距骨颈血管中的一条损伤；II 型是距下关节半脱位或脱位，距骨颈及跗骨窦和跗骨管部位的血管受损，距骨丧失 2/3 的血供；III 型为距骨体自胫骨远端及跟骨完全脱位，营养距骨的三组血管均受损。Canale 增加了第 IV 型：距下关节脱位或半脱位、踝关节完全脱位、距骨颈存在骨折且距舟关节脱位，距骨血供完全丧失。

（三）影像学检查

应包括后足的正、侧及斜位片，也可采取特殊投照的 AP 位 X 线片以确定骨折及远近端成角度数：将踝关节置于极度马蹄位，最大程度屈髋屈膝，则足底可平置在桌面上的 X 线片盒上，之后将足旋前 15°、X 射线管向头倾斜并与桌面呈 75°度投照。运用这种技术可发现距骨颈及距骨头骨折后的移位及成角。

（四）治疗

无移位骨折予以屈膝 60°、踝关节跖屈位的长腿管型石膏固定，并禁止负重。6~8 周骨折愈合后，改用短腿管型石膏 2~3 周，仍不能负重，直至拆除石膏。有移位的骨折应该及早复位，方法是将足的远端跖屈，复位后如果折端稳定，则不必跖屈固定。复位后不稳定者，为维持骨折位置，踝关节常置于极度马蹄位，WatsonJones 则推荐踢屈外翻位石膏固定，时间至少为 8 周，待拍片有早期愈合后，改用中立位石膏固定 2~3 周。考虑到儿童距骨的再塑形能力，及切开复位会进一步加重血管损伤，轻度的移位及成角畸形可以接受。Canale 和 Kelly 认为骨折移位不超过 5mm、成角小于 5° 可以接受。闭合复位达不到这个标准的，应切开复位，可采用位于拇长伸肌腱内侧的前内侧切口，将血管神经束牵拉向外侧，以克氏针固定。也可根据情况应用松质骨螺钉自内向外固定，或以松质骨拉力螺钉经皮自后向前方固定。

伤后 6 个月内，应每月复查一次以观察愈合情况及距骨血运，一般而言，儿童距骨的缺血坏死在伤后 6 个月之内应有所表现。无移位的骨折即使不出现并发证，也应随诊 1~2 年，移位的骨折则应随诊到骨骼发育停止。

（五）并发证

包括缺血坏死、不愈合、踝关节及距下关节创伤性关节炎和感染等等。

儿童距骨骨折最严重的并发证是缺血坏死。预后与骨折的位置及移位程度关系密切。

1970 年，Hawkins 随访 57 例距骨骨折，并提出前述分型。随访结果中，无移位的 I 型骨折没有缺血坏死发生；II 型尽管愈合良好，但缺血坏死率为 42% ；III 型骨折缺血坏死率达 91%。因而，如果距骨骨折发生移位，尤其是合并距骨脱位，则缺血坏死的可能性非常大。

伤后 3 个月存在距骨穹隆部软骨下透亮区（Hawkins 线）常常预示不会发生缺血坏死，但这并不是绝对的预后指标。然而伤后 3 个月仍不出现 Hawkins 线，则表明缺血坏死已然发生，应予骨扫描检查，若距骨存在核素摄取的低密度，即可确诊。

多数儿童的距骨缺血坏死不需手术治疗，常可获得良好结果。Canale 随访病例中的 12 例儿童，距骨骨折后缺血坏死表现为距骨体及穹隆部的囊性变，存在硬化边缘，2-3 年后病变区均可吸收。12 例患儿除 1 例外，长期随访均无症状。

但距骨骨折后缺血坏死，恢复期是否可负重一直存在争论。Hawkins 支持负重，他认为即使不负重，关节压力也可使得距骨发生塌陷，而且 X 线片完全恢复需要几年时间，这么长时间不负重很难做到。Stevens 报道 2 例病人，骨折均有移位，早期负重，最终虽自主感觉满意，但 X 线片可见畸形。Canale 和 Kelly 则推荐不负重治疗，22 例病人平均随诊 15 年，无 1 例需要手术治疗。

稳妥的方法是在 X 线片恢复前或在锝扫描核素摄取像正常之前，禁止负重。为保证不负重，可予以屈膝 60° 长腿石膏固定，或嘱患儿佩戴髌韧带负重支具。应使患儿家长充分理解这个必要性，并使其了解一旦负重所带来的恶果。

远骨折端向背侧移位、存在内翻或前足过度旋前常导致畸形愈合及不愈合。成人患者由于后足的内外侧负重应力不平衡，多数会发展为踝关节及距下关节的创伤性关节炎，但 Canale 随诊的 12 例儿童患者中 2 例发生畸形愈合，无创伤性关节炎征象。

由于开放的距骨颈骨折常严重损害整个距骨的血液供应，加之距骨全部为松质骨成分，一旦感染常发展为慢性距骨骨髓炎，治疗常很困难。反复施行死骨去除和窦道引流是非常必要的，然而多达不到愈合及负重的目的，单纯行距骨切除术的结果也很差，此时应考虑距骨受累骨质扩大切除，同时行关节融合术。

距骨颈骨折后发生缺血坏死、不愈合或感染，必要时均可选择关节融合术，如三关节融合、踝关节融合、距下关节融合等等，效果均优于单纯距骨切除。

（六）距骨的其他骨折

距骨穹隆部的压缩骨折少见，如果压缩移位超过 2mm，则可引起远期踝关节的畸形，故应该像治疗胫骨平台骨折一样，手术将压缩区域填高。

儿童距骨体部骨折更为少见，致伤原因多为剪切应力和旋转应力等复合暴力，如割草机伤、自行车绞伤或机械性脱套伤。为最大限度保留足的长度、维持足和踝的功能，损伤创面经清创、反复清洗后，常需要开放换药，待肉芽创面新鲜再二期植皮闭合创面，因而常导致距骨部分骨质切除。

更少见的骨折包括距骨外侧突或后突骨折。Marti 将其划归为关节内骨折，因很少影响功能，即使有 2~3mm 的移位也可以接受。有时三角骨会与距骨后突骨折相混淆，但三角骨光滑圆钝，骨折线锐利并呈锯齿状，则可鉴别。

（七）距骨的骨软骨骨折

在发育近成熟的儿童，可以发生距骨穹隆部的骨软骨骨折，或称剥脱性骨软骨炎。Berndt 和 Harty 用"扭转撞击"（torsional impaction）来描述这种损伤机制。他们通过实验将足跖屈、胫骨外旋而使距骨后内侧发生损伤，内翻和背伸则产生前外侧损伤，同时伴有腓侧副韧带撕裂。

1. **临床表现** 多由踝关节扭伤引起，由于骨折处缺乏感觉神经，因而仅表现为软组织症状。常常由于"踝扭伤"不能缓解，而回溯性作出诊断。

2. **影像学检查** X 平片早期多不能显示骨软骨骨折，应予以 CT 及 MRI 扫描。MRI 可发现无移位甚至较小的软骨骨折块，CT 则对准确定位及选择固定方式有所帮助。Andeson 等人依据 CT 和 MRI 影像，根据严重程度分为 IV 型。I 型为 MRI 显示软骨下有骨小梁断裂，无压缩。II 型是骨块的不全分离，若软骨下存在囊性变，则为 IIA 型。完全骨折、无移位，为 III 型。完全骨折同时存在移位则为 IV 型。自第二型开始，即有腓侧副韧带断裂。

3. **治疗** 无移位骨折在去除剪切应力作用后，通常毛细血管可再生，长入骨软骨骨折块内。如果有移位或制动不完全，距骨体与骨折块之间常有一层致密结缔组织生长，毛细血管就不能长入移位的骨软骨块中，骨软骨块只能靠滑液营养，造成不愈合。

故而，I、II 型骨折经石膏固定、免负重六周，多可获得愈合。IV 型或有临床症状的 II 型骨折，建议手术治疗。前外侧损伤通常经前外侧切口，将足跖屈以显露骨折部位。后内侧损伤显露较困难，需要将内踝截骨。这一方面增加了手术难度，另一方面如果内踝不能解剖复位，会增加踝关节退行性变的可能，因而对于后内侧损伤倾向于长时间的试验性制动而不首选手术。内踝截骨后，要选用光滑的圆针内固定，以防骺早闭影响生长发育。近年则推荐关节镜治疗，手术创伤小、术后恢复迅速，还可避免显露时的内踝截骨。根据损伤类型以及关节镜术中治疗方式的不同，术后的处理方法也不相同。例如 II 型损伤常予以骨软骨块钻孔，用以增加血运、促进愈合，术后需要一段时间的石膏固定；而 III、IV 骺型损伤去除游离的骨软骨块后，则应早期活动，以利纤维软骨愈合修复及塑形。

四、跟骨骨折

儿童跟骨骨折少见。Essex-Lopresti（1952）报道 241 例跟骨骨折，9~20 岁患儿只有 12 例。Marti 在 10 年期间仅治疗 3 例儿童跟骨骨折，最小的 1 例 12 岁，而同期有 5 例儿童距骨骨折。1982 年，Schmidt 和 Weiner 报道了 20 岁以下的跟骨骨折 59 例，46 例为骨骼发育停止前的儿童，1/3 的病人合并其他损伤，16 例在初诊时漏诊。北京积水潭医院小儿骨科九年期间治疗跟骨骨折 39 例，占同期足部骨折的 7.6%，年龄跨度 2~13 岁，10 岁以上患儿 21 例，占 53.8%。

儿童跟骨的骨膜较致密，跟骨中软骨成分多且弹性较大，因而作用于跟骨的暴力多可被分散，所以很少发生粉碎或严重的压缩骨折。大多数骨折均很轻微，预后良好。跟骨的应力骨折常见于长期制动治疗后或有神经系统疾患的病人。

（一）实用解剖

跟骨是足部诸骨中最早骨化的骨骼。跟骨结节骶侧的两个突起分别是跖筋膜及足底小肌肉的起点。侧面观跟骨呈方形，距下关节后关节面向上倾斜。载距突向内突出，支撑距骨前面，并与骰骨相关节。

跟骨结节的骨化中心可表现为各种各样不规则变化，应与骨折鉴别。

（二）跟骨骨折的分型

跟骨骨折分为关节内（涉及距跟关节面）及关节外骨折两种，1982 年 Schmidt 和 Weiner 提出了详细分型（图 2-28-1）。

I 型：

A. 跟骨结节骨折或跟骨结节骺损伤。

B. 载距突骨折

C. 跟距关节面前突骨折

D. 前下外侧突骨折

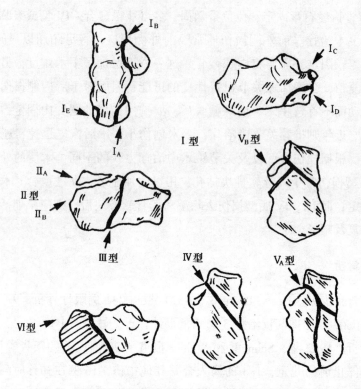

2-28-1　跟骨骨折的 Schmidt-Weiner 分型

E. 跟骨体撕脱骨折

II 型：跟骨结节后部或上部骨折

III 型：未涉及跟距关节面的跟骨体骨折

IV 型：涉及跟距关节面的骨折，无移位

V 型：涉及跟距关节面的骨折，有移位

A. 舌形骨折

B. 关节压缩型骨折

VI 型：跟骨缺损、跟 v 腱止点缺损及其他类型骨折

关节内骨折中，暴力可使距骨外侧突沿背侧向跖侧方向撞击跟骨，形成第二骨折线。如果此骨折线沿跟骨向后延伸，则该线以上跟骨骨折块形成舌状，称为舌形骨折。如果第二骨折线向上延伸，在跟骨中后 1/3 之间进入关节，则产生"关节压缩"型骨折，伴有后关节面外侧 2/3 不同程度的压缩。

（三）损伤机制

闭合性跟骨骨折多由于高处跌落伤或落体砸伤所致，跟骨开放骨折多因车祸伤造成。

（四）临床表现

疼痛、局部肿胀、压痛，有高处跌落后不能行走的病史，均可成为重要的诊断参考。其中局部压痛最为重要，对于轻微骨折可防止造成漏诊。结合 X 线片多可明确诊断。

（五）影像学检

应投照标准的正、侧及轴位片。无移位或轻度移位的跟骨骨折，X 线片上常看不到骨折线，有些轻微骨折甚至到骨痂生长以后才能被诊断。Schmidt 和 Weine：报道儿童跟骨骨折可以同时合并脊柱的压缩骨折，因而骨折严重者，应加拍脊柱的侧位片。对于关节压缩型骨折，应在踝关节正位片上观察跟骨是否增宽。侧位片跟骨结节最高点至距跟关节后缘的连线，与距跟关节前后缘连线的夹角称为"结节关节角"，也叫 Bohler 角，在成人正常为 25°～40°，儿童此角度稍小。跟距关节压缩骨折时 Bohler 角比健侧减小。

存在局部压痛、不能负重，X 线片没有明确骨折线的病例，可考虑 CT 检查。CT 扫描可以准确显现关节内骨折的移位情况以及跟骨体及其侧方突起的微小骨折。螺旋 CT 或 CT 扫描后三维重建有助于判定跟骨骨折后移位及跟骨变形的情况。

（六）治疗

多数儿童跟骨骨折均为无移位或轻度移位的骨折，未涉及跟骨结节或距跟关节面，经 4～6 周制动及避免负重一段时间后，多可愈合。

移位显著以及涉及距下关节面的骨折，如果跟骨骨折存在压缩、距跟关节面不平滑者，均需解剖复位恢复关节面的正常形态。而 Thomas 则详细介绍了经治的 5 例跟骨骨折，1 例为"舌形骨折"，其余 4 例均有一相类似的骨折线通过距下关节后关节面后方，在跟骨结节前方或跟骨体侧方皮质上形成一三角形粉碎性骨折块。第二骨折线均存在，方向为原始骨折线中部至跟距后关节面的前缘，但形态变化较大。所有病人均予以制动、并抬高伤肢，允许主、被动活动，6 周内禁止负重。所有患儿都在允许负重后 1 周之内，恢复完全正常活动，无痛、无跛行。随诊 9～22 个月，结果满意，患儿双脚外观完全相同。2 例距下关节有轻度活动受限，3 例完全正常。有 4 例 Bohler 角比正常侧小 6°～12°，提示有一定程度的压缩，而距骨的下关节面则有相应的过度生长来与塌陷的跟骨关节面相适应，作者治疗的患儿在随访中也发现了此种适应性改变，Thomas 以"距面角"（talar facet angle，距骨的距跟关节面后缘与距骨外侧突的连线，与跟骨的距跟关节面前后缘连线的夹角）来描述距骨下关节面的过度生长，距面角与 Bohle：角的总和，与健侧相等，距骨的再塑形能力抵消了跟骨压缩的影响，因而最终结果满意。

所以对于涉及距下关节面的跟骨骨折，不应忽视儿童距骨的再塑形能力，除非移位显著、关节面塌陷严重者，一般不过分积极地采取手术。

五、其他跗骨的骨折

除重物砸伤等直接暴力，单纯的中跗关节各骨骨折极为罕见，多数情况下为足其他部分损伤的伴随损伤。舟骨的不规则骨化可与骨折混淆，局部无压痛、边缘圆钝可资鉴别。治疗应注意对其他部位损伤的处理。

（一）跗-跖损伤

跗-跖损伤多见于成人，1976 年 Trillat 及同事报道了 81 例跗-跖关节骨折脱位，无一例儿童患者。儿童跗-跖损伤最早为 Wiley 于 1981 年报道，共 18 例。

1. 实用解剖　各跖骨基底与跗骨之间均有坚强的韧带联系，但第一、二跖骨之间则相对薄弱。其余各跖骨基底在同一平面，只有第二跖骨基底突向近端与中间楔骨相关节，并凹陷到内、外侧楔骨间，与三块楔骨均有坚强的韧带联系，像锁一样，将跖骨-楔骨复合体锁在固定的位置。所以，跗-跖关节脱位大多伴有第二跖骨基底骨折。

2. 损伤机制　跗-跖关节损伤包括直接和间接损伤，间接损伤更多见。直接损伤多为重物砸伤，损伤情况取决于落体性质及其高度，无一定形式，跖骨通常穿破坚强的跖侧韧带而移位。直接损伤暴力一般相当大，软组织损伤也很广泛。

间接损伤多为暴力使前足强力外展或跖屈，两者也可同时作用。强力外展使跖骨受到向外侧的冲击，导致第二跖骨基底及骰骨的压缩骨折。第 1 和第 5 骨很少因此种间接损伤发生骨折。另一机制是前足极度跖屈，多见于踝关节极度马蹄位、以足尖负重时。此时跖骨与胫骨平行，跖跗关节背侧韧带薄弱，易于损伤，自行车、摩托车绞伤或滑雪橇时用足刹车等等均可引起此种损伤。Wiley 报道的 18 例中，4 例为直接损伤，1 例间接损伤的其中 10 例为跳跃时足尖负重致伤，雪橇伤 2 例。

3. 临床表现　跗-跖损伤后常会自行复位，无明显畸形，但以跖-跗关节背侧肿胀为其特征。损伤轻微时肿胀可不显著，但局部明显疼痛、压痛，患足不能负重。移位很小的跖-跗关节损伤常被漏诊。

4. 影像学检查　必须投照足的正、侧及斜位片。第二跖骨基底骨折应考虑有否跗-跖关节脱位，而第 2 跖骨基底骨折合并骰骨骨折常合并跖-跗关节脱位。

5. 分型　1909 年 Quenu 和 Kuss 提出跖-跗关节损伤的分型（图 2-28-2），1982年经 Hardcastle 等人修改后，更为简洁、实用：I 型为整个跖-跗关节向内或向外脱位；II 型是跖骨基底骨折后，部分跗跖关节存在内侧或外侧的不稳定；III 型罕见，为爆裂型损伤，造成部分或全部跖-跗关节不稳定。

6. 治疗　跗-跖关节损伤不超过 2~3mm，可抬高患肢观察，待肿胀消除后以短腿石膏固定 2~4 周。移位超过 2~3mm 则需要复位。闭合复位通常可以成功，复位的关键是稳定第二环骨基底。如果复位后不稳定，需经皮穿针固定，可将第 1 及第 5 跖骨基底穿针以加强稳定性。闭合复位不成功，需要切开复位，通常采用背侧切口。复位后予以克氏针固定、针尾折弯以防滑脱，留于皮外并用厚敷料包裹，将针与皮肤之间垫好。4 周石膏固定后去除外固定行功能训练，骨折愈合后拔除克氏针。

7. 并发证　并发证较少见。Wiley 报道的 18 例随诊时有 14 例无症状，2 例存在后

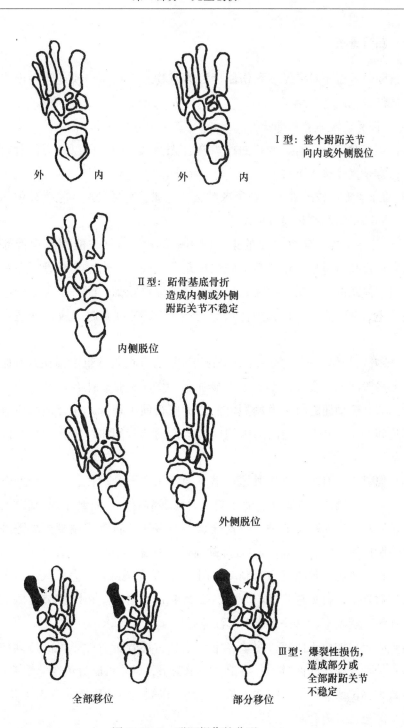

I 型：整个跗跖关节
向内或外侧脱位

II 型：跖骨基底骨折
造成内侧或外侧
跗跖关节不稳定

内侧脱位

外侧脱位

III 型：爆裂性损伤，
造成部分或
全部跗跖关节
不稳定

全部移位　　　　　部分移位

图 2-28-2　跗跖损伤的分型

遗成角畸形，前足外翻，但不影响功能和穿鞋，1 例伤后 4 个月发生第二跖骨头缺血坏死（ Freiberg 病）。无神经血管并发证。

六、跖骨骨折

儿童跖骨骨折相对多见。致伤原因可为重物直接损伤，或是间接损伤如扭转暴力致伤及损伤的机制。

（一）跖骨干及跖骨颈骨折

跖骨颈相对细小，前足的扭曲应力常首先使其受损，所以该部位骨折常见，跖骨干骨折，常是直接挤压所致。

1. 临床表现　较严重者，跖骨区肿胀、疼痛、可见淤斑，轻度移位的骨折肿胀也很轻。一局部压痛对诊断很有价值。

2. 影像学检查　应投拍足的正、侧和斜位片，这样才能判断骨折部位及移位情况。通常正位及斜位显示较清楚，侧位片跖骨重叠，但仍可判断骨折在跖侧面上的移位。应引起注意的是，拍片时曝光量通常适于穿透跗骨，而对于直径较小的跖骨及趾骨则会产生过度曝光。所以，当怀疑前足损伤时，X 线片曝光应选择适合于前足的程度。

3. 治疗　损伤严重程度决定最初的治疗。合并严重软组织损伤及肿胀明显时，要注意有无筋膜间隔综合征。如发生明显肿胀、皮肤紧张、伴有足趾的静脉瘀血及明显疼痛，尤其是被动屈趾时引发剧烈疼痛，就应行筋膜切开，注意减张应包括足部筋膜室。行骨间筋膜切开者，会因为组织内压增高而致骨间肌纤维化，小肌肉失去功能而形成爪趾。

无移位骨折，有时软组织肿胀较著，通常采用石膏后托，不予管型石膏固定。足受伤后常处于马蹄位，在这个位置上打石膏也较容易，当石膏干固过程中，发现马蹄，于是在足底加压以使踝关节中立。这样踝关节背侧的石膏或绷带更显臃肿，局部压力增加使静脉回流受阻，产生 Volkmann 缺血的恶性循环。所以，骨折移位显著、足肿胀明显时，首先包裹厚敷料（也有制动作用）、让足在马蹄位休息几天，待消肿以后再打石膏则相对安全。打短腿管型石膏时，石膏绷带常紧紧裹在踝关节背侧，随着石膏增厚，此处越来越狭窄，这一点应引起注意。

石膏固定后如果不住院，应该详细向家长讲述骨折后肿胀可能持续加重，提醒其注意石膏护理及缺血的信号，并给予文字说明书，以尽可能避免医源性灾难。

多数无移位或移位轻微的儿童跖骨骨折，以短腿石膏后托固定3~6周，均可愈合。年龄越小的患儿，愈合时间越短。

移位明显的骨折需要复位。方法为牵引受伤跖骨相应的足趾，在踝关节施加反向牵引，手法复位骨折，确认复位满意后石膏固定。塑形时要注意在跖骨的跖侧及背侧加压，而不要在踝关节区。复位后若骨折不稳定，可采取经皮穿针固定，也可同时固定第1和第5跖骨以加强稳定。侧方移位一般可以接受，跖骨颈轻度的背侧成角，因位于跖趾关节活动平面,在儿童可以很好地获得塑形。

移位明显的儿童跖骨骨折手法复位多可成功,很少需要切开复位。确需切开复位时,一般采用背侧切口显露,克氏针先固定远骨折端,并从足背穿出,复位以后再固定近端,术后石膏托外固定。4~6周后去除石膏,至骨折愈合拔除克氏针。

尽管切开治疗儿童明显移位的跖骨颈骨折可达到解剖复位,但手术增加了骺损伤后早闭、跖骨明显短缩的可能性,故而建议只要能够闭合复位,就尽量避免手术切开复位。

4. 并发证　并发证通常少见,不愈合及其他发育畸形与损伤的严重程度、是否存在循环障碍及骺早闭有关。

(二) 第 5 跖骨基底骨折

儿童第 5 跖骨基底撕脱骨折较多见,由于止于该处的腓骨短肌腱强力牵拉,造成撕脱损伤,骨折移位常很轻微。有时可与腓骨短肌腱近端的第 5 跖骨基底骨骺(维萨利骨)相混淆,Berquist 观察到该骨骺的骺生长板与第 5 环骨长轴平行,而骨折线总是与骨干垂直。

肿胀及局部反应比骨干骨折轻得多,X 线片较难判断愈合,一般短腿石膏托固定 4~6 周,肿胀及局部压痛消失后即可去除外固定,负重行走。

第 5 跖骨近端骨干-干骺端交界处的骨折称 Jones 骨折。跖骨基底部坚强的韧带及关节囊牢固地附着在另 4 个跖骨及骺骨上,活动度比第 5 骨干小得多,因而跖骨头负重时的垂直压力与内外移应力的合力即交汇作用于第 5 跖骨近端,造成 Jones 骨折。主要见于 15~20 岁青少年,很少见于儿童,多数存在既往疼痛及创伤史。X 线片表现为应力骨折,骨折线一般不清晰,可见髓腔及骨折端硬化。不愈合或延迟愈合很常见,Kavanaugh 报道达 67%,再骨折发生率也很高。治疗推荐采用松质骨移植、克氏针或螺钉内固定,可达愈合。

七、趾骨骨折

儿童趾骨骨折相对少见,常由落体砸伤或踢到硬物上引起。X 线可见骨折,通常不需要复位,多数情况,用绷带将伤趾与邻近的趾固定在一起,趾间塞入纱布以防汗液浸泡,将甲床露在外面以便观察,正常时各趾的甲床在同一平面,否则表示有旋转畸形。但拇趾近节趾骨骨折,在大儿童仅靠外固定常不能维持位置,需要经皮穿针或切开复位。4~6周后常完全愈合,骨折局部无压痛即可去除固定。

跖趾脱位和趾间关节脱位在儿童不常见,多因踢伤所致。受伤时趾骨极度过伸,趾间关节侧副韧带撕裂,导致近节趾骨脱位跖骨头背侧或中节指骨脱位到近节趾骨背侧。牵引、手法复位常可成功,整复后将伤趾与其他趾固定 4 周,待关节囊修复、无侧方不稳定、局部无压痛后,即可去除外固定。

八、足部开放损伤

足部开放损伤的处理原则与身体其他部位的损伤相同，清创前应先根据病人的过敏情况选择广谱抗生素注射，一般首选先锋霉素。如果破伤风免疫已超过 5 年，需肌注破伤风针。

预防足部开放损伤后感染的关键是彻底清创。所有污染组织均应小心去除，必要时扩大清创范围。尽管肌腱、骨、关节软骨乃至骺生长板很重要，但如果污染严重或失去了活力，也应当去除。如果清创不彻底，残留的失活组织因丧失血运而发生坏死，加之血运障碍使得局部抗菌素不能达到最小杀菌浓度，细菌或芽饱则可以在失活组织上繁殖，发生感染，严重时可发展为迁延性慢性骨髓炎，乃至造成病废。

骨折端不稳定，则神经血管束可受到扭转或牵拉，在彻底清创、冲洗后即应作内固定。骺板的骨折要求解剖复位，并且是内固定的维对适应证。

彻底清创冲洗后尽可能一期闭合伤口。如果存在创面，不能一期闭合，可用油纱覆盖、敷料包扎，伤后 5~7 天换药、检视查创面，确定有无感染性渗出。如果仍有失活组织则将其去除，继续换药至肉芽创面干净、新鲜，作延迟的 II 期扩创植皮以覆盖创面。合并的肌腱缺损、缺失，一般等待移植皮肤覆盖条件改善、有皮下脂肪生长后，再行肌腱的移植、修复。

（一）车轮碾挫伤

随着现代化交通的飞速发展，足部车轮碾挫伤已成为足部开放性损伤的常见原因。由于致伤暴力巨大，损伤机制很复杂，挤压、扭转、牵拉、碾挫等暴力综合作用，使得此种损伤对足部组织的破坏相当严重，除了皮肤外伤，常合并有肌肉、肌腱、骨与关节及血管、神经等深部结构的损伤，组织破坏范围也难以估计，需要清创时仔细判断。损伤的预后取决于早期处理的好坏，若处理不当，皮肤坏死、创面感染、骨骼外露、骨折不愈合，均会加重损伤的程度，增加晚期修复的困难，影响功能的恢复，造成病废。严重感染还可导致毒血症、败血症，可致肢体丧失，甚至危及患儿生命。

皮肤损伤常为足趾或足跖、背侧的撕脱伤或套脱伤。车载物碎屑、碎石子等等嵌入伤口内，沿筋膜间隙散乱分布，一般的冲洗方式多不能将其冲出，所以清创更须彻底仔细，必须一点一点地机械去除。有时失活与正常组织的界限不清，甚至是否保留伤肢颇费思考，此时的原则是彻底清创、对于可疑有生机的重要组织结构予以保留，并将伤口敞开、油纱覆盖。5~7 天麻醉下换药，检视伤口情况，去除坏死组织，创面肉芽新鲜后 II 期植皮闭合伤口。

扭转、挤压等损伤暴力尚可造成足部肌肉的碾挫伤。即便深筋膜结构完整，这种损伤形式仍可存在，但伤后持续发展的充血肿胀可使间隔内压逐渐升高，最终可演化为筋膜间隔综合征。一旦确诊，则应立即行足部九个筋膜间隔切开减张术，可选择内侧 Henry 入路显露足跖面内侧和中央部间隔、足背 2~3 个纵行切口显露外侧及跖骨间间隔。

足部骺板损伤应尽可能追求解剖复位。即便游离的骺板损伤骨块也不应去除，因为复位后骺板还可生长，并且有再塑形能力，所以清创时可以保守些。如果肌腱止点撕脱，但肌腱结构尚完整，就应予保留，将其重新固定在骨上，以尽量保留其功能。

足底皮肤缺损 I 期常采用游离植皮或局部转移皮瓣覆盖，II 期一般应用交腿或腹股沟皮瓣来解决创面皮肤覆盖。无论何种方式，均不能恢复足底皮肤的纤维脂肪隔结构，因而均不耐磨。

现代显微血管吻合技术可拯救一部分以前需要截肢的病人，可将离断肢体放在清洁的塑料袋里，保持干燥，塑料袋周围置放冰块降温。离断近端也要保持清洁，并尽快施行再植。

（二）刺伤

约有 8%~15% 的足刺伤可发展成为蜂窝织炎，另有 0.6%~1.8% 发生限局性骨髓炎，通常在跖趾关节周围，无全身症状，化验检查也多正常。致病因素是伤口污染，通常涉及跖骨头或近节趾骨。典型者 5~10 天后，出现局部反应。症状及疼痛 2~4 天常会消退，如果持续疼痛，则有手术探查的指征。探查伤口要敞开，清创尽量彻底。由于致病菌多是金葡菌或假单胞菌属，所以有效的给药途径是肌注或静脉滴注抗菌素，3~5 天后局部情况良好即可停药。若清创不彻底，即使几周甚至几个月的抗菌素治疗也不能根除感染灶。

九、可能与骨折混淆的病变

（一）Komer 病

Karp 发现本病性别差别较大，男孩变异较多，男女之比为 6.5 1。Waugh 研究了舟骨的骨化、血运及其与 Kohler 病的关系。他收集了 52 例 2 岁至 5 岁儿童的足部 X 线片，每 6 个月拍一次片。其中 16 个男孩及 10 个女孩有异常骨化，由于化骨核周围有放射状的血管长入，又没有 Legg-Perthes 病样的骺板屏障阻碍血运，所以恢复快而且彻底，最终舟骨形态均正常。因而 Waugh 认为舟骨骨化中心的碎裂属正常变异，其不规则骨化与 Kohler 病无关。

（二）Freiberg 病

Freiberg 病即第 2 跖骨头的骨软骨病，多存在外伤史，有时会与骨折混淆。Braddock 通过足骨标本应力实验，发现将足跖屈加压后，在幼儿及成人发生趾骨骨折，而青少年则发生第 2 跖骨髓的粉碎骨折，因而假设髓板在发育过程的某一阶段易受损伤。这与 Freiberg 病的高发年龄分布相符合，均为 10~20 岁。

本病的特征是疼痛及局部压痛。X 线片表现为跖骨头处致密的死骨，后期为残留

塌陷及短缩畸形。早期建议制动，距骨头有压缩变形者给予植骨垫高。除非碎片完全
分离，治疗效果多较好。

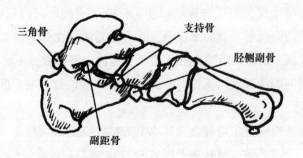

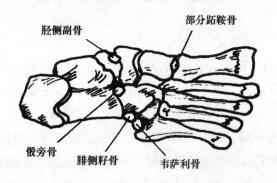

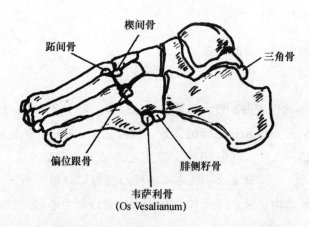

图 2-28-3　跗骨周围的籽骨

　　其他变异　足部存在许多籽骨，可与撕脱骨折混淆（图 2-28-3），但籽骨的出现位
置大多恒定。很多足骨的正常骨化中心形态均不规则，如拇趾近节趾骨的骨化中心常
为双裂状，跟骨结节骨骺可以表现为碎块、斑片等各种形态，密度也不均匀。通过仔
细检查局部有否压痛，鉴别骨折与变异并不困难。X 线片上，变异的边缘圆滑，表明
其存在时间已经很长，而骨折块的边缘则锐利，呈锯齿状。必要时，投照健侧 X 线片
以资对比。

参考文献

1. Anderson IF, Crichton KJ, Grattann-Smith T, et al. Osteochondral Fractures of the Dome of the Talus. J Bone Joint Surg, 1989, 71 A: 1143~1152

2. Baker CL, Andrews JR, Ryan JB. Arthroscopic Tratment of Transchondral Talar Dome Fractures. Arthroscopy, 1986, 2 (2): 82~87

3. Basmajian JV, Stecko G. The Role of Muscles in Arch Support of the Foot. J. Bone Joint Surg, 1963, 45A: 1184~1190

4. Berndt AL, Harty M. Transchondral Fractures (Osteochondritis Dissecans) of the Talus. J Bone Joint Surg, 1959, 41 A: 988~1020

5. Berquist TH. Radiology of the Foot and-Ankle. new York: Raven Press, 1989

6. Braddock GTF. Experimental Epiphyseal Injury and Freiberg's Disease. J Bone Joint Surg, 1959, 41B: 154~159

7. Bryant DD, Siegel MG. Osteochondritis Dissecans of the Talus: A new Techmique for Arthroscopic Drilling. Arthroscopy, 1993, 9: 238~241

8. Canale ST. Campbell's Operative Orthopaedics. 9th ed. new York: Mosby, 1998

9. Canale ST, Kelly FB Jr. Fractures of the neck of the Talus. Long-Term Evaluation of 71 Cases. J Bone JoinSurg, 1978, 60A: 143~156

10. Essex-Lopresti P. The Mechanism, Reduction Technique, and Results in Fractures of the Os Calcis. Br J Surg, 1952, 39: 395~419

11. Ferkel RD, Fasulo GJ. Arthroscopic Treatment of Ankle Injuries. Orthop Clin north Am, 1994, 25 (1): 17~32

12. Frank A, Cohen P, Beaufils P. Arthroscopic Treatment of Osteochondral 玩 sions of the Talar Dome. ArthroscopY, 1989, 5 (1): 57~61

13. Gross DP, Walling AK, Ogden JA. Anatomy of the Os Trigonum. J Pediatr Orthop, 1990, 10 (5): 618~622

14. Gross, RH. Fractures and Dislocations of the Foot. In: Rockwood CR Jr, et al. Fractures in Children. 4th ed. Philadelphia: Lippincott-Raven, 1996, 1429~1497.

第二十九章　脊柱骨折

一、颈椎损伤

儿童颈椎损伤较少见。文献报道颈椎损伤占儿童全身骨折不足 1%、仅占全部脊柱损伤的 2%。儿童颈椎损伤发病率低，也与诊断困难有关。Aufdermaur 研究了有脊椎损伤死亡的 22 例青少年标本，发现仅 1 例临床和 X 线片均显示有骨折。22 例均存在椎体环形髓的 S-H I 型损伤（于柱形变和钙化细胞水平自椎体撕脱骨折），损伤均未涉及椎体骨性部分和椎间盘，X 线片仅为椎间隙轻度增宽。

儿童颈椎损伤较少伴有神经症状；当存在神经损伤时，也比成人易于恢复。Rang 解释为儿童脊椎比成人活动度大，致伤暴力易于在多个阶段上消散。儿童脊髓损伤可造成脊柱后遗畸形。最常见脊柱侧弯，其他为腰椎后凸、胸腰椎前凸畸形。后遗畸形的严重程度与损伤时患儿的年龄密切相关：年龄越小，后遗畸形越严重。

（一）实用解剖

8~10 岁时颈椎骨已接近成人形态且骺线也已消失。但有两个例外：椎体上、下环形髓（椎环）于少年期末出现，约 25 岁时与椎体融合；而齿突尖则 12 岁之前均可观察到骺线。

1. 了解儿童颈椎发育的重要性　髓的变异，特殊椎体结构，不全骨化及颈椎的过度活动均可造成诊断不清，而且很可能将这些正常的变异视为损伤，因而使得儿童颈部损伤后，诊断常常很困难。与四肢不同的是，脊柱损伤不能投照对侧 X 线片以作比较。而患儿因颈部疼痛，检查常不合作，不能获得满意的 X 线片，从而给诊断又增加了困难，故此必须了解儿童颈椎的正常发育。

2. 髓的发育及变异　颈椎骨髓出现及消失的年龄往往个体间差异较大，常以其平均数表示。

颈 1、2 椎体在发育上有其特殊性，其余 5 个椎体的发育则基本上相同。出生时寰椎由 3 个骨化中心组成：一为体部，另两个分别为两侧的神经弓。体部的骨化中心有时分叉，出生时不显影，往往 1 岁以内出现；极个别情况下由神经弓在前方相互融合而达闭合。

寰椎后弓大约 3 岁左右闭合，也存在例外。寰椎后弓可发育不全，有时终生骨化不全。椎体—神经弓软骨联合可经开口位 X 线片观察。该联合 7 岁闭合，不要误认为骨折。横跨椎动脉与枕骨下神经椎孔的韧带在儿童罕见骨化，但于成人则有约 12% 存在部分或完全钙化，形成所谓后桥，并与原椎孔周围的组成结构新形成一弓形孔。

第一颈椎自颅骨分节失败，称为寰枕融合或副枕椎，可导致颅底凹陷、枕骨大孔狭窄，但出现神经障碍常常 24～30 岁。这类神经损伤常为进展性，甚至是致命的；此种解剖结构的异常，常使患儿脊柱易于损伤。

枢椎出生时有四个骨化中心：椎体一个（有时 2 个）、神经弓各一，第四个为齿突的初级骨化中心。于开口位 X 线片上可见齿突夹于两侧神经弓之间，如"三明治"一样。齿突位于枢椎体之上，借软骨联合与椎体分隔，有一个盘状间隙的遗迹与两侧的椎体—神经弓软骨联合形成字母"H"的形状。正常的齿状突与枢椎神经弓之间的软骨联合结构在侧位 X 线片是看不到的，但在斜位 X 线片可显示出来，不能误认为骨折。枢椎椎体下部环状骺的骨化中心很易引起混淆，它常在少儿期末出现，约 25 岁与椎体融合。

3. 血液供应　椎体的血运来自于椎动脉的营养支。与四肢骨骺相似，这些营养支也在椎体的上、下软骨—骨生长区形成弓状。椎板、椎弓等的营养亦来自椎动脉的分支，当椎体—椎弓软骨联合闭合后，这些分支即与椎体营养支相吻合。

4. 活动　脊柱中颈椎的活动度最大，尤其在儿童，有时，区分小儿颈部的正常及异常活动是非常困难的。寰椎前移不超过 3mm 视为正常范围；ADI 为 3～5mm 时，寰椎横韧带发生断裂；10～20mm 时，所有韧带均已断裂。Cattell 和 Filzer 研究了 1～7 岁 70 个儿童的颈部 X 线片，认为约有 20%（14 人）颈前屈位的寰齿间距可超过 3mm，这可能由于小儿韧带相对松弛，但并无相应的解剖学研究来证实，因而不能肯定该间隙增宽是由于软骨成分多还是由于真正存在韧带松弛。幼儿的后伸侧位 X 线片由于寰椎前弓滑向上方，突出于齿状突骨化部分之上（实际仅位于齿突尖端未骨化的部位），因而很可能被误为齿突发育不良。

5. 假性脱位　C_2 相对 C_3。的过度活动在临床上很常见，尤其是儿童，这种现象常被解释为 C_2～C_3 假性脱位。很多学者曾研究过极度屈曲和极度后伸位 C_2，C_3 和 C_4 之间的关系。

Swischuk 提出观察棘突椎板连线（Spinolamiriar Line）有助于区分病理性半脱位和假性脱位，颈椎屈曲及后伸时 C_1～C_3。棘突前缘彼此间不超过 1mm。

儿童颈椎小关节面的角度相对浅小。C_1～C_2 的小关节面角度出生时 55°，至 8 岁变成为 70°；新生儿下颈椎的角度为 30°，成人时发展为 65°。小关节相对水平，使活动度增加，尤其增大了儿童颈椎向前的平度度。另外，Luschka 关节缺如也会使活动度进一步加大。

临床上，一般认为无外伤史、颈部无疼痛、活动无受限的假性脱位，密切观察，不需特殊治疗。

6. 颈椎曲线的变异　中立位时颈椎生理前凸消失并不代表有损伤。

7. 咽后壁软组织　安静、呼吸平稳时投照侧位 X 线片即可测量椎前（咽后）软组织阴影的宽度。由于咽部与舌骨相连，因而任何使舌骨前移的动作均可造成该阴影增宽的假象。

第三颈椎与咽后壁的间距在成人最大约 5 mm，2/3 的儿童 C_2 水平此间距可见增宽，这是由于小儿咽部淋巴 Waldeyer 内环及外环较成人更为丰富的缘故。创伤后此间距增宽则是骨折后出血或水肿的征象。

吸气时咽后壁靠近椎体，而强力呼气时可以有显著的咽后壁影"生理性"增宽。实际上，任何使舌骨及喉向前的动作，如大声啼哭等，均可使此阴影"生理性"增宽。阅读因惊吓而啼哭的患儿 X 线片时应加以注意。

8. 易与创伤混淆的变异　齿突尖部骨化中心，横突及棘突末端的二次骨化中心，不全骨化、尤其是齿突的不全骨化伴有较显著的寰椎前弓向上移位，齿突基底部软骨联合持续存在，小儿椎体前缘呈楔形、常被误以为骨折及半脱位，颈椎的过度活动、假性半脱位或一岁以前寰椎前弓骨化中心未出现，可被误认为寰椎对齿突的移位。4%的正常儿童可有齿突成角，幼儿小关节面水平，可被误为塌陷骨折。

（二）损伤机制

成人多发生下颈椎损伤，而儿童 C_3 以上的上颈椎损伤最常见。儿童颈部韧带松弛、小关节面水平，加之儿童头部相对偏大，因而上颈椎活动°也相应增大，使得 C_3 以上损伤的发生率增加。儿童颈椎的解剖结构、生物力学特性随着生长发育而改变，颈椎损伤的年龄性别分布、好发水平及损伤类型等流行病学特征也发生相应的变化。

颈椎损伤甚至可发生在新生儿，也可见于虐婴综合征。此类损伤常见于 $C_1 \sim C_2$，且常常在 X 线片未显示骨折一的情况下发生脊髓损害。幼儿的常见致伤原因为跌落伤及交通伤，少年期为体育运动，年龄接近青春期的大龄儿童则变为自行车、摩托车、越野汽车以及高处跌落伤。直接暴力很少造成颈椎损伤，除非是枪弹一类的贯通伤。颈椎损伤也常伴随有身体其他部位的损伤，尤其是头颅及面部。

（三）诊断

存在头面部创伤病史、丧失意识，或为高能交通伤的患者，应考虑颈椎损伤。对于新生儿及婴幼儿，即便无上述情况，受创伤后在被搬运就诊途中，也可能发生颈椎损伤，尤其存在肌张力降低或增高者。

儿童的颈椎较之颈髓活动度较大，在不存在骨折的情况下可能出现颈髓损伤，应该警惕。

1. 体检　检查步骤与成人相同，但需要更多时间、更多耐心，更应注意仔细询问病史。儿童颈椎损伤后最常见的症状是疼痛和斜颈，颈部或枕下疼痛向肩部放散，或者颈部存在弹跳或弹响，不论有无疼痛均提示颈椎损伤。其他症状包括肠麻痹、尿滞留、头痛、晕厥和癫痫样发作；新生儿不明原因的严重呼吸道梗阻也是颈椎损伤的体征之一。

神经系统检查包括肌力、感觉、反射及本体感觉，应左右肢体对照。

颈椎活动度检查应记录主动屈曲、后伸、旋转和左右侧倾角度，以及有否伴随疼痛。施行被动活动检查一定要轻柔。注意有无局部压痛、肌肉痉挛与挛缩，并注意左右是否对称。棘间韧带压痛提示有深度损伤。

2. X线片检查　颈椎的投照体位包括正位、侧位、斜位及显示齿突的开口正位。对于骨折脱位及慢性颈部疼痛，侧位片显示最为明了；必要时加拍屈曲—后伸侧位片。识读侧位片应注意椎体前后缘的顺序及椎间隙有无变化，还应观察棘突椎板连线的连续性。儿童颈椎生理性前凸消失并不一定就是异常。

观察侧位椎前软组织间隙常以枢椎下缘的椎前间隙为准，投照瞬间患儿未发声、不哭闹时，该值变化不大，正常不超过 5mm。

儿童颈椎椎体的骨化核在侧位片上呈楔形，不能认为是先天畸形或压缩骨折。

3. 特殊影像学检查　应用常规 X 线片仅能诊断出接近50%的儿童颈椎损伤，故而应结合体层扫描、CT, MRI 及同位素骨扫描等等影像学检查手段。

（1）体层扫描：可获得矢状面和冠状面双重图像，较之平片可进一步显现损伤以及可确定损伤范围、程度最常应用于 $C_{1\sim2}$ 损伤，以判断寰椎侧块有否骨折及相对于枢椎脱位，必要时结合屈曲—后伸位矢状面体层像。

目前 CT 和 MRI 检查可获得更为清晰的图像，但由于技术原因而成像时间偏长，患儿需要镇静乃至麻醉。体层扫描则成像时间短，适用于幼儿。

（2）CT：连续的断层图像可反映较多阶段颈椎损伤。近年发展的动态及三维重建CT 使损伤显现得更为直观、诊断愈发精确。不足 4 岁的患儿行 CT 扫描应予镇静，2 岁之内应予全麻。

（3）MRI：MRI 可清晰显示骨组织及软组织，获得的图像对诊断帮助极大。但由于受检儿童需要镇静或全麻，因而存在局限性。

（4）动态闪烁照相：静态 X 线片侧位仅显示损伤，而屈曲侧位至后伸侧位的动态颈椎闪烁照相则可发现屈伸不稳定。不仅如此，闪烁照相还可显示旋转及倾斜不稳定。此种检查手段具有高放射性，应予受检儿童相应的防护。

（5）其他检查：包括脊髓造影、血管造影及脊髓诱发电位等等，必要时可予以考虑。但前两者为有创检查，逐渐被无创性的 MRI 增强影像所替代。

4. 影像学评估　骺的不全骨化、发育变异及过度活动均可混淆诊断。骨髓常常圆滑、形态规则且位于预定区域，并存在软骨下硬化线；骨折则不规则、无硬化线，常位于非预定区。

以下为常与损伤混淆的先天畸形及正常骨化中心：

1. 撕脱骨折 。

齿突的尖端骨化中心 。

横突和棘突的二次骨化中心

2. 骨折

齿突基底软骨联合持续存在

正常儿童椎体前方楔形变明显 。

4%正常儿童有齿突向后成角

3. 不稳定

$C_{1\sim3}$ 假性脱位

不完全骨化，尤其是齿突的不全骨化，易误认为寰椎前弓向上半脱位 。

1 岁时 C_1 前弓骨化中心缺如，提示 C_1 相对齿突后移位。

寰齿间距（ADI）增大，达到 4.5 mm。

4. 其他

椎前软组织由于哭闹等等原因生理性增宽，被误认为水肿或血肿 ，耳饰、发饰、牙齿、舌骨等等影像的重叠 ，儿童颈椎小关节水平，被误认为压缩骨折 。先天性异常如齿突骨、棘突分叉、融合椎、半椎体等等

二、颈椎损伤各论

儿童颈椎损伤少见，常发生于 $C_{1\sim3}$ 节段。除非暴力特别大，儿童颈椎损伤很少造成颈椎骨折-脱位。脊髓横断的发生率也比相同暴力所致的成人损伤少得多。

颈椎损伤常与身体其他部位，如头面部损伤相伴随。多数颈椎损伤皆与头部外伤后暴力传递到颈部有关。

（一）新生儿创伤

产伤或新生儿损伤可引起严重的、有时是致命的脊柱损伤。Parrot 在 1870 年即 X 光发现之前 26 年，首先报道了一例臀位产后颈髓损伤的病例。Shulman 等人提及了寰枕及寰枢关节脱位、齿突骨折及脊髓横断损伤，认为臀位产时过度牵引及扭转、成角是致伤的常见原因，有时亦可见于头位产。

新生儿颈部肌肉及韧带非常薄弱，3 月龄前甚至不能有效地支撑头部，因而，产程中的过度扭转及牵拉暴力可致颈椎及脊髓发生损伤。这些暴力可超出颈椎所能承受的牵拉限度，脊髓已受牵拉而韧带仍未处于完全紧张状态，这可解释无椎体骨折-脱位的脊髓损伤。

很多作者认为，产伤可致颈髓、神经根、脑及椎动脉损伤。出生时损伤椎动脉可致日后发生脑性瘫痪。产伤造成骨骼损伤则少见，这是由于儿童椎体软骨成分多，X

线片不能显示软骨内及骨一软骨交界区的损伤。因而，一旦引起纵向旋转畸形的致伤应力移除后，脊柱可表现正常，即严重软组织损伤与 X 线片骨结构正常之间的不一致性。

Caffey 和 Swischuk 分别描述了一种因过度摇动导致的儿童虐待症，称为"婴儿颈部挥鞭伤综合征"。婴儿颈部薄弱，不能有效保护头部，因而易受挥鞭式损伤。已见报道的有致死性颅内或眶内出血、潜在大脑损伤、智力发育迟缓、持续视觉或听觉损害等，可与椎体、脊髓损伤并存。

（二）SCIWORA

即特发于儿童的"X 线片无异常脊髓损伤（spinal cord in jury without radiographic abnormality, SCIWORA）"。多见于 8 岁之前，发病率占颈椎损伤的 7% ~ 66%。约 50% 的 SCIWORA 为脊髓完全损伤，大龄儿童多为枢椎以下的不完全神经功能丧失，有报道 52% 的患儿发生迟发神经损害。

经检查骨折、半脱位、软组织损伤均不存在时，应进一步行体层扫描、薄断层 CT 检查。如果上述检查仍然阴性，予以脊髓造影、CT 介导脊髓造影或 MRI 检查脊髓有无肿胀或受压。检查期间应予以颈托固定。

（三）寰枕损伤

此种损伤并不常见，部分原因是由于存活病人寰枕损伤少见，也可能是寰枕脱位，来诊时虽自行复位但已致颈髓致命性损伤，造成病人就诊时死亡。Davis 认为致死性颅骨一脊柱损伤中寰枕关节的损伤最为常见。实验研究表明高速急停动作可由于惯性作用造成此种损伤：头部惯性前移，致寰枕脱位后又自行复位，因而 X 线片正常。然而尸检则可见有寰枕关节撕裂、颈髓横断及椎动脉损伤乃至破裂。

此种损伤成活的几率很小。即便成活，存在颈髓损伤的可能性极大，故而建议轻柔复位、小重量牵引，而后选择适当时机行后路寰枕融合。

慢性或迟发的寰枕不稳定很难诊断，需要 CT 重建影像后测量 Powers 值才能确诊。

（四）寰椎骨折

寰椎前后弓的骨折（Jefferson 骨折）在儿童并不常见，为头部所承受的压缩暴力经双枕骨髁传导至 C_1 侧块，造成骨折。成人多数情况下 C_1 前后弓发生多处多段骨折，在儿童则可表现为单发骨折，这是因为前后弓环形结构上存在软骨联合，抵消了部分致伤暴力。骨折发生时侧块的分离可造成寰椎横韧带撕裂或撕脱骨折，或由于骨折后侧块游离致使该韧带松弛，造成 $C_{1 \sim 2}$ 不稳定。

寰椎的骨折不易在 X 平片上观察到。CT 扫描则可清晰显示骨折形式。选择保守治疗，以 Minerva 石膏或头盆环牵引固定，常可获得满意效果；较少采取手术内固定。

（五）寰枢椎损伤

主要发生于儿童寰枢椎关节的损伤包括：创伤性韧带撕裂、旋转半脱位、齿突

"骺"分离。

寰枢关节的稳定性几乎全部依赖于韧带的张力，同时这些韧带还可使关节具有较大范围的活动度，包括：旋转、前屈-后伸、$C_{1\sim2}$ 相互靠近等，也有轻微的侧方弯曲。颈椎旋转活动的大约 50% 为寰椎围绕着枢椎齿突所完成，因而，C_1 侧块在相当大范围内会跨过 C_2 椎孔的周边部，从而减少了椎管容积。

C_1 椎孔比较大，适应大范围旋转活动及若干程度的寰枢病理性移位，一而不致发生颈髓压迫症状。C_1 椎孔被其中容纳的齿突、颈髓及自由空隙分为三部分，C_1 脱位时颈髓即移位到自由空隙。因而，前脱位严重时就如同齿突肥大一样，挤压邻近的颈髓造成"危象"。椎动脉供应上颈髓及小脑的血供，因其穿过 $C_{1,2}$ 横突孔，位置相对固定，故而寰枢椎脱位后可被牵拉向前、产生压迫，引起继发的神经组织缺血性坏死。

1. 创伤性韧带撕裂　成人 $C_{1\sim2}$ 移位超出 3mm、儿童超过 4.5 mm 即存在寰枢关节韧带损伤。Hoffman 认为屈颈移位超出 5mm 即可诊断寰枢关节周围韧带损伤，尤其对于有创伤病史的患者。

单纯的寰椎横韧带撕裂及急性寰枢椎不稳定罕见于儿童，但伴有下述疾病的患儿则可存在慢性寰枢椎不稳定：青少年类风湿性关节炎（JRA）、Reiter 综合征、Down 综合征、Larsen 综合征及粘多糖病、多发骨骺发育不良、软骨发育不良、假性软骨发育不良、Kneist 综合征等等。寰枢椎旋转不稳定及继发脊髓损害还可见于上颈椎先天畸形，如：齿突骨、lippel-Feil 综合征、寰椎枕化等。屈曲-后伸位 CT 扫描常可清楚显示前述疾病并发的寰枢椎不稳定。

$C_{1\sim2}$ 不稳定时常可由于微小创伤而发生神经损害。Watson-Jones 认为寰枢椎前脱位而齿突结构完整时对颈髓的压迫更为严重，也更危险。

2. 继发于炎症的寰枢椎半脱位　1830 年 Bell 首先描述了 $C_{1\sim2}$ 自行脱位现象，早于 X 线技术应用于临床 66 年。Bell 认为该病人咽后壁存在溃疡，破坏了寰椎横韧带，从而引起脱位，但未经病理证实。

此后诸多报道均描述了无创伤病史、继发于颈部及咽部炎症的寰枢椎半脱位。1930 年 Grisel 以 Grisel 综合征命名此种疾病，认为类风湿、上呼吸道及咽部感染和结核均可成为病因。

病理表现虽存在争议，但多数人同意关节内压力增高、关节囊扩张、韧带松弛的假说。这种病理表现与小儿感染性髋脱位的病理变化相似。Watson-Jones 研究 21 例局部充血后骨脱钙病例，存在骨结构尤其是纤维一骨性连接部位的疏松、脆弱，常并发肌痉挛，颈部相对固定于屈曲位，因而易于造成前移位。

炎症反应的严重程度及强烈程度没有时限特性，亦无固定不变的临床特点。炎症可能原发于喉部，或远端病灶经淋巴系统侵袭到喉所造成。喉部炎症与原发灶可同时或稍后出现，疼痛性质自轻度不适到剧痛不等，可能并发四肢麻木。解剖复位及固定后即便原发炎症持续，亦可达到牢固愈合。

寰枢椎半脱位合并斜颈或寰枢关节旋转畸形时则治疗困难、愈后不佳。投照纯侧位 X 线片可以确定寰椎在枢椎上的前移度。治疗可通过后伸位枕领牵引或颅骨牵引 $2\sim4$ 周，而后继以 Minerva 石膏或头盆环固定 $6\sim8$ 周。

3. 寰枢椎旋转半脱位　本病是儿童斜颈的常见原因，但因对其病理解剖认识有限，因而存在命名上的混乱：旋转脱位、旋转移位、旋转畸形、旋转半脱位、旋转固定及自发充血性脱位。"寰枢椎旋转半脱位"是目前最广为接受的称谓，旋转半脱位和斜颈常表现为临时性，因而这类病人常可自愈或经简单治疗即可痊愈。有时畸形不缓解，造成迁延、持续性斜颈，此时应确切地称之为"固定性寰枢椎旋转半脱位"。

（1）病因学及发病机制：本病可自发，或由于创伤及上呼吸道感染而继发发病。韧带缺陷导致寰枢关节不稳定与旋转半脱位关系密切。已有 C_1 相对 C_2 过度旋转导致脊髓压迫及椎动脉牵拉而死亡的报道。

少数情况，当韧带损伤严重时，旋转半脱位可与前移位并存；合并骨折亦可成为旋转半脱位的成因。C_1 在 C_2 上的旋转半脱位后，颈部常表现为不对称的活动受限，有时 C_1 以一种原因不明的机制固定于 C_2 上，则病人不能置头部于中立位，形成斜颈。疾病早期可能由于关节囊及滑膜组织的损伤而引起疼痛，继而发生肌痉挛，多数病例此种情况可持续几天，提示已发生旋转半脱位。后者可持续存在，导致造成的斜颈与肌性斜颈、骨性斜颈、神经性如后颅窝肿瘤所致斜颈以及斜视所致的斜颈相类似。

（2）临床表现：寰枢椎旋转半脱位主要见于儿童，偶尔发生于成人。常在上呼吸道感染、轻微外伤后自然发病，有时亦继发于严重创伤之后。

斜颈表现为头部倾向一侧，下颏旋转向对侧，同时颈部尚有轻度屈曲。急性期，患儿拒绝主动转动头部，被动转头时可致显著疼痛。与肌性斜颈不同的是头倾斜对侧的胸锁乳突肌明显痉挛，提示存在试图矫正畸形的趋势。若畸形固定，则疼痛可缓解，但斜颈仍然持续，伴有头部运动受限；持久病例头倾斜则可发生面部变扁，尤其是小儿。神经损伤少见，一旦发生表示寰枢关节肯定存在损伤。

（3）影像学检查：由于疼痛使投照位置不佳，旋转半脱位的 X 线片有时很难识读。实际上，有时认读正常颈部 X 线片亦存在困难，合并该部位先天性畸形时则更为困难。此时应申请 CT 扫描。

当疼痛严重阻碍了颈部活动，或疼痛虽然消失但仍有固定畸形时，为确诊行连续 X 线片照相是必要的，用以发现寰枢关节旋转半脱位的征象，侧位片显示则更为清晰。

旋转半脱位的开口位及侧位 X 线片有以下所见：C_1 一个侧块向前旋转、变宽、接近中线，另一侧块变窄，远离中线，下关节面可由于重叠而变模糊。侧位可见寰椎椭圆形前弓变为楔形，且位置偏前；后弓可因头部倾斜而与颅骨重叠。

后前位体层 X 线片可见寰椎侧块位于不同的冠状面，这是由于旋转造成的，不能错误地认为是侧块缺如。

大多数儿童枢椎椎体居中，至头部旋转超过 50% 时方偏离中线。颈部侧方屈曲（头左右偏斜）时，即便幅度很小，C_1 及下方椎体偏离中线的程度要大于头部旋转时的偏离。C_2 的上述移位现象具有如下规律：头部右旋，C_2 向左偏；头部左倾，C_2 偏离向右。因而：头部偏于一方且向对侧旋转的各类型斜颈，枢椎椎体与下颏均应位于中线的同侧，因为头倾斜时 C_2 的旋转偏离程度要大于头旋转时 C_2 的偏离。

旋转半脱位有时可伴发 C_1，在 C_2 上的前移位，这可投照屈曲应力位 X 线片证实。连续 X 光闪烁照相由于放射剂量偏大，近年已被 CT 扫描逐渐替代。即便由于疼痛使得旋转活动受限明显，CT 仍然能够确定诊断。应用三维 CT 影像重建，可清晰显示 C_1，一个侧块的下关节面绞锁于 C_2 小关节面之前，而另一个则绞锁于后。

（4）分型：Fielding 和 Hawkins 根据寰枢椎旋转半脱位的方向及移位程度，将其分型如下（图 2-29-1）：

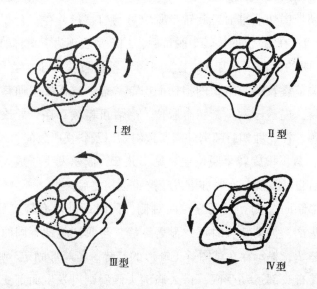

图 2-29-1　寰枢椎旋转半脱位的 Fielding-Hawkins 分型

Ⅰ型：单纯旋转，C_1 无前移位；

Ⅱ型：旋转移位伴前移<5mm（大龄儿及成人前移超过 3mm，儿童超过 4mm 即可认为病理性）；

Ⅲ型：旋转移位合并 C_1 前移超过 5mm；

Ⅳ型：旋转移位伴 C_1 后移。

Ⅰ型旋转半脱位在儿童尤为常见，损伤轻微；

Ⅱ型由于具有潜在危险性，必须小心处置；Ⅲ型及Ⅳ型少见，常伴有神经损伤甚至发生死亡，更应高度注意。

急性期，诊断主要依据病史及临床检查。由于斜颈的 X 线片具有类似性，故 X 线片无特征性，而对诊断有帮助的连续 X 光闪烁照相，在急性期可因疼痛的原因不能顺利获得。然而若 X 线片可以肯定 C_1 前脱位，则可确立诊断。必要时应用 MRI 或 CT 及三维 CT 影像重建以确诊。

（5）治疗：发生寰枢椎旋转半脱位的多数病人很可能并不来就诊，因为发病几天后颈部僵硬及轻度头扭转常可得到缓解。

病程少于 1 周、症状轻微时建议给予止痛药及软项托固定。病程超过 1 周、症状较明显时应予以枕颌带牵引，并同时给予肌松剂及止痛药。病程在 1 月之内的患儿，予以卧床、枕颌带牵引后，多可完全缓解。不伴有 C_1 前脱位时，牵引或颈托固定仅持续到症状缓解即可。但如果寰椎向前脱位，则需要枕颌带牵引逐渐矫正斜颈畸形，而后于矫形位固定 6 周以利寰枢关节周围韧带愈合，这类病人由于可能存在寰枢关节持续性不稳定，故应密切随访观察。

病程持续 1~3 个月，宜采取头盆环牵引而逐渐复位。复位后寰枢关节常不稳定，需手术融合。

病程超过 3 个月，则畸形显著固定。当伴有 C_1，前移时则可发生严重的脊髓损害，常常预后不佳。治疗选择 $C_{1~2}$ 融合术。nerubay 认为如果保守治疗至少固定 6 周后畸形仍然复发，也应考虑 $C_{1~2}$ 融合。

慢性脱位经牵引、支具固定，偶可见效。可于头盆环上应用 Ilizarov 组件逐渐牵引及去旋转，复位后予以后路融合。

小儿的寰枢椎后路融合与成人相同，但应避免过分暴露枕骨及 C_3，注意椎动脉于中线旁 1cm 经寰椎后弓上关节面附近的椎动脉沟上行，慎勿伤及。

4. 齿状突骨折　儿童齿突骨折平均发生年龄为 4 岁。所谓"齿状突骨折"实际上是齿突基底的骨骺滑脱，更为确切地说是软骨联合滑移。这是因为齿突基底部的软骨线在组织学上更接近于软骨联合，且较正常的骺结构闭合要早。

本类损伤常伴有头面部外伤，暴力经传导到达上颈椎，常伴有头部损伤。严重坠落伤或汽车撞伤为主要病因。Sherk 等人报道了 24 例，年龄平均 4 岁，损伤均发生在软骨线部位，移位仅向前方。23 例予保守治疗，包括骨性或枕颌带牵引及手法复位，仅 1 例早期给予寰枢椎融合。结果佳，未发现生长障碍，说明齿突基底骺对齿突的生长影响不大。

从 X 线正位片作判断往往意义不大，只能显示正常的齿状突软骨联合线，前移与成角只能在侧位片显示。屈曲—后伸动态 CT 扫描或矢状位 MRI 影像重建则可进一步显现不稳定。

先天性或发育性颈椎疾病的患儿发生齿状突骨折，更难于诊断。Morquio 综合征、脊柱骨髓发育不良、神经纤维瘤病、成骨不全、Davis 综合征等均存在齿突的发育不良，诊断齿突骨折或不稳定更为困难。

成人齿突骨折后可有诸多并发证，如不愈合或迟发神经症状。与此形成鲜明对比，儿童并发证罕见，结果一般均佳。

新鲜齿状突骨折的复位方法是卧床、颈后伸位牵引1周余，而后 minerva 支具维持复位等待愈合，去除固定后投照极度屈曲后伸侧位X线片，如无异常活动再应用软颈托固定1~2周。如果未复位，应予头盆环牵引。对于经过多种保守治疗仍难以复位的顽固病例，建议在颅骨牵引下全麻手法整复。

5. C_2 以下的损伤　$C_{2~3}$ 半脱位很难诊断，因为X线片表现与 $C_{2~3}$ "假性半脱位" 不能区别。只能随时间推移，根据病情演变方能作出回顾性诊断。故参考下述情况将有帮助：

①有无创伤史及外伤后有无疼痛、肌痉挛、活动受限，局部有无压痛；②X线片是否存在半脱位征象，诸如后纵韧带钙化、棘突尖部撕脱骨折；③下颈椎是否发生代偿性前凸畸形；颈部于后伸位时能否矫正半脱位（注意颈椎生理前凸消失甚至发生后凸可见于正常人，不能视为损伤征象）。

6. 颈椎损伤的后遗症　儿童脊柱损伤后常有后遗症，应定期随访到青春期，以便及早发现后遗畸形和并发的神经损害，及早治疗。

后遗脊柱畸形的严重程度依赖于损伤时年龄及损伤的水平。损伤时年龄越小、水平越高，后遗畸形越严重。骺板的损伤可造成生长不均衡，导致后凸或侧弯畸形；继发于神经损伤的肌力不平衡，更可加重脊柱侧弯。脊髓损伤后还可发生脊髓髓质内囊肿。脊髓造影CT或MRI可显示囊肿部位及范围。囊肿经手术引流后，神经功能常可得到改善。

后路脊柱融合后常常遗留慢性颈部疼痛及僵硬，可能与术中过分暴露造成融合区上下椎板受累有关。儿童椎板切除后常导致颈椎后凸畸形，应尽量避免。

三、胸腰椎损伤

儿童脊柱骨折仅占全部脊柱损伤的2%~5%，绝大多数为颈椎损伤，而胸腰椎损伤更容易造成严重的病废。骨折部位及损伤机制可因年龄而异。婴儿胸腰椎损伤可缘于虐婴，10岁以下儿童多为交通伤或跌落伤，10岁以上儿童则常常由于交通事故（40%）、运动（自行车、摩托车、雪橇运动）致伤（37%）、娱乐场损伤或火器伤。对多发伤、复合伤患儿应仔细检查，不能仅局限于骨折的椎体。因为儿童脊柱较成人弹性大，暴力可经多阶段传导分散，因而存在多发椎体损伤的可能性，不应忽略。

（一）解剖特征

小儿胸腰椎软骨成分的多少、椎体上下缘环形髓以及软组织过度的弹性均会影响X线片的表现。新生儿及婴儿的椎体软骨成分更多，X线片可见椎间隙相对椎体而言有明显增宽。随年龄增长椎体骨化核逐渐变大，内含软骨成分相应渐渐变小。椎体二次骨化中心环状髓是位于椎体上、下面的软骨终板发育而来的，其周边增厚，中心较薄，钙化早期即呈环形。X 线片上最早 8~12 岁出现，21 岁左右与椎体融合，易与撕脱骨折相混淆。

婴幼儿的侧位 X 线片可见椎体的前壁和后壁分别存在一个水平、楔形的低密度影，常与骨折混淆。椎体前方的楔形影常较后方显著，这是由于此区存在较大的窦状间隙。椎体后壁动静脉的进入点存在凹陷，形成椎体后切迹。此切迹在任何年龄、所有椎体均存在。椎体前切迹并不持续存在，常在 1 岁时随椎体的前壁及侧壁骨化而消失。

小儿的椎间盘与椎体比神经成分更富有弹性，可牵拉 2 寸而不断裂，但颈髓仅可耐受 1/4 寸的牵拉长度。这一现象即可解释幼儿 SCIWORA 发病率高的原因。

10 岁以上儿童的胸腰段脊柱生物力学特性与成人接近，骨折类型也几乎相同。但小儿尚有可能出现后遗进行性脊柱畸形。骨骼发育成熟前，几乎所有脊髓完全损伤的患儿均发生麻痹性脊柱侧弯，可能的原因包括：椎体生长板损伤、肌力不平衡、肌痉挛及重力影响等。由于椎间盘可传递暴力至椎体，故小儿不常见损伤后椎间隙变窄或损伤后自发性椎体融合。

（二）损伤机制

胸腰椎损伤主要有三种损伤机制：屈曲（有/无压缩）、牵拉及剪式损伤。

1. 屈曲型损伤　极度屈曲压缩损伤比牵拉、剪力、半脱位或脱位损伤更常见。发育未成熟的脊柱，完整无损的椎间盘比椎体本身抵抗垂直压缩应力的能力大，当受到压迫时，间盘没有压碎前椎体已先塌陷，所以儿童椎间盘突出较为罕见。当椎体承受逐渐增加的垂直应力时，主要是终板部膨胀，并扭曲变形，伴有纤维环轻度变形；外力继续作用则髓核物质破裂入椎体，此时相邻椎体接近，椎间隙变小。因而当儿童处于脊柱屈曲体位如滑平低雪橇、钻管道等时，即可引起椎体损伤。

大龄儿童髓核不呈液态，压缩应力经纤维环传导，这样既造成了纤维环破裂，椎体塌陷，亦可致椎体边缘骨折。同样，巨大而快速的暴力作用于此年龄的脊柱可造成类似成人的爆裂型骨折。儿童的椎间盘可显著膨胀且能向多个水平传导致伤应力，反映在临床上，儿童比成人多发压缩骨折更为常见，且常发生于中胸段至腰椎中段。

一般儿童 Chance 骨折有四种类型：Ⅰ型为后柱—中柱骨折；Ⅱ型后部结构撕裂、小关节脱位，骨折线可延伸至椎体环形骨髓后方；Ⅲ型后部韧带撕裂、骨折线沿椎体中部到达中柱；Ⅳ型后部韧带撕裂、骨折线横向越过椎板，延伸至相邻椎体的环形骨髓。亦有婴幼儿及儿童发生反 Chance 骨折（极度后伸损伤）的报道，偶可合并肠管压迫。儿童也可发生单纯后部结构撕裂，无腰椎椎体骨折。

2. 牵拉或剪式应力损伤　此类典型损伤并不造成椎间盘破裂，而是经过椎体环形软骨骺板的骨折。有时压缩损伤应力可同时与屈曲、旋转应力并存，诸如车祸伤等情况，则可导致类似成人的剪式损伤或 Chance 骨折及创伤性椎体滑脱。

3. 压缩损伤（椎体环形骺滑脱） 腰椎环形骺可因创伤移位入椎管，合并间盘突出，尤其是青少年患儿。多数均位于 L_4 后下缘，少数为 L_3 或 L_5 的下缘。X 线片可见所有病例均为椎管内存在一骨性碎片，且椎管内造影发现前方巨大硬膜外压迹或间盘突出而致梗阻。典型损伤常由于提重物，做体操运动或用铁锹甩东西而致。患儿常有急性间盘突出的症状及体征，包括肌无力，反射消失等神经症状。

依据放射学特点，可将椎体环形骨髓滑脱分为三型：

I 型：受累椎体后部边缘分离，CT 可显示钙化弧，无大块骨折块。常见于 11～13 岁儿童。

II 型：带有部分椎体骨质的环形髓滑脱。常见于 13～18 岁青春期患儿。

III 型：椎体环形髓后方的局限性撕脱。最常见于 18 岁以上的青年。实行椎板切除及减压术，少数去除椎间盘和碎骨片后即可使症状缓解。

（三）症状及体征

1. 一般症状及体征 对于清醒、合作的大龄儿童，常可表述受损脊椎的疼痛及压痛。不稳定脊椎损伤还可存在行走不能、肌肉痉挛。椎体的骨折在多发伤患者常容易被漏诊。胸腰椎横突的轻微骨折，常可（约 20%）合并严重的胸部损伤或腹部脏器损伤，如肝、脾及尿道等盆腔器官损伤；儿童安全带损伤 50%～90% 具有腹部闭合性损伤的临床病理表现，且多为小肠裂伤和创伤性胰腺炎。另一方面，也不能只认识到存在上述腹部情况，而遗漏脊柱损伤，应注意脊柱区有无明显的肿胀、压痛及皮肤挫伤，如接触安全带的皮肤区存在皮下淤血，应注意排除 Chance 骨折。

2. 神经损伤 儿童由于其不合作特性，应仔细行神经检查及阅读 X 线片，以免漏诊完全或部分脊髓损伤。无意识或昏迷患儿更应思及脊髓损伤的情况，除非临床及 X 线片可予排除。对于儿童，确定麻痹及其程度存在着很大困难：肢体屈曲或回抽动作常被误认为自主运动存在；握持或刺激肢端可使患儿哭闹，常误为感觉未受损。因而，为确定患儿的真正状态，宜系列观察一段时间。婴儿全身瘫软或难产后存在非进行性的神经损伤均应怀疑脊髓损伤的可能，最为重要的是确定感觉平面，可考虑体表感觉诱发电位检查。9%～15% 的脊髓损伤发生于儿童，男孩多见（男：女为 2.1），尤其是 10～15 岁男孩更为常见。年幼儿脊柱损伤常为颈、上胸椎水平，且常伴有严重的神经损伤；青春期儿童则常见胸腰椎损伤，伴随一过性或不完全神经损伤，多可恢复。

伤后 2h 至 4 天才发生的迟发型截瘫，提示营养脊髓的血管损伤。常发生于胸椎中段水平，多见于胸、腹部直接暴力打击。

椎体骨折是年长儿（>10 岁）脊髓损伤的常见原因（83%）。胸腰段脊髓损伤的常见病因是骨折-脱位，约占 36%，尤其 T、至 L_2 水平。创伤性椎管狭窄的发生率自上至下逐渐增加：$T_{11～12}$ 为 35%、L_1 为 45%、L_2 水平以下达 55%，脊髓损伤的易患性与此显著相关。

（四）X 光表现

X 线片表现依外力及损伤机制各不相同。屈曲压缩骨折是常见的损伤类型，X 线片的表现从椎体软骨终板曲率变平直至椎体明显楔形变。Hegenbarth 根据 X 线片表现将儿童压缩骨折分型为：a. 楔形；b. 钩型，钩位于前方，尖端可向上或向下。两型在矢状面及冠状面上皆不对称。椎体因压缩及松质骨重叠，于其内可出现密度增高区。婴幼儿椎体营养血管嵌压造成 X 线片出现椎体上、下切迹，可与骨折混淆。多发椎体损伤亦较常见，报道中受累椎体最多达 11 个，临床观察除非发生骨折—脱位，否则后凸畸形并不常见。暴力较大时，椎环破裂，椎间盘被挤入椎体内，形成 Schmorl 氏结节，常见于下胸椎及上腰椎。儿童少见典型的成年型椎体完全骨折、骨折-脱位及小关节半脱位等，亦少见椎体撕脱骨折。

CT 扫描及矢状面影像重建对于诊断脊柱损伤很有意义，尤其是后柱损伤。创伤性椎体髓环滑脱患儿，CT 可见椎管内存在一小骨块。MRI 可见滑脱的髓环及前凸的椎间盘形成前向硬膜外压迫（有时可完全梗阻椎管）。

儿童 Chance 骨折常发生于腰椎中段，成人则为胸腰段。侧位 X 平片常可明确诊断。对于任何安全带致腹部损伤的患儿，均应投照腰椎侧位片除外 Chance 骨折。棘突撕脱可牵累多个椎体阶段，且常伴有椎体前缘压缩骨折。

较之 CT 扫描和脊髓造影，MRI 可更清晰显示儿童脊髓或马尾损伤。但 MRI 仍然存在假阳性及假阴性，且金属内固定器械的应用是 MRI 检查的相对禁忌证。急性脊髓损伤的 MRIT-2 加权像可见三种类型：I 型为急性椎管内出血的低信号；II 型为急性脊髓水肿的高亮信号；III 型为外周高密度、中央低密度的混合信号，示脊髓挫伤。

（五）治疗

儿童脊柱骨折后较少发生持续性椎间隙狭窄及自发性椎体融合，根本原因是椎间盘结构常常完好。约三分之二的儿童脊柱骨折属于稳定型骨折。

1. 屈曲型损伤　单纯压缩骨折愈合迅速，少有病情进展。因而对轻型病人，短期卧床休息或给予支具乃至石膏固定，同时对症治疗常很有效，1~2 周患儿症状均可消失，多数儿童并不需住院治疗。与制动、卧床休息相比，石膏固定并不能明显改善治疗结果。骨折处的压痛有时持续存在，但并不意味着存在严重问题。如若发生终板骨折且间盘突入椎体内，则症状可持续存在，但可经对症保守治疗而达缓解。然而椎体软骨终板损伤导致的后凸畸形必须经手术处理才能矫正。

Chance 骨折：确属骨性损伤的 Chance 骨折，需要闭合复位恢复腰前凸、石膏固定。韧带损伤类型由于会遗留不稳定，需要手术复位、椎体融合。内固定的选择取决于患儿年龄：年幼儿应用钢丝捆绑、石膏固定；青少年则可使用加压固定器械。

2. 牵拉及剪式损伤　不稳定损伤如椎体半脱位或骨折-脱位，处理与成人一样，必须复位。患儿宜置于翻身床完全卧床休息、精心护理，至急性期症状消失后考虑手术复位内固定。神经损伤患儿的脱位需要立即复位，尤其是涉及圆锥及神经根的下腰段损伤。爆裂型骨折由于容易导致脊柱后凸和 II 度以上的椎管狭窄，应早期应用 Harrington 及 Lugue 棒使脱位复位并维持骨折端稳定，同时必须行骨折椎体上下至少一个椎体水平的脊柱后路融合。自发性椎体融合很少发生，因而不能消极等待。对大龄严重神经损伤的儿童，很少建议采取延伸至骶骨的脊柱融合以防止后期发生麻痹性脊柱侧弯畸形。

需要注意有些损伤在成人属于稳定型骨折，但在儿童则可进行性发展。例如不伴有后柱结构损伤的椎体爆裂性骨折，由于存在上下环形骨骺损伤（类似于 Salter-Harris IV 型骺损伤）而发生生长阻滞，可造成进行性脊柱后凸畸形。早期复位及内固定加植骨融合，可防止后凸畸形的发生乃至进行性发展，预防迟发神经损伤。

儿童急诊行减压手术的适应证与成人相同：①开放损伤；②脊柱不全损伤伴进行性神经损害；③不稳定骨折-脱位。椎板切除意义不大，尤其对无骨骼损伤的患儿。脊柱后部结构的移除常加重原有的不稳定且可导致畸形进展，尤其是显著的、难以治疗的脊柱后凸畸形。因而必须切除椎板时，应同时予短节段脊柱融合术。

（六）预后及合并证

1. 生长阻滞　除非发生骨折-脱位这类不稳定损伤或神经损伤，儿童脊柱进行性损伤并不常见。这是因为损伤刺激椎体可出现过度生长，且椎体本身也具有很大的再塑能力。10 岁以下儿童即便有多发椎体压缩骨折，椎体仍可恢复正常形态，后凸畸形并不常见，但超过 12 岁则不然。完全重建的前提是髓核未突入椎体内。椎体软骨终板是生长活跃区，若被损伤，则再塑形矫正的机会会很小。损伤椎体尤其是胸腰段受累椎体不对称生长造成的脊柱畸形，常可被相邻的正常椎体所代偿，因而很少导致明显的侧弯。由于儿童椎间盘常不受损，故自发性椎体融合现象罕见。

2. 神经损伤　儿童胸腰椎骨折最严重的合并证就是截瘫。脊髓损伤患儿同成人一样应考虑下述情况：有否长管状骨骨折、髋脱位、压疮、关节挛缩及泌尿生殖系统并发证。另外，尚需观察患儿有无进行性脊柱畸形发生，如侧弯、后凸、前凸等。严重侧弯畸形可使患儿坐立不稳，造成骨盆倾斜，从而导致髋关节半脱位及坐骨部压疮。

儿童尤其是 12 岁以下女孩及 14 岁以下男孩，创伤性截瘫后进行性脊柱畸形的发病率高达 86%~100%，最早 3 岁已出现。脊柱弯曲方向很少由骨折类型而定，大部分是由于重力和肌痉挛所致的较长阶段胸腰椎麻痹性弯曲所造成。侧位 X 线片 57% 可见正常腰椎前凸消失，代之以较长阶段的进展性胸腰椎后凸畸形，常位于胸腰椎交界处。进行性腰前凸加大并不常见（仅 18%），且常合并髋关节屈曲挛缩。脊柱畸形是否进展直接与患儿年龄、痉挛程度及病变椎体水平有关。损伤水平越高，进行性畸形的发生率越高。

接近骨骼成熟期的青少年脊柱损伤，后遗畸形常常由于骨折-脱位造成。42% 的症状往往是骨折端疼痛及进行性后凸畸形，尤其是椎板切除术后的患儿。后突畸形进行性发展，则神经系统后遗症亦随之进展并可伴有功能丧失。因而，应尽早予以内固定。

对脊柱侧弯的治疗应在损伤后尽早进行，以防止严重畸形的发生。40°~45°以下应用支具控制到适宜手术的年龄；一旦侧弯超过45°~50°，则应立即行内固定手术。严重及僵直性侧弯畸形的患儿应予以前路松解，术后应用头盆环牵引治疗。内固定可选用哈氏棒或Luque棒，亦可采用去旋转组件如Cotrel-Dubousset系统。术后尽早鼓励患儿活动，避免长期卧床的并发证如肺炎、褥疮的发生。

伴随MRI应用的日趋广泛，以前"罕见"的创伤后脊髓空洞症的发生率逐渐增加。半数以上患儿的初始症状为疼痛，继之出现神经功能进行性丧失，表现为原始损伤水平以下的肢体出汗、运动功能丧失及肌腱反射减弱。

四、其他脊柱损伤

儿童胸腰椎骨折或类似骨折的改变不仅可由急性创伤造成，还存在其他致伤因素如反复应力、全身疾病情况下骨骼存在病理性改变及一些所谓"社会致伤力"如虐婴症、火器伤等。

反复应力性骨折

正常骨骼在反复的应力负荷之下可发生应力性疲劳骨折，儿童最常见于胫骨和踢骨，但Grier曾报道两例发生于骶骨的儿童疲劳性骨折，均存在骨盆疼痛和FABER试验阳性。一般CT扫描可确诊应力性骨折，治疗常保守。

1. **全身性疾病**　单个椎体的自发性塌陷应考虑脊柱嗜伊红肉芽肿，尤其2~6岁患儿。椎体常完全塌陷（扁平椎），少数可有溶骨性病变。椎间盘常不受累，椎间隙正常。软组织周围肿块不常见，若存在则提示其他病变，如炎症反应（结核或细菌感染）或Ewing肉瘤。嗜酸细胞肉芽肿可累及多个椎体，有报告达11个。本病预后佳，椎体高度可有部分恢复，但完全恢复则很少见。后遗症少见。

多个椎体塌陷常见于高雪氏病、黏多糖代谢病、淋巴瘤及神经母细胞瘤。异常细胞替代了正常骨组织，椎体结构松脆，轻微外伤即可发生塌陷。患儿常伴有内脏及它处骨骼病损，因而应行骨扫描检查。临床症状常为椎体塌陷区的持续后背疼。神经损伤少见。

高雪病患儿的骨组织常被包含有脑糖肽的网状细胞所浸润，确诊可经骨髓穿刺发现非典型细胞。可发生一个或多个椎体受累塌陷，但罕见驼背畸形。

黏多糖病、软骨发育不良及脂沉积症与高雪氏病类似，均为细胞内异常代谢物积聚、造成骨结构脆弱。典型椎体改变常首先发生于胸腰椎交界部，并有髓核向前突出，X线片椎体呈现钩形变，疾病严重时可侵及整个脊柱。

成骨不全的压缩骨折常见，往往反复发生。患儿可因典型色斑、蓝巩膜、长骨脆性增加及肢体畸形等表现而获确诊，严重患儿常发生进展性侧弯后凸等脊柱畸形。脊柱后凸畸形合并压缩骨折，不应忽视全身性囊性纤维瘤病。此外青少年类风湿性关节炎（JRA）患儿长期应用皮质类固醇，以及严重先心病儿童长期应用肝素预防凝血，均可造成骨质疏松，引发椎体压缩骨折。

特发性青春期骨质疏松患儿亦可发生压缩骨折。是一种少见的获得性系统性疾病，以 8~15 岁期间发生典型且严重的骨质疏松而此前患儿正常为主要特征，可与成骨不全相混淆。但本病病程有限，常为 1~4 年，随后骨骼即可修复如初。本病无家族史、无巩膜蓝染、无成骨不全之特征性牙齿病变，亦无虫蚀样骨—颅骨病变。X 线片骨质疏松明显，微小创伤即可发生骨折；应早期予以支具防止后凸及其他畸形的发生。

2. 社会致伤因素　虐婴症常造成四肢损伤，椎体损伤比较少见。常为屈曲型损伤造成单纯椎体压缩骨折、棘突二次骨化中心撕脱骨折。髓核突入椎体内很少见，骨折脱位及脊柱结构破裂出现后凸畸形亦相对少见。受虐患儿的脊柱 X 线片常无特征性变化，Kleinma 骺和 Marks 曾总结三种损伤形式：①压缩骨折，压缩程度常不超过椎体前半高度的 25%；②椎体前上部环形髓的 Salter-HarrisII 型损伤；③混合型。15%的患儿还合并存在长骨髓损伤及干髓端骨折。注意不能单纯依赖 X 线片来诊断虐待症，应参考其他临床表现如营养较差、卫生状况不佳等等。

3. 峡部裂和椎体滑脱　正常人群中约 5%存在峡部裂。下腰椎和骶骨的峡部裂常被认为是脊柱的遗传性先天异常。后天性因素如创伤、反复应力乃至不良姿势等等均可造成椎弓断裂。

峡部裂罕见于 5 岁以下儿童。小儿峡部裂最常发生于 7~8 岁，因此认为外伤有可能是主要原因。有作者认为峡部裂乃由于峡部的应力骨折。另有报道儿童髋关节屈曲挛缩畸形使腰前凸加大，使得负重应力集中于峡部，导致渐进性峡部裂。解剖学研究证实当脊柱处于后伸位、尤其是后伸加上侧方屈曲时，峡部所承受的剪式应力较大。儿童由于峡部细薄、椎弓及间盘发育也不完全，因而更不易耐受剪应力。如果腰椎反复屈伸活动，其生理性负荷足可造成疲劳性骨折，此种情况常见于体操运动员。

急性峡部裂常发生于士兵背负重物急行军训练及体操运动员做不规范技巧动作之时。经休息及限制活动等保守治疗后，多数病人症状可缓解，少数发展成为假关节，症状持续，X 线片表现为典型的峡部裂。重体力劳动者常见本病。

综上所述，峡部裂的病因既有发育性亦存在先天性因素。骶骨先天性缺陷、骶椎后部结构不完整，均预示峡部裂发生的可能性大。后天性因素诸如外伤、姿势或一些剧烈活动可诱发或加重本病，尤其是跳水、体操运动员的脊柱强力屈伸动作。

（1）症状及体征：儿童峡部裂患者均症状轻微，且在 18 岁之前病情多无进展。病情加重者多与青春期生长迅速相关。

儿童很少主诉疼痛，常因姿势性畸形或腘绳肌紧张导致的步态异常就诊，疼痛常局限于下腰部、有时向臀上或大腿放散。症状可因强烈脊柱活动而加重，如赛艇、体操、跳水、曲棍球、网球及垒球运动，经限制活动、卧床休息后缓解。症状明显的患儿 80% 常有腘绳肌紧张（痉挛），临床检查可发现下腰部压痛，躯干侧方活动僵硬、受限，患者有自主性保护体位，急性期时尤其如此。存在腘绳肌紧张时，髋关节屈曲明显受限。

虽然儿童很少发生神经根压迫症状，如肌无力、反射改变及感觉缺失，但体检仍应仔细排除膀胱功能失常及鞍区神经损伤。峡部裂患儿脊髓造影很少存在椎间盘突出。

（2）X 线片所见：峡部裂 X 线片表现为峡部的低密度缺损。缺损很大时，几乎腰椎的正侧斜位 X 线片均可显示。若单侧发生（占 20%），或不伴有脊柱滑脱，则须投照特殊体位 X 线像。

一般均投照腰椎左右斜位像以使其他骨结构闪开，全面观察峡部情况。缺乏斜位片可使误漏诊率增加 20%。斜位 X 线片一旦显示 Lachapele "猎狗" 颈部缺损，即可确诊。急性损伤该间隙较窄、边缘不整，而陈旧病损则边缘光滑、钝圆，提示假关节形成。若腰骶椎正位发现病损，须进一步做其他放射学检查。一般急性峡部裂不建议行 CT 扫描，因为斜位 X 线片结合骨扫描即可确诊，而 L_3，L_4、峡部裂由于扫描平面与骨折平面平行，CT 常不能发现损伤。当患儿卧床一段时间而症状无减退、神经系统体征无缓解，尤其膀胱及肠道功能失常及会阴部感觉减退时，建议行 MRI 检查。

（3）治疗：急性、外伤后发病的儿童及青少年峡部裂，经石膏或胸腰骶支具固定 3~6 个月有可能痊愈，单侧比双侧可能性更大。对于长期迁延的病人，可行骨扫描判断病情。峡部裂迁延不愈合患儿，保守治疗仍可缓解症状：限制背部主动活动、腹部主动收缩训练常可减退慢性背部疼痛及腘绳肌痉挛。症状较重、持续时间长者可予卧床、石膏或支具固定、口服非成瘾性镇痛剂。腘绳肌痉挛是治疗是否有效的敏感指征。

有症状的儿童及青少年峡部裂，尤其年龄低于 10 岁者，宜密切随访，防止疾病进展，出现椎体滑脱。无症状或症状轻微者可不予限制活动，但应密切随访观察有无神经损伤。一小部分峡部裂患儿对保守治疗效果不明显，或不能遵从医嘱限制活动，则考虑手术治疗。一般采用 L_5~S_1、后外侧融合加自体骨植骨，合并 III 度以上椎体滑脱则融合范围应达到 L_4。

峡部裂程度较小（6~7mm）、椎体滑脱轻微时，予以植骨融合并螺钉加压固定或横突钢丝固定，尤其对于 L_1~L_4、水平多发峡部裂患者。峡部裂螺钉加压固定由于是在受累椎体水平治疗病损，80%~90% 均可获得牢固融合，且未涉及邻近正常椎体，因而在临床上更为具有吸引力。

急性峡部裂型椎体滑脱罕见，常位于 L_5，由高能量损伤所致，属于不稳定性脊柱损伤，可存在脊髓症状，因而应视损伤严重程度采取后路或前、后路手术融合。

4. 腰椎及胸腰椎休门氏病（Scheuermann´s Disease） 休门氏病是胸椎后凸畸形

的常见病因，少有疼痛。患儿常因胸背部外观畸形来诊，由此发现特征性椎体改变。X线片邻近三个或三个以上的椎体发生超过 5°的楔形变，即可确诊。而终板不规则、Schmorl 结节形成及椎间隙狭窄虽然常见，并不作为诊断的依据。胸椎 Sheuermann 病最常见，自发发病，且有遗传倾向，腰椎、胸腰段的骨软骨炎少见，多伴有疼痛。多数学者认为腰椎的椎体改变与创伤有关，多见于 13~17 岁青少年，临床上常有活动后明显疼痛，追问往往存在急性扭伤或其他损伤史，提示急性或持续反复的腰背部扭伤易于损伤成长中的椎体和椎体环状骨骺。Hafner 给出"学徒工驼背"称谓，或称"肌性后凸畸形"，认为该病多见于男孩，男女之比为 2∶1，好发于生长迅速的 15~17 岁。类似的腰椎病变，多见于年轻运动员，提示病因为局部应力伤及椎体生长板。

椎体环状骺约 9 岁左右首先于下胸椎出现，17~22 岁与椎体主体融合。环状骨髓中央薄，周边厚。

临床症状常为持续 2~6 个月的背部疼痛，活动尤其是前屈活动时加重，休息后缓解，而支具及石膏固定等积极的保守治疗方法，效果更为肯定。尚无手术治疗的文献报道。椎体改变进展缓慢，可随生长发育趋向于愈合，但 Schmorl 结节及椎间隙狭窄可持续存在。环状骨骺的三角形分离骨折块如果位于椎体前缘，则很少愈合。

进行性后凸畸形的发生有两种机制：①椎体前部的原发损伤导致畸形出现；②椎体前缘压力增加使该部位生长停滞。但后凸畸形总的说来均不严重，很少需特殊治疗。假如患儿骨龄未成熟而畸形超过 50~60°，建议使用支具。

参考文献

1. Alexander CJ. Scheuerman's d sease：A traumatic spondylodystrophy. Skeletal Radiol，1977，1：209~221

2. Aufdermaur M . Spinal injuries in juveniles：necropsy findings in twelve cases. J Bone and Joint Surg，1974，56B：513~519

3 . Becker F. Luxationsfranktur Zwischen Atlas and Epistropheus im Kleinkin-desalter. Arch Orhtop Unfallchir，1963，55：682~688

4. Birney TJ，Hanley En. Traumatic cervical spine injuries in childhood and adolescence. Spine，1989，14：1277~1282

5. Bohlman HH，Davis DD. The pathology of fatal craniospinal injuries. In：Brinkhous KM. Accident pathology，proceedings of an international conference. Washington DC：U. S. Government Printing Office，1968，154~159

6 . Bohlman HH. Acute fractures and dislocations of the cervical spine. J Bone and Joint Surg，1979，61A：1119~1142

第三十章　新生儿骨折与骺损伤

　　新生儿骨折与骺损伤是新生儿产伤的一部分，新生儿产伤是指胎儿在产道中自然分娩过程中所受的损伤，或自然分娩困难经手术助产引起的损伤，或经剖宫产发生的损伤。新生儿产伤的发生又与下列因素有密切关系，孕妇年龄、孕产次、孕期合并证、胎儿发育异常、巨大胎儿、胎位、产道异常、腹部软组织条件以及处理者的临床经验、技术均有关系。新生儿产伤可发生在身体任何部位，伤情轻重不同，轻者皮肤损伤，重者骨折，甚至可发生致命的脏器损伤。新生儿产伤约占出生总数的 6.7%~12.2%。

　　新生儿产伤可分为软组织损伤：皮肤擦伤、皮下出血或血肿、皮肤切割伤，胎头水肿和血肿，肌肉损伤多为胸锁乳突肌伤，眼、耳、鼻、口腔损伤等。颅内出血分为损伤性颅内出血和窒息性颅内出血。神经损伤包括周围神经损伤如面神经损伤，臂丛神经损伤和脊髓与脑干损伤。脏器损伤可发生肝，脾破裂等。本章仅讨论新生儿产伤骨折与骨骺损伤范畴。

第一节　产伤骨折

一、新生儿骨折特点

　　新生儿骨折是指胎儿在分娩过程中正常骨骼发生的骨折。锁骨骨折最多见，Madsen1955 年报道 1059 例，199 例新生儿中 786 例发生新生儿骨折，其中 92% 为锁骨骨折。其次是肱骨骨折、股骨骨折、颅骨骨折，其他部位的损伤如肘关节骨折、桡骨头脱位、肩部损伤、假性盂肱关节脱位、脊柱损伤、胫骨骨折亦有报道。

　　新生儿骨折后临床症状中应注意：骨折局部肿胀重，波及范围广，是因婴儿软组织松弛、筋膜富有弹性加之出血水肿造成。移位明显骨折出血多如股骨干骨折，应密切观察婴儿防止失血性休克发生。骨折最初几日体温有升高现象。一般在 38°左右，损伤严重者发热反应明显，持续 3~4 日后逐渐恢复正常。注意骨折的同时要观察有无神经损伤。

　　新生儿骨折愈合的特点。骨折后愈合能力强速度快，骨痂一般在 7~10 日形成，2~3 周达临床愈合。骨痂形成丰富，新生儿骨膜厚与骨皮质贴附，骨折时发生大范围的骨膜分离而产生丰富的外骨痂，同时内骨痂和软骨骨痂亦很丰富局部形成团块状骨痂。骨折愈合后塑型能力惊人，骨痂可随着肢体的应力自行塑形，一般可在 6～12 个月内完成很好的塑形。畸形越邻近干骺端，成角越与关节运动轴方向一致塑形能力越明显，这是由骺板的选择性生长潜力来完成，随着年龄增长不断地进行塑形。对旋转畸形塑形能力差，故在治疗骨折时应注意矫正。骨折后肢体增长现象是修复期到骨折处的血流供应增加，暂时发生了骨骺部的血流增加，促进了骨骺部的生长，使骨干增长。新生儿骨折后发生骨不连极罕见，若发生骨折不愈合时考虑是否病理性骨折。

新生儿骨折畸形愈合后塑形能力惊人，作为一名骨科医师要在工作中反复体会惊人两字，方可在治疗新生儿骨折时不致发生医源性失误。作者在治疗许多例新生儿股骨干骨折畸形愈合后的病例，有者向前外成角大于 50°，有者甚至向外成角 75°，短缩 1cm 以上，随诊 4～23 年，会走路年龄在 10 个月至 1 岁半，未发现有一例有临床症状，双下肢 X 线片测量惊人地发现残留畸形绝大部分自行矫正，甚至完全矫正，对下肢功能未产生不良影响。

二、新生儿锁骨骨折

（一）损伤原因和损伤机制

头位产时，儿头娩出后，出肩时受几个力的作用：一为娩出力，即产力，包括宫缩力的腹压，助产者压迫儿颈向外牵拉力；另为阻力，包括骨盆底阻力和保护会阴的阻力。当前肩未充分娩出时，过早地上抬后肩，势必造成前肩锁骨压于耻骨弓下，受力过度弯曲造成骨折。另外，不利用产力而单靠助产者进行外回转，另一手又过°用力保护会阴，使肩锁骨压在耻骨弓下发生骨折。

臀位产时当娩出头时，助产者的食指和中指过力压于儿颈两侧锁骨上也可致骨折。

当胎儿过大，肩围较大，胎儿过熟分娩困难，产道异常，母亲年龄大，器械助产时易发生骨折。

（二）临床表现和诊断

新生儿锁骨骨折多发生于中外 1/3 处，这与局部解剖特点有关，锁骨近 2/3 段较粗呈三棱形，外 1/3 呈上下扁平，其交界处呈圆扁形相对较细，故此处易发生骨折。骨折后局部肿胀、疼痛和畸形明显时诊断不困难。青枝骨折时局部畸形不明显，但有压痛，不能抬举上肢。每当从腋部抱起婴儿时，或被动上举患肢时新生儿就哭闹，应想到锁骨骨折的发生，投照锁骨位 X 线片可以确诊。有时青枝骨折十日左右已愈合，局部出现骨痂团块时也可诊断。

（三）治疗和预后

青枝骨折时，无需特殊治疗，注意勿从腋下抱起婴儿，勿上举患肢即可，骨折十日左右获得临床愈合。

骨折有移位成角畸形时，可将患肩上抬，上肢与胸部固定即可。也可用"8"字绷带固定，固定时两侧腋部一定要垫棉垫。护理时勿从腋部抱婴儿，减少上肢活动，减轻疼痛症状。

新生儿锁骨骨折，不论移位大小均可获得骨性愈合，愈合后残留成角或重叠畸形，经过塑形后可以消失，不会影响日后功能。若发生骨不愈合要想到病理性骨折如先天性锁骨假关节症。

三、新生儿肱骨骨折

（一）损伤原因及机制

新生儿肱骨干骨折多见于臀位分娩，胎儿双臂上举时，助产者未作胎儿旋转意欲钩出胎儿上肢而造成骨折。顶产式时，助产者用食指钩腋部向下牵引时可发生骨折。头位胎儿前肩娩出不充分，过分上抬儿体娩出后肩时，上肢在通过耻骨弓受压过度可发生骨折。剖宫产时亦可发生骨折。

新生儿肱骨骨折多发生在肱骨中段或中下 1/3 处，这与局部解剖有关，肱骨干中段以上呈圆柱形，中段以下前后逐渐变成扁平状，交界处强度相对弱，而易受伤。

新生儿肱骨干中下 1/3 处骨折，可合并神经桡损伤。桡神经从肱骨后方绕至外侧髁上部位，其活动度小，骨折时桡神经发生牵拉性损伤。

（二）临床表现和诊断

当肱骨干发生骨折助产者可感到一骨折声，患肢疼痛，新生儿哭闹。患肢肿胀较重，可有短缩或因三角肌作用出现向外成角畸形，异常活动，可触及骨擦音，发生运动障碍。照肱骨正位及侧位 X 线片可确诊，同时了解骨折类型往往是横断或斜型，亦知移位，成角畸形情况。临床检查骨折时要注意有无桡神经及臂丛神经损伤症状。

（三）治疗和预后

新生儿肱骨干横断型骨折，有短缩重叠，成角畸形时，可适当给予整复，使其对位，对线良好。对斜型骨折使之对线良好即可。可用四块小夹板固定（小夹板可用压舌板制作），其长度不超过上下关节，上肢用颈腕带悬吊。另外，在患肢腋下及胸壁置一棉垫保持上臂适度外展位，肘关节处于中立位，以绷带缚于胸侧制动，2~3 周后可达临床愈合。预后良好。新生儿肱骨干骨折愈合后残留 40°~50°成角亦可通过生长塑形完全矫正。合并桡神经损伤多数为一过性的神经损伤，4~6 周后自行恢复。若两月后上肢功能仍未恢复，应进一步检查给予治疗。

四、新生儿股骨骨折

（一）损伤原因及机制

新生儿股骨骨折多见于臀牵引和内倒转术。如单臀时，助产者钩住腹股沟牵引娩出下肢时可发生骨折。或握住双腿不恰当旋转胎体，胎儿肢体卡在耻骨联合上方，牵引娩出时可造成骨折。随着剖宫产技术的提高，困难的阴道产少见，产伤骨折亦减少。但剖宫产发生骨折亦在增加，戴祥麒统计 43 例新生儿股骨骨折其中 22 例发生于剖宫产。

新生儿股骨骨折多发生在中上 1/3 段，其次为中段中上 1/3 骨折时，发生典型的向前外成角短缩畸形严重者向前成角可达 90°，向外成角可超过 70°，短缩在 1 cm 以上。畸形的发生因骨折后疼痛使肌肉痉挛所致。髂腰肌牵拉股骨近端造成向前成角，臀中小肌牵拉致向外成角，腘绳肌、股四头肌使上下骨折端重叠，内收肌群拉骨折远端向内上方移位。畸形亦与胎儿在宫内的姿势有关。胎儿髋关节处于极度屈曲外展位，骨折后近骨折端仍保持其位。股骨中段移位骨折，多发生短缩重叠畸形，成角畸形轻。

（二）临床表现和诊断

不论何种分娩方式而发生骨折时，助产者当时可感到骨折声和振动感，肢体发生异常活动，运动功能障碍。局部肿胀明显，移动患肢患儿哭闹，可有骨擦音，有时可扪及骨折近端。照股骨正位及侧位 X 线片，可明确诊断，并指导治疗。

（三）治疗和预后

1. 双下肢悬吊牵引法（Bryant 法）　适应股骨中上 1/3 骨折及中段骨折，方法简单，护理方便，婴儿很少有不适感。在双下肢的两侧贴以医用胶布条，外用绷带固定，将胶布条再固定于比足稍宽的木板上，通过滑轮做垂直牵引，髋关节保持屈曲 90°外展 30°左右，臀部距床面 2～3cm。治疗原理是以悬吊的骨折远端对位骨折近端来纠正成角畸形，以臀部下垂重力矫正短缩畸形。

牵引时应注意：①胶布条不超过骨折断端；②密切观察足部的血液循环。若新生儿不停哭闹，足部发凉，苍白是缺血征象，由动脉供血不足引起。若足部青紫，肿胀是静脉回流障碍。血运障碍亦可发生在健肢；③注意胶布有无过敏反应或胶布条将表皮撕脱。贴胶布前可涂用安息香酸配有保护皮肤，增加粘合力的作用；④牵引 3～4 天照 X 线片，必要时调整牵引；⑤持续牵引 3～4 周获得临床愈合，拆除牵引。

2. 躯干固定法　无条件做悬吊牵引或皮肤过敏时可采用此法。患肢髋关节完全屈曲，将大腿固定于躯干的前外侧。采用此法注意：①躯干与患肢间一定要垫棉垫，防止其皮肤糜烂；髋关节过度屈曲，使股动、静脉亦呈屈曲状，影响血液回流，故要密切观察足部血液循环；③防止骨折端向后成角畸形与旋转畸形的发生。

躯干固定法优于传统的 Crede 法，Crede 法躯干固定，膝关节取伸直位，将足置于肩上，由于腘绳肌处于极度紧张牵拉状态，再加上近骨折端髂腰肌的牵拉，不利于克服股骨向前成角畸形的纠正只固定大腿不固定小腿膝关节于自然屈曲位，有助于缓解腘绳肌的牵拉。

3. 小夹板固定法　适用于股骨中段骨折无明显成角畸形者。

4. Pavlik 挽具固定法　Stannard 报道新生儿股骨骨折 14 例，其中 2 例为双侧，应用 Pavlik 挽具固定，均 5 周愈合，股骨力线好，肢短小于 1 cm。此法优点是治疗简单，复位容易，便于调整，护理方便。

五. 新生儿颅骨骨折

（一）损伤原因及机制

新生儿颅骨骨折的特点是有很多未分化的软骨如囟，大的囟门就有 6 个如前囟门、后囟门等，颅缝间由结缔组织连接如矢状缝、冠状缝、人字缝等，这就使得颅骨富有柔韧性和弹性。分娩时受到产道的影响，头可变成长尖形，矢状缝可重叠变形，亦很少发生骨折。若产钳应用不恰当可致头颅凹陷骨折等损伤。

（二）临床表现和诊断

新生儿颅骨凹陷骨折多位于颞部，少数位于额部或枕部，多无症状。如发生颅内出血，会出现神经系统体征，颅内压增高引起痉挛、发热、呕吐、呼吸困难、昏迷等症状。诊断需行 X 线片、CT，MRI，B 超等检查。

（三）治疗和预后

新生儿颅骨凹陷性骨折，无症状者可自行复位愈合，无需治疗，预后佳。颅骨凹陷性骨折就像乒乓球压痕产生凹陷，Tannirandorn（1993）介绍用胎头负压吸引器真空吸引法复位。

若颅内出血，给予积极治疗，甚至需手术治疗。严重婴儿虽经抢救幸免死亡，亦可致运动障碍，智力障碍等残疾。

第二节　新生儿骺损伤

新生儿骺损伤是产伤骨折中少见的损伤。多为 Salter-Harris I 型损伤，Salter-HarrisII 型损伤极为罕见。骺分离后一般不影响生长，愈合后很少残留畸形，即使残留畸形，多数可随着生长发育再塑形，极少会造成肢体的功能障碍。

新生儿骺损伤后明确诊断比较困难，因为新生儿长骨端骨骺未出现二次骨化中心，即使个别部位如股骨远端，胫骨近端二次骨化中心已显示，亦不规则，从 X 线片上诊断亦困难。往往伤后 10 日左右随诊 X 线片出现骨痂后方可做出正确诊断。

MRI 及 B 超的应用，它能显示骨性、软骨、软组织的结构。亦能了解骨骺损伤后的移位情况，给新生儿骨髓损伤的诊断、治疗提供了极大的方便。Costa（2001）介绍新生儿肘部损伤应用 MRI 检查。Riebel（1995）利用 B 超对骨髓损伤的诊断，并在 B 超的指导下予以复位。也可免除 X 线的穿透侵害。

一、新生儿股骨近端骺分离

(一) 损伤原因及机制

股骨近端骨骺骺分离这种产伤很少见，一当臀位产助产者以手指钩住腹股沟部牵引，作用力于股骨近端可发生股骨头骨骺分离。助产者不恰当地旋转胎体，旋转应力通过股骨达头颈部造成头骺分离。

(二) 临床表现和诊断

新生儿发生股骨近端骺分离多为单侧，伤侧髋部疼痛，患肢失去活动能力，移动时新生儿哭闹。腹股沟部肿胀、压痛、患儿髋关节保持在屈曲、外展、内旋位，肢体可短缩，不敢活动呈假性麻痹状态。此时应照双髋关节正位 X 线片检查。新生儿股骨头继发骨化中心未出现呈一团软骨状态，在 X 线片上不显影，给诊断带来困难。但仔细地对比双髋关节的变化，可观察到股骨干向外上方移位，关节囊饱满等现象。如诊断仍困难时应作 B 超或 MRI 检查可以确诊。诊断时应与发育性髋关节脱位，新生儿血源性髋关节化脓性关节炎相鉴别。

(三) 治疗和预后

治疗可采用双下肢悬吊皮牵引或采用患肢皮肤直接牵引，将髋关节保持屈曲 30°，外展 30°牵引，或者加内旋 15°左右牵引。皮牵引治疗可有助于保持滑脱的骨骺不再移位。若无牵引条件也可将患肢置于上述位置维持 2~3 周，可获临床愈合。股骨近端骺分离，经治疗后股骨头与颈可能会残留成角移位畸形，或短髋畸形，但在小儿生长发育过程中可以有很大程度的自行矫正，对髋关节功能无明显影响。若损伤骨骺血运，会残留不同程度的发育畸形如髋内翻。

二、新生儿股骨远端骺分离

(一) 损伤原因及机制

新生儿股骨远端骺分离在产伤骨折中更少见，可发生在臀位产。Burman 等（1974）曾报道产伤致股骨远端骺分离，分离的骨骺向后侧移位，此种情况甚至可发生在两侧，当患儿本身存在多发关节挛缩，膝关节屈曲时产程中或初生后牵拉小腿可造成此种损伤。

(二) 临床表现和诊断

股骨远端发生骺分离时局部损伤重，症状明显。大腿下段肿胀重，膝关节内积血、疼痛，屈膝位，患肢不活动，被动活动时新生儿哭闹。股骨远端骨骺是人体最大的骨骺，出生前二次骨化中心已出现，其大小可不一，形态亦可不规则，位于股骨干骺端的正中部。照膝关节正位及侧位 X 线片可确诊，同时清楚地显示移位的情况并指导治疗。诊断骨骺分离的同时还应注意有无腘窝部神经血管的压迫症状。此种损伤需与新生儿化脓性关节炎、关节内出血及骨髓炎相鉴别。

（三）治疗和预后

新生儿股骨远端骺分离，移位多为股骨远端骨骺向前方移位，干骺端由于腓肠肌的牵拉向后下方移位，侧方移位可向内侧亦可向外移位。在治疗时使膝关节屈曲30°～40°放松腓肠肌，给予适当牵引整复并制动膝关节屈曲30°左右，2～3周可达临床愈合。复位后要注意观察肢体远端血运情况。

治疗后残留成角及侧方移位畸形，在生长发育过程中会逐渐塑形矫正，不影响膝关节功能。

三、新生儿肱骨近端骨骺分离

（一）损伤原因及机制

顶产式时，助产者手钩往腋部牵引可发生肱骨近端骨骺分离。头位胎儿前肩娩出不充分，过分上抬儿体娩出后肩时亦可发生。发生肱骨近端骺分离时可合并锁骨骨折。

（二）临床表现和诊断

受伤后肩关节部肿胀，上肢活动功能丧失，移动时产生疼痛性哭闹。照肩关节正位X线片，诊断困难，一般十日左右X线片上表现骨痂时得以确诊。新生儿肱骨近端由三个骨髓组成，肱骨头骨骺、大结节骨骺、小结节骨骺，出生时均未出现二次骨化中心，X线片上不显影。若从X线片上发现肱骨近端与肩胛骨解剖关系不正常，肩关节移位异常时，应做B超、MRI检查，争取早期确诊。

（三）治疗和预后

诊断明确后，用三角巾作颈腕悬吊制动即可，或将患肢与胸壁垫棉垫后绷带固定亦可。制动2～3周后临床愈合。临床愈合后会残留一定畸形，上臂的生长潜力主要在肱骨近端，占80%。畸形在生长过程中可以塑形，故对上臂发育及功能无明显影响，但可呈现不同程度短上臂畸形或肩外展上举程度不等的受限。若发生肱内翻时以后可进一步治疗。

四、新生儿肱骨远端骺分离

（一）损伤原因及机制

当臀位产或头位产时，助产者不适宜地牵拉上肢可导致肱骨远端骺损伤。臀位产时，助产者不恰当地旋转胎体手指钩住上肢向下牵拉时可发生肱骨干骨折或肱骨远端骺分离。

（二）临床表现和诊断

伤后肘关节部位肿胀明显，皮肤发亮，局部出现水泡，皮下瘀血。疼痛，上肢不活动，动之新生儿哭闹，有异常活动。诊断时摄肘关节正位及侧位X线片，阅X线片时要想到新生儿肱骨外髁骨骺，肱骨内髁骨骺、桡骨头骨骺、尺骨鹰嘴骨骺均未出现二次骨化中心，给诊断造成困难，十日后骨痂形成可明确诊断。但依据局部解剖关系，还是可以发现异常。肱骨远端骺分离时，骨髓往往是向内侧、后上方移位，故在 X 线片正位上可见到尺桡骨向内侧移位，肱骨干骺端与尺桡骨间距缩短。侧位片可发现肱骨干骺端偏前，尺桡骨偏后上移。诊断仍困难时应做 B 超、MBI 检查得以确诊。

临床检查时要注意肱动脉，正中神经的压迫症状，尺神经、桡神经的牵拉损伤。同时还应与肘关节脱位相鉴别。

（三）治疗和预后

治疗时采用闭合复位外制动方法，复位时先矫正侧方移位再矫正前后移位，必要时在 B 超的指导下进行手法复位。肘关节制动于 90°或小于 90°，前臂旋前位。制动时间 2~3 周，达临床愈合。

手法整复时，不要反复整复，残留成角，移位畸形靠以后生长发育自行塑形，即使残留肘内翻畸形，待以后可通过手术矫形，亦要保证肘关节功能。若有神经牵拉损伤，2 周内可自行恢复。

三、新生儿胫骨近端骨骺分离

新生儿胫骨近端骨骺分离非常罕见，难产时被动伸膝时可导致损伤，但往往与股骨远端骺损伤同时存在。损伤后表现整个肢体弥漫肿胀，因疼痛而不敢活动肢体，甚至因肿胀血液回流受限，足部颜色改变。Spencer 曾报道一例臀位产男婴，生后第二天拍 X 线片未发现异常，直到第 10 天再拍 X 线片时发现股骨远端与胫骨近端都出现新生反应性成骨，证实为股骨远端与胫骨近端同时存在骺分离。复位、制动、观察是惟一的治疗，预后一般良好，对胫骨近端以后的发育影响一般并不显著。

参考文献

1. 戴祥麒. 骨骺损伤. 见：吉士俊，潘少川，王继孟. 小儿矫形外科学. 山东科学技术出版社，1989，500~504

2. 樊尚荣，董悦. 新生儿产伤. 见：顾美皎. 临床妇产科学. 北京：人民卫生出版社，2001，484

3. 范源，王承武，朱振华，等. 新生儿股骨干骨折. 新生儿科杂志，1989，4（3）：121

4. 范源. 新生儿产伤. 见：秦振庭. 围产新生儿医学. 北京：能源出版社，1989，772~780

5. 邝健全. 新生儿产伤. 见：郑怀美. 妇产科学. 第 3 版. 北京：人民卫生出版社，1994，228

6. 廖亚平. 儿童解剖学. 上海：上海科学出版社，1987

7. 苏碧兰. 髓板损伤. 见：王亦德. 骨与关节损伤. 第 3 版. 北京：人民卫生出版社，2001，130~147

8. 苏应宽. 新生儿产伤. 见：王淑真. 妇产科理论与实践二上海科学技术出版社，1981，751~

755

9 . BooKer FHL, Burbach T. Ultrasonic diagnosis of seperation of proximal humeral epiphysis innewbrown. J Bone joint Surg, 1990, 72A: 187～191

10. Burman MS, Langsam MJ. Posterior dislocation of Lowor femoral epiphysis in brech delivery. Arch Surg, 1974, 38: 250～260

11. Costa M, Owen Johnstone S, Tucker JK, et al. The value of MRI in the assessment of an elbow inury in aneonate. J Bone Joit Surg Br, 2001, 83 (4): 544～546

12. Danielsson LG. Traumatic dislocation of the radial head at birth. Acta Radiol, 1981, 22: 379～382

13. Dias JJ, Lamont AC, Jones JM. Ultoasonic diagnosis of neonatal separtion of the dictal humeral epiphysis. J Bone Joint Surg, 1988, 70B: 825～826

14. Hickey K, Mc Kena P. Skull fracture caused by vacuum extraction. Obstet Gynecol, 1996, 88: 671～673

15. Hughes CA, Harley EH, Milmoe' G, et al. Birth trauma in the head andneck. Arch Otholaryngol Head neck Surg, 1999, 125 (2): 193～199

16. Jelic A, Marin L, Pracny M, et al. Fractures of the clavicle ineonates. Lijec Vjesn, 1992, 114 (1～4): 32～35

17. Jojart G, Zubek L, Toth-G. Clavicle fracture in the newborn. Orv Hetil, 1991, 132 (48), 2665 ～2667

18. Lim CT, Koh MT, Sivanesaratnam V. Depressed skull fracture in a newborn successfully managed conserva? tively: a case report. Asia Oceania J Obstet, Gynaecol, 1991, 17 (3): 227～229

19. Madsen ET. Fractures of the extremilies in newborn. Acta Obstet Gynecol Scand, 1955, 34: 41～74 .

20. McBride MT, Hennrikus WL, Mologne TS. newborn clavicle fractures. Orthopedics, 1998, 21 (3): 317～319 .

21. Many A, Brenner SH, Yaron Y, et al. Prospective study of incidence and predisposing factors for clavicularfracture in the newborn. Acta Obstet Gynecol Scand, 1996, 75 (4): 378～381

22. nadas S, Reinberg 0. Obstetric fractures. Eur J Pediatr Surg. 1992, 2 (3): 165～168

23 . nadas S, Gudinchet F, Capasso-P, et al. Predisposing factors in obstetrical fractures. Skeletal Radiol, 1993, 22 (3): 195～198

24 . Ohel G, Haddad S, Fischer 0, et al. Clavicular fracture of the neonate: can it be predicted before birth. Am J Perinatol, 1993, 10 (6): 441～443

第三十一章　儿童病理性骨折

儿童病理性骨折并不少见。在诊断外伤性骨折时，如果有可疑之处，应该考虑到是否病理性骨折。儿童病理性骨折是因骨骼有先天或后天因素的变化，使骨结构坚固性变得薄弱，甚至其完整性受到破坏，承受自身重量发生困难，在轻微外力或无明显外力作用下发生的骨折。病理性骨折它的临床症状，体征均比外伤性骨折轻，多表现为横形或短斜形骨折，移位小的骨折或不完全骨折。对儿童病理性骨折的诊断、治疗以及预后应结合儿童生长发育的特点以及引起骨折的病因来制订方案。

一、儿童病理性骨折的诊断

病理性骨折，通过仔细询问病史、准确地阅读 X 线片的表现其诊断一般不困难。但对病因的诊断更困难时则要结合病史、体检、化验、影像学以及病理性检查进行综合分析，尽可能地做出正确诊断。

（一）病史

儿童病理性骨折询问病史往往可提供诊断的线索，很轻的外力就引起骨折时，往往是病理性骨折，详细询问受伤经过有助于诊断病理骨折。再如妊娠史、家族史、遗传史等等。比如，神经纤维瘤病发生的病理骨折，往往家族中也有此患者。成骨不全患儿往往出生后肢体有畸形或发育过程中逐渐出现畸形，产生疼痛症状或肢体有多次骨折病史。既往在某部位常有不适感或疼痛症状，此次受轻微外力，突然疼痛加重造成病理性骨折，如骨囊肿、纤维异样增殖症等。询问儿童营养状况，营养不良可发生佝偻病造成多处骨折，若肾性营养不良时，除注意一般肢体骨折时，更应注意骨骺滑脱会给治疗上带来更多困难。在某部位有骨疾患，治疗时长时间制动或卧床，使骨质产生废用性骨萎缩，活动时突然出现疼痛症状，应注意病理性骨折的发生，最常见的如股骨髁上骨折。骨折部位在骨折前是否出现症状，出现疼痛与肿胀要警惕小儿原发骨感染与肿瘤继发出现病理骨折的可能性。儿童许多疾病可发生病理性骨折，所以在诊断时需详细追问病史，从中获得诊断依据。

（二）体格检查

通过全身和局部体检，进一步发现儿童此病理性骨折的特殊体征。

全身体检：应注意患儿的生长发育状态，营养状况如佝偻病患儿发育差，身材矮小，方颅、鸡胸、肋骨串珠、肋缘外翻郝氏沟、O 形腿或 X 形腿等特征。五官检查时注意头颅大小、眼距宽窄、巩膜颜色、听力障碍，上腭弓形态等等，如成骨不全患者可呈现蓝巩膜，牙质骨化不全，听力障碍等特征。周身皮肤变化，如多发片状褐色素斑，多发皮下结节等，如多发纤维异样增殖患儿皮肤有散在褐色素斑。神经纤维瘤病不但有成片状的牛奶咖啡斑，还有可触的皮下结节皮肤色素异样沉着增厚，呈现囊状或蔓状血管瘤等特点。周身浅表淋巴结若异样肿大，要注意血液病如白血病，组织细胞增殖症，嗜伊红细胞性肉芽肿等。此外还应注意第二性征的改变，如 Albright 综合征可表现性早熟。周身包括患肢非骨折部位的全身检查，往往可以为诊断病理骨折提供进一步检查确诊的线索。

局部检查：儿童病理性骨折的外力轻微，局部体征不如外伤性骨折明显，但仍有局部肿胀，压痛、畸形、肢体功能障碍，骨折部位亦可有异常活动。检查骨折体征时还要注意原肢体及其他肢体的长短、弯曲、粗细及畸形的存在，如成骨不全患儿因多次骨折可出现不规则的弯曲畸形。先天性胫骨假关节症，骨折前可有胫骨向前弯曲。内生软骨瘤病可表现肢体不等长畸形，指（趾）增粗变形。检查皮肤，软组织时应注意炎症体征，慢性或亚急性骨髓炎骨质破坏后可发生病理性骨折。软组织内有肿块或骨性肿块存在时应警惕骨的恶性肿瘤如成骨肉瘤，尤文氏瘤等。

（三）实验室检查

儿童发生病理性骨折后化验检查要注意血常规、血沉、血清钙、磷及碱性磷酸酶、血浆蛋白及大小便常规的变化。

例如：嗜伊红细胞肉芽肿在周围血象中嗜酸性白细胞有可能增高。白细胞增高，血沉快，碱性磷酸酶亦增高要注意是否骨感染，或尤文氏瘤的可能。血沉快、碱性磷酸酶高、贫血时注意恶性骨肿瘤等。明显低磷，高碱性磷酸酶要想到抗 D 性佝偻病的可能，血清内尿素、无机磷、碱性磷酸酶增加要想到肾病骨改变造成病理性骨折的可能。骨肉瘤、白血病亦可呈本斯-琼斯蛋白阳性表现。

以上化验检查是骨科临床中最常用的方法，其他血液化学、免疫学、酶学等检查对儿童病理性骨折病因的诊断会提供进一步的依据。

（四）影像学检查

各种影像学发展很快，对疾病的诊断提供更准确的依据，但对儿童的病理性骨折的诊断。最重要的依据是 X 线检查。

首先从 X 线片分析骨折处的骨结构是属于正常还是异常，骨结构的异常是诊断儿童病理性骨折的基本条件，骨结构分析时要注意骨骼的外形、长度、宽度、骨质密度、骨小梁的粗细、骨皮质的薄厚，有无骨膜反应等。在注意局部骨结构变化的同时要注意周身其他骨骼在结构上有无类似的异常所见。如成骨不全，纤维异样增殖症，骨干骺续连症，多发内生软骨瘤（Ollier 病）等。

其次在分析 X 线时要对病因诊断，骨折部位，骨折类型等要仔细了解，依据各种病的不同特点，制定具体治疗方案对预后有很大的指导意义，如儿童骨囊肿病理性骨折后，X 线片表现为长骨干骺端有一溶骨性、中心性、单房性椭圆形透明影，骨皮质变薄膨胀改变，囊肿内有骨嵴，骨折的碎片可落入囊腔内，形成特殊征象"碎片陷落征"或"落叶征"。X 线片上还可告知是不完全骨折或移位小的骨折，还可了解囊肿距骺生长板的距离，若距离近小于 5mm，骨囊肿为活跃型。这些表现对病因诊断，治疗方法的选择及预后均有指导意义。

CT 影像检查可准确显示病理骨折与相邻关系，骨折处微小病灶、CT 值、软组织变化以及与大血管的关系等情况。MRI 检查除更清楚了解骨骼变化外对神经、血管、软组织则表现更清楚。必要时还可做血管造影。同位素扫描（ECT）对儿童病理性骨折的诊断不是特异性的，但它可发现骨折病变以外其他部位病变，对怀疑骨病灶为周身疾患局部骨表现时，ECT 扫描是必不可少的检查。B 超检查对提供骨折病因的诊断及局部变化，特别是局部血供情况有很大的帮助。

综合分析各影像学的检查结果，进一步有助于明确诊断，对选择治疗方案及判断预后提供有力依据。

（五）活体病理组织检查

通过前四项检查，对引起病理性骨折的病因诊断仍困难时，应作活体组织病理检查。可通过穿刺方法或手术采取标本进一步明确诊断，指导治疗。对于任何原因所致的病理骨折，手术处理病灶时必须常规送病理标本，做最后的病理诊断验证。对于个别诊断不清（包括术前穿刺取病理活检不能确诊的病例），术中冰冻活检有助于判断病变的性质，决定治疗方案与处理的范围，但是必须切记穿刺吸活检与冰冻活检都有一定的局限性，最后诊断应以石蜡包埋病理切片为准，必要时还要做特殊的免疫组化特殊处理，方可做出最后诊断。

二、儿童病理性骨折的治疗

儿童病理性骨折的治疗，不同于外伤性骨折。外伤性骨折治疗目的明确，是为了功能的恢复或尽量恢复正常功能。病理性骨折其病因不同，应采用不同的治疗方法，对良性病变引起的骨折首先应采取保守治疗，待骨折愈合后再考虑病因的治疗。如骨囊肿引起的骨折，保守治疗可达骨愈合，还有机会修复骨囊肿病灶，若是活跃型者更应采用保守治疗，如手术治疗有可能伤及骺板，造成发育障碍，而且复发率很高。对恶性骨肿瘤引起的病理性骨折，目前尚无满意的治疗的方法，对预后应有充分估计。为减轻症状，便于护理，暂时恢复肢体功能，应取相应的治疗方法。

引起儿童病理性骨折的疾病甚多，有些疾病目前认识尚未明确，给诊断治疗带来困难。随着医学的不断发展，对防治病理性骨折会取得更新的进展。

三、儿童病理骨折的病因

骨囊肿、纤维异样增殖、动脉瘤样骨囊肿、急性血源性骨髓炎、骨肉瘤、成骨不全、神经纤维瘤病、胫骨假关节、废用性骨萎缩、医源性针孔钉孔等是比较常见的儿童病理骨折病因。

1. **骨囊肿**　骨囊肿常见于长骨的干骺端，约70%发生在肱骨近端与股骨近端，文献中58%~85%的病例是因为病理骨折而被发现，约80%的病例发现于3~14岁的儿童，轻微的外伤或没有明显的外伤都有可能出现病理骨折。病理骨折多发生在肱骨近端与股骨近端，偶尔也可见于跟骨。一般为不完全骨折或移位很轻微的骨折，病理骨折4~6周后可以愈合，但很容易发生再骨折。反复病理骨折后，骨囊肿有可能自愈，文献中报道自愈率仅8%~14.8%，特别是活跃型骨囊肿病理骨折后自行修复率更低，且病理骨折后有发生未发育成熟前骺早闭的可能，所以病理骨折愈合后观察无自愈希望者应当及早治疗骨囊肿。

2. **纤维异样增殖症**　纤维异样增殖分为三型：单发型、多发型、多发型合并性早熟（Alright综合征）。单发型最常见于胫骨，多数于10~15岁发现，约45%的病例因出现病理骨折而被发现，一般表现为不完全骨折，很少移位，病理骨折虽然可以很快愈合，但髓内很少形成骨痂，只是外骨膜骨痂愈合。多发型多表现于一侧肢体，约85%的病例发生至少一次病理骨折，约40%的病例平均发生3次病理骨折，病理骨折常见于股骨，肱骨，桡骨，虽然病理骨折移位并不显著，但愈合后会出现明显的弓形弯曲，以股骨近端为例，可以形成牧羊人拐杖畸形，多发型病理骨折出现时间早，一般10岁以前就会出现疼痛，跛行与畸形，出现肢体不等长。

3. **动脉瘤样骨囊肿**　动脉瘤样骨囊肿是一种好发于青少年偏心性膨胀性囊性腔内充以海绵状纤维及大量血液的病变。可以是原发的，也可以继发于骨囊肿，非骨化性纤维瘤，纤维异样增殖或骨折，其他骨肿瘤以后。约75%的病例发生在20岁以下，约65%的病例发生在长管状骨，常见于肱骨、股骨、腓骨和桡骨，约12%~27%的病例发生在脊柱，约11%~38%的长骨动脉瘤样骨囊肿发生病理骨折，约27%的脊柱病变发生病理骨折，肱骨是最容易出现病理骨折的长骨，如病变发生在股骨近端，也容易出现病理骨折，其他部位比较少见。发生在椎体病变多见于腰椎，约1/3的病例出现神经症状，发生病理骨折后尤为明显。本病在发生病理骨折前，局部往往有钝痛、肿胀，靠近关节部位者可有关节活动受限，发生在脊柱者可以有放射性疼痛，最长者可达6个月。此病诊断一般并不困难，Mirror将其病程分为初起期，急性期与修复期。Campanacii根据X线所见将其分为三组：①没有成骨反应的侵袭性囊，边缘局限但没有骨包壳；②活跃的囊性病变，边界不清，有不完整的骨壳；③病变不活跃，有骨壳硬化边缘。典型病变呈肥皂泡样膨胀改变，约20%的病例可见到软组织肿块，发生在长骨的病变常有隔，发生有短管状骨病变可呈多中心改变。

4. 急性血源性骨髓炎 急性血源性骨髓炎发生病理骨折的几率并不是很高，但是一旦发生极容易造成骨折延迟愈合与不愈合，其发生的机制有以下 3 种情况：小婴儿急性血源骨髓炎由于炎性物质破坏了骨骼周围大面积环形的骨膜成骨机制，再加上炎症造成的病骨骨吸收，制动保护不可靠时，极轻微的应力就有可能造成病理骨折，病理骨折后，骨折端骨逐渐吸收，是造成骨缺损骨不连的原因。第二种发生病理骨折的机制是骨髓炎以后的骨萎缩，骨的强度明显降低，可由肢体的应力造成病理骨折，如发生在髁上，如股骨远端髁上骨折，制动以后可以获得骨愈合，但有可能出现畸形，造成未发育成熟前的骺早闭。第三种机制是医源性病理骨折，急性期钻孔，开窗引流后保护不充分，或慢性期刮除去死骨以后，制动不合理，都容易出现病理骨折。文献中有报道新生儿骨髓炎后发生股骨近端病理骨折，病理性髋脱位合并髓滑脱的报道。

5. 成骨不全 成骨不全又称脆骨症，是一种胶原纤维连接与数量变异的疾患，正常 I 型胶原为两个 a_1 链一个 a_2 链组成，成骨不全的 I 型胶原为三个 al 替代，因此引起钙化不良极易出现病理骨折。Moorefield 报道一组 31 个病例共发生 951 处病理骨折。91% 的病理骨折发生在骨骼未发育成熟之前，16 岁以后平均每人有 4.2 次病理骨折，下肢骨折的发生率明显多于上肢，股骨最多，其次为胫骨，上肢以肱骨最多，早发病例病理骨折次数是迟发病例的两倍，除肢体病理骨折外还可因颈椎病理骨折后突出现截瘫，脊柱滑脱，骨盆病理骨折后骨盆入口严重狭窄导致肠梗阻等罕见的症状。患儿一般身材矮小，肢体畸形尤以下肢为著，多次病理骨折愈合后造成严重的扭曲畸形，因肋骨多次病理骨折可导致胸廓变形胸骨突出、皮肤薄、肌萎缩、韧带松弛，按 Silence 分型 I，II 型及 IV 型青春期以前表现蓝巩膜，此外还有明显的牙齿形成不良，颅骨 X 线片上可呈现缝间骨。成骨不全患者病理骨折后多数可以正常愈合，但严重者也有可能出现病理骨折不愈合，即使原始治疗很充分也会出现骨折不愈合。

6. 神经纤维瘤病 神经纤维瘤病又称 Von Recklinghausen 病，是一种常染色体显性遗传病，涉及神经外胚叶与中胚叶，涉及神经组织、血管结构、皮肤与骨骼系统。临床可见皮肤色素沉着，有多数大片状牛奶咖啡色素斑，皮肤可以有疣样增生，有蔓状或海绵状血管瘤及皮下结节，胫骨假关节，半侧肢体肥大，脊柱侧弯成角，病理可证实存在神经纤维瘤。大约 5% 的神经纤维瘤患者存在假关节，胫骨假关节最常见，罕见的尺骨假关节、桡骨假关节、锁骨假关节也偶然可以看到。胫骨假关节又称先天性胫骨假关节，包括胫骨假关节、胫腓骨假关节、单纯腓骨假关节或腓骨异样增殖是非常少见的。胫骨假关节并不是初生时就出现，而是向前弓形弯曲，8 个月以后，甚至到儿童期病理骨折后不愈合形成假关节。

7. 恶性肿瘤 儿童恶性肿瘤容易发生病理性骨折可见于治疗前和治疗后，7% 的 E—Wing 肉瘤患者发生病理性骨折，治疗后 1.5~9 年都有发生病理性骨折的可能。必须提高警惕。恶性肿瘤保肢治疗后也极一出现病理性骨折。

8. 废用性病理骨折　应用管型石膏治疗后，不仅肌肉萎缩，骨矿物质也会丢失，可以多达44%，而且在去除外固定后6个月内仍存在明显的骨质疏松的现象。

9. 其他先天畸形　除上述较为常见的病理骨折原因外，还有两种先天畸形易发生病理骨折，一种为罕见的石骨症，一种为罕见的致密性畸形性骨炎。石骨症又称 Albers-Schonberg 病，是一种骨塑形缺陷的疾病，骨组织在生长发育过程不能正常的吸收塑形，永远保持初级松质骨结构，骨致密但极脆弱，先天型可同时伴有肝脾肿大、淋巴腺肿大，生长缓慢，有动眼神经及面神经麻痹，智力低下，甚至失明失聪，轻型只于成人后出现症状，约40%的石骨症病人发生病理骨折。致密性畸形骨炎患儿身材矮小，颜面发育不良，前额后枕突出，青少年就出现脱齿，恒齿萌出延迟或异位，手足远节指（趾）骨呈球茎状，匙状甲，脊柱后突侧弯，因反复骨折下肢呈现弓形弯曲，病理骨折儿童容易愈合，成人极易出现不愈合。

10. 其他　代谢疾病易发生病理骨折的有佝偻病、甲状旁腺功能亢进、柯兴综合征、坏血病、缺铜类坏血病综合征，特发性骨质疏松症。铲状细胞贫血、白血病、血友病。医源造成的放射治疗，化疗后的骨萎缩。大脑瘫，脊髓脊膜膨出，进行性肌萎缩，多发关节挛缩、小儿瘫、创伤性截瘫等神经肌肉疾患均可发生病理性骨折。

第三十二章　儿童大面积皮肤剥脱伤

随着现代化交通的发展，高能量创伤不断增多，大面积皮肤剥脱伤已成为小儿创伤急诊常见的复杂损伤。它常常合并有肌肉、肌腱、血管、神经、骨与关节等深部损伤。这种损伤的预后取决于早期处理的好坏，若处理不当，皮肤坏死、创面感染、骨骼外露、骨折不愈合，会加重损伤的程度，增加晚期修复的困难，影响功能的恢复。严重感染还可导致毒血症、败血症、丧失肢体、危及患儿生命。然而，如早期处理得当，不仅上述情况可以避免，而且可以最大限度保存肢体的外形与功能。因此，努力做好大面积皮肤剥脱伤的早期处理，是创伤骨科中一个重要的课题。

一、实用解剖

儿童皮肤薄，容易损伤，由于儿童体表面积小，单位面积中皮肤的附属器数量相对多，损伤后容易愈合。儿童塑形能力强，处理得当，失去的皮下组织有一定的再生能力。

二、损伤机制

儿童的大面积皮肤剥脱伤常见于四肢的损伤。上肢一般为洗衣机、绞肉机、压面机、脱粒机、卷扬机、皮带轮等高速旋转的机器致伤。下肢常为车祸伤，下肢损伤明显多于上肢损伤。这类损伤的特点是同时存在有热压、撕裂及碾挫伤。大片的皮肤连带皮下组织自深筋膜的浅层撕脱，而肌肉、肌腱等深部组织可以保持完整，或不同程度的挫伤外露，甚至可伴有骨折及骨与关节的外露等。皮肤本身因受压、碾挫及抽拉等综合因素的作用，使其严重挫伤或撕裂，供应皮肤的血管发生广泛的挫伤和断裂。四肢皮肤的血液供应来自皮动脉及肌皮动脉，穿过深筋膜至浅筋膜进入皮肤的网状层，撕脱伤严重破坏了皮肤赖以生存的肌皮动脉及皮动脉，有时虽然有较宽的蒂部与正常组织相连，暂时有血运，但随着时间的推移，继发血栓形成最终坏死。显微镜下可以看到撕脱的皮肤中可以有真皮的剥脱，真皮层水肿，深部皮下脂肪出血，小血管内皮细胞肿胀，血管内栓塞血栓形成。因此，单纯将撕脱皮瓣原位缝合是危险的。

三、分型

1. 片状撕脱伤　是儿童中最为常见的。一般的下肢被汽车碾轧多为此型，其特点为大面积的皮肤连带皮下组织自深肌膜上呈大片状撕脱，肌肉、肌腱深部组织可保持完整，或有不同程度的碾挫，也可合并有骨折，若在发生车祸的瞬间有刹车动作，肢体碾挫同时还有严重的热压伤，供应皮肤的营养血管广泛断裂、栓塞，继而坏死。

2. 套状撕脱伤　从损伤范围及损伤层次比较，此类型损伤较片状撕脱伤要严重得多，常常是肢体皮肤袖套状撕脱，深部组织多有损伤。由于小儿皮肤薄，皮肤与深层组织连接薄弱，当受到严重撕拉、扭伤时，皮肤与深层组织完全分离。此类损伤常见于上肢的皮带绞扎伤，撕脱的部位在前臂、腕部、手指及手背部，多从深筋膜上分离。有时也常可造成血管、肌腱、神经抽拉损伤。这种损伤皮肤血运受到严重破坏，很难成活，加上挤压导致的创伤，其皮下血管网多被破坏，如将其直接缝合，极易坏死并导致严重感染。

3. 潜行剥脱伤　是容易疏漏的一种损伤。往往皮肤伤口很小，或完全没有伤口（闭合性），皮肤外表保持完整，但皮肤自皮下与深筋膜之间有广泛潜行剥脱分离。严重者达整个肢体皮肤完全套状潜行剥脱，若范围大、处理不当会出现皮肤的逐渐坏死。

四、诊断

皮肤撕脱伤的诊断根据外伤史及肢体损伤情况做出诊断一般并不难，关键是医生要有皮肤潜行剥脱伤的意识，潜行剥脱的皮肤除有表面的皮损、肿胀外，有时皮肤的外观并无明显的差异，但用双指交叉按压时，可触及捻发音，有异样感觉。并可发现浅静脉的回流障碍。通过细致检查，是可以做出正确诊断的。

大面积皮肤剥脱伤往往是严重的复合损伤，常合并创伤性休克和深部组织损伤。由于损伤面积大、出血多，常出现失血性休克。若深层组织损伤严重，受伤时间长，也可以因毒素吸收导致中毒性休克。后期还有出现脂肪栓塞的可能。

五、治疗

处理剥脱伤时不能只注意局部而忽视了全局，在排除了颅脑损伤，其他脏器损伤，休克等之后，再处理局部的剥脱伤，否则可能会危及生命。

（一）清创术

清创术是骨科医生的基本功。清创的程序是：先用肥皂水，盐水彻底刷洗患肢，清除一切污染异物，碘酒、酒精消毒皮肤或碘伏浸泡后铺消毒巾，先把污染的伤口变为洁净的新鲜伤口。探查皮肤剥脱范围，并切除剥脱皮肤。切除范围边缘一定要见到新鲜出血为止，决不姑息。大面积撕脱皮肤判断的根据是软组织损伤范围，有时很难对剥脱皮肤的血运做到准确的判断，在清创中，往往对这类损伤处理得过于保守，切除不够或原位缝合，希望撕脱皮肤能侥幸成活，然而常常导致皮肤坏死，创面感染。只有彻底切除撕脱缺血皮肤、植皮消灭创面，才能有效地防止感染。剥脱皮肤切除的范围，需根据损伤皮肤血运活力情况而定，如观察皮肤颜色，毛细血管反应，皮缘出血等。以皮缘出血是否鲜红为皮肤血运好坏的主要依据。我们的经验是宁可切除的范围大一点，而不要遗留有丧失活力的皮肤。处理好植皮的基底，剪除二次碾挫的深筋膜，肌膜等失活的组织，彻底止血，以碘伏、双氧水、盐水反复交替浸泡，做细菌培养及药敏备术后处理参考，若合并有肌腱损伤、骨折、骨与关节外露等，要做相应的处理，坚强内固定。为植皮或做皮瓣闭合创面创造必要的条件。

对于被切除的剥脱皮肤，同样以盐水、碘伏、双氧水反复交替浸泡，以备覆盖创面之用。在清创过程中，对失活组织判断不清，清创不彻底，止血不充分，是失败的主要原因。

（二）创面闭合的方法

切下来的皮肤是闭合剥脱伤肢体创面的首选材料。哪些剥脱皮是可以利用的呢？我们的经验是：首先有弹性的、与正常无差异的皮肤；其次是无碾挫的、色泽和皮纹相对仍比较好的皮肤；再者是尽量原位利用，否则其他部位的皮肤不耐磨易造成破溃。对于那些碾挫严重、有热压伤、表皮瘀血的剥脱皮肤，一定要废弃，不要姑息。

1. 将剥脱皮肤反取后植回原处　将套状撕脱切下来的皮肤，消毒处理后反贴于取皮鼓上反取皮，做成大张的全厚断层皮片，断层皮片中包括了皮肤的表皮层和部分真皮层，游离植回原处。

2. 大片中厚皮片游离植皮　当可被利用的反取皮皮片不足以覆盖创面时，可从健侧肢体取中厚皮片游离移植。

3. 重复取皮的利用　大面积皮肤剥脱伤往往皮肤碾挫严重，可被利用的剥脱皮不足以覆盖创面，健侧取皮又会给病人带来新的创伤。作者提出"重复取皮技术在儿童大面积皮肤剥脱伤治疗的应用"方法。先切除皮下组织，再将此皮片的大部分真皮切取一层，此层皮包含皮肤的附属器，在鼓面上保留一层表层带有极薄真层的皮片，如此可以充分利用材料。覆盖创面避免了取健侧皮肤给患儿带来的创伤。儿童皮肤有极强的再生能力，此种方法实践证明是可行的。

（三）保守疗法

当损伤不严重，使我们对皮肤去留的判断不能准确做出时，可先观察，等待剥脱皮肤的彻底恢复或彻底坏死。界线清楚后再切除坏死皮肤、待手术二期植皮覆盖创面，也可采用去腐生肌的中草药，如生肌玉红膏，以达到创面愈合或为二期植皮提供条件。

（四）某些特殊部位的软组织损伤严重、皮肤广泛剥脱又合并开放骨折，一期消灭创面确有困难。然而不消灭创面又无法局部应用内固定，此时可采用外固定架远隔制动，力争保留肢体，待局部肉芽组织条件具备后，再二期植皮消灭创面。

六、并发症

1. 感染　感染是大面积皮肤剥脱伤治疗中不可回避的并发症。它与清创技术的优劣密切相关,与全身的支持疗法、抗生素应用紧密相连。只要做到清创彻底,对抗生素使用有的放矢,是可以有效控制感染的。故而强调在清创前后应做细菌培养及药敏试验。

2. 功能障碍　它与损伤程度、取皮及植皮技术的优劣、患儿是否具有瘢痕体质有关。特别值得注意的是,植皮后的加压包扎制动以及移植皮厚度的选择、术后的功能锻炼也很重要。

3. 不稳定瘢痕及瘢痕疙瘩　出现不稳定瘢痕及瘢痕疙瘩,多与患儿体质有关,治疗上只能靠手术切除再植皮。

4. 休克　大面积皮肤剥脱往往伴有血管损伤,所以在急诊室就应补足血容量。另外大面积皮肤剥脱损伤造成大量组织坏死,若清创不彻底、坏死组织液化会导致毒素吸收,造成感染中毒性休克。

5. 挤压综合征和脂肪栓塞等合并证均偶有发生。

第三部分　骨与软组织肿瘤

第一章　良性骨肿瘤

第一节　骨囊肿

骨囊肿又称单纯性骨囊肿或单房性骨囊肿等。约占良性骨瘤的3%，多发于4~10岁儿童。男女比例约为2:1。约50%病例侵犯肱骨近端，18%~27%累及股骨。还可累及跟骨、腓骨、尺、桡骨等。依据其与骺板距离分为活跃期与静止期：<0.5cm为活跃期，具有很大生长潜力；>0.5cm为静止期。实际上静止期骨囊肿亦具生长潜力，可导致治疗后复发。但骨骼成熟后，囊腔基本不再扩大。

【诊断】

一、病程隐秘，多数骨囊肿患儿缘于病理骨折而发现。

二、少数患儿会因局部疼痛、隆起或意外拍片发现。

三、影像学表现

1. X线：位于长骨干骺端边界清楚的、中心性、膨胀性低密度病灶。跟骨病灶多位于中部。病灶内可有不规则分隔；可伴有病理骨折及骨膜反应。

2. CT：病灶内为液体密度，CT值一般在20~100。

【鉴别诊断】

动脉瘤样骨囊肿：多发于大龄儿，多见于脊柱及长骨干骺端。局部疼痛，进行性加重。X线表现为偏心性、膨胀性多房样改变。囊内充满高张不凝血液。

【治疗】

多数不能自愈，需积极处理。

一、激素囊内注射：接近体表的病灶可在局麻下以骨穿针完成，先抽取囊液，后依据囊腔大小注入醋酸甲基强的松龙 40~200mg。每 3 月复查拍片，6~9 个月可重复注射。直至临床及影像学愈合。

一般需要 1~6 次。

二、自体骨髓注射：应在全麻下进行。根据囊腔大小于髂前或后上棘骨穿，抽取骨髓 50~100ml。病灶骨穿抽囊内液后注入骨髓液。每 3 月复查拍片，6~9 个月可重复注射。直至临床及影像学愈合。一般需要 1~3 次。

三、刮除植骨术：适合于静止期病灶。创伤大、复发率 30%~50%，不应是首选治疗。

第二节　骨嗜酸细胞性肉芽肿

嗜酸性肉芽肿是一种孤立性的组织细胞的非肿瘤性质的异常分化。嗜酸性肉芽肿是郎罕氏细胞增多症的一种表现，以前称为组织细胞增多症 X。骨嗜酸性肉芽肿多发生于 5~10 岁的儿童，多见于颅骨，下颌骨、脊柱和长管状骨。男女发生率比 2 1。

【诊断】

一、临床表现：局部疼痛、肿胀。累及脊柱可引起侧弯和（或）后凸，出现神经症状。

二、血沉升高，部分病例血嗜酸粒细胞升高。

三、影像学表现：

X 线：位于颅骨病灶常多发，内外板均受累，有"地图颅"表现；长骨好发骨干，为卵圆形低密度灶，多有骨膜反应；椎体病变为溶骨改变，晚期受压变扁，上下间隙正常，无椎旁影。

【鉴别诊断】

因多有骨膜反应，应与恶性骨肿瘤鉴别。

【治疗】

一、激素注射：病灶内注射醋酸甲基强的松龙 20~50mg。每 3 月复查拍片，6~9 个月可重复注射。一般 2~5 次可治愈。

二、单纯刮除或刮除+植骨，预后良好。

三、化疗用于全身系统性的病变。

第三节　骨样骨瘤

目前一般认为是成骨细胞形成骨样组织的良性肿瘤。75%发生在10~25岁之间，男：女=2~3：1。多发生在皮质骨，松质骨少见。股骨、胫骨多发，约占50%，足部次之，上肢及脊柱少见。病程发展缓慢。

【诊断】

一、典型症状为疼痛：钝痛或刺痛，可由间歇性转为持续性，夜间较重，口服水杨酸类药物（阿司匹林）可以缓解。

二、发生在下肢可引起跛行与肌萎缩；发生在关节附近可引起关节炎症表现；发生在脊椎附件可引起腰背疼痛和继发侧弯。

三、影像学检查

1. X线表现多有圆形或卵圆形透亮区即为瘤巢，直径一般不超过2cm。位于骨松质时，其直径可>2cm。多数为一个巢，也可有两个或两个以上聚集一起的瘤巢。有时在巢中可见不规则钙化阴影或似鸟蛋状外观。位于骨皮质时周围骨硬化明显；位于骨松质时周围骨硬化轻微或缺如。

2. 核素骨扫描表现为局部核素浓集。

【治疗】

一、传统开放式手术切除：彻底切除瘤巢及周围硬化骨质，预后良，不易复发。

二、经皮微创切除技术：CT引导精确定位下磨除或热凝切除是目前治疗趋势。

第四节　骨软骨瘤

骨软骨瘤又名外生骨疣，最为常见，有单发性及多发性两种。单发性多见，约50%以上发生于股骨下端、胫骨上端和肱骨上端。多发性较少见，为常染色体显性遗传病，大多数患儿有家族遗传史，又称遗传性多发性骨软骨瘤病。位于末节趾（指）骨的称为甲下骨疣。骨软骨瘤由纤维组织包膜、软骨帽和骨性基底构成。其基底可为细长蒂状，亦可为宽广型。约有1%的单发性骨软骨瘤可恶变，多发性骨软骨瘤发生恶变为软骨肉瘤者为10%~20%。

【诊断】

一、单发性骨软骨瘤：肿块的发现是就诊的主要主诉。一般无明显症状。有时会压迫周围组织，如肌肉、神经等，引起疼痛和不适。触诊为长骨干骺端骨性肿块。

二、多发性骨软骨瘤病：好发部位以膝和踝邻近的长管状骨最多见，呈双侧性和对称性。在儿童早期就可发现，可引起长骨发育障碍而肢体畸形。

三、影像学表现

1. 单发性骨软骨瘤：X 线表现为长骨干骺端骨性凸起，指向骨干，远离骨骺，边缘整齐。

2. 多发性骨软骨瘤病：X 线表现与孤立性骨软骨瘤相似，仅在许多骨上有不同大小的骨软骨瘤。

【治疗】

一、单发性骨软骨瘤：对没有症状的单发性骨软骨瘤，特别是年龄较小者，不一定需要作切除术，对有明显症状者，则应考虑切除。若骨软骨瘤迅速增大，并有疼痛者，应考虑有恶变倾向。在切除骨软骨瘤时，应包括肿瘤基底部周围的正常骨组织，否则易复发。如果切除不彻底，复发率约在 2% 以上。对肿瘤可疑恶变者，可用微波天线插入肿瘤的基底部，高温灭活基底部肿瘤后再作肿瘤切除。

二、多发性骨软骨瘤病：并不一定需要全部切除，可将体积较大、影响外观、有压迫症状、或家属要求去除的骨软骨瘤选择性切除。手术方法同孤立性骨软骨瘤。对于产生明显骨性畸形的患儿可在青春期末考虑施行矫形术。

第五节　内生软骨瘤

分为单发、多发两种。单发性内生软骨瘤是较常见的肿瘤，为良性骨肿瘤的第二位，占 15%。主要见于肢体上的长管状骨和短管状骨，以指骨、掌骨最为常见，其次为肱骨、股骨、趾骨、跖骨、胫骨、腓骨和尺骨。可恶变为软骨肉瘤，多见于长管状骨内的软骨瘤，而短管状骨内者很少恶变。

多发性内生软骨瘤病是至少在 2 个长管状骨内有界限清楚的软骨组织，身体的一侧有时可比另一侧更加严重。无遗传现象。与单发性内生软骨瘤比较，它属于骨骼发育畸形，是骨的软骨发育不良。亦有人称之为 Ollier 病，但这名称一般限于波及身体一侧肢体的病例。

【诊断】

一、单发性内生软骨瘤：病初一般无明显症状。多数患儿因病理性骨折发现，少数病例因局部肿胀或偶然拍片发现。触诊为局部肿胀，坚实感。长管状骨的内生软骨瘤如有疼痛，而无明显损伤，则应考虑恶变可能。

二、多发性内生软骨瘤病：多见于男性，早期就可有临床表现。上肢的症状主要有手指逐渐肿胀，前臂的病损可引起弓状畸形，手向尺侧偏斜。下肢的症状有足骨隆起，膝内、外翻等。

三、影像学表现

1、单发性内生软骨瘤：X线表现为骨干内有一个类椭圆形低密度灶，可使皮质变薄而明显膨胀，其间可出现间隔或点状钙化。

2、多发性内生软骨瘤病：X线表现为圆形或卵圆形、不规则、结节样低密度阴影，内有点状钙化，开始位于干骺端偏骺区，随着生长，逐渐位于骨干，一般位于中心，占据整个髓腔。与皮质的交界处呈不规则的"扇贝样"透亮区。"扇贝"征同时出现骨膜反应则为恶变征象。

【治疗】

一、单发性内生软骨瘤：一般的方法是手术刮除，并在空腔内植入自体或异体骨。对长管状骨内的内生软骨瘤，如果有症状，应考虑有肉瘤变的可能。对有些部位可考虑节段性切除，再加上大块植骨来治疗。恶变的内生软骨瘤也可用微波灭活加植骨术。

二、多发性内生软骨瘤病：当病变有症状，或家属要求时可行刮除植骨术。在儿童期刮除后复发率为30%。对于指骨病灶多考虑早期刮除植骨，因其持续发展可导致手指严重畸形，功能残废。当临床和影像学表现明确恶变时，广泛的切除活检为首选，并同时按恶性肿瘤处理。对于后遗骨骼畸形可在青春期末考虑矫形或肢体延长。

第六节　骨纤维发育不良

骨纤维发育不良又称为骨纤维异样增殖症，是一种纤维骨组织的良性瘤样分化。常见为单灶性的骨病损。常发生于青少年骨骼快速生长期，可终生扩大发展。多发性骨纤维发育不良为邻近骨的多发病灶。好发部位为股骨近段、胫骨、肱骨、肋骨和颅面骨。病损影响骨的强度，反复病理骨折造成畸形。伴有性早熟，Café-au-lait斑的多灶性骨纤维发育不良称为Albright's综合征。

【诊断】

一、通常无自主症状，多因病理骨折或X线检查时无意发现。

二、影像学表现

X线：长管状骨膨胀性、毛玻璃样大块病灶，可同时伴有密度增高、硬化灶。股骨近端的反复骨折愈合形成典型的"牧羊人拐杖征"。

【治疗】

无症状的病损可以观察，无需外科手术。有畸形、骨折危险的负重骨病变，可考虑手术。刮除植骨术的复发率很高。合并病理骨折的病例，可先闭合复位待骨折愈合后刮除植骨，或直接行刮除植骨内固定术。

第七节　骨母细胞瘤

亦称成骨细胞瘤、成骨性纤维瘤或巨型骨样骨瘤。此型肿瘤少见，为孤立的富有成骨细胞的骨及类骨组织的良性肿瘤。如有侵袭性，则为恶性。常发生在脊椎骨，多在附件，而非椎体。手足短骨次之，四肢长骨、肩胛骨、肋骨偶见。长骨多在骨干。发病年龄 10~15 岁，幼儿及成年少见。男性多于女性，约为 2∶1。

【诊断】

一、逐渐发生疼痛，轻度，持续性，阿司匹林不能止痛。局部轻度肿胀及压痛。如侵及脊椎，可有腰背痛及压迫脊髓症状。

二、影像学表现：

1. 肿瘤组织在发展阶段变异较大，故在 X 线检查无固定的特异性征象。根据钙化或骨化程度可显示不同透明影或致密影。肿瘤与周围骨组织分界清晰、周边骨质硬化。无骨膜反应。

根据病变部位，可分为四型。

1）中心型 为常见型，典型表现为边缘清晰的囊状骨质破坏区，皮质膨胀变薄。如皮质破裂，形成软组织肿块。肿瘤内有不同程度的成骨或钙化阴影，斑点或索状。少数呈单囊性破坏而无钙化影。如为多囊性，则有散在病灶。肿瘤附近骨质轻度增生硬化。

2）皮质型 发生在皮质内，偏心性生长，皮质局部破坏，薄壳状骨质膨胀，边缘清晰，可有不规则钙化斑。

3）骨膜下型 见于干骺端，偏侧生长，局部骨皮质呈压迫性破坏。

4）松质骨型见于棘突、椎弓。骨质扩张增大，呈絮状不规则囊性破坏，亦可为边缘清晰密度增高瘤影。

2. ECT 检查对诊断很有帮助。

【鉴别诊断】

骨样骨瘤成骨细胞瘤有无髓鞘膜神经纤维，类似骨样骨瘤，但含量较少。进行性发展，生长较快。无压痛，X线显示瘤巢，且大于2cm，偶有恶变，可以与骨样骨瘤鉴别。

【治疗】

骨母细胞瘤很少恶变，手术切除效果好，偶尔复发。

第八节　非骨化性纤维瘤

非骨化性纤维瘤是一种少见的纤维组织肿瘤。过去曾被认为是瘤样病损，即干骺端纤维性骨皮质缺损。目前多认为是良性纤维组织细胞性肿瘤。本瘤占肿瘤总数的0.81%，占良性肿瘤的1.45%。男女之比为1.38。年龄多在11~20岁。多见于下肢的股骨和胫骨，其次为肱骨和颌骨。上肢和短扁骨比较少。多位于干骺端，不侵及骺板，近骨干侧。

【诊断】

一、一般很少有症状，主要症状为局部轻微疼痛和压痛。多数患者为拍片意外发现或因病理骨折发现。

二、影像学表现

X线：病变位于长骨干骺端，范围1~5cm大小不等，有的可达10cm。病变为圆形或椭圆形、偏心性生长，与骨长轴一致，但有向整个骨侵及倾向。病损内部常呈分叶状，骨皮质变薄，而髓侧边缘硬化，界限清晰。

【鉴别诊断】

1. 单发性纤维异常增殖症　多发在长管状骨近端干骺区，无明显临床症状。常伴病理骨折。X线表现为髓腔内局限性溶骨性骨质破坏，呈磨砂玻璃样，其中可见不规则骨小梁或钙化，边缘无明显骨质硬化。

2. 骨巨细胞瘤　年龄较大，多发于长管状骨干骺端，症状明显，X线表现偏心性膨胀性溶骨破坏，边界不清，呈肥皂泡沫样或溶骨状透亮区样改变。

【治疗】

病灶较小者单纯刮除，如果病灶大估计愈合慢者可同时行植骨术，预后较好。

第二章　恶性骨肿瘤

第一节　骨肉瘤

骨肉瘤是最常见的原发性恶性骨肿瘤。其转移早，病死率高，是儿童骨科恶性肿瘤治疗的重点与难点。年发病率约 6/100 万，好发 10~25 岁青少年。男女之比约 2：1。好发于长骨的干骺端，以股骨远端、胫骨近端最常见。其次为肱骨、股骨近端，腓骨远、近端。骨盆及椎体亦可受累。

【诊断】

一、患处疼痛，早期是间歇性痛，数周后转变成持续性痛。白天夜间均疼痛，夜间痛更为明显。

二、患处可触及肿物或包块。伴有局部发热及压痛，可引起相近关节的功能障碍，伴有跛形，严重者可出现病理性骨折。

三、影像学检查

1. 典型 X 线表现：骨破坏和骨增生同时存在，即有 X 线透过增强区，又有 X 线透过减弱区，往往两者混合存在。具有恶性骨肿瘤较为特殊的表现：Codman's 三角；放射性骨针等。

2. MRI：MRI 对于骨肿瘤的诊断及指导治疗必不可少。通过 MRI 影像，可以了解骨肿瘤所侵袭的部位、范围、及界限。并可发现骨质的跳跃肿瘤灶。软组织侵袭范围、与周围组织的关系、与正常骨组织界限均清晰可见，有利于肿瘤软组织的切除和骨肿瘤段截骨长度的选定。

3. CT：CT 检查更适合于骨肿瘤是否有肺组织的转移。直径 3mm 以上的肺转移灶可以通过 CT 检查而发现，X 线平片仅能发现 10mm 以上的转移灶。螺旋 CT 检查效果优于普通 CT。有 10%~20% 的骨肉瘤患者诊断时伴有肺组织的影像学转移。

4. 锝 99 骨扫描：锝 99 骨扫描可以显示原发肿瘤的核素浓聚现象，是肿瘤组织增生活跃的表现。同时可以用来发现是否有其他骨质的转移。

四、实验室检查

没有特异的实验室检查可以用来诊断成骨肉瘤。血沉（ESR）和碱性磷酸霉（ALP）均可以升高。有研究表明，ALP 升高的程度与预后有关，ALP 高则预后不佳。ALP 可以用来进行化疗的监测，化疗效果好，ALP 值将会随之降低，反之，不变或升高。切除肿瘤后，ALP 值将会降低，肿瘤复发和转移，ALP 值将会升高。乳酸脱氢酶（LDH）对预后也有一定的影响，升高则预后不佳。

【鉴别诊断】

1. 骨髓炎
2. Ewing's 肉瘤
3. 骨化性肌炎
4. 嗜酸细胞肉芽肿

年龄是鉴别诊断要考虑的主要因素。5 岁以下，多考虑骨嗜酸细胞肉芽肿。肾胚瘤和神经母细胞瘤转移多见；青春期多考虑骨肉瘤或 Ewing's 肉瘤；而伴有感染史的，应考虑慢性骨髓炎；骨化性肌炎有时难以与骨肉瘤相区别，骨化性肌炎往往有外伤史或手术史。

【治疗】

一. 肿瘤外科分期：现在全国遵循的是 Enneking 分期标准进行肿瘤分期，以指导治疗。Enneking 分期系统是美国 Florida 大学骨科教授 William F. Ennecking 于 1980 年提出的骨肿瘤外科分期系统。Enneking 外科分期系统主要基于对肿瘤 3 个方面的分析：外科分级（Grade，G）、解剖定位（Site T）和有无转移（Metastases，M），故又称 GTM 分期。分期如下：

分期（Stage）恶性度（Grade）侵袭范围（Site）转移（Metastases）

Ⅰ A 低度（G1）间室内（T1）无（M0）

Ⅰ B 低度（G1）间室外（T2）无（M0）

Ⅱ A 高度（G2）间室内（T1）无（M0）

Ⅱ B 高度（G2）间室外（T2）无（M0）

Ⅲ 低或高度（G1orG2）间室内或间室外（T1orT2）有（M）

二、术前活检

1. 闭合活检：穿刺术者应由以后为病人做手术的医生担任。穿刺点宜选在以后的手术切口上，以利以后手术时能将穿刺道上被污染的组织切除。局麻，20～22 号针穿刺，必要时在 X 线 "C" 型臂下穿刺。可重复 2～3 次，以吸取较多标本；术后可能出现穿刺道上肿瘤扩散，另外就是阴性结果。

2. 切开活检：切口应该与下次根治术时的切口相符，切取的标本应避开出血、坏死和正常的组织，必要时应作冰冻快速检查，这样可以避免阴性结果。切开活检的有利之处是结果会更加准确。如果进行穿刺活检，术前应该向家属讲清楚会有阴性结果，并且需要再次手术活检。

三、新辅助化疗：新辅助化疗可以控制或者消灭微循环转移病灶，所以术前应用化疗可以减少或者避免微循环病灶转移。化疗的代表性药物有氨甲喋呤、阿霉素、顺铂、和异环磷酰胺。化疗的副作用包括骨髓抑制、肝脏损伤、肾功衰竭，以及行心脏的损害。化疗前要向患者及其家属告知。

氨甲喋呤（Methotrexate MTX）：抗叶酸类抗癌药，主要作用于 S 期，阻断 DNA 合成。

阿霉素（Adriamycin ADM）为抗生素类抗癌药，细胞周期非特异性药。

顺铂（Cisplatin CDP）为铂的络合物，细胞周期非特异性药。

异环磷酰胺（Ifosfamide，IFO）是环磷酰胺的同分异构体，优于环磷酰胺。

术前化疗 6 次以上，增加术前化疗次数，推迟手术时间，是治疗骨肉瘤观念上的一个重大转变；切除的肿瘤做坏死率检查。肿瘤坏死率在 90% 以上者为优，90% 以下者为差；根据肿瘤坏死率高低，决定术后化疗方案。肿瘤坏死率在 90% 以上者，继续术前化疗方案，坏死率在 90% 以下者，需要更改术前化疗方案。在术前化疗过程中，一般从如下五个方面，对疗效进行综合判定，多数化疗 1-2 次后常有：疼痛减轻或完全缓解；肿瘤体积不同程度缩小，肿瘤周围组织水肿消退；临近关节活动度增加；影像学检查可见钙化或骨化增加，肿瘤边界变得清楚；碱性磷酸酶下降。

四、手术治疗

1. 保肢手术：大剂量综合化疗使保肢治疗骨肉瘤成为可能，并已逐渐成为骨肉瘤的主要治疗方法。在保肢疗法中最佳适应证是 ⅡA 期，ⅡB 期是相对适应证。保肢治疗应重视如下几点；规范的术前化疗；掌握好外科分期；和肿瘤的切除边缘足够大，一般需要切除距离骨肿瘤边缘正常骨质 5cm。保肢手术术后残留问题：患肢短缩，目前较难解决；局部复发，化疗欠佳和切除范围不够所致；假体感染和假体松动，尤其是胫骨近端骨肉瘤的保肢手术，由于胫前组织较少，容易发生感染。

2. 截肢术：仍是不能完全避免的，Ⅱ期患者下述情况应优先考虑截肢：肿瘤发生病理性骨折；肿瘤侵犯主要血管神经；肿瘤巨大，软组织条件差；10 岁以下儿童；化疗效果不佳。

3. 肺转移瘤清扫术：对于术后发生肺转移的病例，对于肺转移瘤数量少，一般少于 5 个，可进行肺转移瘤清扫术。以进一步提高骨肉瘤的治愈率。

第二节　尤文氏肉瘤

目前尤文肉瘤已公认是一种独立的骨肿瘤，占恶性骨肿瘤的 10% ~ 14.2%，我国不多见。发病年龄多见于青少年，以 10~25 岁最多见，男性略多。全身骨骼均可发病，但以四肢长骨的骨干为好发部位，以股骨、胫骨及肱骨最多见，少数发生在干骺端及骨骺。青少年以长管状骨为多，20 岁以上则以扁骨为多。髂骨亦多见，肩胛骨、肋骨、锁骨、跟骨、脊柱及颅骨等均可发病。肿瘤发展快，早期即可通过血行发生广泛转移，常转移至肺、肝等脏器，很少转移至局部淋巴结。本瘤有易转移至其他骨明显地侵犯其他骨的倾向，提示其多中心性的起源。

【诊断】

一、疼痛是最常见的临床症状。疼痛初发时不严重，但迅速变为持续性疼痛；根据部位的不同，局部疼痛将随肿瘤的扩散蔓延。如发生于骨盆部位，疼痛可沿下肢放射，影响髋关节活动；若发生于长骨临近关节，则出现跛行、关节僵硬，伴有关节积液。本肿瘤很少合并有病理骨折。位于脊柱，可产生下肢的放射痛、无力和麻木感；

二、肿块：出现局部肿块，肿块生长迅速，表面可呈红、肿、热、痛的炎症表现，压痛显著，表面可有静脉怒张，有时肿块在软组织内生长极快，2~3 个月内可达人头大。发生于髂骨的肿瘤，肿块可伸入盆腔内，可在下腹部或肛诊时触及肿块。

三、全身症状：患者往往伴有全身症状，如体温升高达 38℃~40℃，周身不适，乏力，食欲下降及贫血等。

四、影像学表现

1、X 线表现：（1）发生在长骨

a 骨干中心型：最多见，为具有典型 X 线的部位，病变发生于骨干，常为对称性，早期受累的髓腔中心呈小斑点状或斑片状溶骨性破坏区，呈鼠咬状外观，界限不清，没有骨质硬化，此时病变轻微，亦为早期病变表现。随病程进展，病变区溶骨破坏逐渐增多，破坏区明显扩大，并逐渐出现骨膜反应，呈"洋葱皮"样外观。骨干呈梭形膨胀。约有 50% 病例于病变中部出现垂直的骨针。少数病人亦可形成骨膜三角。典型表现出现后，如未能及时治疗，则病变仍迅速扩展，沿骨之长轴广泛蔓延，并由内向外迅速溶骨破坏，可达骨干 1/3 以上，最后可只剩下一层薄的膨胀了的骨膜新生骨包绕着，有时此层薄壳亦可遭到破坏。肿瘤早期即可侵入软组织，形成不清晰的肿块或弥漫性肿胀。

b 骨干皮质型：其特征是骨皮质外层有不同程度的破坏，一般范围较小，有时可呈分叶状，而骨皮质内层常保持完整。软组织肿块常很大，与骨之病变不成比例。亦有成层的骨膜增生或放射状骨针形成。此型较中心型少见。

c 干骺端中心型：较少见。大部表现与骨干中心型相似，其不同点是，部位不同，在骨破坏的同时亦有骨质硬化现象。

d 干骺边缘型：亦较少见。病变偏于干骺端一侧，呈溶骨性破坏，可表现与溶骨性骨肉瘤相似。

还有骨骺同时受侵犯的报告，造成骨质破坏，称为干骺骨骺型。

（2）发生在其他骨：

a 肋骨：肋骨的病变呈局限性溶崩性破坏，同时有球形肿块突入胸内。少数病人可有层状骨膜增生。

b 骨盆、肩胛骨：呈圆形或椭圆形骨质破坏，可表现为斑片状或泡沫状破坏区，或表现为增生硬化。亦可在破坏灶内出现棉絮状瘤骨，部分病例可有少量钙化斑点。有的可出现层状骨膜反应或有放射状骨针形成。常伴有软组织肿块。

c 脊柱：位于脊柱的病变，引起椎体广泛的骨质破坏，常很快累及椎体之全部，较脊柱结核的破坏更为显著，但椎体的破坏常不对称，而引起楔形变，导致脊柱的成角畸形。随着病变的进展，附件或邻近的椎体也常受到破坏。常无骨膜反应。椎间隙多保持正常。位于脊椎的肿瘤可出现椎旁软组织阴影，与结核的寒性脓肿相似。肿瘤邻近腰大肌时，亦可向腰大肌内浸润，形成腰大肌肿胀。

2 CT 及 MRI：能较好地判断肿瘤的范围及侵犯软组织的情况。MRI 可见瘤体处广泛性骨质破坏，呈软组织肿块影；在 T_1 加权像上呈均匀的长 T_1 信号；在 T_2 加权像上呈很长 T_2 高信号。在 CT 上显示为源于骨组织的软组织肿块，骨质广泛破坏。

3 核素骨扫描：不仅可显示原发病灶的范围，而且还可发现全身其他病灶。

4 诊断性治疗：尤文氏瘤对放射线非常敏感，肿瘤经照射后，症状可显著好转，故临床上常用其放射敏感性来区别于其他疾病。

【鉴别诊断】

1. 急性化脓性骨髓炎：本病发病急，多伴有高热，疼痛较尤文肉瘤剧烈，化脓时常伴有跳痛，夜间痛并不加重，有些病例伴有胸部其他部位感染。早期的 X 线片上受累骨改变多不明显，以后于髓腔松质骨中出现斑点状稀疏破坏。在骨破坏的同时很快出现骨质增生，多有死骨出现；穿刺检查，在骨髓炎的早期即可有血性液体或脓性液体吸出，细菌培养阳性，而尤文肉瘤则否。进行脱落细胞学检查有助于诊断。骨髓炎对抗炎治疗有明显效果，尤文肉瘤对放疗极敏感。

2. 骨原发性网织细胞肉瘤：多发生于 30~40 岁，病程长，全身情况尚好，临床症状不重，X 线表现为不规则的溶骨性破坏，有时呈溶冰状，无骨膜反应。病理检查，胞核多不规则，具有多形性，网织纤维比较丰富，包绕着瘤细胞。组织化学检查，包浆内无糖原。

3. 神经母细胞瘤骨转移：多见于 5 岁以下的幼儿，60% 来源于腹膜后，25% 来源于纵隔，常无明显原发病症状，转移处有疼痛、肿胀，多合并病理性骨折，尿液检查儿茶酚胺升高。X 线片上常很难鉴别；病理上成神经细胞瘤的细胞呈梨形，形成真性菊花样；电镜下瘤细胞内有分泌颗粒。

4. 骨肉瘤：临床表现发热较轻微，主要为疼痛，夜间重，肿瘤穿破皮质骨进入软组织，形成的肿块多偏于骨的一旁，内有骨化影，骨膜反应的大小、形态常不一致，常见 Codman 三角及放射状骨针改变。病理上瘤细胞不呈假菊花样排列。

【治疗】

由于尤文肉瘤恶性程度高，病程短，转移快，采用单纯的手术、放疗、单药化疗，效果均不很理想，近来采用综合疗法，使局限尤文肉瘤治疗后 5 年存活率提高到 75% 以上。

1. 手术治疗

手术治疗的原则是完全切除肿瘤，以最大限度地达到有效的局部控制，防治和减少肿瘤的转移。在此基础上，尽可能多地保留肢体功能，提高病人的生活质量。临床上常用的手术种类是截肢术或关节离断术、肿瘤局部切除术、瘤段整块切除重建术。为了正确地选择手术方案，术前应对患者进行全面、认真的评价，根据患者的年龄、肿瘤的部位、肿瘤的大小和肿瘤毗邻的重要解剖组织，决定采用何种手术方式。由于术前大多使用疗程不等的化疗，因此还需估价肿瘤对化疗的临床反应程度，这往往需要比较化疗前后原发病灶的 X 线片，CT 扫描或 MRI，以确保手术成功。

2 放疗

放疗极为敏感，是治疗尤文肉瘤的主要措施。一般给小剂量（3000~4000rad）照射，能使肿瘤迅速缩小，局部疼痛减轻或消失。多数学者主张对于尤文肉瘤放射治疗应该采用早、范围广，有时尚需做肺、脑预防性照射，因为尤文肉瘤在髓腔的扩散范围远比 X 线片所显示的广泛得多。照射范围可包括肿瘤实际应用在内的上下 5cm 正常组织，以减少射线对正常组织的损伤，尤其是儿童骨干部肿瘤可免除照射引起的骨骺生长抑制。照射剂量大小因肿瘤部位而异，原发躯干部肿瘤如骨盆、脊柱照射剂量为 50~60Gy。肢体部肿瘤 45~60Gy，其中全骨照射 30~40Gy 和原发肿瘤部位外加照射 10~15Gy。每日照射 2Gy，每周 5 次，放疗在 5~6 周内完成。

3. 化疗

目前认为对尤文肉瘤有效的药物有环磷酰胺、阿霉素、更生霉素、长春新碱、卡氮芥等。组成的联合方案也很多，效果较好的为 CVD 方案（CTX + VCR + DACT + VC-DA）、CVDA 方案（在 CVD 方案的基础上加 ADM）等。

目前常用的抗尤文肉瘤的药物剂量为：长春新碱 $1.5mg/m^2$，环磷酰胺 $500 \sim 1200mg/m^2$，阿霉素 $20 \sim 30mg/m^2$ 和放线菌素 $D450\mu g/m^2$。现 Rosen 等报道的四药化疗方案的具体用法；放线菌素 $D450\mu g/m^2$ 静脉注射，1 次/日×5，第 15 和 29 天各开始阿霉素 $20\ mg/m^2$ 静脉注射，1 次/日×3，第 43 天开始长春新碱 $1.5\ mg/m^2$ 静脉注射，1

次/周×4 和环磷酰胺 1200 mg/m² 静脉注射，1 次/2 周×2，3 个月为 1 个疗程，治疗 8 个疗程。本方案取得了 5 年存活率 75% 的较好结果。

　　因本病大多在 2 年内发生转移，故一般主张化疗需持续 2 年。

第三章　良性软组织肿瘤

第一节　血管瘤

血管瘤是先天性良性肿瘤或血管畸形，多见于婴儿出生时或出生后不久，它起源于残余的胚胎成血管细胞，其中大多数发生于皮肤、皮下等组织。本文主要介绍侵犯运动系统的肌间血管瘤。

【诊断】

一、肿物：局部隆起或增粗，有酸胀、疼痛感。局部皮肤颜色可加深，有触痛，触痛界线清楚。

二、疼痛：静息时疼痛不明显，多与肢体运动方式及时间有关。

三、影像学表现

1. 彩超：怀疑本病时首选辅助检查，表现为含有丰富血流的肌肉组织即可确诊。

2. MRI：范围大、邻近重要结构、拟手术切除的病例建议行 MRI 检查。T_1 加权表现为中高信号；T_2 加权表现为高信号瘤体内混杂有点状、蚓状、线状低信号。

【治疗】

肌间血管瘤不会自行消退，治疗以手术切除为主，容易复发。

1. 建议早期切除，增大后处理更为困难。如果允许，建议应用气性止血带。范围较大且不能应用气性止血带者，术前备血。切口应达到血管瘤范围，完整切除血管瘤组织，同时保留正常肌肉组织。如果多块肌肉组织受累，注意保留其腱性部分以供重建该肌群功能。松止血带后还应彻底止血，创口内置引流，局部加压包扎。如范围过大，侵犯广泛，可考虑分期切除。

2. 其他）针对肌间血管瘤的非手术疗法未见正式报道，多数学者认为疗效欠佳。

第二节　淋巴管瘤

淋巴管瘤是先天性发育异常的疾病，属于良性肿瘤，具有畸形和肿瘤的双重特性，其发病率仅次于血管瘤，居第二。淋巴管瘤可以分三种：单纯性、海绵状、囊状淋巴管瘤，第一种罕见。囊状淋巴管瘤好发于头颈、腋窝等处，海绵状淋巴管瘤好发于四肢。

【诊断】

一. 肿物：局部肿物，缓慢长大，无疼痛。海绵状淋巴管瘤表现为均匀一致性隆起或粗大。囊状淋巴管瘤可有波动感，如果合并出血可迅速增大，产生压迫症状。

二. 影像学表现

1. 超声：怀疑本病时首选辅助检查，表现为囊性暗区即可确诊。

2. MRI：范围大、邻近重要结构、拟手术切除的病例建议行 MRI 检查。

【治疗】

淋巴管瘤不会自行消退，治疗以手术切除为主，易复发、创口延迟愈合。

1. 建议早期切除，增大后处理更为困难。可沿瘤周整体切除，也可经瘤切开并剥除囊壁，如果剥离困难或避免副损伤，可行 0.5% 碘酒涂搽囊壁破坏内膜。术后引流 3～5 日以上，延迟换药，局部压迫至创口愈合。

2. 海绵状淋巴管瘤可切除皮下组织后原位游离植皮，范围较大可分次进行。

3. 平阳霉素注射疗法：适用于病变范围大、不能手术完整切除、术后局部复发或家属拒绝手术治疗的患者。每次用量 0.5mg/kg，总量一次不超过 20mg，于穿刺抽液后注入，必要时超声引导下穿刺。治疗后 2～3 天内均有局部肿胀、变硬，1～2 周后肿胀消退。一般需要 3～4 次，间隔 4 周。注射后可出现发热症状，因此有些学者加用地塞米松。平阳霉素是抗癌药物，注射治疗前患儿需作血常规检查，若白细胞低于 3.0×10^9，则不宜使用。使用上述剂量，未见脱发、口腔炎、肺纤维化等不良反应。

第三节　纤维瘤

多见于皮下，生长缓慢，一般较小、边缘清楚、表面光滑、质地较硬、可以推动。若混有其他成分，则为纤维肌瘤、纤维腺瘤、纤维脂肪瘤等。

【分型及治疗】

1. 黄色纤维瘤：好发于躯干、上臂近端的真皮层或皮下，常起自外伤或瘙痒后的小丘疹，肿块硬，边缘不清，因伴有内出血，含铁血黄素，呈深咖啡色，瘤灶若超过 1cm、生长较快，应疑为纤维肉瘤变，手术切除须彻底。

2. 皮肤纤维瘤：多发生于婴幼儿手指背侧面，初期为圆丘形硬结，扩展生长，可多个融合。手术连同皮肤一并切除，一期游离全厚植皮。易复发。

第四节　侵袭性纤维瘤

小儿侵袭性纤维瘤病是一种病因不明的纤维组织增生，具有局部浸润生长、但不转移及恶变、术后易于复发之特点，复发率达 40%～80%。本病易发生于躯干或近躯干部，以腹壁及臀部多见。

【诊断】

一、局部肿块，不断增大，界限不清，质硬韧，不活动。

二、明显肿大时可有压迫、疼痛、肢体活动受限的表现。臀部侵袭性纤维瘤可使骨盆倾斜、髋关节活动受限而致跛行。

三、影像学表现

1. X 线：呈现不钙化的软组织肿块影

2. MRI：在 T_1 和 T_2 加权图像上，病灶多呈低信号，信号均匀。

【鉴别诊断】

1. 臀肌挛缩症

2. 恶性软组织肿瘤：纤维肉瘤及滑膜肉瘤等。

【治疗】

1. 完整外科切除是治愈的唯一有效方法，彻底切除肿瘤是治疗的关键。主张术中切除部分毗邻的正常组织（包括骨、骨衣及韧带等），以避免切缘残留复发。

2. 多次复发导致肢体功能残损，可考虑截肢。

3. 放疗可控制局部肿瘤发展，但不会降低局部复发率。因有导致照射区域骨骺早闭可能，家属多不接受。

4. 化疗效果不佳。

第五节　神经纤维瘤

神经纤维瘤系神经纤维瘤病在骨骼肌肉系统的一种表现。神经纤维瘤病是常染色体显性遗传病，一般将其分为Ⅰ型和Ⅱ型。Ⅰ型常表现为骨骼、皮肤及软组织的各种异常，故又称为外周型神经纤维瘤病；而Ⅱ型的特征是双侧听神经瘤，故又称为中枢型神经纤维瘤。

【诊断】

一、Ⅰ型神经纤维瘤病诊断标准：具有下列 2 条或 2 条以上即可诊断：（1）6 个或 6 个以上的牛奶咖啡斑，在青春期前最大直径超过 5mm，青春期以后和成年人最大直径超过 15mm；（2）2 个或 2 个以上的任何类型的神经纤维瘤或一个丛状神经纤维瘤；（3）在腋窝或腹股沟区有雀斑；（4）视神经胶质瘤；（5）2 个或 2 个以上的 Lisch 结节（虹膜错构瘤，表现为虹膜表面大小不一褐色结节）；（6）特殊的骨性损害，如蝶骨发育异常或长骨皮质变薄，伴或不伴假性关节；（7）根据以上标准，与 Ⅰ 型有关的一级亲属。

二、外周的神经纤维瘤：表现为两个类型①是多发性柔软的、高出皮肤的肿瘤，即纤维软疣样皮肤损害，因为它．引起肢体或面部显著扩张和肿大，故又称为神经纤维瘤象皮病或丛状神经纤维瘤病，是 NF1 型最常见和可靠的特征。②是周围神经的神经纤维瘤，常出现在皮肤和皮下，肉眼很难发现。

三、如果肿瘤直径超过 5cm、生长突然加快或合并局部皮肤溃疡时，应怀疑肿瘤恶变。

【治疗】

1. 神经纤维瘤常无须治疗，但是当肿瘤过大、有压迫症状、妨碍身体活动或面部肿瘤影响容貌时，可行手术切除。部分神经纤维瘤可引起瘙痒和疼痛，服用酮替酚可以减轻症状。手术切除外周的神经纤维瘤时出血较多，服用酮替酚可减少出血。

2. 放疗和化疗对恶变的肿瘤无效，常需要根治性切除。

第四章　恶性软组织肿瘤

第一节　滑膜肉瘤

滑膜肉瘤在儿童中少见。多见于 20~40 岁青壮年，是恶性程度较高的软组织恶性肿瘤，源于关节，滑膜及腱鞘滑膜组织，发病部位以下肢关节附近为多，也见于上肢，躯干及头颈部。滑膜肉瘤占所有软组织恶性肿瘤的 6%~10%。在儿童，是最常见的非横纹肌肉瘤的软组织肿瘤. 其主要是经血行和淋巴转移，最常见的远处转移为肺转移，预后差，死亡率高

【诊断】

一、局部疼痛：早期不明显，逐渐加重。

二、肿块：肿块质硬韧，移动差，边界不清，肿块可进行性增大。近关节肿块，常有关节活动功能障碍。

三、影像学表现

1. X 线：一般仅见软组织肿块阴影，骨骼可无任何改变。

2. CT：CT 检查更适合于判断是否有肺组织的转移。

3. MRI：缺乏特异表现。但可显示范围、与周围重要结构的关系，有助于手术切除。

四、穿刺或切开活检，确定诊断

【鉴别诊断】

与其他恶性软组织肿瘤如：纤维肉瘤、横纹肌肉瘤等相鉴别，主要依靠病理诊断。

【治疗】

目前局部广泛切除+放疗+化疗的综合治疗被多数学者接受。切除范围应超出目视肿瘤范围 5 厘米，甚至可以考虑截肢。放疗可以控制局部复发，化疗可以杀灭微小转移灶。综合治疗比单纯手术切除可明显提高 5 年生存率。对已有远处转移患者，原则上采用联合放疗、化疗。

【预后】

初治肿瘤直径>5cm、有远处转移者，预后不佳。

第二节　横纹肌肉瘤

横纹肌肉瘤为小儿最常见恶性软组织肿瘤，约占儿童期软组织肉瘤的50%以上。在美国15岁以下年发病率为4~7/100万，发生于头、颈部横纹肌肉瘤常见于8岁以下儿童，多属于胚胎型；发生于四肢多见于青春期，病理类型多为腺泡型；而发生于膀胱、阴道则主要属于胚胎型中的葡萄状型，多见于婴幼儿。其早期侵犯局部组织，晚期通过血源性和淋巴管发生远处转移。

【诊断】

一. 大多表现为肿块，就诊时很少有伴发症状，可早期发现，就诊时恶液质少见。
二. 影像学表现
1. 彩超：首选筛查手段，尤其对于累计腹腔脏器者。
2. CT：CT检查更适合于判断是否有肺组织的转移。
3. MRI：缺乏特异表现。但可显示范围、与周围重要结构关系，有助于手术切除。
三. 穿刺或切开活检确定诊断

【鉴别诊断】

与其他恶性软组织肿瘤如：纤维肉瘤、滑膜肉瘤等相鉴别，主要依靠病理诊断。

【治疗】

手术、局部放疗、多药化疗综合治疗
1. 手术治疗与肿瘤的部位、大小极其相关。头颈部及躯干四肢的横纹肌肉瘤一般可以切除，切口的选择要考虑到再次手术的可能。手术应尽量做到肿瘤的完整切除及切缘无镜下残留。对于巨大肿瘤手术难于彻底切除或已有淋巴结转移的患儿，提倡术前化疗。条件允许，可以保留肢体，以提高生活质量。
2. 化疗：化疗的主要作用是根除原发肿瘤切除后镜下残余病灶。术前化疗能够缩小原先不能切除肿瘤的体积，使得延迟手术能够切除肿瘤。建议根据国内、国际报道采用分组分治的原则，即治疗的强度应与疾病的危险度相适应。
3. 放疗：放疗对降低局部肿瘤复发是一个重要的手段，尤其是原发肿瘤不能扩大切除的。目前倾向于降低放疗剂量，增大化疗强度。

第四部分　小儿先天畸形

第一章　概述

一、骨与关节畸形的概念

人体普遍存在差异，通常这些差异对人体并无不良影响。但是当这种差异超过正常范围，使机体形态或功能遭到损害时，则称之为畸形。出生前和出生时就存在的畸形，称之为先天性畸形。对小儿矫形外科来说，主要是指运动系统骨与关节的畸形。

先天性畸形准确的发病率很难统计。一方面是有些畸形出生时不易发现，另一方面轻度的畸形与正常的差异之间界线不明显。大量调查表明，先天性畸形在出生时即发现的约3%，1岁后发现的约为6%。其中骨与关节畸形较为常见，超过中枢神经系统、心血管系统畸形的患病率。有时，婴儿肢体的畸形，是合并其他系统畸形的一种表现。通过全身仔细检查，结合其他检查手段，才可找到潜在其他组织器官的畸形。

二、先天性畸形的致病因素

引起先天性畸形的因素很多。有遗传因素，如多指（趾）、并指（趾）和短指（趾）常与遗传有关。也有非遗传因素，如孕妇怀孕头3个月感染风疹，风疹病毒可透过胎盘屏障，引起胎儿多发畸形，这期间若服用沙利度胺（反应停，thalidomide），常可引起肢体畸形。子宫内环境的变化，如孕妇外伤，羊膜破裂、羊水减少可造成肢体狭窄环，严重者可产生宫内截肢。羊水减少，子宫体积减小，也可引起马蹄内翻足。X线对卵巢、睾丸也可造成损伤，一旦卵子、精子遭到X线损伤，将会遗传并影响下一代发育。总之，引起先天性畸形的因素很多，其病因研究也比较复杂。本章节重点介绍小儿骨与关节先天性畸形的病理改变、诊断要点，检查方法、治疗原则、手术方法、功能康复和预后等有关知识。

三、先天性畸形的分类

为了更好地了解骨与关节先天性畸形，有必要根据畸形发生范围和形成机制进行分类。

（一）局部畸形（localize abnormalities）

1. 肢体成形不全（failure of formationof parts，arrest of development，aplasia）肢体一部分或全部未能发育成形，可分为3种：

（1）横向成形不全：常见先天性截肢，轻者手指缺如，重者可发生整个肢体缺如（图4-1-1）。

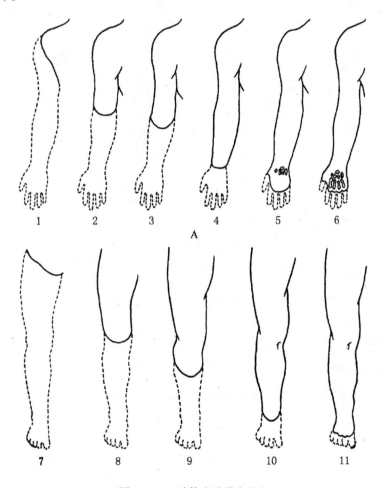

图4-1-1　肢体末端横向缺如

1. 无上肢；2. 半上肢；3. 部分半上肢；4. 完全性无手；5. 完全性无指；6. 完全性无指；7. 无下肢；

8. 半下肢；9. 部分半下肢；10. 无足；11. 无趾

（2）纵向成形不全：肢体纵轴缺如（图4-1-2）。

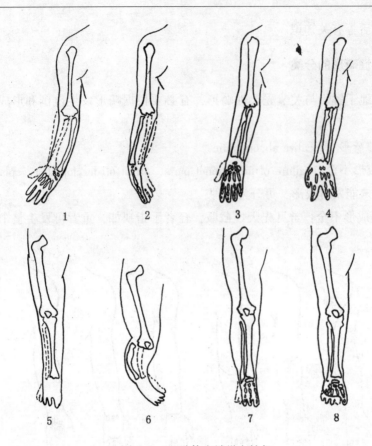

图 4-1-2　肢体末端纵向缺如

1. 轴旁性桡骨半肢；2. 轴旁性尺骨半肢；3. 部分无指（拇指）；4. 部分无指（中指）；5. 轴旁性腓骨半脚；6. 轴旁性胫骨半脚；7. 部分无趾；8. 部分无趾

（3）中段缺如：如海豹肢等（图 4-1-3）。

2. 肢体分化不全（failure of differentiation of parts）肢体基本部分已形成，但最后发育不完全，如并指、先天性上桡尺关节融合等。

3. 肢体重复畸形（duplication of parts）由于肢芽外胚层帽损伤引起肢体分裂，如重复拇指、重复小指畸形。

4. 肢体过度生长（overgrowth gigantlsm）肢体部分或全部体积不成比例增大，如巨指症。

5. 肤体发育不良（undergrowth hypoplasia）整个上肢或上肢部分发育不完全，如短指畸形。

6. 狭窄环综合征（constriction bandsyndrome）为先天性环状挛缩带，又称 Streeter 带，常发生在上、下肢。

（二）全身骨骼发育畸形（generalized skeletal abnormalities）
由于发育障碍、遗传、代谢异常等引起，常见的有软骨发育不良、软骨发育不全，

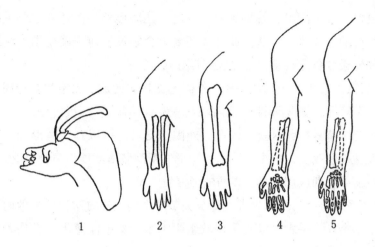

图 4-1-3 肢体中间横向与纵向缺如

1. 完全性近心缺如；2. 近端近心缺如；3. 远端近心缺如；

4. 轴旁性桡侧半肢；5. 轴旁性尺侧半肢

多发性骨软骨外生骨疣，黏多糖贮积症，抗 D 佝偻病等。

四、先天性畸形的诊断

小儿骨与关节先天畸形的早期诊断很重要，小儿一出生，有些畸形如马蹄内翻足表现明显，容易诊断。另外有些畸形如发育性髋关节脱位，出生时并没有明显畸形，比较隐蔽，只有通过仔细观察和特殊检查，才能及早发现。如根据母亲怀孕期间患病、服药情况、家庭或亲属中有无先天畸形的家族史，产科医师根据孕妇妊娠情况，分娩经过，儿科医师对新生儿的全面检查，都可以为小儿有无骨与关节先天畸形提供线索。如有可疑应立即转小儿矫形外科进一步检查，以明确诊断。这些将能及早发现和治疗一些可能致残的、较隐蔽的畸形。因此，小儿骨与关节先天畸形的诊断要强调一个"早"字。

五、先天性畸形的治疗原则与方法

（一）治疗原则

尽早纠正骨与关节畸形、防止畸形发展、恢复肢体正常功能，保证小儿正常生长与发育是治疗小儿骨与关节先天畸形的原则。

（二）治疗方法

1. 早期多用手法矫治包括手法按摩和手法复位 手法矫正肢体畸形很重要。对畸形的关节进行主动、被动活动，可以促进骨骼、肌肉组织发育，又可提高肢体活动范围和功能。关节保持运动，肌肉、肌腱保持有规律的被动牵拉，还可减少软组织粘连、挛缩，减轻和治疗某些先天畸形，这已被临床所证实。对早期的发育性髋关节脱位，使用手法闭合复位，方法简单，效果满意。因此小儿矫形外科医师一定要重视对组织无损伤，简便易行的手法矫治方法。此外，还要教会家长如何正确使用手法医治某些软组织畸形，如先天性肌性斜颈，常能收到良好效果。

2. 结合外固定支具矫形和维持矫形　外固定支具如夹板、支架和石膏固定等广泛用于小儿骨与关节矫形，如先天性马蹄内翻足、发育性髋关节脱位，通过早期应用支架矫形，持续固定维持复位，可获得治愈。外固定支具还可以预防畸形加重，减少骨骼、软组织继发性病理改变，对维持手术后矫形，帮助肢体功能恢复都是必不可少的。有一些畸形甚至需要长期应用支具，以防畸形复发。

3. 正确使用手术治疗　小儿先天性骨与关节畸形用上述方法治疗失败时，或就诊较晚者，常须手术治疗。手术尽可能采用软组织手术，术中注意不可损伤骨骺，否则会影响其生长发育，术后产生严重畸形。此外，还要考虑什么时候手术最为适宜，选择什么样的手术方式效果最好，权衡手术利弊，制定术后功能康复措施等，使手术后的肢体既矫正了畸形，又改善了功能，使之成为一个外形与功能尽可能正常的肢体。

六、小儿后天性畸形与骨关节病

由于小儿处在生长发育期，与成人最大的不同之处是小儿骨骼结构中的骨骺。骨骺使肢体能横向与纵向持续生长。由于这一特殊性，使肢体有较大的可塑性，即使受到外来不良因素的影响，如骨折、感染等，只要处理得当，也不会遗留严重后遗畸形。但是，当骨骺因各种原因受到破坏，一旦失去可塑性能力时，则常引起肢体各种各样的严重畸形和功能障碍。故小儿后天性畸形多来自于此。本书也将重点介绍与骨骺有关常见疾病和其早闭后遗畸形，特别对其病因、病理、临床表现、诊断与治疗新进展详细描述。同时对常见，但难以处理的，对小儿健康危害较大的骨缺损、骨不连，关节挛缩、僵直畸形及其他一些常见的骨关节及软组织疾病给予介绍。

七、康复训练

作为矫形外科医师，不仅要善于掌握现代医学知识，矫治已经存在的畸形，而且要对因畸形而致残的患者进行康复治疗。通过治疗、指导训练、教育帮助、鼓励等不同方法使他们的智力、体力得到最大程度的发展，适应遗留的、不可矫正的畸形，使之能不依赖他人而独立地生活、学习。还要认识到，康复训练是一个群体合作工程，医师、理疗师、护士、支具和假肢研制者、职业治疗者和患者家属都与病人的功能恢复和康复训练有关，需要极大的耐心，因为这是一个长时间的心理和体能的训练过程。目前，已提出终生康复概念，就在于此。

第二章　先天性上肢畸形

先天性上肢畸形很常见，很难精确统计发病率，据报道新生儿约 1/626 有上肢畸形，尤以多指、并指常见。这些小儿智力多为正常。一般治疗原则是上肢畸形的治疗不仅要考虑到外形的美观，而且更要注重肢体、手的功能。小儿 1 岁时，手的复杂、综合应用功能开始发展，到 3 岁时基本完成。因此，影响到手功能的治疗应当在 2 岁前完成。早期矫正骨的畸形非常重要，如多余骨、异位骨、邻近骨融合。但截骨术、融合术宜推迟。较复杂的肌腱移位在 3~5 岁进行。重建手术可选在学龄前完成。

一、上肢海豹肢

海豹肢畸形是肢体严重发育缺陷所致，属于中间横向缺如所致。上肢海豹肢（upper limb phocomelia）畸形患者前臂、上臂缺如，手指连在肩部（图 4-2-1）。

（一）病因

以往多由于孕妇在妊娠初期 3 个月内服用了治疗妊娠的药物沙利度胺（反应停，thalidomide）引起，也有散在发生。常与其他畸形并存，如腭裂、脊柱侧凸、心脏畸形等。

（二）病理与临床表现

患肢的肩胛骨发育完全或不完全。肱骨、桡骨、尺骨可能缺如，或肱骨远端及前臂残留一段骨块。手指数目减少，但手指功能存在。有的小儿由于肢体太短或上肢发育跟不上胸廓的发育，致使两手不能碰到一起，引起生活、学习困难。

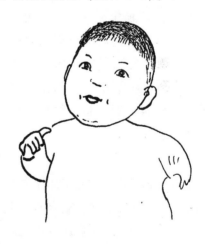

图 4-2-1　上肢海豹脚外观

（三）治疗

1. 骨延长术　如果上肢仍有部分长管状骨，可施行骨延长术。

2. 腓骨移植术　如果上肢不能行骨延长术，若下肢发育正常，腓骨存在，可行游离腓骨移植术。将腓骨的近端与肩胛盂构成关节，腓骨的远端与保留的肱骨固定在一起。

如果腓骨的近端与肩胛盂不能构成关节，可行融合术。

3. 锁骨移植术 若下肢发育也有异常，无腓骨可供利用，可用锁骨移植。先由骨膜下游离锁骨，将锁骨的胸骨端切断，以肩峰端为支点旋转，使锁骨的胸骨端与保留的肱骨远端骨块固定在一起。剥离的锁骨骨膜可形成新的锁骨。

以上手术方法目的是延长上肢，以使双手能碰到一起，增加手的功能，以免安装假肢。

4. 改善手的功能 如果上肢有一定长度，还可以通过手术加深指蹼，改善手的功能。

二、先天性肩关节脱位

（一）临床表现

先天性肩关节脱位（congenital dislocation of the shoulder）少见，常与上肢其他畸形合并存在，如肱骨近端、中部或远端可能发育不全或全部缺如、桡骨缺如、关节挛缩。肩关节外形显小（图4-2-2），肱骨在各个方向不稳定。三角肌、胸大肌、胸小肌和其他肩关节周围肌肉萎缩或缺如，X线（或计算机X线摄影片，以下简称CR）片显示肩胛骨小、肩胛盂发育不良、肱骨干变细或部分缺如。

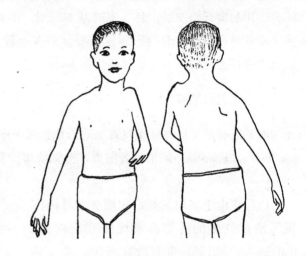

图4-2-2 先天性肩关节脱位外观

（二）诊断与鉴别诊断

肩部外形不像正常儿童那样饱满、隆起。肩关节不稳定。其正位X线（CR）片可以帮助诊断。实验证实，新生儿不发生外伤性肩关节脱位。发育性肩关节脱位多为外伤所致，占大多数。生后即发现的应考虑产伤臂丛麻痹并发的肩关节脱位。外伤性和先天性性质不同，应予鉴别。我科曾诊治一例因宫内注射药物引产，由于注射部位恰在肩关节，致婴儿出生后发生肩关节感染、继而出现脱位的患儿。到4岁时父母才要求治疗，经手术复位成功，肩关节功能良好。

（三）治疗

先天性肩关节脱位对肩关节功能妨碍不大者，可不必治疗。如对功能影响较大时，可用手法或手术复位，手术复位后应重叠缝合肩关节囊，或行肌腱移位加强。年龄较大的儿童，可行肩关节融合术，或切除影响肩关节功能的畸形肩峰。

三、先天性肩关节盂发育不良

先天性肩关节盂发育不良（congenital glenoid hypoplasia）较少见，常双侧发病，小儿不易发现，成人后常以肩关节外展活动受限就诊。X线特点为肩关节盂变平变浅，下缘发育缺陷，肱骨头内侧变扁，有时伴肱内翻畸形（图4-2-3），喙突增大，锁骨下方隆起，颈椎脊椎裂畸形。

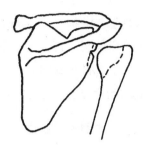

图4-2-3　肩关节盂及肱骨头畸形

临床鉴别肱骨近端骨骺由产伤引起的后遗畸形，臂丛神经瘫痪所致的畸形和多发性骨骺发育不良畸形。

本病一般不须手术治疗，可通过加强肩关节外展活动锻炼，改善功能。

四、先天性肱内翻

先天性肱内翻（conenital humerus varus），临床表现为上臂明显短缩、肩关节外展活动受限。X线特点是肩胛盂发育无明显异常，但肱骨头发育异常，外观呈椭圆形，肱骨头的内下方水平方向有部分线状骨不连间隙，仅外侧有皮质骨相连。肱骨明显短缩，内翻畸形。轻度外伤可发生骨折。

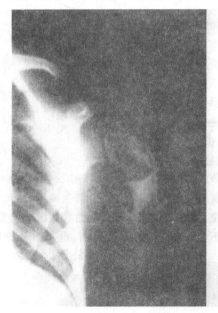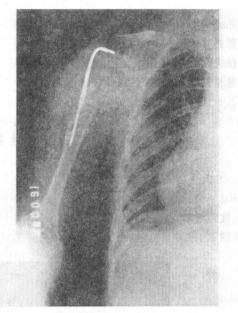

图4-2-4　肱内翻手术

A. 术前X线片显示畸形；B. 术后X线片显示已矫形

治疗：如有功能障碍或已发生骨折，可行外翻嵌入固定术，即外翻截骨嵌入固定术，效果良好（图4-2-4）。如肢体短缩明显，还可用外固定器治疗，延长肱骨同时矫正肱内翻畸形。

五、先天性肱骨缺损

先天性肱骨缺损（congenital absence of the humerus）单独存在者极少见。表现为肱骨部分或全部缺损，常合并上肢其他部位的先天性畸形。

治疗：肱骨部分缺损时，可行骨延长术或游离腓骨移植术或锁骨移植术。详见上肢海豹肢的治疗方法。肱骨全部缺损时，疗效不佳。

六、先天性肘关节脱位

单独的先天性肘关节脱位（congenital dislocation of the elbow）非常少见。常见于构成肘关节的肱骨远端或尺骨近端发育不全引起肘关节不稳定脱位。肘关节后脱位可使关节屈曲受限（图4-2-5）。这种脱位不引起肘关节疼痛，可以与外伤性肘关节脱位相鉴别。先天性肘关节脱位在出生时即可发现。

治疗：出生时，明显的先天性肘关节脱位可用手法复位和石膏外固定。为了维持复位和适应新生儿的生长发育，须经常更换石膏，使肘关节保持正常的屈、伸活动范围。手法复位失败时，可以手术复位，并用克氏针临时固定肘关节于功能位，结合石膏外固定2个月。一旦复位稳定，可去除固定，尽快进行肘关节伸屈活动锻炼，以促进肱骨远端和尺骨近端正常发育。

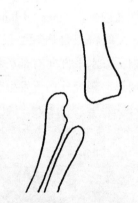

图4-2-5　先性肘关节脱位

七、先天性肘关节强直

先天性肘关节强直（congenital humeroradial synostosis）是一种非常罕见的先天性畸形。强直可发生在肱桡关节、肱桡尺关节或肱尺关节，后者更常见。本病可伴有其他上肢畸形、如肱尺关节强直者桡骨常缺如，而肱桡关节强直者尺骨常缺如，此外可有腕骨、掌骨或指骨的融合或缺如。男性和女性发病率无明显差别。先天性肘关节强直（congenital ankylosis of the elbow）可以单独发生，但常合并其他畸形，如尺骨、桡骨等部分缺如，前臂屈曲或旋转肌肉发育不全或缺如。可累及单侧，也可累及双侧。

患肘通常于屈曲60°～90°位不能活动，功能障碍的程度可因关节强直的角度而不同。前臂常常也没有活动。由于肘部缺乏伸曲活动，功能良好的手的活动空间也受到限制，躯干、头部及肩部随之出现代偿活动。

过去曾施行切除骨性连接并重建肘关节活动，但成功率很低。单侧肘关节强直，可做切骨术将畸形矫正到功能位置。注意一次性矫正明显的屈曲畸形增加了神经血管损伤的危险。如双侧均强直，可在不致损伤骨骺骺板的前提下，可手术切除一侧肘关节的骨性连接，中间填塞肌肉、脂肪或硅化橡胶，或行牵拉性关节成形术，但术后骨性连接往往复发。使用 CPM 装置或牵拉肘部铰链装置，效果也不满意。

八、先天性翼状肘

（一）临床表现

先天性翼状肘（pterygium cubitale, congenital webbing of the elbow）少见。常见双侧发病，自上臂中部起越过肘前部，直至前臂中部的皮肤形成宽宽的蹼。肘部外形变厚增粗（图4-2-6）。肘关节可屈曲至90°，但伸直受限，前臂处于旋前位。腕关节和手指活动不受限，这是由于肘前窝皮肤皱纹及皮下软

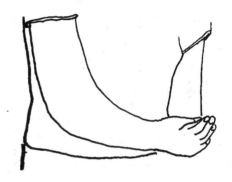

图4-2-6　先天性翼状肘外观

组织形成缺陷引起。常见上臂肌萎缩、肱二头肌的止点异常，或纤维化、挛缩，甚至缺如。肱桡肌可发生纤维化，肘关节广泛挛缩，神经血管束常与附近挛缩组织形成束带，翼状皮肤内纤维间隔，筋膜条增厚。病变还可累及骨组织，上臂肱骨较短。

常合并有颈部、腋窝、腘窝和其他屈曲部位的翼状皮肤，骨、指甲发育不良，尺骨、桡骨发育不全，关节挛缩症，常伴有心血管、泌尿系统异常，眼球运动神经、面神经支配的肌肉亦有异常。临床表现为病人举重物和把手伸向高处时常感困难。

X线可见肱骨短，肱骨小头向前

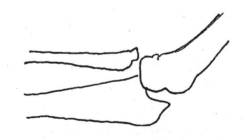

图4-2-7　翼状肘示意图

半脱位（图4-2-7）或全脱位。尺骨鹰嘴窝变浅或变长，滑车、内上髁发育不良，肱尺关节移位。本病为常染色体遗传，多数有家族史

（二）治疗

由于神经血管组织与挛缩软组织形成束带，使手术松解软组织挛缩受到限制，不能良好地改善运动功能。皮肤"Z"字成形术或肘蹼松解后游离植皮术可以改善其外

观，但肘关节运动功能的改善并不理想。

九、先天性上尺桡关节融合

先天性上尺桡关节融合（congenial radioulnar synostosis），即桡骨和尺骨的近端融合，常常使前臂固定在不同角度的旋前位。病变可发生在一侧或两侧。男性和女性的发病率大致相等。患者在尺桡骨近端发骨性连接较先天性肱桡骨或肱尺骨融合多见。常累及双侧，也可累及一侧。男女发病率相等。这是上肢较常见的一种畸形。

（一）病因

该病多为常染色体显性遗传，但临床上很少发现有遗传史。为纵向分节发育障碍所致。桡、尺两骨起源于同一中胚层组织所衍化出来的软骨枝。在胚胎期第 5 周左右，上肢的下部就逐渐离开躯干。此软骨支发育成熟后成为桡骨、尺骨。当软骨支未能分离，或两骨近端的间隙中充满中胚层组织并发骨化，均可引起上桡尺关节骨性连接。该病系胚胎早期的发育异常，因此可以并发其他一些疾病，如 Apert 综合征，关节挛缩症等。约 1/3 的病例有心、胸、泌尿、神经及骨骼系统的异常。

低等脊椎动物，如骆驼和鹿的桡骨和尺骨是连接在一起的，故有人认为这是返祖现象。

（二）病理

先天性上尺桡关节骨性连接可分为二种类型，第一型是真型连接，表现为尺桡骨近端融合为一体，两骨之间髓腔相通，桡骨干长而且粗，呈弓形，没有桡骨头，即所谓"无头型"（headless,）。第二型有桡骨小头，常常向前或向后脱位，在桡骨头下部与尺骨干形成骨性连接。此外，尺桡骨之间骨间膜变窄、挛缩，旋后肌、旋前圆肌、旋前方肌可能萎缩或缺如。

（三）X 线所见

近侧尺桡骨融合，有时可见广泛融合到前臂远端。依据 X 线的表现有几种分类法，其中 Tachdjian 将其分为三型：

Ⅰ型 真正的尺桡骨连接，或无头型。表现为桡骨头缺如，有桡尺骨间骨性融合。

Ⅱ型 桡骨头脱位型。畸形的桡骨头向后脱位，桡骨近端又与尺骨融合。

Ⅲ型 未见骨性连接，而是形成一个厚的骨间韧带将桡尺骨连接起来。本型最为少见。

（四）临床表现

出生后前臂固定在旋前位，前臂不能旋后。以后，患儿使用餐具困难，动作不灵活，常由家长发现而就诊。

早期因软骨连接，X 线片不能帮助诊断。只有出现骨性连接或 1 岁以后，X 线片对诊断才有帮助。

（五）治疗

该畸形治疗方法较多。先天性上尺桡关节连接由于前臂骨间膜挛缩，旋前肌、旋后肌萎缩，桡骨呈弓形畸形，既往单纯切除骨桥并放置筋膜或脂肪组织隔离，易再发生融合，对前臂旋转功能改进也不大。Kelikia 设计了一种旋轴手术，但效果也不理想。前臂过度旋转畸形，影响上肢功能，较实用的方法是，在桡骨、尺骨中 1/3 处分别作旋转截骨术（图 4-2-8），或在上桡尺关节骨性连接处做旋转截骨术，使前臂回到中立位，用小四孔钢板或克氏针内固定，方法更简单。由于有肩关节、腕关节代偿、术后患肢功能改善较满意。手术宜在 6 岁以前进行。

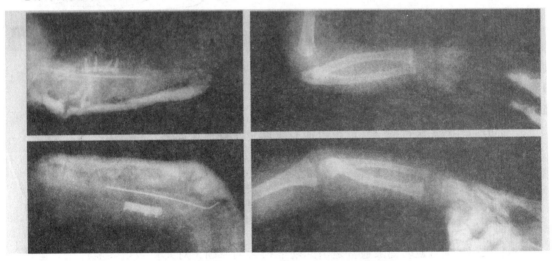

图 4-2-8　先天性上桡尺关节骨性融合矫形术

A. 术前 X 线片显示畸形；B. 术后 X 线片显示已矫形

十、先天性桡骨小头脱位

先天性桡骨头脱位比较罕见，但当桡骨头脱位时间较长，又没有尺骨骨折的证据，而桡骨头比正常者小和形态异常，应当怀疑此病。

（一）临床表现

先天性桡骨头脱位（congenital dislocation of the radial head，图 4-2-9）可在出生时发生，也可在出生后不久发生。可单独出现，也可合并其他畸形，如桡尺骨连接、尺骨部分或全部缺如、关节挛缩症等。桡骨头有向前、向后或后外侧脱位。X 线表现有相当的特征性，桡骨干异常的长，尺骨通常呈弓形弯曲。桡骨头前脱位，出生时不易发现。后脱位或后外侧脱位时，因肘部异常突起，较易发现。主要症状为肘关节桡骨头的前侧，或后侧、或后外侧异常突起，肘关节伸屈活动受限。桡骨头前脱位时，尺骨向前弯曲，肘关节屈曲受限。后脱位时，尺骨向后弯曲。后外脱位时，尺骨向后外弯曲，伸直受限，旋转活动差。X 线片显示桡骨头多呈圆形，与肱骨小头连接面无凹形切迹，即使有凹形切迹也很小，偶尔在其周围有骨化区。肱骨小头也较小，与桡骨头相关节的尺骨桡骨切迹变小或缺如。虽然早期文献把双侧受累列为诊断先天性桡骨头脱位的标准之一，但最近的报道证实存在着先天性单侧桡骨头脱位。

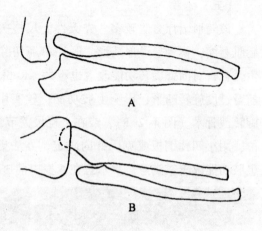

图 4-2-9　先天性桡骨小头脱位
A. 侧位；B. 正位

（二）鉴别诊断

本症须与陈旧性外伤性桡骨头脱位鉴别。鉴别要点是：先天性桡骨头脱位多双侧发病，桡骨头有发育障碍，如形态小、呈半球形、桡骨过长、尺骨弯曲、有家族史、多无外伤史。

同时应注意先天性桡骨头脱位可能有家族史，特别是父系方面的阳性家族史，可能伴有骨软骨发育不良。

（三）治疗

先天性桡骨头脱位不能用闭合或手术使其复位，因为软组织已发生有适应性的改变，而且失去与尺骨、肱骨之间正常的关系，所以，切开复位和环状韧带重建在儿童期不宜采用。前臂旋转受限通常是引起功能损害的原因，对儿童做增强前臂旋转运动的理疗是唯一的治疗方法。如果疼痛一直持续到成年，可以切除桡骨的头、颈部。桡骨头切除需等生长停止后才能进行，因为软组织挛缩，即使切除桡骨头也不能改善前臂旋转运动。然而，Compbell，Water 和 Emans 报道，6 例（8 个肘）年龄 10~15.5 岁者做桡骨头切除后，取得了很好的结果，与以往报道的资料相比，桡骨头切除可增加活动范围和减轻肘部疼痛。

十一、先天性桡骨缺如

先天性桡骨缺如（congenital absence of the radius）较常见，名称较多，如轴旁性桡侧半肢畸形（paraxial radial hemimelia），先天性桡侧拐杖手（congenital radial clubhand），先天性桡骨发育不全（congenital aplasia ofthe radius），先天性桡骨错列（linar throsis）等。本病可以单独发生，也可合并心脏病（Holt-Oram 综合征），贫血（Fanconni 综合征），颅-面异常（cranio-facial 或 Nager 综合征），染色体异常（Trisomy 18 或 21）。

（一）病因

一般认为是由肢芽桡侧部分发育缺陷所致，但确切病因尚不明确。

（二）病理与临床表现

本症因桡骨缺如出现手桡偏，有称"拐杖手"畸形。尺骨短而弯曲，前臂短，上肢发育不良。常见四种类型：第一种是短桡骨，其远端骨骺发育落后；第二种是桡骨发育落后，其近端和远端骨骺发育均落后；第三种是桡骨完全缺如；第四种是桡骨部分缺如，多为远端1/2缺如，双侧发病占50%。右侧发病率2倍于左侧。尺骨较正常粗大，但短而弯曲，凹面指向桡侧（图4-2-10），手与前臂成角可达90°，更严重者甚至可与前臂相接触（图4-2-11）。屈肘时手的尺侧贴着上臂或与上臂平行。成年后患肢长度仅为健侧的1/2或1/3。

其他的骨畸形还有桡侧腕骨、掌骨、指骨缺如，如腕舟骨、大多角骨、第一掌骨可能缺如，拇指可能缺如或出现连枷拇指。肱骨、锁骨较短，肩胛骨变小，脊柱脊畸形等。

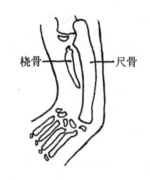

图4-2-10　先天性桡骨缺如示意图

肌肉、神经血管也有广泛异常。手骨间肌、蚓状肌、小鱼际肌正常。如果有拇指，拇伸肌正常，但拇长屈肌可能缺如。旋前肌常缺如。指总伸肌正常。桡侧腕长、短伸肌常融合在一起，肱桡肌止于腕骨、肱二头肌缺如或止于肘部腱膜上，胸大肌、胸小肌、三角肌可有止点异常。

臂丛和上臂神经正常。桡神经止于肘部，正中神经沿前臂桡侧表浅组织中行走，发出分支到手背部并与尺神经分支吻合。尺神经走向、分布正常。桡动脉发育也小或缺如。

本症常与其他先天性畸形并存，

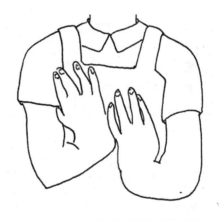

图4-2-11　先天性桡骨缺如症状表现

如：唇裂、腭裂、腹壁疝、脊柱侧凸或后凸、半椎体、肋骨畸形、马蹄足、脑积水、肺发育不良、先天性再生障碍性贫血等。

临床须与一些综合征鉴别：如①桡骨缺如—血小板减少综合征，属常染色体隐性遗传性疾病。②心血管—肢体综合征，为常染色体显性遗传性疾病。

（三）治疗

1. 非手术治疗　出生后可以按摩、牵引、并用石膏固定肘关节屈曲90°，手腕和前臂处于中立位，时间为6~12周。经验证明，出生后即用上述方法治疗，畸形可很快得到矫正。出生 2 年以后再用保守方法治疗，效果不显著。

2. 手术治疗　术前须排除 Fanconi 综合征或先天性心脏疾患。手术可在出生后 6~12 个月进行。经过长期临床实践证明，采用手术方法将手的中心放在尺骨远端（即中心化，图 18），如果尺骨弯曲，结合尺骨截骨矫形，效果较好。手术操作步骤如下。

自尺骨远端开始在腕背部做横形切口，认清并保护尺神经背侧支，分离尺侧腕伸肌和小指固有伸肌，自尺骨桡侧切开腕关节囊，暴露尺骨远端和近排腕骨。先松解桡侧挛缩的软组织，用手法将尺骨置于腕部中央位置。如果手不能回到中央位置，可以将月骨部分或全部切除，以容纳尺骨远端，并用细克氏针将第三掌骨、腕骨和尺骨远端交叉固定。还可将尺侧腕伸肌腱移位至第三掌骨基底。术后患肢用石膏固定肘关节屈曲 90°，前臂、腕、手于中立位，固定时间为 8~10 周。此后期拔除克氏针，继续长期用前臂石膏维持矫形到 6 岁，然后夜间改用支架维持矫形直至发育停止。这样，使尺骨远端处于手的中心部位得到完全发育，并足以支持手的活动。通常不需要作腕关节融合术。如果尺骨弯曲明显，可以做楔形截骨矫形克氏针内固定。

如出生后 1 年用上述手术治疗，到 6~7 岁时尺骨远端通常可能发育足够宽大。但 8 岁以后手术，尺骨远端将不能获得如此效果。但尺骨弯曲如不纠正，术后畸形容易复发。

拇指缺如可行示指移位，宜在 2~4 岁进行。手术操作方法参见先天性手畸形。

十二、先天性桡骨假关节

先天性桡骨假关节（congenital pseudar-throsis of the radius）少见，1974 年 Sprague 和 Brown 报道 1 例先天性桡骨假关节合并神经纤

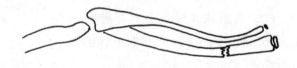

图 4-2-12　先天性桡骨假关节示意图

维瘤病例。此后陆续报道神经纤维瘤病人，其桡骨的囊性骨缺损常发展成为假关节，患者通常有神经纤维瘤的皮肤表现和明确的家族史。

在文献报道的所有病例中，桡骨假关节都发生于桡骨 1/3 处（图 4-2-12），假关节的远端很短。由于病变很接近桡骨远端骺板，假关节两端变细，但尺骨相对过长。Boyd 建议选择治疗先天性胫骨假关节的双侧表面骨移植治疗本病，此手术可恢复长度，像钳子一样夹住疏松的骨端的大小，通常可获得满意的骨性连接。Kameyama 和 Ogawa 报道，采用完全切除受累的桡骨、周围骨膜组织、带血管的腓骨游离移植的方法取得很好的结果。他们建议，手术推迟到骨骼发育成熟时实施，在此之前用上肢支具保护。Witoonchart 等复习英文文献后，发现吻合血管的腓骨游离移植，获得最高的假关节愈合率，19 例先天性桡骨或尺骨假关节中，18 例假关节获得愈合。Allieu 和 Cheng 等建议在桡骨头发生脱位之前，实施吻合血管的腓骨游离移植。他们曾对 20 月龄、30 月龄

和 5 岁的年幼儿童，采用吻合血管的腓骨游离移植。但是，Witoonchart 指出对年幼儿童实施吻合血管的腓骨游离移植，很难获得稳定的内固定，因为钢板螺钉固定存在损害腓骨骨膜血供的危险。他们认为髓内克氏针固定是导致 1 例延迟愈合的原因。

十三、先天性尺骨缺如

（一）临床表现

先天性尺骨缺如（congenital absence of the ulna）又称轴旁性尺侧半肢畸形（paraxial ulnar heimelia）。表现为手尺偏，桡骨弯曲，其凹面指向尺骨，桡骨头脱位（图 4-2-13）。其发生率为先天性桡骨缺如的 1/3。常为单发，也可以双侧发病。多伴有第四、第五掌指骨缺如，亦有拇指、示指缺如及并指、指蹼畸形。有报道该畸形为隐性遗传，或 X 连锁隐性遗传。可并发一些先天性综合征和心血管异常。

（二）分型

先天性尺骨缺如分三型。第一型为尺骨完全缺如，最少见。肘关节不稳定。第二型为尺

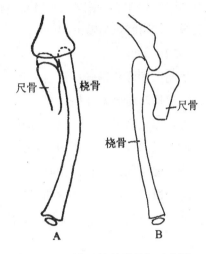

图 4-2-13　先天性尺骨缺如示意图
A. 正位；B. 侧位

骨中 1/3 或下 1/3 的远端缺如。第三型为桡骨与肱骨在屈曲位或伸直位融合。尺骨缺如部分仅有残留软骨，造成对桡骨远端骨骺尺侧的压迫，而产生楔形变。随着生长，手出现尺偏，桡骨弯曲，继发桡骨头脱位。

最常用的为 Bayne 法及 Manske 法。前者针对前臂及腕的畸形，后者针对手的畸形。从功能恢复的角度看，Manske 分类法在临床上更适用，因为手术矫正手部畸形比矫正前臂畸形能获得更多的功能恢复。尺骨和尺侧 2~3 手指完全缺如极为罕见，尺骨部分缺损者较多。患肢桡骨短缩弯曲，可与肱骨融合。前臂和手的外观不良，但功能尚好。

（三）治疗

既往对手术治疗持谨慎态度，因为从功能角度看不手术比手术后更好。但目前认为应当采取手术治疗，而且事实证明，术后功能的恢复通常在很大程度上取决于对手部畸形的矫正而不是腕和前臂。因此，治疗的核心是促进手的功能恢复，手术方法包括并指分离、指蹼加深、掌骨旋转截骨、拇指再造及延长术。于前臂或肱骨行矫形或旋转截骨能使手处于更好的功能位。由于脱位，肘关节成形术难以恢复功能。而切除桡骨小头可增加肘关节不定。Ilizarov 技术牵拉软组织及骨痂可改善外观。

十四、先天性尺骨假关节

（一）临床表现

先天性尺骨假关节（congenital pseudarthrosis of the ulna）少见。可累及一侧，也可累及双侧尺骨，有的有家族史。可伴有神经纤维瘤病，也可以单独存在。主要表现为尺骨局限性囊性变（图 4-2-14）、弯曲或断端变尖、硬化、髓腔闭塞、桡骨成角、桡骨头脱位和前臂短缩畸形。

（二）治疗

早期手术可获得骨性愈合。手术方法包括对局部囊性病灶进行搔刮、植骨加内固定。对于尺骨远端已形成假关节、断端变尖的患者，可切除远端尺骨，也有行腓骨带血管游离移植。桡骨有明显弯曲畸形

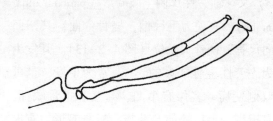

图 4-2-14　先天性尺骨假关节示意图

者，可行楔形截骨矫形。桡骨头脱位影响肘关节功能时，待发育停止后可行桡骨头切除。

十五、先天性下桡尺关节半脱位

先天性下桡尺关节半脱位（congenital subluxation of the distal radioulnar joint, Madelung 畸形），是由于桡骨下端尺侧和掌侧部分的骨骺发育缺陷所致，呈进行性加重，导致桡骨下端短缩并向掌侧弯曲。本病为常染色体遗传，常为双侧畸形，女性发病多于男性，可合并脊柱侧凸、颈肋、脑骨发育不良或 Hurler 多发性骨营养不良综合征（黏多糖贮积症 I 型）和 Morquio 综合征（黏多糖贮积症 IV 型）等。

（一）病理

正常情况下，桡骨远端骨骺的骨化中心在 2 岁时出现，靠近桡骨，呈圆形。6 岁时骨化中心开始变扁，向桡侧伸展形成桡骨茎突。到 19 岁与干骺融合。正常桡骨下端关节面向掌侧倾斜 5°，向尺侧倾斜 25°。

该畸形由于桡骨下端尺侧和掌侧部分的骨骺发育停滞，桡骨下端短缩并向尺侧掌侧弯曲，尺骨继续生长保持正常的长度和位置，出现尺骨远端向背侧突起，两骨远端不在同一平面，下桡尺关节远端呈半脱位。

（二）临床表现

可分为典型和不典型两类：典型者桡骨远端关节面向掌侧倾斜可达 80°，向尺侧倾斜可达 90°。近排腕骨排列失去正常的弧形，整个腕骨移向腕部的尺侧指向月骨。不典型者，桡骨远端倾斜的方向则相反。

　　病儿表现为腕部的背伸和尺偏动作受限制。前臂旋后受限较多，对旋前影响较小。不典型的畸形，桡骨下关节及腕骨均向背侧倾斜。尺骨下端向前脱位，腕部的屈曲功能受限制，而背伸动作的幅度增加。畸形加重后病儿可感觉腕部疼痛。

　　（三）治疗

　　腕关节明显畸形、活动受限和疼痛者可手术治疗。其方法依照年龄不同而异。

　　1. 骨骺闭合前　可在桡骨远端干骺端的部位截骨、撬起至骨骺板恢复正常位置后用髂骨植骨，并用克氏针固定；或在桡骨远端干骺端设计双平面的楔形截骨后，用髂骨植骨，并用克氏针固定，以矫正并阻止下桡尺关节半脱位。

　　2. 骨骺闭合后　可行桡骨远端楔形截骨以矫正其向尺侧向掌侧成角，并结合尺骨远端部分截骨术（图4-2-15），以矫正腕部畸形。术后可用克氏针或细钢板、螺钉固定。

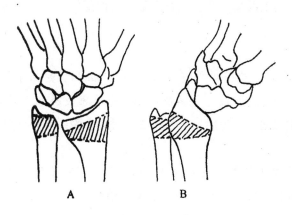

图 4-2-15　先天性下桡尺关节半脱位截骨手术示意图

A. 正位；B. 侧位

第三章　先天性手畸形

卵子受精后 26 天，胚胎上肢芽比下肢芽早 24h 出现。发育由近端向远端进行。由顶部外胚层嵴指导，形成中胚层浓缩和分化。上肢原基继续延伸，到 31 天，至手部。到 36 天，手板分裂形成手指排列。开始中央分裂，以后两边分裂。间充质同样由近端向远端分化，如软骨骨化，软骨内骨化，关节形成，肌肉、血管发育。整个过程在卵子受精后 8 周完成。与上肢畸形并发的有心脏、头面部、肌肉、骨骼和肾脏等畸形。

一、裂手

裂手（cleft hand），也称虾爪手（lobster-claw hand），是指手掌中部掌指骨缺如，手掌完全裂开畸形。为遗传所致，多累及双侧，也可累及足部。手术治疗可以改善手的功能和外形。手术时间可在生后 6 个月至 2 岁进行。裂手在临床分二型。

（一）第一型

1. 临床表现　手掌中部单一或多数掌、指骨缺如，并完全分开为两部分。其余手指可伴有并指或不等长畸形。对此类畸形，手术治疗矫形并不困难，实用可行，但手术后手的外形不会完美。

2. 治疗

（1）如第三掌、指骨缺如，可先在掌裂的内外两侧设计矩形皮瓣，皮瓣基底超过其余手指指蹼的平面，以便在掌裂闭合后，形成新的指蹼。再沿掌裂两侧切开皮肤，将深层的组织拉拢缝合，重建第 2 和第 4 掌骨头之间的横韧带，在靠拢后的两手指基底缝合皮瓣，最后缝合掌背侧皮肤（图 4-3-1）。如果因掌骨畸形，不能平行向中线靠拢，可结合掌骨截骨矫形，克氏针交叉固定。

术后处理：石膏管型固定 3 周。截骨矫形则石膏固定 4~6 周，去除石膏后进行手指功能锻炼。

（2）如果第二、三掌指缺如，可采用 Barsky 手术方法（图 4-3-2）。

（二）第二型

1. 临床表现　手掌中单一或多数掌指骨缺如，桡侧和尺侧的手指的指骨可能有一节或多节缺如或短缩，有的关节僵硬，不能互相对指和持物。

2. 治疗　为使手术安全起见，可将手术分二期进行。第一期用"Z"字成形术加

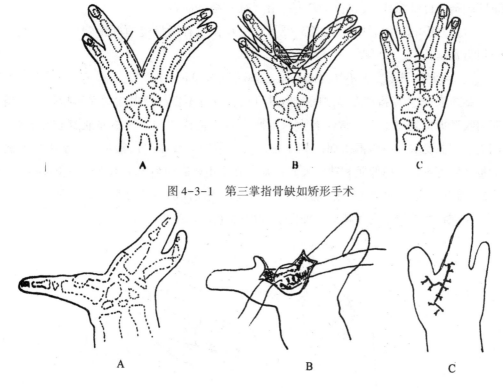

图4-3-1 第三掌指骨缺如矫形手术

图4-3-2 Barsky 手术

A. 皮肤切口；B. 在第一、四掌骨头处钻孔，用粗缝线穿过打结；C. 皮肤切口成 "Z" 形

深桡尺两侧手指蹼，如有残留骨组织影响加深指蹼，可予以切除。如果桡、尺侧手指不能对指，则第二期对桡侧掌骨行旋转截骨，克氏针交叉固定。以使分离的手指能够互相对指，稳定持物。

术后处理和功能锻炼同第一型手术。

二、拇指发育不良

拇指发育不良（hypoplastic thumb）是指拇指在发育过程中未能形成外观和功能正常的拇指。可以单独发生，也可以合并其他骨性畸形，常累及手内在肌、外在肌。临床上将其分为五种类型：短拇指、内收型拇指发育不良、外展型拇指发育不良、浮动拇指和拇指缺如。

（一）短拇指（short thumb）

短拇指病理变化为第一掌骨或指骨比正常短。短缩轻微时，对拇指功能影响很小。拇指过短，则影响外观和功能。常合并其他畸形。当掌骨短小时，可合并脊柱、心血管和胃肠系统的异常，如 Fanconi 综合征、Holt-Oram 心血管-肢体综合征。当掌骨短而粗时，可合并 Cornelia Lange 综合征（阿姆斯特丹型侏儒症）、手足子宫综合征（hand-foot-uterus syndrome）、进行性骨化性肌炎等。当远节指骨短而粗时，常合并 Rubinstein

–Taybi 阔拇指巨趾综合征、Apert 尖头并指（趾）综合征等。

短拇指对手的功能影响不大者，可不必治疗，只有拇指过短并影响对指功能者，可行拇指骨延长术。

（二）内收型拇指发育不良（adducted hypoplastic thumb）

l. 临床表现　拇指和食指之间的指蹼过长，发育不良，使拇指紧靠示指桡侧的畸形叫内收型拇指发育不良。常伴有大鱼际肌发育不良或缺如，拇长屈肌腱止点异常，指间关节屈曲受限。一般拇短屈肌腱正常，第一掌指关节屈曲正常。第一掌指关节侧副韧带常发育不良，拇伸肌和功能大多正常。临床主要表现为拇指不能外展和对指。

2. 治疗　根据病理变化和临床症状，常需采用不同的手术治疗。

（1）虎口挛缩拇指内收畸形，加深加大虎口（图 4-3-3）。

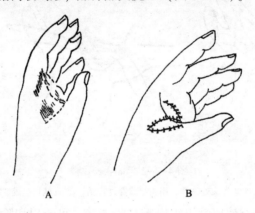

图 4-3-3　"Z"字成形加宽虎口术

A. 第一指蹼"Z"形切口；B. 交叉皮瓣移位

（2）如果拇指不能对掌，则须肌腱移位重建拇指对指功能。拇指对掌功能重建的方法很多，这里介绍一种利用小指展肌转移重建拇指对指功能的方法，操作步骤如下：

① 切口：自小指掌指关节尺侧，沿小鱼际肌上行，至腕部转向腕横纹中点图 4-3-4。

② 暴露：切开皮肤、皮下组织，游离皮瓣后向桡侧牵开，显露小鱼际部肌肉，小指展肌位于最尺侧，止于近节指骨基底部尺侧及伸肌腱扩张部。游离、切断小指展肌止点，向近端游离，保留其在豌豆骨的附丽和供应该肌的神经血管束图 4-3-4（B）。因神经血管束在豌豆骨远端从桡侧进入该肌，故在解剖时应从尺侧分离图 4-3-4（C，D）。

自拇指掌指关节桡侧作一长约 3cm 的纵行切口，显露拇短展肌的腱膜。在两切口之间经大鱼际部作皮下隧道。翻转小指展肌，通过皮下隧道由拇指切口拉出其游离端。拇指置于外展对指位，将小指展肌止端缝于拇短展肌的腱膜上，图 4-3-3。注意不可将支配和供应小指的神经血管束扭转或牵拉过紧。关闭切口。

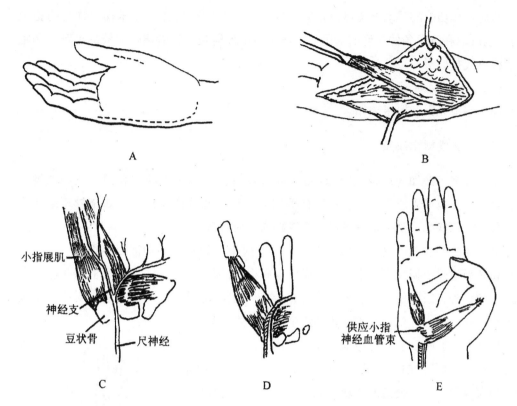

图 4-3-4　小指展肌转移重建拇指对掌功能手术

A. 切口；B. 分离小指展肌；C. 小指展肌神经分布；D. 小指展肌血管分布；

E. 小指展肌缝合在拇短展肌腱膜上；供应小指神经血管束

术后用前臂石膏固定，拇指保持外展对指位，4 周后去石膏，开始功能锻炼。

（3）如果第一掌指关节不稳定，重建第一掌指关节桡侧副韧带。

（三）外展型拇指发育不良（abducted hypoplastic thumb）

由于第一掌骨处于内收位，虎口变窄，而拇指明显外展称外展型拇指发育不良。常有第一掌指关节不稳定，大鱼际肌缺如，或发育不良，拇长屈肌腱与拇指近节指骨背侧伸肌腱融合，因此，拇指末节屈曲和伸直功能受限。

治疗：采用手术治疗。

①松解虎口挛缩，加大加深虎口；②矫正第一掌骨内收畸形；③稳定第一掌指关节；④重建拇指对指功能。

（四）浮动拇指（floating thumb）

本症又称漂浮拇指（vagrant thumb）通常将外形很细，由细小的蒂与手掌桡侧皮肤相连，基底没有支撑而不稳定的拇指称浮动拇指。其内常驻有单根神经血管束，远节指骨没有指甲。由近节指骨构成掌指和指间关节，第一掌骨近端缺如，手的内在肌，外在肌亦常缺如。

治疗：无功能的浮动拇指可以切除，成年后再行食指拇化（手术操作详见拇指缺如），也可以在技术条件允许的情况下，运用显微外科技术，游离带血管的足趾或跖趾关节移植代替拇指。

（五）拇指缺如

详见本节先天性拇指缺如。

三、先天性拇指缺如

先天性拇指缺如（congenital absence of the thumb）有完全缺如和部分缺如二种类型。可单侧，也可以双侧发病，常伴有手和前臂畸形和代谢性疾病，如桡骨短缩或桡骨部分、全部缺如，第一掌骨发育不良或缺如，血液病等。

由于拇指的功能占整个手部功能的50%，拇指缺如对手的功能影响很大，因此拇指缺如必须重建。拇指重建术必须考虑到现有拇指的长度（图4-3-5）、其余手指的条件、年龄和外科医师的经验。重建的拇指要有一定的感觉，能与其他手指对指，持物稳定，没有疼痛，外观好。术前要排除全身代谢性疾病。

1. "Z"字成形术　拇指部分缺如，近节指骨存在，可行虎口"Z"字成形术，以加深加大虎口，改进拇指的活动功能。

2. 再造拇指　拇指完全缺如，常用手术是示指移位，再造拇指。

操作步骤如下：

（1）切口：在食指基底作皮瓣Ⅰ，在第一掌骨背侧作皮瓣Ⅱ（图4-3-6（A）。将示指移位至拇指，Ⅰ、Ⅱ皮瓣互换位置，皮瓣Ⅱ形成虎口部位的皮肤。形成皮瓣时应包括下方全层脂肪组织，分离皮瓣Ⅰ必须带一条皮下静脉，为了保护皮下静脉，可将其周围的脂肪组织多保留一些图4-3-6（B）。

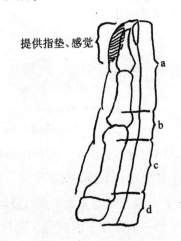

提供指垫、感觉

图4-3-5　拇指长度重建的要求

（2）分离伸肌腱：牵开皮瓣Ⅰ、Ⅱ，显露第一掌骨远端，第二掌骨背侧，切断腱联合部，切断示指固有伸肌腱止点，向近端游离至腕背部。找出指伸肌食指腱并予切断。再于第二掌骨桡侧切断第一背侧骨间肌止点，并剥离第二掌骨周围肌肉图，图4-3-6（C）。

（3）游离血管神经：将皮瓣Ⅱ向掌侧牵开，显露示指尺侧的指掌侧总动脉，其分向中指桡侧和示指的指掌侧固有动脉，在指掌侧总动脉分叉部稍远方切断中指桡侧的指固有动脉。沿血管神经束用锐利的小刀在神经鞘内，向掌心分离，以增加示指的活动度。再分离示指桡侧血管神经束。分离时，为避免血管损伤或痉挛，应多带一些周围组织（图4-3-6（D））。

在食指尺侧切断第一掌侧骨间肌的止点和连接第二、三掌骨间的横韧带。

（4）第一掌骨远端的处理：显露第一掌骨远端。咬去部分骨质以形成横形新鲜骨创面，容纳示指掌骨（图4-3-6（E））。

（5）移位示指：于第二掌骨中、下1/3处用线锯锯断掌骨，此时，示指只有掌侧血管神经束，屈肌腱，背侧浅静脉相连（图4-3-6（F））。如果是正常的示指移位，须切除其掌指关节，如果示指末节或中节以远缺如，则保留其掌指关节，将示指移位于拇指，使其长度在伸直位时，其末端达原示指中间指横纹近端1 cm处，保持15°旋前位，用2枚克氏针固定，缝合断端周围的软组织（图4-3-6（G））。

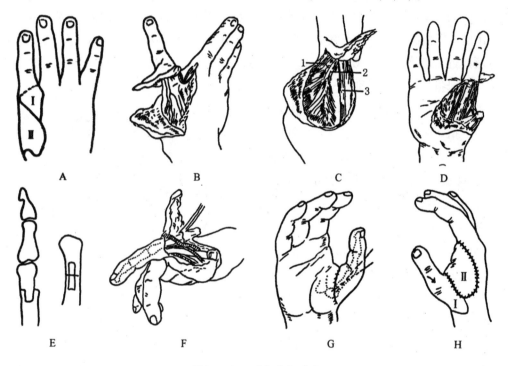

图4-3-6　示指移位手术

A. 切口示指皮肤；B. 形成两个三角形皮瓣和保留示指静脉；C. 切口止于示指根部的肌腱；D. 游离供应和
支配示指的神经血管术；E. 接骨法；F. 切断第二掌骨，游离示指；G. 克氏针内固定；H. 虎口皮肤覆盖

（6）缝合肌腱：将第一背侧骨间肌，示指固有伸肌与示指尺侧扩张部缝合，以增强伸直末节指骨力量。第一掌侧骨间肌缝至中指桡侧第二背侧骨间肌止点，以加强中指桡偏力量。移位后屈肌腱松弛可不予处理，不影响再造拇指的功能。

（7）缝合皮肤：将Ⅰ、Ⅱ皮瓣互换位置覆盖创面，如有创面缺损，可行中厚皮片植皮术（图4-3-6（H））。

（8）术后以石膏托外固定再造的拇指外展对指位6周。待骨断端愈合后，拔除克氏针，练习新拇指活动，锻炼新拇指逐个碰每个手指的指腹，靠近和远离示指，新拇指和其他手指握拳等活动。

四、三节指骨拇指畸形

三节指骨拇指畸形（triphalangeal thumb）为常染色体显性遗传疾病。既往也见于孕妇服用沙利度胺（Thalidomide，反应停）药物引起。常合并多指畸形，手、足中轴掌指骨缺如、先天性胫骨缺如、胸大肌缺如，也可能是 Holt-gram 综合征、Fanconi 综合征、Back-fand-diamond 综合征、Trisomy 13 和 Juberg-hayward 综合征的一部分。

（一）临床分型

Ⅰ型：拇指有多余的三角形、四方形或梯形异常指骨，远节指关节不规则、僵硬、多偏向尺侧，少数偏向桡侧。拇指成角畸形程度与多余指骨畸形角度大小有关。

Ⅱ型：拇指有三节发育正常的指骨，指尖不在正常的示指近节指纹中 1/3 处，而是超过示指近节指纹以远（图 4-3-7）。但是拇指近节指骨位置和拇指对指活动正常，可与第Ⅲ型拇指过长畸形区别。

Ⅲ型：没有拇指形状，仅有 5 个发育正常的手指。50% 以上的拇指三节指骨畸形属于这一型。5 个手指处于同一平面，大鱼际肌缺如。临床表现为手指内收、夹物和手掌握物力量减弱。

（二）治疗

不同类型的三节指骨拇指畸形治疗方法不同，手术治疗以 2~6 岁为宜。

1. 第Ⅰ型的治疗多余指骨为三角形，拇指成角明显并影响功能，可行多余指骨切除。以成角明显处为中心，在拇指

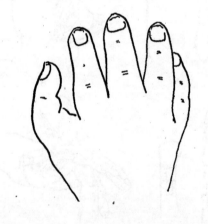

图 4-3-7　三节指骨拇指畸形外观示意图

桡侧作纵行切口，自末节基底向近端作一舌形软组织瓣，切除多余指骨后，将舌形软组织瓣紧缩缝合，作为桡侧指间关节的副韧带重建（图 4-3-8），然后用克氏针将拇指固定以维持矫形后的位置。术后用石膏托固定 3 周。年龄小的患者手术效果好。年龄大患者由于关节僵硬、变形，采用这种手术效果不满意。常需行远节指间关节切除融合术，或行截骨矫形。

2. 第Ⅱ型的治疗手术目的是适当减少其长度，改善外形与功能。通过拇指背侧切口，切除整个中节指骨，保留侧副韧带在近节指骨的止点，远端止点重新固定在远节指骨上，其缺点为关节囊松弛，不稳定。较合理的方法是适当截骨矫形，将短缩后的指骨用克氏针固定，重叠缝合伸肌腱，稳定关节松弛的屈肌腱可不予处理。如果虎口

狭窄，可行"Z"字成形或背侧皮肤旋转皮瓣加大加深虎口。术后用石膏托外固定，骨折愈合后，练习手指活动。

3. 第Ⅲ型的治疗手术目的是重建拇指。常用的方法是将第一掌骨适当截缩，然后用克氏针在外展旋转对指位固定，大鱼际肌缺如时，需重建拇指对指功能。可利用尺侧腕屈肌腱

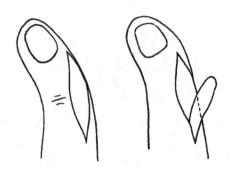

图4-3-8　桡侧指间副韧带重建手术

远端作为滑车，环指指浅屈肌作为动力，固定到第一掌骨远端。操作步骤如图4-3-9。

（1）于环指近节指骨桡侧作一正中纵切口图4-3-9（A，B），长约2cm。切开皮肤，皮下组织，向掌侧游离皮瓣，将皮瓣和指神经血管束一并向前分离和牵开。显露屈指肌腱鞘。纵行切开腱鞘，找出环指指浅屈肌腱，距其止点约0.5cm处切断。

（2）于腕前部尺侧沿腕掌横纹作一"L"形切口，长约5~6cm图4-3-9（A）。切开皮肤、皮下组织、深筋膜，向桡侧牵开皮瓣。找出环指指浅屈肌腱，将其远端由此切口抽出，再向上游离至肌腹处。于腕部切口尺侧找出尺侧腕屈肌腱，将其游离至豌豆骨的止点处，切取尺侧腕屈肌腱远端桡侧大约2.5cm长的腱条，不切断远端止点，将腱条反转缝合，形成一人造滑车，图4-3-9（C）。

（3）于拇指掌指关节背面尺侧作一纵切口图4-3-9（B），长约2cm。显露拇指近节指骨基底尺侧的骨面，用手钻在近节指骨基底由尺侧向桡侧钻一骨孔。从拇指切口经拇指背侧和桡侧至腕部切口作一皮下隧道。将环指指浅屈肌腱穿过尺侧腕屈肌肌腱的滑车，通过皮下隧道由拇指切口抽出来。

（4）拇指置于外展对指位，用不锈钢丝行拉出钢丝法，将环指指浅屈肌腱在适当张力下，缝合固定于拇指近节指骨尺侧之骨孔内，图4-3-9（D）。

（5）术后用前臂石膏托固定拇指外展对指位，4周后去石膏，开始功能锻炼。

五、先天性钩状拇指

先天性钩状拇指（congenital clasped thumb）又称先天性拇指屈曲性挛缩（congenital flexion contracture of the thumb）、先天性拇指屈曲内收性挛缩（congenital flexionand adduction contracture of the thumb）。为性联隐性遗传，多为男性，常见双侧发病，也可单独发病，也见于轻度关节挛缩症。主要为拇短伸肌发育不良或缺如，第一掌指关节不能背伸。有时拇长伸肌缺如，大鱼际肌纤维化、短缩，拇指近节指骨头部发育不良，也可累及其他手指。临床上将本病分四型。

（一）Ⅰ型

1. 临床表现　此型是最常见的畸形。临床表现为拇指内收，掌指关节屈曲在手掌

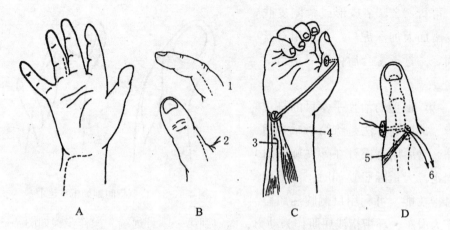

图 4-3-9　环指指浅屈肌腱转移重建拇指对指功能手术

A. 切口；B. 拇指、环指切口；C. 转移环指指浅屈肌腱；D. 固定

1. 环指；2. 拇指；3. 尺侧腕屈肌；4. 环指指浅屈肌；5. 环指指浅屈肌腱；6. 拉出钢丝

内，拇长伸肌缺如时，远节指间关节可以屈曲。出生后 3 个月以内的婴儿习惯于把拇指屈曲紧握在手掌内，此时常不易鉴别；与先天性拇指扳机指不同，拇指扳机指仅远节指间关节屈曲，在拇指掌指关节的掌侧可以触到结节。

2. 治疗 3 个月以内的婴儿可用手法牵引，按摩，结合支具矫正拇指内收、屈曲畸形。常需持续 3 个月。半岁以后，需要前臂石膏矫形，固定拇指外展、伸直位。只有当上述方法失败，或小儿就诊时已经超过 2 岁，才需行手术治疗。手术包括：虎口"Z"字成形或皮肤移植，松解挛缩的拇收肌以加大加深虎口。松解指间关节囊，将第一掌指关节融合至伸直位，如果拇长伸肌、拇短伸肌缺如，行肌腱移位术。示指固有伸肌腱是代替拇长伸肌腱的理想肌腱（图 4-3-10）。如示指固有伸肌腱缺如，可选用示指的指伸肌腱转移代替拇长伸肌腱。亦可用环指指浅屈肌代替拇长伸肌，肱桡肌转移代替拇长展肌，尺侧腕屈肌延长转移代替拇短伸肌。术后用石膏托外固定于拇指外展伸直位 4 周。

（二）Ⅱ型

此型表现为拇指严重屈曲挛缩，伴有其他手指屈曲挛缩。

（三）Ⅲ型

此型拇指病变更广泛，拇指伸肌、屈肌、大鱼际肌和拇指指骨也有发育不良。

（四）Ⅳ型

此型的拇指畸形比上述 Ⅰ-Ⅲ型均严重。

（五）治疗

对于严重的拇指和其余四指均有屈曲挛缩的畸形，可采用 Littler 手术方法。操作步骤如下（图 4-3-11）：

（1）先在环指、小指近节侧面皮肤正中切口，切断其指浅屈肌腱止点，在腕掌部

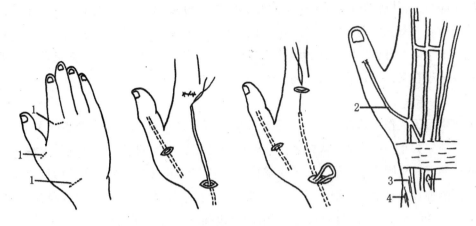

图 4-3-10 示指固有伸肌腱代替拇长伸肌腱手术

1. 切口；2. 示指固有伸肌腱；3. 拇短伸肌；4. 拇长展肌

作一横形小切口，将其抽出来。然后，将环指指浅屈肌腱根据需要劈开 3~4 条。再从腕关节尺侧通过皮下和腕背侧横韧带送至受累近节指骨基底部。

（2）在每一近节指骨基底背侧作一小横切口，将劈开的肌腱中的一条拉出来，与伸肌腱帽，中央腱缝合固定。

（3）在第一掌骨桡侧远端作一切口，利用局部筋膜作一环形滑车。

（4）将小指指浅屈肌腱从腕

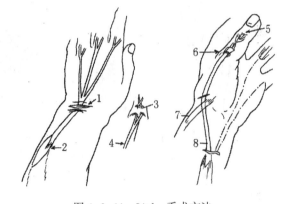

图 4-3-11 Littler 手术方法

1. 腕背侧韧带；2. 转移肌腱；3. 伸肌腱帽；4. 指浅屈肌腱；5. 拇指伸肌残迹；6. 筋膜环；7. 拇长展肌；8. 指浅屈肌

关节桡侧皮下通过拇长展肌，和第一掌骨头部滑车，在拇指完全伸直位，缝合在近节指骨基底部的腱帽上。

（5）关闭伤口，石膏托固定腕关节伸直、拇指外展伸直对指位。

4 周后去石膏托，并进行手指功能锻炼。

六、先天性拇指扳机指

（一）临床表现

先天性拇指扳机指（congenital trigger thumb or digits）又称拇指狭窄性腱鞘炎（stenosing tenovaginitis of the thumb）。临床表现为拇指远节指间关节屈曲、伸直受限。被动伸直时，可感到弹跳或弹响、局部有或无疼痛。常在第一掌指关节掌侧摸到小结节

（Notta node）。其病理改变为第一掌骨头处的腱鞘增厚，腱鞘管道变窄，拇长屈肌腱通过受阻。有时双侧发病。由于对该病认识不足，新生儿多易漏诊。有报道约 30% 的患儿生后 1 年内可自愈。以前认为该病为先天性，后因对新生儿常规检查未发现拇指扳机指，故现在又认为是后天性疾病。

（二）治疗

出生后不久作出诊断者，可用手法按摩，每日被动伸直拇指末节指间关节数次，至症状消失为止。手法治疗失败者，或就诊时已超过 1 岁的患儿，可行手术治疗。操作步骤如下：全麻或局麻下，在第一掌指关节的掌侧横纹处，作一横形切口，分离并保护两侧神经血管束，直视下纵行切开拇长屈肌腱鞘（图 4-3-12）。检查拇指末节伸屈活动不受阻碍后，关闭伤口，然后用纱布包扎，使拇指固定在伸直、外展位 2 周。手术效果较好，一般不复发。

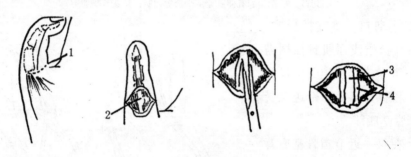

图 4-3-12　先天性拇指扳机指手术松解术

1. 切口；2. 腱鞘结节；3. 肌腱；4. 腱鞘

七、多指畸形

多指畸形（polydactyly，supernumerary digits）是小儿矫形外科最常见的先天性畸形之一。这是由于胚胎肢芽发育时，受到刺激，引起重复手指畸形。常合并其他畸形，为遗传性疾病。临床上将其分为三种类型：①多余手指仅有软组织，无任何骨组织；②掌骨头增大或分叉，长出一个包括部分指骨的手指；③自掌骨分叉，长出外形完整的手指。

多指畸形多发生在拇指、小指部位，诊断容易。但常需要摄 X 线片，以明确多余手指基底有无关节，以及指骨发育情况。同时小儿还须彻底检查有无心血管系统畸形和其他先天性畸形。

（一）重复拇指畸形

重复拇指畸形（polydactyly of the thumb）可能是发育完全的，或发育不完全的重复手指（图 4-3-13），常见末节分叉畸形。

1. 种类　根据多指分出的水平，常分 4 类：①远节拇指重复畸形，可以是对称的，也可不对称；②自近节指骨重复畸形，拇指伸、屈肌腱也有重复。近节指骨向外，远节指骨向内畸形；③自第一掌骨重复畸形，有的大鱼际肌也有重复；④混合畸形，即拇指桡侧的指骨近端畸形，尺侧的指骨远端畸形，手内在肌、外在肌附在发育较好的掌骨、指骨上。

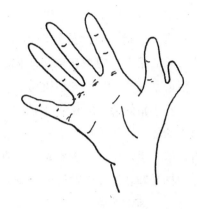

图 4-3-13　拇指多指畸形

2. 治疗小儿拇指功能常在 3 岁以后显示出来，因此，拇指多指手术应选在 3 岁左右为宜。

拇指多指的手术治疗是以解剖变异、多指的平面、功能情况为基础而设计的。比如，两个手指功能一样，根据外形就可决定保留哪一个手指。手术时要考虑皮肤的覆盖，从多指分离出来的肌腱止点、韧带止点要缝回到保留拇指的相应部位，如有骨性畸形，还要行楔形截骨，以矫正力线。

各类重复拇指畸形的治疗方法如下：

（1）第一类重复拇指手术方法：如果末节重复拇指是对称的，且骨骺接近闭合，可在两指中间做部分楔形指骨切除，然后向中央拉拢缝合固定两侧的指骨为一个指骨（图 4-3-14）。对幼儿为避免骨骺损伤引起继发畸形，可行软组织切除合拢术，（图 4-3-15）。术后用石膏托外固定腕关节和拇指 2~3 周。如果不对称，切除外形较小的一个。

（2）第二类重复拇指手术方法：切除发育不良明显的手指，分离出来的肌腱、侧副韧带缝回到保留手指的相应部位。合并指骨畸形，做楔形截骨矫形。

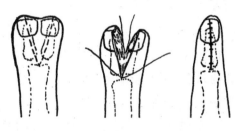

图 4-3-14　并指手术

（3）第三类重复拇指手术方法：自掌骨处切除多余手指，分离出来的手内在肌和其他肌腱缝回到保留拇指的相应部位。

（4）第四类重复拇指手术方法：切除桡侧发育不全的拇指，将桡侧分离出来的肌腱转移到尺侧指骨相应部位，以建立新的肌力平衡。如果虎口狭窄，结合虎口松解，加大加深虎口，术后用石膏托固定 3 周。

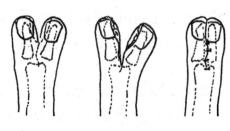

图 4-3-15　部分组织切除合拢术

（二）其他重复手指畸形

示指、中指、环指重复畸形多合并并指，多余的指骨常隐藏在软组织内，指间关节僵硬，不对称，骨骺受到牵拉，手指变短。但最常见的还是重复小指畸形。

重复小指的治疗方法：术前对重复小指进行功能检查，摄X线片，以保留发育、外形和功能较好的手指。事实上，发育不良、功能好的手指比外形好、无功能的手指更有价值。手术年龄在3岁左右为宜。切除多余小指时，设计好皮肤切口，分离出来的侧副韧带和屈、伸肌腱应缝至保留手指的相应部位。如果有指骨畸形，结合楔形截骨、克氏针固定3周。

示指、中指、环指重复畸形，由于合并复杂的并指，神经血管和其他软组织异常，手术效果不满意。

八、并　指

并指（syndactyly）也是小儿最常见的先天性手畸形之一。部分小儿有遗传性。好发于中指和环指，也见于环指和小指，很少累及拇指，多双侧发病，男性多于女性。常合并多指、短指、双足并趾和Apert尖头并指（趾）综合征。

（一）临床表现

并指畸形程度不一。轻度的为两指之间有不完全的指蹼，有的两个手指皮肤、皮下组织合在一起，指甲各自分开。严重时，两手指合并，骨分节不完全，两指具有一条肌腱和神经血管束。

（二）治疗

1. 治疗原则　手术分指应遵循下列原则：①畸形严重、累及双手，两手指长度不对称的并指，互相影响生长，对手功能影响较大。Apert尖头并指（趾）综合征，均宜尽早手术，1岁手术为宜。其他类型并指畸形，可推迟到4~5岁后进行。②切口采用"Z"字形或S形，以避免直切口引起的术后瘢痕挛缩。③术前先设计好皮瓣。分指后常需要局部转移皮瓣或全厚皮片游离植皮覆盖皮肤缺损的创面，重要的手指宜用转移皮瓣，另一手指可用游离植皮。如中指和环指分指手术时，中指更为重要，可用环指掌、背侧皮瓣覆盖中指创面，环指则用游离植皮覆盖创面。④两个手指以上的并指，分期手术较为完全，通常3个月以后再次手术。术中要保护好神经血管束。⑤在并指掌指关节的掌背侧应用两个倒置的V-Y岛状皮瓣，可以增加指蹼空间。

2. 手术方法　常用的手术方法有Bauer和Skoog分指法，操作步骤如下：

（1）Bauer法（图4-3-16）：在皮肤上用亚甲蓝或甲紫划出切口，先在两指掌指关节水平背侧作一矩形皮瓣，长约1~1.5cm，以重建新的指蹼；沿两指掌背侧面分离，注意保护神经血管束，两并指共同的一指甲亦应切开。缝合中指尺侧创面，重建指蹼，环指皮肤缺损区用全厚游离皮片覆盖。术后用敷料将两指分开，并用石膏托固定腕关节功能位，手指伸直位2周。伤口和植皮愈合后，开始主动练习手指屈伸活动。

（2）Skoog法（图4-3-17）：手术操作与上述方法大体相同，不同点是在并指的掌、背侧掌指关节处各作一个三角形皮瓣，将它们交叉缝合，重建新的指蹼。术后处理方法与Bauer法相同。作者多用Skoog法分指，效果较好。

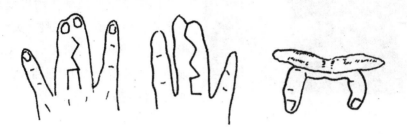

图4-3-16　Baner手术方法

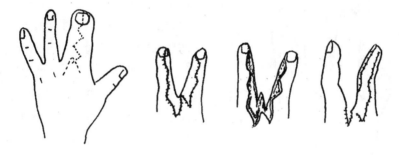

图4-3-17　Skoog手术方法

九、短　指

短指（brachydactyly）是指一个或数个手指因胚胎发育障碍而变短（图4-3-18）。指骨的数目有时减少，掌骨常常也变短。多与并指或多指同时发生。多为对称性，与足部短趾并存。

单纯短指并不影响手的功能，因此不需治疗。有并指或多指时，可做分指或多余手指切除术。

十、指屈曲畸形

指屈曲畸形（camptodactyly）名称较多，又称弯曲指、下垂指（dropped finger）、锤状指（hammer finger）、钩头小指（crooked littlefinger）、弯曲小指（strehlomicrodactyly）等。为中节或近节指间关节屈曲性挛缩，多发生在小指（图4-3-19），双侧多见，为遗传性疾病。

对本病的发生有不同的看法。可能是指浅屈肌腱的短缩或止点异常，或蚓状肌止

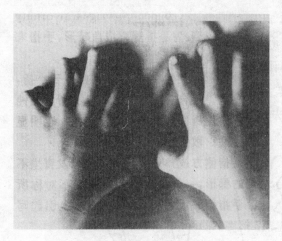

图 4-3-18　短手指外观

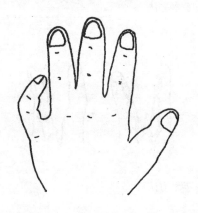

图 4-3-19　指屈曲畸形外观

点异常，或近节指间关节背侧伸肌腱发育缺陷。临床须鉴别多发性关节挛缩症，掌腱膜挛缩，尺神经麻痹和腱鞘炎引起的畸形。

（一）临床表现

屈曲指早期被动活动可以矫正。随着生长发育，皮肤、肌腱、关节囊挛缩，形成僵硬畸形。早期 X 线片无改变，晚期由于中节指骨成 90° 屈曲，近节指骨颈部可见凹陷压迹。

（二）治疗

早期保守治疗，手法牵引、按摩、再用支具矫正后固定。当保守治疗失败时，可行手术治疗。手术方法行软组织松解，切开挛缩的关节囊，指浅屈肌腱挛缩时，在腕关节处给予延长。手指掌侧皮肤缺损可利用手指尺侧或背侧皮瓣转移覆盖，皮瓣转移区用全厚游离皮片覆盖。严重、僵硬的屈曲指可行指间关节融合，并于屈曲 30°~35° 位固定。

十一、指侧曲畸形

（一）临床表现

指侧曲畸形（clinodactyly）又称先天性手指外翻畸形（congenital valgus deformity of the finger），为手指侧方成角畸形，手指末节可偏向桡侧或尺侧（图 4-3-20）。

该畸形可发生在任何手指，常见于小指，双侧发病。可合并其他综合征。有智力迟钝的蒙古人发病率高，约 35%~79%。有明显的遗传性。散发病例多见于单侧。

手指侧方成角是由于中节指骨发育呈不规则的梯形，一侧长，一侧短，两侧不对称所致。手指侧方成角不仅影响外观，也引起写字、打字、弹钢琴等困难。

（二）治疗

早期可试用支具矫形固定。成角畸形严重时，可行楔形截骨矫形，克氏针固定。4 周后骨愈合，再去掉克氏针，进行手指功能锻炼。有报道对 4 岁左右小儿可行畸形指骨凸侧半骨骺切除术。

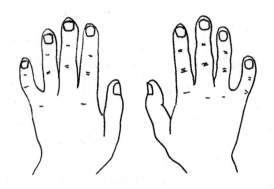

图 4-3-20 双侧小指侧曲畸形外观

十二、指骨融合畸形

指骨融合畸形（synphalangism）为手指的指间关节发育障碍所致。大多数发生在远节指间关节（图 4-3-21），常有遗传性。一般患者均能适应这种畸形，而且不影响手指的功能，通常不必手术治疗。

十三、三角指骨畸形

（一）临床表现

三角指（趾）骨畸形（delta phalanx or metatarsal）的特点是指骨有发育不良的，呈 C 形的骨骺在指骨凹侧自近端向远端生长（亦称为 longitudinally bracked epiphysis），同时伴有三角形、卵圆形或梯形指骨，造成末节指骨侧方偏斜畸形（图 4-3-22）。常累及拇指近节指骨，其次为小指近节、中节指骨，也可累及其他指骨。多为双侧发病。常合并 Apert 尖头并指（趾）畸形综合征、Holt-Oram 手心畸形综合征、裂手、多指、并指等畸形。也见于孕妇服用沙利度胺（反应停，thalido-mide）引起的胎儿畸形。

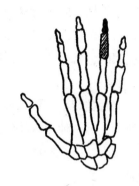

图 4-3-21 环指末节指骨融合畸形

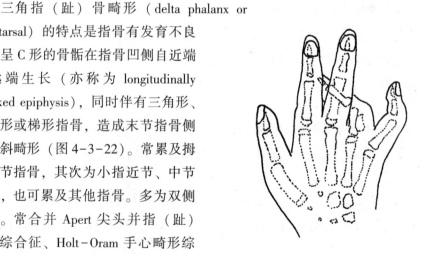

图 4-3-22 三节指骨畸形

（二）病因

引起三角指骨畸形的病因不清，可能是多指畸形的一种，或是骨骺发育不良引起。

（三）治疗

当畸形明显，影响手的功能时，可行手术治疗。手术可在指骨骨骺发育停止后楔形截骨矫形，也可通过手术截骨矫正指骨骨髓力线。有报道对 2.5~8.5 岁患儿一期手术，通过切除多余关节、异常骨骺，结合纵、横向截骨而复位。

十四、巨指畸形

（一）临床表现

巨指畸形（gigantism of the fingers）即巨指症（macrodactyly）是一个或多个手指的指骨、肌腱、神经、血管、脂肪、韧带和皮肤体积异常增大（图 4-3-23）。一般无家族史，多见于男性，5%患者双手受累，也可合并巨趾畸形。常累及食指、中指，其次为拇指、环指。不累及小指。多见同时累及 2 个手指，如食指和中指，拇指和食指。多个手指受累时，常合并并指，如食指和中指并指，中指和环指并指。

（二）种类

临床有二种类型：一种是青春期后患指不再增大，另一种在身体生长停止后患指继续增大。巨指畸形有时可波及手掌和前臂。

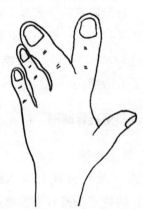

（三）鉴别诊断

临床与以下疾病进行鉴别：①神经纤维瘤病；②手指血管瘤；③手指淋巴管瘤；④手指动、静脉瘘；⑤骨纤维结构不良；⑥ Klippel-Trenaunay 综合征；⑦TProteus 综合征。

图 4-3-23　巨指畸形

（四）治疗

到生长停止，巨指的周径和长度可达正常手指的 1.5~2 倍。因此巨指畸形不仅影响外观，手的功能也明显减退，需要手术治疗。

1. 融合术（epiphysiodesis）　学龄前儿童畸形的手指达到其父母正常手指大小时，可行相应的掌骨、三节指骨骨骺融合术。这种手术的缺点是不能阻止骨的横向增粗，软组织增厚。

2. 指骨缩短术（wedge osteotomy）　年龄较大，手指巨大畸形，可行指骨缩短术，切除中节指骨的远端和远节指骨的近端，保护好甲床，融合远节指间关节，然后短缩指浅屈肌腱，切除过多的软组织和皮肤（图 4-3-24）。

3. 软组织切除术（debulking）切除巨指过多的脂肪皮肤。每次手术仅做一个手指的一半。再次手术 3 个月后进行。

4. 截指（resection）上述方法效果仍不满意时，可行一个或多个手指的部分或全部截指。

十五、重复尺骨畸形

（一）临床表现

重复尺骨畸形（reduplication of the ulna）亦称镜手（mirra hand），为尺骨、尺侧腕骨重复畸形，有 7~8 个生长发育

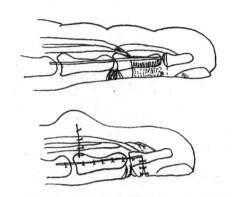

图 4-3-24 Tsuge 手术方法

正常的掌骨和手指。但无桡骨和拇指。手向桡侧偏斜或掌屈，前臂旋前，不能旋后，肘关节伸屈正常。由于手指不能互相对指，手的捏、握功能丧失，也影响外观。

（二）治疗

重建拇指和虎口，矫正手桡偏。操作步骤：选择桡侧一个手指为拇化的手指。先将其尺侧的手指自掌骨基底处切除，将分离的手指皮瓣覆盖拇化的手指和虎口。再在第一掌骨截骨、旋转，用克氏针固定在外展对指位。最后在尺侧切除其他多余的掌、指骨，以保留包括拇化手指在内的 5 个手指（图 4-3-25）。

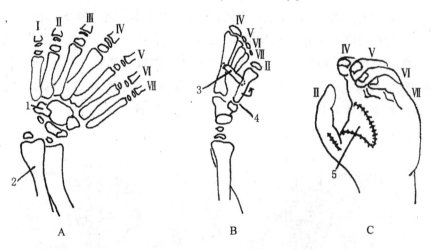

图 4-3-25 重复尺骨手术

A. 切第一、三掌骨；B. 第二指骨拇化；C. 第三指骨皮肤覆盖虎口

1. 大多角骨；2. 桡骨尺骨；3. 第三掌骨；4. 截骨部位；5. 第三指骨带蒂皮瓣

第四章　先天性骨盆畸形

先天性耻骨联合分离（the diastasis of the symphysis pubis）可与膀胱外翻并存，由于身体中线组织发育过程中闭合失败所致。主要特点为下腹壁和膀胱前壁发育不良，膀胱后壁的前面向外暴露，常伴有腹壁病等；骨科畸形为髋关节外旋并向外移位，X线片显示耻骨联合明显分离。

本病必须手术治疗，而且分两步进行。操作方法如下：病人仰卧位，在髂棘后外侧向髂后上棘，沿骶髂关节作弧形切口。确定内上方的骶髂肌、腰方肌、腹斜肌与下方的臀肌筋膜间隙。骨膜下剥离臀肌并拉向外侧，以暴露髂骨的前、后面直至坐骨大孔。用钝性骨盆牵开器插入坐骨大孔，在离骶髂关节 2.5 cm 处，用小骨凿垂直截骨，将髂骶骨完全截断，并用撑开器将两骨分离。用同法将对侧髂骨截断。最后，自髂骨的两侧向前内方用力推挤，使耻骨靠拢。如果手术顺利，将病人改为仰卧位，可在泌尿外科医师帮助下，进行前面手术；否则，1 周后再手术。进行前面手术时，首先鉴别膀胱、尿道及有关组织，为重建作准备。然后，骨膜、软骨膜下剥离耻骨支、耻骨联合，用力向内侧推挤，使之靠拢。先用粗钢丝环形固定两侧耻骨上支，再用粗钢丝将环形粗钢丝拉紧靠拢固定。随后，泌尿外科医师进行膀胱、尿道和腹壁重建。最后，用石膏管形固定双髋关节稍向前、内旋位。10～16 周骨愈合后，除去外固定，允许病人行走；随后，去掉固定钢丝。图 4-4-1。

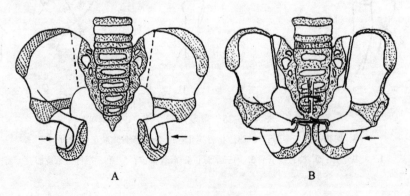

图 4-4-1　先天性耻骨联合分离手术

A. 术前；B. 术后

第五章　先天性下肢畸形

一、下肢海豹肢

（一）临床表现

下肢海豹肢（lower limb phocomelia）畸形是指下肢大腿、小腿完全缺如，足直接连在躯干上。足部常有跗骨或足趾数量减少，足趾跖屈。男性发病多于女性，双侧发病约占发病率的 20%～30%。

（二）治疗

尽管海豹肢畸形外观怪异，却禁忌手术切除。因为它可以提供负重面和位置觉。当装配假肢时，它与髋关节离断后装配假肢不同。需要将假肢近端球窝部分改进，以容纳畸形足，这样，既为假肢提供了位置觉，又增加了假肢的悬挂力量。

双侧海豹肢，应从小开始训练头和躯干的控制能力。6 个月后可放在塑形的板状筒内，训练坐位平衡。双上肢正常者，可利用拐杖，装配假肢。2 岁以后训练摆动行走。双上肢不能使用拐杖的小儿，可使用电动小车或坐椅，以训练独立活动能力。

二、髋关节发育不良

先天性髋关节脱位（congenital dialocation of the hip）现称髋关节发育不良（development dysplasia of the hip），是四肢畸形中最常见的一种。其诊断和治疗中问题较多，对儿童生长影响较大，是小儿矫形外科研究的重点。如果婴幼儿早期被发现后，并给予治疗，常常能发展成一个正常的髋关节。因此有必要把重点放在早期诊断、早期治疗上。同时，对延误就诊和治疗的儿童，也应尽一切努力提高其治疗效果。

髋关节发育不良包括畸胎性脱位（teratological dislocation），新生儿髋关节不稳定（neonatal hip instability），髋关节完全脱位、半脱位和髋臼发育不良五种类型（图 4-5-1）。

① 畸胎性脱位，为严重、高位、胎儿早期发生的脱位；又称胎前脱位或非典型脱位；常与多发性关节挛缩，拉森综合征，脊髓脊膜膨出，多发畸形性侏儒合并发生。其病理变化明显：髋臼小，圆韧带肥厚，股骨头大小、形状不一，关节活动差，不能用手法复位，X 线片显示股骨头后上方脱位。对此类病例，单侧脱位宜积极手术治疗。

同时注意，对有神经肌肉疾病的儿童来说，无痛、活动好、脱位的关节较疼痛、僵硬
而复位的关节要好。②新生儿髋关节不稳定是指股骨头容易进入髋臼，又容易从髋臼
内脱出来。③髋关节全脱位，为股骨头停留在髋臼外面，同时出现一系列的继发改变；
而半脱位是指股骨头部分位于髋臼内，部分在髋臼外；④髋臼发育不良指的是髋臼发
育异常，髋臼指数较大，超过正常范围。

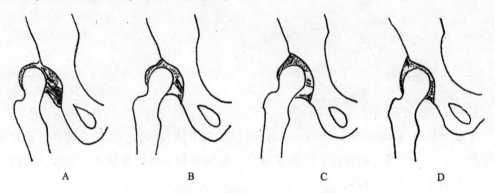

图 4-5-1　　发育性髋关节脱位类型
A. 完全脱位；B. 半脱位；C. 髋臼发育不良；D. 正常

（一）胚胎及解剖

怀孕 4~5 周，胚胎外方凸起，向四肢方面发展。碟形密度增高的间叶细胞自周围
裂开，向内凹进成为髋臼。早期股骨头、髋臼是连在一起的，不发生脱位。头臼正常
包容在一起，形成真空，有盂唇增加髋臼深度来维持稳定。当股骨头外移时，开始失
去稳定。如有解剖结构上的异常，盂唇松弛可以失去真空作用，使股骨头容易脱出在
髋臼的后沿。此后盂唇变形，关节囊及圆韧带被拉长，股骨头失去圆形，盂唇内翻，
这样长期在子宫内脱位，还会使软组织挛缩，这就是少见的畸胎性脱位（teratologic
dislocation）。但大多数脱位发生在新生儿期。

股骨头的血运很重要。股动脉发出股深动脉，后者分出旋股外动脉和旋股内动脉。
旋股外动脉在股直肌下方通过，发出肌支并供应股骨头的前外侧。旋股内动脉在髂腰
肌和内收肌下面通过，供应股骨头的内侧和股骨颈。当采取蛙式位或外展内旋位时，
可使上述血管卡在髋臼缘和转子窝之间或肌肉内而发生闭塞，从而出现股骨头缺血性
坏死。随着生长，旋股外动脉不再供应股骨头，而是供应干骺端的前内侧。旋股内动
脉发出后下、后上支供应大部分股骨头。当这些血管受压或受到牵拉，也有发生股骨
头缺血性坏死的危险。

（二）病因

髋关节发育不良发病率约为 1 ‰。左侧多于右侧，双侧发病较多，女孩发病是男
孩的 5 倍。常见于第一胎。有家族史的发病率高于正常发病率的 10%，约 3%~4% 是臀
位产。此外常合并颅骨、筋膜异常，以及先天性斜颈、跖骨内收、马蹄外翻足等畸形。

髋关节发育不良病因尚不明确。通常认为与下列因素有关：

①机械因素：宫内体位、臀位产、髋关节过度屈曲、膝过伸、髂腰肌挛缩、腘绳肌紧张引起股骨头后脱位。②新生儿雌激素增加，可能是肝脏不能将其灭活，导致关节囊松弛。③早期髋臼发育不良，如有浅髋臼特征的儿童。④遗传因素，如有家族史。

（三）病理

新生儿的髋关节囊松弛，盂唇轻度不正常，股骨头、髋臼无明显异常。6个月以后，这些组织改变明显。

1. 髋臼　正常髋臼指向外下方，脱位后变成了指向前上方，臼窝变浅，其中充满纤维脂肪组织，髋臼横韧带上移。在真臼的上方，常出现一个假臼。

2. 股骨头　正常股骨头呈圆形。脱位后失去髋臼的制约而变扁，与髋臼不对称，常常头大臼小，股骨头骨骺出现迟缓。

3. 股骨颈　正常股骨干与股骨颈形成5°~15°的前倾角，新生儿可达15°~30°。股骨头脱位后，前倾角常增大，严重者可达60°~90°。正常股骨颈与股骨干形成120°左右的颈干角，股骨头脱位后，颈干角一般也增大。

4. 盂唇　盂唇位于盂缘后上方，股骨头脱位时常常内翻，阻碍复位。

5. 关节囊　脱位后关节囊被拉长，囊壁增厚，并与髂骨翼产生粘连。有时呈葫芦形，阻碍股骨头复位。

6. 圆韧带　因脱位后圆韧带受到牵拉而增长、肥大，偶尔消失。

7. 其他　单侧脱位常使骨盆倾斜，脊柱出现代偿性侧凸，双侧脱位出现臀部后耸，腰椎前凸增加。此外髋部周围的其他肌群如髂腰肌、内收肌等可发生缩短。

（四）临床表现

年龄不同，髋关节发育不良的临床表现不同。6个月以内的婴儿，大腿内侧皮纹不对称，下肢不等长，大腿外展受限等体征并不明显。X线片对新生儿诊断帮助不大。小儿站立行走前，主要症状为双下肢不等长，患肢不好站立，大腿内侧皮纹不对称，牵拉患肢可听见弹响，两侧臀部不对称等。临床检查很重要，可帮助作出诊断，常用的检查方法如下：

1. 奥托兰尼（Ortolani）法　患儿仰卧，检查者一手固定其骨盆，另一手握住膝部使成90°，拇指放在大腿内侧，其余四指尖对着大粗隆。轻轻外展下肢，手指尖将大粗隆推向髋臼，可将股骨头复位；反方向活动，可将股骨头脱出。不论髋关节复位或脱位时，检查者均可以感到股骨头滑进、脱出髋臼或听见弹响（图4-5-2）。该方法多用于检查婴幼儿的髋脱位。

2. 巴罗（Barlow）法　体位同上，检查者一手固定患者骨盆，另一手拇指置于大腿内侧，其余四指置于大腿外侧，轻轻内收下肢，用拇指沿纵轴方向向下压大腿内侧，可引起脱位。然后外展下肢，又可复位（图4-5-3）。不论髋关节复位或脱位时，检查者都可以感到股骨头滑进、脱出髋臼或听见弹响。该方法多用于检查新生儿的半脱位和后脱位。

3. 髋关节外展或"4"字试验　患儿仰卧，检查者一手固定其骨盆，另一手握住其膝关节，正常可将髋关节外展外旋至90°。如不能，或听到响声后可将髋关节外展外旋至90°，则应怀疑90°关节有脱位。

患儿行走以后，临床症状逐渐明显，如会阴部增宽，单侧脱位则行走跛行，双侧脱位则出现"鸭步"，患肢外展外旋受限，内收肌紧张，两下肢不等长等。加里阿齐（Galeazzi）或阿里斯（Allis）征阳性，即患儿平卧，屈膝90°两足平放检查台上，二踝靠拢时，两膝高低不等（图4-5-4）。川德伦堡（Trendelenburg）试验阳性（图4-5-5），即患儿单腿站立，另一腿屈膝屈髋抬起。正常站立时对侧骨盆上升，臀纹在上。脱位后，股骨头不能抵住髋臼，臀中肌乏力使对侧骨盆下降，臀纹向下。

（五）X线检查

刚出生后的新生儿，X线片检查帮助不大，此时超声波检查很敏感，但须要有经验，以避免假阳性。

出生后4~6周X线片可显示髋臼发育情况，或畸胎型髋脱位。随着年龄的增加，X线片是诊断和治疗发育性髋关节脱位时常用的一种可靠的方法（图4-5-6）：

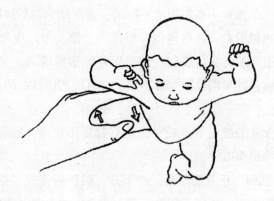

图4-5-2　Ortolant 检查法

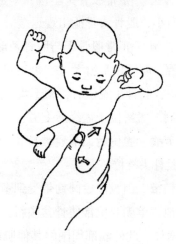

图4-5-3　Barlow 检查法

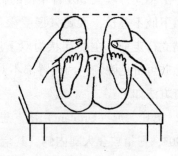

图4-5-4　Galeazzi 检查法

1. 波金四方形（Perkin sqare）Perkin 垂直线和 Hilgenreiner 水平线（Y 线）　的交线将左右划分成四格，股骨头骨化中心在内下格为正常，在外下格为半脱位，在外上格为全脱位。

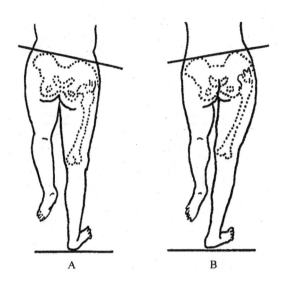

图 4-5-5　Trendelenburg 征

A. 阴性；B. 阳性

2. 髋臼指数（髋臼角）　自髋臼外缘至髋臼中心作一连线，与 Hilgenreiner 线相交成锐角，称作髋臼指数（髋臼角）。正常新生儿髋臼指数小于 30°，全脱位者达 30°以上。

3. 沈通（Shenton）线中断　正常耻骨下缘之弧形线与股骨颈内侧之弧度相连形成圆滑的抛物线，脱位时此线中断，连不成圆滑的弧形线。

4. 中心边缘角（CE 角）　将两股骨头中心线连成一水平线，自股骨头骨骺中心向髋臼外缘作连线，再从股骨

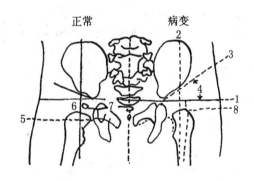

图 4-5-6　发育髋关节脱位 X 线测量

1. Y 线；2. Perkin′s 线；3. 髋臼外缘至中央线与 Y 线相接；4. 髋臼指数；5. Shenton′s 线；6. 股骨头上移距离；7. 股骨头骨骺与耻骨联合之距离；8. 股骨干中心线

头中心向水平线作一垂直线，两线相交之角为 CE 角。正常为 20°～25°（图 4-5-7）。小于 15°表示股骨头向外移位。

5. 还可测量 Sharp 角，臼头指数，ACP 角。

（六）超声波检查

1985 年 Clarke 等报道用真时超声检查帮助诊断先天性髋脱位和发育不良。利用超声图像可清楚地看到股骨头软骨与髋臼的解剖关系，从两个不同平面观察是半脱位还是全脱位。这种无放射性损伤的检查，对新生儿和大规模普查是非常有帮助的，现已广泛使用于临床。

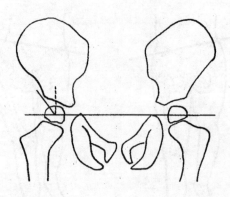

图 4-5-7　中心边缘角（CE 角）测量

（七）CT、螺旋 CT、MRI 检查

CT 检查可测量：①髋臼前 CE 角（anterior center-edge angle，即前中心边缘角），在骨盆后缘作一水平基线，再从髋臼前缘的顶点向水平基线作一垂直线，将位于髋臼前缘的顶点与股骨头中心又作一连线，后两线之间的夹角为髋臼前 CE 角，该角反映了髋臼对股骨头前方的覆盖，正常随年龄增长该角度变小（图 4-5-8）；②髋臼后 CE 角（posterior center-edge angle 即后中心边缘角），在骨盆后缘作一水平基线，再从髋臼后缘的顶点向水平线作一垂直线，将位于髋臼后缘的顶点与股骨头中心又作一连线，后两线之间的夹角为髋臼后 CE 角，该角反映了髋臼对股骨头后方的覆盖，正常随年龄增长角度变小（图 4-5-9）；③髋臼中轴指数（axialacetabular index），顶点位于 Y 形软骨（约 11~13 岁开始闭合）

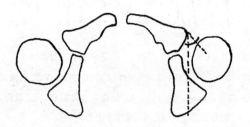

图 4-5-8　CT 测量骨髋臼前 CE 角

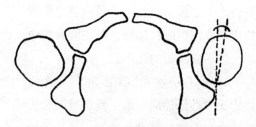

图 4-5-9　CT 测量骨髋臼后 CE 角

外侧处，分别与髋臼前缘的顶点、后缘的顶点作连线，两线之间的夹角为髋臼中轴指数，该角反映了髋臼的深度，正常随年龄增长髋臼加深，角度变小（图 4-5-10）④髋臼前倾角（acetabular anteversion），将位于髋臼前缘和后缘的顶点连成一线，再从髋臼前缘的顶点向水平基线作一垂直线，两线的夹角为髋臼前倾角，该角反映了髋臼的前倾程度，与年龄变化关系不大（图 4-5-11）。CT 三维重建可提供多维平面的观察，从冠状面（正位）可测量：①前外侧壁边缘角（anteriolateral acetabular lip angle）：前后位，自 S1 中心至耻骨联合作一垂线，在两耻骨下支最下缘作一与该线垂直的水平基线，通过髋臼的前外侧壁边缘作一连线，后两线的夹角为前外侧壁边缘角。②后外侧壁边缘角（posteriolateralacetabular lip angle）：后前位，自 S1 中心至耻骨联合作一垂线，在两耻骨下支最下缘作一与该线垂直的水平基线，通过髋臼的后外侧壁边缘作一连线，后两线的夹角为后外侧壁边缘角。前外侧壁边缘角和后外侧壁边缘角，可估计髋关节内收和外展位的变化。从矢状面（侧位）可测量。③外侧髋臼倾斜角（lateral acetabular inclination）：从髂前上棘至耻骨联合作一连线，作这一连线的垂线为极线，从坐骨棘到髋臼前外侧边缘作一连线，后两线的夹角为外侧髋臼倾斜角，可估计髋关节曲伸位的变化。从水平面可测量。④水平面髋臼旋转角（transverse acet bular rotation）：从髋臼的下方观察在髋臼内旋或外旋位的变化，从近端髂骨面作一连线，从髂前下棘至髋臼的坐骨最下方作一连线，两线的夹角为髋臼旋转角。可反应水平面髋臼旋转变化。

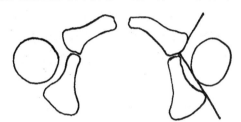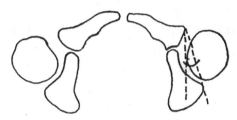

图 4-5-10　髋臼中轴指数　　　　　　　图 4-5-11　髋臼中前侧角

（八）诊断与鉴别诊断

根据上述介绍髋关节发育不良的临床表现、检查方法和 X 线片的测量，不难作出诊断。临床上须要鉴别的常见髋脱位有下列几种：

1. 化脓性髋关节炎后的病理性髋脱位　婴幼儿化脓性髋关节炎常发生股骨头脱位。一般都有发高热、用抗生素治疗史，关节活动有时受限，X 线片髋臼指数无改变，多有股骨头的改变，与髋关节发育不良不难鉴别。

2. 痉挛性髋脱位　可发生于小儿大脑性瘫痪。小儿多有早产、难产史，检查可发现内收肌紧张、腱反射亢进、踝阵挛或病理反射阳性等大脑疾病的特征。X 线片可显示髋关节脱位，常伴有髋外翻，股骨颈前倾角增大。

3. 麻痹性髋脱位　见于小儿麻痹后遗症的儿童，常有小儿麻痹病史；检查下肢肌力、肌张力、腱反射均减弱可以区别，常伴有髋外翻和股骨颈前倾角增大。

（九）治疗

髋关节发育不良的治疗目的是通过尽可能小的损伤，达到中心性复位，并将髋关节屈曲、外展、外旋维持复位。如果髋臼发育不良存在，维持复位直至 X 线片或超声波检查明显改进为止。

发育性髋关节脱位的治疗方法由年龄、髋关节病理改变程度、是单侧还是双侧，以及性别等多因素来决定。治疗方法很多。常用的治疗方法有如下几种：

1. Pavlik 挽具　适用于出生后至 6 个月以内的婴儿，患儿髋关节脱位或半脱位，用 Ortolani 方法可以复位。通常 2 周内成功率为 85%~95%，对畸胎型髋脱位或用 Ortolani 方法不可以复位的患儿没有帮助。本方法是由 Pavlik 于 1975 年报道的，其主要目的是限制髋关节内收，使髋关节自由外展。它是帆布制成的，由一条胸带，两条肩带和两条脚蹬带组成。使用时，小孩仰卧，先系紧胸带，再扣上两条肩带，最后将脚放入脚蹬带，使髋关节外展而复位。复位后，先系紧肢蹬前面的带子保持复位，再系紧后面的带子限制内收（图 4-5-12）。只要股骨颈中轴线指向髋臼 Y 形软骨，就可以逐渐达到复位的目的。每周检查一次调整带子松紧度，一般需 3~6 个月治疗时间。如 1 个月后仍不成功，可改换其他治疗方法。用皮牵引，或用支具、或用闭合复位等方法。

2. 外展支架　适合于 6 个月以内的婴儿，使其髋关节逐渐外展而复位。常使用的支架有 Von Rosen 支架（图 4-5-13），通常使用 6 个月可使髋关节恢复正常。根据我国具体情况，可将方法教给婴儿家长，就地取材，将婴儿的两大腿绑在防水布包裹的三角形厚褥垫的两侧，使髋不能内收，并逐渐将垫加大，直至股骨头复位。复位后继续固定 6 个月。

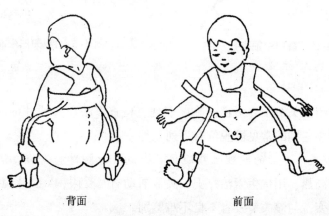

背面　　　　　　　　　　前面

图 4-5-12　Pavlik 挽具

3. 内收肌松解、手法复位、石膏外固定　适合于 6 个月至 2 岁就诊较晚的婴幼儿或用上述方法治疗失败的病例。复位前，有条件情况下，最好用 Omnipaque 先作关节造影，以了解关节病理改变。在全麻下，用奥托兰尼法将髋关节复位。如果内收肌紧张，则先将紧张的内收肌腱切断，再用手法复位。确认复位后用石膏将髋关节固定在 95°屈曲、45°~60°外展位，即"人体位"（human position）（图 4-5-14（A））。既往的"蛙式位"（frog position）虽然稳定，但股骨头缺血性坏死发生率高。石膏每 1.5~3 个月更换一次。拍 X 线片证实复位后髋关节稳定，通常在 12~16 周后改髋关节外展内旋位固定，最后改为不包括髋关节的外展内旋位石膏固定 3~6 个月（图 4-5-14（B））。整个治疗时间为 9 个月~1 年半。解除外固定后，对下肢各关节进行伸屈活动，因固定而发生的暂时性非正常体位，均能在功能锻炼中矫正和恢复。复位后如髋

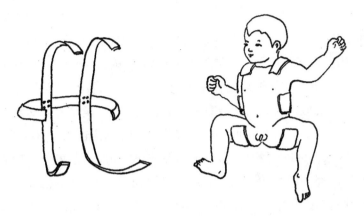

图 4-5-13 Von Rosen 支架

臼发育仍不正常，可继续用支具外固定髋关节约 30°外展位半年或更长时间。

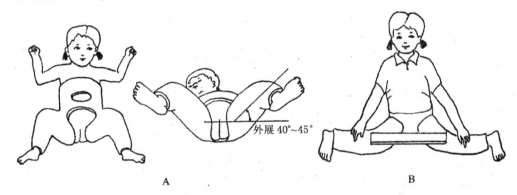

A   B

图 4-5-14 髋脱位复位后不同时期石膏固定方法

A. 早期人体位石膏固定；B. 最后外展内旋位石膏固定

4. 切开复位适合上述手法复位失败、或早期没有治疗、行走后就诊较晚、年龄 1
~1.5 岁以上的病例，以及畸胎型髋脱位，年龄不满 3 岁者。有 3 种手术入路：

（1）前外侧（Smith-Peterson）切口：仰卧位，患侧臀部抬高约 30°，自髂嵴中部
开始沿髂嵴向前至髂前上棘，再转向大腿上 1/3 前外侧作切口（图 4-5-15-A）。先
找到股外侧皮神经，拉向内侧，将缝匠肌与阔筋膜张肌分离（图 4-5-15（C））。切
开髂嵴软骨，骨膜下自外板将阔筋膜张肌、臀中肌和臀小肌剥离，用纱布填塞止血
（图 4-5-15（D））。剥离或切断缝匠肌在髂前上棘的起点，拉向内侧。显露股直肌的
直头和反折头，并予以切断，向远侧分离直至见到支配股直肌的神经支。切断结扎旋
股外动、静脉的升支。显露关节囊（图 4-5-15（E）），并沿股骨颈纵轴 T 形切开
（图图 4-5-15（F）），切断圆韧带（图 4-5-15（G）），检查髋臼、盂唇、股骨头、
前倾角病理变化情况和其他妨碍复位的因素。将呈现葫芦状的关节囊狭窄部分切开，
切除部分增厚内翻的盂唇（图 4-5-15（H）），增厚拉长的圆韧带也要切除，刮除髋
臼内堆积的软组织（图 4-5-15（I）），切开髋臼下缘的横韧带，松解并延长挛缩的髂

腰肌（图4-5-15（J））。对不规则的股骨头和髋臼关节软骨面通常不作修整，然后外展内旋大腿使股骨头复位，将关节囊重叠缝合，其他组织原位缝合（图4-5-15（K，L））。术后患肢用髋人字石膏固定于髋关节外展40°，内旋30°位。1个半月后去石膏，每2~3个月改变髋关节外展内旋角度，用不固定髋关节的石膏固定，固定时间约为6个月。去除石膏后，患肢进行伸屈功能锻炼，定期检查，直至髋关节发育正常为止。

（2）股内侧（Ludloff）切口：仰卧位，髋关节屈曲外展至90°，沿长收肌后缘作直切口（如长收肌紧张，可以切断），分离长收肌与大收肌、股薄肌间隙（图4-5-16（A））保护闭孔神经，向后暴露短收肌和髂腰肌腱，摸到小粗隆（图4-5-16（B））。用长弯血管钳挑起髂腰肌腱，并切断；显露关节囊，沿股骨颈方向切开（图图4-5-16（C））。将股骨头还纳髋臼后，关节囊常不能合拢在一起，可不予缝合，只缝合皮肤。术后双髋关节用石膏固定于10°屈曲，30°外展、10°内旋位，固定时间半年。3个月后更换石膏。该手术优点是直接暴露髂腰肌腱和关节囊前内侧挛缩的软组织，创伤小，但股骨头缺血坏死的发生率较高，可达10%~15%，术中注意勿损伤旋股内动脉。

实际上该手术切开复位优点是解除了髋关节周围阻碍复位的软组织因素，但对于股骨近端和髋臼的骨性畸形仍没有矫正，因而只是扩大了闭合复位的范围。因此，术前和术中如发现有明显的骨性畸形时，切开复位最好结合其他手术，如Salter骨盆截骨等。否则，术后不易维持复位，导致复发。自Ferguson报道经此入路，开放复位治疗小儿髋关节脱位以来，笔者常用该手术入路治疗闭合复位失败的小儿发育性髋关节脱位（年龄小于2.5岁、髋臼指数小于40°），多获得良好的效果。

（3）前内侧（Weinstein and Ponseti）切口：仰卧位，经腹股沟皱裂方向作切口，分离髂腰肌与股神经血管束间隙，将股神经血管束拉向内侧，髂腰肌拉向外侧，并切断髂腰肌。显露髋关节囊后，作T形或十字切开髋关节囊，将股骨头复位。该切口显露充分，是澳大利亚悉尼儿童医院常用的切口。

5. 维持髋关节切开复位常用的组合手术方法　一般来说，超过3岁以上的发育性髋关节脱位，要想开放复位成功，还必须结合骨盆截骨、股骨旋转截骨。以矫正髋脱位所致的骨性畸形。

（1）股骨旋转或部分短缩截骨术：股骨颈前倾角增大是发育性髋关节脱位的继发性病变，如不解决，常是开放复位后再脱位的重要因素之一。目前，多数学者主张对年龄较大的儿童，前倾角明显增大，应一起手术矫正。股骨旋转截骨可在股骨上端或下端进行，但临床上多采用前者。手术操作如下：自大粗隆处开始作一外侧纵行切口，如果与切开复位一起手术，可将原髋关节的前外侧切口在股骨上1/3处弧向外侧（亦称改良式Smith-Peterson切口），纵行切开阔筋膜张肌，髂胫束和股外侧肌纤维，切开剥离大粗隆下方骨膜；为了明确旋转截骨的角度，先在股骨干外侧凿一纵行标志线，

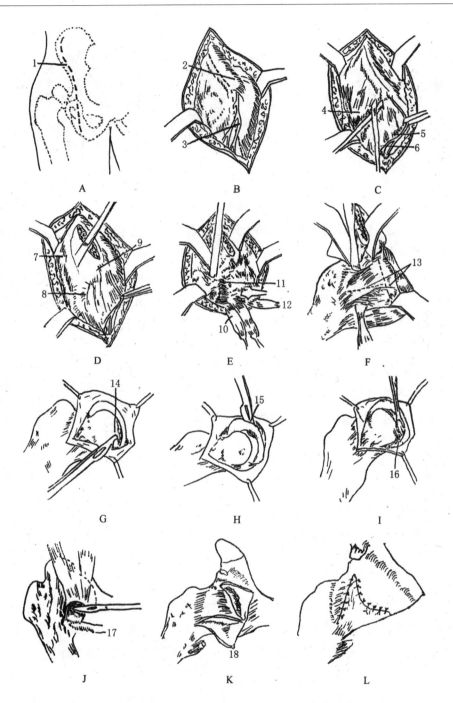

图 4-5-15　髋关节前外侧入路切开复位术

1. 皮肤切口；2. 髂前上棘；3. 股外侧皮神经；4. 阔筋膜张肌；5. 缝匠肌；6. 股直肌；7. 臀中、小肌；

8. 关节囊；9. 髂前上棘；10. 股直肌；11. 关节囊；12. 缝匠肌；13. 切开关节囊；14. 切断圆韧带；

15. 切除盂唇；16. 清除臼内软组织；17. 切断髂腰肌腱；18. 修复关节囊

在小粗隆下方用线锯截骨，保留 10°~15°前倾角，用四孔钢板将断端固定（图 4-5-

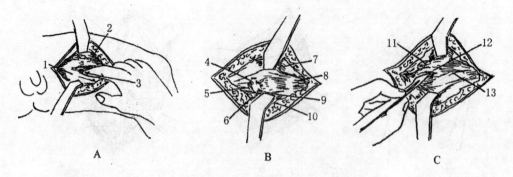

图 4-5-16　ludloff 手术方法

17)。术中注意既不要矫枉过正也不要矫正不足，否则会发生术后股骨头向后、向前再脱位。如果术中发现颈干角增大，可行内翻截骨，通常保持 100°~125°颈干角，因为颈干角的加大，也可以使复位后髋关节不稳定，导致术后复发。为了防止复位后股骨头承受过大压力，继发缺血性坏死，对年龄较大、脱位较高的儿童，还应将股骨适当短缩 1~2cm。术后用髋人字石膏固定 6 周。去除外固定后进行关节功能锻炼。但负重行走不宜过早。

（2）与髋臼发育不良有关的矫形手术：3~8 岁的发育性髋关节脱位儿童，髋关节周围的软组织以及本身的病理改变逐渐加重，治疗比较复杂。通常要采用一系列综合治疗的措施，如术前进行内收肌、髂腰肌松解、骨牵引，使股骨头降至髋臼水平，然后进行切开复位，结合股骨旋转、短缩、或内翻截骨术，还要进行有关髋臼的手术，以使股骨头和髋臼包容在一起，才能保证复位后的

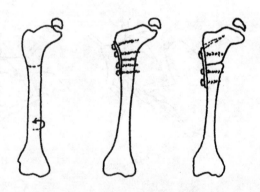

图 4-5-17　股骨近端旋转截骨术

髋关节稳定，不再脱位，并具有一定的功能。既往常用的手术方法有下列几种：

①Salter 髂骨截骨术：该手术是用来改变髋臼方向，使髋臼以耻骨联合为支点向外、前、下方向旋转来覆盖股骨头。适合于 3~6 岁髋臼发育不良、轻度半脱位的儿童；或发育性髋关节脱位经早期手法复位后，髋臼观察至 4 岁仍不正常；髋臼指数在 40°以内，髋臼能容纳股骨头 2/3，在复位后中立位稳定。其手术操作如下：取前外侧切口途径，先将股骨头复位，用骨膜剥离器将髂骨翼内外板剥离直至坐骨大孔，为了避免损伤坐骨神经和臀上动脉（图 4-5-18（A）），沿骨盆内外板将骨盆拉钩插入至坐骨大孔，用骨刀自髂前上棘向坐骨大孔方向截骨或用线锯自坐骨大孔向髂前上棘截骨（图 4-5-18（B）），然后自髂骨嵴取下一块全层楔形骨块备用，其基底宽度与髂前上下棘

之间截骨并旋转撑开后的距离相等，一般为 2~3cm，用大巾钳将截断的髂骨近端、远端夹住，近端作为固定，远端向前、外、下方牵拉图（图 4-5-18-（B）），同时将取下的楔形骨块插入已拉开的三角形间隙内。放松巾钳，使植骨块嵌紧，用两枚克氏针贯穿固定两断端之髂骨和其间植骨块（图 4-5-18（C））。切除多余关节囊，再重叠紧缩缝合。逐层关闭伤口。术后用髋人字石膏固定髋关节轻度外展、屈曲、内旋位，6周后去除石膏，进行关节功能锻炼。该手术可使患肢在即使截骨处后面没有分离情况下，也会延长 1cm，这点在做股骨短缩截骨时值得参考。

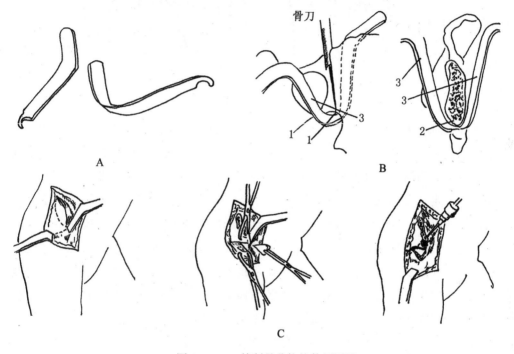

图 4-5-18　特制骨盆拉钩使用图示

A. 骨盆拉钩正面观和侧面观；B. 骨盆拉钩使用法；1. 坐骨切迹；2. 坐骨切迹断切面；3. 骨盆拉钩；C. Salter 髂骨截骨术

②髋关节周围截骨术（Pemberton 髋臼成形术）：适合于髋臼发育不良、髋臼浅、发育性髋关节脱位、半脱位切开复位后髋臼不能覆盖股骨头者。Y 形软骨闭合前，年龄以 6~14 岁做手术为好。操作方法如下：采取前外侧切口，使股骨头复位。在关节囊上 0.5cm 处沿关节囊弧形将髂骨全层截断，直至 Y 形软骨（图 4-5-19（A）），以 Y 形软骨为支点，将髋臼顶向下、向前、向外撬动旋转，使截骨块分开约 3cm，自髂骨切取相应的楔形骨块嵌入其中图（图 4-5-19（B））。截骨后髋臼矫正的方向和程度是以髂骨截骨后部内侧皮质骨的不同位置来决定的。截骨位置靠前，髋臼顶向前旋转就少些，截骨部位靠后，髋臼顶向前旋转就多些。术中注意不要损伤髋臼和 Y 形软骨。由于旋转而变形的髋臼可随生长形成与股骨头一致的同心圆。与 Salter 手术以耻骨联合为支点旋转髋臼相比，Pemberton 手术使髋臼旋转范围更大一些。本方法对 Y 形软骨接

近闭合的病人是禁忌的，因为髋臼没有塑型的时间了。术后髋人字石膏固定 6 周。去石膏后进行关节功能锻炼。

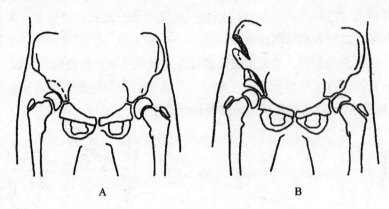

图 4-5-19　Pemberton 手术方法

③Steel 三联截骨术：年龄超过 8 岁的发育性髋关节脱位、半脱位，或髋臼发育不良患者，已经不能通过 Salter，Pemberton 或 Chiari 手术获得复位和稳定的髋关节。通过坐骨、耻骨上支和髂骨三处截骨，可使髋臼更自由地改变方向，从而获得复位和稳定的髋关节。手术操作方法如下：仰卧位、髋关节、膝关节屈曲 90°。首先在臀纹近端 1cm 处作一横切口，将臀大肌拉向外侧，暴露腘绳肌在坐骨上的起点。锐性游离股二头肌，显露半膜肌和半腱肌的间隙，用弯血管钳经此间隙绕过坐骨进入闭孔，经过闭孔内肌、闭孔外肌从坐骨支下缘穿出来，血管钳要紧贴坐骨，再向后向外呈 45°方向截断坐骨支。依层次缝合伤口。然后采用髋关节前内侧切口暴露髋关节，并从骨盆内壁推开髂腰肌，暴露耻骨结节，再从耻骨上支骨膜下剥离耻骨肌，显露耻骨上支。将大弯血管钳紧贴耻骨上支穿入闭孔，通过闭孔筋膜从耻骨支下缘穿出，以保护闭孔动静脉和神经。朝后朝内 1.5°截断耻骨支。然后按照 Salter 方法截断髂骨。分离骨盆外壁的筋膜、骨膜使髋臼游离出来。一切开关节囊，使股骨头复位后再缝合。用巾钳夹住髂前下棘，使之向前、向外旋转直至完全覆盖股骨头。从髂嵴取下一楔形骨块插入髋臼上方间隙中，并用两枚克氏针固定，一般不做股骨旋转截骨（图 4-5-20）。术后髋人字石膏固定髋关节于 20°外展、5°屈曲位。8 周后去除石膏，进行关节功能锻炼。

由于该术式的髋臼旋转范围有限，目前临床应用不多。

④骨盆内移截骨术（Chiari 手术）：该手术适合于 4 岁以上、包括成人在内的发育性髋关节半脱位、4 岁以上发育性髋关节脱位在切开复位后，由于头大臼小仍不能得到同心圆复位者或作为其他手术方法失败病例的挽救手术。手术操作如下：取髋关节前外侧切口途径，暴露髂骨内外板和髋关节，将关节囊游离至髋臼水平。在髂前上棘下方 1~2cm 处，用骨刀对准坐骨大孔，向骨盆内侧面倾斜 10°~15°将髂骨完全截断（亦可用线锯截断），再外展髋关节，使远断端向内移，约达髂骨宽度的 50%，关节囊夹在

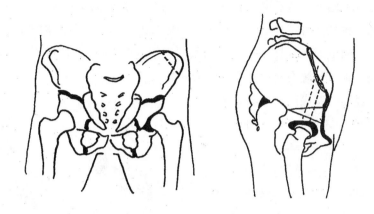

图 4-5-20　Steel 三联截骨术

股骨头和近端截骨面之间，手术时注意勿损伤坐骨大孔附近的坐骨神经和臀上动静脉。
Chiari 骨盆内移术通过扩大髋臼容积，来扩大对股骨头的覆盖。虽然股骨头与截骨面接
触是不合理的；但有关节囊相隔，术后髋臼再造满意，可仍然获得良好的远期效果
（图 4-5-21）。髋人字石膏固定 4~6 周。但是，对年龄较大的，双侧髋脱位的女孩，同
时行骨盆内移术会影响阴道分娩。

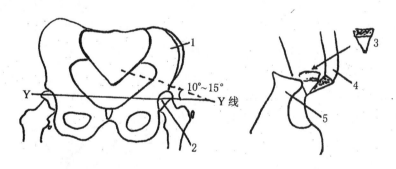

图 4-5-21　改良 Chiari 手术

1. 髂骨翼；2. 髋臼；3. 髂骨截骨近端；5. 髂骨截骨远端

　　⑤臼盖成形术（shelf operaion）：该手术是将髋臼顶部上的髂骨皮质骨凿下来翻转
覆盖在股骨头上，并加以植骨，以加宽髋臼后上沿，阻止股骨头向上向后脱位。适合
于髋臼浅、髋臼指数大于 45°。不适合 Salter 手术者。应用该手术时要根据患儿年龄和
病理变化进行不同的处理。例如：股骨头牵引后能降至髋臼水平，股骨头能复位，可
不切开关节囊，而行髋臼加盖术；如果股骨头不能进入髋臼，必须切开关节囊，清理
妨碍复位的组织，使股骨头复位后再行髋臼加盖术。手术操作如下：取前外侧切口暴
露髋关节，将股骨头复位后，清除髂骨外板和假臼处的软组织，直至真臼缘的关节囊
处。在真臼上缘 2cm 处，凿一块椭圆形的带蒂骨块，骨块的长宽以能充分覆盖股骨头
为标准。先与髂骨外板平行方向从上向下凿，于髋臼上缘转向内凿，直达髋臼的深度，

一边凿，一边从上向下，从后向前翻折，使其与真臼关节面呈一平面，并覆盖在股骨头上部、后部。再从髂骨嵴处取下数块楔形骨块，垂直填充于骨块向下翻折的缺损处，以免翻折的骨块向上返转（图4-5-22）。最后逐层缝合伤口。术后髋人字石膏外固定6周。该术式缺点为植骨块有时可被吸收，影响效果。

⑥改良的经髋臼基底的三联截骨术

该手术适应范围为8岁以上的青少年及成年人的发育性髋关节半脱位、髋臼发育不良（图4-5-23）。操作方法如下：先侧卧位，患肢朝上。自大粗隆与坐骨结节中点做8～10cm纵形切口，钝性分离臀大肌，暴露坐骨结节及髋关节外旋肌群，将牵开器分别插入坐骨大孔，在髋臼后下方截断坐骨，关闭伤口；然后改成仰卧位，自髂嵴向腹股沟方向作切口，在耻骨上支

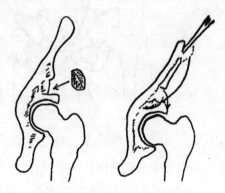

图4-5-22　臼盖成型手术

的股神经血管束内侧分离，显露耻骨上支，牵开器分别从闭孔上下方插入，在股动脉内侧、靠近髋臼基底截断耻骨上支。最后剥离髂骨内外板直至坐骨大孔，用线锯或骨刀将髂骨由内下向外上方截断，将髋臼朝前、外、下方向牵开，自髂嵴取三角形（角度应大于30°）骨块插入，并用3～5枚克氏针固定。伤口闭式引流。患肢行皮牵引。

该术式优点为年龄适应范围广，髋臼旋转角度大，为股骨头提供良好的关节软骨面覆盖。术后关节功能也不受影响。近年来国外应用较广。

⑦经髋臼周围截骨术（Bernese术）

其手术适应范围与改良的经髋臼基底的三联截骨术（Tonnis术）相似。但年龄稍有不同，要求髋臼Y型软骨已闭合或接近闭合，年龄范围13～56岁。术

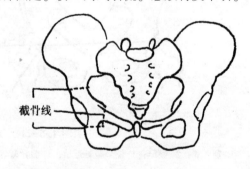

图4-5-23　Tonnis三联截骨术

前拍髋关节正位、假侧位（false profile）及髋关节外展位X线片，明确股骨头外上方、前上方的覆盖和头臼是否包容。CT三维相可帮助确定髋臼纠正的角度。操作方法如下：仰卧位，用Smith-Peterson切口，显露髋关节前上、下方，髋臼后缘，坐骨大孔，髋臼下沟（intracotyloid groove），和耻骨支，然后截骨。先截断坐骨上支前端：将髋关节屈曲，用宽15mm，前端成30°角度的弯骨凿，经关节囊与髂腰肌之间，插入髋臼后部的髋臼下沟，经X光机透视证实后，凿入5～10mm，注意不要进入坐骨结节，不必完全截断坐骨上支（图4-5-24（A））。其次截断耻骨上支：用牵开器保护股神经及

血管，靠近髋臼基底，横断耻骨上支图（图4-5-24（B））。然后髋臼上方截骨：先在髋臼内外板刻痕做截骨标记。下肢伸直，轻度外展进行外板截骨，轻度屈曲做内板截骨。先向髋臼上方插入Schanz钉一枚，注意不要进入关节。用摆动锯自髂前下棘在髋臼上方做与Salter相似的截骨，向后直至弓状线前1cm。然后改用骨凿，在外板与前面截骨线呈110°~120°角，朝向坐骨棘方向，全层截骨15mm（图4-5-24（C））。注意不要进入关节和坐骨大孔。截骨是否准确可在直视下或用X光机透视下证实。此时髋臼仅与坐骨相连。

最后髋臼后方剩余截骨：将骨凿置于弓状线下4cm，与四边形骨块断面呈50°，截骨3~4cm直至在髋臼下沟与第一步截骨相连图（图4-5-24（D））。此时利用Schanz钉将游离髋臼骨块向外旋转，直至满意覆盖股骨头，用两枚皮质骨螺纹钉固定，将修整为四边形的骨块填于骨缝中图（图4-5-24（E））。手术平均3.5h（2~5h），术中出血平均2000ml（750~4500ml），术后伤口引流48h。用支具固定患肢于中立位。术后3天，患肢带支具部分负重行走。术后8~10天，扶拐杖行走。

该手术为近年来开展的一种新术式，其优点为髋臼截骨后可自由旋转，覆盖股骨头，骨盆完整图（图4-5-24（F，G，H）），但手术条件和技术要求较高。

10岁以上的大年龄发育性髋关节脱位手术，已很难恢复到正常髋关节的功能，切开复位的合并证状较多，如股骨头缺血性坏死，术后关节僵硬等。特别是双侧髋脱位的女孩，选择手术复位尤要慎重。这时治疗的目的不应以解剖复位为主，而是要以稳定髋关节，减轻跛行和疲劳为主。比较合理的方法是患肢先行骨牵引，结合髂腰肌松解，尽可能使股骨头降至真臼的水平，然后行关节囊外截骨术，如Chiari骨盆内移术或髋臼造盖术。使股骨头得到充分覆盖和支撑。术后既稳定了髋关节，又不影响髋关节的功能，效果较好。

关于术后复发问题：发育性髋关节脱位手术操作复杂，一旦术后复发，再手术合并证较多；术前要根据查体、X线片或CT检查，先要明确再脱位的原因，然后决定补救的治疗方案。避免过多加重再损伤。

关于臀中肌步态问题：有一些发育性髋关节脱位，手术复位良好，但行走跛行，Trendelenburg征阳性，可能为臀中肌短缩无力所致，可将大粗隆向远、外移位，以改善行走步态。

关于术后骨盆倾斜问题：有一些发育性髋关节脱位，手术复位良好，但发生骨盆倾斜，行走不稳，跛行，Ober征阳性，可能为髋关节外展性挛缩所致，应松解关节囊外、内挛缩的组织等。

关于术后关节僵硬问题：多见于大年龄、高位脱位的患儿。挽救措施有全麻下手法按摩结合牵引；必要时可行手术松解，但要慎重。

6. 发育性髋关节脱位术后康复问题

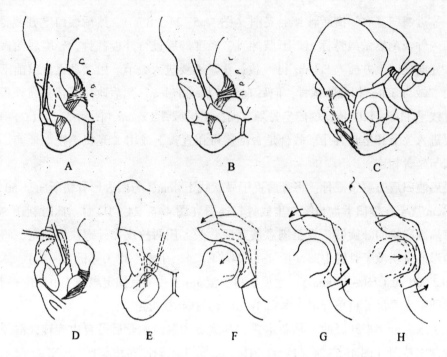

图 4-5-24 Bernese 手术方法

（箭头示髋臼示髋臼内收旋转）

发育性髋关节脱位病理变化复杂，治疗方法繁多，而且随着科技进步，新方法不断出现，但其治疗效果首先与年龄有关。经验表明，出生后即发现并给予复位、外展位固定治疗的发育性髋关节脱位，疗程短，方法简单，治愈率高。2 岁以内用闭合方法复位获得成功的幼儿，大多数也能发展成为一个正常的髋关节。6 岁左右的儿童如果能得到正确的治疗和康复，多数也能获得接近正常髋关节。而超过 8 岁，由于软组织、骨结构畸形严重，须施行广泛、复杂的手术方法，一般认为难以获得功能满意的髋关节。因此，强调早期诊断和治疗是提高发育性髋关节脱位疗效的重要途径。

此外，在发育性髋关节脱位治疗中，如何预防和降低股骨头缺血性坏死的并发证，是一个值得重视的问题。对手法复位病例，应强调指出传统的股骨头复位后用蛙式石膏外固定，股骨头坏死率较高，因此，必要时尽可能改用人体位石膏固定；而对手术复位的发育性髋关节脱位，术前尽可能行内收肌、髂腰肌松解，股骨骨牵引，以减少股骨头缺血性坏死。

治疗发育性髋关节脱位的手术是一项比较复杂、细致的操作。术者一定要熟悉各种术式的优缺点、适应证，根据年龄、性别、单侧还是双侧、X 线片和术中所见的病理变化，制定正确的治疗方案。从切开复位，到如何正确处理股骨颈前倾角、颈干角、股骨短缩、以及髋臼对股骨头的同心圆复位，都是技术性很强的操作，不能用一种手术方式代替其他的术式。否则术后会出现一系列的并发证，如再脱位，半脱位等，都直接影响髋关节功能的恢复。因此，提高手术技巧和质量是治疗行走后儿童发育性髋关节脱位，并使其功能恢复的保证。

对发育性髋关节脱位的治疗，术者不仅要重视手术矫形的作用，而且更要重视对髋关节术后功能康复的指导；家长不能只依赖于医生的手术治疗，还要知道自己在患髋关节术后康复过程中所起的重要作用，因为有一些患儿髋关节术后 X 线片复位满意，但日后却出现了关节功能僵硬。因此，术后进行髋关节功能锻炼，是发育性髋关节脱位治疗的继续，需要医师、家长、患儿共同合作，需要经过一个较长时期的锻炼过程，才能获得更为理想的效果。儿童年龄小，单靠主动锻炼来恢复髋关节功能是有限的。在医师指导下，由家长耐心地给予适当的被动锻炼是非常必要的。解除石膏后，髋关节进行屈曲、过伸活动，待其运动范围恢复后，再进行适当的外展、外旋活动，最后进行内收、内旋活动，使髋关节恢复到术后最佳功能状态。对于年龄偏大，髋脱位畸形严重的病例，除了选择最适宜的手术治疗方法之外，术后康复训练是恢复髋关节功能的一个重要环节，只有牢牢地把握住这一环节，才有可能获得良好的治疗效果。

髋关节脱位术后应晚负重。学龄前儿童的髋脱位手术暴露广泛，创伤大，股骨头复位后干扰大，需要一个长时间的恢复过程，我们认为手术半年后 X 线片股骨头未出现坏死迹象，再逐渐下地负重行走，也是帮助髋关节功能恢复的一个要素。

三、先天性髋关节外展性挛缩

据国外学者报道，先天性髋关节外展性挛缩（congenital abductive contracture of the hip）较发育性髋关节脱位常见。但在我国报道不多，可能尚未引起足够重视。其病因可能是由于胎儿在宫内姿势不正常，使髋关节外展、外旋肌群挛缩引起。

（一）临床表现

下肢悬空伸直时，患肢有固定外展畸形，可伴有肌萎缩。当双下肢站直靠拢时，两下肢长度不等，患肢明显增长。骨盆倾斜，脊柱凸向患侧（图 4-5-25）。健肢的髋关节处于内收位，外展受限。患儿常伴有姿势性斜颈，外翻足畸形。检查 Ober 征阳性。

（二）X 线检查

由于健肢处于内收位，股骨头同心圆的压力减小，因此髋臼发育迟缓、髋臼变浅，股骨头骨骺较小，骨盆倾斜或外旋转畸形。脊柱侧凸，但无先天性畸形存在。脊柱运动范围正常。

（三）鉴别诊断

本症 Ortolani 征和 Barlow 征均为阴性，可与发育性髋关节脱位鉴别。

（四）治疗

严重的先天性髋关节外展性挛缩若不予治疗，健侧髋关节可以发展为半脱位。因此，出生后 2 周即可行手法矫治。指导患儿母亲对患髋牵引按摩（图 4-5-26），每天

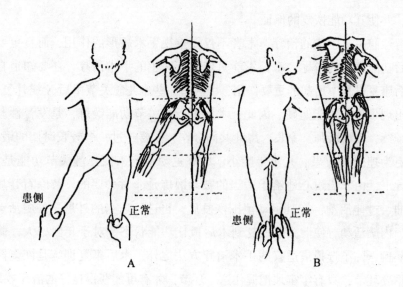

图 4-5-25　发育性髋关节脱位外展性挛缩临床表现

A. 患肢外展时，骨盆和脊柱关系正常；B. 两下肢并拢时发生骨盆倾斜和脊柱侧凸

重复 6 次，反复活动 20 次。一般可在 1～2 个月内矫正。严重病例，亦可住院行患肢牵引，再用石膏矫形固定患髋内收、内旋、伸直位。健侧髋关节屈曲 90°，外旋 80°，外展 70°位，四周后去石膏，可防止畸形复发，3 岁以上就诊，或上述方法矫治无效者，可手术治疗。以大粗隆为中心做弧形切口，松解髂胫束及挛缩的臀肌筋膜。手术效果良好。

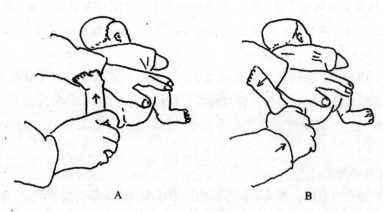

图 4-5-26　手法矫正图

A. 抬起患肢伸直大腿；B. 内收内旋患侧大腿

四、髋臼凹陷

小儿原发性髋臼突出，也称髋臼凹陷（protrusio acetabuli），较少见。常有家族史，一般呈显性遗传，多见于女性，常为双侧发病。此外，可见于 Sickle－cell animia，Marfan 综合征，风湿性关节炎等。

（一）病因

本病确切的病因不明。很可能是髂骨 Y 形软骨骨化速度较快，使正常能承受体重压力的软骨形成幼稚的充满血窦的骨组织，而不能承受日益增加的体重而产生内陷。

（二）临床表现

小儿早期体征为髋关节运动受限，但没有疼痛。以后髋关节各个方向运动均受限制，并出现髋关节屈曲畸形。成年后可继发骨性关节炎。

（三）治疗

小儿不宜手术。应鼓励进行髋关节功能锻炼，防止屈肌挛缩，改善髋关节活动范围。成人髋臼凹陷可行髋臼成形术。

五、先天性髋内翻

（一）类型

先天性髋内翻（congenital coxa vara）包括 2 种类型：第一种类型是出生时即表现出髋内翻，常合并股骨近端发育畸形或其他部位的先天性畸形，如锁骨颅骨发育不全。此型较少见。第二种类型是行走后出现髋内翻，没有身体其他部位的先天性畸形。此型究竟是先天性还是后天发育性仍不清楚，也称为婴儿型髋内翻（coxa vara infantatum）或发育性髋内翻（development coxa vara）。此型多见，常为双侧发病。男女发病率相等。

（二）病因与病理

有报道双胞胎的家族中易出现髋内翻，也有人认为外伤，股骨近端血液供应不平衡可引起髋内翻，但多数学者认为髋内翻是由于股骨近端生长发育障碍所致。早期股骨近端仅有一个骨骺板，以后分化出颈骺板和大粗隆骺板。最初，颈骺板内侧生长快，出现股骨颈变长，3 周的婴儿颈干角为 150°（图 4-5-27）。随着生长大粗隆骺板生长加快，使早期的颈干角逐渐变小，到成人之后，颈干角为 120°左右。因此，任何一侧生长障碍，均可引起髋外翻或髋内翻。实验显示，股骨近端生长区作用力的改变，可产生髋内翻、股骨颈后倾、变短和股骨头不规则。

根据对髋内翻股骨近端组织学检查发现，骨骺软骨柱排列不规则，骨化不典型，像一个不正常的骨骺板，干骺端有大量软骨细胞，许多结缔组织位于不规则排列的软骨和骨细胞之间，由此骨化障碍和延迟产生了发育性髋内翻。

（三）临床表现

由于股骨颈干骺端内侧有大量的软骨细胞取代了正常骨组织，使股骨颈支持力量减弱，小儿行走后，股骨颈承受力增大，从而引起颈干角进行性减小，肢体变短，出现髋内翻畸形。一般 3~5 岁出现症状，其主要症状有：无痛性跛行，双侧发病可出现鸭步，Trendelenburg 征阳性；单侧发病患肢短于健肢。患髋外展、内旋活动受限。有

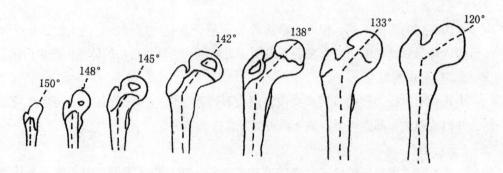

图 4-5-27　不同年龄颈干角示意图

时腰椎前凸加重。

（四）X 线检查

髋关节 X 线片可显示颈干角小于 120°，颈骺板由水平位变为垂直位，其内下方常见一个三角形骨块。干骺端有一骨质疏松区横过股骨颈。大粗隆突起，严重时与髂骨翼接触，并产生压迹，股骨头轻度变形，髋臼变浅，Y 形软骨水平线（Hilgenreiner 线）和骺板水平线夹角（简称 HE 角，正常为 25°）增大（图 4-5-28）。

（五）鉴别诊断

典型的先天性髋内翻不难诊断，但仍须与股骨头骨骺滑脱、骨骺发育不良、股骨头缺血性坏死，以及外伤、感染后出现的髋内翻畸形鉴别。

（六）治疗

一般认为 HE 角小于 45°，颈干角大于 100°，髋内翻可自行矫正。HE 角在 45°~60°之间，可用垫高鞋跟，髋关节被动外展支架治疗，必需定期检查，因为可进行性加重。HE 角大于 60°，则必需手术治疗。进行性髋内翻如不治疗，可引起髋关节严重畸形（图 4-5-29）。

非手术治疗无效。手术宜早期进行，以 5 岁后手术为宜；过早手术可出现股骨

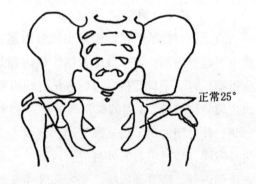

图 4-5-28　髋内翻 HE 角增大

近端骺早闭，8 岁以后手术，很难使髋关节恢复正常的功能。手术的目的是恢复正常的颈干角使之等于或大于 140°、或 HE 角等于或小于 35°，恢复生长板的水平位，促进股骨颈内侧发育不良的骨组织骨化，增加肢体的长度，同时减少继发畸形。一般矫枉过正可防止复发。常用粗隆间或粗隆下外翻截骨术治疗，手术方式较多。现介绍 4 种：

1. 粗隆下外翻截骨术　适合于需要矫正 40°左右髋内翻角度的患者。

（1）术前准备，根据患肢正位 X 线片测量股骨颈干角，矫形后颈干角一般为 135°

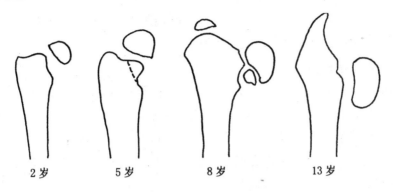

2岁 　　 5岁 　　 8岁 　　 13岁

图 4-5-29 进行性髋内翻

左右，两者相减角度即为外翻截骨的角度，也就是需要矫正的髋内翻角度。同时要求术后 HE 角小于 45°。

（2）体位：仰卧位，患侧臀部垫高。

（3）麻醉：全麻或硬膜外麻醉。

（4）操作步骤：在大腿上部外侧做纵切口，切开皮肤、皮下组织，纵行切开阔筋膜张肌、髂胫束、股外侧肌及骨膜，暴露大粗隆和股骨上 1/3 段。在小粗隆下缘用电锯或骨刀截除所需角度的楔形骨块，骨块尖端朝向内侧。截骨后，外展股骨远端，使远、近端两个骨断面严密对合，再用四孔钢板螺丝钉固定。如果患肢远端外展受限，可在大腿根部内侧另做小纵行切口，将紧张的内收肌切断。

（5）术后处理：患肢髋人字石膏固定，6 周后去石膏，在床上练习下肢各关节屈伸活动，待 X 线片显示骨折愈合后，再下地行走。4~6 个月去除钢板内固定。为了增加股骨头和股骨颈之间的接触面，减少股骨颈承受的负重剪力，也可以在粗隆间进行楔形截骨术，外展远断端，使两侧截骨面接触后，再将远断端向内推移，越过骺板，托住股骨头，并用四孔钢板固定（图 4-5-30）。

2. Borden 法 严重的髋内翻畸形，需要矫正的内翻角度超过 50°，可运用 Borden 方法。术前准备好一端有三孔，另一端为三翼钉形的内固定器的钢板，事先弯好所需的角度。手术暴露与粗隆下外翻截骨术相同。先将金属导针与股骨颈上沿平行插入股骨颈，然后将三翼钉一端顺着导针插入股骨颈中间。在粗隆间横行截骨，将近侧断端内收，

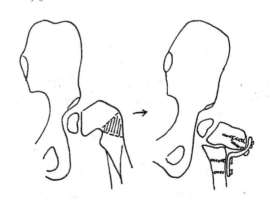

图 4-5-30 粗隆间楔形截骨术

远侧断端外展，使远断端截骨面与近端在粗隆外侧面接触，大粗隆外侧面宜打出粗糙

面以利骨愈合，然后将钢板用螺丝钉固定在远断端股骨干外侧（图4-5-31）。如果远断端外展受限，可松解紧张的内收肌或髂腰肌。

术后处理与上法相同。

3. Amstutz粗隆间截骨术 这是由Amstutz和Wilson设计的手术方法，用电锯在股骨近端作"Z"形截骨，再在粗隆间和股骨颈中心部凿出类似股骨近端骨突起的骨槽，然后将远断端外展，使股骨近端骨突起插入截骨近端骨槽中（图4-5-32）。如果断端不稳定，可用克氏针交叉固定两断端。

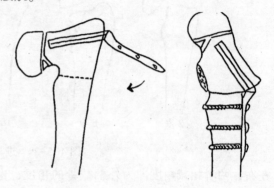

图4-5-31　Borden手术方法

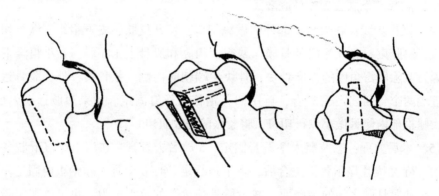

图4-5-32　Amstutz手术方法

术后用髋人字石膏固定6周。

4. Langenskiold法该手术在粗隆间截骨，深达股骨颈，但不穿过骨骺板。将远断端股骨外侧凿成粗糙面，外展下肢，在大粗隆与股骨近端之间用钢丝固定（图4-5-33）。如果断端不稳定，也可选用股骨颈内固定方法。术后髋人字石膏固定8周后，去除外固定，先在床上练习关节活动，待骨折愈后再下地行走。

总之，治疗先天性髋内翻的方法很多，术者要根据自己的特长选择。

六、先天性股骨近端局限性缺陷

股骨近端部分缺如或发育畸形称为股骨近端局限性缺陷（proximal femoral focal deficiency）。这是与股骨近端发育不良，如先天性髋内翻、先天性弓形股骨、先天性短股骨以及下肢海豹肢等类型完全不同的骨发育缺陷，病因不明。与遗传无关。其病理变化严重程度不同，常合并同一肢体其他畸形，如髋臼发育不良、髋关节脱位或半脱位、髌骨、腓骨缺如、胫骨部分缺如或足外侧缺如、跗骨融合以及身体其他部位异常。因

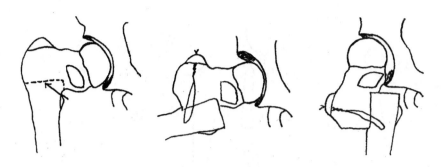

图 4-5-33　Langenskiold 手术方法

此，可能是多个局部畸胎发育过程，此类畸形较少见。

（一）临床表现

出生时可见患肢短缩，髋关节呈现屈曲、外展、外旋畸形，有时伴髌骨向外脱位。合并髋内翻时，可见大粗隆上移。髋关节、膝关节周围的肌肉大多正常，如缝匠肌、闭孔外肌、髋关节内收、外展肌群作为稳定发育不良的股骨近端的肌群。股骨头骨化中心出现较晚，一般在 2 岁以后出现。

（二）X 线检查

Aitken 根据 2 岁以后 X 线片显示的病理变化，将本症分为四型：

第 I 型：髋臼正常，骨化的股骨头位于髋臼内。股骨头和股骨干之间的缺如部分随着生长发育逐渐骨化（图 4-5-34）。特点：股骨短缩，同时在股骨干和粗隆下部出现内翻。

第 II 型：髋臼有不同程度的发育不良，包容有股骨的股骨头，行走后股骨干上移，股骨干近端可见小块骨组织。但在股骨头和股骨干之间不发生骨化（图 4-5-35）。

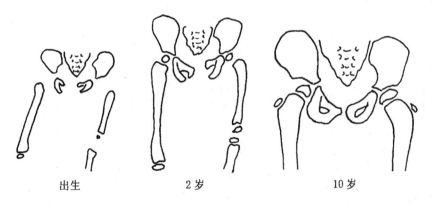

出生　　　　　　2岁　　　　　　10岁

图 4-5-34　第 I 型股骨近端局限性缺陷

第 III 型：髋臼有不同程度的发育不良，但髋臼内没有骨化的股骨头，股骨干近端可见小块骨组织。明显向近端移位（图 4-5-36）。

第 IV 型：髋臼缺如，也没有骨化的股骨头，股骨干近端只有小块骨组织（图 4-5-

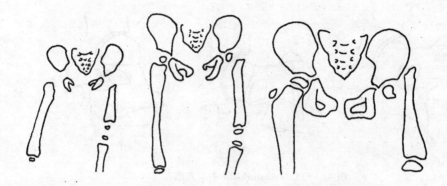

图 4¬5-35　第Ⅱ型股骨近端局限性缺陷

37）。在第Ⅲ、Ⅳ型中，股骨头不可能骨化。一般只有髋臼发育完全时，股骨头骨骺才会发育并出现骨化，这一点是治疗的基础。

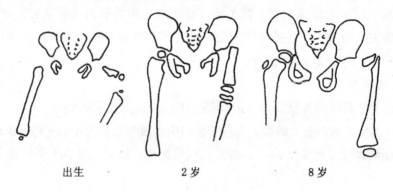

出生　　　　　　　　2岁　　　　　　　　8岁

图 4-5-36　第Ⅲ型股骨近端局限性缺陷

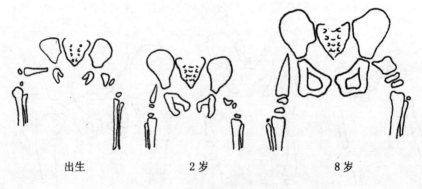

出生　　　　　　　　2岁　　　　　　　　8岁

图 4-5-37　第Ⅳ型股骨近端局限性缺陷

（三）治疗

治疗目的：纠正肢体不等长、骨盆-股骨不稳定、下肢旋转畸形，以及近端肌肉无力。

1. 保守疗法早期可行患肢牵引，以矫正短缩、肢体屈曲、外展、外旋畸形。行走后，可穿戴用坐骨负重的支架，以避免患肢受到重力的压力使畸形加重。单侧肢体畸形，患肢稳定，可安装假肢，使两下肢等长。如双侧肢体畸形，行走稳定者，也可以不手术，安装假肢使他们的身高与正常同龄人等同。

2. 手术治疗发育停止后，根据畸形的病理变化和类型，可合理选用不同的手术方法治疗。其目的是稳定髋关节，恢复股骨的完整和负重力线，以改善肢体功能，或创造有动力的骨性杠杆以便安装，控制假肢。因此，要求在术前必须仔细检查，综合分析，对是否需要矫形手术、截肢、或安装假肢作出合理的判断。

（1）稳定髋关节的手术方法（适合第Ⅰ、Ⅱ型的治疗）：①利用游离胫骨或腓骨在股骨头和股骨干近端之间进行植骨，在骨性愈合后，如出现髋内翻，再行粗隆下外展截骨矫形。②将股骨干近端修整成尖形，在股骨颈、头钻一个类似的骨孔道，然后将股骨干近端插入股骨颈、头内，并用克氏针固定，以大量松质骨植骨。③粗隆间出现假关节，可用髓内针将远、近两断端贯穿固定，并用大量松质骨植骨。④髋关节脱位进行手术切开复位。⑤骨盆、股骨近端融合术。利用 Chiari 骨盆截骨内移术，再将股骨干近端与骨盆近断端直接固定在一起（图 4-5-38）。⑥重建髋臼或髋臼造盖，股骨近端装上人工股骨头，并放入髋臼，以稳定髋关节。

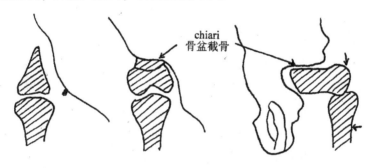

图 4-5-38 骨盆股骨融合术

（2）恢复股骨干负重力线的方法：①如果股骨干向外弯曲，可行粗隆下多段截骨，并用髓内针固定。手术操作步骤详见成骨不全的治疗方法。②将股骨各部分对位，并用髓内针固定，常结合膝关节融合术（图 4-5-39），以矫正下肢屈曲、外展、外旋畸形，提供稳定的残端，控制假肢。③因股骨发育不良两下肢不等长时，可行健侧股骨骨骺阻滞术或患侧股骨延长术，以使两下肢等长。

（3）Borggreve 肢体旋转手术（适合第Ⅲ、Ⅳ型的治疗）：适用于患肢踝关节运动正常，但位于健侧膝关节水平，肢体太短不能延长者。手术在 12 岁以后进行，通过胫骨截骨并旋转 180°，使足跟指向前方，足背指向后方，将踝关节当做膝关节，控制下方假肢的活动。但也有主张作 Syme 或 Boyed 截肢和安装假肢（如悉尼儿童医院观点）。

总之，股骨近端局限性缺陷治疗方法困难，要根据不同类型、不同病理变化、肢体功能情况选择合理的治疗方法。如第Ⅰ型常出现髋内翻，可行粗隆下外展截骨术。第Ⅳ型运用骨盆股骨融合术再结合其他方法治疗。不适宜手术治疗者，根据情况安装假肢，有时也可取得好的结果。

七、先天性股骨远端局限性缺陷

股骨远端局限性缺陷（distal femoral focal deficiency），该畸形少见。可表现为远端部分股骨干缺如，腓骨发育不良，胫骨发育不良，膝关节脱位等；也还有股骨远端骨骺与干骺端出现假关节，可无家族史或神经纤维瘤病。

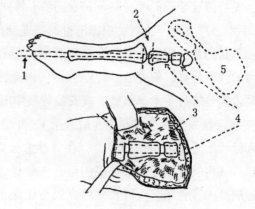

图 4-5-39　恢复下肢负重力线手术
1. 髓内针；2. 膝关节融合；3. 股骨远端 4. 股骨近端；5. 骨盆

治疗：可根据全身和局部情况而定。

八、先天性股骨完全缺如

先天性股骨完全缺如（congenital absence of the femur），属于肢体中间横向缺如类型，非常少见。胫骨近端骨骺与髋骨连在一起，此后胫骨近端骨骺发育成 2 个部分，其中一个参与构成髋关节（图 4-5-40）。

治疗：可参考先天性股骨近端局限性缺陷中的第 Ⅳ 型的治疗方法。

九、先天性重复股骨

先天性重复股骨（congenital femoral duplication）至今文献报道有 26 例，多发生在股骨远端，常伴有胫骨发育不良，其他部位多发畸形。

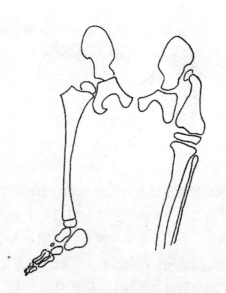

图 4-5-40　先天性股骨完全缺如

治疗：可根据全身和局部情况而定。

十、先天性股骨分叉

先天性股骨分叉（Bifurcated femur）至今文献报告有 28 例，常伴有临近骨缺损与胫骨半肢畸形，但也有胫、腓骨及踝关节、足部发育正常。

治疗：可根据全身和局部情况而定。

十一、先天性短股骨

（一）临床表现

先天性短股骨（congenital short femur）又称股骨发育不良（femoral hypoplasia），为股骨常见的先天性畸形，无遗传性。临床表现为患肢大腿较健侧短缩（图4-5-41）。X线片显示股骨较短。股骨头骨化中心出现较迟，但股骨头、髋臼的发育正常，股骨没有成角畸形或其他发育缺陷，这是与先天性股骨近端局限性缺陷的明显不同之处。膝关节前后方向松弛。

（二）治疗

单侧的先天性短股骨，治疗的目的是解决两下肢不等长的问题。每年要进行一次双下肢X线（CR）检查，以了解双下肢的生长速度。对儿童来说，短缩不明显时，可用垫高鞋底的方法使两下肢等长。只有当股骨短缩明显时（大于5cm），可在8岁以后行股骨延长术。

十二、先天性短股骨合并髋内翻

（一）临床表现

先天性短股骨并髋内翻（congenital-short femur with coxa vara）畸形较为严重，临床表现为肢体短缩，这种短缩一般较为明显，常短缩7.5~15cm。髋关节外展、内旋受限。大粗隆下外侧弯曲成弓形。

（二）X线检查

出生时，股骨干下2/3显影，股骨近端呈球形膨大，股骨头，股骨颈均为软骨，2岁以后股骨头、颈出现骨化阴影，并出现髋内翻，但与先天性髋内翻完全不同。①本症髋内翻位于大粗隆或大粗隆下部。②髋内翻以远的股骨干髓腔变窄、硬化。③股骨头呈子弹头型。④股骨头骨髓沿股骨颈上沿延伸，髋臼正常或发育不良（图4-5-42）。

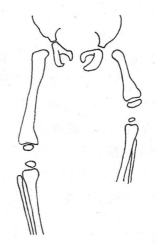

图4-5-41　先天性短股骨合并髋外翻示意图（6个月大小）

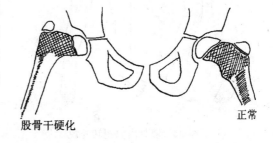

股骨干硬化　　　　　　正常

图4-5-42　先天性短股骨合并髋内翻示意图

（三）治疗

年幼的儿童可垫高鞋底，结合使用
外展支架，解决两下肢不等长问题。8 岁以后，患肢明显短缩者，可行股骨延长术，详
见先天性短股骨。由于髋内翻一般不会进展，所以一般不需要作外展截骨术矫形。由
于大粗隆下常有骨质硬化，行外展截骨术时常出现延迟愈合。

十三、股骨扭转畸形

正常股骨扭转（femoral torsion）即前倾角对髋关节的旋转功能是必要的。当股骨
发生不正常的向内或向外扭转，可引起小儿行走时足趾指向
内侧（即内"八"字足）或足趾指向外侧（即外"八"字
足）畸形。据 Mcsweeney 1971 年调查发现，13.2% 的小儿
有内"八"字足，不到 0.5% 的小儿有外"八"字足。解
释这种股骨扭转畸形的原因之一是小儿睡眠或坐位时长期不
正常姿势所致，但常有家族史。

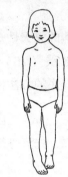

（一）临床表现

早期表现为步态异常，行走笨拙。当股骨向内扭转
（即前倾角增大时），站立和行走出现内"八"字足（图 4-
5-43）。站立时，髌骨指向内侧，互相靠拢。当大腿外旋

图 4-5-43　内"八"
字足步态外观

时，髌骨指向前方，足趾指向外侧。坐位时，常常髋关节内旋，大腿内侧着地、小腿
位于大腿外侧。髋关节伸直时，大腿内旋幅度增加，可达 90°，外旋受限，可为 0°（图
4-5-44）。股骨向外扭转时则畸形相反，站立行走呈外"八"字步态，坐位时呈"裁
缝匠"姿势；髋关节伸直时，大腿外旋幅度增加，而内旋活动受限（图 4-5-45）。

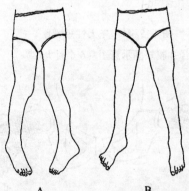

　　　　A　　　　　　　　B
图 4-5-44　股骨内向扭转外观
A. 双髋内旋 90°；B. 双髋外旋 10°

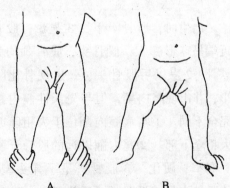

　　　　A　　　　　　　　B
图 4-5-45　股骨向外扭转外观
A. 双髋内旋 0°；B. 双髋外旋 70°

（二）X 线检查

可显示股骨颈前倾角相应的骨畸形改变。

（三）鉴别诊断

从髋关节到足部任何骨骼畸形都可以引起内"八"字或外"八"字足畸形，因此必须除外发育性髋关节脱位、Perthes 病，脑瘫、小儿麻痹后遗症和脊柱裂等畸形。此外还要鉴别跖内收畸形，轻度马蹄内翻足畸形。鉴别要点是股骨扭转畸形的足（前足、后足）与踝关节之间的关系是否正常。胫骨向内旋转，伴弓形腿时，常出现内"八"字足，但其髋关节的内旋、外旋功能正常，可供鉴别。

（四）治疗

多数小儿股骨扭转引起的内、外"八"字足畸形到 5~7 岁时可自行矫正。有时内"八"字足步态改善是由于胫骨外旋或后足外翻、前足外展代偿所致，甚至会引起足、膝关节韧带松弛。仅少数股骨前倾角过大，不能自行矫正者，8~10 岁以后可行股骨旋转截骨术。截骨部位可选择股骨干下 1/3 处，通过后外侧纵切口，采用横形截骨、旋转肢体远端使足趾指向正前方，并用 4~6 孔钢板固定。术后石膏固定 6~8 周。

十四、先天性髌骨缺如

单独先天性髌骨缺如（congenital absence of the patella）非常少见。多为双侧缺如，或一侧缺如，而另一侧发育不良。常合并其他部位的畸形，如甲-髌综合征、膝关节脱位、膝反张、先天性马蹄内翻足、发育性髋关节脱位等。

（一）临床表现

髌骨缺如时，膝关节前方平坦，在膝关节屈曲时更明显。当股四头肌发育良好时，一般无明显症状。如果股四头肌发育不良，则出现膝关节不稳定，伸膝无力，随着生长出现屈膝畸形。由于髌骨骨化中心在 3~5 岁以后出现，因此早期 X 线检查对诊断帮助不大。

（二）治疗

先天性髌骨缺如的治疗取决于伸膝装置的发育情况。因此，早期进行膝关节功能锻炼，加强股四头肌的力量，可使患肢获得良好的功能。只有当伸膝无力时，可将缝匠肌、股薄肌、半腱肌或股二头肌移位到股四头肌，以增加伸膝力量，效果满意。

当髌骨缺如合并其他畸形时，治疗原发病变为主。如髌骨缺如合并膝反张，主要治疗膝反张畸形，而髌骨缺如无须特别治疗。当髌骨缺如合并伸膝装置向外侧严重移位时，则需要手术治疗。常用方法有将股内侧腘绳肌转移到伸膝装置内侧，加强内侧肌力，或骨骺闭合后，行胫骨结节内移术，以纠正伸膝装置的力线，效果良好。

十五、先天性双髌骨

髌骨一般只有一个骨化中心，但有 15% 的髌骨可由 2 个以上的骨化中心融合而成。

这些副骨化中心是在 8~12 岁出现，由纤维软骨组织与髌骨中心相连接而不正常融合，可形成先天性双髌骨（congenital bipartite patella）或三髌骨畸形或先天性多发髌骨（congenital multipartile patella）。以单侧多见（图 4-5-46）。

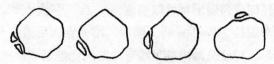

图 4-5-46　髌骨畸形

据统计，双髌骨的副骨化中心位于髌骨外上方占 75%，外侧占 20%，下极占 5%。三髌骨则少见。

（一）临床表现

双髌骨一般无明显症状，但须与髌骨骨折相鉴别。后者好发下极，骨折后移位明显。双髌骨 X 线表现为两髌骨之间一整齐、平滑的分界线，其中有一个较大的髌骨。必要时拍对侧肢体 X 线片帮助诊断。

（二）治疗

当患肢出现疼痛，可用石膏外固定 2~3 周，疼痛多得到缓解。少数疼痛不能缓解者，则可切除副骨化中心。多髌骨畸形有时会引起成年人骨性关节炎，则需行髌骨切除术。

十六、先天性髌骨脱位

先天性髌骨脱位（congenital dislocationof the patella）少见。它与复发性髌骨脱位（recurrent dislocation of the patella）不同，常有家族遗传史，可合并其他肌肉、骨骼畸形，如先天性多发性关节挛缩症，Down 综合征（21 三体综合征）等。典型先天性髌骨脱位常为双侧，也可单侧，常见髌骨向膝关节外侧脱位，不经手术治疗多不能自行复位。

（一）病因

确切病因不清楚，Stanisavljevic 等认为在怀孕头 3 个月内，股四头肌止于髌骨的胚胎组织没有向内旋转，使股四头肌停留在大腿的前外侧，使髌骨向外侧脱位。

（二）病理

股四头肌异常，主要是股外侧肌及筋膜、髂胫束、股中间肌挛缩，髌骨附在髂胫束前方，其体积较小，形态不规则，常伴有膝外翻、胫骨外旋、膝关节内侧关节囊松弛，股骨外髁扁平，髌腱止点外移等。

（三）临床表现

多见膝关节屈曲畸形，或小腿外旋畸形。当膝关节伸直时，髌骨位于膝关节的外侧。有的不能主动伸膝、或伸膝无力，小儿学习走路较晚。双侧髌骨脱位，可见小儿膝关节屈曲跪着行走。

（四）X线检查

3~4岁以前，X线片不能显示髌骨脱位。待髌骨骨化中心出现以后，X线片可显示髌骨位于膝关节的外侧。膝关节轴位像可更清楚地显示髌骨不在髌间凹内，脱向外侧。

（五）诊断

早期诊断比较困难。但根据临床表现仔细检查，可以摸到外侧脱位的髌骨而作出诊断。

（六）治疗

一旦诊断明确，应立即手术治疗。牵引、石膏矫形无效。手术目的是矫正髌骨脱位，恢复股四头肌的力线。手术方法有Stanisavljevic等设计的方法，操作步骤如下（图4-5-47）：

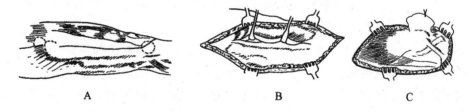

图4-5-47　Stanisavjevic手术方法

A. 切口；B. 股骨骨膜、股四头肌和髌骨向内旋转；C. 外侧1/2髌韧带内移缝至胫骨

自大粗隆下方4cm开始在大腿外侧作纵形切口，至股骨外髁上方向前弯曲，终止于胫骨内髁下方4cm处，切开皮下组织后，暴露阔筋膜、膝关节前部、内侧和鹅足肌腱。尽可能切除阔筋膜，并保存在生理盐水中。自外侧肌间隔分离股外侧肌、显露股骨外侧骨膜，并从外侧肌间隔上方1~2cm处纵向切开股骨骨膜，沿着脱位的髌骨远方，髌韧带至胫骨结节切开膝关节外侧关节囊。从股骨前外侧抬起股四头肌和髌骨并向内旋转，如旋转有困难时，可在膝关节前方，靠近股骨髁处切开骨膜。继续暴露膝关节，清除阻止髌骨复位的病理组织，在髌骨内侧关节囊做纵切口，使髌骨复位。纵向切开髌韧带，并将外1/2的髌韧带止点切断，通过内侧1/2髌韧带的下方，缝至靠近胫骨内侧副韧带骨膜处。髌骨复位后，将股内侧肌向前、向外覆盖髌骨，与髌骨外缘缝合。用切除的阔筋膜修复外侧缺损的关节囊，关闭伤口。膝关节屈曲5°~10°，长腿石膏管型固定5~6周，去石膏后，进行膝关节主动、被动功能锻炼。

十七、复发性髌骨脱位

复发性髌骨脱位（recurrent dislocationof the patella）或称习惯性髌骨脱位（habitual dislocation of the patella），是指由于股四头肌伸膝装置或膝关节的先天性或发育异常出现的髌骨自发性脱位。其特点为膝关节屈曲时，髌骨脱向膝关节外侧；伸直时髌骨可自动复位。女性患病多于男性。

（一）病因

正常髌骨在膝关节屈曲时，沿着股骨髁间沟的凹面上下运动，当膝关节完全伸直时，股四头肌松弛，髌骨可以左右、上下活动，每个方向活动范围约2cm。尽管有的膝关节周围组织比正常松弛，但决不会出现髌骨向外方脱位，只有当髌骨内侧支持带松弛或无力、外侧支持带挛缩或止点异常、髌骨高位或发育不良、膝外翻、胫骨外旋、股骨外髁发育不良、髌韧带过长、股骨内旋等异常时，才可引起髌骨复发性脱位（图4-5-48）。

（二）临床表现

常在5~6岁发生脱位，有家族遗传性。轻者出现髌骨短暂半脱位，易摔跤。严重的还可出现疼痛，关节不稳。膝关节屈曲时，髌骨逐渐脱向外侧，伸膝时可自动复位，如在膝关节屈曲前，用手将髌骨控制固定在股骨髁间凹，则膝关节屈曲活动困难，甚至不能屈曲，常伴有股四头肌萎缩。

Brattstrom介绍了一种检查方法，在肢体上测出一个名为θ角的角度，作为评价指标。这个角度是由股四头肌的轴心线和通过髌骨中点的髌韧带轴心线相交而成。临床上则常采用髂前上棘到胫骨结节的连线与髌骨正中线的交角作为θ角（图4-5-49）。男性θ角的正常值是8°~10°，女性是10°~20°。胫骨结节外移可使θ角增大。因此，可利用胫骨结节移位来调整θ角的大小。还可检查测量髌韧带长度与髌骨长度比值。正常髌韧带长度与髌骨长度比值为1。如果比值改变大于20%，则为异常。

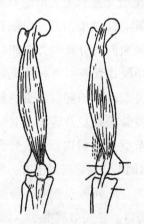

图4-5-48　复发性髌骨脱位的病理改变

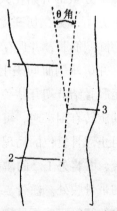

图4-5-49　θ角示意图

1. 大腿正中线；2. 胫骨结节；3. 髌骨中点

（三）X线检查

膝关节正侧位和膝关节轴位可帮助显示股骨外髁间凹、髌骨病理改变（图4-5-50）。

（四）治疗

1. 保守治疗 对于首次发作并诊断的髌骨脱位，宜用长腿石膏固定 4 周后解除外固定，行膝关节功能锻炼，以加强股四头肌的力量，防止复发。

2. 手术治疗 上述治疗方法无效或有明显症状，关节不稳定者，应手术治疗。手术的目的是矫正髌骨脱位，防止术后复发，预防髌股关节骨性关节炎发生。

由于髌骨脱位的局部原因，畸形程度和范围不同，因此不宜用一种手术方法治疗。应根据病儿年龄和具体畸形，采用适当的综合方法。但一般要遵循下述原则：①彻底松解髌骨外侧挛缩的软组织，包括髂胫束、股四头肌扩张部和关节囊等。②加强髌骨内侧肌肉组织的力量，必要时将半腱肌转移到髌骨。③伸膝装置的力线必须恢复正常。④合并骨性畸形，如股骨、胫骨旋转畸形、膝外翻等，也必须截骨矫形。以下是常用的手术方法：

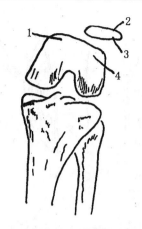

图 4-5-50 复发性髌骨脱位示意图
1. 髁间沟过浅；2. 髌骨向外脱位；3. 髌骨外侧关节面扁平；4. 股骨外髁发育不良

（1）Campbell 手术方法（图 4-5-51）：适用于轻度髌骨脱位。操作步骤如下：沿股四头肌、髌骨和髌韧带的前内侧作长 12cm 左右切口（图 4-5-51（A）），向内外两侧分离至深部组织，显露关节囊。由胫骨近端前内侧起向上，在关节囊上切一条与切口等长、宽 2cm 的关节囊组织条，切断其远端，并向近端游离翻向上方图（图 4-5-51（B））。切开滑膜，检查关节内各个部位，对髌骨、股骨关节面的情况作出估计。关节软骨面不平，可用手术刀修平，如有游离体，将其摘除，缝合滑膜。内侧关节囊拉紧缝合图（图 4-5-51（C））。在髌骨上方用手术刀将股四头肌腱由额状面一侧穿过到对侧，用止血钳将肌腱张开，用准备好的关节囊条的游离端经股四头肌的通道自外侧切口拉出（图 4-5-51（D））。再由股四头肌前面返折到内侧，在适当紧张度的情况下，将其缝合到内收肌腱止点处图（图 4-5-51（E））。关闭伤口。

术后用长腿石膏托固定，2 周后去除石膏托，锻炼股四头肌。3~4 周后可作关节伸屈活动，6~8 周后负重行走。

（2）Roux-Goldthwait 手术方法（图 4-5-52）：适用于儿童、轻度的复发性髌骨脱位。手术简单。操作步骤如下：从髌骨下缘到胫骨结节下 2.5 cm 处作正中切口，纵向切开髌韧带，分成两半，将胫骨结节处髌韧带外侧半切断，并从内侧半下方拉出，与内侧软组织及缝匠肌止点拉紧缝合。手术同时松解髌骨外侧挛缩的软组织。

术后处理同 Campbell 手术方法。

（3）（Galeazzi 手术方法（图 4-5-53）：适合于儿童，矫正髌骨远端的力线。操作

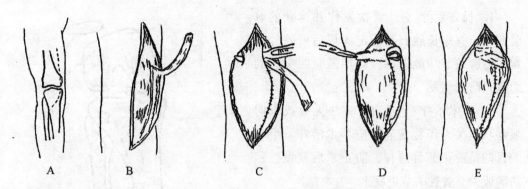

图 4-5-51　Campbell 手术方法

A. 切口；B. 远端关节囊条切断；C. 关节囊已经缝合；

D. 关节囊条穿过股四头肌；E. 关节囊条缝在内吸肌结节处

步骤如下：采用两个皮肤切口。第 1
个切口位于大腿远端后内侧鹅足肌腱
部位。半腱肌在远端，处于该区域 3
条肌腱的最后侧，肌腱较小，至少长
达 13cm。注意不要与股薄肌混淆。在
肌腱与肌腹相连处切断半腱肌，远端
肌腱尽可能留得长一些，将半腱肌的
肌腹缝至半膜肌处。在髌骨内侧作第
2 个切口（图 4-5-53（A）），在下
端确认半腱肌的肌腱，将切断的肌腱
拉出。于皮下游离外侧皮瓣，显露髌
骨前面和股四头肌扩张部分，于髌骨

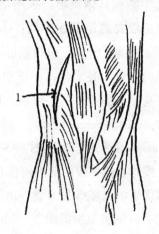

图 4-5-52　Roux-Goldthwait 手术方法

1. 外侧关节囊切开

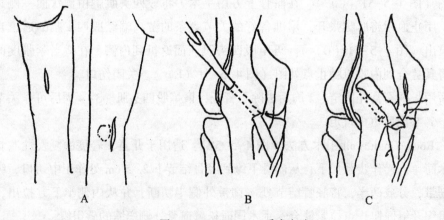

图 4-5-53　Galeazzi 手术方法

内侧切开关节囊，探查关节内病变，并予处理，重叠缝合内侧关节囊，松解髌骨外侧

挛缩的软组织。然后在髌骨作一斜行隧道，隧道自内下方通向外上方，将半腱肌的断端穿过隧道，绕过髌骨前面图（图4-5-53（B））。利用肌腱将髌骨拉向内下方，并缝至髌骨前扩张部及远端肌腱上图（图4-5-53（C））。肌腱缝合时要保持一定的张力，以使髌韧带松弛。外侧关节囊不修复，关闭伤口。

术后用前后长石膏托固定，6周后去除外固定，练习膝关节活动。

（4）Hauser手术方法（图4-5-54）：适合于轻度髌骨移位、髌骨容易复位、无骨性关节炎者。但不适用于胫骨结节尚未闭合的儿童，以免引起术后膝反张畸形。操作步骤如下：

自髌骨近端沿膝关节前内侧作切口，止于胫骨结节远端1.5cm的中线（图4-5-54（A））。游离髌韧带内外侧，自胫骨结节髌韧带止点处，凿下1.5cm大小骨块（图4-5-54（B））。切开髌骨外侧关节囊深达骨膜，再沿股四头肌腱游离到股外侧肌远端外侧。切开滑膜，

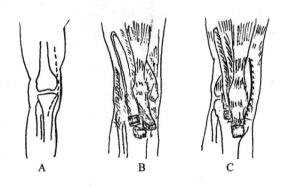

图4-5-54　Hausuer手术方法

检查膝关节及关节软骨面，如关节面不平，予以修平，缝合滑膜。将髌韧带连同骨块向胫骨内下方移位，使髌骨复位，保持伸膝装置与股骨长轴方向一致。注意勿使髌韧带移位太远，以免股四头肌张力过大，导致骨性关节炎。在选择一个新的止点位置处，凿出一个与凿下骨块大小一致的骨槽，再把附在髌韧带上的骨块嵌入骨槽中（图4-5-54（C）），并用螺丝钉固定。髌韧带与周围骨膜缝合，将从新止点凿出的骨块置入原胫骨结节骨缺损处，关闭伤口。术后用前后长石膏托固定，早期锻炼股四头肌收缩。6周后去石膏，练习膝关节活动，并扶拐行走。

（5）调整伸膝装置力线的手术：对于软组织挛缩明显、移位又明显的髌骨，临床经验显示调整伸膝装置力线的手术效果良好。操作步骤如下（图4-5-55）：自大腿外下方沿髂胫束到胫骨结节弯向内侧切口，长约10~15cm图（图4-5-55（A））。向两侧游离皮瓣，在股外侧肌远端从髂胫束，股四头肌腱的外缘与髌骨外缘的连接处切开，切断其远端并向上游离。切断挛缩的髂胫束。沿切口方向切开外侧关节囊和滑膜。再沿髌骨内缘与股四头肌直头连结处将股内侧肌游离，关节囊及滑膜切开，探查膝关节并予处理。然后将髌骨复位，将内侧松弛的关节囊及滑膜切除一部分后拉紧缝合。将股内侧肌向上游离，并将其向髌骨外下缘牵拉，覆盖髌骨，先将髌骨内缘软组织与股内侧肌肌腹近侧缝合图（图4-5-55（B）），再将股内侧肌远端与髌骨外下缘缝合图（图4-5-55（C））。用内侧切除的关节囊及滑膜修补外侧滑膜的缺损，如股四头肌和

髌韧带不成直线，可结合将胫骨结节外半侧髌韧带内移手术图（图 4-5-55（D）），最后将股外侧肌稍向上游离后，缝合至股四头肌腱处。髂胫束、股二头肌延长缝合。关闭伤口。

术后用前后石膏托固定，早期练习股四头肌收缩，6 周后去除外固定，练习膝关节伸屈活动，开始扶拐行走。作者多运用该手术方法治疗无明显骨性畸形的小儿复发性髌骨脱位，取得满意效果。

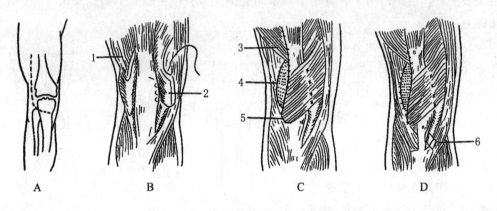

图 4-5-55　调整伸膝装置的手术方法

1. 股外侧肌；2. 股内侧肌；3. 股外侧肌上移缝合；4. 外侧关节囊修复；5. 髌骨外缘与股内侧肌缝合；6. 外侧 1/2 髌韧带内移

（6）West 和 Soto-Hall 手术方法：对于合并严重骨性关节炎，膝关节功能障碍明显者可行髌骨切除和股四头肌修补术（图 4-5-56）。操作步骤如下：沿膝关节前作横 "U" 形切口图 4-5-56（A）），切口位于髌骨远端，游离并牵开皮肤，于髌骨远端 1/3 平面 "U" 形切开股四头肌扩张部。用锐利的手术刀仔细地从关节囊，股四头肌扩张部和髌韧带处将髌骨切除。探查和处理关节内病变，如清除游离体、切除破裂的半月板、修平股骨髁已软化的部分。将近端关节囊和股四头肌肌腱拉向内侧与髌韧带和内侧关节囊重叠缝合固定图 4-5-56（B））。游离股内侧肌，使断面呈 "V" 形，拉向外下方，覆盖切除髌骨后留下的间隙图图 4-5-56（C））。不要缝合外侧股四头肌扩张部和关节囊留下的间隙，可缝合外侧滑膜。关闭伤口。

术后用前后长腿石膏托固定，2 天后开始练习股四头股收缩，6 周后去石膏，练习膝关节伸屈活动，并扶拐负重行走。5~6 个月后可恢复伸膝功能。

据文献报道，复发性髌骨脱位治疗方法多达 180 种。笔者长期随访过上述 6 种不同的手术方法治疗的结果。①Campell 法。②Hauser 法。③Galeazzi 法。④Roux-Goldthwait 法。⑤调整伸膝装置力线的手术方法。⑥West 和 Soto-Hal 法。从小儿髌骨复位矫形来讲，调整伸膝装置力线的手术方法应用较多，效果也好。

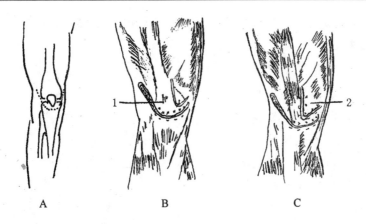

图 4-5-56　West 和 Soto-Halll 手术方法

1. 关节囊与股四头肌腱；2. 股内侧肌

十八、先天性前十字韧带缺如

先天性前十字韧带缺如（Congenital absence of the anterior cruciate ligament），是一种可以单侧或双侧发病的畸形，常合并半月板缺如、盘状半月板、短股骨、膝关节松弛等。临床检查：抽屉试验阳性。X 线检查：胫骨棘凸异常。膝关节镜检查可以帮助诊断。

治疗：膝关节松弛可影响关节稳定，应行前十字韧带重建术，必要时还应行外侧或内侧副韧带重建术。

十九、先天性盘状软骨

先天性盘状软骨（Congenital discoid meniscus）是指膝关节内的纤维软骨外形如盘状，而不是正常的半月状。多发生在膝关节外侧，内侧极少见，常为单侧发病，男女发病率相等。

（一）病因

对盘状软骨发生的原因有 2 种不同的解释。第一种观点认为半月板在胚胎早期均为盘状，发育过程中其中央部分受股骨髁压迫而逐渐吸收成为半月形。如果中央部分由于某种原因没有被吸收或吸收不完全，则会出现不同程度的盘状。第二种观点认为外侧盘状软骨无后角附着点，而是由 Wrisberg 韧带固定（图 4-5-57）。伸膝时，盘状软骨被拉向内，到髁间凹后部，屈膝时，则又因附着点在其后缘的腘绳肌和前方的冠状韧带将其拉向外侧，如此反复异常运动使半月板软骨磨损，增生而畸形变，成为盘状。

（二）临床表现

膝关节在屈伸活动中出现弹响，弹跳，或伴疼痛。行走、跑步时膝关节不稳。常伴有-外侧盘状软骨破裂,可出现半月板损伤的症状和体征,麦氏征阳性。

（三）X 线表现

膝关节前后位 X 线片上可显示外侧关节间隙增宽,腓骨小头较正常者高。膝关节造影前后位 X 线片上可见到尖端圆钝,不呈楔形,向内延伸直达外侧髁间隆突,形成增厚的盘状阴影。膝关节镜或 MRI 检查均可帮助诊断。

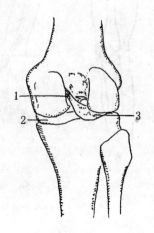

图 4-5-57　盘状数软骨与 Wrisberg 韧带固定
1. Wrisberg 韧带；2. 内侧半月板；3. 盘状软骨

（四）鉴别诊断

关节外弹响膝征,这是由于胭绳肌在胫骨髁一侧的异常滑动,而引起弹响；但多无弹跳,常可以触及滑动的肌腱。

（五）治疗

先天性盘状软骨引起疼痛,关节不稳定,交锁、破裂或合并外侧盘状软骨囊肿时,需手术治疗。膝关节盘状软骨切除术后原有的症状常可完全消除,近期疗效满意。但因切除术后膝关节间隙较大,可引

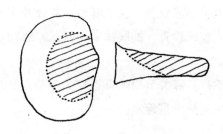

图 4-5-58　盘状软骨成形术

起关节不稳定,而且同样失去了正常生理的载荷传导作用。因此有条件时尽可能应用膝关节镜,行盘状软骨成形术,将其整修成接近正常的半月软骨外形图 4-5-58。

二十、先天性膝关节过伸与脱位

正常新生儿出生时膝关节可过伸约 20°,也可能终生保持这种过伸。只有当过伸超过 20°才算异常。根据膝关节过伸程度,先天性膝关节过伸与脱位（congenital hyperextension and dislocation of the knee）分 3 种类型：①先天性膝关节过伸。②先天性膝关节半脱位。③先天性膝关节脱位（图 4-5-59）。

该畸形比较少见。男女发病相等。可以单侧,也可双侧发病。常合其他肢体的畸形,如发育性髋关节脱位、多发性关节挛缩症、腓骨发育不良和足部畸形等。

（一）病因

本症病因不明。少数有家族遗传倾向。膝关节交叉韧带发育不良或缺如,可能是原发病因,也可能是继发于畸形的结果。也有可能是胎儿在子宫内位置不正所致。股

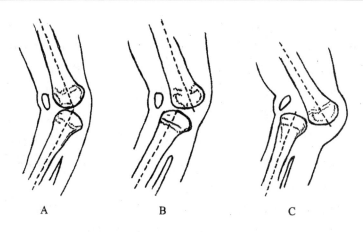

图 4-5-59 先天性膝关节过伸的三种类型

A. 过伸；B. 半脱位；C. 脱位

外侧肌、股中间肌纤维化也可能是本症的一个重要原因。

（二）病理

与畸形程度有关，一般有膝关节囊的前部和股四头肌挛缩，粘连。膝关节脱位时，有关节内粘连，关节结构异常，髌骨发育不良或向外脱位或缺如，股外侧肌纤维化，膝关节侧副韧带弯向前方。腘绳肌常向前半脱位，在畸形位起伸膝作用。后关节囊松弛。

（三）X 线检查

可显示胫骨向前、向上并有侧方移位，膝外翻、胫骨平台向后倾斜等。

（四）临床表现

膝关节处于过伸位，过伸范围一般为 20°～120°，屈曲为 0°～90°，被动屈曲仍可弹回过伸位。膝关节前方明显皮纹，股骨髁向腘窝突起。胫骨内旋或外旋。侧副韧带被拉长，膝关节侧方运动范围可比前后屈伸活动范围更大。与单纯的膝反屈畸形不同，后者因关节韧带松弛，两膝对称出现，而且伸屈活动正常，常伴有其他关节运动范围过度。

对此类病儿应注意有无合并多发性关节挛缩征，或 Larsen 综合征，以及髋关节脱位。

（五）治疗

1. 保守疗法 出生后即可进行治疗。用手法将膝关节屈曲，并用石膏固定，2 周更换一次，逐步增加屈曲程度。畸形矫正后，白天小儿可做日常活动，夜间改用支架屈膝固定。一般可矫正畸形。如治疗失败，可改用牵引逐渐屈膝矫形，再用石膏维持矫形。出生后 3 个月以内小儿矫正效果好。

2. 骨牵引治疗 出生后严重膝关节脱位，还可行股骨远端与胫骨近端对抗牵引治疗。待牵开关节后，将膝关节屈曲，再用石膏固定，一般 6 周后可以复位。复位后的关节外观、功能基本正常。

3. 手术治疗　出生后 3 个月，严重的膝关节半脱位、脱位，宜采用手术治疗。如合并发育性髋关节脱位，宜先矫正膝关节脱位。常用手术治疗方法如下：

（1）采用膝关节前内侧切口,，暴露股四头肌腱、髌骨、髌韧带。松解膝关节囊前部、关节内的粘连组织。将股四头肌腱"Z"字成形延长，以使膝关节尽可能屈曲。关节囊缺损时，用附近软组织覆盖。术后膝关节屈曲 90°位，用石膏夹板固定。8 周后改用支具固定，使膝关节完全伸直或仅差 5°左右，并开始理疗。支具要配戴 1 年，此后，白天自由活动，夜间可用支具，保持膝关节轻度屈曲位。

由于膝关节结构互相不对称，术后畸形容易复发。即使不复发，关节运动一般受限。对于复发病例，必要时采用股骨下端、胫骨近端截骨矫形。

（2）Niebauer-King 手术方法（图 4-5-60）：暴露方法同上。沿股四头肌腱，髌骨和髌韧带两侧纵行切开关节囊，将这些组织与下方骨剥离（图 4-4-60（A））。在关节平面的内外侧再横行切开关节囊图（图 4-4-60（B））。将股四头肌，髌骨，髌韧带"Z"字延长图（图 4-4-60（C））。使内外侧关节囊松开图（图 4-4-60（D））。为了防止术后关节不稳定，可将前交叉韧带止点移向胫骨，但须注意不可转移太远，以免造成屈曲挛缩。膝关节复位后，可用克氏针固定 4~6 周。术后膝关节屈曲 30°长腿石膏管型固定，8 周后改用支架防止膝关节过伸。支架配戴 1 年。

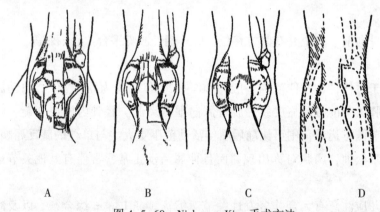

　　A　　　　　　　　　B　　　　　　　　　C　　　　　　　　　D

图 4-5-60　Niebauer-King 手术方法

（3）Curtis-Fisher 方法（图 4-5-61）：在小粗隆水平位开始，自前内侧做长切口，沿下外方延伸直至胫骨结节。显露大腿前方肌肉，使用到"V"字形图（图 4-5-61（A））或"Z"字形延长方法切断股四头肌。倒"V"字形切口在髌上形成一个舌状组织瓣，便于股四头肌延长后，能附在近端肌肉组织上。再将前部关节囊横形切断，并向后延伸至膝内、外侧韧带，将膝关节屈曲，并将侧副韧带后移。如果髌骨向外侧移位，松解髌韧带外侧以使其复位。继续松解髂胫束，必要时延长外侧副韧带，将股四头肌移至与股骨长轴方向一致的位置上，以便按正常力线牵拉髌骨。将膝关节屈曲

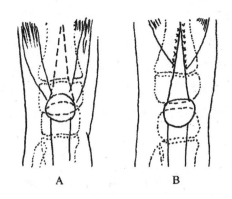

图 4-5-61 Curtis-Fisher 手术方法

30°，缝合延长的股四头肌，关闭伤口图（图 4-5-61（B））。术后屈膝 30°，长腿石膏管型固定，4~6 周后去石膏，开始主动和被动关节活动。10~12 周后练习负重行走。对年龄较大儿童，去石膏后，还需用长腿支架以防止关节过伸。

二十一、先天性膝关节强直

先天性膝关节强直（Congenital ankylosis of the knee）为少见畸形。常在出生时发现婴儿膝关节不能屈伸。

（一）临床表现

膝关节固定在某一屈曲位，无伸屈活动，小儿行走困难。X 线片显示股骨下端和胫骨上端的骨髓融合在一起（（图 4-5-62）。

（二）治疗

儿童时期宜手术治疗。治疗方法可在股骨髁上距骨骺板 2cm 处楔形截骨矫正过度的屈曲畸形。由于伸膝肌群缺如或完全萎缩，膝关节成形术无效。

二十二、膝外翻

正常婴幼儿 2 岁后开始有生理性膝外翻（idiopathic genu valgum）。因为股骨近端被骨盆分开，为了使大腿维持直立，膝关节保持水平，2~6 岁的小儿有时可出现 15°膝外翻。但一般随着生长可自行矫正。

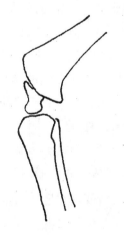

图 4-5-62 先天性膝关节强直畸形

若 8 岁以后仍有大于 15°的膝外翻，而且不对称，就考虑生长异常。膝外翻一般继发于股骨内髁或胫骨内髁骨骺生长速度过快。

（一）临床表现

男女发病率相等，常见于 2 岁以上幼儿，行走、跑步笨拙，容易摔跤，有时诉说膝部、小腿或足部疼痛，可合并外翻足。

（二）X 线检查

膝关节正位片可显示股骨远端骨骺外侧发育不良，胫骨近端骨骺外侧发育也较差，使胫骨外髁的位置低于内髁。

（三）鉴别诊断

对小儿膝外翻，要鉴别由肾性佝偻病、抗维生素 D 性佝偻病、甲状旁腺功能亢进、肝豆状核变性，以及由局部或全身发育异常导致的膝外翻；还有外伤、感染等引起的股骨下端、胫骨上端骨骺损伤所致的畸形。

（四）治疗

膝外翻可使足部内侧受到异常的压力，足部容易扭伤。15°左右的膝外翻，可将足底内侧半垫高 1~1.5cm 进行治疗。如果膝外翻超过 15°，可用支具矫形。支具包括一个相当下桡长度的直木板，木板一端与鞋底固定，在相当于大腿和小腿部位的木板上各连有带子，夜间睡觉前将下肢伸直固定在木板上，膝部放置棉垫。支具每天晚上使用，直至畸形矫正为止。

对于进行性膝外翻，当膝外翻超过 15°，关节偏离中线 10cm 以上，年龄 10 岁以上，可行手术矫形。一般来说，由胫骨引起的膝外翻，如在股骨矫形，将会引起膝关节向外倾斜；而由股骨引起的膝外翻，如在胫骨矫形，后果也一样。因此，股骨远端引起的畸形，应通过股骨截骨矫形；而胫骨近端引起的畸形，应在胫骨截骨矫形（图 4-5-63）。

术后石膏管形固定 4~6 周。

对于 10 岁左右的女孩和 11 岁左右

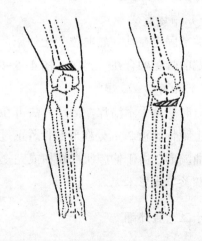

图 4-5-63　正确选择膝外翻截骨部位

的男孩，只要骨骺存在足够的生长潜力，也可以根据畸形部位利用骨髓钉行股骨下端内侧或胫骨上端内侧骨骺阻滞术。通常用 3 枚 U 形钉固定；近年来，也有经皮、用 1 枚粗螺纹钉暂时固定股骨下端内侧或胫骨上端内侧骨骺（percutanious epiphysidesis），1~2 年后待畸形矫正，再取出固定物。

二十三、膝内翻

新生儿出生后，有轻度的膝内翻（genevarum）是正常的，约为 15°。常由股骨、胫骨弯曲引起。以后逐渐减少，一般到 2~2.5 岁可自行矫正，并开始出现轻度的膝外翻。至 5~6 岁以后发展为正常的生理性膝外翻。当下肢出现内旋畸形时，可使膝内翻畸形加重。小儿行走后膝内翻加重，需要就诊并作 X 线检查，以除外佝偻病、骨骺发育不良、胫骨内翻。生理性膝内翻 X 线片有如下特点：①胫骨上 1/3 和股骨远端向内成角；②胫骨内侧皮质骨增厚；③胫骨和股骨内侧骨骺突起；④股骨远端、胫骨近端骨骺板正常；⑤左右两侧对称。

少数儿童胫骨下 1/3 弯曲可能成为真正的发育性膝内翻。其特点为 X 线片显示胫骨内侧骨皮质增厚、硬化（图 4-5-64）。

一般只有少数不能自行矫正的、明显的膝内翻，可行胫骨近端或股骨远端外侧骨骺阻滞术或截骨矫形术。具体方法参考膝外翻。

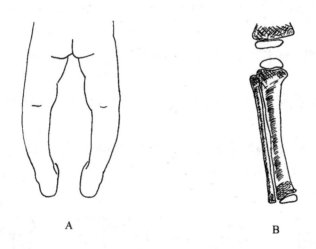

图 4-5-64　发育性膝内翻和胫骨内侧皮质增厚硬化示意图

A.2 岁膝内翻外观；B. 胫骨内侧皮质增厚硬化

二十四、胫内翻

1937 年 Blount 报道 13 例胫骨近端内侧骺生长障碍引起的胫骨内翻（tibia vara 或 idiopathic tibia vara），也有称为骨骺干骺端发育异常（epiphyseometaphyseal dysplasia），多称 Blount 病。

（一）病因

本症病因不明确，可能由于婴儿行走较早，膝关节有轻度内翻、韧带松弛，改变了胫骨近端骨骺的负重应力，腓骨生长过速，使胫骨近端内侧骨骺生长发生障碍。与感染、外伤、缺血因素无关。这是一种发育性畸形。多见于学步较早、肥胖的黑人。

（二）临床表现

畸形可为单侧或双侧。男女发病率相等。临床分 2 种类型。第 1 种是婴儿型，较常见，多在 1~3 岁发病。一般婴儿较肥胖，身材矮小，学步较早，这时出现的膝内翻不易与婴儿有正常的轻度膝内翻相鉴别。一般后者在 2 岁左右畸形改善，而前者则进行性加重。查体：膝下方有呈锐角内翻畸形，胫骨干骺端内侧突起，当膝关节屈曲 15° 时，关节不稳，小儿采用屈膝位行走。第 2 型是青少年型，较少见，9 岁以后发病，其后果多不严重。

胫内翻病人的骺板静止层组织学有典型的变化：①细胞密集，岛状分布，明显增生；②小岛由纤维软骨细胞组成；③有异常毛细血管。

（三）X 线检查

Langenskiold 根据年龄和病理改变将胫内翻分为 6 个阶段（图 4-5-65）：

第 1 阶段；年龄 2~3 岁，胫骨近端干骺端形状不规则，内侧鸟嘴样向内下方突出。

第 2 阶段；年龄 2.5~4 岁，干骺端内 1/3 明显下陷，呈典型的鸟嘴样改变，胫骨近端骨骺内侧楔形变。

第 3 阶段；4~6 岁，更多软骨集中在干骺端鸟嘴外，出现台阶样改变，内侧骨骺有散在钙化点。

第 4 阶段；5~10 岁，生长板变窄，骨骺增大，台阶加深，内侧骨骺向干骺端延伸。

第 5 阶段；9~11 岁，内侧骨骺开始骨化，外侧骨髓继续正常生长。

第 6 阶段；10~13 岁，内侧骨骺板闭合。

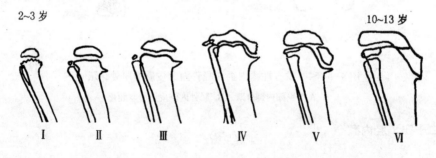

图 4-5-65　胫骨翻的 6 个阶段

（四）鉴别诊断

须与佝偻病、软骨瘤病、先天性胫骨弯曲、外伤性骨骺生长障碍引起的胫骨内翻等相鉴别。

（五）治疗

第 1~2 阶段，2~3 岁幼儿可用夹板固定矫形。有的可自行矫正。第 3~4 阶段，进行性加重，胫内翻角度大于 20°，可在胫骨结节远端截骨矫形，腓骨在下 1/3 截骨，使膝关节保持轻度外翻；常伴有胫骨内旋畸形，应同时给予矫正，用交叉克氏针固定。年龄大于 9 岁，内侧骨骺板闭合，可在截骨矫形同时，再作胫骨近端外侧骨骺和腓骨近端骨骺闭合术。第5~6阶段，接近胫骨结节处截骨矫形；而对年龄大的儿童，可于接近骨骺板处截骨，以取得更好的矫形效果。注意防止矫形不足或过正。

青少年型胫内翻X线片骨骺形态大致正常，骨骺板内侧部分早闭。如果小儿仍有2年左右生长潜力，可切除骨骺内侧闭合的骨桥，脂肪填充。否则，行胫腓骨截骨矫形和骨骺闭合术。具体方法参考膝外翻。

二十五、先天性胫骨缺如

先天性胫骨缺如（congenital absence of the tibia）亦称轴旁性胫侧半肢畸形（paraxialtibial hemimelia），较腓骨缺如少见，可累及单侧或双侧。是肢体缺如中惟一有家族遗传的畸形，常合并同一肢体其他畸形，如髋关节脱位、短股骨、股骨髁发育不良、腓骨缺如、足趾缺如等畸形。

（一）临床表现

出生时小腿明显短缩、弯曲。膝关节屈曲挛缩或不稳定，胫骨近端皮肤下陷，足内翻、旋前、足底指向腓骨等。

临床根据畸形程度分3型。第Ⅰ型为胫骨完全缺如，第Ⅱ型为胫骨近端或远端发育不全，第Ⅲ型为胫骨远端发育不良，下胫腓连接分离。

（二）治疗

根据不同类型常用不同手术治疗。

第Ⅰ型：如果膝关节屈曲挛缩明显，可行膝关节离断术，以后装配假肢。反之，可行Brown膝关节重建手术。第Ⅱ型以胫腓骨融合为主，稳定膝关节。可用改良式Putti手术。若患足软组织松解后仍不能放至跖行位，可行踝关节离断或改良Boyd截肢术，将腓骨远端植入跟骨。第Ⅲ型行跟腓融合术，将后跟置于跖行位，若失败，可做改良Boyd手术。

1. Brown手术（图4-5-66）在膝前方作"U"形切口，自用腓骨近端开始，至股骨远端骨骺下方，弯向内侧（图4-5-66（A））。分离并牵开皮片，在髌骨外侧纵行切开关节囊图（图4-5-66（B））。自股四头肌分离股外侧肌止。沿髌韧带向下，将其远端切断。分离任何妨碍腓骨能与股骨对合负重线的软组织。待腓骨能与股骨完全对合后，用克氏针交叉固定图（图4-5-66（C））。若腓骨不能与股骨完全对合，可作节段截断排骨，从截骨处插入腓骨髓腔一枚克氏针，在踝关节穿出腓骨远端，将腓骨截骨处对合后再将克氏针插入至膝关节，向上至股骨图（图4-5-66（D））。重新缝合髌韧带至腓骨，保持膝关节伸直位，关闭伤口。

术后长腿石膏固定4~6周后，将克氏针拔至膝关节皮下，待腓骨愈合后，拔除克氏针。

2. Putti手术（图4-5-67）分2个阶段进行。

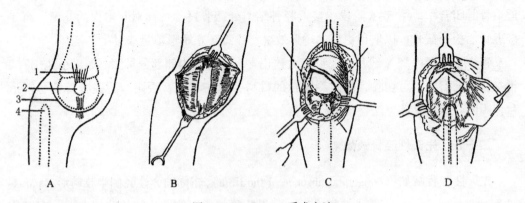

图 4-5-66 Brown 手术方法

1. 股四头肌；2. 髌骨；3. 切口；4. 腓骨

第Ⅰ阶段：自股骨外髁近端开始，向小腿中上 1/3 外侧作前外侧斜形切口，游离保护腓总神经，切开膝关节囊，暴露股骨髁，分离股骨与腓骨之间的关节囊，自腓骨小头分离股二头肌腱，直至腓骨上 1/3 处。外展屈曲小腿将膝骨近端插入股骨的髁间凹（图 4-5-67（A，B）），保留股骨远端和腓骨近端软骨面，可产生一个关节，也可以切除软骨，使之融合，由于后方软组织挛缩，一般可屈曲 30°～40°。

术后行单侧髋人字石膏固定。每月更换一次，半年后改用长腿支架保持下肢伸直，足极度下垂。若肢体短，还可填高鞋底，开始练习行走。

第Ⅱ阶段：术后 1 年进行，取踝关节前外侧切口，暴露腓骨远端和距骨。用手法使腓骨直接对准距骨，用骨刀纵行劈开距骨或跟骨，形成裂口，容纳腓骨远端。用两枚螺钉固定图（图 4-5-67（C，D））。术后长腿石膏管型固定，使足处于下垂位，每月更换 1 次，共 3 次，以后改用支架保护。

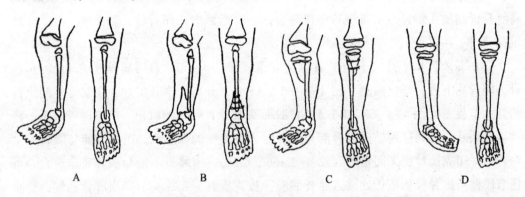

图 4-5-67 Putti 手术方法

A. 胫骨完全缺如；B. 胫骨部分缺如；C. 胫骨部分缺如；D. 腓骨完全缺如

3. Boyd 手术 取外侧弧形切口暴露踝关节，用 Whitman 方法切除距骨和其他跗骨，保留跟骨并切除其软骨面。踝关节软骨面也切除，将跟骨前移，直至后跟位于小腿纵轴线下方，并嵌入踝穴中。切除截距突，剥离跟骨与踝接触面的骨膜，并粗糙其皮质骨。去除跟骨前面1cm骨质。跖侧皮瓣覆盖跟骨前部，以使瘢痕位于外踝下方和踝前方。

二十六、先天性胫骨弯曲

先天性胫骨弯曲（congenital angular deformities of the tibia）有胫骨向前和向后弯曲，每一种弯曲又可同时伴有向内或向外弯曲，常见有后内侧与前外侧弯曲。腓骨也常相应出现同样的弯曲。病因不明。可能为生长板发育障碍。有些病例有遗传性。注意皮肤有无咖啡色色素斑，以鉴别神经纤维瘤病等。

（一）胫骨向后内弯曲

胫骨向后内弯曲多发在中下1/3处，可能是由于胎儿在子宫内足、踝处于背屈位所致。出生时可见畸形，有的弯曲角度可达60°。膝关节以下的肢体短缩，还可伴有足部畸形。

治疗：出生后婴儿可用手法被动活动松解前面紧张的肌肉及软组织，夜间用支架矫形固定，有可能4岁时将畸形矫正。严重弯曲不能矫正者，可行截骨矫形。肢体轻度短缩可用骨骺钉闭合对侧骨骺，使之等长；严重短缩者，可行肢体延长术。

（二）胫骨向前外弯曲

1. 临床表现　胫骨向前外弯曲更常见，后果更严重。根据临床表现分3型：Ⅰ型胫骨向前弯曲，伴腓骨缺如，主要体征是肢体不等长。Ⅱ型胫骨向前弯曲，同时髓腔硬化、变窄或闭塞。其周围为增厚的纤维组织，一旦骨折，断端易变尖。常合并神经纤维瘤病。Ⅲ型胫骨向前弯曲，弯曲部位可见囊性变，囊内充满发育不良的纤维组织。

2. 治疗　不宜手术治疗。可用支架保护，预防骨折。一旦骨折，应切除无血运、增厚的纤维组织、骨断端硬化组织，用自体骨双盖植骨，螺丝钉固定或克氏针内固定，断端周围松质骨植骨。也可用电刺激促进骨折愈合，以及腓骨带血管蒂移植治疗。

二十七、先天性胫骨假关节

先天性胫骨假关节（congenital pseudarthrosis of the tibia）是在出生时即发生或开始发生的骨不连接，是一种比较常见的先天性畸形，也是骨不愈合的一种特殊类型。先天性胫骨假关节多发生在单侧胫骨的中、下1/3交界处，腓骨也常同时受累，对称性双侧发病则更少见。其他部位如锁骨、肱骨、尺骨、肋骨、股骨亦可发生。

（一）原因

本症确切病因不明。由于常合并神经纤维瘤病和皮肤咖啡色色素斑，故有些学者认为与神经纤维瘤病有关。但Briner和Yunis用电子显微镜检查3例胫骨假关节周围的软组织，发现成纤维细胞，而不是Schwann细胞。也有报道本病有家族性遗传。

（二）临床表现

先天性胫骨假关节的典型畸形是小腿中、下1/3部位向前成角，踝关节移向胫骨长轴的后方，患肢较健侧短，检查时可在假关节形成处摸到骨断端，并有异常活动。Boyd 将先天性胫骨假关节分为 6 型（图 4-5-68）。Ⅰ型：出生时胫骨向前弯曲，伴有腓骨部分缺如；Ⅱ型：出生时胫骨前弓和葫芦样狭窄，可自发骨折，骨折后断端呈圆锥形、硬化，髓腔闭合，常伴神经纤维瘤病，预后差；Ⅲ型：胫骨前弓伴囊性变，手术预后好。Ⅳ型：胫骨下 1/3 处不变细，但硬化，髓腔部分或全部闭塞，容易骨折，发生骨不连接，但治疗效果好；Ⅴ型：胫骨、腓骨均有假关节，预后不良；Ⅵ型：由骨内神经纤维瘤，或神经鞘瘤引起胫骨假关节，预后取决于病变的进展和治疗。

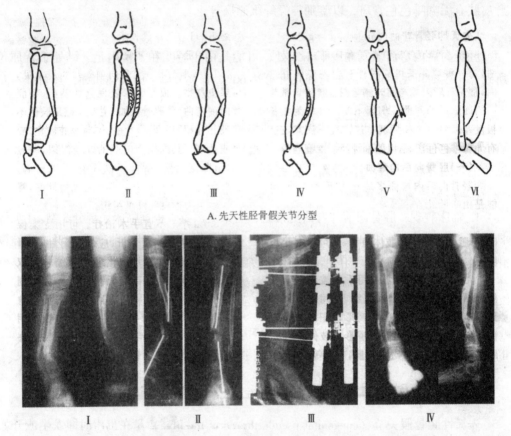

A. 先天性胫骨假关节分型

图 4-5-68　先天性胫骨假关节分型（A）及手术前后 X 线片（B）

B. Ⅰ. 先天性胫骨假关节术前；Ⅱ. 自体髂骨植骨加 BMP 和克氏针内固定；术后 3 个月骨吸收、针断裂；Ⅲ. 用自制可调半径的外固定器加压固定；Ⅳ术后 2 年随访，骨愈合好

（三）治疗

本症的治疗由病人年龄和病变的类型决定。当肢体短缩超过 5cm，多次手术失败，关节僵硬，截肢后安装假肢更为有利。Ⅲ型有囊性变者，可作预防性病灶刮除，自体骨植骨术，石膏固定直至骨愈合。对Ⅱ、Ⅳ型胫骨弯曲尚未骨折者，宜用支架保护，预防骨折。亦可作后侧旁路植骨。一旦骨折，需手术治疗。对婴幼儿来讲，骨移植术应越早做越好。因为骨连接后，下肢负重将发育得更好，否则，小腿发育差，足也小，

短缩明显，畸形越严重。当植骨术需要推迟时，肢体应用支架保护，防止畸形加重。术前要向家长说明需要进行多次手术，如果手术失败，可能截肢。

常用的手术方法很多，如两侧髓外贴附植骨，后置短路植骨，髓内针固定结合大量松质骨植骨等，治疗效果并不理想，仅有 25%～35% 连接。骨发育成熟前，骨吸收和再骨折的可能性很大。

腓骨带血管蒂移植近期效果较好。近年来国内外应用外固定器加压固定治疗先天性胫骨假关节，取得良好效果。

二十八、胫骨扭转畸形

正常成人胫骨有轻度外旋，即当膝关节屈曲 90° 时，足与矢状面呈 15°～20° 外旋。儿童外旋角度稍有不同，1 岁时，外旋 5°；幼儿 10°；青少年 14°。

（一）临床表现

胫骨扭转畸形（idiopathic tibial torsion）可分为向内、向外扭转。当胫骨向内扭转时，常有小腿弯曲，行走出现内"八"字足。大年龄儿童为避免出现内"八"字足行走，出现前足外翻，外展畸形。过度的胫骨外旋畸形，出现外"八"字足。由于足部受到扭力，引起小儿跑步困难。检查时，患儿取俯卧位，屈曲膝关节，观察大腿与足两轴线之间夹角（图4-5-69），正常为 15°。胫骨扭转时呈负角或小于 15°。

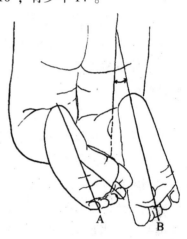

图 4-5-69　大腿与足轴夹角示意图
A. 左侧足内收；B. 右侧大腿与足轴线正常夹角

（二）鉴别诊断

对于小儿胫骨扭转畸形要鉴别先天性马蹄内翻足、股骨扭转畸形、佝偻病和小儿麻痹后遗症等。

（三）治疗

部分婴儿可自行矫正。3 岁以后，内旋大于 30°，可穿 Denis Brown 夹板矫形或用石膏矫形。7 岁以后，仍有明显扭转畸形，已不能用保守方法矫正，可行胫骨近端旋转截骨矫形，在旋转截骨的同时，注意矫正内翻畸形，并用交叉克氏针固定。手术效果良好。

二十九、先天性腓骨缺如

先天性腓骨缺如（congenital ab-
sence of the fibula）也称轴旁性腓侧半
肢畸形（paraxial f-ibular hemimelia），
在长骨缺如中最常见，可以部分或完
全缺如，男性发病是女性的 2 倍，常
有肢体短缩。一般 5 岁以后 X 线片才
能显示腓骨是否完全缺如。

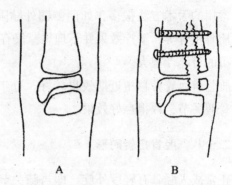

图 4-5-70　Gruca 手术方法
A. 术前；B. 术后

（一）类型

本症在临床上分为 3 种类型：Ⅰ
型：为单侧腓骨部分缺如，小腿中轻
度短缩。Ⅱ型：为单侧腓骨完全缺如，胫骨向前变曲，足呈马蹄外翻畸形，同侧股骨
短缩，因此肢体短缩明显。Ⅲ型：为腓骨单侧或双侧缺如，伴其他严重畸形，如股骨
近端局限性缺陷。

（二）治疗

Ⅰ型治疗通过垫高鞋底或患肢延长以解决双下肢不等长。Ⅱ型胫骨弯曲可行截骨
矫形。腓骨缺如，踝关节不稳定，出现踝外翻畸形时，如果骨骺尚未闭合，可用骨髓
钉行胫骨远端内侧骨骺阻滞术；或行 Gruca 矫形术（图 4-5-70），即将胫骨远端连同
骨骺纵向斜截分开，形成桦眼，以稳定踝关节；如果骨骺闭合，则行 Wiltse 截骨矫形
术（图 4-5-71）。当足踝负重力线恢复后，再行肢体延长术，以使两下肢等长。对Ⅲ
型的治疗取决于其他严重畸形的处理。也有人主张行 Syme's 截肢手术。

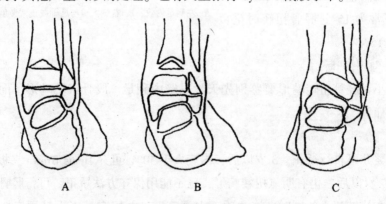

图 4-5-71　Wiltse 手术方法矫正踝外翻

三十、先天性腓骨假关节

先天性腓骨假关节（congenital pseudarthrosis of the fibula）常与胫骨假关节同时发

病。其畸形程度不同，部分患者腓骨弯曲，下 1/3 形成假关节，而无畸形；有些患者腓骨下 1/3 形成假关节，外踝向近端移位，出现踝外翻；有时还发生在胫骨假关节植骨愈合后。

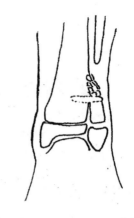

图 4-5-72　Langenskiold 手术方法

治疗：胫骨和腓骨同时有假关节存在，应治疗胫骨。单独腓骨假关节，如果发育成熟，可用踝关节内侧 T 形皮带组成的支架稳定踝关节，也可以经踝上正常骨组织处截骨矫形。儿童采用 Langenskiold 手术方法，使胫骨和腓骨远端干骺端形成骨融合，以预防和阻止踝外翻。

Langenskiold 手术方法：

在腓骨远端前方作纵行切口，距骨骺 1~2cm 处截断腓骨，切除其圆锥部分。将位于同一平面的胫骨外侧，腓骨内侧骨皮质粗糙，切除中间的骨间膜，将腓骨和胫骨干骺端用取自髂骨的骨栓固定，周围再填充松质骨（图 4-5-72）。

三十一、先天性下胫腓关节分离

先天性下胫腓关节分离（congenital diastasis of the inferior fibulotibilar joint）为一种少见畸形。常合并马蹄内翻足畸形。患肢小腿短缩，踝关节增大变形、背伸活动差；足发育畸形、短小、常有浮动拇趾等。X 线片显示：患肢上、下胫腓关节分离，距骨位于分离的下胫腓骨远端之间，第一跖骨、拇趾细小。

治疗采用分期治疗。可先用手法或手术治疗马蹄内翻足畸形。待马蹄内翻足畸形矫正以后，再手术复位下胫腓关节及距骨，并用克氏针内固定，石膏外固定。一般固定 8~12 周。

第六章　先天性足部畸形

一、先天性马蹄内翻足

先天性马蹄内翻足（congenital equinovarus foot，congenital talipes equinovarus，congenital clubfoot）是最常见的足部畸形（图4-6-1）。发病率为1‰，男女发病率比例为2：1。双侧多见，单侧较少。该畸形既可单独发生，也可并发其他畸形。最常见的并发畸形有并指、多指、多发性关节挛缩症等。

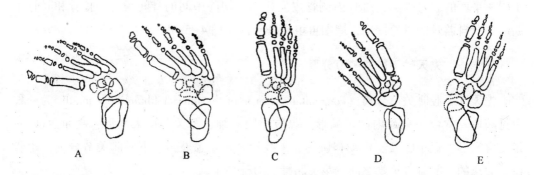

图 4-6-1　正常足及畸形足骨骼改变

A. 马蹄足；前足内收；后足内翻；B. 前足内收、后足正常；C. 正常足；D. 蛇形足：前足内收，后足外翻；E. 垂直距骨

（一）病因

本病的发生可能与下列因素有关：

1. 遗传因素　虽然多数病例散在发生，但却有家族遗传。调查结果表明先天性马蹄内翻足家族的第一代亲属的发病率为总人群的20~30倍。本病属常染色体显性遗传。

2. 发育因素　跗骨内的原始胚质缺陷、腓骨肌止点和发育不良。正常胚胎在第五周时，足处于马蹄内翻位，由于发育停滞而不能自行矫正，均可导致马蹄内翻足。

3. 神经异常　对先天性马蹄内翻足进行手术矫形时，切取足部内在肌，外在肌进行电子显微镜检查，显示有神经异常所引起的肌肉超微结构的变化，这种变化使足部肌肉失去平衡，导致足部畸形。

4. 机械因素　由于胎儿足部在子宫内的体位异常，同时子宫内羊水减少，使子宫体积变小，也可引起马蹄内翻足。

（二）病理

1. 主要软组织的变化

（1）胫前肌、胫后肌、蹰内收肌、蹰长屈肌、趾长屈肌挛缩、腓骨肌止点异常。

（2）足底内侧及跖侧韧带、三角韧带、跗骨间和附跖关节囊，以及踝关节和距骨下关节囊的内后侧挛缩。

2. 主要骨骼的变化（图4-6-2）

（1）距骨头、颈向内、向跖侧移位，严重时，其关节面处于踝臼窝的外方。

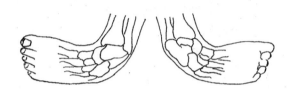

图4-6-2 先天性马蹄内翻足骨骼变化

（2）跟骨内翻，内侧高度减小，外侧增大。远端偏向内侧。

（3）舟骨偏向内侧，并旋转，严重时可与内踝接触，形成关节。

（4）骰骨位于跟骨前方，向内移位。

（5）严重者合并胫骨内旋畸形。

（三）X线检查

术前X线检查可帮助确定畸形的程度。术后可显示治疗效果。因此，标准的前后位和侧位X线片是非常必要的。

1. 摄片法

（1）畸形足前后位摄片法：患儿屈髋90°，屈膝45°～60°，足跖屈30°平放于片盒上。球管垂直投照。

（2）侧位摄片法：后足须与片盒平行，球管中心对准足中部。

2. X线片观察（图4-6-3）

（1）正常前后位X线片：跟骨轴心线通过第4跖骨，距骨轴心线通过第1跖骨，两线相交的夹角称距跟角（Kite角）。正常儿童为20°～40°。

（2）正常侧位X线片：距骨轴心线与跟骨轴心线相交成距跟角，正常儿童为25°～50°（图4-6-4）。

（3）马蹄内翻足X线片表现：由于后跟内翻，距跟角减小（图4-6-5）。但新生儿及婴幼儿X线片的跟距关节软骨成分多，轮廓较圆，划轴心线有一定困难。近年来有用超声波检查，取得一定进展。

（四）临床表现

大多数病例在出生时即有明显的前足内收、内翻，后足内翻跖屈、跟腱挛缩、距舟关节半脱位等。畸形的程度不一，轻者可用手法扳正，重者只能部分扳正。患儿一

般很少有临床症状，即便畸形
严重，患儿也并不感到有什么
不便。至小儿学走路后，畸形
逐渐加重，开始用足尖或足外
缘甚至足背行走，步态不稳。
因患足负重处长期受到摩擦，
承受持久的压力，常产生滑囊
和胼胝，甚至形成溃疡。临床
上依其治疗效果分为 2 型：

Ⅰ型：为柔软型，占本病
的 70%。其特点为畸形容易用
手法矫正，保守或手术治疗效
果良好。

Ⅱ型：为僵硬型，表现为跟骨
小，不易触及，足内侧皮肤皱褶较
深，足部畸形固定，很难用手法矫
正。常需手术矫形。术后易复发，
有称之为抵抗性或复发性马蹄内翻
足（Resistant or Recurrent Clubfoot）.

（五）诊断与鉴别诊断

出生后即出现典型的畸形者，
诊断并不困难。但必须注意，引起
小儿马蹄内翻足畸形的原因有多种，
临床上须加以鉴别：

1. 新生儿足内翻　多数为
一侧，足呈马蹄内翻，但足内侧
不紧，足可以背伸触及胫骨前
面，并能自动地外展、外翻。用
手法按摩或固定包扎 1～2 个月
后，可完全恢复。

2. 脑脊膜膨出或隐性脊柱
裂　多伴有神经系统症状。如足
部感觉障碍，皮肤溃疡等。

3. 脊髓灰质炎后遗畸形常

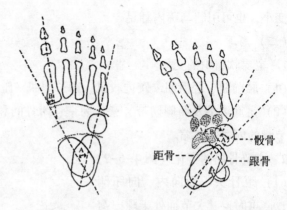

图 4-6-3　正常足、马蹄内翻足正位 X 线表现示意图

A. 角为距骨与跟骨轴线夹角；B. 角为距骨与第一跖骨轴夹角；左为
正常足；右为马蹄内翻足

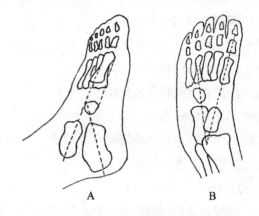

A　　　　　　　　　B

图 4-6-4　正常足距跟角

A. 侧位距跟角 25°～50°；B. 正位距跟角 20°～40°

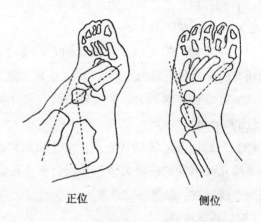

正位　　　　　　　　侧位

图 4-6-5　先天性马蹄内翻足距跟角
减小正位和侧位示意图

有高热史，有腓骨长、短肌瘫痪和其他肌肉瘫痪、萎缩症状。

4. 大脑性瘫痪马蹄内翻足　多在出生后出现马蹄内翻足。其特点为睡眠时畸形消失，运动后畸形出现。由于痉挛性瘫痪，患肢肌张力增高，反射亢进，病理反射阳性，并伴有其他大脑受累的表现，如智力、语言障碍等。

5. 先天性多关节挛缩症　常伴有全身多关节畸形，下肢肌肉萎缩发硬，无皮肤皱纹，关节功能差，畸形固定，不易扳正。早期已有骨性改变。

6. 先天性轴旁性胫侧半肢畸形　先天性轴旁性胫侧半肢畸形常合并马蹄内翻足等畸形，患肢的 X 线片可帮助诊断。

7. 腓骨肌萎缩　腓骨肌萎缩后的马蹄内翻足常伴有肢体轻度、对称性、感觉障碍，畸形呈进行性加重，根据病史及肌电图可进行鉴别诊断。

8. 多发性畸形性侏儒（dlastrophlc dwarfism）　出生后有侏儒畸形，常合并马蹄内翻足，X 线片可帮助诊断。保守治疗无效，应尽早手术治疗。

（六）治疗

先天性马蹄内翻足行走以前尽早治疗，方法简单，易矫正畸形；这样到 2 岁以后可正常行走，且远期效果好。一般来讲，治疗方法依年龄、畸形类型和程序决定。治疗成功的标准是：①足外观正常，前足显示轻度外展，足跟轻度外翻。②足部各关节不僵硬，活动良好。③能穿正常鞋，行走无疼痛。X 线片显示足的骨骼解剖关系正常。

1. 手法治疗　适用于 3 个月以内的婴儿，出生后即可开始，手法必须轻柔，稳定有力，防止发生骨折，可由医师指导病儿的母亲做手法扳正。方法如下：

（1）一手固定足跟，另一手捏住前足外展，以矫正前足内收畸形。

（2）一手固定踝部，稳定距骨，另一手握住足跟外翻，以矫正跟骨内翻畸形（图4-6-6）。

（3）一手固定小腿下段，另一手自两侧握住跟骨结节，向跖侧推压或牵拉，以矫正后足跖屈畸形。

以上手法应按顺序进行，用力以婴儿不啼哭为度。每次手法扳正 50~100 次，每天重复轮换进行。坚持手法治疗 2~3 个月后，可采用 Danis-Browne 支架将其维持在矫形位置，直到病儿满 1 周岁。这种支架是利用病儿两下肢相互踢动来自行矫正畸形。既增进了小腿肌肉的发育，又可减少胫骨内旋畸形。方法是先将足托紧贴足底，前半足用胶布环绕一周，足背用厚绒衬托，胶布自内向外环绕逐步上升至踝关节，将小腿与足托板靠拢，用胶布环绕固定。若足趾血循环良好，安放两足间横板，用螺丝钉固定，并能调节足的旋转角度。若两足均系先天性马蹄内翻足，则两足外旋 45°~60°（图 4-6-7）。若为单侧畸形，则患侧外旋 45°~60°，健侧可置于中立位。待畸形完全矫正后，可穿足底外厚内薄的矫形鞋保护半年至 1 年，以利行走。该方法目前应用不多。

2. 石膏矫形法　为最常用的治疗方法，适用于 1 岁以内的病儿。先用手法矫正前足内收，跟骨内翻和跖屈畸形，再用超膝关节石膏管型固定（图4-6-8）以防止石膏脱落。2个月内病儿宜每1~2周更换石膏一次，较大的病儿可每隔3~4周更换一次，石膏矫形需3~6个月。畸形矫正后还需要用石膏管型维持2个月。此后改穿矫形鞋半年至1年。

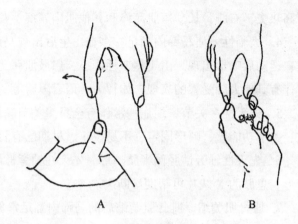

图4-6-6　先天性马蹄内翻足手法矫形
A. 矫正前足内收；B. 矫正跟内内翻

3. 局限的后侧软组织松解术

适用于6~12个月、保守治疗失败或轻度的先天性马蹄内翻足的

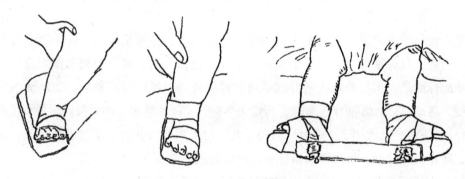

图4-6-7　Danis-Brown 支具

病儿，可行跟腱多"Z"字滑动延长，必要时结合胫后肌腱延长。术后用超膝关节石膏管型固定，每隔3~4周更换一次，石膏矫形需3~6个月。

4. 足内后侧广泛软组织松解术（Turco法）　适用于1~3岁的病儿，患儿足内后侧软组织挛缩比较明显，畸形严重，或保守治疗失败。可行足内后侧软组织广泛松解术。操作步骤如下（图4-6-9）：患儿

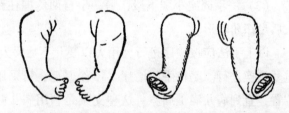

图4-6-8　先天性马蹄内翻足（左）及石膏矫形（右）

仰卧位或侧卧位，患足在下，在内侧足弓作弧形切口，起自内踝的后下方，向前延伸至第一跖骨近端图（图4-6-9（A））。确认内踝尖端和舟骨的位置，后者常有脱位。沿舟骨进行分离，暴露舟骨前、内、后侧，牵开神经血管束，切断分歧韧带图（图4-6-9（B）），切开胫骨后肌、踇长屈肌和趾长屈肌的腱鞘，松解胫骨后肌腱周围的粘连组织，将紧张的胫骨后肌腱、踇长屈肌和趾长屈肌的肌腱作"Z"字延长，使足跟内翻得到改善。将足内侧诸肌拉向跖侧，显露距骨和舟骨内侧面，在跟骨载距突的上方、

前方分别切断胫跟韧带、胫舟韧带和距舟韧带图（图4-6-9（C）），使足内翻和内收进一步矫正。分离胫骨前肌的肌止，仅保留其止于楔骨的部分，其余部分予以切断。若舟楔间韧带紧张，也予以切断，以矫正附中关节内收。将脱位的舟骨推向外侧和背侧，使其复位后，即可恢复足的正常外观。若跟骨内翻矫正不完全，可切开跟距关节囊，切断距跟骨间韧带图（图4-6-9（D））。若高弓足明显，还可切断跖腱膜图（图4-6-9（E））。若马蹄足未矫正，则可在跟腱矢状面作"Z"字切开，在跟腱内侧半跟骨结节上方切断，外侧半在肌腹与肌腱交接处切断，滑动延长，并横形切断踝关节，距下关节后关节囊，以矫正踝关节跖屈。此时，足部畸形已矫正。将足置于理想的位置，用克氏针横向固定距舟关节、纵向固定跟距关节，至此，畸形完全矫正，依层次缝合皮下组织和皮肤。

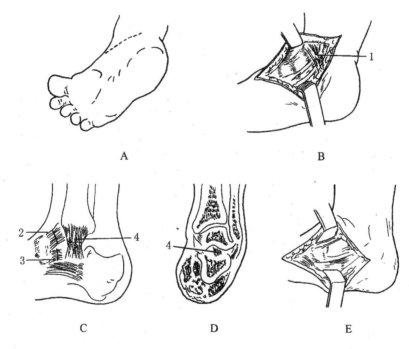

图4-6-9　Turco手术方法

A. 切口；B. 切断分歧韧带；C. 切断浅层三角韧带；D. 切断距跟间韧带；E. 切断跖腱膜

1. 分歧韧带；2. 胫舟韧带；3. 距舟韧带；4. 跟胫韧带

术后，将足、小腿与大腿石膏管型固定（膝关节应屈曲），6周后去石膏和克氏针。更换石膏管型固定、并负重行走3个月。畸形矫正后，去石膏积极进行功能锻炼，并穿矫形鞋半年至1年。

该术式是最常用的一种方法，软组织松解较广泛，与Cincinnati切口和术式相比，伤口容易关闭，效果较好。

5. **距下关节完全松解**　这是近年来由Crawford提出的，患儿取俯卧位或仰卧位或侧卧位，患足在下，手术采用U形切口（Cincinnati切口）图（图4-6-10（A）），起自舟楔关节向后经跟骨上 3cm、跟腱再绕向外侧，向前至跟骰关节外侧，如要延长跟腱，则在其上方另作纵行切口。经此切口不仅可进行上述足内后侧软组织松解，而且还可松解外侧跟骰关节、距下关节、跟腓韧带、距跟骨间韧带。年龄在 3 岁以上者，为避免皮肤坏死或切口关闭困难，亦可采用内后侧弧形和外后侧斜形两个切口。如果前足持续内收畸形仍不能矫正，还可以松解跟骰关节，楔形切除跟骨前外侧。整个手术分 3 部分进行；第 1 部分先松解足内侧图（图 4-6-10（B）），注意保护胫后神经血管束，切开内侧距下关节囊，将胫后肌腱、蹈长屈肌和趾长屈肌的肌腱作"Z"字延长。第 2 部分松解足后侧，跟腱作"Z"字切开，在跟腱内侧半跟骨结节上方切断，外侧半在肌腹与肌腱交接处切断，滑动延长，并横形切断踝关节，距下关节后关节囊图（图 4-6-10（C））。第 3 部分松解足背外侧，切开外侧的距下关节囊，跟骰关节囊图（图 4-6-10（D））。最后矫正足部畸形，并用 2 枚克氏针分别水平固定距舟关节、垂直固定跟距关节。术后处理同 Turco 术式。

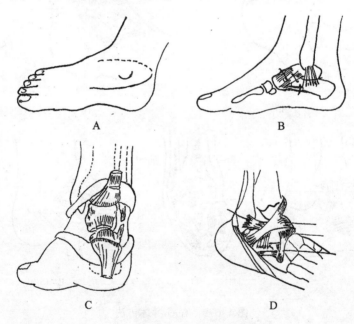

图 4-6-10 Cincinati 手术方法

A. 切口；B. 松解内侧软组织；C. "Z" 形切断跟腱、跟腓、后跟距韧带；D. 松解背外侧

该手术是一种更广泛的软组织松解术，其矫形效果无疑更好，适合于 4 岁以下的病儿以及距舟关节半脱位、足跟内翻内旋明显、非手术治疗无效的病侧。如果距骨上部扁平，则不宜采用该手术。与 Turco 术式相比，即使小年龄患儿，其伤口也不容易关闭，因此常常使伤口二期愈合，这是缺点。

6. 肌腱转移术 适合于 3~6 岁由于腓骨肌无力所引起的马蹄内翻足的病儿。手术条件是：①X 线片显示足部无明显的骨畸形或骨畸形已得到矫正。②所转移的肌肉肌力为4~5级。该手术可作为单项手术或配合其他手术进行。用以防止足内翻、足下垂畸形。常用的手术有胫前肌（图4-6-11）、胫后肌（图4-6-12）转移术。行肌腱转移术时应注意：被转移的肌腱要从韧带下通过，方向成直线，不可扭折。根据足内翻程度和转移肌肉的肌力大小，选择合适的肌止移位点，防止内翻矫正不足或过度外翻。术后石膏固定患足于轻度背伸位6~8周。胫前肌转移术的缺点是可导致第一跖骨头下沉、大拇趾锤状趾畸形。

7. 跟骰关节融合术（Evans法）　适用于4岁以上未经矫形的病儿，或虽矫形但仍遗留残余畸形，骨性畸形已经出现，经软组织松解不能矫正的肥大骰骨使跟骰关节在外展中相互顶住。可在骰骨处作直切口，暴露跟骰关节，设计外宽内窄之楔形骨块并切除，使跟、骰骨靠拢，矫正附中关节内收、跖屈畸形。畸形矫正后用小腿石膏固定2个月，再改穿矫形鞋。

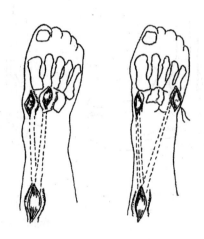

图4-6-11　胫前肌外移术

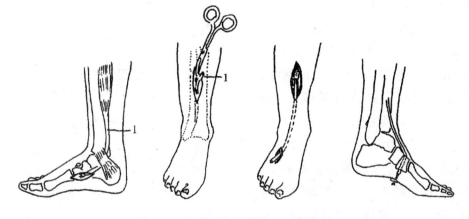

图4-6-12　胫后肌外移术（1. 胫后肌）

8. 改良Dwyer跟骨截骨术（图4-6-13）　6岁以上、跟骨内翻明显、用足外缘着地行走、前足较正常的病儿，可行跟骨外侧楔形截骨术，矫正跟骨内翻畸形，恢复负重力线。

9. Pandy跟骨截骨术（图4-6-14）　手术指征同改良Dwyer跟骨截骨术，同属于关节外截骨，但截骨方法却不同。矫形更简易、稳定。常结合前足楔形截骨，以矫正前足内收畸形。

10. 三关节融合术　适合于10岁以上、仍未矫正的或复发的、僵硬型马蹄内翻足畸形。本方法是先天性马蹄内翻足的晚期治疗方法。手术利用楔形截骨的原理，通过楔形切除部分距跟关节、距舟关节和跟骰关节来矫正足的畸形，使距骨、跟骨、舟骨、骰骨形成牢固的骨性融合，不仅可以矫正足部多种继发性骨畸形，而且可不再受引起畸形因素的影响，使足部稳定。手术的目的不仅恢复足的正常功能，而且使病儿能用足底行走和穿用正常的鞋子。对于年龄偏大、骨骼已基本发育定型，马蹄内翻足畸形

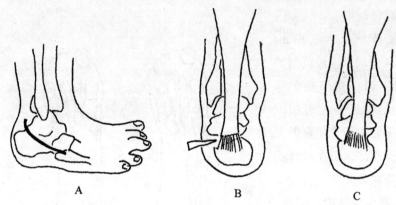

图 4-6-13　改良 Dwyer 手术方法

A. 切口；B. 楔形块切除；C. 矫正跟骨内翻

严重，用上述软组织松解和骨性手术都不能完全矫正的患儿，或已行软组织松解术后畸形复发者，均需行足部三关节融合术图 4-6-15。术中截骨线的设计应根据矫正不同畸形的楔形截骨原理联合应用，以达到矫正各项复杂畸形的目的。截骨完毕后，要使各截骨面紧密合拢，并用克氏针固定矫形后的位置。术后石膏型固定 3 个月。该手术的缺点是使足部丧失了正常的内翻、外翻活动功能，遇到崎岖不平的道路，或丘陵地带上、

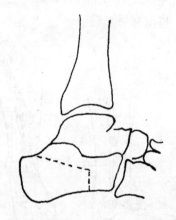

图 4-6-14　Panady 手术方法

下坡时，足部常感不适，不能良好地改善病儿原有的步态。此外，还可引起左右两足大小的差异，用鞋不方便。

11. 胫骨旋转截骨矫形　马蹄内翻足矫形后，如果胫骨继发扭转畸形大于 15°，病儿行走仍会出现前足内收，后跟内翻，足弓升高。年龄大于 8 岁，必须行胫骨旋转截骨以矫正畸形。

马蹄内翻足矫形中常见的一些问题：多见矫形不足，导致术后复发，再次手术；矫枉过正，亦须再手术；跟腱延长过度，形成跟行足；偶见术后蛇形足（skewfoot），

表现为后足矫枉过正，呈外翻畸形；中足中立位；前足矫形不足，呈内收畸形，也要再次手术。因此，根据年龄、畸形程度、选择合理的术式，正确的手术操作，术后足够长时间的外固定，才可取得良好的矫形效果。

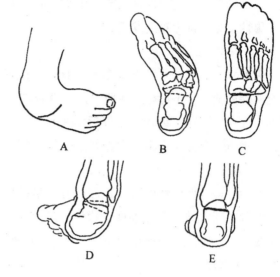

图 4-6-15　三关节融合术
A. 切口；B. 切骨范围；C、E. 畸形矫正

二、先天性仰趾外翻足

先天性仰趾外翻足（congenital calcaneovalgus foot）是新生儿较常见的一种畸形。发病率为 1‰，男女发病率比为 0.6﹕1。

（一）病因

一般认为是由于胎儿在子宫内足部持久地固定于过度背伸位，足背紧贴小腿前方，足趾背伸肌和踝关节囊背侧挛缩，腓肠肌过牵无力所致。也有人认为与髋关节外旋有关。

（二）临床表现

出生后可见前足背伸，有时可接触到胫骨前面，后足外翻，足背伸肌挛缩。偶尔可与先天性胫骨假关节并存。X 线片显示足部骨结构正常，但须鉴别先天性垂直距骨、隐性脊柱裂引起的类似畸形。

（三）治疗

新生儿畸形用手法比较容易矫治，手术者一手握住足跟使之内翻，另一手握住前足使之跖屈、内收。每次操作 10 余回，每天 3~6 次，一般 1~2 个月后即可矫正。同时让婴儿取侧卧位睡觉以纠正髋关节外旋挛缩。月龄较大的、畸形严重、手法矫正失败者，可用石膏矫形，使足处于马蹄内翻位。每 1~2 周更换石膏，直至畸形矫正为止。一般效果良好。2 个月内畸形可矫正。

三、先天性垂直距骨

先天性垂直距骨（congenital vertical talus）名称较多，也称先天性摇椅足（congenital rocker-bottom flatfoot）、先天性足环凸（congenital convex pes planes）、先天性距舟脱位扁平足（congenital flatfoot with talonavicular dislocation）。本病可单独发生，也可合并

其他先天性畸形，如先天性多关节挛缩症，脑脊膜膨出等。本症病因不明，有家族性遗传，男性多见，常为双侧发病。

（一）病理

先天性垂直距骨的足背侧关节囊、韧带、肌腱、跟腱挛缩。胫后肌、腓骨长、短肌移至两踝的前方，不再是跖屈肌，而是背伸肌。跟骨载距突发育不良，距骨头不是半圆形，而是卵圆形，距骨滑车仅后 1/3 与胫骨下端关节面相接触。距骨向内、向跖侧移位，垂直，舟骨位于距骨头背侧，距舟、距下关节半脱位。跟骨也下垂。

（二）临床表现

病儿出生即有僵硬性畸形，足底凸起，呈摇椅状。足底和足内侧可摸到凸起的距骨头。跟骨不能着地，前足外展，背伸，足僵硬，不能穿正常鞋行走。主要表现为后足、中足畸形。临床鉴别神经管疾病，神经肌肉疾病引起的畸形。

（三）X 线检查

距骨向下移位，严重者距骨长轴垂直于足底水平线，与胫骨长轴平行。跟骨前端向下移位，跟骨结节上升。足正位 X 线片显示距跟角增大，据此可与能屈性扁平足、痉挛性扁平足鉴别。

（四）治疗

1. 手法矫治　出生后一经发现即可用手法矫治。用拇指、示指握住前足，使其内收、跖屈、旋后。然后将足跟内翻，将足底的距骨头向上推。每日做手法矫治数次，每次约 2~3 分钟，待皮肤及软组织逐渐松解后，再用石膏管型将足固定于马蹄内翻位。每周更换石膏一次。6~8 周后，可试行手法复位，偶可成功。对复位成功的病儿，自第 1~2 跖间向后穿入一枚克氏针，贯穿距舟关节，将足固定于跖屈内翻位，并用石膏管型固定，2~3 周后更换石膏，增加足背伸。石膏固定时间至少 3 个月。如果手法复位失败，可手术治疗。

2. 手术治疗　先天性垂直距骨手术取决于病儿的年龄、畸形严重程度，2 岁以下手术效果较好。1~4 岁，轻、中度畸形可行切开整复，运用 Kumar 等人设计的手术方法，使距舟、距下关节复位。4~8 岁严重畸形者，除切开整复、软组织松解外，还须行距下关节外固定。12 岁以上宜行三关节融合术。

（1）Kumar 手术（图 4-6-16）：在足外侧以距骨窦为中心作第 1 个切口，暴露趾短伸肌，翻向远端，暴露距跟关节前部，松解跟骰关节及周围的软组织（图 4-6-16（A））。在足内侧以突出的距骨头为中心作第 2 个切口，暴露距骨头、舟骨内侧、胫前肌。松解距骨头，舟骨内侧，足背侧软组织，包括切断背侧距舟韧带、跖侧跟舟韧带、三角韧带的浅层、距跟骨间韧带。于跟腱内侧作第 3 个切口，将跟腱行 "Z" 字延长图（图 4-6-16（B））。必要时切断踝关节、距下关节后关节囊。然后整复，使距骨、跟骨复位。如果行胫前肌转移，则在距骨颈上钻孔，将胫前肌止点穿过此孔互相

缝合，悬吊距骨图（图 4-6-16
（C，D））。畸形整复后，用克氏
针贯穿舟骨、距骨及跟骨与距骨，
重建距舟韧带，关闭伤口。术后，
屈膝石膏管型固定，8 周后去克氏
针和石膏。换小腿石膏固定 3 个
月。再用足支架 6 个月。

（2）Goleman 手术图 4-6-17：
术前将足用跖屈位石膏固定 4~6
周，以牵引背侧皮肤、肌腱。以距
骨窦为中心自腓骨肌腱后方至胫前
肌腱作斜形切口（图 4-6-17
（A））。向内牵开趾长伸肌、蹞长

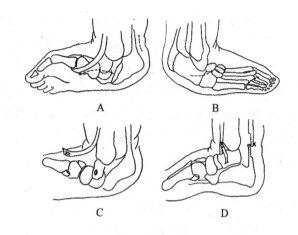

图 4-6-16　Kumar 手术方法

A. 内后侧切口；B. 外侧切口；C. 距骨颈钻孔；D. 胫前肌固定于
距骨颈

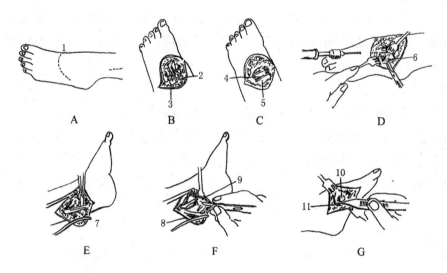

图 4-6-17　Goleman 手术方法

1. 切口；2. 距骨；3. 伸肌腱延长；4. 舟骨；5. 距骨复位；6. 腓骨植骨；7. 延长跟腱；8. 胫骨后侧；
9. 切开踝后关节囊；10. 胫后肌腱；11. 距骨

伸肌、胫前肌，清理距骨窦，切断距跟骨间韧带，Z 型延长上述肌腱图（图 4-6-17
（B））。切开距舟、跟骰关节囊，使距舟关节复位图（图 4-6-17（C）），并用克氏针
固定。在腓骨远端外侧作第 2 个纵切口，切除一块 2.5 cm 长的腓骨，移至距下关节行
关节外固定图（图 4-6-17（D））。关闭伤口。术后用长腿石膏管型固定，6~8 周后
去石膏和克氏针。再在踝和足内侧做切口，Z 形延长跟腱图（图 4-6-17（E）），松解
踝关节、距下关节后关节囊图（图 4-6-17（F））。重叠缝合跟舟韧带。胫后肌前移
至舟骨的跖面图（图 4-6-17（G））。术后石膏固定 6 周后，改用足部支具 2 个月。

（3）Grice 手术：该手术也称为关节外距下关节固定术。作足内侧 S 形切口，切口起自内踝前方向跖侧延伸，再弧向第一跖楔关节背侧，最后又曲向跖侧。游离皮下组织，切断距骨与舟骨之间背侧异常的关节囊，留下袖状关节囊附在舟骨上。继续游离舟骨内侧、跖侧，切断胫前肌止点，将距舟关节复位。在距骨窦处做第 2 个切口，切断跗骨间、距下关节韧带，将足跖屈、内收、内翻矫形，并用克氏针固定距舟关节和跟距关节。将胫前肌止点固定到舟骨跖侧。术后石膏管型固定，马蹄畸形可用石膏楔形切除矫形。如果仍不能矫正，再行跟腱延长，踝关节后关节囊松解。石膏固定 12 周，穿矫形鞋行走。

好的手术效果可使足平地行走、没有疼痛。效果不好时会出现中足下沉、前足轻度外展，踝关节、距下关节活动僵硬，行走无力。

四、能屈性扁平足

婴幼儿的足部韧带柔软，弹性大。1 岁开始站立时，几乎都是平足。4~5 岁以后，足部肌肉开始发达，韧带逐渐坚韧，维持足弓。到 10 岁时临床检查仅 4% 有扁平足。到了青春期，仅有 1‰ 有临床症状。扁平足是指足弓扁平，弹性消失，且有足疼痛症状者。

（一）病因

关于引起能屈性扁平足（flexible flatfoot，idiopathic flatfoot，pes planus）的原因，各学者观点不一。归纳起来如下：①足部骨骼异常如舟骨结节过大、副舟骨、第一跖骨较短、跟骨外翻或跟骨前支持力减弱均可引起扁平足。②足部肌肉异常：如胫前肌或第三腓骨肌止点异常，足内、外在肌软弱，负重时足部肌肉、韧带受力不平衡，可引起扁平足。③神经或内分泌紊乱引起。④可能与遗传因素及营养状况有关。

（二）临床表现

最初患者在站立或行走较多时，感觉足部疲劳或疼痛，但一经休息就好转。直立负重时，足处于旋前位（即前足外展，外翻，背曲），足内侧纵弓塌陷、距骨头向内下突出，典型的跟骨外翻。不负重时，足纵弓恢复。随着病情的发展，下肢负重力线由第一、二趾间移至踇趾内侧，严重者足内缘与地面接触。跟骨外翻，跟腱挛缩并向外偏斜，舟骨结节完全塌陷，向内侧突出，距骨头及载距突亦向跖内侧突出，舟骨结节和载距突的距离增加。距下关节运动（内、外翻活动）正常或增加，可鉴别痉挛性扁平足。后者有腓骨长、短肌痉挛，使足部僵硬，足固定于外翻、外展及背伸位，活动明显受限。即使长期休息，症状也难以改善。

（三）X 线检查

正常足的正位 X 线片可见跟骨、骰骨、第五跖骨在一条直线上；侧位片上距骨、第一楔骨在一条直线上。扁平足的正位 X 线片可显示距跟角增大，距舟关节半脱位；

侧位片显示足纵弓消失，距、舟骨下移。

（四）治疗

1. 手法矫治　石膏固定用手法矫正前足外展，跟骨外翻，并牵拉紧张的跟腱，然后用石膏管型固定足部于马蹄内翻位，每月更换石膏一次，直至畸形矫正为止。

2. 矫形鞋或矫形鞋垫矫正　对矫形鞋的要求是：鞋跟及鞋腰要窄，鞋帮要紧，鞋跟外侧在外踝前缘，鞋跟内侧垫高 3~5mm，并向前延长到距舟关节。其目的在于使足内翻，矫正跟骨外翻，并将距骨头托起，防止下陷。使负重力线移至正常位置。矫形鞋垫与矫形鞋要求基本相同。

3. 手术治疗　适用于负重时，患足疼痛、疲劳，纵弓明显下陷，足跟明显外翻，步态不正常，经常跌跤，经非手术治疗不见好转，年龄在 10 岁以上者。常用的手术方法有：

（1）Miller 手术：操作步骤如下（图 4-6-18）：在足内侧，作弧向背侧的纵切口，自跟骨开始，延至第一跖骨基部。暴露胫前、胫后肌腱、跟舟跖侧韧带。用锐利骨刀切下一条基部向后包括胫后肌腱、薄层舟骨和第一楔骨内侧之筋膜骨片（图 4-6-18（A）），切除舟楔之间及第一楔骨与第一跖骨基部间的关节软骨（图 4-6-18（B））和突起的舟骨结节，根据矫正纵弓下陷的需要，做上窄下宽的楔形截骨，矫正足部畸形。将凿下的筋膜骨瓣向远端穿过胫前肌腱下方拉紧，缝至第一楔骨、跖骨的跖侧和跟舟跖侧韧带上图（图 4-6-18（C，D））。如果跟腱挛缩，可予以延长，关闭伤口。

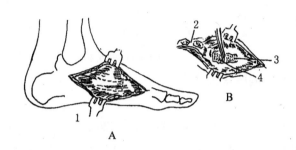
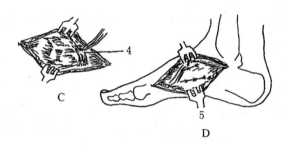

图 4-6-18　Miller 手术方法

1. 腱膜口；2. 筋膜骨片；3. 楔骨；4. 舟骨；5. 胫前肌腱；6. 缝合

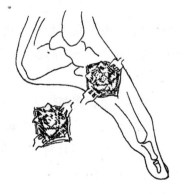

图 4-6-19　Hoke 手术方法

（2）Hoke 手术：当第一楔骨与第一跖骨关节无明显下陷时，可做舟楔关节融合术即 Hoke 手术（图 4-6-19）：凿去舟骨与第一、二楔骨间关节软骨面，将前足扳至下垂位以形成纵弓，跨过舟、楔关节凿一长方形骨槽，取同样大小之胫骨皮质骨嵌入槽内。缝合伤口。

术后石膏固定 3 个月。改用行走石膏靴 6 周。

（3）Evans 手术：1959 年，Evans 设计一种跟骨截骨术，靠近跟骰关节 4mm 处将跟骨截断，在髂骨取带双侧皮质骨的楔形骨块一块，将此骨块插入跟骨截断处以延长跟骨，从而矫正扁平足畸形。

（4）当年龄大于 12 岁，跟骨外翻等骨性畸形明显时，则需行三关节融合术。

五、高弓足

高弓足（caves feet，pes caves）是指各足趾跖趾关节过伸，趾间关节过屈，和足的纵弓异常凸起所致的畸形。

（一）病因

引起小儿高弓足的原因较多，归纳起来分为四大类：①神经肌肉异常：如脊柱裂、脊髓发育不良、腓骨肌萎缩等。②由其他先天性畸形引起：如先天性马蹄内翻足矫正不彻底，多发性关节挛缩症等。③其他原因，如外伤，感染等。④确切原因不明。

（二）病理机制

对高弓足畸形的病理机制有许多不同的解释。主要有四种观点：①足内在肌不平衡。②足外在肌不平衡。③足内在肌和外在肌失平衡。④其他：如原发性骨骼异常等。其中以肌力不平衡解释这种病

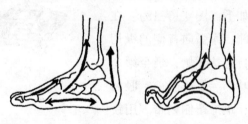

图 4-6-20　正常足（左侧）和高弓足（右侧）

理机制常为人们所接受。踝和足部的肌肉如同一个直角三角形（图 4-6-20）。趾长、趾短屈肌和踇展肌构成三角形底边，踇长伸肌、胫前肌构成斜边，小腿三头肌构成直角边。任何原因引起这三条边的肌力不平衡，均可导致高弓足。

（三）临床表现

出生时出现高弓足，多与先天性脊柱、脊髓病变有关。一般在站立行走和穿鞋时才发现。其畸形特点为：爪状趾，由跖趾关节过伸和趾间关节过屈引起，有时距骨头背部半脱位。前足下垂，跟骨背伸，即跟骨接近垂直位。足底内在肌、跖筋膜挛缩。足内、外侧纵弓均异常凸起。

（四）X 线检查

拍照足部负重与不负重两种 X 线片，便于对比。拍侧位片时应尽量背伸前足以显示高弓足的顶端。测量高弓足角度采用经过跟骨和第 1 跖骨纵轴延长线，或用距骨和

第 1 跖骨纵轴延长线的角度测量（图 4-6-21）。

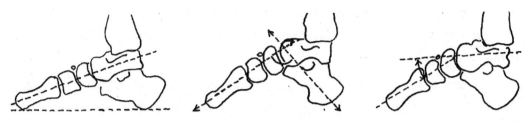

图 4-6-21 站立位高弓足侧位 X 线正测量法

A. 正常；B. Hibb 法；C. Meary 法

对高弓足患儿通常要进行神经系统检查，对脊柱进行 X 线检查，必要时做脊髓造影和 CT 或 MRI 检查，或双下肢肌电图检查及肌肉活检，以明确病因、

（五）治疗

矫正高弓足畸形先要针对病因，从根本上解决主要矛盾，同时要矫正高弓足畸形。往往足部畸形矫正后，爪状趾畸形就可大为改善。治疗方法要根据畸形的类型和程度来决定。

1. 手法矫治 对婴幼儿可用手法使足背伸，牵拉跖筋膜，使纵弓下陷。被动牵拉足趾以矫正跖骨头半脱位和足趾畸形。

2. 穿矫形鞋 行走后的幼儿可利用足底鞋垫或在鞋底前方跖骨颈稍后方垫置一横条，抬高前足，可矫正柔软性的高弓足。

3. 手术治疗 上述治疗无效或高弓足进行性加重，可采用手术治疗。软组织手术适合畸形不严重的年幼者。骨性手术适合年龄较大的青少年和严重的固定畸形。在治疗中，两类手术也可结合应用。

（1）足跖侧软组织松解术；适合于年幼、畸形不严重、无骨性改变的患儿。操作步骤如下：在跟骨外侧自跟骨结节开始，向前作直切口，将足底脂肪层与跖筋膜分开。从跟骨起点将跖筋膜、踇展肌、趾短屈肌、小趾展肌切断，矫正畸形。术后用石膏管型固定维持矫形。如果畸形不能一次完全矫正，可在 2 周后重新更换石膏，逐步矫正。石膏管型固定时间一般为 10~12 周。

（2）肌腱转移术：适合于畸形比较严重，年龄较大，但前足畸形不僵硬，被动抬起跖骨头可矫正爪状趾的患儿。一般进行踇趾趾间关节融合术、踇长伸肌腱后移术。若其他足趾仍有明显爪状趾畸形，也可将全部足趾趾间关节融合，同时将全部趾长伸肌腱后移到各自的趾骨颈，效果满意。操作步骤如下：在足背相当于各跖骨颈部位作横行切口，切开皮肤后，保护皮神经和主要静脉，找到趾长伸肌腱和踇长伸肌腱并牵开，在骨膜下暴露各跖骨颈。在其余各趾背侧再作纵行切口，在趾长伸肌止点处切断肌腱。暴露近侧趾间关节，切除关节软骨面，使断端合拢后，用克氏针贯穿固定。如果跖骨头向背侧半脱位，需进行背侧关节囊切开术，以松解挛缩。用手摇钻在各跖骨颈横向钻出骨隧道，维持足适当背伸位，将踇长伸肌腱和其余各趾的趾长伸肌腱逐个穿过相应的跖骨颈骨隧道，返折后与自身缝合。注意使各趾长伸肌腱紧张度尽量相等，否则会使各趾高低不平，术后易形成胼胝。术后轻度背伸位石膏固定，8 周后去克氏针和石膏，并进行功能锻炼。

（3）骨截骨术：当高弓足可被动矫正，前足旋前，足跟内翻不僵硬时，可行第 1或第 1，2 跖骨背侧楔形截骨，并用克氏针固定。术中注意保护足背动脉。术后石膏固定使足跟外翻，也有人主张在跗骨背侧楔形截骨矫形。

（4）跟骨截骨术：适合于 5~12 岁、有固定跟骨内翻畸形的患儿，手术操作详见先天性马蹄内翻足。常需结合其他手术矫正前足畸形。

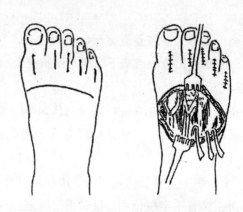

（5）三关节融合术：适用于畸形严重或继发神经肌肉系统畸形，年龄在 12 岁以上者。手术操作详见先天性马蹄内翻足。当高弓足伴有后足下垂畸形时，可

图 4-6-22　趾间关节融合、趾长伸肌腱后移术

行 Lambrinudi 手术。该手术是根据正常人足在极度跖屈时距骨后突抵住胫骨后缘，起到一种骨阻挡作用而设计的。截骨时，以足下垂位作为起点，在距骨下面几乎沿水平线向前截骨。在截跟骨上面时，也将前面多切些，并在舟骨后面凿出一个横骨槽，使距骨前端插入其中，舟骨位于距骨前端背侧。这样，当跟骨与距骨靠拢时，足下垂畸形得以矫正（图 4-6-23）。

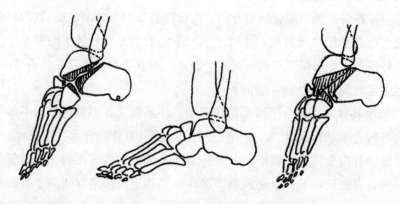

图 4-6-23　Lambrinudi 手术方法

六、先天性跟腱挛缩

先天性跟腱挛缩（congenital contractureof the achilles tendon）又称先天性短跟腱

（congenital short tendo calcaneus），习惯性趾行足（habitual toe walkers）。由 Hall 等在 1967 年首先报道。以男性多见。

（一）临床表现

正常小儿开始学步时，足取下垂位。到 2～3 岁时行走步态已完全正常。先天性跟腱挛缩的小儿，则以足趾着地，足跟不着地。强行足跟着地时，出现膝反张。查体时，足背伸轻度或严重受限，但神经系统检查正常，可以鉴别由脑瘫、脊髓纵裂、神经管闭合不全、肌萎缩、脊髓肿瘤等引起的畸形。本病病因不明。通常 70% 的患儿有家族史，20% 的患儿学习能力差。多见于 7 岁以前发病。

（二）治疗

早期可用手法矫治，牵拉足跟、松解挛缩的跟腱。无效时，用石膏逐步矫正，每 2 周更换石膏一次，为期 6～8 周。如果背伸仍不好转，或年过 2 岁，可行跟腱滑动延长术，严重者还可行踝关节、距下关节后关节囊切开松解术。术后用石膏固定矫正畸形位 6 周。

七、先天性跗骨融合

先天性跗骨融合（congenital tarsal coalition）又称为腓骨肌痉挛性扁平足（peronealspastic flatfoot）、僵硬性外翻足（（rigid valgusfoot）。是由 2 个以上跗骨分节不良而引起的僵硬性扁平足畸形。可单侧或双侧发病（50%）。

（一）病因

本病的确切病因不明。可能是骨融合到邻近的跗骨上，也可能是跗骨分离错误。但多数显示常染色体显性遗传。此外，还可继发于跗骨关节内骨折，退行性病变，风湿性关节炎或感染引起。

（二）临床表现

根据融合部位和发生频率的多少排列，有距跟之间、跟舟之间、距舟之间、舟楔之间、跟骰之间、骰舟之间或跗骨多处融合或整个跗骨融合。其中以距跟、跟舟之间连接较常见，临床上也称为跟距、跟舟桥畸形。跟距、跟舟融合限制了距下关节的活动，常形成僵硬性扁平足，产生临床疼痛症状。而其余部位的跗骨间骨性连接一般不产生明显的症状。根据融合的性质分为纤维融合或软骨或骨性融合。纤维性融合表现为足部轻度内、外翻活动受限。软骨性或骨性融合表现为无距下关节活动。

出生时因骨间多为纤维性或软骨性融合，对跗骨间关节活动影响较小，所以幼儿常无症状。随着年龄的增长，跗骨间连接逐渐骨化，开始出现症状。表现为距下关节活动受限、后足外翻、前足外展、扁平足畸形，足部固定于外翻位，不能内翻。足部扭伤或活动过度后出现疼痛，疼痛部位在跗骨窦、距舟部位或全足。行走于不平的地面、长时间站立、跳跃及剧烈运动常使疼痛加剧。常出现腓骨肌、或胫前肌、趾总伸肌间歇性或持续性痉挛，有时伴有球窝踝关节以补偿距下关节活动。对于引起疼痛的解释目前尚有争议，可能是由于关节间隙变窄，骨性关节炎引起，也可能是由于肌痉挛引起。

（三）X 线、CT、MRI 检查

站立足正位、侧位 X 线片不易显示跗骨融合，常需拍足 45°斜位、跟骨轴位 X 线片可帮助诊断。近年来，开展 CT（图 4-6-24），MRI 检查，尤其 MRI 检查对纤维性、软骨性跗骨融合诊断帮助很大。

（四）鉴别诊断

足部感染，如结核，风湿性关节炎，以及距骨骨样骨瘤，距骨头骨软骨炎、距骨头骨折均可发生痉挛性扁平足，须与之鉴别。

（五）治疗

1. 保守疗法　可用理疗、局部封闭或穿矫形鞋（详见能屈性扁平足），以解除疼痛。还可以在麻醉下矫形。如果麻醉后，腓骨肌痉挛消失，可用短腿行走石膏靴固定患足内翻位，并托起足弓。

2. 手术治疗　上述方法失败，可行手术治疗。

（1）切除跗骨融合之骨块，并填充周围软组织：适合于年幼，尚未形成骨性关节炎的患儿。以外侧的跟距桥切除为例，在外踝前做 3cm 长横行切口，分离伸趾肌腱，显露跟距关节外侧面，

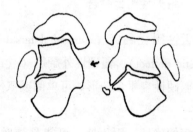

图 4-6-24　跟距骨桥 CT 显示示意图

找到骨桥并予以切除，将附近部分伸趾短肌游离后，填塞骨缺损中，术后用石膏固定于矫形位，6 周去石膏，进行功能锻炼。当距下关节活动恢复后，开始负重行走。

（2）距跟关节或三关节融合术：适合于症状明显，后足或中足、后足均有骨性关节炎改变、年龄在 12 岁以上者。

八、副舟骨

副舟骨（accessory navicular bone）又称外胫骨（os tibialis externum），是发生在舟骨结节部第二化骨中心的先天性异常。表现为足部有多余骨附着在或融合到舟骨内侧，或后侧，或下方。许多低等动物有副舟骨，是作为完全发育的第六列趾骨的一部分或残留骨。人体胚胎可见到舟骨的分离的软骨中心。人群中 4%～21%的人有副舟骨，但仅 2%永久存在。手术取下的副舟骨显微镜观察，副舟骨和舟骨间被一层透明软骨或纤维. 软骨组织分离，这种组织可主动骨化。

（一）临床表现

常与能屈性扁平足同时出现，多见于青少年，特别是女性，双侧发病。足内侧舟骨处突起，进行性肿胀、疼痛，局部压痛。足纵弓平坦。足内收、内翻活动时，舟骨处疼痛剧烈，局部常有滑囊。足正位、侧斜位 X 线片可证实诊断，但要鉴别舟骨骨折，多有明显外伤史，且为单侧。

副舟骨有三种类型：第一种以籽骨形式位于胫后肌腱上，舟骨和副舟骨实际上是分离的。第二种（50%～70%）：副舟骨为三角形或心形，直径约 12m，胫后肌腱止于副舟骨上。第三种：副舟骨和舟骨已经融合，又称为角状舟骨。

（二）治疗

1. 保守治疗　如有扁平足可穿矫形鞋，或用足底鞋垫维持内侧足纵弓的高度。若鞋压迫舟骨引起疼痛，可更换鞋子，在舟骨处放置软垫，以减轻对舟骨的压迫。疼痛严重者可以对痛点进行局部封闭，并用短腿石膏靴固定 3 周，以后穿矫形鞋。

2. 手术治疗　保守治疗无效时，疼痛严重影响行走者可手术切除副舟骨，将胫后肌腱固定于舟骨跖侧面。操作步骤如下：自内踝下方至第 1 跖骨基底部作略呈现弧形的足内侧切口。切开皮下组织、筋膜，显露胫后肌腱，保护其在副舟骨及楔骨跖侧的附着点，用薄窄骨刀将胫后肌腱连同薄层骨片自副舟骨上凿下，自第 1 楔骨附着点分开，并保留远端跖侧之止点（即不要将其止点完全分离），将肌腱向跖侧外方移向舟骨跖侧之凿开的槽沟中。切除副舟骨，铲平舟骨结节突出部分。最后将胫后肌腱与周围骨膜、跖侧筋膜固定缝合。缝合筋膜、覆盖骨粗糙面和胫后肌腱。关闭伤口。

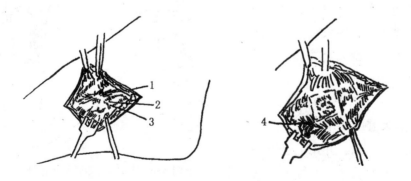

图 4-6-25　Kidner 手术方法

1. 胫后肌腱；2. 舟骨；3. 副舟骨；4. 胫后肌腱移至跖侧

术后用石膏固定前足轻度下垂、内收、足跟轻度内翻位，将足弓塑型。2 周后拆线，改中立位石膏固定 4 周。以后改穿带足弓纵垫的矫形鞋半年，术后可消除行走疼痛及疲劳。

九、裂足

裂足（cleft foot，split foot locus）又称龙虾爪状足（lobster foot），较少见，为足中部第 3 列跖骨或趾骨缺如，有时可累及跗骨。但第 1、5 列跖趾骨常存在。后足正常。典型畸形为双侧发病，有家庭史，为常染色体显性遗传性疾病。常合并手及其他畸形，如唇裂、腭裂及泌尿生殖系统的畸形。这是由于泌尿生殖系统和肢芽在胚胎期同时发育，因此，对有该畸形的病人，有必要做静脉肾盂造影。

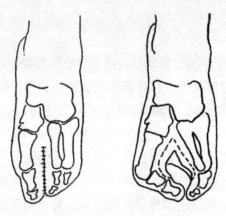

图 4-6-26　裂足手术

治疗

为了改善足的外观和功能，必需手术治疗。手术年龄 5 岁以前为好。对于前足部分中央型裂足，或前足、中足中央型完全性裂足，手术沿裂足两侧皮肤作切口，保留背侧、跖侧皮瓣，以闭合裂口（图 4-6-26）。如果其中一个跖骨无相应的趾骨，可以切除，并用上述方法闭合裂口。5 岁以后，可行第 1 列趾骨切除。而对于第 1~4 列跖趾骨完全缺如，则无手术的必要。

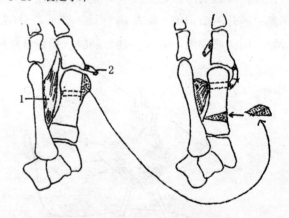

图 4-6-27　第一跖骨基底截骨术
1. 拇收肌；2. 内侧韧带

十、第 1 跖骨内翻

当第 1 跖骨干与其他 4 根跖骨骨干分离，内收或内翻时，称第 1 跖骨内翻（metatarsus primus varus），为先天性畸形。

（一）临床表现

第 1 跖骨头向内凸起，在第 1、2 跖骨头之间可摸到间隙。前足和拇趾之间内缘形成一凹形弧线。正位 X 线片显示第 1、2 跖骨干之间有一个 10° 以上的夹角。由于软组织牵拉，第 1 跖骨内翻可继发拇外翻畸形，引起第 1 跖骨头、跖趾关节疼痛，足部活动受限。

（二）治疗

1. 保守疗法早期用石膏矫形，可防止畸形加重，效果良好。

2. 手术治疗畸形严重，影响足部功能，保守治疗无效时，可手术治疗。

（1）年龄 10 岁以下，可在第 1 跖骨骨骺外侧用"U"形钉固定，进行暂时性骨骺阻滞，待畸形矫正后，再取出"U"形钉。

（2）骨骺闭合后可行跖骨基底或跖骨颈截骨矫形术。行跖骨基底截骨术（图 4-6-27）需作 2 个切口。第 1 个切口是背内侧切口，自第 1 跖骨基底至第 1 趾骨中部。第 2 个切口是第 1 跖趾关节内侧切口。术中将拇短收肌切断，通过第 1 跖骨颈骨性隧道与第 1 跖趾关节囊韧带缝合。再从第 1 跖骨头取下骨块插入其基底截骨处，以矫正内收畸形。其优点是术后第 1 趾骨可保留足够的长度。

行第 1 跖骨颈截骨矫形方法有 Mitchell（图 4-6-28）手术和 Hohmann（图 4-6-29）手术。其优点是只需做背侧一个切口，缺点是术后可能会引起第 1 跖骨短缩，拇内翻，背侧力线不良，行走时跖骨处疼痛。

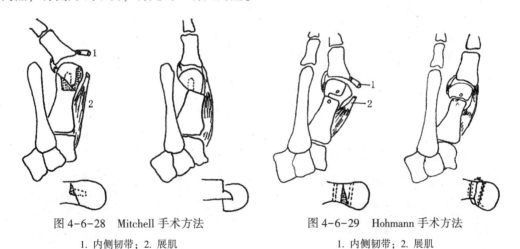

图 4-6-28 Mitchell 手术方法
1. 内侧韧带；2. 展肌

图 4-6-29 Hohmann 手术方法
1. 内侧韧带；2. 展肌

十一、先天性跖骨内收

先天性跖内收（congenital metatarsus adductus）又称之为先天性跖内翻（congenital metatarsus varus），为常见畸形。发病率为 1%，有遗传倾向，常伴有髋关节发育不良。男性好发。

（一）临床表现

正常足中轴线位于二趾、三趾之间。先天性跖内收足中轴线位于三趾、四趾或四趾、五趾之间（图4-6-30）。且前足内收、旋后，足趾向内，足外缘凸向外侧，内缘凹陷。蹞趾内收，使第1~2趾间隙加宽，内侧楔骨变形，第1楔跖关节向内、背侧歪斜，胫骨内旋图160。被动外展前足松开后，又会恢复原来畸形。但踝、后足正常，可鉴别先天性马蹄内翻足。先天性马蹄内翻足矫形治疗后，也可遗留跖内收畸形。

（二）治疗

1. 保守疗法　年幼、较轻的畸形可用手法矫正，或穿维持前足外展的矫形鞋。较重的畸形用石膏矫形，固定前足外展、旋前位，跟骨中立位。每1~2周更换石膏，直至畸形矫正为止。再继续石膏固定2~4周。

2. 手术治疗　保守治疗无效时，楔跖关节成角大于20°，应手术治疗，以解决前足内收、旋后畸形，恢复楔跖关节到5°~10°正常范围。手术方法应根据年龄、畸形程度决定。

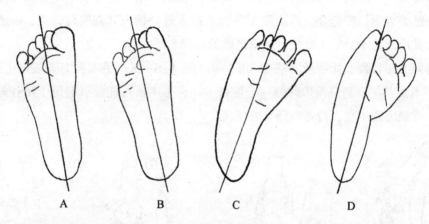

图4-6-30　跟骨中轴线与前足关系图
A. 正常；B. 轻度跖内收；C. 中度跖内收；D. 严重跖内收

（1）软组织手术：适合于1~4岁、无明显骨性畸形的患儿。手术方法有：① Lichtblan 手术，在第1跖骨头的颈部内侧，作2.5cm长的纵切口，外展前足、使蹞展肌紧张，在其肌腱下方，插一小血管钳，在远端切断肌腱，关闭伤口。前足外展位石膏

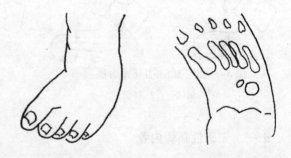

图4-6-31　先天性跖内收外观（左）和X线示意图（右）

固定8周。②胫前肌腱劈开或整个肌腱移位于第2楔骨，以矫正由于动力不平衡引起的前足内收。特别适合于先天性马蹄内翻足矫正后残留的跖内收。术后石膏固定6周。

③在足内侧做弧形切口，在楔骨内侧、跖侧松解胫前肌止点，并切开跖楔、楔舟关节囊的背侧、内侧跖侧。矫正畸形后用石膏固定3个月。以上手术根据病情单独或联合运用。④对于3~8岁小儿，还可行跖骨基底部关节囊松解术（Kendrick手术）（图4-6-32）。操作步骤如下：在1~5附跖关节以远作背侧横弧形切口。也可以作2个直切口，一个在第1、2跖骨间，另一个在第4跖骨背侧。游离踇长伸肌、第2趾长伸肌，并分别拉向内、外侧。保护第1、2跖骨基底的神经血管束，确定跖骨间隙，自远端向近端锐性切断第1、2楔骨间韧带，再确定第1附跖关节，切断其内侧关节囊，保留跖侧关节囊和胫前肌腱。同样方法确定第2附跖关节，切开其背侧关节囊。纵行分离第3跖骨，保护神经血管束和伸肌腱，直至第2、3跖骨间隙，切断其间韧带，切4开第3附跖关节背侧关节囊。用类似方法再游离并切开其他附跖关节，保留跖侧关节囊。然后向跖侧屈曲牵引每个

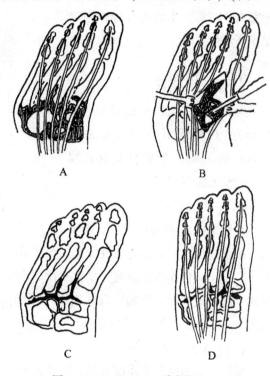

图4-6-32　Kendrick手术方法

跖骨，切断每个关节囊的内侧2/3，保留外侧1/3，以防复位后引起跖骨基底移位。在第5附跖关节应保留外侧关节囊，用做绞链，以防移位。术中注意不要损伤关节软骨面。因为关节面不规则随生长而变形。如果附跖关节不稳定，可在1，5跖骨穿克氏针与第1楔骨、骰骨固定。最后止血，关闭伤口。术后石膏靴固定，3周后拆线，更换石膏，一般固定4个月左右。

（2）骨基底弧形截骨术：5岁以上，畸形严重者，可行跖骨基底弧形截骨术（Berman等人设计）（图4-6-33）。操作步骤如下：在足背做2个纵切口，一个位于第1，2跖骨之间，另一个位于第4跖骨背侧。尽可能保护伸肌腱、浅表神经和静脉，足底足背动脉弓。骨膜下暴露每个跖骨的近端干骺端，用电锯作跖骨基底弧形截骨，弧形顶端指向近端。不要损伤第1跖骨的骨骺板。如果仍不能矫正畸形，可做基底朝外的楔形截骨。畸形矫正后，用克氏针固定第1、5跖骨，以防移位。术后用石膏固定足于矫形位，6周后去克氏针和石膏。改用负重行走石膏固定数周。

（3）中足外展截骨术：对于5岁以上，畸形严重者，近年来，有人开展中足截骨术，以矫正跖内收畸形。方法为在中足的外侧（即骰骨）作楔行截骨并闭合，以短缩

足外侧柱，在中足的内侧（即第 1 楔骨的背、内、跖侧）截骨并楔行张开，植骨以延长足内侧柱，以矫正跖内收畸形。术后用石膏靴固定足于矫形位 6 周。

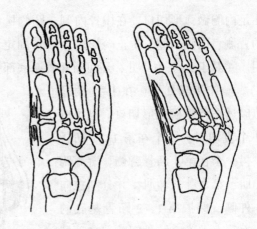

图 4-6-33　Berman 手术方法

十二、拇趾僵直

拇趾僵直（hallux rigidus）又称为第 1 跖骨升高（metatarsus primes elevates）。半数以上有家族史，男女发病率相等。

（一）临床表现

一般 10~15 岁出现症状，表现为拇趾阵发性疼痛，有时急性发作。第 1 跖趾关节红肿热痛，活动受限，以背伸受限为主。第 1 跖骨比正常高起，呈水平位。由于第 1 跖骨头负重点转移到踇趾近节远端，因此，踇趾近节远端跖侧出现软组织增厚或胼胝。第 1 跖骨长于第 2 跖骨。常常双足受累。

（二）X 线检查

早期第 1 跖趾关间隙变窄，踇趾近节骨骺密度增高。晚期发生退行性改变。

（三）治疗

早期穿矫形鞋，在第 1 跖趾关节的跖侧用较硬的鞋垫，可减轻疼痛。晚期手术治疗。自第 1 跖骨颈至踇趾近节远端的背内侧作纵行切口，切除跖趾关节软骨面，使其对位后，用一枚螺丝钉斜行固定。术后石膏固定 6 周。

十三、先天性踇趾末节外翻

先天性踇趾末节外翻（congenital valgusof the terminal phalanx of the great toe）较常见，须与踇外翻鉴别。前者是踇趾末节在远侧趾间关节偏向外侧，并压迫第 2 趾。踇趾末节趾骨呈三角形，其基底部凸起。

治疗

无症状者不需治疗。畸形明显、影响功能者，可行近节趾骨楔形截骨矫形术。

十四、先天性趾内翻

先天性趾内翻（congenital varus（curly）toes）为最常见的畸形之一。常为双侧患病，多有家族史。

（一）病因

足内在肌部分发育不良。

（二）临床表现

出生时可见足外侧 2~4 个足趾在远侧趾间关节跖屈、向内偏斜、向后旋转。末节趾腹位于邻近足趾内侧下方。由于不正常的压力，使邻近跖骨头内侧皮肤形成胼胝。

（三）治疗

无症状者不需治疗。当畸形可用手法被动矫正时，幼儿及年龄 3 岁后可行屈肌腱切断术。手术方法如下：在患趾的跖骨头下方作 2~3cm 纵行切口，分离并挑起趾长、短屈肌腱，完全切断。必要时，结合克氏针固定术。年龄较大，畸形僵硬者，可行趾间关节融合术。

十五、爪状趾

跖趾关节过伸，近节、远节趾间关节屈曲畸形称爪状趾（clawtoes）。常累及多个足趾，3 岁以后出现畸形，10 岁以后出现症状，常伴有高弓足畸形。

（一）病因

与先天性高弓足相似，常由神经系统疾病引起，使趾长屈肌、趾长伸肌受到过度牵拉所致。

（二）鉴别诊断

本病需与下列疾病鉴别：

（1）先天性锤状趾：常累及 1~2 个足趾，表现为近节趾间关节屈曲畸形。

（2）先天性槌状趾：表现为远节趾间关节屈曲畸形。

（三）治疗

首先应明确引起爪状趾的原发病因，并给予相应处理。当足趾出现明显畸形时，根据具体情况施行手术（详见先天性高弓足）。常用的软组织手术有：①趾长伸肌转移到相应的跖骨颈部，将挛缩的关节囊切开松解。②趾长屈肌转移到背侧的伸肌腱扩张部。③趾长屈肌远端切断，纵行劈开两半。将劈开的肌腱自近节趾骨中部的两侧引向背侧会师，互相缝合。

僵硬的爪状趾可将趾长伸肌后移至相应的跖骨颈部，行近节趾间关节融合术。

十六、先天性锤状趾

跖趾关节过伸，近节趾间关节跖屈称为锤状趾（hammertoe）（图 4-6-34），常累及第 2 或第 3 足趾，为先天性畸形或继发于姆外翻。由于穿鞋的压迫，常引起鸡眼和疼痛。

治疗

常用手术治疗以矫正畸形和解除疼痛。幼儿可行屈肌腱切断术。大年龄者，如果跖趾关节无脱位和半脱位，可在足趾畸形顶部先切除鸡眼，再行近节趾间关节融合术。如果跖趾关节已出现脱位和半脱位，可结合近节趾骨基底切除，行近节趾间关节融合术。

十七、先天性槌状趾

远节趾间关节明显跖屈畸形称槌状趾。可为先天性畸形。先天性槌状趾（congenital mallet toe）常累及1.2个足趾，在受累的足趾和邻近足趾之间的趾蹼变浅。早期无明显症状。以后由于胼胝形成而引起疼痛。临床上须与由于穿鞋不当引起的锤状趾畸形鉴别。

治疗

一般可在12岁以后行远节趾间关节融合术。

十八、先天性小趾背侧重叠

（一）临床表现

先天性小趾背侧重叠（congenital overriding of the fifth toe）有家族史，临床表现为足小趾向背、内侧和近端移位，并有内翻。因此趾甲指向外侧，常骑跨在第4足趾上。跖趾关节囊、趾伸肌腱挛缩，第4，5趾之间的皮肤有挛缩带。但无趾间关节屈曲畸形。

（二）治疗

1. 手法矫治　婴幼儿可用手法牵引小趾，使之跖屈、外展，并用胶布固定于矫形位。

2. 手术治疗　手法矫治失败、有症状者，年龄4岁后，可手术治疗。手术方法较多，常用而且效果较好的方法有2种：

（1）Ruiz-Mora方法：自足小趾跖侧做一椭圆形切口，切断趾屈肌腱，任其回缩。然后切除整个近节趾骨。缝合伤口。亦可只切除近节趾骨的头颈部分。

（2）Mof arland方法：切除小趾近节趾骨基底部，再将第4，5足趾合拢缝在一起。第4与第5足趾并趾手术，常可矫正先天性小趾背侧重叠，先天性小趾内翻，连枷小趾等畸形。

十九、多趾

多趾（polydactyly）为常见畸形，常合并有并趾、短趾及其他先天性畸形。本病有家族性，为常染色体显性遗传。临床上以小趾多趾常见。拇趾多趾畸形少见，常伴有第 1 趾骨短缩。多趾有很多变异，其畸形程度不一，可从小的软组织附属物到一个完整的多趾。多趾的种类有：①Y 型趾骨；②T 型拓骨；③跖骨头宽大；④多跖骨和趾骨；⑤短块状第 1 跖骨。

治疗

应及早手术治疗。如果多趾仅为软组织，可用丝线结扎其基底部，令其坏死脱落。如果有骨组织，最好在出生后 10 ～ 15 个月切除。手术作乒乓球样的切口，防止皮肤过多切除。伴有跖骨凸起增宽者，要予以修整，以免发展为有疼痛的滑囊炎。附着在多趾上的肌腱要缝合到邻近趾肌腱

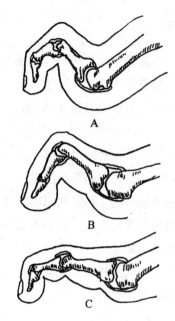

图 4-6-34 趾畸形鉴别诊断

A. 爪状趾；B. 锤状趾；C. 槌状趾

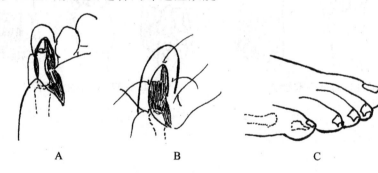

图 4-6-35 Ruiz-Mora 手术方法

上。对跖趾关节囊，韧带也要修复，以防其他足趾内翻或外翻畸形。

二十、并趾

仅有 2 个足趾合并、不影响功能，没有必要矫正。只有当多趾合并、趾骨发育不完全，有症状时，可手术治疗。

并趾（syndactyly）的分趾手术方法可参考并指的手术治疗方法，术中常需植皮。

二十一、巨趾

一个或多个巨趾（macrodactyly）可引起外观丑陋和穿鞋困难。临床要明确是否有神经纤维瘤病，血管瘤病，血管瘤，纤维脂肪瘤，神经血管瘤，Proteus Syndrome 等。

治疗

为安全起见，可分期将巨趾的全部或部分骨组织、软组织切除。学龄前年幼者可行近节趾骨骨骺闭合术。巨大骨组织、软组织畸形以及术后复发者可行 Diamond 等设计的整列环趾骨切除（图 4-6-36）。操作步骤如下：以第 1、2 跖骨的基底为顶端，沿第 1，2 跖趾骨中间矢状面，在足底、足背做 V 形切口。向深处分离，切除中间楔形皮肤、骨组织，必要时通过远端截骨，用克氏针固定，调整第 1 跖骨轴线，减小第 1、2趾骨间隙。切除两侧跖骨凸出组织，深层间断缝合，使两侧骨与软组织靠拢。邻近的关节囊也缝在一起。切除妨碍皮肤缝合的关节囊，最后关闭伤口。

术后用石膏托固定。伤口愈合后，改用石膏管型，直至截骨处愈合。亦可用下面切口切除整列跖趾骨（图 4-6-37）。

总之，巨大的软组织切除，或巨趾切除，或整列跖趾骨切除，或骨骺闭合术，或骨骺切除术都是有效的方法。

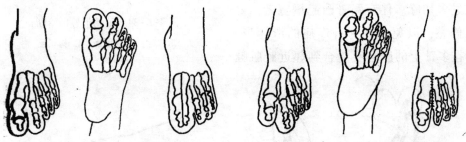

图 4-6-36　Diamond 手术方法　　　　　　　图 4-6-37　整列趾骨切除术

第七章 先天性头、肩和脊柱畸形

一、颅底凹陷症

颅底凹陷症（basilar invagination）又称颅底压迫（basilar impression），其主要病理特点为枢椎齿突高出正常水平，甚至突入枕骨大孔，枕骨大孔的前后径缩短和颅后窝缩小，因而使延髓受压和局部神经被牵拉。临床上本病有 2 种类型：①先天性：常合并寰枕融合、寰椎发育不良、寰椎裂、齿突异常，Klippel-Feil 综合征等。②后天性：继发于骨软化症、佝偻病、畸形性骨炎、成骨不全、风湿性关节炎、神经纤维瘤病等。以先天性颅底凹陷症多见，与遗传因素有关。

（一）临床表现

一般有短颈，头颅、面部偏歪或斜颈。肢体有感觉及运动障碍或有三叉神经、舌咽神经、迷走神经、舌下神经受压等症状，头痛、颈背部痛。由于硬脊膜增厚等向后部压迫可引起大脑导水管阻塞、颅内压增高或脑积水、小脑扁桃体病、眼球水平或上下震颤。还可出现椎动脉受压，供血不足症状，头晕、昏厥，精神沮丧。这些症状可单独发生，也可合并脊髓受压症状。对病人除进行常规的神经系统检查外，还包括指鼻试验，令患者闭眼、用手指鼻，观察患者精确能力；轮替试验，令患者伸前臂、快速旋前和旋后，观察患者灵活性，跟胫试验：令患者平卧、将一侧足跟放在另一侧胫骨近端，自上向下滑动，观察患者稳定能力；此外还要检查有无感觉分离症状（见脊柱裂）等。

婴幼儿先天性颅底凹陷症，由于能耐受压迫，一般不显示症状。常常在 20~30 岁才出现症状。

（二）X 线表现

颅骨颈椎 X 线片可显示本病的病理改变。正位 X 线片，运用 Fischgol 线进行诊断（图 4-7-1）。即从两侧二腹肌窝画连线（A），从两侧乳突最低点作连线（B），正常 B 线通过齿突顶点和寰枕关节。侧位片测量 Chamberlain 线（自枕骨大孔后缘至硬腭后缘连线）、Mcgregor 线（自硬腭后缘至枕鳞最低点连线），Mcrae 线（枕骨大孔前后缘连线）（图 4-7-2）。其中以 Mcgregor 线临床容易确定，齿突超过该线 4.5 mm 时为异常。

（三）鉴别诊断

本病须与扁平颅底相鉴别，后者仅为 Mcrae 线与斜坡交角大于 145°，一般无症状。

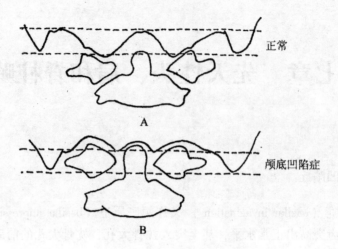

A

B

图 4-7-1 正位 X 线片测量示意图

此外，还要鉴别脑脊髓多发性硬化症、颅后窝肿瘤、肌萎缩性脊髓侧索硬化等疾病。CT、MRI 检查可帮助诊断，特别是合并脑积水、小脑扁桃体病、脊髓空洞等，可帮助显示病理改变。

（四）治疗

本病治疗取决于病因和症状的严重程度。严重的颅底凹陷，但没有神

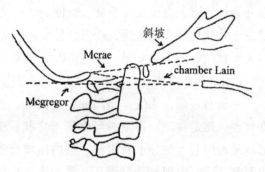

图 4-7-2 侧位颅骨 X 线片测量示意图

经症状，不需要手术治疗，可嘱患者防止外伤。若由于来自前方的压迫如齿突不稳定而引起明显症状者，可行颈枕融合术。齿突移位，不能复位，可行前路切除，再行颈枕融合术。若由于后方压迫引起症状者，可行枕下或结合颈 1~2 椎板减压术，再结合后路固定术。有条件时，应做广泛颅底减压，尽可能分离，切除硬脑膜下的粘连，环枕硬脊膜扩大成形术。

二、枕颈骨性连合

寰椎和枕骨基底部分或全部融合称枕颈骨性连合（occipitocervical synosteosis），也称寰椎同化（assimilation of the atlas），寰枕融合（occipitocervical fusion），寰椎枕骨化（occipitalization of the atlas）。

脊柱的上端和头颅的下端是畸形的好发部位，枕骨基底、外侧块与寰椎后弓、末端小骨及齿突起源于枕骨最尾端的骨节，在胚胎生长过程中分开，并成为单独的软骨中心。寰椎前弓却来自脊索腹侧前部。寰椎后弓两侧有 2 个骨化中心，4 岁时完全骨

化。前弓骨化中心 1 岁出现，3 岁时与其他骨化中心融为一体。任何分节的失败，均可在骨化前形成枕颈融合。

（一）临床表现

多数病人伴有 Klippel-Feil 综合征，颅底凹陷症，枕骨髁发育不良。因此有头颅畸形、腭裂、颈部短粗、发际低、斜颈、高肩胛、脊柱侧凸、后凸畸形、漏斗胸、高弓足、并指及泌尿系统畸形等。

神经系统症状常在 40~50 岁出现。儿童时期出现症状，进展缓慢。外伤、感染可使症状加重。偶有立即死亡。神经症状是由齿突引起。当齿突位于枕骨大孔以下时，一般无症状，但齿突突入枕骨大孔，可引起脑干压迫，引起锥体束症状。脑神经受累较少。枕骨大孔后缘或硬脊膜挛缩束带压迫可引起脊髓后索症状。椎动脉受累亦可引起相应症状。

患者可能有枕后、颈部、肩胛后方疼痛；头晕、说话困难、复视、听力障碍、吞咽困难或步态不稳、肢体麻痹、感觉异常等不同的症状和体征。

（二）X 线检查

头颈部侧位 X 线片可显示整个寰椎或前弓或后弓与枕骨融合，寰椎向后移位。自齿突前沿至寰椎前弓后缘距离大于 4mm 为异常。CT 检查亦可帮助诊断。

（三）治疗

1. 保守治疗　对于有头痛、颈痛症状，特别是由轻度外伤或感染后引起的，可用颈部支架、石膏或牵引减轻症状。

2. 手术治疗　由于寰椎不稳定引起脊髓症状者，可先行牵引复位，然后再行 C_1 ~ C_2 融合术。由于后方压迫引起症状者，可行后路减压。

三、先天性寰枢椎不稳定

C_1 ~ C_2 是椎体活动度最大的关节，也是最不稳定的关节，其稳定力、屈曲和旋转是受韧带支持的。后伸时，齿突韧带防止半脱位。当齿突畸形或先天性寰椎横韧带松弛时，均可出现先天性寰枢椎不稳定（congenital atlatoaxial instability）。侧位 X 线片可显示寰齿间隙（atlanto-dens interval，ADI）超过 4mm。尤以前屈时显示。椎管间隙（space available for the spinal cord，SAC）即齿突后缘至寰椎后弓前缘之间的距离小于 14m（图 4-7-3）。脊髓可受 C_1 环和 C_2 椎体挤压，引起神经症状。最常见的畸形是斜颈，出现颈部活动受限的症状。

治疗

由于上颈椎不稳定而有症状时，可先行牵引，使之复位；对有神经症状者可做枕颈融合术。不能复位者，可先做减压术，再行枕颈融合术。近年来，有人用颈椎椎弓

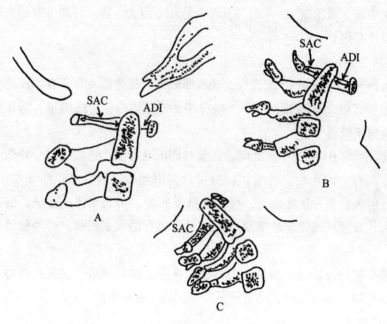

图 4-7-3　上颈椎不稳定骨骼变化

根钉和金属棒内固定治疗小于 16 岁儿童上颈椎不稳定而有症状者。

四、先天性寰椎横韧带松弛

Down 综合征，又称染色体畸变-21 三体综合征（chromosomal aberration 21-trisomy - syndrom）、先天愚型、软白痴，其中 20% 的患者有寰椎横韧带松弛（laxity of the transverse atlantal ligament），$C_{1\sim2}$ 不稳定。

颈椎侧位屈、伸位 X 线片显示上颈椎不稳定，病人有神经症状时，可行枕至 C_2 融合术。

五、先天性齿状突异常

先天性齿状突异常（congenital anomalies of odontoid dens），有 3 种：①齿状突缺如，极少见。②齿状突发育不良，少见。③齿状突骨（os odontoldeum），较常见，即游离齿突，由一裂隙与基底分开（图 4-7-4）。

（一）齿状突的发育

齿状突起源于第 1 颈体节，发育过程中与寰椎分离，与枢椎融合。齿状突顶部起源于枕骨最尾部骨节，胚胎第 1~5 个月，齿状突由 2 个侧骨化中心开始骨化，出生时融合。出生时齿状突顶部没有骨化中心，成"V"形，称双角齿状突（dens bicornis），齿状突顶部骨化中心 3 岁时出现，12 岁时与齿状突融合。有的齿状突骨骨化中心并不出现，或者不与齿状突融合，称为齿状突骨。出生时，齿状突与枢椎体由软骨骨骺相连，骨骺位于枢椎椎体内，而不是其上关节突水平之上，这一点对鉴别齿状突骨折很

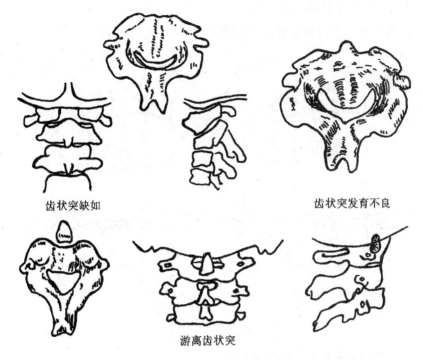

齿状突缺如　　　　　　　　　　　　齿状突发育不良

游离齿状突

图 4-7-4　先天性齿状突异常

重要。到 6 岁时，骨骺闭合。

（二）病因

有人认为本病是先天性异常，也有人认为是由婴幼儿外伤后引起，或者是由于供应齿状突的血运发生障碍，引起发育不良、完全吸收，或形成齿状突骨。

（三）临床表现

婴幼儿较少出现症状，一般在 30~40 岁发病，男性多于女性。由于上颈椎不稳定，常在外伤后出现症状，颈部拍 X 线片时被发现。患者有颈部、头部疼痛，斜颈，外伤后突然麻痹，椎动脉受压缺血引起头晕、晕厥、视力障碍甚至死亡。此外，还可有步态不稳，上运动神经元损伤症状、感觉及括约肌功能障碍。

（四）X 线或 CT 表现

张口位正位、屈伸侧位 X 线片（CR），侧位断层摄影可帮助诊断，正位 X 线片齿状突基底缺如，为齿状突缺如；齿状突高度降低，顶端圆钝为齿状突发育不良。齿状突骨断层可确诊。CT 也可帮助确诊。

（五）治疗

1. 保守治疗　早期有头、颈部局部症状者可行颈部牵引或石膏固定治疗。

2. 手术治疗　上颈椎不稳定，有神经症状者可行手术治疗。术前先行牵引，然后做 $C_{1~2}$ 后路融合术，椎板下钢丝固定，植骨（图 4-7-5）。若 C_1 环有缺陷，融合可包括枕骨。术后病人卧于带头石膏床上，使用前后石膏床翻身。8 周后改用头、颈、胸石膏固定，下地活动，4个月后去除石膏。

也可采用颈椎椎弓根钉和金属棒等内固定治疗上颈椎不稳定。

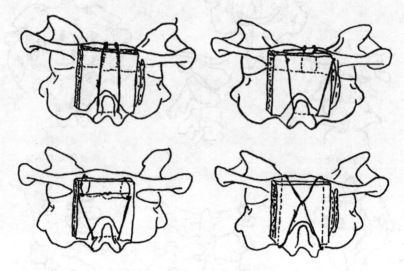

图 4-7-5　4种钢丝固定法

六、先天性颈椎椎弓根和小关节面缺如

（一）临床表现

由椎弓侧骨化中心形成不全引起颈椎椎弓根，小关节面同时缺如，称为先天性颈椎椎弓根和小关节面缺如（congenital absence of pedicles and facets in the cervical spine）。常见于青年人，轻微外伤后，出现颈部强直、疼痛、及颈部神经根受压症状。也有自幼手部间歇麻木者。本病较少见。

（二）X线检查

颈椎45°斜位X线片，可显示受累椎体的椎间孔变长，相当于受累椎体的全长。横突也有畸形。为了补偿同侧小关节面缺如，上椎体的下关节面、下椎体的上关节面形成骨桥。椎弓增大、硬化。畸形常为单侧，故又有侧方成角畸形。

（三）鉴别诊断

临床上本病须与由于恶性肿瘤、神经纤维瘤破坏所致的颈椎椎弓根缺损鉴别。必要时，脊髓造影、椎动脉造影，或CT可帮助鉴别诊断。

（四）治疗

一般先用颈托保护固定治疗。当症状不缓解或加重时，可行后路植骨融合或内固定植骨术。

七、短颈畸形

短颈畸形（brevicollis）又称为先天性颈椎融合（congenital synostosis of the cervicalvertebrae），也称为 Klippel-Fell 综合征。临床较常见。

（一）病因、病理

本症是由于在胚胎第 3~8 周，颈节分节不良所致，少数有遗传性。常合并其他部位的畸形，但确切病因不明。

（二）临床表现

典型的症状有：颈短而粗，枕部发际降低，至颈根部或两肩，多有颈蹼。头颈部运动范围受限，以侧方和旋转活动受限明显。2 个或 2 个以上的颈椎融合畸形。60%合并脊柱侧凸，35%合并肾脏畸形，30%合并高肩胛，30%合并耳聋，20%合并"镜子动作"，即一侧上肢的动作为另一侧上肢所模仿，但下肢不受影响。14%合并先天性心脏病。此外，还可能出现面部不对称，动眼神经、面神经麻痹，腭裂，高腭弓，斜颈，并指，多指，拇指、上肢发育不良等。

（三）X 线表现

X 线可显示部分或全部颈椎融合，但是严重的短颈病例，由于下颌骨、枕骨的阴影重叠，不易显示畸形的改变。常需做断层摄影，可见椎体扁平，变宽，椎间盘变窄或消失，颈椎裂，有时可见半椎体，颈肋，颅底增宽，寰枕融合。

（四）预后

未合并神经根或脊髓受压症状者，预后良好。但要避免头颈部剧烈运动、外伤，以免引起颈椎脱位，脊髓神经损伤和死亡。

（五）治疗

颈蹼畸形明显者，可行肌肉、筋膜松解术，皮肤"Z"字成形术。较轻的颈蹼可做一个"Z"字成形术，较重的颈蹼应做多个"Z"字成形术，术中注意保护耳大神经及分支。合并斜颈较轻者，可用支具矫形、维持。胸锁乳突肌挛缩明显可将肌肉的起端切断。这些手术可改善病人的外观和颈部活动。有神经症状者，可行颈椎牵引，再用颈托保护。无效者，可做神经减压术。颈椎侧凸进展迅速者，可先行牵引，再做后路融合术。

八、先天性肌性斜颈

先天性肌性斜颈（congenital muscular torticollis）又称先天性斜颈（congenital wry-neck），是由一侧胸锁乳突肌挛缩所致，女性多于男性，3/4 发生在右侧。

（一）病因、病理

确切病因不明。可能为胸锁乳突肌内静脉回流受阻，子宫内胎位不正引起局部缺血，或分娩时局部损伤引起该肌纤维变性而发生挛缩。有少数病人有家族史。

胸锁乳突肌内的肿块类似纤维瘤，切面呈白色，显微镜下可见致密的纤维组织，但没有出血和含铁血黄素。肿块消失后，胸锁乳突肌内可见纤维组织代替肌纤维。

（二）临床表现

一般出生后无畸形，1~3周后可发现颈部有一小枣大小肿块；以后逐渐出现畸形；头枕部偏向患侧，下颌指向健侧，颈部向患侧旋转，朝健侧活动受限。有的生后1~2个月内在一侧胸锁乳突肌中部可摸到成人拇指末节大小的梭形肿块，并在以后的2~6个月内消失。胸锁乳突肌短缩，出现明显斜颈畸形。

没有采取治疗的小儿，可继发头、面部畸形。患侧面部变短，使面部不对称，两眼、两耳不在同一水平。患侧软组织也发生挛缩，如颈部深筋膜、前斜角肌、中斜角肌、颈动脉鞘及鞘内血管也变短。此外，还可继发下颈椎和上胸椎侧凸畸形，脊柱凹侧指向患侧。

双侧胸锁乳突肌挛缩可引起双侧肌性斜颈，非常少见。查体可见颈部位于正中，但短缩，双侧胸锁乳突肌、斜方肌紧张。X线片颈椎无明显畸形。

（三）诊断与鉴别诊断

根据出生后胸锁乳突肌内有肿块，以后呈条索状挛缩及头部畸形，诊断并不困难。但须拍颈椎X线片，以鉴别：①颈椎先天性畸形，如半椎体、先天性短缩等。②外伤性颈椎骨折或旋转性半脱位。③炎性病变，如扁桃体炎、颈淋巴结炎等引起的胸锁乳突肌痉挛。④视力障碍如复视引起的头部倾斜等。

（四）治疗

尽早治疗，效果良好。

1. **手法矫治**　新生儿及3个月以内的幼儿，可在医生指导下，由母亲手法操作进行矫形图174。第1步：将患儿头枕部拉向健侧，使健侧的耳朵接近肩部。第2步：使患儿下颌转向患侧肩部。每一步牵拉15~20次，每天操作4~6次。坚持被动牵位挛缩的胸锁乳突肌，一般需要4~6个月畸形才能矫正。

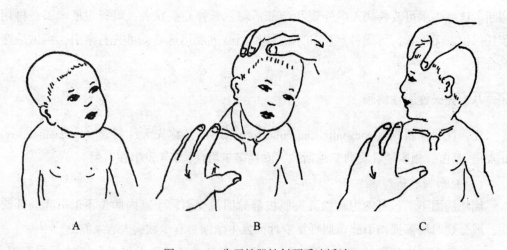

图4-7-6　先天性肌性斜颈手法矫治

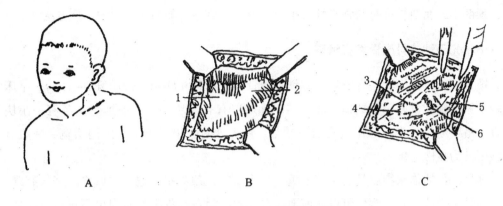

图 4-7-7 先天性肌性斜颈手术

A. 胸锁乳突肌下端切口；B. 显露锁骨；C. 胸锁乳突肌下后方解剖关系；

1. 胸锁乳突肌胸骨头；2. 锁骨差别；3. 颈内静脉；4. 颈总动脉；5. 颈深筋膜血管鞘；6. 锁骨下动脉

2. **手术治疗**　手法矫治无效，以及就诊时年龄超过 1 岁者，宜手术矫形。一般行单极手术。操作步骤如下：在锁骨上 2cm 处做横切口，暴露胸锁乳突肌在锁骨上的起点，即胸锁乳突肌的胸骨头和锁骨头，并将其完全切断，同时切除一段长 1 ~2cm 的挛缩肌组织，进一步松解深部筋膜直至下颌可无阻力地转向患侧肩部（图 4-7-7）。经验证明，5~6 岁以下手术效果较好；较大儿童、即使 10 岁以上手术，畸形严重者或单极手术失败者，手术也有一定的效果，但宜行双极手术。即行单极手术后，另在乳突下方再做切口，切断胸锁乳突肌在乳突上的止点（图 4-7-8）。为了保持该肌的外形，也可行 Z 形延长术、但一般不主张将胸锁乳突肌全部切除。术后头部牵引或石膏围领固定头部于过度矫正位 6~8 周。以确保手术矫形效果。

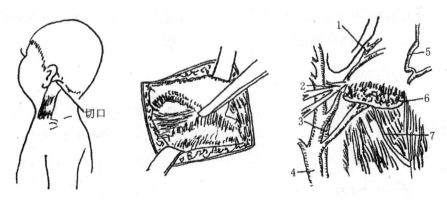

图 4-7-8 胸锁乳突肌乳突止点切断术

1. 耳后动脉；2. 面神经；3. 颈内动脉；4. 颈总动脉；5. 枕动脉；6. 胸锁乳突肌断端；7. 副神经

九、家族性颈部强硬

家族性颈部强硬（familial nucal rigidity）是颈椎强硬畸形的一种，是遗传性疾病，临床上较少见。其临床表现与 ElersDanlas 综合征相反，由于颈椎后侧韧带，软组织缩短，颈部不能屈曲，有时与强直性脊椎炎相混淆。该病目前尚无有效的治疗方法。

十、先天性锁骨颅骨发育障碍

锁骨缺如，伴颅骨发育畸形，称锁骨颅骨发育障碍（cleidocranial dysostosis），临床上较少见。锁骨可以完全缺损，或近端、远端仅有一小块锁骨，或远近端各有一小块锁骨。由于颅骨骨化中心出现迟缓或缺如，颅骨变宽，横径增大，囟门增宽。一般有家族史，为显性遗传。

锁骨缺如的临床特点是肩关节下垂。常为双侧，颈基底变宽，颈肩之间好像有蹼。两侧锁骨完全缺如时，两肩可以在前面靠在一起。附在锁骨上的肌肉也不正常或缺如。主要症状是提重物时，臂丛神经因受到牵拉，常常感到困难。一般没有手术指征。

十一、先天性锁骨假关节

先天性锁骨假关节（congenital pseudarthrosis of the clavicle）是锁骨近端、远端存在而中段缺如，或者远端缺如。多数发生在右侧，可以单侧，或双侧发病，1%～15% 为双侧。可能由锁骨下动脉压迫或锁骨两骨化中心在发育过程不连接所致。有报道父亲和女儿均患此病。偶尔出生时发现。常见的是锁骨中部有一块薄薄的骨块，在上举小儿时或跌倒时出现骨折，肩部疼痛，拍 X 线片可作出诊断。但要鉴别新生儿锁骨骨折，新生儿锁骨骨折可自行愈合。本病断端没有骨痂，X 线片显示内侧断端重叠在外侧断端之上，两断端膨大或硬化。

治疗：骨断端处没有骨痂，骨不愈合是手术指征。手术年龄以 4～6 岁为宜。手术将锁骨远近端修整，中央缺损处取髂骨块植骨，用克氏针贯穿固定植骨块与锁骨的远近端。术后用肩后 8 字石膏绷带固定，常可获得骨性愈合。

十二、先天性喙锁关节

先天性喙锁关节表现为肩关节活动范围受限，如不能耸肩、肩关节内、外旋转及外展受限。X 线片显示锁骨中外 1/3 处的下缘长出骨性组织、与喙突之间形成关节。如关节活动范围明显受限，可手术切除之。

十三、先天性高肩胛

1891 年 Sprengel 报道 4 例先天性高肩胛（congenital elevation of the scapula），故又称 Sprengel 畸形。

正常成人肩胛骨位于第 2 至第 7、8 胸椎之间。先天性高肩胛患者其患侧肩胛骨可较正常侧升高 2～10cm，可伴有旋转畸形。一般为单侧，也可双侧发病。常合并颈胸椎畸形，如半椎体、肋骨缺如或融合，脊椎侧弯、颈肋和 Klippel-Fell 综合征，以及心、肾畸形等。

（一）病因、病理

本症病因尚不明确。妊娠第3周，从第4颈椎至第1胸椎节段胚胎长出上肢胚芽，第5周出现肩胛骨。此后肩胛骨一边发育，一边下移，但在第9~12周内，其肩胛骨向尾部下降停止或下降不完全，即形成高肩胛。高肩胛比正常肩胛骨小，上部向前弯曲，常有骨性、软骨或纤维组织与颈椎、上胸椎一个或数个椎板、横突、棘突连接。骨性连接又称为"肩椎骨"（omovertebral bone），多见于高位肩胛骨畸形。此外还有肩胛骨周围肌肉发育停滞，斜方肌、菱形肌、提肩胛肌及胸大肌可能缺如或发育不良，前锯肌力减弱，可出现翼状肩胛。

（二）诊断

肩胛骨形状较正常小，位置较正常偏高，因肩胸活动丧失，肩关节外展活动受限，受限程度与肩胛骨畸形程度有关。在进行肌力检查时，要鉴别前锯肌麻痹和产瘫。双侧肩胛骨前后位X线片可显示肩胛骨的位置。

（三）治疗

轻度的先天性高肩胛，对肩关节功能影响不大，可用保守方法治疗，进行肩关节功能锻炼。畸形明显，肩关节外展小于120°，须手术治疗。手术目的是使肩胛骨回到正常或接近正常的位置，同时改善肩关节功能，一般可增加肩关节外展50°~60°。手术年龄以3~8岁为宜。常用效果较好的手术有下面两种：

1. Green手术　术前做双髋人字石膏，包括对侧下肢，分成前后两半。体位为侧卧位。麻醉是全麻。

操作步骤（图4-7-9）：自肩胛冈中点上方2cm处开始做皮肤切口，并沿肩胛冈向内至肩胛骨内侧角转弯，距肩胛骨脊柱缘2cm纵行向下直至肩胛骨下角下方5cm处终止切口（图4-7-9（A））。显露斜方肌在肩胛冈上的止点，并从骨膜外剥离，用缝线标志。向内自肩胛骨脊柱缘和内上角，分离大小菱形肌、提肩胛肌，并从骨膜外切断图（图4-7-9（B）），自冈上窝向外分离冈上肌，注意勿损伤冈上神经，肩胛横动脉。再从肩胛骨前面分离肩胛下肌。切除肩胛冈上向前弯曲的骨块和肩椎骨。自肩胛骨脊柱缘游离前锯肌。将背阔肌自棘突处切断，直至斜方肌止点以远图（图4-7-9（C））。松解肩胛骨下角与胸壁间任何紧张的纤维带，在肩胛冈内侧2/3处做一骨孔，穿入钢丝，经过背阔肌下面拉到对侧臀中部。将肩胛骨下移至背阔肌深面。冈上肌缝至肩胛冈。前锯肌、提肩脚肌、大小菱形肌缝至肩胛骨偏上的部位，如提肩胛肌紧张，可予延长。斜方肌止点缝到肩胛骨偏外、偏上处。背阔肌覆盖肩胛骨下角，向上缝在棘突上。伤口缝合后用石膏外固定，由弹簧将固定的肩胛骨上的钢丝与石膏上的圆环连在一起图（图4-7-9（D））。弹簧牵引力为1kg左右。

术后处理和康复：术后3周可去掉石膏和钢丝，肩关节进行外展活动，直至接近

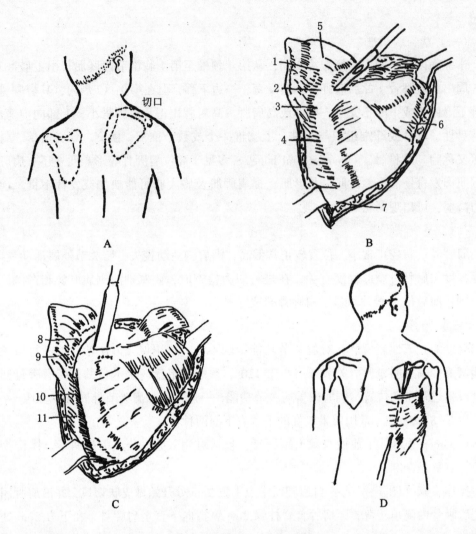

图 4-7-9　Green 手术方法

1. 冈上肌；2. 提肩胛肌；3. 小菱形肌；4. 大菱形肌；5. 斜方肌；6. 三角肌；7. 背阔肌；8. 提肩胛肌；9. 小菱形肌；10. 前锯肌；11. 大菱形肌

正常。

2. Woodward 手术　操作步骤（图 4-7-10）：自第 1 颈椎棘突到第 9 胸椎棘突做正中直切口，皮下游离至肩胛骨脊柱缘。确认斜方肌远端的外缘，其下方与背阔肌做钝性分离图（图 4-7-10（A））。自棘突切断斜方肌、大小菱形肌和斜方肌的上部，显露肩胛骨内侧角，如发现肩椎骨或异常纤维带，给予切除图（图 4-7-10（B））。注意避免损伤副神经、颈横动脉。肩胛骨上方畸形部分给予切除图（图 4-7-10（C））下移肩胛骨到尽可能正常的位置，重新缝合斜方肌、大小菱形肌至较下方的棘突上图（图 4-7-10（D））。术后肩肘悬吊 2 周，拆线后开始肩关节功能锻炼。

3. 对年龄较大的儿童，进行肩胛骨下移术，有可能发生牵拉性臂丛神经损伤，因此，要避免过度向下牵拉肩胛骨。通常可将肩胛骨上方骨畸形部分给予切除，以改善其外形。

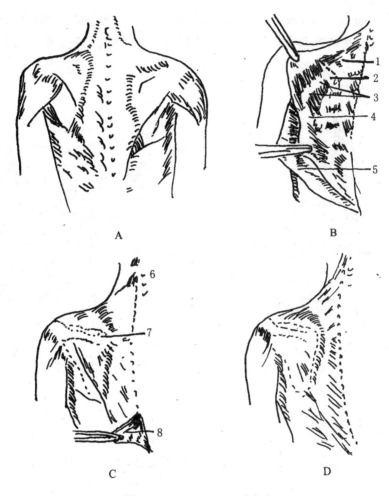

图 4-7-10 Woodward 手术方法

1. 提肩胛肌；2. 肩胛骨上角；3. 大小菱形肌；4. 斜方肌；5. 皮肤；6. 切断斜方肌；7. 压下肩胛骨；8. 背阔肌

十四、颈肋与前斜角肌综合征

（一）临床表现

从下颈椎发出的一根多余肋骨称为颈肋（cervical rib），为先天性畸形。一般发生在 C_7，少数发生在 C_6，个别发生在 C_5 横突。颈肋可为一根完整肋骨，也可能是不完整的肋骨。由于臂丛神经的下干走行在前斜角肌与邻近第 1 肋骨的止点处，容易受压（图 4-7-11）。并非每个颈肋都有神经、血管压迫症状。身材瘦高、肌力低下者易患本病。在儿童时期很少出现症状。有的臂丛神经受压，如压迫 C_{7-8}，可在相应部位产生麻木，感觉异常，力弱。叩击锁骨上窝可诱发感觉异常。锁骨下动脉受压则上肢发绀、桡动脉减弱，抬高患肢则桡动脉波动恢复正常。一些病人没有颈肋，由于先天性前斜角肌束带，或前斜角肌痉挛、肥厚、纤维化，也可能出现类似症状，称为前斜角肌综合征（scalenus anterior syndrome）。此外，肋锁间隙变窄，胸小肌止点处病变，第7颈椎横突过长，小斜角肌等也可引起类似症状，以上这些也统称为胸廓出口综合征（图4-7-12）。

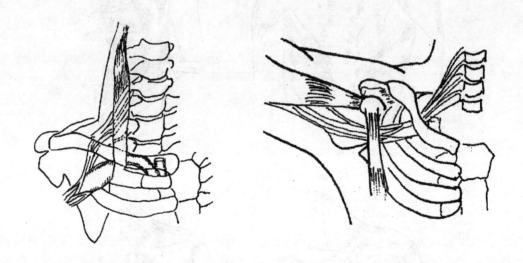

图4-7-11　前斜角肌、颈肋压迫臂丛神经图　　图4-7-12　臂丛神经在肋骨锁骨水平受压迫示意图

（二）诊断

根据临床表现如肩部（C_5支配）、肘部（C_6支配）、腕部（C_7支配）、手指（C_8至T_1支配）感觉异常，肌力改变等来判断神经根是否受压。查体：斜角肌挤压试验（Adson test），方法如下：患者坐位，深吸气屏住，颈极度过伸、向患侧旋转；术者触摸患肢桡动脉，如动脉搏动减弱、患肢麻木、手指苍白、锁骨中段听到杂音，为阳性，有诊断意义。颈椎正侧位X线片观察有无颈肋、第7颈椎横突过长，胸片观察有无第1、2肋骨及锁骨畸形，以帮助诊断。

（三）鉴别诊断

①脊髓空洞症：有感觉分离障碍（痛觉消失，触觉存在），MRI可鉴别；②进行性肌萎缩：肌萎缩自手向前臂和上臂呈进行性加重；③肘管、腕管综合征：无血管受压症状；④颈椎病或颈椎间盘突出：颈椎正侧位X线片可鉴别。

（四）治疗

有神经压迫症状，可手术治疗。手术方法根据病理变化决定。无骨性压迫，可行斜角肌切断术，如有颈肋或有第7颈椎横突过长，则要切除。无骨性、斜角肌异常，还可行第1肋切除。

1. 斜角肌切断颈肋切除术　在胸锁关节上方2cm处，向后上方斜行横切口，约7~9cm。切开皮肤、皮下组织、颈阔肌、结扎颈外静脉；切断胸锁乳突肌的锁骨端肌腱和肩胛舌骨肌的中央腱。显露前斜角肌表面脂肪层，注意保护锁骨下静脉，颈横动脉可切断结扎。经脂肪层钝性分离，显示前斜角肌在第1肋骨的止点。膈神经就在该肌的前方走行，锁骨下动脉紧靠该肌的外侧，不要损伤。将钝性剥离器小心自动脉和前斜角肌肌腱的后面之间插入，向内牵开膈神经，切断肌腱。可见锁骨下动脉和臂丛神经。将臂丛上2个总干向上轻轻牵开，下干向下牵开，可见到第1颈肋及其上的腱性条索，切断条索，向颈肋后方小心剥离，切除部分颈肋即可获得满意效果。没有必要切除全部颈肋图183。观察有无小斜角肌，该肌附在第1肋内侧缘、靠近前斜角肌处。如有，则切除。术后，将肩胛舌骨肌和胸锁乳突肌缝合。伤口引流。

2. 经腋下入路第1肋骨切除术　适合无颈肋、无斜角肌异常，但有臂丛神经受压、特别是下干受压病例，还可行第1肋切除。因第1肋骨切除后，前、中、小斜角肌无止点，自上而下的臂丛神经受压可完全解除，效果较好。此外，手术时间短、也安全。方法如下：侧卧位，躯干向后60°上肢外展，充分显露腋窝。在腋窝下横纹处、平第3肋骨高度做稍弧向下方的横行切口，约6~10cm。在胸廓和前锯肌进行分离，胸外动脉和上胸静脉垂直走行，位于切口中央。剥离到前锯肌后疏松组织，用手指向上钝性分离直达第1肋骨，这一层是位于腋部淋巴结、血管和脂肪垫的深层。注意不要损伤手术野中部、来自第2肋间的肋肱皮神经。此时，助手将上肢屈肘、向上提起，以扩大胸上出日与腋窝之间的手术野。手术野前方为粗大锁骨下静脉，稍后为第1肋骨上缘的前斜角肌结节，中央为锁骨下动脉，其后为臂丛神经的胸1神经。切开第1肋骨骨膜，细心剥离，防止损伤血管、膈神经、胸膜顶部。在第1肋后方，距横突1cm处，切断第1肋骨。此时，防止损伤胸1神经。如有颈肋畸形，靠近横突根部切断。术后伤口引流。

（五）预防手术并发症

①臂丛神经损伤，见于术中臂丛神经拉向内侧，用力不当，特别是上干。可引起肩外展、肘屈曲障碍。②气胸，切断下干下方纤维带时，损伤胸腔顶部胸膜。③乳糜尿，左侧手术胸损伤胸导管或开口于胸导管的小淋巴管。④血肿，伤口血肿机化会造成臂丛神经新的压迫，术中止血要彻底，术后要引流。

十五、脊柱裂

脊柱裂（spina bifida）是脊柱最常见的先天性畸形，表现为一个或多个椎弓闭合不全。以棘突、椎板缺如、椎管向背侧开放常见。而椎体裂、椎管向腹侧开放、或一侧椎管缺如、椎管向一侧开放少见。脊椎裂可发生在脊柱任何部位，但以腰骶部最多见。因为这是椎管最后关闭的部位。出生时有明显缺陷的为2‰，常合并脊神经或脊髓发育不良（myelodysplasia）。

（一）类型

常见如下几种类型的脊柱裂。

1. 隐性脊柱裂（spina bifida occulta）

亦称之为神经管闭合不全（spina dys-raphism），是最轻度的脊柱裂，多发生在腰骶部，一般无外在表现。仅在 X 线拍片时偶然发现。约占总人数的 10%。如果有局部异常，表现为皮肤凹陷，丛毛，色素沉着等，常合并脊髓纵裂，或其他先天性椎管内或椎管外的赘生物，如脂肪瘤、血管瘤、皮样囊肿等。这种

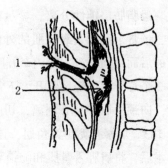

图 4-7-13　藏毛窦合并皮样囊肿图

1. 藏毛窦；2. 皮样囊肿

情况下，神经症状可以在出生时发生，也可能在以后的生长发育过程中发生。最常见于 4~6 岁儿童，出现两小腿不对称、高弓内翻足、感觉丧失、营养性溃疡等。对于学龄儿童经常遗尿者，应考虑脊髓受牵拉，终丝紧张。由于马尾部神经根在骨裂处存在粘连，常形成脊髓栓系综合征。碘油造影、MRI 检查可能显示脊髓圆锥下移，并逐渐变尖、变细；终丝紧张、增粗，横径在 2mm 以上即可。诊断脊髓栓系综合征。本病需与先天性藏毛窦鉴别，后者为一皮肤窦道，此窦道的管壁由皮肤组织构成。窦道长短不一，短者呈盲管状，长者深达脊髓，可引起感染或并发肿瘤（4-7-13）。

因此，儿童隐性脊柱裂伴有神经症状时，须仔细检查是否合并脊髓纵裂和脊髓栓系综合征。

2. 脊柱裂合并脊膜膨出（spina bifida with meningocele）　畸形较轻。脊膜通过椎弓缺损处突出，外面有正常的皮肤覆盖（图 4-7-14）。有的同时有外囊（囊壁由纤维瘢痕组成，内含脑脊液）和内囊（囊壁由硬脊膜及神经纤维组成，可能有或无脊神经根），有的仅有内囊；好发于胸段、颈段及腰骶段。脊髓仍位于椎管内。出生时可没有神经症状，但在以后的生长发育过程中可出现神经症状。

3. 脊柱裂伴脊髓脊膜膨出（spina bifida with meningomyelocele）　畸形较重。好发于腰骶部。脊髓和神经根经椎弓缺损处膨出，并与囊壁和周围组织发生程度不同的粘连。覆盖囊壁的皮肤、皮下脂肪变薄，严重时缺如。脊髓仅由硬脊膜或蛛网膜覆盖图187。常有大小便、下肢感觉、运动障碍、Arnold-Chiari 畸形（小脑扁桃体过长，延脑过小变形，桥脑过小，小脑脱向脊髓椎管中，脑干向尾侧移位）、脑积水。

4. 脊柱裂伴脊髓膨出（spina bifida with myelocele）　畸形最严重。椎管、脊膜敞开，脊髓神经根外露，病变表面富于血管。呈紫红色，如同一片肉芽组织。若脊髓中央管裂开，常有脑脊液流出图188。

（二）诊断和鉴别诊断

根据上述征象和脊柱 X 线片，一般易于诊断。症状复杂的病例，须与下列疾病相鉴别。

1. 硬脊膜外囊肿和硬脊膜内囊肿　前者为硬脊膜憩室，或为穿过硬脊膜裂口的蛛网膜的囊样突出。常发生于胸段或腰上段，从硬脊膜外压迫脊髓。后者病变位于硬脊膜内。

2. 椎管内肠源性囊肿 多位于颈段、胸段，或颈胸交界处，在硬脊膜内髓外或髓内，囊壁为无肌层的单层或假性复层上皮，有的有肌层，其上皮似来自食管、胃或肠道。

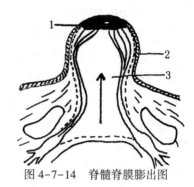

图 4-7-14　脊髓脊膜膨出图
1. 脊髓及扩张的中央管；2. 脊膜；3. 脊髓腔

3. 脊髓积水和脊髓空洞症 前者是先天性中央管扩大，常与脊髓脊膜膨出、先天性脑积水等伴发。后者也有中央管扩大，但在脊髓实质内同时还有单独存在的纵行空腔，其范围大小不等，常有小管与扩大的中央管相通，多数位于脊髓颈段，少数位于脊髓腰段，为缓慢进展的脊髓退行性病变。脊髓空洞症多有感觉分离症状：受损节段皮肤痛觉、温度觉减退，而触觉、深感觉存在。

4. 脊髓缺如病变可发生于任何部位。但以腰骶部多见。

（三）治疗

显性脊柱裂（有椎管内容物膨出于椎管外），几乎均须手术治疗。如囊壁已破溃或极薄，须紧急或尽早手术，其他病例以在出生后 1~3 个月内手术较好，以防病变加重发展。伴有脑积水，还要施行某种脑脊液分流术。对脊髓脊膜膨出，为避免损伤神经，最好采用后正中纵切口、而不要用横切口。手术时应尽可能分离、松解与囊壁粘连的神经组织并回纳入椎管，要特别注意脊髓或马尾是否受到终丝等的牵拉，而不可轻易将其切除。对脊膜膨出则必须严密缝合脊膜的开口，还要切除膨出的囊壁或管道，以及其他异常或多余组织，如脂肪块、游离的异常骨块等。当脊膜开口不能直接缝合时，则翻转背筋膜进行修补。严密包扎，并在术后 2~3d 内采取俯卧或侧卧位。

对于长期排尿失常，伴有脊髓栓系综合征或脊髓纵裂的隐性脊柱裂，应仔细检查，给予相应的手术治疗。

出生时双下肢已完全瘫痪及不能控制大小便或伴有脑积水的脊髓脊膜膨出，手术后通常难以恢复正常。脊髓膨出的预后很差，目前没有理想的手术治疗，大多患儿在出生后不久死于感染等并发证。因此，对既往行过脊髓膨出或无脑畸形患儿的孕妇，在妊娠 14~20 周时应抽取羊水检查。如其上清液中所含甲胎球蛋白明显增高，则表明神经管闭合不全，胎儿的脑脊液直接流入羊水中。据此可进行超声波检查。已明确诊断者宜终止妊娠。

脊柱裂合并下肢畸形时，骨科处理原则是建立并保持稳定的姿势，尽可能改善肢体的畸形和功能。可根据不同的部位，不同的畸形，不同的年龄给予相应的合理治疗。

十六、脊髓纵裂

脊髓纵裂（diastematomyelia）是一种先天性神经管缺陷，90%来自椎体背面的纵行中隔，将脊髓或马尾分成长度不等，左右对称或不对称、完全或不完全的两半。纵行中隔可为骨性、软骨性或纤维性组织。完全两半的脊髓均有各自的硬脊膜。分离不完全的脊髓纵裂称为部分脊髓纵裂。切除中隔后，分裂的脊髓共有一个硬脊膜。可发生在脊柱的任何部位，但以上腰椎部位多见。

（一）病因

可能与怀孕早期孕妇发热，缺乏叶酸有关，有的与遗传有关。近年来通过给大量妊娠 12 周内的孕妇服用叶酸预防本病，取得了明显效果。但确切病因有待进一步证实。

（二）临床表现

本病临床表现很不一致，有的多年无症状，或轻度背痛，而严重者可发生截瘫。但一般有下列体征：①脊柱皮肤异常：如有丛毛、脂肪瘤、血管瘤、表皮凹陷等。②脊柱畸形：如先天性脊柱侧凸、后凸等。③一侧肢体畸形：如足发育落后、马蹄足、小腿短缩等。④脊髓马尾神经功能障碍：如下肢无力、大小便失禁、截瘫及 Arnold-Chiari 综合征。

（三）X 线、CT 扫描或 MRI 检查

一般脊柱正位 X 线片显示病变处椎弓根距离增宽。脊髓造影有的可见充盈缺损，对纤维软骨性中隔诊断有价值。脊髓造影、CT 扫描或 MRI 检查可帮助确诊，而且能确定畸形的部位和范围，更具有诊断价值。

（四）治疗

成人脊髓纵裂无体征者，不需治疗。但对生长发育的儿童，为避免由于脊柱和脊髓生长速度不一致而引起脊髓马尾神经损伤，多主张手术切除中隔。已出现脊髓马尾神经损伤症状者，则必须手术，解除压迫。临床上更为重要的是脊髓纵裂合并脊柱侧凸矫形手术的安全问题。在隐藏脊髓纵裂而行脊柱侧凸矫形的病例中，有可能发生脊髓神经损伤的严重后果。因此，在脊柱侧凸矫形手术前，先将脊髓纵裂切除，可使脊柱侧凸矫形术更安全些。

十七、脊髓栓系综合征

脊髓栓系综合征（tethered cord syndrom）又称为终丝综合征（filum terminate syndrom），脊髓牵拉综合征（cord-traction syndrom）。常与隐性脊柱裂或脊髓纵裂或脊神经异常等并存。

正常脊髓圆锥位于第1腰椎下缘椎管内，此水平以下已无脊髓，为腰、骶、尾部的脊神经根，在椎管内几乎呈垂直下行。自脊髓圆锥向下延为一根细长的终丝。其中一部分走行于硬膜囊内，称为内终丝，向下到达硬脊膜下界。另一部分进入终丝鞘内，并在骶管内呈扇状，称为外终丝。终丝向下将脊髓固定在尾椎上。

（一）临床表现

正常成人终丝约18cm长。当终丝变短、增粗、紧张、圆锥下移时均会出现神经损伤症状。其典型的临床表现为：有腰骶部局部异常，表现为皮肤凹陷、丛毛、色素沉着、皮毛窦等，常合并脊髓纵裂，或其他先天性椎管内或椎管外的赘生物，如脂肪瘤、血管瘤、皮样囊肿等。后背或小腿疼痛，足部畸形，步态异常，下肢肌力减退，感觉丧失，大小便障碍及脊柱侧凸。多数神经症状是随生长发育逐渐出现并加重的。

（二）诊断

脊髓造影、MRI可显示圆锥的位置，变短、增粗（直径应大于2mm）的终丝形态。

（三）治疗

通过后路椎板切除，松解硬脊膜、脊髓、神经根牵拉与压迫，将紧张、增粗（其直径可达3mm）、变短的终丝（通常靠背侧，其外观可能表面光滑、呈白色；或有细小颗粒、粗糙；总之，不易分离。而靠前侧的，可能为支配括约肌的骶3神经，勿断）切断。切断部位宜在最低点（即找出骶3神经根、应在骶4神经根即相当骶2水平切断），即接近硬脊膜囊内终丝的终点处，以保证安全。切断前应先结扎，以防出血。术中可见切断后的近端终丝和脊髓上移1~2.5cm。10岁以下手术后效果良好，神经症状好转，足部、脊柱侧凸畸形逐步有所改善。

十八、椎弓崩裂与脊柱滑脱

单侧或双侧关节突峡部缺损，而未发生移位者称椎弓崩裂（spondylolysis）。一个椎体在另一个椎体上向前或向后移位称为脊柱滑脱（spondylolisthesis）。临床分6种类型：①先天性骶骨上部或腰5椎弓发育不良，下关节突缺陷等；②峡部缺陷，过长，骨折；③退行性改变；④外伤性引起；⑤病理性引起；⑥手术后所致。儿童多由于骶骨上部或腰5椎弓发育不良以及下关节突峡部延长、缺损引起。与遗传有关。常在5~6岁发病。青春期次之。发生率为3.13%。腰骶侧位或45°斜位X线片可帮助诊断，对于有神经症状者，为了排除马尾肿瘤，可做脊髓造影或MRI检查。

根据椎体移位程度，脊柱滑脱可分4度：Ⅰ度为椎体在骶骨上移位在25%以内。Ⅱ度椎体移位25%~50%。Ⅲ度椎体移位50%~70%。Ⅳ度椎体移位大于75%。Boxall等以腰椎移位距离和该椎体前后径百分比来测量移位程度（图4-7-15），他同样以滑脱角度表示这种关系（图4-7-17）。

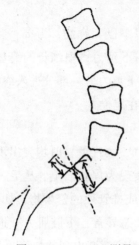

图4-7-15　Boxall 测量法

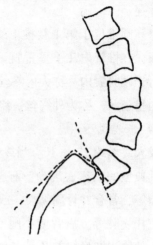

图4-7-16　滑脱角度测量法

儿童脊柱滑脱与成人不同，严重滑脱时（Ⅳ度）出现骨盆代偿性屈曲，上脊柱前凸，腰5和骶1后凸。由于腘绳肌紧张，产生特殊步态。多数在10~15岁滑脱加重。

治疗：治疗方法的选择取决于年龄、滑脱的类型和程度以及临床症状。

1. 椎弓崩裂　如果没有椎体滑脱，也无症状可不用治疗，但要定期随访。如果出现疼痛，可用腰围支具保护。保守治疗无效时，可行腰5至骶1横突间植骨融合术。一般不要融合腰4，以保证腰部一定的活动范围。

2. 脊柱滑脱的手术治疗

Ⅰ度滑脱：经保守治疗仍有疼痛，可施行腰5骶1横突间植骨融合。

Ⅱ度滑脱：儿童由于这种滑脱随生长而加重，所以即使没有症状，也应行腰5骶1横突间植骨融合术。

Ⅲ和Ⅳ度滑脱：宜行腰4至骶1横突间植骨融合术。为了防止术后假关节形成，宜行包括两侧大腿在内的石膏固定。

3. 脊柱滑脱伴神经根受压的手术治疗

当腰5向前滑脱时，其近侧关节突峡部通常压迫腰5神经根，可出现感觉、运动障碍。因此，应先做神经根减压术，再做腰4至骶1横突间植骨融合术。

4. 严重的脊柱滑脱伴腰骶后凸畸形的治疗

在严重的脊柱滑脱，畸形明显、骶骨呈垂直位、臀部外形消失、腰围变粗、腰椎代偿前凸。其治疗包括复位和融合。首先行颅骨、股骨牵引，使腰骶处于轻度过伸位，2~4周后再行横突间植骨融合。术后石膏固定半年。必要时也可行前路腰骶融合。

总之，大多数儿童Ⅲ~Ⅳ度的脊柱滑脱不一定要使腰骶复位，通过腰4至骶1后外融合以及石膏固定，多能获得稳定。

近年来，也有使用金属棒、椎弓根螺钉内固定系统进行复位、结合腰 4 至骶 1 后外植骨融合治疗严重的脊柱滑脱，特别是对较大的儿童。

十九、腰椎骶椎发育不全

腰椎骶椎发育不全（lumbar and sacralagenesis）较少见，表现为在最后一个腰椎和骨盆之间有活动，下肢屈曲、髋关节外展、膝关节屈曲、马蹄内翻足。肛门在水平方向张开。35%伴内脏畸形。临床上本症分为 4 种类型。Ⅰ型：单侧骶骨全部或部分发育不全图 4-7-17（Ⅰ）型。Ⅱ型：骶骨两侧对称性部分发育不全，但骶髂关节稳定（图 4-7-17（Ⅱ））型。Ⅲ型：腰椎畸形，整个骶椎发育不全，最下椎体一侧与髂骨构成关节图（图 4-7-17（Ⅲ））型。Ⅳ型：腰椎畸形，整个骶椎发育不全。末端椎体终板与融合或微动的髂骨构成关节图（图 4-7-17（Ⅳ））型。以上畸形以Ⅱ型最多见，Ⅰ型最少见。Ⅳ型最严重。Ⅰ、Ⅱ型一般具有稳定的椎体骨盆关节。Ⅲ、Ⅳ型不稳定，有可能出现进行性驼背。临床上可能有骨盆倾斜或下肢严重畸形如肢体短缩、足畸形，但也可以没有明显畸形，仅有肢体无力，也可合并脊柱侧凸、脊髓病变等。

进行性脊柱侧凸或后凸，可以手术矫形治疗。脊柱、骨盆不稳定，或下肢畸形也宜根据具体情况手术治疗。

二十、脊柱侧凸

脊柱向一侧弯曲，且站立位脊柱前后位 X 线片用 Cobb 方法测量，其侧凸角度大于 10° 称为脊柱侧凸（Scoliosis）。如同时有侧凸与后凸，则称为脊柱后侧凸（kyphoscoliosis）；如同时有侧凸与前凸，则称为脊柱前侧凸（lordooscoliosis）。如果弯曲不对称，平卧位做侧向屈曲拍 X 线片，与站立位拍 X 线片对比无改变，患椎固定于旋转位称为结构性脊柱侧凸，如特发性脊柱侧凸。与此相反，如果侧弯对称，在悬吊或平卧位做反向侧曲拍 X 线片，畸形可获得纠正，患椎不固定在旋转位，称为非结构性脊柱侧凸，如姿势性脊柱侧凸。

根据病因，将脊柱侧凸分为：①原因不明：如特发性脊柱侧凸。这是脊柱侧凸最常见的一种，占脊柱侧凸的 75%~80%。近年来研究显示可能与下列因素有关：有遗传因素，因为约 6%~14% 的脊柱侧凸病人有家族史；特发性脊柱侧凸病人身材较高，可能对生长激素敏感；对脊柱侧凸椎间盘的分析显示胶原成分增加，未饱和葡萄糖淀粉酶减少；脊柱侧凸病人的脊间韧带纤维密度及数量均减少；与脑干功能及姿势反射、前庭平衡失调可能有关；还与性别有关。②原因已明，如先天性脊柱、肋骨骨骼异常、神经肌肉疾病、神经纤维瘤病、关节挛缩症、骨盆倾斜、外伤、神经根受压如椎间盘突出、脊髓内肿瘤或感染等引起的脊柱侧凸。脊柱侧凸的预后和治疗因病因各不相同。

有关脊柱侧凸的动物实验模型很多，但多数是手术形成的。如对小猪经前路 $T_{5\sim9}$

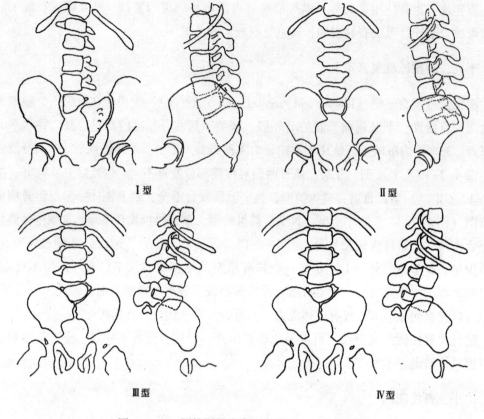

Ⅰ型　　　　　　　　　　　　Ⅱ型

Ⅲ型　　　　　　　　　　　　Ⅳ型

图 4-7-17　腰椎骶椎发育不全分型（正位和侧位）

椎体半侧骨骺融合并用螺钉加压，后路半椎板融合术，以及切除小鸡的肋骨等均可出现脊柱侧凸；近年来，有人切除小鸡、兔子等松果体，亦可出现脊柱侧凸。

（一）特发性脊柱侧凸

1. 分类　特发性脊柱侧凸根据畸形出现的年龄分 3 类。

（1）婴儿型：出生后至 3 岁发生畸形，较少见，男性多于女性，常发生于胸段，凸向左侧。

（2）少年型：3~10 岁发生畸形，女性多于男性，常发生胸椎右凸，畸形常随年龄增长而加重。

（3）青年型：青春期发生畸形，女性多于男性（大约 3.6 1），以胸椎向右侧凸多见。

2. 病理　脊柱侧凸畸形中，通常有一个弯曲范围长、畸形固定，并有旋转的弯曲称为主弯。在主弯上方或下方，与其弯曲方向相反，椎体没有旋转，可活动的弯曲称为代偿性弯曲。有时出现与弯曲方向相反的两个主弯，这时没有或仅有弯曲很小的代偿性弯曲。3 个主弯少见。在水平位距身体中轴线最远的椎体称为顶椎。一般将主弯顶椎位于 $C_{1\sim6}$ 称为颈段侧凸；位于 C_6 至 T_2 称为颈胸侧凸；位于 $T_{2至11}$ 称为胸段侧凸；

位于 T_{11} 至~L_2 称为胸腰段侧凸；位于 L_2 至 L_4 称为腰椎侧凸；位于 L_4 至 S_1 称为腰骶侧凸。

侧凸的椎体常有楔形变，凸侧的椎体、椎板、椎弓根变长，凹侧则变短变厚。椎体向凸侧旋转，棘突斜向凹侧（图 4-7-18）。根据 Asher 报道，右侧凸椎体顺时针旋转，左侧凸椎体逆时针旋转。

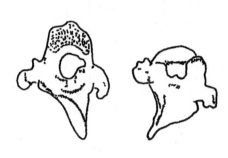

图 4-7-18　顶椎旋转畸形

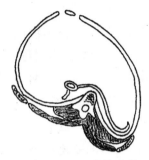

图 4-7-19　肋骨畸形

肋骨也有畸形。在凸侧背部，肋骨向后成角，隆起，形成"剃刀背（hump）"畸形。左胸部扁平，凸侧肋间隙增宽。凹侧肋骨背部扁平，胸部隆起，肋间隙变窄，而且胸廓接近髂骨翼（图 4-7-19）。椎间盘在凸侧变宽，凹侧变窄，髓核组织变性。

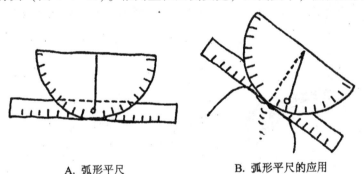

A. 弧形平尺　　　　　　B. 弧形平尺的应用

图 4-7-20　弧形尺及其应用

顶椎椎管扩大，脊髓移向凹侧，并与凹侧椎弓根靠近，极少数可发生脊髓受压造成瘫痪。脊柱两侧肌肉组织方向、长度发生变化，凸侧肌肉，韧带被拉长、拉紧，凹侧则增厚、挛缩。凸侧肩胛骨向中线偏移、旋转；脊柱缘突出，下角向前向上移位。

胸廓变形，心脏、主动脉、肺动脉移位，肺变形。使心肺功能受到影响，肺通气量减少，腹腔内脏器因腹腔容量变小而受压。

3. 查体与诊断　早期小儿无明显症状，不易发现。一般来就诊时畸形已比较明显，失去了早期治疗的机会。因此，有必要重视早期检查（图 4-7-20）。

对脊柱侧凸病例，要仔细询问畸形出现的年龄、发展速度、有无其他症状、第二性征出现时间、月经初潮以及家庭成员中有无类似的畸形。要进行全身检查，特别是

心肺功能、神经系统、体重、身高、
骨龄、皮肤有无咖啡色色素斑、脊柱
部位皮肤有无异常，如毛发、色素沉
着、血管瘤、皮毛窦及皮肤下陷等。

脊柱检查先取站立位，从后方观
察。注意躯干力线，可用铅锤线自后
枕部中点测量，是否与臀中沟成一直
线。躯干、肩部、骨盆是否对称平衡。
然后进行侧弯检查，注意弯曲弧度柔
韧和僵硬程度。前弯时屈髋90°，注意
脊柱、肋骨隆起情况。提头悬空位检
查，观察侧凸大小的变化和减轻程度
（图4-7-21）。如果要区别由骨盆倾斜

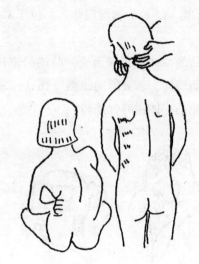

图4-7-21　吊头矫正脊柱侧弯畸形

引起的腰椎侧凸，让病人坐在硬凳上，由于下肢不等长引起的侧凸，坐位时畸形会消
失。

总之，脊柱侧凸诊断不难。但要明确侧凸种类、部位、程度、主弯和代偿性弯曲、
脊椎旋转程度、脊柱的柔软性以及骨龄、生长潜力和侧凸的预后。以便决定合理的治
疗方案。

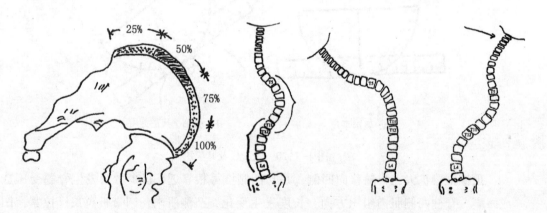

图4-7-22　RIsser 分度法　　　　　　图4-7-23　脊柱左右侧屈位 X 线片示意图

4.X 线检查　X 线片检查最为重要，通过摄片，可明确侧凸的严重程度、部位、性质、
旋转度、骨龄、代偿度、柔韧度等。

（1）全脊柱站立位正侧位 X 线片：长度宜包括整个主弯，代偿性弯曲，下端最好
包括双侧髂骨翼，以便同时观察髂骨翼的骨骺发育程度。从髂前上棘到髂后上棘的骨
骺分为 4 段，每25% 为1 度。4 段占满为4 度。如软骨完全骨化称为5 度，也称 Risser

5度法（图4-7-22）。Risser报道髂嵴骨骺与椎骨骨骺环是同时完成的，这对脊柱侧凸进展及手术预后的估计有意义。观察肋骨小头的骨骺是否闭合也可帮助估计生长潜力。仰卧位在外力帮助下、达到最大侧曲位时，拍全脊柱左侧弯、右侧弯的正位X线片，可帮助了解主弯部位、弯曲度及柔韧度等（图4-7-23）。或牵引下拍全脊柱X线片：在患者头部、双下肢牵引之下，并在凸侧加压，拍取脊柱正侧位X线片，也可观察侧弯的柔韧度及纠正度数。

（2）拍左手和腕关节正位X线片，以帮助确定骨龄。

（3）特殊造影：有脊髓神经损伤症状时，可行脊髓造影。但目前少用。

（4）CT和MRI检查可帮助观察脊柱、脊髓的病理改变。据报道，脊柱侧凸患者经MRI检查，约37%异常。特别对脊柱侧凸合并脊髓空洞症、脊髓纵裂等的诊断帮助更大。

（5）侧凸角度的测量：目前世界上通用的方法是Cobb角测定法。首先找出主弯最上和最下两个终端的椎体，这2个椎体向凹侧倾斜度最大。然后在上终末椎体上缘、下终末椎体下缘分别画一条延长线，再分别作这两条线的垂直线，两条垂直线的交角代表脊柱侧凸角度（图4-7-24）。

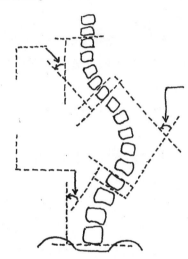

图4-7-24 Cobb角测量法

（6）椎体旋转的测量：脊柱侧凸常伴椎体旋转，它反映椎体结构变化程度。测定椎体旋转的方法是在正位X线片上，根据椎弓根与中线的关系来判定，分为5度、0°正常、4度最严重。

5. 预后 一般来讲，特发性脊柱侧凸随生长而有不同程度的加重，尤其在生长旺盛期侧凸增加明显。但是，较轻的脊柱侧凸随生长并不都加重，一些脊柱侧凸增加缓慢，在婴儿型特发性脊柱侧凸病例中，约70%~90%可自行矫正。临床观察证实，肋椎角差（rib-vertebral angle difference，RVAD）可帮助判断婴儿型特发性脊柱侧凸是否有进展。在顶胸椎上下缘中点作一垂线，通过肋骨头中点沿肋骨颈中线作一连线，并延长于椎体中点，垂直线相交成角，即为肋椎角。当凸侧、凹侧肋椎角差大于20°，侧凸将可能加重。临床观察显示：当小儿胸椎侧凸小于19°，Risser征为0°~1°，进行性加重倾向约为22%；如Risser征为2°~4°，进行性加重倾向约为1.6%；当小儿侧凸20°~29°，Risser征为0°~1°，进行性加重倾向约为68%；如Risser征为2°~4°，进行性加重倾向约为22%。

不管脊柱侧凸类型如何，畸形的发展与骨骼生长速度有关。骨骼生长快，侧凸进展也快。骨骼停止发育，侧凸进展缓慢或停止发展，约每年 1°左右，即以后 20 年中，还会增加 20°左右。这是因为侧凸弯曲上部脊柱受地心引力所致。人体身高生长有 2 个快速生长期，第一个为出生后到 3 岁时，第二个为青春期 12～14 岁；男孩较女孩晚 2 年左右，到骨龄 15～16 岁左右结束生长。但真正停止生长还有一段时间。脊柱侧凸如不治疗，到发育成熟时，约 1/3 的病人有腰背痛。45%的病人肺活量少于正常的 85%。

因此，即使轻度的脊柱侧凸，也要定期检查，观察比较，有助于了解脊柱侧凸的进展和预后。

6. 治疗　根据病人的年龄、侧凸的类型、程度、部位不同，脊柱侧凸的治疗方法也不同。对于严重的畸形，即使现代治疗技术很发达，一般也不可能完全被矫正。因此，预防比治疗更为重要。平时要加强儿童的体育活动，注意身体姿势，特别是坐姿，防止产生畸形。还要普及教育，使家长能及早认识和发现脊柱侧凸，及时治疗，防止畸形加重。

脊柱侧凸治疗分非手术治疗和手术治疗。从年龄来讲，一般 12 岁以下可行非手术治疗，以便使脊柱生长有足够长度、增加身高。12 岁以后，骨骼发育到达一定程度，可以手术矫形，同时进行固定。但先天性脊柱侧凸，应当早做手术，早期固定，以防畸形加重。通常主弯 Cobb 角大于 40°，应采用手术矫形。

（1）非手术治疗：包括四大类：支具疗法；石膏矫形固定；电刺激法；体育运动法。

①支具治疗：适应年龄小于 10 岁，Risser 征为 0°～1°，有生长潜力，弯度小于 40°，而且柔软。经验表明，支具可防止侧凸进展。常用支架有 2 种：a. Milwaukee 支具（图 4-7-26）：用经过躯干的伸缩性钢条连接骨盆部皮套或塑料套。钢条上端连一颈圈，在最隆凸部位侧方加一压垫，连接在钢条上。目前使用 3 条钢条，前方 1 条，后方 2 条，目的是避免前方 2 条钢条压迫女孩双乳。原来的支具有下颌托、后枕托。但下颌受压，致使发育不良，现改用颈圈，对主弯在上胸椎的侧凸矫正更为有效。一般要穿戴至骨骼发育成熟，既 Risser 征为 5°。b. Boston 支具（图 4-7-26）：支具不能延伸，没有牵引力，适用于胸腰段侧凸。用聚丙烯材料制成，厚度 4mm，材料轻而牢固。可穿在衣服内。

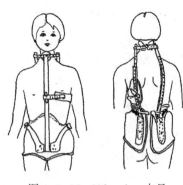
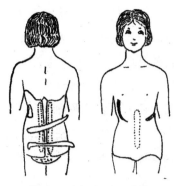

图 4-7-25　Milwaukee 支具　　　　图 4-7-26　Boston 支具

②石膏矫形固定：适用于 3~5 岁以下婴幼儿，不宜采用支具者。病人在牵引矫形下打石膏，包括双肩、骨盆用石膏固定。在胸腹部开窗，以利呼吸。背侧凹侧也开窗，以利于肋骨扩张。每隔 3 个月更换石膏 1 次。畸形不再进展后，可改用支具维持固定。

③电刺激治疗：从理论上来讲，凸侧肌力增强有利于阻止侧凸的增加。因此，在凸侧皮肤表面安放电极，刺激肌肉按时收缩，增加凸侧肌力，阻止侧凸进展。曾被用于治疗年幼轻度的脊柱侧凸。该方法应用不多。

④肌力锻炼：适于轻度的脊柱侧凸，通过有针对性地加强凸侧肌肉的收缩，阻止侧凸进展，体育锻炼有利于全身肌肉的协调，加强腹部、背部肌肉的力量，特别是单杠、双杠，可以发挥躯干肌牵引力的作用。但必须持之以恒，才会有收益。一般不能减少侧凸角度。

（2）手术治疗：手术治疗的目的是矫正部分畸形，防止畸形进一步发展，稳定侧凸预防心肺功能受损，改善外观畸形，保持或重建脊柱的平衡，解除腰部疼痛及病人因畸形造成的心理压力和精神负担，使病人能正常从事学习，生活和工作。

①基本原则：一般来讲，早期手术，病人年龄较轻，弯度小，脊柱伸缩性好，手术效果好。特别是对胸椎侧凸进展快，畸形明显，影响心肺功能者，应积极治疗。10 岁以内的病儿不宜使用单纯脊柱融合术，因为术后易发生脊柱前凸，融合范围以内的脊柱往往是 100% 的生长受限，不能保证侧凸不再进展。因此，凡弧度较大，或僵硬者，需要用器械矫正。手术指征是：主弯 Cobb 角大于 40°，呈进行性加重，非手术治疗无效，有明显的胸廓畸形或有腰背痛。为了维护矫形效果，需要配合脊柱融合术。过长或过短融合都是不正确的。一般要求融合主弯的椎体，使脊柱处于以骶 1 为中心的稳定区内。腰椎侧凸手术，不能融合腰 5，更不能融合到骶骨，只要腰 4~5 不融合，至成人腰部活动范围受限，腰背痛机会不大。双主弯时，必需都融合，否则，另一个侧凸会加重。

由于侧凸对脊柱冠状面造成多个椎体节段偏离中线、双肩不等高、骨盆倾斜、和胸廓侧移等；侧位矢状面影响躯干生理性曲度如胸后凸、腰前凸等；横轴面上发生旋转。严重的旋转畸形与冠状面和矢状面上的畸形互相影响，往往伴有冠状面和矢状面上的严重畸形和失代偿。因此，脊柱侧凸是一个复杂的三维平面畸形。脊柱侧凸手术矫形的目的是尽可能矫正脊柱三维畸形。即冠状面矫正躯干弯曲畸形，矢状面恢复正常的胸后凸、腰前凸生理性曲度；横轴面矫正旋转。这样，不仅改善躯干的外形，使躯干平衡，还可预防腰平背综合征，融合远端脊柱的退行性病变等。

②术前准备：由于脊柱侧凸矫形手术切口长，患儿常有心肺功能不全，特别是颈胸段，胸段弯度很大的侧凸，术者和家长必须对手术合并证及术后矫形效果有充分的了解。其中最严重的是术中或术后发生截瘫或死亡。只有在术者和家长有了充分思想准备之后，才能进行手术。为了使手术更安全，取得更好的矫形效果，还要做如下准备工作。

A. 术前牵引：纵向牵引把躯干拉直，减少弯度，使每个椎体间的韧带、小关节松动，为手术矫形打好基础。此外，在牵引过程中可以观察有无神经症状发生，这对保证术中、术后避免发生截瘫是一个重要措施。一般术前牵引 3~4 周。牵引方法有多种，可因地制宜，一般是通过头颅环—骨盆环对抗牵引来进行。作为严重、僵硬的脊柱侧凸术前辅助矫形术。

头颅环—骨盆环牵引术前准备：术前理发，检查全身无感染灶（痤疮），做唤醒试验训练，常规肠道准备，备血，放置导尿管。

B. 呼吸训练，增加肺活量：严重脊柱侧凸的病儿肺通气量减少，特别是要经胸的手术，为了避免术后发生肺炎，或肺萎陷，令病儿术前做深呼吸运动，增加肺活量。

C. 清醒试验的训练：脊柱侧凸的手术和麻醉要求较高。使用器械矫形时，需要肌肉放松，麻醉要深一些。矫形结束后，要做清醒试验，麻醉要浅。这是避免截瘫发生或加重的一个重要的措施。因此，术前要教会病儿术中进行合作，呼喊病儿名字时，活动双足趾，以保证手术安全。

③手术方法及内固定系统：手术方法有前路与后路及前路、后路相结合 3 种，这要根据患者年龄、侧凸的部位、类型、严重程度而定。术前要进行设计，并参考 King-Moe 对特发性脊柱侧凸的分型（图 4-7-27）：Ⅰ型为双弯，原发的腰侧凸比代偿的胸侧凸要严重而且僵硬；对该类侧凸可以单独后路矫形，但融合范围宜包过胸段腰段；如单独前路矫形，只固定融合腰段，注意防止腰椎不要过度后凸。Ⅱ型为双弯，原发的胸侧凸比代偿的腰侧凸要严重而且僵硬；融合范围宜靠近胸侧凸头部的椎体，如腰侧凸大于 50°也应融合；Ⅲ型为单纯的短胸侧凸，Ⅳ型为长胸腰侧凸，此两种类型均可以单独后路矫形，但融合范围要尽可能靠近尾部椎体稳定区；Ⅲ型还可以单独前路矫形固定，其融合范围比单独后路矫形要短。Ⅴ型为脊椎胸段双弯，常常向上延伸至颈椎和向下延伸至腰椎，如果左肩较高，或左斜方肌突出，在上的左侧凸一定要包过在后路融合范围内，否则，胸右侧凸矫正将使左肩更高。如果双肩平衡，胸右侧凸僵硬，

胸颈左侧凸柔软，可以单纯后路融合右侧凸；反之，虽然双肩平衡，但下胸右侧凸柔软，上颈胸左侧凸僵硬，单纯后路融合下右侧凸会导致左肩抬高，使双肩不平衡；因此需要同时后路融合，而腰椎侧凸则不必融合。

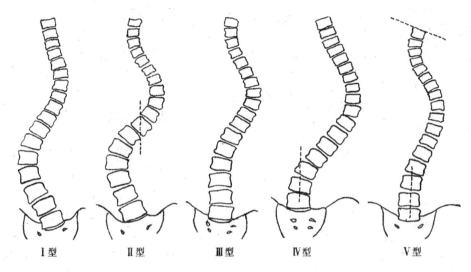

I型　　　II型　　　III型　　　IV型　　　V型

图 4-7-27　King-Moe 对特发性脊柱侧凸的分型

总之，融合范围小了，畸形容易复发或向上下延伸；融合范围大了，影响脊柱的活动。通常主要弯曲的所有的椎体一定要融合，还包括无旋转的中立位的椎体，因而常常超过上下终末椎各一节。

脊柱侧凸手术常用内固定器械矫形和维持，并结合脊柱植骨融合巩固矫形效果。至今，内固定系统经历如下几个发展阶段：第 1 阶段是 Harrington 内固定装置；第 2 阶段是 Dwyer 和 Zielke 内固定装置；第 3 阶段是 Luque 内固定装置；第 4 阶段是 Cotrel-Dubousset（简称 CD）内固定装置；第 5 阶段是改进的 CD 内固定装置，如目前常用的 TSRH，CD Horizon，Isola 等系列。

A. Harrington 后路内固定器和融合术（图 4-7-28）：1960 年美国休斯敦医院 Harrington 首先报道用他自己设计的内固定器械和后路植骨融合术治疗脊柱侧凸，使脊柱侧凸的治疗进入了一个新阶段。他的器械是由杠子和钩子组成，凹侧使用撑开杠，凸侧使用加压杠。撑开杠上端为棘齿状，可以向远端撑开，上钩安放在主弯上终椎的上一个胸椎的小关节突之间。下钩安放在下终椎的上一个腰椎的椎板上缘。下钩有圆孔和方孔两种。圆孔易安装，但撑开杠会旋转，方孔不易安装，但可使撑开杠稳定。撑开杠主要是矫正侧凸畸形，加压杠起稳定脊柱的作用，其胸椎钩子安放在凸侧横突基底部，腰椎钩子安放在椎板下，无后凸畸形时可以不用。杠子要放在稳定区内，即以双侧腰骶关节为定点，向上划 2 条平行的并与骨盆水平线垂直的直线，这 2 条线之间的区域就是稳定区。如果钩子、杠子未在稳定区内容易复发。器械安装完毕后，行椎板植骨。最好将小关节突软骨面切除，并植入小骨片，切除部分棘突，掀起椎板皮质骨，大量自体髂骨植骨以防术后假关节形成。使用撑开杠时，要用一只手撑开，不要用双手，以免小关节骨折。一般可撑开 4~6 个棘齿。术后用石膏背心固定 6~9 个月。

Harrington 装置可用于各种原因引起的脊柱侧凸的矫形，但不适合于有明显胸椎前凸或后凸者。6 岁以下的小儿，椎体后方附件有缺陷者也不宜使用。双主弯可用 2 个撑开杠。由于该装置有许多的不足之处，目前应用已不多。

B. Luque 后路节段性脊柱固定术（图 4-7-29）：1976 年墨西哥医生 Luque 应用节段性脊柱固定术，称为 Luque 装置：是由直径 5~6mm 粗的 L 形钢棍 2 根和直径 1.0~1.2 mm 钢丝组成的内固定装置，该固定横向牵引力较大，固定牢靠，适用于各种侧凸、后凸矫形固定。一般不放在腰椎，以免造成腰椎后凸畸形。但由于钢丝从椎板下穿过，手术

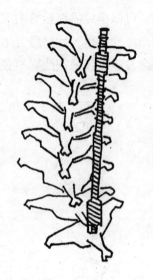

图 4-7-28　Harrington 撑开杠

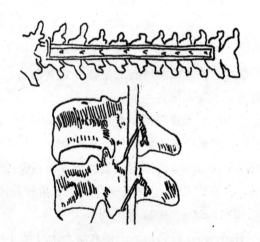

图 4-7-29　Iuguo 装置安装图

时务必要仔细、慎重，勿损伤脊髓神经。手术操作步骤如下：

C. Galveston 方法（图 4-7-30）：对于麻痹性脊柱侧凸、或腰椎明显前凸，骨盆严重倾斜，病人需要维持坐姿，Galveston 技术是非常有实用价值的。该技术是将 Luque 金属杠预弯好适当的弧度，杠预弯成 3 段，即垂直而长的脊柱段（用 Luque 钢丝固定到椎板上）、水平而短的骶骨段、和末端向下、外、前弯曲的髂骨段（打入骨盆），以矫正严重脊椎侧凸合并严重骨盆倾斜，目前较常用。

D. C-D 后路内固定装置（图 4-7-31）：1978~1983 年法国人 Cotrel 和 Dubouset 设计和运用的新型后路器械 Cotrel-Dubouset（简称 C-D 器械）。由 2 根分别置于凸侧、凹侧，直径约 6~7mm 金属杠，多个固定钩如横突钩（可用于 $T_{1~10}$），开口、闭口椎弓根

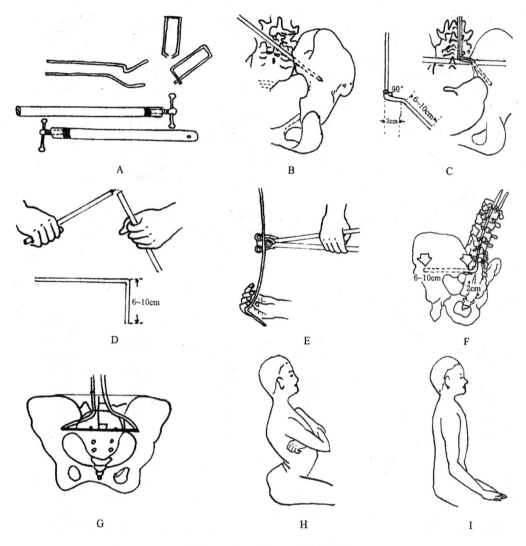

图 4-7-30 Galveston 手术方法

A. 矫形器；B. 髂后嵴钻入骨圆针；C. 弯杠角度、长度；D. 颈弯杠子；E. 预弯后；F. 放入固定；
G. 矫正骨盆倾斜；H. 前凸矫正前；I. 前凸矫正后

钩（可用于 T_{2~10}），开口、闭口胸椎、腰椎椎板钩、特殊用途钩子及螺钉，2 条横向牵拉杆 DTT（Device fortransverse traction）组成。杠子表面粗糙，使钩子容易固定。多个固定钩可分节段加压和撑开，提供更大的牵引力和加压力量。当 2 根杠子固定后，再用 2 条横向牵拉杆拉拢与分开固定，成长方形稳定装置。这种器械符合脊柱生物力学物点，矫形效果好。特别适合中度、柔软的胸段侧凸。但对严重、高位、僵硬的脊柱畸形，上方固定钩不易安装，单靠这种装置矫形仍然是困难的、有限的。

　　E. 脊柱前路松解手术：脊柱侧凸严重或畸形僵硬，单纯 1 期后路撑开、加压矫形内固定术，效果不好；此外生长中、不成熟的脊柱单纯后路矫形融合术后，常发生曲

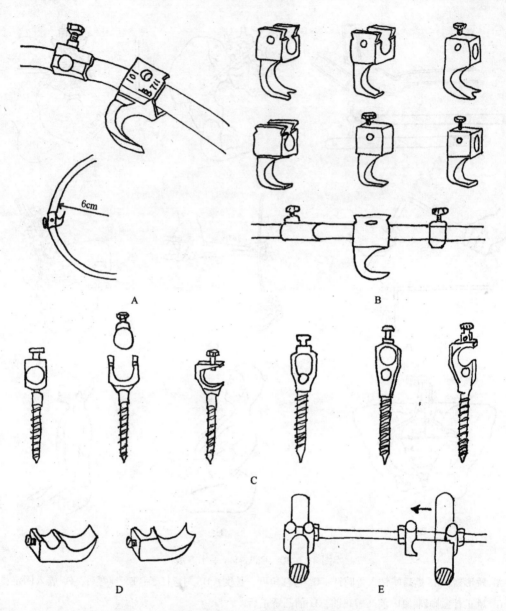

图 4-7-31　C-D 内固定器材

A. C-D 杠；B. C-D 钩，钩栓与 C 形环；C. 椎弓根螺钉；D. 特殊用途钩；E. DDT 横向固定

轴效应。因此，1 期开胸或胸腹联合切口先行脊柱前路松解手术，然后或 2 周后再行后路矫形内固定融合术，效果更好。

F. Dwyer 前路手术内固定法：这是脊柱前路手术，对严重、僵硬的胸腰段或腰段脊柱侧凸，用脊柱后路手术矫形效果有限。Dwyer 通过脊柱前路松解，切除 5~7 个椎间盘，用经椎体特制螺丝钉和金属缆固定于椎 4 体的凸侧，拉紧金属′缆，矫正脊柱侧凸畸形，通常适用于青年人或成人。但是，该手术假关节发生率高，这是由于每个椎间隙中均需插入两个叶片的金属垫圈所致；此外，因为连接螺钉的是软金属缆，还易发生腰后凸畸形；且 10 岁以下儿童椎体较小，椎体终板软骨成分多，不易愈合。目前，该手术方法已不再应用。

G. Zieke 前路手术内固定法：手术入路、方法和适应证与 Dwyer 手术相同。但对 Dwyer 器械作了改进。他使用无叶片的垫圈，大大减少了假关节发生率；用加压螺纹杠代替软金属缆，以防止腰后凸畸形；结合使用去旋转器，又称为腹侧去旋转脊柱融合术（ventral derotation spondylodesise）。该法适合青年人及成人的胸腰椎及腰椎侧凸，且矫正椎体旋转效果好。

H. TSRH 脊柱内固定系统：这是由美国 Texas Scotish Rite Hospital 的 Herring 和 Johnston 等在 CD 矫形原理基础上改进而成，简称 TSRH 脊柱内固定系统。可适用于脊柱的颈、胸、腰、骶段。

TSRH 脊柱内固定由金属杠、钩、螺钉和横向连接板构成。杠的末端为六角形，用小扳手可以旋转；杠子硬度有软硬之分。其眼螺栓固定可以在螺钉母拧紧前，在撑开或加压时，无需 C 形环或其他辅助器械而旋杠矫形。钩子有大、小号和儿童用的之分，其顶端分全顶钩、中央柱钩两种。一般用最小的钩子，邻近的钩子顶端高度要一致。两个窄刃钩可以放在同一平面椎管内。螺钉顶端开口，有固定角度，可调角度；其长度、直径有不同规格。螺钉结合使用 U 形卡钉可增加其拉出力。要用同一规格一的眼螺栓和螺母连接杠子和螺钉。横向连接板采用与钩、螺钉相同的眼螺栓固定；一般安置两个，一个在最上部钩子的下方，另一个在底部钩子的上方；在短结构中，一个横向连接板足够。眼螺栓直径与杠子直径一样，有不同型号，使用时要匹配。这些部件都要使用 TSR 专用操作器械来安装。

TSRH 脊柱内固定物既可用于脊柱前路矫形固定，也可用于后路矫形固定。既可以单杠，也可以双杠。前路矫形固定的适应证、切口、显露同 Zieke 方法。不同的是 TSRH 螺钉内固定物排在一条直线上，顶椎的螺钉不靠后，通过杠子的塑形、用六角扳手旋转 90° 来矫形和恢复矢状面生理前凸弧度，同时节段加压来矫正侧凸畸形。后路矫形固定用的钩子和螺钉都是开口的，杠子从开口处放入。通过眼螺栓螺帽松紧，可调整维持钩、螺钉在杠上的撑开或压力，并可以旋杠。手术操作方法参考 C-D 后路内固定。

I. C-D Horizon 脊柱内固定器：这是在 CD 脊柱内固定器矫形原理基础上，进一步改进的新产品。其特点为杠子均从顶部安放、锁紧；放弃了不、易安装的中间钩钩栓；植入物体积小；杠子更细，表面光滑。适用于颈、胸、腰、骶部；前、后路脊柱内固定。

J. Isola 脊柱内固定器：早期产品为 Stefee 系统，1989 年 1 月开始应用 Isola，这是联合金属杠子、钩子、螺钉、钢丝的内固定系统。应用时，不仅要掌握 C-D 类内固定系统的特点，还要结合 Luque 椎板下钢丝内固定技术。适用与颈、胸、腰、骶部；前、后路脊柱内固定。

近年来，有报道应用胸腔镜矫正特发性胸椎侧凸畸形，这一新技术尚在应用中，将为脊椎侧凸畸形带来新的篇章。

总之，脊柱矫形方法多种多样，各有利弊，各有指征。但目的都是为了矫正畸形，维持固定。一般来说，畸形矫正后，经过一段时间，矫正度可能还会丢失 $5° \sim 10°$。因此，不论何种方法，最重要的还是脊柱融合。一旦获得骨性融合，矫正度就不再丢失，也可避免其他并发证。总之，术者要根据自己的习惯、特长，病人的病情和医院的条件，选择合适的手术方式和内固定材料，以取得较好的效果。

④术中注意事项及术后处理：即使术中有脊髓监护仪器，通过皮质诱发电位和脊髓诱发电位可了解脊髓的运动和感觉功能，在脊柱侧凸矫正后，最好使病人清醒，并让其活动足趾。如发现有脊髓功能受损迹象时，应立即松开撑开装置，密切进行观察，并进行相应的处理。术后伤口缝合后，用负压引流48h。术后48h内禁食，静脉补液直到肠麻痹阶段过后、肠蠕动恢复为止。伤口拆线后，再用支具固定6~9个月。

⑤手术并发证：由于脊柱矫形手术种类较多，畸形程度不同，发生的并发证较多，有的很严重，应当努力避免。常见的并发证如下：

A．脊髓损伤：手术操作不当，误入椎管；椎板下各种操作；脊柱矫正后变长，脊髓受到牵拉；以及脊髓血运中断；各种内固定器械损伤脊髓等均可引起截瘫。一旦发现截瘫，应立即解除内固定。使用适当的血管扩张剂，或低分子右旋糖酸促进毛细血管循环，用尿素脱水，去除水肿，都是常用的方法。

B．压迫神经根和撕破硬脊膜：由于手术操作不当，或金属内固定物使用不正确，偶尔可致神经根受压或撕破硬脊膜。

C．气胸：可见于切除肋骨矫形，手术中胸膜破裂引起。

D．血胸：可见于脊柱前路手术，预防方法是术后胸腔闭式引流48~72h。

E．肺不张：术后常见，表现为术后发热，烦躁不安，心率增快。因此，术后经常给病人翻身，鼓励病深呼吸，咳嗽。必要时吸氧或间歇性正压呼吸治疗。

F．二伤口感染：由于手术解剖范围广，操作时间长，金属材料置入多，大量植骨，容易引起伤口感染。因此术后应作负压引流，预防性使用抗生素。如已确定感染，还要手术彻底清创，缝合伤口，放双管引流，抗生素灌注。如果形成窦道，需要把金属内固定物取出来。以后再矫形或治疗假关节。

G．骨折：常见于上胸椎关节突及横突骨折，发生在安放固定钩处。多由撑开或加压力过大所致。

H．固定钩脱落：多见于胸椎固定钩脱落，常由于放置钩的位置不合适，或畸形过重、关节突或横突骨折等引起。因此，固定钩要安放稳定，周围要大量植骨，以阻止脱落。

I. 金属内固定器折断：任何置于体内的金属内固定物，如矫形杠、金属缆、钢丝、椎体或椎弓根螺钉等，如果没有脊柱植骨融合作保证，均可能发生断裂。因此，要作好脊柱植骨融合术，还要有足够长的支具外固定时间，以防假关节形成。一般来说假关节形成与金属内固定器材失败同时发生。治疗方法：切除假关节中的瘢痕组织，重新植骨，更换质量好的固定物。

J. 肠系膜上动脉综合征：手术或石膏矫正严重脊柱侧凸后改变了肠系膜上动脉与主动脉之间的角度，从而使十二指肠受压，出现高位肠梗阻，又称石膏综合征。治疗方法：立即去除石膏，进行胃肠减压，限制液体摄入，一般可缓解。

K. 末椎螺钉松脱、拔出：多见于前路矫形内固定，预防方法是如残留畸形大于40°，可在2~3周后作后路手术，增加稳定。

L. 脊柱平衡失调：脊柱矢状面不平衡，常见的是腰椎前凸消失，表现为平背综合征，患者站直躯干明显前倾。预防方法是矫形时，凸侧、凹侧的杠子预弯，保留腰椎生理前凸。脊柱冠状面不平衡，表现为脊柱向骶中线的左侧或右侧偏离。预防方法是脊柱矫形、融合范围合理并处于稳定区。

M. 脊柱曲轴现象：儿童或青少年早期行单纯脊柱后路融合术后，后路融合会对脊柱快速生长产生栓系效应。椎体骨骺生长产生的力量可以使后路融合的脊柱产生严重侧凸和旋转畸形，称为曲轴现象。预防方法是脊柱后路矫形时，结合行前路主弯椎体骨骺融合术。

（二）先天性脊柱侧凸

由椎体及邻近支持组织先天性异常引起的脊柱侧凸，称先天性脊柱侧凸，由于脊柱的发育与脊髓，心血管系统，泌尿生殖系统关系密切，因此，先天性脊柱侧凸往往合并这些系统的先天性畸形，如脊柱裂、先天性心脏病，以及肋骨缺乏、肋骨融合、高肩胛症、先天性肢体缺如。由于多合并脊髓空洞，脊髓纵裂、脊髓栓系综合征、椎管内脂肪瘤或囊肿等，常出现脊髓神经损伤症状。

1. 病因　胚胎第5、6周是脊柱发育的关键时期。在第5周，胚胎间叶分离形成原节，第6周原节上下之间融合形成椎体，中央部分形成椎间盘，脊索的一部分并入成为髓核。如果在第5周原节一侧发育不良，就会形成半椎体。原节一侧分节不良形成椎体间侧融合和楔形椎。双侧分节不良形成先天性融椎，但无楔形椎体。如果椎体融合，而椎弓正常，形成脊柱后凸。如果肋突发育不良，常与半椎体同时发生，可出现肋骨缺如，或肋骨部分或全部融合。

2. 分类　根据畸形发生的范围和变异程度，先天性脊柱侧凸通常分型如下（图4-7-32）：

（1）发育不良：①单侧部分发育不良，形成楔形椎体，多见。②单侧完全发育不良，形成半椎体，最常见。

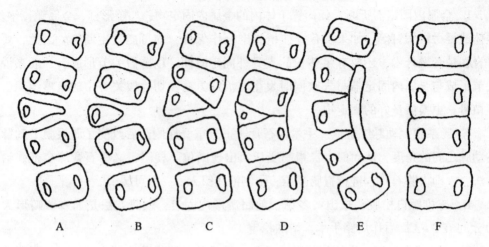

图 4-7-32　先天性脊柱侧凸分型

（2）分节不良：①单侧分节不良，形成骨桥，最常见。②双侧分节不良，椎体融合。

（3）肋骨融合：靠近脊柱的肋骨融合，可与椎体合为一个骨块，这种侧凸一般会进行性加重，远离脊柱的肋骨前部融合，可不发生脊柱侧凸。

（4）混合型：包括上述各种畸形。

3. 预后　对先天性脊柱侧凸长期观察和统计表明，约25%的脊柱侧凸进展并不明显，75%侧凸有不同程度的加重。其中50%畸形加重明显。这与脊椎部位的生长潜力有关。特别是单侧分节不良（骨桥连接多个椎体），这种畸形如不立即手术，将会迅速恶化。单侧半椎体需要观察，有的畸形严重，有的加重不明显，一般在胸椎中部、下部、胸部畸形会加重。在腰部加重不明显。在腰骶部的半椎体由于不能代偿，脊柱倾斜明显，并随生长加重。颈胸部畸形由于颈部代偿，一般加重不明显，但外观丑陋。多发性半椎体，如果脊柱力线取得平衡，畸形不会加重。如果都在一侧，脊柱不平衡，畸形将会明显加重。当两个半椎体位于不同部位的两侧，可形成脊柱两个弯曲。当这两个弯曲都进展时，必须将它们都融合。

先天性脊柱侧凸常伴有椎管内或其他器官先天性异常，因此，要对全身各系统详细检查，特别是神经系统的检查。

一般来讲，先天性脊柱侧凸平均每年增加约5°。一旦侧凸进展，将随生长加重，特别在青春生长旺盛期，迅速恶化，并可能出现神经脊髓压迫症状。

4. 诊断　先天性脊柱侧凸出生时，一般畸形不明显。当 X 线片已证实为先天性脊柱侧凸，需要对病人进行全面检查，因为常伴有其他部位的畸形。常见的有泌尿系统畸形，如蹄铁形肾。常规肾盂造影，约25%患者有输尿管异常，但大部分不需治疗，需要治疗者仅为6%。其次是心血管系统畸形，10%～15%有先天性心脏病。最后是神经系统异常，5%有脊髓纵裂，5%有脊髓栓系综合征、硬脊膜束带、硬膜下脂肪瘤、脊髓空洞等。并有足部畸形，如扁平足、高弓足、马蹄内翻足，足发育落后等。总之，先天性脊柱侧凸在手术治疗之前应作脊髓造影或 CT，MRI 检查。

5. 治疗

（1）支具治疗：对年幼的、侧凸比较柔软的先天性脊柱侧凸早期可先用 Milwaukee 支具治疗，以防止侧凸继续发展，从而推迟了手术治疗的年龄。

（2）侧凸发展较快、畸形僵硬或曾采用 Milwaukee 支具但不能控制发展的先天性脊柱侧凸，应手术治疗。一般担心年幼患者行脊柱融合术会阻止脊柱生长。这就需要分析病人的生长潜力。人体发育过程中，脊柱生长有两个高潮：第一个高潮是在出生后到 3 岁末，而 4 岁至青春期以前是等速生长。青春期是第二个高潮。青春期开始时间，男性约在 12~14 岁，女性 10~12 岁。此时，已完成身高生长的 85%。脊柱停止生长时间，可用 Risser 征来判断。早期手术对身高肯定有影响。原则上，手术尽可能在青春期早期、而脊柱畸形尚不至于到严重程度时进行。事实上，脊柱融合的小儿仍会长高，要比任其侧凸发展、严重畸形、躯干变短效果要好。因此，脊柱矫形融合固定手术必要时也可在儿童期（3~5 岁）进行。另外，神经纤维病性的脊柱侧凸，也宜早期手术。

常用手术治疗方法原则上有四种：①单纯脊柱后路融合（整个主弯）。②脊柱前后路同时融合（整个主弯）。③经前路行脊柱凸侧骨髓切除（占椎体髓软骨板的 1/3~1/2）结合后路凸侧半椎板融合术（整个主弯）。④脊柱前路半椎体切除。具体方案则要根据每一个病人的年龄、畸形的原因、部位、严重程度及进展情况等综合考虑。一般来讲，单纯脊柱后路融合术较少应用，脊柱前路或脊柱前、后路结合手术较多应用。现将脊柱前路半椎体切除术的操作步骤介绍如下：经胸或经胸腹联合切口显露半椎体后，先切除半椎体上、下方椎间盘组织，包括半椎体上、下方 1~2 个正常椎体的椎间盘组织；用咬骨钳、刮匙、磨钻等一层层切除半椎体前方骨组织，直至椎管前方一薄层骨质，不需要将整个半椎体完全切除。在切除椎体后壁时，要防止损伤脊髓和硬膜外静脉丛。最后，在重力负荷线上作支撑植骨。切除半椎体后，再进行矫形固定、植骨融合是治疗先天性脊柱侧凸比较合理而有效的方法。手术可根据条件和病情分 1 期或分 2 期进行。这种手术危险性较大，要求有一定的设备和术者要有良好的技术条件。

对于较僵硬的脊柱侧凸，希望获得更多的矫正，也可先作头颅骨盆牵引，牵引重量不应超过体重的 50%，牵引重量每日缓慢地逐渐地增加，并注意神经症状的出现。突然出现疼痛、麻木、无力应即刻终止牵引。待症状消退后，再逐渐恢复牵引。通常牵引 2~3 周可获得最大矫正。再经后路用双杠、多钩钉内固定装置矫形和植骨融合。

为了避免先天性脊柱侧凸手术矫形发生截瘫，术前对其神经系统的异常要明确诊断，以便术中处理。如有脊髓纵裂，可在手术时首先切除纵裂脊髓的骨嵴，脊髓栓系，先切断异常终丝，再进行矫形。否则，有发生截瘫的危险。

二十一、脊柱后凸

人体脊柱侧位（矢状面）观存在生理性弯曲，即颈前凸、胸后凸、腰前凸和骶后凸。在 X 线片上，胸后凸的程度用 Cobb 方法测量，正常一般为 20°～40°；小于 20°或没有弯度称为胸前凸，大于 40°则称为胸后凸畸形；腰椎前凸正常一般为 30°～50°。颈前凸的顶端是颈 4、胸后凸顶端是胸 8、腰前凸顶端是腰 3。胸腰段（T_{11} 至 L_1）是垂直的，无前凸或后凸。上胸椎与颈椎、腰椎与骶椎存在交界区。常见的脊柱后凸畸形有：青年性驼背，先天性脊柱后凸，脊柱结核或创伤性脊柱后凸，强直性脊柱炎后凸。本节重点介绍青年性驼背，先天性脊柱后凸。

（一）青年性驼背（Scheueroann 病）

这是青少年脊柱常见的后凸畸形，现称为脊柱骨软骨病，发病率为 1%，男女发病比例为 1 1.5。好发年龄为 12～18 岁。

1. 病因　确切病因不明。过去称之为椎体骨骺炎，实际上没有任何炎症改变。常累及胸椎中段或下胸椎的数个椎体软骨而非骺板，椎体呈楔状改变。在手术时取出的椎间盘，椎体骨骺的组织学检查发现，椎体骨骺明显不规则，并进入髓核椎体中。显微镜、电子显微镜检查，骨、软骨、椎间盘组织正常，临床资料表明本病可能与遗传有关。

2. 临床表现　患儿腰背酸痛，查体有圆背畸形，严重时代偿性腰椎前凸加重。X 线片显示：多个椎体边缘不规则，椎体密度增高，椎体呈楔状改变，后凸畸形。

3. 诊断　与鉴别诊断　当 3～5 个胸椎下椎体楔形变在 5°以上时，可诊断本病。但须鉴别：①姿势性圆背，一般在站立位或过伸位可自行矫正。②先天性后凸畸形。③青少年特发性骨质疏松。④脊柱炎症引起的后凸畸形。一向根据 X 线片可以鉴别上述疾病。

4. 治疗

（1）腰背肌锻炼；畸形不重者，早期加强腰背肌功能锻炼，不但能减轻疼痛，也可以矫正部分畸形。

（2）过伸石膏固定；轻度畸形，年幼者，躯干伸直位能部分矫正畸形者，可用过伸石膏固定，每 2～3 个月更换 1 次，时间为 1 年，去石膏后再结合腰背肌锻炼，可取得满意的矫形效果。或用 Milwaukee 支架：一般固定躯干过伸位 1 年，效果良好。后凸畸形可矫正约 40%。

（3）手术治疗：严重驼背畸形，伴有疼痛明显，非手术治疗无效，可手术治疗。手术方法可根据畸形程度、年龄而定。当后凸角小于 65°，可后路手术使用 2 根压缩杠加压和植骨融合。融合范围包括顶椎上下各 3～4 个椎体。术后用石膏背心或支具固定 3 个月。当后凸角大于 75°，可行前路和后路 2 期手术。第 1 期前路松解，切除 5～6 个椎间盘并植骨。2 周后经后路，用 2 根加压杠矫形固定，植骨融合（图 4-7-33）。

（二）先天性脊柱后凸

1. 类型　先天性脊柱后凸是由椎体先天性畸形引起的。一般分 3 型（图 4-7-34）：①椎体发育不良或形成缺陷，即 I 型：椎体前后方向呈半椎体（前方椎体部分缺如，也称后方楔状半椎体；前方椎体全部缺如，又称后方半椎体），多发生在胸腰段或腰段，畸形进行性加重，平均每年加重约 7°，后凸畸形明显。如发生在 $T_{3\sim8}$ 范围，由于此处椎管较窄、脊髓弹性差、血液供应容易受到损害，故容易合并截瘫。发生截瘫年龄差别很大，有些生后就发生足部畸形、尿失禁等。②混合型：椎体发育不良和分节不良，即 II 型。③分节不良：椎体前方骨性连接，没有椎间盘组织，后方有正常的椎体和椎间盘，即 III 型。因此形成前柱短、后柱长，平均每年加重约 5°。合并神经症状少见；多有腰椎代偿性生理前凸加大，外观不佳，腰痛。

2. 治疗　先天性脊柱后凸保守方法如支具治疗无效。手术治疗宜及早进行，最好在小于 3 岁以前。手术治疗方法畸形要根据病人的年龄、畸形的分型、严重的程度及有无神经症状决定。5 岁以下，可行后路切除关节突的关节面、植骨融合，术后用石膏背心固定 1 年。植骨融合范围最好包括畸形部位上下两个正常椎体，通常是 6 ~7 个椎体。这是由于在脊柱生长旺盛期，正常椎体节段的脊柱后部不能生长、前部正常生长，脊柱后凸畸形紧临的上下方可行成一个代偿性脊柱前凸

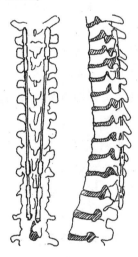

图 4-7-33　后路固定融合手术

，从而制止畸形发展，获得非常满意的效果。5 岁以上，如后凸角度 50°以内，I 型和 II 型仍可行后路融合术。如有条件，最好结合用后路短节段内固定器材矫形固定。但是，畸形超过 50°，如欲矫正畸形，须先作前路手术，切除前方骨性连接骨块或半椎体，同时松动畸形上下各 1~2 个正常椎体，再作前方支撑植骨。较柔软的脊柱、合并侧凸或顶椎在胸腰段，术后配合头颅—骨盆环慢慢牵引，牵引期间，每天要检查两下肢感觉和运动情况。2~3 周后再作后路器械矫形固定植骨融合。注意在进行此手术时，容易发生截瘫。特别是严重僵硬的后凸畸形、顶角在 $T_{3\sim8}$ 范围、合并脊髓病变如脊髓纵裂、脊髓栓系综合征更要小心。如伴有神经症状如截瘫者，治疗较困难。由于压迫多来自前方的骨嵴和椎间盘，故应先作前方减压以后再作后路融合。常用的手术方法有 Winter 手术：取经胸或经胸腹联合切口显露脊柱后凸顶端的椎体（一般从左侧进入，以避开上腔动静脉。合并脊柱侧凸时，应从凹

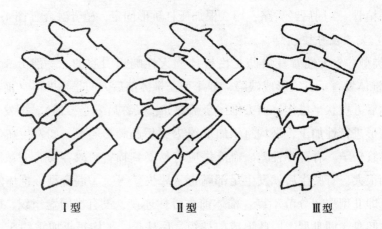

Ⅰ型　　　　　　　Ⅱ型　　　　　　　Ⅲ型

图 4-7-34　先天性脊柱后凸分型

侧进入，以达充分减压。但是，当侧凸角大于 50°，由于上腔动、静脉均移向凹侧，脊椎旋转，从凹侧进入太深，显露很困难，从凸侧进容易得多。如要显露更广泛，可同时切除相邻的上下肋骨后段 2~3cm，以利牵开伤口）。先结扎节段血管，剥离椎体前外侧的胸膜和骨膜直达对侧椎间孔。在 1 个或几个平面切断增厚的口前纵韧带。椎体显露后，在肋骨小头连线前方开一骨槽，宽度约为椎体前后径的 1/30 沿骨槽用刮匙挖空椎体松质骨直到对侧皮质骨，注意认清后方的骨皮质。在离后顶角较远处开始，在后侧皮质骨处开一小洞，用一小刮匙通过小洞由前向后一点点刮除脊髓前骨质，直到看见硬脊膜。接近后纵韧带时，注意该韧带可能缺如，避免损伤脊髓。逐渐向后顶角处减压，直至彻底解除压迫。后纵韧带不一定切除。也可以用骨凿、咬骨钳或快速钻头在椎间孔平面分开骨性连接的椎体，进一步向后分离，用刮匙挖空椎体松质骨。如后纵韧带紧张，可给予切除并观察硬脊膜，向上、下及外侧扩大暴露，清除前方所有的骨组织压迫，再用 Blount 撑开器扩大暴露。一旦截骨和减压完全，插入支撑骨块，嵌入减压部上下椎体之间，并把足够长度的肋骨或髂骨峪先插入上下端的椎体槽内；严重后凸，要融合顶椎上下方各 2 个椎体。为防止碎骨块掉入椎管内，可用一层明胶海绵覆盖在脊髓前。壁层胸膜不易闭合，可缝 1~2 针。如若器械矫形内固定，可 2~3 周后进行。术后用石膏背心固定半年。

　　后凸畸形合并脊髓受压也可行侧前方减压术，经椎旁肋骨横突切除的后外侧入路。找出后凸顶椎，用骨凿、咬骨钳、刮匙或快速钻头切除顶椎后凸骨质、椎间盘。注意避免损伤脊髓。此方法显露、松解不够充分，植骨也困难。

　　前方减压术后，可产生脊髓刺激，术后截瘫会短暂加重。术后应用氟美松、维生素 B 类药物 1 周。一般 3~6 个月逐渐恢复。

　　对位于颈胸段先天性脊柱后凸，畸形严重者，可先行头颅—骨盆环牵引，待畸形减轻后再行后路植骨融合术。

第八章 先天性胸壁畸形

一、先天性胸骨裂

先天性胸骨裂（sternal cleft）多见于胸骨上部的畸形，一般无症状，只是外观不佳。此外心脏、大血管位于皮下，缺乏骨保护，形成潜在隐患。

治疗 手术治疗，效果较好。方法如下：患儿仰卧，气管插管，全麻下进行。

1. 婴儿期手术方法　胸骨正中切口，显露胸骨裂。将两侧胸骨纵柱分别横切 2~3 处，同时楔形切除部分胸骨剑突。靠近横切处、经两侧胸骨纵柱下方通过细钢丝或粗缝线，将分离的胸骨向中线拉拢固定。再将胸骨和骨膜加强缝合（图 4-8-1）。最后，缝合胸部的肌肉、筋膜、皮下组织和皮肤。对婴儿来说，一般不会发生心脏和呼吸障碍。

2. 儿童和青少年手术方法　应在胸骨裂最下端横断胸骨纵柱和两侧的第 1、2、3 肋软骨，还要加用 Teflon 补片或不锈钢丝网修补裂隙，便于缝合。单纯缝合，胸廓紧缩，可导致低血压和心动过缓。

3. 成人手术方法　取胸骨正中和剑突水平一侧肋软骨横切口。先取下 7~9 肋软骨，将该肋软骨融合部安放在胸骨缺损处，加强缝合（图 4-8-2）。

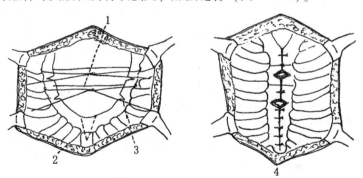

图 4-8-1　婴儿胸骨裂修补手术

1. 钢丝或缝线；2. 剑突楔形切除；3. 胸骨柱切口；4. 胸骨靠拢缝合

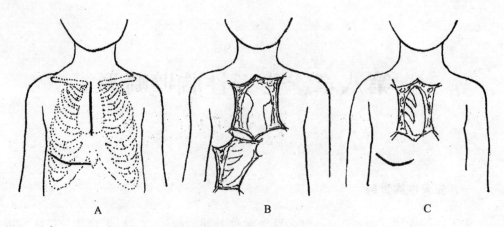

图 4-8-2　肋软骨修补成人胸骨裂手术

A. 切口；B. 显露；C. 修补后

二、漏斗胸

漏斗胸（Pectus excavaturn 或 funnel chest）较常见。有的合并先天性心脏病或马方综合征、肺发育不良。多见男性。

（一）病因

可能与胸骨后韧带过紧、膈肌中央键短缩、胸廓骨软骨发育有关，但多见于佝偻病后遗畸形。

（二）临床表现

食欲不振，用力呼吸困难，易患呼吸道感染。检查可见胸骨柄以下上下左右向下凹陷，如同漏斗，一般剑突近端凹陷最深。有时下陷胸骨的远端和剑突向前翘起。一般来说，漏斗胸较宽、深的严重畸形，心脏容易受压。患者平卧，测量漏斗胸的容量可知畸形轻重。胸廓侧位 X 线片，可观察凹陷程度；心血管造影可了解有无受压；CT检查也有帮助。

（三）治疗

年龄小、畸形轻者可用牵引方法治疗，效果较好。严重畸形、心脏受压者应手术治疗。手术方法较多：

1，. Daniel 截骨术　1958 年 Daniel 报道，将两侧畸形下陷的肋软骨从骨膜下切除，相应肋间束切断，游离胸骨下及后方，在胸骨柄下方作楔形截骨，基底朝前。最后将两侧肋间肌拉向外侧缝紧。有的对此方法改进，将剑突切下垫在胸骨下端的后侧，再用钢丝吊缝在上一肋骨的残端上方。

2. 胸骨翻转术　1954 年 Jadet 等人将相关的胸骨、肋软骨、肋骨、肋间肌整块切下，翻转 180°后缝合到原处，但由于附带的肌肉组织较多，易发生坏死、感染。此后，Scheer 仅结扎一侧乳房内血管，腹直肌与剑突相连，一同翻转胸骨（图 4-8-3）。

3. 截骨后克氏针固定术　1953 年 Brandt 将胸骨和第 3~8 肋软骨连接处做多个楔形截骨，基底向前；肋骨下陷交界处，胸骨中 1/3 和下 1/3 处也作基底向前的楔形截骨。自剑突处经皮在胸骨内向上钻入 2 枚克氏针，成 30°夹角，以使截骨处稳定，达到矫正下陷畸形。

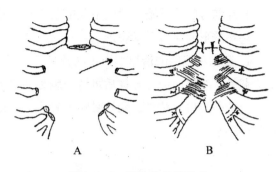

图 4-8-3　整块胸骨翻转术

A. 切除胸骨；B. 整块修补

4. 截骨后多克氏针固定术　这是北京儿童医院经常使用的手术方法，操作如下：自胸骨柄至剑突下 2~3cm 作正中直切口（女病人可用乳房下横切口，但显露不满意），直达胸骨；向两侧游离皮瓣，显露全部下陷的胸骨、肋软骨、部分肋骨。最下方的肋骨需斜形切开，以显示腹直肌附着部。并自软骨下切除。横断剑突，术者手指伸向胸骨后的纵隔，小心向两侧滑动，剥离胸膜。用小钩将胸骨下端提起，在胸骨左右的边缘与乳房内血管之间切断肋间束，自肋骨上取下一楔形骨条，垫在胸骨柄截骨的缝隙中，使之抬高。第 2、3 肋软骨无变形，可从内前斜向后外方切断。根据胸骨下陷部位、旋转畸形，分别做 1~2 个横断（约胸骨宽度的 1/2）截骨，将胸骨调直，去旋转矫形。用金属针内固定（图 4-8-4）。

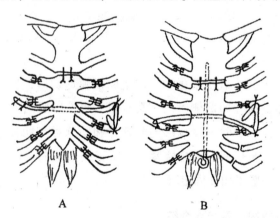

图 4-8-4　截骨多针内固定术

A. 金属针横向固定；B. 金属针横向竖向双固定

三、鸡胸

鸡胸（Pectus carinatum，chicken breast）多见于佝偻病后遗畸形。与漏斗胸相比，较少见。临床分两型：①嘴型。其特点为胸骨柄异常隆起，其下方凹陷，随之胸骨下方又向前翘。侧 X 线片胸骨呈 Z 字形。有时误诊为漏斗胸。该畸形的胸骨较宽，常有分叉的双剑突。②船底型。表现为胸骨前突，中间向前呈弓形。胸骨隆起常伴有两侧肋软骨和前方肋骨下陷。两侧下陷的肋骨和肋软骨不对称。

鸡胸畸形明显可手术矫形。

1. 撅嘴型鸡胸的治疗　由于胸骨呈Z字形，有双弧，可在两个转折部做楔形截骨。上方截骨、基底向前，合拢后可矫正胸骨柄前突。下方单纯截骨可矫正胸骨体的下陷。截骨处的断端填充植骨。肋软骨畸形轻，只切除第2~6肋软骨的一短段，可调直胸骨(图4-8-5)。

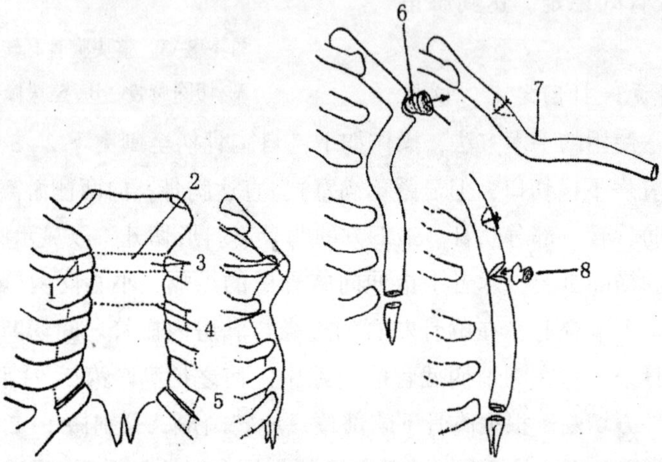

图4-8-5　噘嘴型鸡胸矫形手术

1. 切断肋软骨；2. 楔形截骨处；3. 凸面；4. 凹面；5. 单纯截骨；6. 楔状截骨；7. 单纯截骨；8. 骨块填充

2. 船底型鸡胸的治疗　自乳房下做中央向上的横弧形切口，切口两端达肋骨下陷处。将胸大肌自胸骨体、肋骨向两侧剥离，腹直肌、腹外斜肌向下翻转，显露第4以下的全部肋软骨。自骨膜下切除一段畸形的肋软骨和肋软骨与肋骨交界处。此时，利用呼吸将骨膜套托起时，顺其纵轴重叠缝紧，以矫正畸形。前突严重，胸骨下段可做横行截骨，才能矫正。一般不用外固定（图4-8-6）。

四、先天性胸大肌缺损、并指综合征

胸大肌缺损、并指综合征（Pectoralismuscule deficiency syndactyly syndrome），1841年由Alfred Poland首次报道，故又称为Poland综合征. 多数为散发病例，遗传性不明，少数家族有不同的常染色体显性或隐性遗传。可能为胚胎第3周，上肢胚芽发育受阻或分化障碍引起单侧性胸大肌缺损、短指、并指复合畸形。

（一）临床表现

胸大肌的胸肋部缺损，多为单侧，部分患者有胸小肌缺损，同侧乳房和乳头发育不良。此外，还有背阔肌、前锯肌、腹外斜肌的部分缺损，第2~4或3~5肋骨及肋软

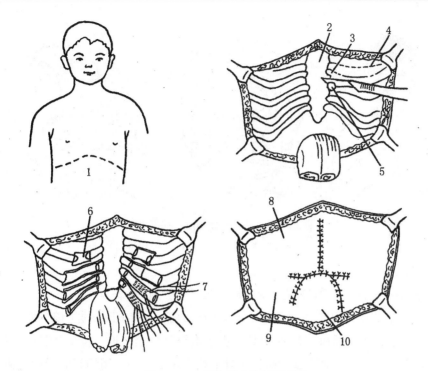

图 4-8-6　船底型鸡胸矫形手术

1. 切口；2. 胸骨；3. 第 4 肋；4. 胸大肌；5. 修平胸肋关节；6. 肋骨切除；7. 重叠缝合软骨膜；8. 胸大肌；9. 腹外斜肌；10. 腹直肌

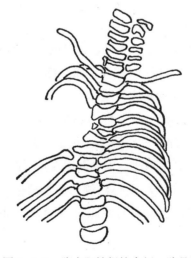

图 4-8-7　胸大肌缺损综合征、肋骨椎体畸形

骨缺损、脊柱侧凸（图 4-8-7）。常有同侧短指，第 3~5 指的第 2 节指骨缺如，皮肤性并指。

还可有同侧上肢发育不良，如手部短小，前臂短缩、桡尺骨融合、高肩胛及泌尿生殖系统的异常。

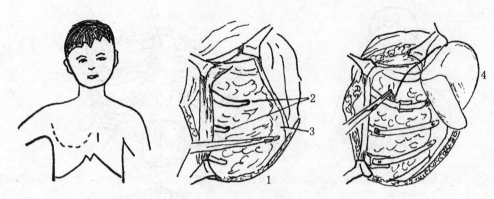

图 4-8-8　胸大肌缺损综合征手术

1. 切口；2. 第 3 肋骨；3. 胸骨；4. 肋骨移植加补片

（二）治疗

当肢体畸形影响功能和外观，胸壁畸形在左侧，心肺缺少保护，可行手术治疗（图 4-8-8）。本节仅介绍胸壁的矫形。手术切口为弧形，向下绕过下陷的胸壁，注意胸壁较薄，由于无肋间肌和第 3~5 肋骨，皮下组织与胸膜邻近。游离肋骨的残端，将一端骨膜管切开。自对侧取下 2 根肋骨，对半切成 4 根。一端用切开的骨膜包裹缝合，另一端插入相应的胸骨部位。在肋骨移植的表面覆盖 Tof Ion 片（聚四氯乙烯制品），将其边缘缝在四周软组织上。关闭伤口，闭式引流。

五、先天性并肋

先天性并肋（congenitally fused ribs）是比较常见的一种畸形。多肋骨并肋在一起，不仅引起胸廓畸形，多与先天性脊柱侧凸并存。而且随生长发育，脊柱侧凸进行性加重。胸廓前后位 X 线片，可以帮助诊断这种畸形。

近年来，国内外均有报道，早期并肋切除可以帮助矫正先天性脊柱侧凸畸形。对小年龄患儿，早期并肋切除结合石膏背心矫形，每 3 个月更换 1 次，通常应用数年，效果较好。石膏背心矫形效果可靠，当然，也可以用支具帮助矫形。

对较大的儿童，并肋切除可作为严重脊柱侧凸矫形前的一种凹侧松解辅助方法。再结合脊柱前路松解，后路双杠、多钩或推弓根钉内固定器材矫形和植骨融合，侧凸矫形效果会更好。

第五部分　与代谢、内分泌异常有关的骨关节畸形与疾病

一、维生素 D 缺乏性佝偻病

维生素 D 缺乏性佝偻病（Rickets of vtamin D dlficiency）是由于儿童体内维生素 D 不足，使钙磷代谢失常，使正常生长的骨骺软骨板不能正常钙化，造成骨骼病变。

（一）病生理

维生素 D 有维生素 D_2（麦角骨化醇）、维生素 D_3（胆骨化醇）2 种。前者从饮食中得，后者由人体皮肤中 7-脱氢胆固醇经日光紫外线光化学作用转变而成。然后进入血循环，经肝脏 25-羟化酶作用，变成 25-羟维生素 D（25-OH）D，再经过肾脏 $1-\alpha$ 羟化酶变成 1, 25-二羟维生素 D（1, $25-OH)_2$D，成为有活性的维生素 D。主要生理功能①促进小肠对钙的吸收。②参与骨的生长与钙化。③增加肾小管的对钙磷的重吸收。当维生素 D 缺乏时，肠道吸收钙磷减少，产生低血钙使甲状旁腺分泌增加，动员骨钙释出，使血清钙浓度尽量维持正常，骨骼钙化过程发生障碍，而局部堆积，成骨细胞代偿增生，临床出现一系列佝偻病症状、骨骼改变。血生化检查、骨骼 X 线也发生异常。

（二）病因

①日光照射不足，婴幼儿缺乏户外活动，尤其北方地区，日照时间短，致维生素 D_3 不足。②食品中含维生素 D_2 少，不能满足生长需要。③生长过速，需要量增加。④疾病影响维生素 D 吸收，如肝胆慢性疾病。⑤药物影响，如长期服用苯妥英钠，苯巴比妥可影响维生素 D 代谢。

（三）临床表现

多见 3 个月至 2 岁小儿，分 4 期。①初期：多见小于 6 个月患儿，神经兴奋性增高易激惹，夜啼，多汗，枕秃。骨骼 X 线上的改变不明显或钙化带模糊。血钙磷低。甲状旁腺分泌增加，碱性磷酸酶正常或稍高。②激期：除上述症状外，骨骼改变明显，如"乒乓颅"，方颅，囟门闭合迟，串珠肋，鸡胸，漏斗胸，胸廓下缘下陷形成郝氏沟，"手足镯"如负重则出现"O"形或"X"形腿。此外，小儿肌张力低，免疫力

低。容易感染或贫血。骨骼 X 线上的改变明显，长骨的骺板增宽，大于 2mm，呈杯口状、毛刷样。骨质疏松，皮质变薄；弯曲变形，或青枝骨折。血生化检查常比初期更明显。③恢复期：经合理治疗，临床症状、体征逐渐消失。骨骺线表现有改善，出现不规则钙化线，逐渐致密增厚，骨度恢复正常。血钙、磷、碱性磷酸酶恢复正常。④后遗症期：婴幼儿重症佝偻病可残留不同程度骨骼畸形。多见于 2 岁以上，无初期临床症状，血钙、磷正常。

（四）诊断与鉴别诊断

一般根据上述临床表现，血生化检查、骨骼 X 线上的改变，可作出诊断。但要鉴别①先天性甲状腺功能减退。②软骨营养不良。③其他病因所致的佝偻病，如家族性低血磷症，远端肾小管酸中毒，抗维生素 D 性佝偻病，肾性、肝性佝偻病。

（五）治疗

一般原则：维生素 D 2000~4000U/d，重度佝偻病 10 000 U/d，口服 4 周。以后改为预防量 400U/d。对有并发病或无法口服者，肌注维生素 D_2，40 万 U 或维生素 D3，30 万 U，1 次即可。1 个月后，改为口服预防量。用维生素 D 时可同时口服元素钙 200mg/d。治疗 1 个月后复查血钙、磷、碱性磷酸酶，骨骼 X 线片。通常轻度畸形在有效药物治疗下，可随生长纠正。对遗留严重骨骼畸形，多见于负重的下肢，可考虑手术矫形。手术矫形常在学龄前进行，截骨部位多在干骺端。最简单的方法是在凸侧楔形截骨，缺点为可使下肢缩短；也可在凹侧截骨、取骨植骨垫高矫形，优点为能增加下肢的长度，然后用交叉克氏针固定。

二、抗维生素 D 性佝偻病

抗维生素 D 性佝偻病（vitamin D-resistant rickets）多为先天性疾病，在临床上有许多类型，其共同特点是对治疗佝偻病的维生素 D 剂量无反应。患者除有佝偻病的表现外，常有不正常的尿排泄，如尿磷增加，尿中有葡萄糖、氨基酸、重碳酸盐等，或有胱氨酸在一些组织中沉淀，肾小管酸中毒表现。本病根据发病机制和治疗可分为 4 种类型：①磷性多尿症，因磷的再吸收障碍所致；②1，25（OH）$_2$ VitD 生成不能（VitD 依赖性佝偻病）；③靶器官对 1，25（OH）$_2$VitD 不敏感。④肾小管酸中毒。

（一）磷性多尿症（家族性低磷血症，低血磷性抗维生素 D 性佝偻病）

1. 病因　为性联显性遗传性疾病。有关基因已定位于 $Xp_{22.1~22.2}$。也可为常染色体隐性遗传，原发缺陷为肾小管重吸收磷和 25-（OH）D 羟化过程障碍，回收磷不正常，肠道吸收钙，磷不良，引起血磷降低，钙磷乘积多在 30 以下，骨质不易钙化。

2. 临床表现　本症有五大特点：①血磷降低；②尿磷增加；③尿钙降低或正常；④1 周岁后发病；⑤生长缓慢，可见"O"形腿，重者进行性骨畸形及多发性骨折。

X 线片可见程度不等的佝偻病变化，活动期与恢复期病变同时存在。血生化检查：

血磷明显减低，血钙、PTH，25-（OH）VitD，1，25（OH）$_2$VitD 正常或轻微降低，肾小管回收磷仅为正常的 50% 或更低。

3. 治疗

（1）预防骨畸形：每日服用维生素 D，为 10000~50000U，并加服磷酸盐：磷酸二氢钠 18g 和磷酸氢二钠 145g 加水至 1 000 ml，每次服 15~20ml，每日 5 次。监测血钙 < 10. 5mg/dl，若大于此值，观察如有食欲不振，口渴，多尿等维生素 D 中毒症状，应停服维生素 D。2~3 周后，再依照停药前的小剂量，进行口服。维生素 D 治疗维持到发育停止。

（2）肢体畸形的治疗：下肢因负重常发生膝内翻、膝外翻、股骨前弯、胫骨前外侧弯曲、髋内翻、髋臼陷入骨盆内和脊柱后凸、侧凸畸形。轻度畸形时可用足量维生素 D 治疗，随生长发育轻度畸形有时可自行矫正。中度畸形可用支具矫形。严重畸形则需要手术治疗、矫正负重力线。手术只能在病情稳定的情况下进行。否则会发生骨不连接。术前 4~6 周停用维生素 D，以免产生高钙血症和维生素 D 过多症，发生维生素 D 中毒。术后尽早锻炼肌肉收缩，骨愈合坚固前，最好用支具保护。

（二）1，25（OH）$_2$VitD 生成不能（维生素 D 依赖性佝偻病、低血钙性抗维生素 D 性佝偻病）

1. 病因 常染色体隐性遗传，因肾脏缺乏 1-羟化酶，不能将 25-（OH）$_2$VitD 转变成 1，25（OH）$_2$VitD。

2. 临床表现 生后 1~2 岁发病，有佝偻病的表现，晚期出现手足搐搦症。

3. 其他检查 X 线片有典型的佝偻病表现，血钙降低，血磷正常或稍低，血氯上升，25-（OH）$_2$VitD 正常，1，25（OH）$_2$VitD 明显降低。

4. 治疗 可服维生素 D 每日 1 万 u 或双氢速固醇（dihydrotach ysterol，DHT）0. 2 -0. 5mg。如选用 1，2 5（OH）$_2$VitD 效果佳。肢体严重畸形可在病情稳定或治愈后矫形。

（三）靶器官对 1，2 5（OH）$_2$VitD 不敏感

本型在临床上罕见，与上型相比本病人摄入足量维生素 D，也产生足量 25-（OH）$_2$VitD 和 1，25（OH）$_2$VitD，但靶器官对 1，25（OH）$_2$VitD 不敏感，钙转运明显减少，肾小管回吸收磷减少，化验 25-（OH）$_2$VitD 和 1，25（OH）$_2$VitD 正常或稍高，本型治疗困难，若靶器官对 1，25（OH）$_2$Vit 部分敏感，适当增加 1，25（OH）$_2$VitD 治疗量（必须在中毒量以下），可望显效。输入钙剂可暂时提高血钙水平，但长期应用可引起高钙血症。

（四）肾小管酸中毒

本型病例与维生素 D 无直接关系，但由于先天性肾小管回吸收重碳酸盐等的缺陷，导致高氯、低钠、低钾性酸中毒。磷的吸收也有障碍，加重了代谢性骨病的程度。此

型一般又分为原发型肾小管酸中毒和继发型肾小管酸中毒二种。原发型与遗传有关，继发型与某些药物中毒或某些疾病有关。临床上又根据病变位置不同分为远端肾小管酸中毒和. 近端肾小管酸中毒二型。前者由于排泄 H+障碍及部分病人回吸收 H CO_3 障碍，使患者出现持续性高氯、低钾性酸中毒，患儿血浆 pH 和 CO_2 结合力下降，尿 pH>6，因酸中毒，骨骼发挥缓冲作用，释放碳酸钙，尿钙排出增多，血钙下降，继发甲状旁腺功能亢进，加重骨质脱钙，导致骨软化、骨骼变形。X 线片有佝偻病改变。治疗主要纠正酸中毒及电解质紊乱，可服用碳酸氢钠 1~3mEq/（kg·d）。低钾者服 KCL/（2mEg/kg·d），佝偻病表现明显时可服维生素 D，监测尿钙。一般代谢性酸中毒纠正后，骨骼改变即可恢复。多数患者需终生服药。近端肾小管酸中毒由于近端肾小管对 HCO_3 回吸收障碍，使 HCO_3 大量丢失，产生高氯性酸中毒，尿 pH 值>或<6，小儿可有发育障碍，多无骨骼畸形。治疗用碳酸氢钠 5~10mEq/（kg·d）口服或加用枸橼酸盐液交替服用，当生长停止，临床无明显症状时可以停药，再出现症状时再服药。多数患儿可望治愈。

三、垂体性侏儒症

垂体性侏儒症是由于垂体前叶分泌的生长激素不足，导致生长障碍、身材矮小；又称为生长激素缺乏症（Growth hormone deficiency，简称 GHD）。

（一）病因

①特发性垂体功能减低。多数病例散发，少数为显性或隐性或性联遗传。可为单独 GH 激素缺乏，或多发性垂体激素缺乏。②先天性垂体发育不全、不发育，下丘脑发育缺陷也可引起垂体功能不足。③继发性垂体功能减低较少见，一些垂体病变如肿瘤、感染、结核、梅毒、结节病、弓形体病、外伤、放射损伤及血管病变等也可引起垂体前叶功能不足、继发生长激素缺乏和生长发育障碍。④暂时性生长激素分泌不足，因家庭环境不良刺激、使小儿遭受精神创伤，因而生长激素分泌不足，外界环境改善后可恢复。

（二）临床表现

特发性者多见于男孩，出生时体重和最初 1 年发育正常。2~3 岁以后体格发育较同龄儿落后，身高较同龄、同性别儿童低 2 个标准差，面容幼稚，皮下脂肪较多，但智力正常。多发性垂体功能不足者，除生长激素分泌减少外，还有促甲状腺素促皮质素、和促性腺素不足，可引起不同的功能障碍，如低血糖、智能迟钝、性腺功能低下、外生殖器发育落后和性成熟晚。继发性可发生在任何年龄，一般较原发性者年龄较大。身材虽然矮小，但肢体各部分对称，与躯干比例正常。继发性垂体前叶功能不足患者，可伴有神经症状。

（三）X 线表现

先天性或特发性垂体功能不足，骨骺骨化中心出现和闭合迟延，骨成熟较晚，骨龄落后。长骨、颅骨骨质疏松，前囟闭合晚。如垂体有器质性病变，蝶鞍扩大或有破坏。头颅 CT 或脑血管造影可帮助诊断。

（四）诊断与鉴别诊断

①鉴别矮小畸形，包括先天性和后天性疾病如软骨发育障碍，黏多糖病 I 型和 IV 型，呆小病等。注意全身仔细查体、判断智能是否正常及上部量与下部量的比例。②鉴别青春期发育延迟症，其骨骼发育可比正常小儿落后 3~4 年。智能、内分泌功能正常，到青春期发育期生长加速，最后达到正常高度。③胰岛素或静脉注射 L-精氨酸等刺激试验有助于诊断。一般认为 GH 峰值在药物刺激试验过程中<5μg/L，即生长激素完全缺乏；介于 5~10μg/L，为部分异常；>10 μg/L，属正常。

（五）治疗

对继发性病例，针对其病因或对症治疗。对垂体生长激素缺乏患儿，可用基因重组人生长激素（r-hGH）做 GH 替代治疗，首次用量 0.1μ/kg，每晚皮下注射 1 次，每周 5~7 次。治疗至骨骺闭合时为止。用药过程中，应定时检测血清中甲状腺素，如缺乏，适当补充；由于各种原因不能应用上述药物时，可用促合成代谢激素比唑甲氢龙，0.05mg/（kg·d）。该药对肝有毒性及有雄激素作用，有骨骺早闭及使身材过矮的可能。治疗过程中，应密切观察骨骺、骨骼发育及肝功能。要有儿科医师的指导。

（六）预后

原发性病例可活到老年，继发性病例取决于病变性质和治疗结果。

四、垂体性巨人畸形症

在骨骺未闭合前如垂体分泌过多的生长激素，可使骺端发育异常，体长大大超过正常，成为垂体性巨人畸形症（Pituitary gigantism）；在骨骺闭合后才发病，则成为肢端肥大症，多见于成人；如在骨骺未闭合前发病，但在骨骺闭合后继续发展，则成为伴有肢端肥大症的垂体性巨人畸形症，见于儿童和青年。

（一）病因

由于下丘脑生长激素释放激素（GHRH）长期分泌过多或垂体前叶嗜酸性粒细胞腺瘤或增生所致。这种婴儿和幼儿长时间生长加速，但骨骺成熟可正常或迟延。并有性发育延迟。过多的生长激素使肾小管重吸收增加，使血磷浓度增加，血钙、碱性磷酸酶可正常。常常尿钙排出增加。生长激素浓度增加，刺激骨膜下新骨形成，促进骨骺软骨增生，骨、软骨、骨膜连接部有唇状突出，骨内膜有新骨形成。

（二）临床表现

该畸形多由垂体前叶嗜酸性粒细胞腺瘤引起。青春期开始前，生长突然加速，10岁左右儿童可达成人高度。以后身高继续增加。面容特殊、前额、下颌粗大突出、鼻宽、耳大、唇舌厚，发音低沉等。如病变进展，可影响垂体前叶功能，如促性腺激素分泌减少，引起性成熟延缓；如促甲状腺激素和促肾上腺皮质激素分泌减少，可出现黏液水肿等。晚期还可出现颅内压增高的症状。血清生长激素升高，糖耐量降低。X线片可见蝶鞍扩大或破坏，长骨骨质疏松，骨端呈丛毛状。

（三）诊断与鉴别诊断

本症诊断不难，但要鉴别①家族性身材高大，其父母往往身材高大，全身发育对称。属正常发育。②大脑性巨人畸形症，原因不明，其智力低下。③性早熟儿童，身材也高。其骨骺闭合较早，不致畸形。④多发性神经纤维瘤病。为常染色体显性遗传。⑤厚皮骨膜病（也称皮肤骨膜增厚病，特发性骨关节肥大症）。多青春期发病，手足迅速增大，头面部、手足皮肤增厚。X线片可见长骨有骨膜新生骨。⑥先天性睾丸发育不全或小睾丸症，体型瘦高，缺乏男性第二性症，外生殖器发育不全。⑦蜘蛛指（趾）畸形（Manfan′syndrome）。为常染色体显性遗传，患儿四肢长骨纤细而长，可合并其他畸形。

（四）治疗

明确病因，必要时进行手术或放疗。也可用药物治疗垂体生长激素分泌过多，应在少儿科医师指导下进行。

五、甲状腺功能减低症

甲状腺功能减低症（hypothyroidism）是甲状腺素产生不足所致的体、智发育障碍性疾病。甲状腺素有促进中枢神经系统生长和骨骼发育及成熟作用，使骨骺端软骨发生骨化中心，最终与骨干融合，停止生长而成熟。儿科患者多为先天性甲状腺功能减低症又称为呆小病或克汀病，是由严重的甲状腺功能减退引起。其特点是身材矮小与智力障碍。病因有两种：先天性甲状腺发育不良和功能缺陷称散发性；地方性是由于饮食中缺碘，孕妇怀孕期间缺碘，会导致胎儿甲状腺功能低下，影响胎儿的中枢神经系统发育和代谢功能。

（一）临床表现

症状出现早晚及其轻重程度，取决于患儿甲状腺组织发育障碍程度及甲状腺素分泌功能。重者生后1~3个月、轻者6个月或4~5岁后出现症状。表现为表情呆滞、动作笨拙、有"五迟"症：立迟、行迟、齿迟、发迟、语迟。四肢短小、上部量/下部量>1.5。皮肤干燥、毛发稀疏。有特殊面貌：鼻梁宽平、眼睑厚、口常开、舌大厚等。骨骼X线片是早期诊断的重要方法之一。特点是：骨龄较正常同龄儿童迟延3年以上。骨化中心出现迟，且呈斑点状；以股骨近端的骨骺变化最明显。颅骨、腰椎也有异常。膜性化骨不受影响。有时肾、脑、和软组织有钙化灶。

（二）诊断与鉴别诊断

有典型症状者应检测血清促甲状腺激素（TSH），甲状腺素（T4），三碘甲腺原氨酸（T3）浓度。如果 TSH 明显增高，T4 减低，可以诊断。T3 在甲状腺功能低下时，可能减低或正常。一般要鉴别①垂体性侏儒。②先天性愚型。③软骨发育不全。诊断困难时，可用甲状腺制剂做治疗试验，帮助确诊。

（三）治疗

一旦确诊，早期治疗。在儿科医师指导下，长期、耐心、不间断的应用甲状腺素。同时服用复合维生素 B、维生素 C、鱼肝油、钙剂、铁剂以及充分的蛋白质，以保证生长发育较快的需要。治疗中应凭借患儿手和腕部 X 线片判断骨龄，作为治疗监测。

（四）预后

一般在生后 1~2 个月以后开始治疗，不遗留神经系统损害及骨骼异常，效果较好。

六、甲状旁腺功能亢进症

甲状旁腺功能亢进症（hyperparathyroidism）是由于甲状旁腺激素（PTH）分泌过多，导致高血钙、低血鳞、尿中钙磷排出增加，临床上分原发性、继发性、三发性和假性四种。

（一）原发性甲状旁腺功能亢进症

多由甲状旁腺瘤、弥漫性甲状旁腺增生引起，前者常在 10 岁以后发病，婴幼儿多为增生性。部分病人可能与常染色体隐性遗传有关。女性多见。

1. 病理　甲状旁腺分泌甲状旁腺激素（PTH），PTH 的主要作用是调节体内钙的代谢，维持钙磷平衡。并使成骨和破骨速度平行增加，以利骨的更新。当甲状旁腺激素（PTH）分泌过多，可增强破骨细胞的活性，使骨基质和骨盐溶解分离，钙磷进入细胞外液，血清钙磷离子的乘积超过正常值。肾小管和肠道回收钙的能力加强，与此同时肾小管回收磷的能力降低，大量磷酸从尿中排出，血磷降低。虽然钙磷离子的乘积正常，但临床上表现为高血钙、低血鳞症状。钙磷从骨质脱出，主要是通过破骨细胞的溶骨作用，长期进展则发生普遍性、纤维囊性骨炎的病理变化，如小儿的骨骼变形，骨骺滑脱或碎裂等。如饮食中钙磷含量充足，则骨吸收与形成尚能维持平衡，无明显骨质改变。由于血清钙浓度增高，超过肾阈，因而尿钙增多，磷酸钙或草酸钙盐容易沉积，形成肾结石，损害肾功能。

2. 临床表现　由于甲状旁腺瘤极小，多不易触及。主要为①血钙增高，使神经肌肉应激性减低，胃肠蠕动减弱症状。②肾脏症状如肾功能不全，肾结石见于晚期。③骨骼改变以全身脱钙为主，长骨弯曲，疼痛，压痛，甚至卧床不起，病理性骨折等。X 线片显示普遍性骨质疏松，囊肿样改变。血钙>2.75mmol/L（11mg/dl），或高达 7.5 mmol/L（30mg/dl）左右，也有血钙正常者。血磷常<0.969mmol/L（3mg/dl）。如>1.13mmol/L（大于 3.5mg/dl）可除外原发性甲旁亢。血 PTH 升高符合率达 8000。尿钙、磷排出增多，24h 排出大于 5 mmol/L（200mg/h）。尿磷大于磷摄入量的 70%~80%

3. 诊断与鉴别诊断　血钙、尿钙高，血磷低有诊断意义。但要鉴别其他高血钙症如维生素 D 中毒，骨肿瘤，特发性血钙增多症，维生素 A 过多，低血磷抗 D 佝偻病，肾小管酸中毒等。

4. 治疗　甲状旁腺肿瘤、甲状旁腺增生应手术治疗，部分切除。

5. 预后　早期诊断与治疗者，预后良好。并发肾病者，预后较差。

（二）继发性甲状旁腺功能亢进症

多由于肾脏病、骨疾病使尿钙大量排出，血内钙浓度减低，血磷升高，刺激甲状旁腺体增生肥大，使甲状旁腺代偿性分泌 PTH 增多，称为继发性甲状旁腺功能亢进症。常见于佝偻病、慢性肾病、肾小管性酸中毒和范可尼综合征。应治疗原发病，补充维生素 D 及钙。

（三）三发性甲状腺功能亢进症

在继发甲状旁腺功能亢进基础上，腺体分泌过多的甲状旁腺激素，以纠正低血钙。有些病人 PTH 的分泌，由代偿性分泌过多，变成自发性大量分泌，结果血清钙由原来低值或正常值变成高于正常。近年来由于透析疗法及肾移植较多，三发性甲状旁腺功能亢进显著增加。在透析疗法及肾移植后监测血钙、血磷、尿磷、尿钙的浓度，并及时治疗。

（四）假性甲状旁腺功能亢进症

成人多见，恶性肿瘤分泌 PT 样物质，因而出现高血钙，低血磷，甲状旁腺功能亢进症状，血钙高达 3.5mmol/L（14 mg/dl）以上。碱性磷酸酶增高，而且骨损害，PT 正常。其治疗以保守和对症处理为宜。

七、假性甲状旁腺功能减低症

假性甲状旁腺功能减低症（pseudohypo parathyroidism）是指临床症状与生化检查疑有甲状旁腺功能减低，而血甲状旁腺激素（PTH）放射免疫测定（iPTH）正常或增高，包括三种病人：①假性甲状旁腺功能减低症；②假—假性甲状旁腺功能减低症；③假性特发性甲状旁腺功能减低症。

（一）病因

①假性甲旁低为遗传性疾病，病人 PTH 分泌并不减少，而体内终末器官，尤其是骨骼与肾脏靶组织细胞受体对 PTH 全部或部分无反应。②假—假性甲旁低为伴 X 显性遗传性疾病，无生化改变，仅有体态异常，但可转为假性甲旁低。③假性特发性甲旁低，PTH 前体由于酶缺陷不能转变为活性 PTH，因此血中 PTH 生理效应低，而 iPTH 增高。

（二）临床表现

假性甲旁低除有甲旁低临床特点及生化特点外，可有侏儒、圆脸、身材矮胖、智力低下。2岁发病，3~4岁后出现抽搐，2/3的病人10岁内发病。男，女约为1 2。拇指、第4、5掌骨或肠骨短小。掌骨受累次序为1，4，5，3，2；肠骨1、5多见。受累骨短而宽。血钙下降、血磷升高，软组织可钙化或骨化，多在四肢关节处呈坚硬、无痛、稍活动的小结。其他外胚层组织器官改变，与甲旁低相似。可合并甲低、卵巢发育不全、糖尿病。假性甲旁低合并甲旁亢，肾脏对PTH无反应，而骨骼有反应。骨骼在PTH分泌增多作用下，破骨细胞活跃，数目增多，继而成骨细胞活跃，数目增多，导致纤维囊性骨炎。

（三）诊断与鉴别诊断

根据以上特点，可与真性甲旁低鉴别。假—假性甲旁低有假性甲旁低体态异常，骨骼畸形，血生化正常。假性特发性甲旁低，体态、生化与真性甲旁低相同。但iPTH增高。

（四）治疗

治疗与甲旁低相同。用PTH注射或移植甲状旁腺无效。

八、甲状旁腺功能减低症

甲状旁腺功能减低症（hypoparathyroidism）可引起钙磷代谢紊乱，继而出现一系列临床症状。

（一）病因

①先天性甲状旁腺发育不全或未发育。②暂时性甲状旁腺功能减低，多见母亲患甲旁亢，新生儿期出现低血钙症。③家族性伴性隐性遗传。④特发性，可能为自身免疫性疾病。⑤外科手术切除或受损。

（二）临床表现

新生儿期可发病，多为10~14岁，男：女为1：2。轻者无症状。常见症状为①神经肌肉应激增高，肌肉痛，四肢麻木，手足僵直，或抽搐，喉痉挛。佛氏症、陶氏症阳性。②精神神经症状，癫症大发作。意识丧失。伴椎体外束症状。③外胚层组织器官改变，皮肤干燥，色素沉着，毛发稀少，脱落，斑秃，指甲脆弱、有横沟。牙易脱落，有横纹，黄点。④化验：血钙减低，可达1.75mmol/L（7mg/dl）。血磷初期正常，以后高达3.875mmol/L（12mg/dl）。尿钙减少。血PTH放射免疫测定PTH减低或测不出（正常为0.20~1.00ng/ml）⑤X线检查：骨骼正常或长骨骨皮质增厚，密度增加。

（三）诊断

有临床症状，血钙低，血磷高，但无圆脸，矮胖身材，无第4、5掌骨短小，智力低下，可除外假性甲旁低。另应除外佝偻病、肾脏、肝脏、肠吸收不良综合征等引起的血钙异常。如能测iPT更好。

（四）治疗

急性抽搐给10%葡萄糖酸钙10~20ml加等量10%葡萄糖液，0.5~1ml/min，静脉慢推，视小儿大小，每日 2~3 次。同时，日服钙剂。2~4 周抽搐缓解，停用静脉给药，仅口服钙剂，加 VitD 1 万 U/d。癫痫发作时可用鲁米那钠肌注。注意监测血钙，使其保持在 2. 6mmol/L（10. 5mg/dl）以下。

第六部分　与造血系统有关的骨关节病

血友病性关节病

血友病性关节病（Hemophilic arthropathy）是由于血友病凝血功能障碍，导致关节内反复出血所致的关节病变，包括①血友病甲即因子Ⅷ（又称抗血友病球蛋白 AHG）缺乏症；②血友病乙即因子Ⅸ（又称血浆凝血活酶成分 PTC）缺乏症；③血友病丙，即因子Ⅺ（又称血浆凝血活酶前质 PTA）缺乏症。发病率为 1/10 万~10/10 万。血友病甲和血友病乙占全部发病的 90%，为 X 连锁隐性遗传，由女性遗传，男性发病。血友病丙为常染色遗传，男女均可遗传发病。

（一）临床表现

血友病主要表现为轻微损伤或手术后长时间出血倾向，其中血友病甲出血最明显，是引起关节病变的主要病因。血友病甲出血程度与血浆中Ⅷ：C 活性有关。正常人血浆Ⅷ：C 活性为 lU/ml。重症血友病甲仅为 0~0.4U/ml。通常根据患儿血浆中Ⅷ：C 活性及出血轻重分为 4 型；①重型：Ⅷ：C 活性<1%，自幼发生自发性出血。关节内反复出血多见。②中型：Ⅷ：C 活性<1%~5%，偶有出血，可见关节血肿，轻微外伤严重出血。③轻型：Ⅷ：C 活性 5%~10%，外伤手术后出血延长。少见关节内出血。④亚临床型：Ⅷ：C 活性 35%，只有关节严重外伤或大手术可渗血。重型多为婴幼儿起病，皮肤、肌肉充血，形成青块、瘀斑，血肿反复出现，突出特点为关节出血、因关节滑膜组织缺少凝血活酶，滑膜毛细血管壁纤溶活性增加，故易发生关节出血，如膝、踝、肩、肘及髋关节等。常在某一固定关节反复发作，以双膝多见。出血急性期可见关节

肿胀，疼痛。数日或数周可全吸收。关节功能恢复正常。但多次出血后（5岁以下反复出血较少，以后出血次数逐渐增多），吸收不完全，关节变成慢性炎症。可持续数日或数年，形成血友病性关节炎。且不断有新的出血，最终关节机化、固定、活动受限。继而出现肌肉萎缩、关节畸形如"鹤膝"。血友病乙及血友病丙相对出血较轻。血友病丙少见关节出血。

（二）血化验

凝血时间延长（轻者正常），凝血酶原消耗不良，白陶土部分凝血活酶时间延长，凝血活酶生成实验异常。出血时间，凝血酶原时间，血小板计数正常。鉴别3种血友病需进一步做纠正实验。免疫学测定Ⅷ：C活性，因子Ⅸ活性有助于血友病甲或乙的鉴别诊断。

（三）X线表现

可分6级：0级为正常关节；1级仅有软组织肿胀；2级有骨质疏松，骨骼过度生长；3级骨骼变形；4级关节间隙变窄；5级关节结构明显改变。

（四）诊断

根据患者家族有轻微损伤或手术后长时间出血史，患儿本人自幼易发生自发出血或大关节血肿，结合有关的血化验异常，X线表现，可作出诊断。

（五）治疗

首先注意预防外伤和出血。早期关节出血，应卧床休息，局部冰敷，用弹力绷带包扎。严重出血应输Ⅷ因子，或鲜血浆，提高患儿血中Ⅷ因子活性。如关节内血肿，张力过大，需要穿刺减压，也要先输Ⅷ因子，或鲜血浆后进行。反复出血，滑膜增厚，软骨、骨质有破坏，关节严重功能障碍或强直，可在关节镜下行滑膜切除或关节清理。严重晚期畸形，可行关节置换术，以纠正畸形，减轻疼痛。但均要术前、术后补充Ⅷ因子，备足新鲜血浆，以防出现生命危险。

第七部分　与骨、软骨发育不良有关的骨关节病

一、骨骺点状发育不良

骨骺点状发育不良（dysplasia epiphyialis punctata）少见，1914 年 Conrad 道，称为康拉迪（Conradi）病。此外，也称为胎儿钙化软骨营养障碍（chondrodystrf etalis calcificans），斑点骨骺（stippled epiphyses），先天性多发性骨骺发育不良（congeital multiple epiphysial dysplasia），软骨点状发育不良（chondrodysplasis punctata）。

（一）病因与病理

本病有常染色体显性遗传和隐性遗传 2 种，前者畸形较骨骺软骨呈现有散在钙化灶。

（二）临床表现

患者表现为面部扁平、鼻梁塌陷、先天性白内障、皮肤角化和红色皮肤，髋、膝、肘挛缩、四肢短且不对称，短肢体型侏儒，脊柱侧凸。常有先天性心脏病。有点状骨骺、皮肤病变、先天性白内障和心脏病 4 大特点。

（三）X 线检查

出生时 X 线片显示骨骺有大小不等的斑点改变，几十个或几百个不等，脊柱椎体成点状。常累及股骨上、下端、胫骨、肱骨上端、腕骨、跗骨、椎体、骨盆以及咽喉、气管、鼻骨，出现异位钙化灶。肱骨、股骨有时短成角。可能脊柱侧凸畸形发育不良。

（四）预后

严重病例，半数以上由于感染而早期死亡。少数轻度病例可活到成年，智力正常。

（五）治疗

婴幼儿有关节挛缩者，早期可行被动伸屈和夹板固定治疗。年龄较大，畸形明显，可行软组织松解或截骨矫形。但由于患者皮肤角化和异常，手术后容易感染，因此要慎重决定。

二、多发性骨骺发育不良

多发性骨骺发育不良（dysplasia epiphysialis multiplex）在临床上有时可以见到，为

常染色体显性遗传。名称较多，又称为（Fairbank 病，Ribbing 病、多发性成骨不全（dysostosis epiphysealis multiple）、骨骺发育不良性迟缓（multiple epiphyseal dysplasia tarda）、多发性软骨炎（polyosteo-chondritis）等。

（一）病理

病理改变为骨骺和生长板不规则，缺少骨样组织，软骨细胞排列不规则，骨小梁紊乱，骨骺单奶糖胺成分减少。

（二）临床表现

一般出生时无明显异常。2 岁以后逐渐出现症状，如行走较晚，步态不稳，膝内翻、膝外翻。随着生长到 6~7 岁还可出现脊柱侧凸，四肢短、身材矮小、形如侏儒。但面部、头颅正常。此外，还可能有髋关节、膝关节疼痛、活动受限、手指骨短而粗、抓握困难等。智力不受影响。特点：四肢短，身材矮小，关节畸形、疼痛。

（三）X 线检查

骨骺出现迟缓或呈现节裂。股骨近端骨骺分裂、扁平、不规则，密度增加类似 Perthes 病。髋臼增宽、变扁。股骨颈干角减小，呈髋内翻。股骨髁不规则，常引起膝内、外翻。胫骨上端也会发生改变，引起胫内翻。桡骨、尺骨远端骨骺发育不良、呈三角形改变，腕骨、跗骨骨骺出现较迟，距骨顶部扁平。掌骨、跗骨变短、近节指骨骨骺密度增高。椎体出现楔形改变。

（四）鉴别诊断

本病须与 Perthes 病、先天性髋内翻、Blount 病和骨骺点状发育不良等相鉴别。

（五）治疗

下肢关节疼痛可卧床休息或牵引治疗。髋内翻、膝内、外翻畸形明显时，可行截骨矫形，手指运动受限可行掌指或近节指间关节囊切开松解术，以改善抓握活动。

三、半肢骨骺发育不良

半肢骨骺发育不良（dysplasia epiphysialis hemimelica）的名称较多，也称跗骨骨骺续连症（tarsal epiphysial aclasis），跗骨巨大症（tarsomogaly），骨骺骨软骨瘤（osteo-chon-droma of the epiplyses），Trevor 病和骨骺软骨营养不良（chondrodystrophia epiphys-aire）。本病没有遗传性，男性好发，临床上较常见。镜下显示与骨软骨瘤相同的病理改变。

（一）临床表现

一般出生时无明显异常，常在 2 岁以后出现症状。多侵犯下肢骨骺的内侧部分，好发于下肢的股骨、胫骨远端和距骨。表现为膝关节或踝关节内侧或外侧肿胀、畸形、关节活动受限。常发生膝内、外翻。踝关节内、外翻。由于病变部位的骨骺增大，常可触及骨性肿块。

（二）X 线检查

病变的骨骺变厚、不规则，在骨骺或跗骨内出现不规则的多中心致密阴影，并从骨骺的一侧长出不规则、分叶状骨性肿块，呈斑点状钙化、密度不均。

（三）鉴别诊断

①滑膜软骨瘤病；②骨软骨瘤。

（四）治疗

明显突出的肿块可以切除。如果肢体伴有明显畸形，可行截骨矫形术。严重的踝部畸形，可行踝关节融合术。较大的儿童如有肢体不等长，可行肢体延长术。

四、内生软骨瘤病

内生软骨瘤病（enchondromatosis）的同义词有：多发内生软骨瘤（multiple enchondro-mata），多发内生软骨瘤病（multiple enchondromatosis），软骨发育不良（dischondroplasia），内生软骨瘤病（internal chondromatosis），内生软骨瘤（enchond rosis）。1990 年 Ollier 首先描述了本病，故又称 Ollier 病。合并血管瘤时称 Moffucci 综合征。其恶变倾向比软骨瘤要高。男女均可患病，无遗传性。

（一）病理

本病并非肿瘤，为软骨生长发育紊乱。骺板软骨细胞不能正常地骨化形成骨组织，而增生形成大的软骨团，进入干骺端。镜下可见白色、透明软骨细胞较大，基质中无钙质沉着。

（二）临床表现

出生时偶可发现受累肢体变短。大多数在婴幼儿期发现。常累及手足掌（跖）骨、指（趾）骨，也可累及尺、桡骨下端、肱骨下端、股骨下端、胫、腓骨上下端等干骺端。通常不发生在颅骨及扁平骨。由于软骨生长紊乱，可引起肢体畸形，如手指增粗，长骨弯曲，肢体短缩等。有时发生病理性骨折。一般生长停止，病变也不再继续发展。成年后如肿块继续发展，迅速增大，出现疼痛，可能发生恶变，形成软骨肉瘤。恶变发生率为 5%~25%。

（三）X 线检查

长骨干骺端膨大，可见圆形，卵圆形密度减低区，有时可延伸到骨干。发生在手足短管状骨时，可见圆形膨胀的密度减低区，骨皮质变薄，有时软骨突出皮质骨形成肿块。病灶中可见散在钙化点。

（四）治疗

目前尚无特效治疗方法。病灶局限时，可刮除病灶植骨。病灶较广泛者，也可行节段截除，髂骨植骨。肢体有畸形时，可行截骨矫形；或行骨骺阻滞术。明显的肢体不等长，可行骨延长术。

（五）术后处理

根据不同的手术方法，给予适当外固定，骨愈合后，开始功能锻炼。

五、多发性骨软骨外生骨疣

多发性骨软骨外生骨疣（multiple cartilaginous exostosis）的名称较多，又称骨干续连症（diaphyseal aclasis），遗传性多发性外生骨疣（hereditary mutiple exostosis），遗传性畸形性软骨发育不良（hereditary deforming dyschondroplasia），多发性骨软骨瘤病（mutiple osteochondromas），多发性外生骨疣（mutiple osteogenic exostosis）。为常染色体显性遗传，男性发病率高。

（一）临床特点

带有软骨帽的骨性肿块自婴儿起就生长在长骨的干骺端，多处发生，但出生时无明显症状，故很少早期发现。多在 4 岁以后，洗澡或换内衣时发现。肿块也可生长在肋骨、肩胛骨、骨盆、椎体上和颅骨基底软骨化骨的部位，多不累及颅盖骨。出现得越早，累及越广泛。随着生长，这些肿块可逐渐增大，而且朝骨干方向下移。因此可引起身材短小，或长骨弯曲生长，两侧不对称，短缩等骨与关节畸形。较大肿块还可引起关节运动障碍，压迫血管神经，引起疼痛。发生在椎体的骨块也可引起脊髓压迫症状。但发育停止后一般肿块不再生长。如继续生长，则有转变成软骨肉瘤的可能。恶性变的发生率为 10%~12%。比单发骨软骨瘤恶变率（1%）要高的多。

（二）X 线检查

肿块为骨性结构，基底宽时，可与骨干连成一片；基底窄时，常以蒂与骨干相连，而且极易发生骨折。软骨帽不显影，可出现钙化点。干骺端增宽时，可有条状或管状缺损阴影。若肿块迅速增大，软帽处又有棉絮状钙化阴影，边缘不清，为恶变表现。

（三）治疗

当肿瘤压迫神经、血管或妨碍关节运动以及生长迅速时，可行手术切除。切除范围宜从正常骨组织边缘开始，包括整个软骨帽。术中注意不要损伤骺板。如合并长骨弯曲，可截骨矫形。肢体明显不等长，行骨延长术。术后根据手术不同，给予不同的制动或外固定。

六、软骨发育不全

软骨发育不全（achondroplasia）是最典型，最常见的一种侏儒。名称较多，又称为胎儿软骨错生（chondrodysplas fetalis），胎儿软骨营养不良（chondrodystrophia fetalis），胎儿软骨发育不良（dyschondroplasia fetalis），软骨营养不良性侏儒（chondrodystrophicdwarfism）。

（一）病因

软骨发育不全一般属常染色体显性遗传。然而有 80%～90%的病例散发在正常的家庭，是基因突变引起。但是软骨发育障碍的原因仍不清楚。与内分泌紊乱无关。

（二）病理

生长板比正常薄，但周径变粗。骨骺软骨生长发育障碍，软骨母细胞稀少，排列紊乱，不能形成软骨钙化层。骨膜化骨正常，因此，长骨骨干直径粗细发育正常，但长度变短。

（三）临床表现

临床表现非常典型，出生时可作出诊断。主要特征为：头颅大、颌面小；肢体短小；手出现三叉手畸形（图 7—1）。

病儿的躯干和四肢的长度不成比例，因为脊柱生长正常，而四肢，特别是肱骨、股骨短缩明显（根性短肢）。直立时手指尖仅能到达股骨大粗隆，而正常人可达大腿上部。骨发育成熟后，身高不超过 100cm。头部增大，有时伴脑积水。前额突起，鼻梁扁平，下颌骨较大。胸廓扁平。胸腰椎轻度后凸，腰椎前凸，椎管变窄，有时可引起截瘫。行走不稳。手指短粗，第 3、4 指伸直不能靠近，形成所谓三叉手。由于腓骨生长超过胫骨，可出现下肢弯曲、膝内翻、踝内翻。病人智力、性功能及内分泌正常，肌肉发育正常。由于关节软骨发育正常，因此四肢关节无异常。

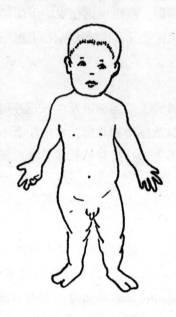

图 7-1　软骨发育不全外观

（四）X 线检查

长管状骨变短、呈对称性，如肱骨两头大，呈哑铃状。其密度增高。肱骨、股骨尤为明显，其长度不到正常长度的 2/3。股骨颈短、宽，形成髋外翻。股骨远端呈现倒 "V" 形。骶骨变狭窄，位置较低，坐骨切迹变小、变窄，髂骨翼变方形，髋臼宽而扁，骨盆宽度大于深度，形同香槟酒杯。较大儿童，胸腰椎体有的呈子弹头样改变或方椎。腰椎的椎弓根之间的距离不是正常的自上而下逐渐增加，而是减小，呈漏斗状。胸廓扁平。

（五）鉴别诊断

本病诊断一般不困难。但要鉴别黏多糖病，多发性骨骺发育不良，假性软骨发育不全（Pseudoachondroplasia），患者头颅不大、颌面不小，无三叉手畸形，但表现为肢中段如前臂、小腿短缩，指（趾）骨短粗、椎体扁平，椎弓根之间的距离不呈漏斗状，股骨远端、胫骨端骨骺有侧刺突出，骨骺中部突起，踝的两侧可见凹陷、密度减低区。

（六）治疗

当出现胸腰椎后凸畸形进行性加重时，为防止脊髓受压，可行后路植骨融合术。由于椎管狭窄，椎间盘突出或椎体后移位而引起的脊髓压迫，可行前路或后路椎板切除减压或髓核摘除术。如果前方减压、要结合后路植骨融合术。膝内翻畸形可行腓骨上端骨骺阻滞术或腓骨头切除术，也可行胫骨截骨垫高矫形术。为了改善身材矮小，6岁后可行胫骨延长，2年后再行股骨延长术。少数病例可在枕骨大孔处出现压迫症状，需要行枕骨下减压术。

七、营养不良性侏儒

营养不良性侏儒（metatropic dwarfism, metatropic dysplasia）是常染色体显性遗传畸形。临床上容易与软骨发育不全混淆。

（一）临床表现

出生时的特点为四肢短小，躯干长度正常，但随生长发育、胸腰椎侧后凸畸形加重，躯干变短。短躯干侏儒与 Morquio 相似。胸廓狭长，运动受限，可引起呼吸困难。尾骨顶部有一个三角形皮肤皱褶，如同辫子。头颅正常，脸部较宽，鼻部扁平。婴幼儿期由于关节松弛或僵硬，行走较晚，步态不稳，髋关节、膝关节屈曲，足外翻畸形。2 岁以后，胸腰椎后凸进展明显，可超过 60°，年龄稍大后，后凸发展缓慢。但由于腰椎前凸，驼背明显。由于齿状突发育不良或缺如，可出现四肢无力或瘫痪。胸廓狭小和脊柱畸形，可形成鸡胸，引起呼吸困难。下肢有时出现膝内、外翻畸形。

（二）X 线检查

长骨变短，干骺端膨胀，扁平，形同哑铃状。骨骺中心出现迟缓。骨盆改变与软骨发育不全相同，但髋臼上方有特殊的凹陷。桡骨、尺骨变短，以尺骨明显。手指骨变短，腓骨变长。脊柱椎体扁平，后部附件发育正常。常有齿状突发育不良，寰枢关节不稳定。胸椎椎体中部向前凸起，腰椎楔形变，其椎弓根距离自上而下逐渐变小。头颅骨正常，可鉴别软骨发育不全、黏多糖病、脊柱骨骺发育不良。

（三）治疗

诊断明确后，要检查是否有寰枢关节不稳定，如果有寰枢关节不稳定，应尽早行枕颈融合术。此外，脊柱后凸、前凸畸形发育迅速时，也应尽早行后路或前路融合，以避免严重的结构性改变发生。早期手术容易形成假关节。如有假关节发生，可行追加植骨。对于四肢畸形，如果影响功能，可行软组织松解或截骨矫形。

八、干骺端软骨发育不良

干骺端软骨发育不良（metaphysealchondrodysplasia）曾称为干骺端成骨不全（metaphyseal dysostosis），主要病变发生在生长板的干骺端。注意与下列病名不要混淆：①干骺端发育异常（metaphyseal dysplasia，也称 Pyle 病）：其特点为干骺端增粗，但皮质变薄，骨干变短，肢体弯曲变形。②骨骺干骺端发育异常（Epiphyseometaphyseal dysplasia，即 Blount 病）：其特点为单侧或双侧发生胫内翻畸形。干骺端软骨发育不良临床分 5 型。

（一）Jansen 型

本型少见，为常染色体显性遗传。

1. 临床表现　表现为严重短肢型侏儒，智力迟钝，身体发育迟缓。眼距增宽，眼球凸出。膝、髋关节屈曲，肌肉萎缩。

2. X 线检查　婴幼儿的干骺端呈现佝偻病样改变，脱钙、毛刷样、杯状改变、不规则条纹、大小不等的密度减低区和斑点钙化阴影，发生的部位距骺板 0. 5 cm 以远处，骨化不好；骨骼畸形，颅顶和颅底硬化。

3. 鉴别诊断　临床需与佝偻病、甲状旁腺功能亢进症鉴别。

4. 治疗　四肢骨骼畸形明显者，可截骨矫形。

（二）Schnid 型

为常染色体遗传。出生时骨骼无畸形，儿童期开始出现弓形腿、髋内翻、肢体轻度短缩，和下肢疼痛。上肢短缩不明显，但是手掌宽，手指短，伸指受限。X 线片显示干骺端有毛刷样，杯状改变，有时出现密度减低区，多发生在长骨骺板 0. 5 cm 范围以内骨化不好。可伴有髋内翻、膝内翻或膝外翻。骨盆、颅骨、脊柱不受影响。临床需鉴别佝偻病。当出现明显骨骼畸形时，可截骨矫形。

（三）Mckusick 型

常染色体隐性遗传，表现为部分长骨干骺端软骨细胞发育不良。出生时四肢短小，头颅正常，头发稀少，发黄，不能长得很长。手指短而宽，有患珠肋。可能有腿弯曲、踝关节畸形。还可伴有先天性巨结肠。容易遭受病毒感染。X 线片显示部分长骨干骺端有毛刷状、杯状或囊性改变，骨骺线不规则、硬化。腓骨远端较长。当骨骼畸形明显时，可截骨矫形。

（四）干骺端软骨发育不良伴淋巴细胞减少症

为常染色体显性遗传。出生时无明显异常，婴儿期出现症状，表现为头发、眉毛稀少或全无。身材短小，皮肤角化，指甲萎缩。早期淋巴细胞计数正常，以后减少。由于血中丙种球蛋白减少，患儿容易遭受细菌感染。X 线片显示骨盆发育不良，髂骨变短髋臼扁平。长骨变短、变粗，干骺端增宽。本型一般采取对症治疗。

（五）干骺端软骨发育不良伴吸收营养不良（Schwachman 型）

为常染色体隐性遗传，临床表现为身体矮小，重度营养不良，增生低下性贫血和血小板减少症。胰腺分泌酶减少。本型病例采用胰酶长期治疗。

九、多发畸形性侏儒

多发畸形性侏儒（diastrophic dwarfism, diastrophic dysplasia）为常染色体隐性遗传性疾病。是由神经中胚叶缺陷引起的畸形，骨骼畸形是其中一部分。该病很少见。

（一）临床表现

出生时有侏儒畸形，身材、肢体极度矮小。窄鼻梁、鼻中部加宽、鼻孔张开。伴有严重的脊柱侧凸，或胸椎后凸或侧后凸、腰椎前凸，畸形僵硬。双足僵硬，马蹄内翻畸形，难以手法矫正。还伴有髋关节、膝关节、肘关节挛缩，运动受限。髋脱位、股骨头发育不良。近节指间关节分节不良，80%~85%患儿的耳郭如同菜花状，有软骨钙化灶。腭裂、拇指外展伸直畸形，掌、指骨明显短粗。

（二）X线检查

长管状骨短而粗，骨骺发育迟缓、扁平，骨化缓慢。短管状骨也短粗。第一掌骨短，呈三角形。第一腕掌关节半脱位。从腰1~5的椎弓根间的距离逐渐变窄。

（三）鉴别诊断

临床需与软骨发育不全，多发性关节挛缩症鉴别。

（四）治疗

马蹄足畸形保守治疗无效，应尽早行软组织松解。年龄较大，畸形复发者可行三关节融合。膝关节挛缩早期可用支具帮助矫形，严重者可行软组织松解或截骨矫形。髋关节屈曲畸形可行软组织松解或截骨矫形。脊柱侧凸早期可用支具防止进展，如果侧凸进展迅速或畸形严重，可早期做矫形植骨融合术。

十、黏多糖贮积症

黏多糖贮积症（mucopolysaccharidosis）是一种遗传性代谢紊乱疾病，男女均可累及。患者全身各组织的细胞内（如白细胞、淋巴细胞有紫色颗粒）及尿内有过多的黏多糖酸，并具有特殊的丑陋面容，骨骼异常，侏儒，运动及智力障碍和角膜混浊等特征。其X线片表现可提供诊断线索：①颅骨板障增厚、蝶鞍变长。②肋骨增宽，有船桨样外观。髋外翻，双股骨头骨骺中、轻度发育不良。④掌骨变宽、近端变尖，远端桡尺关节半脱位。

根据临床特征、X线片表现、遗传方式和生化缺陷，可将本病分为六型。

（一）Hurler综合征

属黏多糖贮积症Ⅰ（H）型，又称多发性骨营养不良（dysostosis multiplex），承留病（gargoylism）。为常染色体隐性遗传。

1. 临床表现　2~3岁开始出现症状。智力、生长发生障碍，并逐渐加重。面容丑陋，唇厚、鼻宽、耳大、头发粗糙，肘、膝、髋关节屈曲挛缩，行走困难。有时耳聋、失明。伴有肝脾肿大，关节运动受限，脊柱后凸。尿中检查有大量硫酸肝素、硫酸角化素，可帮助定性，分型。

2. X线　检查颅骨缝隙早闭。蝶鞍变长，胸腰椎体前部突出，如鸟嘴。髋外翻，长管状骨短粗，尺桡骨远端"V"型倾斜。

3. 治疗　无特效治疗。后背痛、关节痛可对症治疗。肢体畸形，可手术矫形。

（二）Hunter综合征

属黏多糖贮积症Ⅱ型。也称亨特综合征，临床表现与黏多糖贮积症Ⅰ型相似，但症状轻，进展慢，无角膜混浊，仅男性发病。骨骼 X 线表现也与 I 型相同，但较轻。

（三）Sanfilippo 综合征

属黏多糖贮积症Ⅲ型。也称森菲利普综合征，为常染色体隐性遗传。临床表现为痉挛性步态，下肢反射亢进。婴儿期智力无变化，儿童期智力开始迟钝。面容丑陋，但头发、眼眉较多，无关节挛缩，亦无脾肿大，无角膜混浊。肝脏肿大，常有耳聋，尿中有大量硫酸肝素。须鉴别脑瘫。患者由于呼吸窘迫，可早年死亡。

（四）Morquio 综合征

属黏多糖贮积症Ⅳ型。也称摩固欧综合征。为常染色体隐性遗传。

1. 临床表现 出生后正常，1.5～2 岁出现症状。行走不稳，膝外翻，胸椎后凸，鸡胸，躯干短，形同侏儒。角膜混浊。牙齿不正常，呈灰色，关节松弛、扁平足。但智力正常。尿检查有硫酸角化素。

2. X 线检查 婴儿脊柱、骨盆、手部 X 线片表现典型。脊柱椎体变偏，侧位椎体中部如鸟嘴状突出。第二颈椎齿状突发育不良。髋外翻。掌骨近端变尖。

3. 治疗 由于齿状突发育不良，上颈椎不稳定，可行枕颈融合。膝外翻明显，可行截骨矫形术。

（五）Schee 综合征

属黏多糖贮积症Ⅴ型。也称施埃综合征，或 I（S）型，为常染色体隐性遗传。临床表现为角膜混浊，关节挛缩、僵硬，爪形手，毛发过多，但智力、体型正常。X 线检查有轻度骨畸形。尿中硫酸角化素增加。

（六）Maroteaux-lamay 综合征

属黏多糖贮积症班型，也称玛鲁梯欧克斯—拉米综合征。为少见的常染色体隐性遗传疾病。临床表现为 Z^r3 岁躯干、四肢短小，膝外翻、鸡胸、胸腰椎后凸畸形，成年后严重侏儒。视力不清，心脏畸形，肝脾肿大。但智力正常，尿中硫酸角化素排泄增加。X 线表现骨骼畸形与 I（H）型相似，但畸形程度较轻。

十一、黏脂质贮积病

黏脂质贮积症（mucolipoidosis）又称为假性多发营养障碍（pseudopoly dystrophy）和全身性神经节苷脂病（generalized gangli-osidosis），为罕见的代谢性紊乱。是常染色体隐性遗传性疾病。其临床表现和 X 线检查与黏多糖贮积症相似，但尿中排出黏多糖不增加。这些病例常需要骨髓活检才能作出论断。目前还缺乏有效的治疗方法。

十二、脊柱、骨骺发育不良

脊柱、骨骺发育不良（spondylo-epiphyseal dysplasias）是累及脊柱椎体和长管状骨骨骺的疾病。临床分 3 型。

（一）先天性脊柱、骨骺发育不良（spondyloepiphyseal dysplasia congenita）

本型为常染色体显性遗传，表现为躯干短缩明显的侏儒，出生时可作出诊断。常伴有腭裂、马蹄足、鸡胸、腰椎后凸及视力障碍。X线表现为椎体后部楔形变或扁平、有如平放的花瓶状；齿状突发育不良；股骨头骨骺小、到成年才骨化；髋臼角度大；股骨髁间窝变浅、髁间棘扁平；膝关节、足部的骨化中心可显示发育迟缓，距骨明显扁平如同大骨节病改变，跟骨小。化验检查无异常。当上颈椎不稳定时，可行枕颈融合。髋内翻、膝内翻或膝外翻畸形明显时，可截骨矫形。

（二）假软骨发育不全性脊柱、骨骺发育不良（pseudoachrondroplastic spondyloepiphyseal dysplasia）

为常染色体遗传。出生时正常，3~4岁以后出现症状，表现为短肢性侏儒，像软骨发育不全，但颅面部无明显畸形。脊柱有侧后凸，三叉手畸形，但智力正常。寿命与正常人相同。X线片显示脊柱椎体楔形变，或扁平椎体，长管状骨骺不规则，骨化中心出现迟缓。这些可区别软骨发育不全。对于进行性脊柱侧后凸，可手术融合。膝内翻、膝外翻畸形可截骨矫形。

（三）迟缓性（晚发性）脊柱、骨骺发育不良（spondyloepiphyseal dysplasia tarda）

为X性联隐性遗传，女性为遗传者、只有男性发病。出生时正常，8~10岁后出现短躯干性侏儒，不再生长；身高少于133cm；圆形驼背，短颈。髋关节早期出现骨性关节炎，活动受限。X线征显示脊柱椎体扁平，后凸，椎间盘变窄。髋关节、肩关节、膝关节、肘关节轻度畸形。临床须鉴别Scheuermann病。早期进行性髋关节炎可行关节成形术。由于本病四肢长短比例正常，躯干短性侏儒不宜行肢体延长术。

十三、成骨不全

成骨不全（osteogenesis imperfecta）又称为脆骨病（fragilitas ossium），为遗传性结缔组织疾病。一些偶发病例可能是基因突变引起的。主要影响骨骼和软组织，但最近研究显示它有许多代谢异常。并非单一疾病，而是一种综合征。

（一）分类

成骨不全有许多不同的分类方法。根据第一次发生骨折的时间早晚，可分为先天性和迟发性。根据长骨有无弯曲畸形分为严重型和轻型。最近Sillence根据病因将其分为4大类型：

I型为常染色体显性遗传，其结缔组织1/2为I型胶原纤维。临床特点为骨质脆弱，出生后骨折。蓝巩膜。听力丧失。其中又以牙齿正常与否分A型和B型，A型牙齿正常。B型有成牙不全，短身材，比A型严重。

II型为常染色体显性和隐性遗传，可在围生期死亡或宫内骨折，深蓝色巩膜，股骨严重畸形，串珠肋。

Ⅲ型为常染色体隐性遗传，结缔组织为异常Ⅰ型胶原纤维。出生时有骨折，脊柱侧凸。畸形逐步加重；蓝色巩膜，听力丧失。随年龄增长有成牙不全。

Ⅳ型为常染色体显性遗传，骨质脆弱，但巩膜、听力正常。又分 A 型和 B 型。牙齿正常为 A 型，成骨不全为 B 型。

（二）病理

基本病理改变为胶原组织停留在网状组织阶段，不能成熟。正常的密质骨被粗糙的纤维样不成熟的骨组织代替，没有哈佛系统，骨内异常胶原纤维分布不规则，骨母细胞正常，但是不能产生可以正常成熟的胶原组织。由有缺陷的骨样组织产生松质骨和皮质骨。代谢改变为异常的氨基酸尿，血肌氨酸和尿酸减少。羟脯胺酸分泌比正常减少。

镜下观察，长管状骨皮质变薄，哈佛系统形成很差，干骺端骨小梁稀少。角膜、皮肤胶原纤维变细，排列松散、紊乱。骨骺、关节软骨正常，破骨细胞数量正常。超微结构检查显示骨胶原纤维直径变细，排列紊乱，破骨细胞内有过多的糖原。

（三）实验室检查

生物化学检查无明显异常，血清钙、磷、镁、维生素 D 和甲状旁腺素（PT）浓度正常。正常骨仅有Ⅰ型胶原纤维。但是成骨不全的胎儿、婴儿，出现Ⅲ型和Ⅴ型胶原纤维，并随年龄增加，这两型胶原纤维减少。此外，胶原纤维羟基赖氨酸剩余物增加，皮肤胶原纤维中羟基赖氨酸-正白氨基酸减少，培养的皮肤纤维母细胞缺乏 a-2 多肽类产物。这些说明了成骨不全主要病变在于胶原纤维合成。

（四）临床表现

成骨不全的临床表现与病变程度和类型有关，但一般有如下特点：

（1）身体矮小，易发生骨折。脊柱侧凸、骨盆呈三角形，髋臼内陷。骨干细小，皮质变薄，弯曲变形，骨小梁稀少。

（2）头部畸形，前额宽，三角脸，颅底扁平。

（3）蓝巩膜，自深蓝色至蓝白色，有时白色巩膜环绕角膜（"土星环"体征）。

（4）结缔组织松弛，关节活动异常，肌张力减弱，皮肤易拉长，出血。

（5）乳牙、恒牙发育缺陷，牙齿变软，易折断，呈褐色，透亮。

（6）耳聋，由于耳硬化而发生传导障碍。

（五）X 线检查

长骨骨干变细、变短、皮质骨菲薄如线条画，可因多次骨折变形。严重者，干骺端有囊性变。颅骨变形，骨化不规则。脊柱可因多发骨折，形成扁平椎体和侧凸畸形。

（六）鉴别诊断

本病需与甲状旁腺功能亢进，肾性骨病，范可尼综合征，肝豆状核变性相鉴别。

（七）治疗

本病无特效方法治疗。骨科处理包括骨折和康复两个方面。由于反复、多发骨折、骨异常，有时治疗比较困难。骨折愈合时，骨痂丰富，但容易再骨折和变形。对婴幼儿骨折，可用手法复位，石膏固定。当需要手术复位时，最好用髓内针固定，而不要用钢板内固定。如果畸形明显，骨病不再进展，可行多段截骨，髓内针固定矫形（图7-2）。

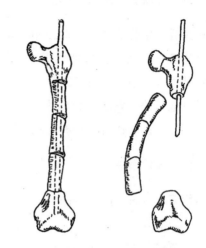

图7-2　股骨多段截骨矫形术

（八）预后

一般来说，畸形较轻者预后较好，能正常上学。严重畸形，预后不好，甚至需要长期轮椅生活。

十四、特发性幼儿骨疏松

（一）临床表现

特发性幼儿骨疏松（idiopathic juvenileosteoporosis）少见，其病因不明，一些病例可能为常染色体隐性遗传，为自限性疾病。出生时正常，5岁左右出现症状，但可在2~4年内恢复正常。临床表现为骨与关节疼痛，以后出现生长停滞，有程度不同的骨疏松，以长管状骨干骺端骨疏松明显，骨干受影响较小。可发生干骺端骨折，椎体塌陷。到青春期可自愈，可能与内分泌有关。血钙、血磷正常，碱性磷酸酶和尿羟脯氨酸正常或稍有增加。但发病初期为钙代谢负平衡，恢复期为正平衡。小肠吸收钙下降，尿钙增加，25-羟维生素D_3正常，1，25-二羟胆骨化醇减低。

（二）病理

本病骨组织活检发现破骨细胞数量正常。成骨细胞数量减少，可能引起成骨缺陷。

（三）X线检查

长管状骨疏松，皮质骨变薄。椎间隙呈气球状，椎体呈双凹畸形。常见股骨、胫骨干骺端骨折，骨折愈合过程正常，可见正常骨痂形成。

（四）鉴别诊断

临床需鉴别成骨不全，血癌和甲状腺毒症。

（五）治疗

本病可以自愈，一般无特殊治疗方法。但处理骨折时，固定时间应尽可能短，以免恶性循环。为了促进功能恢复，预防再骨折，可用支架保护。

十五、家族性腕骨、跗骨溶解症

家族性腕骨、跗骨溶解症（familialcarpal and tarsal osteolysis）是常染色体显性遗传性疾病。临床表现为腕骨、跗骨疼痛、肿胀、对热和触摸敏感，类似风湿性关节炎。到青春期症状消失，但有腕骨、跗骨塌陷。还可

能累及其他骨骼，表现为身材矮小，外貌似 Marfan 综合征。病变处骨组织被增厚的纤维组织、异常血管代替。还有皮肤增厚，色素沉着和过多毛发病。

十六、大块骨溶解症

大块骨溶解症（massive osteolysis）在儿童时期出现症状。临床表现为正常的骨组织出现溶解，以后几年逐渐发展。邻近的骨骼或其他多处骨骼可能受累，有不同程度的骨吸收。受累的骨骼被纤维组织代替，有血管增生，如同血管内皮瘤，病变最终可自行停止。在病变活动期，骨移植会失败。但是小剂量放射治疗可帮助新骨形成。

十七、石骨病

石骨病（osteopetrosis）又称为大理石病（marble bones），全身性硬化脆骨病（osteosclerosis fragilis generalisata），临床少见。

（一）病因

本病是由于破骨细胞功能缺陷，使钙化软骨基质和原始骨小梁重吸收障碍，骨皮质过度硬化、脆弱、髓腔变窄。最近研究表明，可能是胸腺缺陷引起的免疫性疾病，导致破骨细胞功能异常。实验发现遗传而来的患有石骨病的老鼠有严重的胸腺萎缩。一些种系经肠道投入正常同种动物的骨髓或者转移它们的胸腺组织能矫正骨异常。另一些种系单独用脾或胸腺淋巴细胞可治疗这种疾病。

（二）病理

骨皮质、骨小梁增厚。软骨化骨区可见舌状软骨柱突向干骺端或骨干端。与佝偻病不同，石骨病软骨柱已经钙化，中心部分骨化生。破骨细胞缺乏，成骨细胞很少，无板层状骨化。

（三）临床表现

本病是遗传疾病，可分为2类：

1. 轻型　又称迟发型（成年型）、良性石骨病，为常染色体显性遗传。发病晚、进展慢。轻型石骨病身体健康和寿命一般不受影响，有轻度贫血，面色苍白，耳聋，或发生病理性骨折。X 线片显示全身骨骼受累，骨皮质增厚、硬化，但以躯干骨病变明显。

2. 重型　又称恶性或先天性石骨病，为常染色体隐性遗传。重型石骨病婴儿期出

现症状，由于骨髓腔的缩小、消失，发生骨髓硬化性贫血；随之髓外造血增强，出现肝、脾肿大、淋巴增大，外周血出现幼稚细胞，骨髓造血障碍，脾功能亢进，继发血小板减少，引起皮肤、黏膜消化道出血，皮肤青紫；脑神经孔狭窄，引起视神经、动眼神经、面神经麻痹。由于严重感染、出血，容易早期死亡，很少活过 20 岁。X 线片显示骨密度增高，皮质增厚，髓腔变窄，长管状骨干骺端有横向条纹，骨干有纵向条纹。在指骨近端和股骨远端可出现花瓶形状。骨盆出现"骨中有骨"现象，椎体硬化，有运动衫条纹表现，由非均匀性骨化的横行和纵行条纹带所致。

（四）鉴别

本病泛发性非均匀性骨质硬化可鉴别全身骨骼均匀硬化的致密性骨发育障碍。

（五）治疗

儿童患有常染色体隐性遗传的石骨病，通过同种骨髓移植治疗获得成功，但石骨病人由于个体基因异质性，因病变类型不同，而需要不同的治疗。

石骨病易发生骨折，可用髓内针固定治疗。

十八、致密性骨发育障碍

致密性骨发育障碍（pycnodysostosis）少见，为常染色体显性遗传。常与石骨病相混淆。

（一）临床表现

患者身材矮小，骨骼密度增高，轻度外伤即发生骨折。头颅形状特别，前额、枕部突起，脸型小，下巴向后倾斜。手指短，笨拙。

（二）X 线检查

全身骨均匀骨化、密度增高。长骨多有塑形不良。颅缝宽，面骨发育不良，下颌骨消失。椎体前后缘凹陷。锁骨发育不良，末节指（趾）骨缺如，有部分吸收或变尖。

（三）治疗

患儿容易发生病理性骨折。反复骨折可手术，用髓内针固定治疗。一般骨愈合过程正常。

十九、骨干发育不良

骨干发育不良（diaphyseal dysplasia）又称为进行性骨干发育不良（progressive diaphyseal dysplasia），或 Engelmann 病。为常染色体显性遗传。

（一）临床表现

大多数在婴儿期发病，站立走路晚，步态不稳。身体发育差。可能有肢体或后背痛。病变程度轻者可无症状，身高和肢体外观正常。体格检查可见下肢肌肉萎缩，皮下脂肪薄，下肢弯曲，膝外翻。头颅大，前额突出，性发育迟缓。

（二）X 线检查

病变不累及骨骺。其典型表现为长管状骨骨干呈对称性梭形膨大、硬化、增粗，骨皮质对称性增厚，骨髓腔变窄或消失。颅底骨硬化，可引起听力和嗅觉丧失。颅骨增厚，头颅变大下颌骨及颅缝处不增厚。

（三）治疗

肢体明显畸形，可截骨矫形。肾上腺皮质激素可减轻骨骼疼痛和恢复组织学形态。

二十、肢骨纹状肥大

（一）临床表现

肢骨纹状肥大，也称四肢骨斑点症（melorheostosis）常称为蜡烛骨症（flowingwax bone），本病少见。其病因不明。由于骨形成超过骨吸收，出现皮质骨增厚，常在 5~20 岁发病。临床表现为从长骨近端开始，沿远端延伸，呈现纵向线条状骨皮质增厚，如同熔化的蜡烛沿骨干流动、沉着一样。受累肢体疼痛，关节运动受限，伴有软组织挛缩，皮肤增厚、变硬、光亮、发红。掌筋膜可能发生挛缩。肌肉发生萎缩、无力。

一般病变累及长管状骨、颅骨、椎体和肋骨。可以发生在一块骨，或一块骨的一侧，或一个肢体。四肢的骨骺，包括肢带骨的干骺端松质骨内呈现斑点阴影、为 2~12mm 大小、圆形、椭圆形或条状阴影。可双侧对称。也有在皮质骨的内侧或外侧一呈线条状硬化。关节周围软组织中也可出现骨组织。扁平骨可见斑点状硬化。年幼者发病可引起骨骺早闭和肢体短缩。病理检查为正常的骨组织。无遗传性。

（二）鉴别诊断

本病需鉴别纹状骨病、石骨症、掌腱膜挛缩、先天性马蹄内翻足等。

（三）治疗

本病无特效治疗，可进行对症治疗，如减轻关节疼痛。如有关节挛缩或肢体畸形者可行手术矫形治疗，效果好。

二十一、纹状骨病

纹状骨病，也称骨条纹病（osteopathiastriata）即 Voorhoeve 病，很少见，病因不明。临床症状不明显，关节有轻度疼痛。X 线表现为从长管状骨干骺端开始，沿骨干长轴延伸，对称性、条纹状密度增高影。也可波及骨骺，出现斑点状硬化。一般为多发。还可见于跗骨、髂骨，但不累及颅骨和锁骨。

本病无特殊治疗。

二十二、全身脆性骨硬化

全身脆性骨硬化（osteopoikilosis）又称为点状骨病（spotted bones），弥散性凝集骨病（osteopathia condensans disseminata），本病少见。为常染色体显性遗传，一般无症状。受累长管状骨邻近的关节可能有轻度疼痛。偶有早熟、短身材或高出的黄色皮肤，及皮肤瘢痕疙瘩。多在 X 线检查时偶然发现，X 线片显示松质骨、干骺端或骨骺内有多处圆形致密骨阴影。特别是在手，足部和长骨的末端多见，呈点状或条状阴影。一般不累及颅骨。

本病一般不需要治疗。

二十三、骨发育不良

（一）临床表现

骨发育不良（osteodysplasty）又称为 Melnick-Needles 综合征，是少见病，为常染色体显性遗传。临床表现为发育迟缓，囟门晚闭，眼球凸出，颧骨高起，下颌后缩、胸腰椎后凸，髋内翻或髋脱位，膝外翻，胫骨外旋等畸形。

（二）X 线检查

下颌骨发育不良，颅底骨硬化，椎体、尤以胸 12、腰 1 类似黏多糖贮积症改变。肋骨形态不规则，与 Hurler 综合征相似。长管状骨皮质增厚，干骺端发育不良。骨盆呈三角形改变，下端变窄。

（三）鉴别诊断

本病需与 Hurler 和 Morquio 综合征相鉴别。

（四）治疗

胸腰椎后凸畸形明显，可行早期融合术。长管状骨畸形明显，可行截骨矫形。髋脱位应及早手法或手术复位。

（五）预后

骨发育不良患者寿命和智力不受影响。

二十四、骨纤维结构不良

骨纤维结构不良（fibrous dysphasia ofbone）又称为弥漫性囊性纤维性骨炎（osteitis fibrosa cystica disseminata）。

（一）病因

发病可能与内分泌紊乱有关，因为约 1/3 患者有多处骨纤维结构不良。本病好发女性，有的 1 岁出现第二性征，2 岁有月经。但是确切的病因和与内分泌的关系仍不明确。

（二）病理

其病理变化为新生的纤维组织代替正常的骨组织，虽然 X 线片显示骨有囊性变化，但病变骨仍然较硬，病变组织硬韧，切面为灰白色或红褐色软组织。显微镜下显示纤维组织增生，含有胶原纤维，呈束形或漩涡状排列。其中有散在的化生骨，其表面无骨母细胞。偶有软骨岛。

（三）临床表现

本病多在儿童时期发病，由于病损进展缓慢，常在青年时期出现症状。

一般分为 3 种类型：

（1）单骨型：病变局限于一骨，进展缓慢，呈膨胀性改变，可侵犯皮质骨，容易发生病理骨折。

（2）多骨型：常累及一侧肢体。骨畸形严重时，可累及面部时，由于上下颌骨增大畸形，出现奇形怪状的面容。病变发生在股骨颈时，常出现髋内翻，称之为"牧羊人手杖"畸形。

（3）合并内分泌紊乱，又称为 Albright 综合征：多见于女性，多处骨有病变。全身皮肤多处出现咖啡色色素斑，常有性早熟。

（四）X 线检查

多见于股骨、胫骨、颌骨和肋骨。病变发生在长管状骨的干骺端和骨干髓腔内。骨皮质膨胀、变薄、无明显边界。整个病灶呈"磨砂玻璃"样改变，有时伴有囊状阴影，边缘骨质反应性硬化，无骨膜反应，骨干弯曲变形。发生病理性骨折时，骨折移位不多。合并内分泌障碍的多骨性骨纤维结构不良，病变可广泛发生于全身各骨，如颅骨、骨盆和四肢长骨等。

（五）化验室检查

血、尿常规和血钙、磷正常，约 1/3 病例血碱性磷酸酶增高。

（六）诊断和鉴别诊断

单骨型需鉴别骨囊肿、软骨瘤。骨囊肿在 X 线片上透明度大，无磨砂玻璃样改变。软骨瘤很少在长骨发生，其溶骨多位于骨干的一侧，其中钙化点可帮助诊断。多骨型需与甲状旁腺功能亢进鉴别，后者多为成年或老年人，疼痛较重，血清中钙高磷低，碱性磷酶高。合并内分泌紊乱，需鉴别神经纤维瘤病，后者也有咖啡色色素斑，但有皮下结节、软组织肿块，无性早熟现象。

（七）治疗和预后

单骨型可以手术治疗，刮除病灶植骨。对病变发生在腓骨、肋骨者可行局部截除术。对长管状骨的广泛病灶，也可以局部病灶清除加大块骨移植。对多骨型，不宜手术治疗。可用支具保护，预防病理性骨折。小儿长大以后骨折机会越来越少。已发生病理性骨折者，则按骨折治疗。肢体畸形严重可行截骨矫形，同时刮除病灶，植骨和内固定。本病术后可能复发。当病变处迅速增大，有可能恶变成纤维肉瘤，其次是骨肉瘤。本病不宜放射治疗，有引起恶变的可能。

二十五、神经纤维瘤病

神经纤维瘤病（neurof ibromatosis）又称为 Von Recklinghausen 病。属于多系统、遗传性疾病。特点是中枢、周围神经的支持细胞变异，伴皮肤、软组织和骨骼多种畸形。

（一）病因

为常染色体显性遗传，是最常见的单基因疾病，有不同的外显率，50%有基因突变。新生儿的发病率为 1/2500～1/3000。神经纤维瘤病临床表现形式多种，可能是一个位置的多个等位基因受累或累及多个基因位置。还有认为神经纤维瘤病是先天性发育障碍，起源于神经管崎，累及中胚层、内胚层，主要累及神经外胚层所致。也有认为本病是由胚胎神经母细胞变异，影响其分化所致。总之，本病的起源有许多观点，但确切病因尚不明了。

（二）病理

肿块由大量网状结缔组织和神经纤维组成。这些增生组织来自神经鞘及支持组织。在肢体局部增大部分，所有组织包括肌肉组织均匀增生肥大。在丛状神经瘤和象皮病中，疏松结缔组织含有许多神经索。皮下结节为神经纤维瘤。骨内肿块界限不清，由大量类似胶原母细胞的梭形细胞组成，这些部位以后可硬化。由于出血，可出现囊性变。肉眼可见肿物为苍白色，中等硬度，与小段外周神经、自主神经分支或脑膜相连。神经干变粗，弯曲。

（三）临床表现

本病是一种慢性进行性疾病。出生时皮肤可见多处咖啡色色素斑，随年龄增长，症状逐渐增多。临床可分为 2 型：①周围型：有皮肤咖啡色色素斑和神经纤维瘤。②中枢型：中枢神经系统有多发肿瘤。如星形细胞瘤，视神经胶质瘤等，但很少有皮肤咖啡色色素斑。③混合型。

临床表现如下：

1. 软组织异常

①咖啡色色素斑：咖啡色色素斑不突出于皮肤，光滑、呈棕褐色、界限清楚，呈卵圆形或其他形状，大小不等的色素斑。是表皮基底层黑色素细胞增生的结果。正常小儿皮肤有时可见 1～2 个咖啡色色素斑。如发现 5 个以上，直径均大于 0.5 cm 的咖啡色色素斑，应考虑本病。

②痣：约 60%神经纤维瘤病的小儿有巨大的痣，有时局限于身体一侧。局部皮肤可能对疼痛过敏或减退。在痣的下面常有丛状神经瘤。当肿块向躯干中线发展时，将会侵犯脊髓。因此，宜早期手术切除，因为 10%会发生恶变。

③皮下结节：它位于皮下，或与皮肤水平，或高于皮肤；皮肤颜色可以正常或呈

紫色，常在青春期后出现，从针尖大小到橘子大小，质软，数目不等。常见于躯干、四肢、头皮，无疼痛。这种肿块来自周围神经和它们的支持组织，电子显微镜证实肿块内有神经轴突和雪旺细胞。因此，也称为皮肤神经纤维瘤，一般是周围型纤维神经瘤病的一个体征。

④象皮病：约10%神经纤维瘤病的小儿肢体粗大，称为厚皮瘤（pachydermatocele）或神经瘤性象皮病（elephantiasis neuroma-tosa）。特征为皮肤、皮下软组织增厚，有绒毛感。这是该病的典型特征。常伴骨骼发育不良。

⑤增生性疣：虽然增生性疣在神经纤维瘤病中不常见，但却是一种很奇怪的体征。表现为皮肤有过度生长，毛绒感的乳突状凸起，容易破裂、感染。

⑥神经干的神经纤维瘤：在肢体皮下有时可摸到或看见神经干上的神经纤维瘤，其范围与病变程度有关。中度以上的病例有许多主要神经干受累，可能有疼痛和压痛，但功能很少受到影响。只有丛状神经瘤可引起邻近肌腱、关节、骨组织压迫、破坏和功能障碍。

2. 骨骼的变化　约50%神经纤维瘤病有骨病变和畸形。有的是神经纤维瘤直接破坏的结果，如骨皮质缺损，囊性骨稀疏。有的是骨局部或全身性发育异常。如手指、或足趾、或整个肢体巨大畸形，胫骨、腓骨、桡骨、尺骨等弯曲或发生假关节（很常见），肢体不等长，脊柱侧凸，脊柱后侧凸，颈部畸形，腰椎弓崩裂和滑脱等。

3. 中枢神经肿瘤神经纤维瘤生长部位不同，症状多种多样。在小儿有单发的颅内肿瘤，较大的小儿还可有椎管内肿瘤。最常见的是星形细胞瘤、听神经瘤、视神经胶质瘤及基底节和丘脑部位的胶质瘤。部分病儿表现惊厥、智力低下、语言、运动发育迟缓。

4. 其他表现其他器官如肾上腺、生殖系统及血管也可受累。

（四）X线检查

椎体变化多种多样。脊柱侧位X线片，常有一个或数个椎体后缘和前缘凹陷，如同"空竹"状。椎间孔随相应的神经根或脊髓的肿瘤发展而增大。椎体垂直缘和水平缘形成锐角。脊柱侧凸节段短，一般累及4~5个椎体，角度明显。侧凸和侧后凸发展迅速，但很少发生截瘫。神经纤维瘤病所致四肢先天性假关节的X线片表现，已在各有关章节中详细介绍，此处从略。

（五）诊断

典型的神经纤维瘤病不难诊断。但要区别神经纤维瘤，仅有几个神经纤维瘤而没有其他临床表现不能诊断神经纤维瘤病。一般认为有：①遗传病史。②皮肤有5个以上，直径大于0.5cm咖啡色色素斑。③经病理证实有多个神经纤维瘤。④神经瘤性象皮病。⑤典型的骨畸形或骨病变。以上条件有Z条具备，即可诊断神经纤维瘤病。

（六）治疗

神经纤维瘤突然增大或疼痛，可手术切除。一般术后容易复发，由于本病可恶变成为肉瘤，因此手术切除应彻底。在四肢已发生恶变者可截肢。

有关四肢的骨病变和骨畸形的治疗，已在各有关章节作过介绍，此处从略。这里着重介绍脊柱畸形的治疗方法。

1. 脊柱侧凸的治疗　与特发性脊柱侧凸不同，神经纤维瘤病的脊柱侧凸好发于胸椎，一般累及 4~6 个椎体，累及椎体楔形变，成角明显，呈进行性加重。应用支具矫治无效。因此，应早期前、后路同时融合或结合矫形固定，以阻止畸形加重。由于脊柱后部附件发育不良，硬膜扩张，为了防止手术引起截瘫，术前最好做脊髓造影、CT或 MRI 检查。此外，术后假关节发生率也比特发性脊柱侧凸要高，所以，术后固定时间要足够长，必要时要追加植骨。

2. 脊柱侧后凸的治疗　脊柱后凸，使椎管变长，脊髓变形并受到牵拉张力，严重者可引起截瘫。因此，为了防止畸形加重和截瘫，使脊柱稳定，必须行前、后路融合或结合矫形固定术，单纯后路融合效果不好，而且有时需要多次手术才能使脊柱获得坚固融合。

3. 颈椎畸形的治疗　由于胸椎畸形或头颈部肿块手术后常引起颈椎前凸、后凸或侧凸畸形，可根据情况行前路或后路融合或固定术，以稳定颈椎。

4. 腰椎崩裂和滑脱的治疗　当 X 线片显示腰椎神经孔增大，椎弓根变窄、变长，可引起病理性腰椎崩裂和滑脱；脊髓造影可显示硬膜扩张，假性脊膜膨出时，宜行植骨融合术，防止进行性加重。

5. 四肢长管状骨假关节，可用外固定器加压治疗 骨愈合后避免再骨折，可用支具保护 2~3 年。

二十六、软骨外胚层发育不良

软骨外胚层发育不良（chondroectoder-mal dysplasia）又称为 Ellis-Van creveld 综合征。是一种病因不明的骨软骨发育不良，可能与胚胎期外胚叶营养摄取障碍，导致其形成异常有关。为常染色体隐性遗传病。

（一）临床表现

出生时即出现侏儒态，有 3 个方面的病损和症状：

（1）外胚层组织发育不良，如指甲发育不良，指甲小，有纵睛，或缺如；牙出现迟，不规则，咬合不良；少发或秃发。

（2）软骨、骨发育不良，如四肢短小，长管状骨发育障碍、畸形，以远端为甚。故称离心性四肢短缩型侏儒症。轴后性（尺侧）多指（趾）。膝外翻畸形。

（3）中胚层缺陷：表现为先天性心脏病，如单心房，严重房间隔缺损，二尖瓣狭窄等。

（二）X 线检查

胫骨、腓骨、桡骨、尺骨明显短缩。胫骨干增粗，近端骨骺偏向内侧，外侧下陷，外侧可见骨疣。股骨髁间凹变浅，使膝关节外翻。桡骨小头增大，有时脱位。股骨头骨骺钙化。中节指骨短而粗，远节指骨变尖，腕关节可见头、钩骨融合。

（三）诊断

症状典型者诊断不难。但要鉴别其他身材矮小的侏儒，如软骨发育不全，骨软骨发育
不良等。本病矮小的特点是由膝以下胫、腓骨和肘部以下尺、桡骨短缩引起。

（四）治疗

本病无特殊治疗，肢体畸形如常见的膝外翻，可手术矫形；肢体短缩可行骨延长术。

（五）预后

本病是死产的原因之一，出生的病例约 1/3 在生后 2 周内死亡。存活者呈侏儒，常死于心力衰竭。

二十七、胸廓发育不良性窒息

胸廓发育不良性窒息（asphyxiating thoracic dystrophy）又称为 Jeune 综合征，新生儿胸廓营养不良性窒息（asphyxiating thoracic dystrophy of the mewborn），新生儿胸廓营养不良（infantile thoracic dystrophy）和胸廓骨盆指骨营养不良（thoracic pelvic. phalangeal dystrophy）。是一种原因不明的骨软骨发育不良疾病，为常染色体隐性遗传。

（一）临床表现

最明显的畸形是新生儿有胸廓狭窄，四肢短缩，有轴后性多指，以后出现呼吸困难。

（二）X 线检查

肋骨呈水平位，而且短。骨盆呈三角形改变，指骨骨髓呈圆锥形，中节和远节早期闭合。与软骨外胚层发育不良不同，本病胫骨近端骨骺正常。

（三）鉴别诊断

本病需要与其他小儿侏儒症鉴别，特别要与软骨外胚层发育不良相鉴别。

（四）治疗

本病无特效治疗方法。早期要注意防止窒息。儿童期后，随生长发育，四肢短缩和骨盆畸形会改善，但又会合并肾病。

二十八、甲–髌综合征

甲–髌综合征（nailpatella syndrome）的名称较多，又称为骨–指甲发育不良（osteo

-onychodysostosis)，遗传性骨-指甲发育不良（hereditary osteo-onychodysplasia），指甲关节病（onychoarthrosis），指甲中胚层发育不良（onychomesodysplasia），蛋白尿型骨指甲发育不良，Turner-Kieser 综合征，Fong 综合征，Osterreicher-Fong 综合征和 Touraine 综合征。为常染色体显性遗传，伴完全的外显率，其基因与 ABO 血型基因在同一染色体上。

（一）临床表现

1. 指甲发育不良　常累及拇指。表现为指甲生长仅有正常的 1/3 或 1/2，部分病人完全缺如，或仅有尺侧一半指甲。同时指甲脆、薄，容易裂开。也可累及足趾甲。

2. 骨发育不良　髌骨脱位，发育不良或缺如，膝关节屈曲畸形，可伴有膝外翻或小腿外旋。桡骨小头发育不良、缺如或脱位，可伴有肘外翻。有时可见到明显的髂骨角畸形，一般靠近髂后上棘发生。

3. 肾脏病表现　约 30%~40% 的患者合并肾脏损害，其中 25% 可发展为肾功能衰竭。早期常为蛋白尿，镜下血尿。电子显微镜观察，肾小球血管基膜有异常改变。

4. 眼部异常　个别患者可见到有眼睑下垂，眼距增宽，斜视等。

（二）X 线检查

髌骨小或缺如。桡骨小头、肱骨小头发育不良，桡骨小头脱位或半脱位，正位或斜位可见髂骨角从髂骨外侧中心向后外侧突出，第 4、5 骨变短。

（三）诊断

根据临床表现、X 线片显示的骨畸形和家族遗传史，一般可作出诊断。

（四）治疗

有无肾脏病变是本病预后的关键，因此，宜早期明确诊断和治疗。肘关节畸形一般不用手术治疗。但影响前臂旋前、旋后功能时，可手术治疗，置前臂于功能位。膝外翻明显者可行截骨矫形。

（五）预后

除少数肾功能减退病人外，一般预后良好。

二十九、肢中部侏儒

肢中部侏儒（mesomellc dwarfism）又称为短肢（brachymelia，mesomelia），主要为四肢中段骨骼如尺、桡骨，胫、腓骨变短。为家族遗传性疾病。

临床上将本病分为 4 型：

1. 小肢型软骨发育不良（dyschondrosteosis）　也称为 Leri-Weill 病。为常染色体显性遗传，出生时正常，以后出现四肢短小畸形。主要特点为四肢中段骨骼，如前臂的尺、桡骨，小腿的胫、腓骨短缩，同时伴有下桡尺关节畸形，如 Madelung 畸形，下桡尺关节脱位、半脱位。有时胫骨向前外弯曲。当下桡尺关节畸形影响前臂和腕关节功能时，需要手术治疗，明显的胫骨弯曲畸形也需要截骨矫形。

2. Langer 型　为常染色体隐性遗传，出生时可见畸形，躯干正常，但四肢短，以中段骨骼短缩明显，还有下颌骨发育不良。

3. Nievergelt 型　为常染色体显性遗传。前臂明显短缩。胫骨严重畸形，极短，呈三角形或块状菱形可鉴别 Langer 型。常常需要截骨矫形。

4. Reinhardt-Pfeiffer 型　常染色体显性遗传，主要特点为尺骨、腓骨发育不良，仅有远端骨化。无明显功能障碍者，可不予治疗。

三十、肢端发育不良

肢端发育不良（acrodysplasia）主要累及手和足部骨组织。临床上将其分为 4 型：

1. Thiemann 病　此型特点为青少年指间关节肿胀、疼痛。对称性，多累及中指。X 线片显示：手指骨骺扁平，有时呈双凹型、碎裂或密度增高。但手指生长不受影响。仅掌骨变短。

2. 指关节肿胀　运动受限，一个或多个手指向外偏斜。X 线片显示手指骨骺畸形，不规则，圆锥形。邻近掌骨增粗，不规则。掌骨明显变短。

3. 毛发-鼻-手指综合征（Tricho-rhinophalangeal dysplasia）　表现为毛发稀少，大鼻子和上述手指中节指骨骨骺呈"V"形改变。

4. 肢端发育不全　表现为手和足明显短小，鼻梁增宽，鼻小，朝向上方。X 线片显示：掌骨、跖骨、指骨变短、增粗。有时伴股骨、胫骨畸形，椎体小，椎弓根短。

如果无明显功能障碍，本病可不必治疗。

三十一、遗传性关节-眼病

遗传性关节-眼病（hereditary arthro-ophthalmopathy）又称 Stickler 病。为一种病因不明的骨软骨发育不良，是常染色体显性遗传性疾病。临床表现为严重髋关节病变，小儿可见髋关节面不规则。以后髋关节增大、僵硬和畸形。可发生半脱位。椎体扁平，椎间隙变窄。同时伴有近视眼。

本病一般根据临床表现，给予适当治疗。

三十二、先天性多发性关节挛缩症

先天性多发性关节挛缩症（arthrogryposis multiplex congenita）是先天性、多发性、非进行性的关节僵硬。此种畸形较常见。可分为 3 种类型：神经病变型，肌肉病变型和混和型。

（一）病因

先天性多发性关节挛缩，可能是由于关节周围软组织纤维化，导致关节不完全性的纤维性僵硬。引起这种变化的原因有中枢神经系统的异常，支持这种观点的理由是患者脊髓前角细胞和小神经胶质细胞数量减少。也有机械因素，由于羊水过少使胎儿运动受限，肌肉、关节受压引起。也可能与感染有关。还有人在鸡胚胎注射筒箭毒碱，引起多关节纤维性强直。羊、牛吃了苘草种籽和白羽扁豆可产生多关节挛缩症状。也可能有基因方面的因素，也有散在发生的，但本病的确切病因不明。

（二）病理

神经性多关节挛缩的主要变化是脊髓前角细胞消失、变性。脊髓萎缩，特别是颈部、腰部的脊髓直径变小，神经前根减少，但神经后根正常。大脑和皮质脊髓束也有萎缩。肌肉的变化随病情严重程度而异，它可以正常，也可以缩小，甚至缺乏。显微镜下检查：颈、胸、腰骶部的前角细胞数量减少，但无炎症表现。肌纤维数量减少，严重者被纤维组织代替；肌肉纤维仍保持有横向和纵向的条纹结构。

肌肉性多关节挛缩较神经性者少见，一般无大脑和脊髓前角细胞的变化，神经根正常。受累肌肉坚硬、带有纤维脂肪组织，呈灰白色。肌纤维退行性变，消失，大小形态不一；肌腱及止点正常，移动受限；但没有炎症反应。病儿舌头有条纹并卷曲是典型特征，为遗传性疾病，好发于男性。肌电图显示，受累肌群对电刺激的反应弱。

（三）临床表现

出生时出现固定典型的畸形：肩关节内收内旋，肘关节固定在屈曲或伸直位，腕关节屈曲位、尺偏，手指屈曲在一起，拇指内收屈曲、位于掌中畸形。髋关节屈曲外展外旋或僵直，脱位。膝关节屈曲或过伸畸形。马蹄内翻足并跖屈，表现为僵硬性。严重者，双侧上、下肢对称性畸形。

此外，其他典型体征有：①一般四肢受累，有的仅有上肢或下肢畸形，多呈对称性。②肢体正常皮纹消失，皮肤紧张发亮，皮下组织少，肘、腕、髋、膝关节前面皮肤有小凹陷。膝、肘关节屈侧有皮蹼形成。前额部有红痣。③肌肉萎缩，关节处于屈曲或伸直位，但主动、被动活动受限，仅有几度的无痛性活动范围。④皮肤感觉正常，但腱反射减弱或消失。⑤常有马蹄内翻足，髋关节脱位、髌骨脱位，脊柱侧凸畸形。⑥可伴有先天性心脏病，肾脏畸形。⑦智力一般正常。

（四）X线表现

肌肉阴影消失，关节囊阴影密度增厚。此外，可显示髋关节、膝关节脱位。

（五）治疗

先天性多发性关节挛缩治疗的目的是矫正肢体的畸形，最大限度地恢复肢体功能，如独立行走，生活自理，使他们能参加学习和工作。

1. 马蹄内翻足畸形的治疗　新生儿可用手法矫形，石膏固定。但畸形容易复发，可作软组织手术，包括跟腱延长、肌腱移位，内后侧软组织松解。当软组织手术失败时，为了使足放平着地行走，可进行骨性手术，其中距骨切除，效果满意，要求长期使用支具。国外距骨手术切除的年龄可在 1~1.5 岁进行。10 岁以后可行足三关节融合术。

2. 膝关节屈曲性挛缩的治疗　年龄小的儿童，可先配戴支具；如无效，则可行后方关节囊切开松解，延长腘绳肌。较大的儿童，常需要做股骨髁上截骨短缩术才能矫正畸形，以缓解神经、血管紧张。术后易复发，则行股骨远端较多的截骨矫形术。

3. 膝关节过伸畸形的治疗　可行前方关节囊松解，股四头肌延长。如有髌骨脱位，术中给予复位。术后应长期使用支具维持矫形。

4. 髋关节脱位的治疗　这种髋关节脱位属于畸胎型脱位。新生儿的髋关节脱位可按先天性髋关节脱位的方法治疗。未治疗的、单侧高位的髋关节脱位，可能导致严重骨盆倾斜和脊柱侧凸。因此，当膝关节屈曲挛缩矫正后，可手术切开复位。手术年龄可在 1 岁以后进行。过迟手术不易复位。双侧髋关节脱位，关节运动均严重受限，年龄超过 2 岁者，不宜手术复位，这是因为两侧对称脱位、骨盆平衡，关节稳定，步态也可以。手术复位有容易再脱位的危险，还可引起骨化性肌炎和髋关节周围软组织瘢痕挛缩，严重关节活动受限，效果不好。

5. 髋关节屈曲挛缩的治疗　髋关节屈曲挛缩影响行走。轻度挛缩，可通过脊柱屈曲代偿，当超过 35°时，可引起腰椎前凸，膝关节屈曲畸形。一般先矫正膝关节屈曲挛缩，再矫正髋关节屈曲、软组织松解畸形。但手术松解效果不一定好。较大儿童可行粗隆下截骨矫形。

6. 手指屈曲畸形的治疗　手部最常见的畸形是掌指关节和近节指间关节屈曲，严重影响手的功能，由于常累及肌腱和关节囊，故手术要慎重。拇指内收畸形可行内收肌切断和虎口开大术。

7. 腕关节屈曲畸形的治疗　新生儿可用手法矫治和石膏固定维持矫形。较大儿童可行腕掌侧关节囊切开，屈腕肌延长术，并长期使用弹性支具。效果较好的手术是腕骨切除和关节融合术。

8. 肘关节伸直畸形的治疗　双侧肘关节伸直畸形常见，它严重影响前臂及手的功能。一般只将一侧肘关节矫形，可行后侧关节囊切开，三头肌延长。另一侧可保持肘关节伸直位。手术前应该行手法按摩。也可用肱三头肌、胸大肌转移重建屈肘功能。

9. 肩关节内旋畸形的治疗　肩关节明显内旋畸形，影响手的功能，应该矫形。一般在肘关节矫形前手术。手术方法可在肱骨中上 1/3 处外旋截骨矫正。术中应防止损伤桡神经。

三十三、厚皮骨膜病

厚皮骨膜病（Pachydermoperiostosis），多有家族史，具有不同外显率的常染色体显性遗传。多见男性、青春期发病。临床上主要表现为甲床等软组织过度增生引起杵状指；皮肤肥厚、额纹变深、回状头皮；手掌、足跖侧皮肤增厚；汗腺、皮脂腺增多，易出汗；X 线显示短管状骨对称性、皮质骨增厚，但髓腔不变窄。有的脊柱、颅骨骨化不好，四肢关节肿大，一般对症治疗。

三十四、骨内膜骨增生症

骨内膜骨增生症（Endosteal hyperosto-sls，也称 Van Buchen 病），主要表现为长管状骨的骨干不增粗、仅皮质骨增厚、髓腔变小。一般对症治疗。

三十五、弯肢发育异常

弯肢发育异常（Campornellc dysplasia）主要表现为上肢前臂的尺、桡骨，下肢的胫、腓骨弯曲畸形。肢体畸形明显或影响功能，可给予手术矫形治疗。

第八部分　与骨和关节畸形有关的综合征

一、Apert 综合征

本征亦称尖头并指畸形（acrocephalosyndactyly）。

（一）病因

可能为常染色体显性遗传。散发病例是由基因突变所引起。据报道，患儿双亲的年龄，特别是父亲的年龄偏高，平均36岁，母亲平均33岁；其发病随胎次而增加。推测可能是双亲，特别是父亲的生殖细胞发生突变所致。

（二）临床表现

（1）尖头畸形：由于冠状缝早闭，阻止了与冠状缝垂直方向的颅盖骨的发展，头颅前后径不能增长，沿横径发展。因此前额高而宽。

（2）颜面畸形：眼距增加，鼻梁低平，上颌骨发育不良、前突。可伴腭裂。

（3）并指（趾）畸形：程度不等，有皮肤性并指（趾）或骨性融合，以中、环、小指并指多见，双手对称畸形，不同长度手指末节指骨并指，形成"钻石样"形状。指间关节无活动，指骨短、指甲宽大，覆盖整个远节指骨。

（4）其他畸形：拇指短，仅有一节指骨。掌骨短，第4、5掌骨基底有时融合。多有智力迟钝，内脏畸形。颅内压增高，可有头痛、抽搐、突眼、视力丧失等症状。

（三）X 线检查

远节指骨并指，显示"钻石样"改变。颅骨冠状缝裂纹消失，该处骨质阴影加深。

（四）诊断与鉴别诊断

根据上述临床表现和 X 线检查，诊断不难。但要鉴别：① Carpenter 综合征：3 条颅缝早闭，形成尖头畸形，还有多指（趾），肥胖，性功能低下等。② Crouzon 综合征：颅、面骨发育不全，以面部畸形更显著，不伴多种畸形。

（五）治疗

由于畸形复杂，治疗困难。如有颅内压增高症状，应及早手术，可将颅骨直线或十字形切开或做双侧颅骨骨瓣成形术，缓解颅内压，促进脑发育，并改进颅骨、面部畸形。手部畸形，可在 1 岁左右手术。手术原则是先将拇指、小指从并指中分离出来，利用局部皮瓣和游离植皮覆盖创面。半年后，从掌指关节处切除中指，利用中指皮肤将分离出来的示指、环指创面覆盖。若保留中指不仅造成手指皮肤缺损多，而且外形也不好看。

（六）预后

本症病死率高，仅少数可存活到青春期。

二、Carpenter 综合征

本征又称尖头多指并指畸形（acroceph-alopolysyndactyly）。为常染色体隐性遗传性疾病。

（一）病理

患者颅骨的冠状缝、矢状缝、人字缝 3 条主要骨缝，尤其是前 2 条在胎儿期已开始紧密闭合。闭合处骨质隆起，形成骨嵴。骨缝两侧的颅骨不能朝与骨缝垂直的方向生长，而向其他方向代偿性地生长。头颅的增长仅能向顶部发展而形成尖头畸形。同时因其生长速度不能适应儿童期脑部发育，使颅内压升高，颅骨变薄，脑组织、脑神经受压。

（二）临床表现

患儿表现为尖头畸形，长期颅内压增高，可产生头痛，视力减退，抽搐，及智力障碍等。患者有特殊面容，眼距增宽。轴前性多指（趾）。并指（趾）较轻，多为软组织相连。体形肥胖，且多有隐睾等畸形。

（三）诊断与鉴别诊断

根据临床表现，头颅 X 线显示早期骨缝消失，颅骨变薄，可作出诊断。但要鉴别：①Apert 综合征；②Crouton 综合征等。

（四）治疗

颅内压明显增高者，应及早（出生后 1~3 个月间）进行手术，按颅骨缝闭合的方向将颅骨直线或十字形切开，或作双侧颅骨骨瓣成形以缓解颅内压。多指（趾）及并指（趾）可按手部畸形治疗原则处理。

（五）预后

视颅内压升高发生的迟早及程度而定，颅内压持续升高者，预后不良。

三、Treacher-Collins 综合征

本征又称为下颌-面骨发育不良（man-dibulofacial dysostosis）。为常染色体显性遗传，也在散发病例。在胚胎第 7~8 周，中胚层的第一、二腮弓组织发育不全，引起面部畸形。

（一）临床表现

出生时睑裂向下倾斜，颧骨、颌骨发育不良，外耳道细小，口角和外耳之间有盲端窦道。常伴有上肢畸形，如并指、拇指发育不良或缺如，上桡尺关节融合、或桡骨缺如。

此外，本症还有其他类型，如眼-耳-椎体型或眼-椎体型，表现为面部畸形，颌骨发育

不良，并发生先天性椎体融合或半椎体。

本症染色体检查异常，可鉴别 Golden-har 综合征，后者染色体检查正常。

（二）治疗

有听觉障碍，应早期做耳廓成形术，改善听力和智能。面部畸形可做整形术。上肢畸形和脊柱畸形可按有关章节治疗原则处理。

（三）预后

本征面容丑陋，也可影响部分生理功能，一般不影响生命和寿命。但约 1/3 患儿精神发育迟缓，尚有听力障碍者。

四，Pierre-Robin 综合征

本征又称为下颌发育不良（mandibularhypoplasia）。与遗传有关，为伴有不同外显率的显性遗传。

（一）临床表现

出生时可见下颌骨细小，向后退缩。严重者并发舌下垂，呼吸道阻塞。常有腭裂，心血管畸形，眼、大脑异常。肢体畸形有并指、短指、指侧屈畸形和多关节挛缩。

（二）治疗

四肢畸形可根据病情，采用相应的手术矫形。

（三）预后

新生儿期要注意防止呼吸道阻塞。存活者的下颌骨发育不良可随年龄增长而改善。

五、Oculo-Mandibulo-Facial 综合征

本征（眼-下颌-面综合征）又称为 Hallermann-Streif f 综合征，多为散发病例，病因不明，可能是在胚胎第 5 周发育障碍所致。

（一）临床表现

主要特征为颅骨发育不良，前额隆起，小鸟样外貌，缩颌。眼部有特征性的白内障，小眼球，视力障碍，眼球震颤等。牙齿畸形。患者还有程度不同的侏儒，但身体各部分比例

相称。肢体畸形有爪形手，并指，桡骨和尺骨骨性连接，脊柱裂和髋关节脱位。

智力一般正常。内分泌学，生化学，染色体检查均无异常。

（二）治疗

无特效治疗方法。四肢畸形影响功能者，根据具体情况处理。

（三）预后

本病预后不良。

六、Ocul-Dento-Digital 综合征

本征即眼—牙—指综合征，为常染色体显性遗传，是外胚层发育过程中产生障碍。

（一）临床表现

患者表现为小头畸形。鼻翼小而薄，鼻孔向前倾。小眼球、小眼裂，两眼距变窄，部分病人有视力障碍。牙釉质发育不良，形成黄色小牙齿。常见并指（趾），多指（趾）或中指缺如，或屈指畸形。

（二）治疗

对四肢畸形影响功能者，可手术矫形。

（三）预后

患者可以过正常生活。

七、Oro-Facial-Digital 综合征

本征即口-面-指综合征，为遗传性疾病，只有女性发病。

（一）临床表现

患者表现为口、面部、手异常畸形。鹰嘴、鼻翼软骨发育不良。唇裂、腭裂、分叶舌，舌系带肥厚增生。手部畸形有：并指，短指，歪斜指。X 线检查显示手指骨短小、有多发、小的囊性变。

（二）治疗

面部、手部畸形可手术矫形。

（三）预后

一般不影响生命。

八、Oto-Palato-digital 综合征

本征即耳-腭-指综合征，其病因不明，具有遗传性。以多发性骨发育异常为基础，具有传导性耳聋，腭裂，指（趾）畸形，特殊面容。只有男性发病。

（一）临床表现

耳的畸形，因听小骨畸形而有传导性耳聋，常在 2 岁以后出现。多有腭裂。身材矮小，侏儒。手足畸形有拇指（踇趾）短小，扁平，中间 3 个手指末节增大，小指向

外弯曲。

（二）X线检查

第二、三掌骨基底有骨髓炎变化，腕骨和指骨的大小、形状异常。

（三）治疗

手足畸形对功能影响不大，无需特殊治疗。

（四）预后

用手术矫正听力尚未成功，因此患者听力无法改善。

九、Weill-Marchesani 综合征

本征为常染色体隐性遗传，是胚胎时期中胚层发育缺陷的结果，其临床表现与 Marfan 综合征相反。也称为眼-短肢-短身材综合征。

（一）临床表现

眼症状常在 10 岁以前发病，如近视、眼晶体畸形等。四肢和指（趾）短小畸形，且身材矮小。

（二）X线检查

掌骨、指骨对称性缩短，变宽，腕骨、跖、趾骨骨化延迟。

（三）治疗

眼部疾病需要治疗，四肢畸形根据患者要求和肢体功能决定。

（四）预后

有的眼病可自行矫正，也可能发展成全盲。但不影响生命。

十、Cranio-Carpo-Tarsal 综合征

本征即颅-腕-跖骨综合征，又称为 Free-man-Sheldon 综合征、吹哨样面容综合征（whistling face syndrome），其病因不明，为常染色体显性遗传。

（一）临床表现

患者颅、面肌发育不良，双眼靠近、下陷。小鼻、小口、小舌，长人中，高腭弓。口唇前突呈吹口哨样。吃东西、吞咽有困难。肢体畸形表现为手指屈曲、尺偏，双侧马蹄内翻足。有时伴有脊柱侧凸，隐性脊柱裂，桡骨小头脱位。有些肌肉纤维化，萎缩，脂肪变性。

（二）X线检查

不同的肢体畸形，有不同的骨与关节结构改变。

（三）治疗

手足畸形影响功能，可手术矫形。

十一、Rubinstein-Taybi 综合征

本征又称为阔拇指巨趾综合征（broad thumb-great toe syndrome），可能与遗传有关。

（一）临床表现

最主要的特征是拇指（跨趾）宽而短，呈匙状或短棒状。末节指（趾）骨粗大。面部畸形有：耳的位置低，畸形，眼裂下斜，眼睫毛多，眼球下视，有时出现白内障。鼻小，下颌尖。身材矮小，智力低下。常伴有心脏、生殖泌尿系统畸形。

（二）X 线检查

第一掌骨、第一跖骨、拇指（跨趾）增粗。肋骨融合，股骨颈短。

（三）治疗

无特效治疗方法。肢体畸形有手术指征者可手术矫形。

（四）预后

一般不影响生命。

十二、Smith-Lemli-Opitz 综合征

本征又名小头小颌并指（趾）综合征（nanocephaly micrognathia syndactyly syndrome），为常染色体隐性遗传。

（一）临床表现

患者表现为侏儒。面部畸形有：头小，鼻梁宽，鼻孔向前，眼睑下垂，下颌小，后缩，高腭弓，齿槽峪大。拇、中指短小，小指歪斜。第 2，3 足趾并趾，跖骨内收、内翻，脊柱侧凸。此外还有智力低下，生殖系统畸形。

（二）治疗

肢体畸形可酌情手术矫形。

十三、Laurence-Moon-Biedl-Bardet 综合征

本征又称为性幼稚、色素性视网膜炎、多指畸形综合征（hypogenitanism-retinitis pigmen-tosa-polydactyly syndrome），为常染色体隐性遗传，可能为下丘脑功能异常，致促性腺激素生成、释放减少，产生继发性性腺功能低下。

（一）临床表现

患者性发育障碍，青春期不出现第二性征，男性阳痿不育，女性无月经。视力减弱，重者失明，有色素性视网膜炎。身材矮小，有多指或并指畸形。此外，体型肥胖，智力发育障碍。还可伴有心脏、肾脏畸形。

（二）治疗

性功能不全者可用性激素治疗。手指畸形可行手术矫形。

十四、Holt-Oram 综合征

本征又称心血管-肢体综合征、(cardiac-limb syndrome)。为单基因遗传，有高度的外显率。

（一）临床表现

患者心脏畸形，房间隔缺损，可伴有动脉导管未闭，大血管转位等。手部畸形有：三指

畸形、拇指发育不良或缺如。上肢畸形有：无肢畸形、桡骨缺如、上肢短缩、肩胛带畸形。有时伴有脊椎、胸廓畸形。

（二）治疗

心脏畸形可采用手术治疗。肢体畸形影响功能时，选用手术矫形。

十五、Hutchison-Gilford 综合征

本征又称为早老症（progeria）。系常染色体隐性遗传。先天性代谢障碍可能是引起早老症的主要机制。

（一）临床表现

出生后1年生长正常。以后生长发育缓慢。10岁时只有3岁正常小儿大小。骨骼可正常成熟，但关节肿胀、屈曲畸形。皮肤多皱褶，消瘦，形似老人，故称早老症。

（二）X线检查

长管状骨短、中间狭窄，两端膨大。锁骨小，生长中可部分或全部消失。严重髋外翻，肱骨头外翻。远节指骨变尖、变细。由于少年并发高血压、动脉粥样硬化，常于0岁前死亡。

（三）治疗

本病尚无有效的治疗方法。

十六、Cornelia de lange 综合征

本征可能为常染色体显性遗传，或为基因突变，或为染色体异常。也叫阿蛳斯特丹型侏儒。

（一）临床表现

患者表现为侏儒，智力低下，小头，短肢体，特别是上肢短小。皮肤多毛，前额、上臂、背部毛发过多，眉毛稀少。手部皮肤纹理异，常。

（二）X线检查

全身骨骺发育迟缓，桡骨小头脱位，肘关节屈曲挛缩或强直。小指偏斜，手指部分缺如（尺侧）。腕骨融合，拇指近节脱位。髋关节脱位。

（三）治疗

四肢骨与关节畸形，影响功能可手术治疗。

十七、Cockayne 综合征

本征为常染色体隐性遗传性疾病。

（一）临床表现

患者表现为侏儒，2 岁以后智力低下，面部缺少皮下组织，眼球下陷。皮肤对光敏感。手指短小，运动受限。长骨干骨皮质薄，干骺端膨大。骨盆显示髂骨翼上下径增大，椎体扁平，胸椎后突畸形。可伴有髋内翻、马蹄内翻足畸形。神经组织活检证实周围神经发生病变。

（二）治疗

肢体畸形影响功能者，可手术矫形。

（三）预后

常在青春期或青年期死亡。

十八、Aase-Smith 综合征

本征又称为先天性贫血-三节拇指骨综合征（anemia congenital triphalangeal thumb-syndrome）。可能为性联隐性遗传性疾病。

（一）临床表现

男性发病，出生后即有症状，表现为贫血貌，拇指有三节指骨、桡骨轻度发育不全，窄肩及心室间隔缺损等。囟门闭合延迟，肝脾肿大，骨髓增生不良。

（二）治疗

肾上腺皮质激素可改善贫血，其他畸形根据手术适应证决定治疗方法。

（三）预后

随年龄增长，贫血可自行缓解。预后较好。

十九、Aglossia-Adactylia 综合征

本征亦称为无舌-无指综合征，其病因不明，可能为胚胎发育过程中障碍所致，不属于遗传性疾病。

（一）临床表现

面部畸形，颜面小，尖、窄、如鸟脸状。无舌或仅有发育不全的小舌。位于口腔后部。常合并手指（足趾）部分或全部缺如，即使有手指，也缺少指甲。部分患者有右位心，或内脏全部转位。智力正常。

（二）治疗

无特效治疗方法。

（三）预后

一般对寿命无大影响。

二十、Coldenhar 综合征

本征又称为眼-耳-脊柱发育不良综合征（oculoauriculvertebraldysplasiasyndrome），大多数为散发病例，可能为胚胎第3~5周，第1、2腮弓和第4~12周时脊柱的血液循环障碍所致。

（一）临床表现

病变可能为单侧或双侧。

①眼畸形：约70%患者有眼球上皮样囊肿，约40%有结膜下脂肪瘤，睑裂向外下斜。与先天性愚型正相反，约25%有上眼睑缺损。此外，还可有睑下垂，眉毛缺失，白内障。

②耳畸形：约95%患者耳前有赘皮，传导性耳聋，外耳道闭锁，耳垂与口角连线上常有盲端瘘孔。

③面部畸形：约50%有小颌症，高腭弓，还可有腭裂，唇裂，舌异常等。

④骨骼畸形：约40%患者有椎体融合或楔形椎体，骶椎腰化，脊柱裂，脊柱侧凸，肋骨异常，手足畸形。

⑤其他畸形：心血管、肺、肾等系统异常，精神发育迟缓。

本征染色体检查正常，可与Treacher-Collins综合征相鉴别。

（二）治疗

早期诊断很重要。一经确诊，患儿应尽早安装助听器。防止因听力障碍导致小儿智力发育障碍。患儿常需要儿科、外科、口腔科、整形外科等综合治疗。

（三）预后

本症对寿命无明显影响。精神发育迟缓随年龄增长可望改善。预后较好。

二十一、Radius defect associated with thrombocytopenia 综合征

这是桡骨缺损-血小板减少综合征，是常染色体隐性遗传性疾病。表现为双侧桡骨缺损、先天性骨髓巨核细胞发育不良所致的血小板减少症，是一组以骨异常为主，合并心、肾多发性畸形的综合征。好发于女性。曾有人认为是Fanconi贫血的一种形式。但目前认为本病是不同于Fanconi贫血的一种独立性疾病。其病因尚不明确。

（一）临床表现

（1）血液学异常：新生儿均有血小板减少。出生后有出血现象，如皮肤紫癜，出血点、鼻出血、咯血、黑便、血尿等。继发性贫血，肝、脾、淋巴结肿大。

（2）骨骼畸形：患者身材矮小，发育迟缓。100%病例有双侧桡骨缺如。约1/3有

尺骨缺损，肱骨、肩胛骨或锁骨发育不良，并指，髋关节脱位，股骨、胫骨和足畸形等。

（3）其他畸形：先天性心脏病，肾脏畸形，尿道异常。

（二）化验室检查

血小板计数在 $10 \times 10^9/L$ 以下，可有类白血病反应，白细胞总数 $35 \times 10^9/L$ 以上，明显核左移，可见幼稚白细胞，嗜酸性白细胞增多；以此可鉴别先天性白血病。骨髓象中有巨核细胞缺损或异常。红细胞呈多染性，大小不同，形状各异。免疫学检查，血中无抗血小板抗体，血小板寿命极短，仅为正常者的一半。

（三）诊断

桡骨缺如是诊断的必备条件和可靠根据。结合新生儿期有出血倾向，血小板数减少即可诊断。

（四）治疗

首先治疗血小板减少和出血。患儿年龄稍大，血小板减少不明显者，可行畸形矫治术。

（五）预后

取决于血小板减少的程度。约 1/3 患婴因颅内出血而夭折。1 岁以后，出血倾向逐渐改善，预后良好。

二十二、Russell-Silver 综合征

本征又称为身材矮小、不对称、性早熟综合征（shortness of stature asymmetry sexualprecocity syndrome，or hemihypotrophy ofthe low extremity）。其病因不明，可能为胎儿间脑—垂体区的某些病理过程继发而成，也有可能是受精卵在宫内发育过程中分裂成两个大小不同的细胞所致。

（一）临床表现

出生时即有异常；90%以上病例小身材，低体重；78%患者上下肢或躯干左右不对称，也可为局部不对称。可能是骨化中心发育不一致。正常人肢体也可有两侧不对称，但本征不对称远超过正常范围。第 5 指短小弯曲。34%有性发育异常。如月经提前来潮，阴毛早现，性器官发育成熟，但无躯体发育成熟之表现。

患者尚有其他症状：颜面骨发育不良，呈小三角形脸，前自闭合延迟，鲨鱼嘴，形如倒"V"字。骨龄延迟，咖啡色色素斑，并指，尿道下裂，低血糖等。

（二）化验室检查

尿中促性腺激素增高。

（三）治疗

无特效治疗。肢体明显不对称，影响功能和外观时，可手术矫形。

（四）预后

预后良好，寿命正常。

二十三、Marfan 综合征

本征又称为蜘蛛指（趾）症（arachnodactyly）。是全身结缔组织的先天性疾病，为常染色体显性遗传。男女均可发病。

（一）病因、病理

由于先天性中胚层营养不良，很多组织，如心脏、大血管、骨等处有硫酸软骨素 A 或 C 等黏多糖堆积，而影响弹力纤维和其他结缔组织纤维的结构和功能，使相应的器官发育不良而出现功能异常。近年来研究显示，其基因缺陷位于性染色体 15 的长臂、即原纤维基因 FBNI 内。约 25% 发生基因突变。

（二）临床表现

本征可分为四种类型：①无力型。②非无力型。③挛缩型。④关节活动过度型。主要累及肌肉骨骼系统、心血管和眼部。出生后即可发现异常。

（1）骨异常：蜘蛛脚样指（趾），身材偏高，肢体细长，特别是远侧肢体，身体下部比上部长。脸狭长，腭弓高。有鸡胸或漏斗胸。脊柱侧凸或后凸。韧带和关节囊松弛。可伴有髋关节、膝关节脱位，平足等。

（2）心血管异常：40%~60%的患者有心血管异常：升主动脉扩张，二尖瓣脱垂，夹层主动脉瘤等。

（3）眼畸形：30%以上有晶状体向上移位，此外，还可有严重近视，斜视，青光眼等。但病人智力正常。

（三）X 线检查

掌指骨、跖趾骨细长，脊柱侧凸，椎体高度增加。但骨密度，骨发育正常。

（四）诊断和鉴别诊断

根据：①有家族史，②典型的骨科、心血管和眼部异常，可做出诊断。但要鉴别类胱氨酸尿症（ho nocystin-aria），两者临床表现相似，但后者有 3 点与前者不同之处：①智力发育迟缓。②尿中含类胱氨酸。③为隐性遗传。

（五）治疗

无特效治疗。以对症治疗为主。如平足，可加用纵弓垫支持。髌骨脱位可做软组织松解和髌腱移位。髋关节脱位可行关节囊成形术和骨盆截骨术。脊柱侧凸可用器械矫形和脊柱融合术。但要注意心血管情况是否允许。

（六）预后

平均寿命明显低于普通正常人，常因动脉破裂或心衰而猝死。

二十四、Ehlers-Danlos 综合征

本征又称为皮肤弹力过度综合征（cutishyperelastic syndrome）。为最常见的结缔组织遗传性疾病之一，由胶原代谢障碍引起，可与 α_2 巨球蛋白缺乏症合并发生。主要表现为皮肤弹性过度，皮肤和血管脆弱，关节活动度过大，还有骨、眼、内脏病变等。

（一）临床表现

目前可将本病归纳为 9 种类型。

Ⅰ型：即为重型。常染色体显性遗传。表现为皮肤弹性过度，关节活动过度，有皮下钙化结节。胶原纤维束比正常细，而且不规则，本型占全部病例的 43%。

Ⅱ型：轻型。为显性遗传。症状与Ⅰ型相同，但较轻。易漏诊。关节活动过度仅限于手和足。

Ⅲ型：良性关节活动过度型。显性遗传，症状为关节活动过度，但皮肤瘢痕形成正常。

Ⅳ型：瘀斑型。显性或隐性遗传。皮肤薄，皮下青肿明显，关节活动正常，肠管，动脉容易破裂。Ⅲ型胶原明显减少。

Ⅴ型：性联遗传型，症状与Ⅱ型相同。

Ⅵ型：眼型，隐性遗传。除皮肤、关节症状外，可有眼角膜、巩膜发生破裂，视网膜剥离而失明。赖氨酸羟化酶减少。

Ⅶ型：即先天性多发性关节松弛型，从病变的发生来讲，由胶原肤原缺陷引起，属于常染色体隐性遗传；如由 α_2 链异常引起，则属于显性遗传。婴儿关节松弛，常伴有髋、膝和其他关节脱位或半脱位。

Ⅷ型：即牙周炎型，为显性遗传。皮肤易挫伤。有进行性普遍性牙周炎，过早脱牙。

Ⅸ型：即枕骨角型，性联遗传。表现为皮肤脆弱、松弛。关节活动过度。可伴桡骨小头脱位，枕骨角，疝、膀胱憩室。

（二）诊断和鉴别诊断

根据上述临床表现，患者智力，神经系统正常.，无蜘蛛样指（趾），可鉴别 Marfan 综合征，家族性关节松弛症，脊髓痨所致关节松弛以及 Down 综合征。

（三）治疗

无特效治疗方法。大量运用维生素 C、维生素 E、硫酸软骨素等有一定作用。常见的骨科畸形和脱位，可以手术矫形，伤口能一期愈合，但瘢痕宽、薄、亮，犹如"卷烟纸"状。由于关节、韧带松弛，术后可能仍有半脱位，但对功能影响不大。

关节活动明显超过正常范围；术中所见皮肤、皮下组织、筋膜、肌肉菲薄、质脆；组织学检查发现皮肤轻度萎缩、胶原纤维水肿断裂、弹力纤维相对增多，筋膜组织发

育不成熟、轻度胶原化；随访发现对髋关节、垂直距骨、髌骨脱位手术复位治疗效果较好。

（四）预后

由于生长、发育可影响胶原的生物合成和代谢，随年龄增长，皮肤脆弱、关节松弛可以有所改善，可活至成年。但 IV 型可因动脉破裂，或消化道穿孔等可于 20 岁以前发生猝死。

二十五、Larsen 综合征

本征又称为腭裂、平脸、多发性先天性关节脱位综合征（palatoschisis，flat facies，multphe congenital dislocation syndrome）。

（一）病因与病理

遗传类型有常染色体隐性或显性遗传，也可呈单发。本病男女发病率相等。近年来对 Larsen 综合征患者，进行基因方面的研究，发现显性遗传者的基因（LA R3）的位置与染色体 BP 标记物密切相连。该病为全身结缔组织发育障碍疾病，引起全身关节过度松弛而出现脱位、面容改变、手足、脊柱以及心脏等畸形。

（二）临床表现

本征是以特殊面容、多发性关节脱位、手足畸形为主要特点的综合畸形。

（1）特殊面容：前额突出，颜面扁平，眼距增宽，鼻梁低平，眦眼异位，或有腭裂。

（2）多发性关节脱位：如髋、膝、肘关节脱位，多呈对称性。

（3）手足畸形：手指呈圆柱状，掌骨短，指甲宽而短。足呈马蹄内翻或外翻畸形。此外还可伴有脊柱畸形，先天性心脏病。一般智力正常。

（三）X 线检查

绝大多数患者膝关节前脱位，60% 有髋关节脱位，47% 有肘关节脱位。手足管状骨呈长弓形。脊柱裂、脊柱侧凸、后凸畸形等。此外，跟骨后方、手、腕、膝、肘等处可见额外的骨化中心。骨龄迟延。

（四）诊断和鉴别诊断

因外表特征明显，容易诊断，但要与 Marfan 综合征、Ehlers-Danlo 综合征，Oto-Palato-Digital 综合征，Ruinstein-Tay i 综合征，黏多糖贮积症病鉴别。

（五）治疗

四肢关节脱位和足部畸形，可手术复位与矫形，效果较好。对颈椎畸形与不稳定，应早期后路融合与固定。手术前要注意检查有无心血管方面的畸形，避免引起术后并发证。

二十六、Down 综合征

本征又称为 21 三体综合征（trisomy 21syndrome），患者多一条 21 号染色体，引起以智力障碍为主的先天性发育异常。患儿有特殊面容，发病率为新生儿的 1/700～2/1000。它是人类最早发现的染色体异常疾病，也是最常见的染色体疾病之一。

（一）病因

本征发生是在生殖细胞减数分裂过程中，由于某些因素的影响发生不分离所致，一般认为与母亲高龄、放射线照射、病毒感染、自身免疫性疾病、化学药物、口服、避孕药有关，致 D/G 或 G/G 易位引起。

（二）临床表现

男女发病率为 1 3。患儿身高体重小于正常婴儿。生后不久出现特殊面容：短头畸形。上颌骨、鼻骨发育不良。眼裂斜向外上方，眼距增宽。舌厚、常伸出口外，流涎。耳小，耳轮上缘过度折叠。四肢肌张力低下，关节柔软，关节韧带松弛，可过度活动。手短而宽，手掌纹往往只有一条，呈通贯手。小指末端常向内弯曲。脚宽、厚、拇趾与其余四趾分离较远。常伴有脊柱侧弯，髂骨翼向外伸展，髋臼偏平。常有智力障碍和心脏畸形、胃肠道畸形等。

（三）诊断

根据临床表现，结合染色体检查，可以确诊。

（四）治疗

无特效疗法。以进行长期耐心的教育和训练为主。应预防感染，延长寿命。早期应用维生素 Bl 、γ-氨酪氨、谷氨酸口服，似有稳定和促进肌力的作用。

（五）预后

轻症病人可活至成年，但智力低下。寿命的长短取决于是否发生并发证。男性患者多没有生育能力，女性虽能生育，但所生后代半数发病。

二十七、Edward 综合征

本征又称为 18 三体综合征（trisomy 18syndrome），为多一条 18 号染色体而发生的畸形，发病率高，仅次于 Down 综合征。多发生在父母年龄较大（平均超过 32 岁）所生的儿童中，常为过期生产。核型分析显示患儿有 47 个染色体，第 18 号染色体位置上有一个多余染色体，呈三体性。

（一）临床表现

本征症状复杂，多发畸形，出生时手指屈曲呈紧握状，第 2、3 指重叠，小指向内弯斜。足呈马蹄内翻足或扁平足（垂直距骨）。颅骨狭长，枕骨突出、耳低位，下颌短小，短颈，胸骨短，骨盆狭窄，脊柱畸形。常伴有心血管先天性畸形，而且智力低下。

（二）诊断

由于本征没有特定的临床表现，常需做细胞染色体检查，才能确诊。

（三）治疗

无特效疗法。最好采取预防措施。产前做羊水检查，若发现本征时，应尽早终止妊娠。

（四）预后

预后不良，90%不到1岁死亡。

二十八、Patau 综合征

本征又称为13~15三体综合征（trisomy13~15 syndrome），13三体综合征（trisomy13 syndrome）。患儿细胞染色体总数为47条，多了一条13号染色体，40%的患儿母亲年龄大于35岁，女性较多见，为常染色体异常综合征中最严重的畸形。

（一）临床表现

患儿小头颅，小眼或无眼，唇腭裂，短颈伴颈蹼，有毛细血管瘤，耳聋，耳位低下，多指、并指、指间关节屈曲性挛缩。可伴有足部畸形，距骨脱位。此外，还有嗅脑缺损，脑胼胝体缺损、心脏、肾脏先天性畸形。智力低下。

（二）诊断

根据临床表现和染色体核型检查，可以确诊。

（三）治疗

无特效治疗。一般行对症治疗。

（四）预后

由于重度的多发畸形，尤其是心血管畸形，患儿常在婴儿期死亡。

二十九、Trisomy-8 综合征

本征即8-三体综合征，8号染色体呈三体，使染色体总数为47条，从而导致头面部、骨骼系统畸形，关节活动受限等一系列症状。

（一）临床表现

患者头颅大，外耳发育不良，耳低位，颈短，躯干细长，胸骨凹陷。马蹄内翻足畸形，踇趾屈曲。手指细长弯曲。四肢关节运动受限。可伴有髋关节脱位。隐睾，先天性心脏病等，患儿智力低下。

（二）X线检查

椎体呈楔形，后弓缺损，肋骨短而宽，常有13根肋骨，骨盆窄，股骨颈外翻。

（三）诊断与鉴别诊断

上述症状和染色体检查显示第8号染色体呈三体即可确诊。但要鉴别：（1）8号染

色体长臂部分三体综合征，其临床表现与8-三体综合征相似，但是没有关节运动受限，也没有肋骨畸形。（2）8号染色体短臂部分三体综合征，其临床表现为头颅小，有关节、肋骨畸形。染色体检查可鉴别8号染色体长臂部分三体综合征和短臂部分三体综合征。

（四）治疗

无特效治疗方法。产前羊水穿刺做染色体检查可确诊，发现本征应尽早终止妊娠。

（五）预后

仅有少数完全三体及嵌合体，可活至成年。

三十、Turner 综合征

（一）病因

本征又称为原发性卵巢功能不全综合征，是一种先天性染色体组合异常的疾病。病因主要是卵细胞在第一次减数分裂时不分离，造成 X 缺失。而嵌合体是由于受精卵分裂时不分离所致。出生女孩中，1/2500 患本征。

（二）临床表现

典型表现为女性发病，身材矮小，原发性闭经、颈蹼、肘外翻等异常。出生时体重低，体型矮小，面容短宽，耳郭异常，颈部皮肤呈蹼状，两乳突相距较远，肘外翻。性发育幼稚，卵巢萎缩，子宫小，乳腺不发育。常并发其他畸形，如主动脉狭窄，心脏、肾脏异常和智力低下。

（三）X 线检查

X 线检查显示肘外翻畸形，腕骨排列异常，第 4 掌骨变短，骨龄迟延。

（四）诊断与鉴别诊断

以上临床表现，结合染色体检查可以确诊。但要鉴别 Noonan 综合征（先天性侏儒痴呆综合征、男性 Turner 综合征），两者临床表现相同，后者染色体核型正常，可相鉴别。

（五）治疗

确诊后，青春期可用雌激素治疗，以维持月经和性生活。颈蹼、肘外翻畸形必要时可手术矫形。

（六）预后

一般不影响生命，但终生不排卵，不能生育。

三十一、Klinef elter 综合征

本征又称为小睾丸症（small testopa-thy），先天性生精不能症。其异常为男性患者多了一个 X 染色体，性染色体构成为 XXY。

（一）临床表现

小儿症状不明显。到青春期因睾丸小，不能生育等才引起注意。患者身材瘦长，肌肉无力。10%～30%病例，性格及体态出现女性化。患者轻度智力障碍。骨骼畸形有桡尺骨融合，第4掌骨短小，第5指末节向内弯斜。

（二）诊断

根据临床表现和染色体检查可明确诊断。

（三）治疗

给予睾丸酮治疗，可促进男性化及恢复性功能。但不能恢复生育能力，骨骼畸形影响功能时可手术治疗。

（四）预后

患者可活至成年，但易并发恶性肿瘤。

三十二、Klippel-Trenaunay-Weber 综合征

1900 年 Klippel 和 Trenaunay，1907 年 Parks Weber 报道了类似病例，故称为 Klippel-Trenaunay-Weber 综合征。其特点为偏侧肢体的骨和软组织肥大，伴有该部位的血管痣，静脉瘤，故又称为血管扩张性肢体肥大症（hemangiectatic hypertrophy）。

（一）病因

有各种学说，如血管学说，神经学说（自主神经功能障碍），和胚胎发育异常学说。可能与遗传有关，也可能本症是母斑症（moth-er spots，phacomatosis）的一个类型。

（二）临床表现

1. 皮肤血管瘤　一般出生时即存在，少数出生后数月或数年出现。毛细血管型或鲜红斑痣型，呈淡红色或深紫色；海绵型，呈皮下组织明显增厚和节段性肥大畸形。部分患者可在出生时或出生后出现浅静脉曲张。

2. 骨、软组织肥大　一侧患肢（以下肢多见）较对侧肢体粗大而长，皮温升高，多汗

或少汗，有时可听到杂音。X 线征显示骨皮质增厚，血管造影显示多数动静脉瘘管。偶见骨和软组织萎缩。

3. 其他异常　部分病例可有椎管内静脉性血管瘤，多见颈段、上胸段，表现间歇性跛行、痉挛性瘫痪和尿失禁，或 Brown-Se-guard 综合征。有的合并脊髓血管畸形，可出现间歇性跛行，蛛网膜下腔出血。此外，还可有多指、并指、蜘蛛指、脊柱裂、小头畸形。部分智力低下。

（三）鉴别诊断

①血管瘤病。②半侧肢体肥大症。③巨肢症。④Proteus syndrome.

（四）治疗

早期可用弹性绷带对症治疗。如有动静脉瘘及脊髓压迫症状，可手术治疗。

（五）预后

本病发展至一定阶段可停止，一般预后较好。

第九部分　其他先天性畸形

一、先天性截肢

先天性截肢（congenital amputatiom）可发生在上肢任何水平，但常累及手和腕部。是由于胚胎肢芽在横截面受到影响，使其以远不再生长所致。断端呈球状，常伴有其他部位的球状挛缩带。发生在前臂时，残端尖细。发生在手部时，则为发育不完全的手指。

治疗

1. 安装假肢　小儿开始爬行的时候就安上假肢，这样，小儿会适应假肢并带着假肢参加日常活动。早期的假肢以穿带操作简单的为好，以便以后逐渐更新。小儿长大以后，可以使用肌电控制和感觉反馈的假肢。

2. 手术治疗　残端手指可以修整，以利发挥功能。如有必要，可行第二趾移植术。肘关节以上先天性截肢可行肱骨截骨术，使肱骨向前成角 20°~30°，以便安装假肢。

二、先天性环状挛缩带

先天性环状挛缩带（congenital constriction band），又称为狭窄环综合征（constriction band syndrome），羊膜束带综合征（Amniotic band syndrome）或 Streeter 畸形，属肢体软组织环形缺陷畸形。

（一）病因、病理

本病的病因不明，与遗传无关。很可能由于羊水早破、羊水减少、机械压迫引起。有认为先天性束带是羊膜条所致，但缺乏证据。也有认为是胚芽的原生质发育缺陷引起。Patterson 证明束带的发生与唇裂形成机制相似，均由中胚层发育停滞所致。轻度束带仅累及皮肤，皮下组织。重者可侵入筋膜层而达肌肉、骨骼。较深的束带可使肢体静脉或淋巴回流障碍，使肢体远端出现高度肿胀。严重者可产生宫内自行性截肢。

（二）临床表现

环形皮沟可发生在四肢的任何部位，以手指、足趾、前臂及小腿最为常见，偶见于躯干。浅者仅累及皮肤、皮下组织，并不影响肢体功能。深者肌肉、神经、血管及骨骼均狭窄，使肢体远端血液、淋巴液回流受阻，出现浮肿粗大，易继发感染，湿性坏死。也可能出现指（趾）的肌腱、骨骼断裂，仅有狭细的皮肤与近端相连，而无血运障碍。

（三）治疗

表浅环形束带不引起任何残废，无需治疗。较深的环状束带需要手术治疗。严重影响肢体血运，可在新生儿期即可进行。切除凹陷的皮沟，直达正常的组织，皮肤可做多个"Z"形切口。以延长切口，避免术后瘢痕挛缩畸形。手术最好分期进行，一次仅切除一半纤维束带，以避免影响束带远端肢体的血液循环。对有继发感染者，适当应用抗生素。对伴有或疑有血运障碍的患儿，应及时切除纤维束带，松解血管、神经。一般来讲，术后解除了静脉、淋巴回流障碍，肢体远端肿胀会明显减轻。

三、先天性一侧肥大症

出生后身体一侧比另一侧肥大，有时只是部分如上肢、下肢左右大小不同；有时是整个身体的一侧包括颜面，躯干、上下肢，内脏左右大小都有差别，但是身体每一侧组织器官的结构是完全正常的，称之为先天性一侧肥大症（congenital hemihypertrophy）。全身器官左右两侧大小均不相同，是由于受精卵分成两个大小不同的细胞所致。

（一）临床表现

患者上下肢，外生殖器及躯干的两侧不对称，患侧肢体周径比健侧粗大，骨骼和骨化中心发育也快。如两下肢不等长，可引起跛行，骨盆倾斜和脊柱侧凸。

（二）诊断与鉴别诊断

本症诊断一般不难，但要鉴别：①继发性一侧肥大症，这是由于身体一侧有血管瘤，因血循环或淋巴系统的病理变化引起。②一侧萎缩症，常合并神经系统的症状。③先天性淋巴水肿（遗传性营养性水肿，Milroy 病）的肥大，其病变仅局限于局部软组织，而无骨组织或内脏改变。④脊髓纵裂引起。⑤脊髓栓系综合征引起。

（三）治疗

当两下肢不等长差别不大时，短侧下肢可加厚鞋底，以使行走平衡。如果差别明显，对发育肥大过长的一侧肢体可用髓生长阻滞术或在短侧行肢体延长术，以使两下肢等长。

四、婴儿性骨皮质增生症

（一）病因

婴儿性骨皮质增生症（infantile corticalhyperstosis）又称为 Caffey 病。为婴儿期侵犯骨骼和肌肉筋膜的疾病。平均发病年龄在生后 2 个月内，也有报道出现在胎儿期。男性居多。多数病例有低热、血沉增快，怀疑有骨骼轻度感染，但病变部位做细菌培养无细菌生长。在同胞或双胞胎中也有发生，故也有认为是一种遗传性疾病。有时可因食物使疾病发作，而且对肾上腺皮质激素有较好的反应，因此考虑与过敏因素有关。但确切病因和发病机制尚不明了。

（二）病理

骨膜下新生骨的活组织检查无急性炎症现象，也没有骨膜出血的痕迹。骨增生部分为正常未成熟的板状骨。髓腔内血管丰富，间或有纤维化，也有破骨细胞活跃现象。还可见到胶原纤维增生，纤维变性。

（三）临床表现

患儿常在生后几周内发病，也有发生在子宫内，生后即被发现。半年以后发病少见。早期发热，烦躁不安，局部软组织肿胀、变硬、压痛。皮肤不红不热，无淋巴结肿大。骨皮质增生好发于长管状骨如股骨、下颌骨、前臂最多见。可以单发，也可以多发。并非对称。

化验室检查：白细胞、血沉、碱性磷酸酶升高。

（四）X 线检查

管状骨、扁平骨骨皮质增厚，硬化。下颌骨斜位片可显示典型的骨膜反应阴影。此外尺骨、肩胛骨、肋骨、锁骨也可发生，但很少侵犯骨盆、脊柱骨。骨增生局限于骨干，不累及骨骺和干骺端。

（五）鉴别诊断

须与婴儿急性骨髓炎相鉴别，X 线检查无骨破坏现象。

（六）治疗

一般不需要特殊治疗。软组织肿胀可在 3~4 个月内自行消退，骨病变可在 6~9 个月内自愈。仅少数病例病变严重，需要用肾上腺皮质激素治疗。一般疗程为 1 周，急性症状即可消退，极少数病儿可转变成慢性婴儿骨皮质增生症。

（七）预后

多数病儿预后良好。

五、先天性肌缺损

先天性肌缺损（congenital absence of muscles）比较少见，由于胎儿本身发育异常，或因在宫内受到机械阻碍所致。常常表现为单个肌肉部分或全部缺损，也可以表现为某一组肌肉的缺损。如果缺损的肌肉不能被其他正常肌肉所代偿，则可出现畸形或有功能障碍。

（一）临床表现

任何肌肉均可受累，以肢体近端、躯干肌肉受累多见，其中以胸大肌缺损最常见。其次为斜方肌、胸锁乳突肌。常为单侧，也可为双侧。根据缺损肌肉所在部位及功能的不同而表现出不同的症状和体征。如掌长肌缺损可不引起任何症状，但一侧胸锁乳突肌缺损可引起斜颈。

（二）治疗

本病为非进行性疾病，所产生的功能改变程度也各不相同，可根据具体情况做必要的治疗，如应用支具矫形，肌肉锻炼，或行肌肉移位术，以恢复功能等。

六、遗传性营养性水肿

（一）病因、病理

遗传性营养性水肿（hereditary trophed-ema），又称为先天性淋巴水肿，即 Milroy 病。为先天性家族性遗传疾病，属常染色体显性遗传。其病因不明，可能是由于淋巴管阻塞或舒缩性缺陷所致，表现为双手及双下肢水肿。病理改变为皮下组织呈海绵样，淋巴间隙被纤维组织代替，血管壁因纤维化而增厚。

（二）临床表现

少数在出生时出现双手和双足水肿，多数在青春期出现症状，病变发展缓慢。开始为单侧或双侧踝关节上方水肿，水肿逐渐向上，向足部发展。早期呈凹陷性水肿，晚期呈硬性水肿。偶见于上臂、生殖器、面部和其他部位。可合并淋巴管炎。

（三）治疗

早期穿弹力袜或经常抬高患肢。晚期影响肢体功能时，可行手术治疗，切除皮下病变组织，重建皮肤与深部肌肉间的淋巴回流通路。

（四）预后

呈慢性发展，很少发生淋巴肉瘤，也不影响寿命。

七、臀肌（股四头肌、三角肌）纤维化

（一）病因

许多因素可以引起肌肉组织纤维变性、纤维化，使肌肉失去弹性而继发肌肉挛缩，并可引起骨与关节固定畸形和活动受限。外伤、血运障碍、感染、长期固定在某一体位以及某一肌肉的痉挛等均可引起肌肉挛缩，但在小儿常可见到原因不明的肌肉纤维化（muscular fibrosis）。自 1961 年 Hevkovsky 首次报道儿童股中间肌进行性纤维化以来，本病受到重视。其原因可能是先天性疾患，也可能由局部肌肉反复注射，引起创伤性、化学性肌纤维组织炎所致，特别是出生后 1~2 岁内，局部肌肉反复注射容易发病。近十年来国内的报道较多，如臀肌纤维化（既往也称为臀筋膜挛缩）最常见、股四头肌纤维化（也称股四头肌挛缩）和肩三角肌纤维化均有报道。可能与我国农村普遍使用肌内注射或某些溶剂有关。

（二）临床表现

本病多累及肌内注射有关部位，如臀肌、股四头肌和肩三角肌等。臀肌受累时，

多见双侧发病，臀肌萎缩，严重"尖臀"外形。行走时足呈外"八"字步态。下蹲时下肢出现"划圈"动作。蹲位、坐位呈"蛙"式体位。髋关节在中立位必须经过外展、外旋才能完成屈曲动作。屈曲时，臀部可见皮肤下陷或摸到紧张的纤维条索带。股四头肌纤维化多发生在股中间肌，表现为膝关节伸直性挛缩，屈曲受限。在屈膝过程中，股四头肌的近侧可触及坚硬的条索状物。有时髌骨位置偏高，或向外侧脱位。三角肌纤维化多发生在中间部，表现为肩关节外展性挛缩，局部有凹陷。肩关节内收活动受限。

（三）病理变化

臀肌纤维化的病理改变较为广泛，主要为臀大肌筋膜、阔筋膜增厚，臀肌肌肉纤维变性、纤维组织增生。股四头肌纤维化多发生在股中间肌，三角肌纤维化多发生在三角肌中间部位，比较局限。

（四）治疗

肌肉纤维化常引起关节功能障碍，必须手术治疗，且常可获得满意效果。臀肌纤维化可在大粗隆上方2cm处、以大粗隆为中心做浅弧形切口，切除所有影响髋关节内收、内旋和屈曲的纤维化组织，术中注意保护坐骨神经。股四头肌纤维化可根据病情切除纤维化的股中间肌或行股直肌起点切断松解术或股四头肌延长术。肩三角肌纤维化通过三角肌前缘切口，暴露中部纤维化条索带，作部分切除。术后1周要尽快被动、主动的关节锻炼运动，以帮助恢复关节功能。根据作者多年手术经验，双侧臀肌纤维化一次手术完成，松解一定要彻底，一般直至坐骨神经。术后最好引流，伤口拆线后即开始功能锻炼，效果良好。

第十部分 遗传性神经、肌肉组织疾病

一、进行性骨化性肌炎

（附：创伤性、神经性骨化性肌炎）

当肌腱、韧带、筋膜、骨骼肌及周围结缔组织发生骨化，称为骨化性肌炎；或异位骨化。骨化性肌炎可分为三类，即创伤性骨化性肌炎、神经性骨化性肌炎和进行性骨化性肌炎。三者发病各不相同，但组织学相似，治疗方法大致相同。本节重点描述进行性骨化性肌炎（myositis ossificans progressiva），也称为进行性骨化性纤维发育不良"fibrodysplasia ossificans progressiva"是一种先天性疾病。本病的病因不明，基本因素是结缔组织某些成分在遗传方面的缺陷引起继发性钙化和骨化，属于显性遗传。

（一）病理

早期间质水肿，结缔组织浸润，肌纤维继发性萎缩，退行性改变。在发病后 4 年内，受侵犯的中胚层组织发生钙化和骨化。

（二）临床表现

本病是以筋膜、肌膜、韧带、肌腱和肌肉间隙的结缔组织进行性水肿、钙化和骨化为特征的家族性疾病。好发于男性，常在 7 岁以前发病，出生时可见先天性手足畸形，如拇指、拇趾细小，多指（趾），并指（趾）、皮蹼，耳部畸形等。

典型病变是从颈部、躯干背部开始，最后发展到四肢的近侧端。早期病变范围较小，局部发红、肿胀、发热、疼痛。肿块深达筋膜，局部皮肤松弛。数日后，局部疼痛逐渐消退。有时此起彼伏，数周后症状消失，但留下硬结。以后逐渐钙化、骨化。以骶嵴肌、颈部肌肉易被侵犯，形成脊柱僵直、侧凸、斜颈。咀嚼肌受侵犯，影响颞颌关节运动。肩胛带、骨盆和肢体近侧端受累，引起肩、髋关节功能丧失。但膝、肘关节以远和其他系统组织多不被侵犯。而心脏、膈肌、括约肌不受累。一般 30 岁以后，病变不再进展。

（三）X 线检查

X 线片可见柱状或不规则的团块状，不同密度的骨化阴影，可与骨骼相连，也可完全游离。

（四）诊断和鉴别诊断

症状典型不难诊断，但要鉴别①外伤性骨化性肌炎；②神经性骨化性肌炎；③此外要排除恶性肿瘤、泛发性钙化、皮肌炎。泛发性钙化多发生在四肢，病变从皮下组织开始，继而侵犯韧带、肌腱。

（五）治疗

无特效治疗方法。但1973年以来，有报道应用经乙酰二磷酸二钠（EHDP）药物对该病进行治疗，术后用该药可阻止复发。用量：每天20mg，早餐前一小时口服，预防术后复发时，要术前2~4周开始服药，术后持续服用20~30周。但已形成的骨化块影响关节功能，生活不能自理者，可手术治疗。手术时间应在骨化完全成熟后进行。通常骨化性肌炎发病半年后，拍X线片对比，以观察是否成熟。手术原则是：一般不切开关节囊；仅切除影响关节功能的部分骨块，不必完全切除；术中止血要彻底，术后引流，以免导致血肿和更多的新骨形成。

（六）预后

预后不佳。病变经过缓慢，迁延多年，可反复发作，也可有较长时间的缓解期。由于病变进展，常引起关节强直、畸形，功能障碍。此外，呼吸肌、咀嚼肌骨化，可导致死亡。

附：

①创伤性骨化性肌炎

这是由于严重创伤或局部反复多次轻度损伤、局部血肿骨化所致。最常见的部位是肘关节，其次为髋、膝和肩关节附近。这些关节邻近的肱二头肌、股内收肌、股四头肌、肩三角肌多易发生骨化性肌炎。此外，全髋关节、膝关节置换术后也易发生骨化性肌炎。

创伤性骨化性肌炎的骨化多从周边开始，逐渐向中央部位发展。因此，其边缘骨小梁成熟，中央部位为活跃增生的细胞群，两者之间为骨样组织。当取中央部位活组织检查，易误诊为骨肉瘤。完全成熟后有软骨帽并与骨干相连，易误诊为骨软骨瘤。

诊断：根据创伤病史，数月后局部出现骨性肿块，关节运动明显受限，X线片早期软组织内有不规则棉絮状阴影，骨化成熟后可见边缘光滑、有骨小梁结构的骨块，可以诊断。

治疗：与进行性骨化性肌炎相同。

②神经性骨化性肌炎

该病发病机制不明确。多见于中枢神经系统损伤后期病人。当肢体感觉恢复时，受累关节周围出现红肿热痛，活动受限。此后，局部形成骨性肿块，关节僵硬。病变早期，病人的血清碱性磷酸酶（ALP）升高。骨成熟后，ALP下降。发病2~4周后，

X 线片可见不规则、棉絮状钙化阴影；骨化成熟后有骨小梁结构的骨块出现。容易诊断。

治疗：与进行性骨化性肌炎相同。

二、进行性肌营养不良

进行性肌营养不良（progressive muscular dystrophy）是一组常见的遗传性疾病。特点为骨骼肌进行性、退行性改变，肌肉萎缩无力。但支配受累肌肉的神经是正常的。根据临床表现和遗传方式，可分如下型：①单纯肌营养不良包括假性肥大型（pseudohypertrophic，即 Duchenne 病）；②良性（Benign，即 Becker 型）；③肢带型（limbgirdle）；④面肩肱性（f acioscapulohumeral musculardystrophy）；⑤眼肌型（ocular musclar dystrophy）；⑥眼咽肌型（oculopharyngeal muscular dystrophy）；⑦远端型（distal musculardystrophy）；⑧先天性（congenital musculardystrophies）；⑨先天性肌强直（myotoni. myotonia congenita）；⑩肌强直性肌营养不良（dystrophia myotonia）；⑩先天性类肌强直（paramyotonia congenita）。

本病病因仍不清楚。

（一）假性肥大型

常称为 Duchenne 肌营养不良，为最常见的性联隐性遗传性疾病，60% 以上与遗传有关。母亲是携带者。男性后代有 50% 的发病机会，女性后代有 50% 的机会是携带者。但本病有很高的基因突变率，约 1/3 以上的病人在没有任何携带情况下发病。由于经常伴心脏病变而导致死亡，故该型病变严重。

1. 病理 病理检查显示：肌纤维大小差别很大，有退行性改变，以后有肌纤维消失，纤维结缔组织增生和脂肪组织沉积。特殊组织化学染色显示工型肌肉纤维占优势，正常骨骼肌中Ⅰ型和Ⅱ型纤维之比为１２。

2. 临床表现 出生时无明显异常，这是因为肌肉尚未病变到软弱无力的程度。一般 1.5~3 岁出现症状。独立行走晚，步行摇摆，容易摔倒，不能跑跳，上楼梯困难。开始对称时累及骨盆带肌群，3~5 年后波及肩胛带肌群。由于小腿肌肉被纤维、脂肪组织堆积，而呈现假性肥大，质硬、无弹性。

病儿站立时头部屈曲，双肩关节位于骨盆之后，脊柱前凸，髋关节、膝关节屈曲和外展，足下垂畸形。

病儿自俯卧位至站立位困难，动作典型，称为 Gower 征。病儿总是用肘、膝支撑身体，然后用手交错按住大腿前方才能站起。这是本病的特殊病征，但仅在本病的过程之中才能见到，太轻或太重的病例不能见到。有时在多发性肌炎病例中亦可见到。

受累的肌肉多在肢体近端，常见的是臀大肌、髋外展肌、内收肌、髂腰肌、腹肌和股四头肌等。颈部和上肢常见的是斜方肌、菱形肌、背阔肌等。疾病晚期，病情发展，向四肢远端蔓延，导致髋、膝、肩、肘、踝关节动力完全丧失。肋间肌也会受累。然而，下肢的腘绳肌、手部肌群、面部肌肉、膈肌却不受累。

肢体假性肥大多见于小腿肌腹，偶见于股四头肌和三角肌。假性肥大的肌肉较硬。

病变早期腱反射存在，以后减弱，晚期肌无力而消失，但皮肤感觉、括约肌正常。

本病常侵犯心脏，发生心肌退行性变，脂肪浸润。心电图检查可见 P-R 间期、QRS 波形、ST 段有改变；超声心动图观察左右心室壁是否肥大、左右心室是否肥大等。因心肺功能衰竭，多在 20~30 岁以前死亡。病人的智力低下，智商为正常人的 80%。

肌营养不良患者由于肌力不平衡及肢体长期处于某一个固定体位，常发生髋关节、膝关节和踝关节挛缩畸形及脊柱侧凸或后凸畸形。

3. 肌电图检查　正常肌肉的肌电图上，静止肌肉通常是相对的电静止；随着肌肉开始收缩，肌电图显示出特征性频率、持续时间及动作电位幅度。本型肌电图检查显示肌主动收缩时的平均动作电位幅度减低，动作电位时间短，多相动作电位中度增加。

4. 血清酶测定　血清酶测定对诊断早期 Duchenne 肌营养不良很重要。患病的新生儿和 1 岁儿童的肌酸激酶（简称 CK、正常值为 20~130U/L）水平可高于正常 200~300 倍。当疾病后期，肌肉块减小时，CK 水平下降。此试验对决定 1~20 岁的女性是否为携带者很重要。在连续 3 个月内重复本试验，携带者 CK 水平升高 2~3 倍，80% 诊断是正确的。此外，血清中醛缩酶（aldolase）和谷草转氨酶（GOT 正常值小于 30u/L）水平也升高，但没有特异性。乳酸脱氢酶（LDH 正常值 40~133U/L）也有改变。由于取活组织时可使酶释放，增加其血清中的含量，因此，血清酶检查应在取肌活组织检查前进行。反之，肾上腺皮质激素可使血清酶减少。

5. 免疫荧光组织化学检查　对活检的肌肉，用肌营养不良蛋白抗体试剂盒进行免疫荧光检查，Duchenne 患者缺乏或无。肌营养不良蛋白的异常是由于肌营养不良蛋白基因突变而致。目前，用 cDNA 直接分析法，仅能检测该基因突变的 65%。但用肌营养不良蛋白为指标，则可检测几乎 100% 的异常。

6. 诊断和鉴别诊断　本症诊断要点：①四肢近端肌群先受累，呈对称性。②小腿有假性肌肥大。③有特殊的起立动作，Gower 征阳性。④家族中有相同患者。⑤血清酶、肌电图和肌活体组织检查可帮助确诊。肌肉活体组织检查适合于早期临床症状不明显的病例，可鉴别肌肉和神经病变，肌营养不良的类型，肌肉完全受侵犯的不宜做活检。腓肠肌肌腹受侵较早，不宜选为肌肉活检的部位。肢体近端部位的肌肉，如肩三角肌、股外侧肌、股直肌通常显示早期肌纤维被纤维组织及脂肪组织侵犯，而不是完全取代，是肌肉活检的可靠的部位。但肌营养不良的分型主要依靠遗传方式、发病部位和年龄、发展速度等决定。

临床需和本病鉴别的疾病有：①婴儿脊髓性肌萎缩（infantile spinal muscular atrophy）即 Werdning-Hof f mann 病，体征与假性肥大型相似，但血清酶、肌电图和肌活体组织检查可以鉴别。②多发性肌炎（polymyositis），好发于女性，血沉快，肌活体组织检查可见炎性细胞浸润。③皮肤炎（derm atomyositis），有皮炎和肌炎同时存在，血清酶、肌电图和肌活体组织检查可确诊。④先天性肌弛缓（amyotonia cong enita），出生时肢体活动差，肌张力低，腱反射消失，非进行性，有家族遗传史。也称为先天性肌病。

（二）良性肌无力

其临床表现与假性肥大型相似，但发病较晚，常在 7 岁以后开始。进展缓慢，程度较轻，不常见。有的到成年仍能行走。小腿可见假性肥大，有马蹄足畸形。但心肌不受侵犯。患者有家族遗传史。

（三）肢带型

症状较轻，少见，为常染色体隐性遗传，发病年龄在 20～40 岁。可先从骨盆带或肩胛带开始。临床表现与假性肥大型相似。但是小腿没有假性肥大，心脏不受侵犯，智力正常。CK 水平轻度或中度增高，肌活体组织检查可见肌纤维分裂，大小不一致，许多肌纤维明显增大，通常可活至中年。

（四）面肩肱型

为常染色体显性遗传，发病年龄，病变程度很不相同。婴儿、成人均可发病。多见轻度病人。病程进展慢，不侵犯心脏，智力正常，寿命不受影响。

临床表现为：发病开始，面部肌肉、肩带肌群受累。婴儿面无表情、不能闭眼、举眉、皱额、吹口哨等。肩带肌受累出现两侧翼状肩胛，双肩不能外展、前屈和高举至头部以上。胫前肌常受累。骨盆带肌受累较晚。

CK 水平正常。肌活体组织检查可见肌纤维增大，没有纤维化的炎性反应。

（五）眼肌型

此型少见。10 岁左右发病。为常染色体显性或隐性遗传。眼外肌先受累，眼球运动受限，引起复视、上睑下垂等。以后面肌、眼轮匝肌、咀嚼肌和肩胛带肌受侵犯。骨盆带肌群最后受累。

（六）眼咽肌型

此型发病较晚，30 岁左右开始出现症状，咽肌受累出现发音困难和吞咽困难。由于平滑肌受累，免疫球蛋白异常，本型类似肌强直型肌营养不良。

（七）远端型

此型为常染色体显性遗传，发病年龄在 45 岁。首先侵犯手部的小肌肉、下肢的胫前肌、小腿肌腹。此后向近端延伸。感觉、特别是震动觉缺如，可与 Charcot-Marie-Tooth 病鉴别。

（八）先天性肌营养不良（congenital dystrophy）

1. 临床表现　出生时肌无力，可累及呼吸肌和面部肌肉。有的有喂养和吞咽困难。

早期腱反射存在，以后消失。多数病人合并关节挛缩，可用保守疗法治疗，但数年后易复发。血清 CK 水平持续升高 1~2 年，以后又恢复正常。其肌活体组织检查表现为脂肪组织代替肌纤维组织。

2. 治疗　　单纯肌营养不良治疗目的是延长病人的生命，改善肢体的功能，尽可能维持长时间独立行走和阻止畸形的迅速发展。常用的治疗方法有：

（1）保守治疗：肌营养不良一旦确诊，应开始进行肢体抗阻力运动锻炼，每天数次，以预防可能发生的关节挛缩。常见的有跟腱挛缩，膝关节、髋关节屈曲挛缩。当膝关节屈曲挛缩小于 30°时，可用截石膏矫形方法治疗，然后用长腿支具保护行走。下肢长腿矫形支具对肌营养不良患者帮助很大。长腿支具由坐骨部位负重、膝关节带弹簧并能锁住固定、踝关节呈 90°位。手术矫形后，常用它帮助病人站立和行走。上肢矫形支具主要是帮助病人生活自理，增加手的自由活动度。严重病人，不能行走，需要轮椅。要求轮椅稳定，坐位平衡、舒适，增加病人手的活动范围。

（2）手术治疗：当下肢发生挛缩畸形，影响独立行走时，可行软组织松解术。术后配合支具，帮助病人尽快站立、行走。前足下垂畸形，可行跖筋膜松解，必要时行附中关节楔形截骨矫形。马蹄内翻足可行跟腱延长、胫后肌外移术。严重者可切除距骨。膝关节屈曲畸形，可行截石膏矫形或结合腘绳肌松解术。髋关节节屈曲挛缩，可在近端松解阔筋膜张肌，远端松解阔筋膜，必要时切断髂腰肌。脊柱侧凸畸形超过 40°时，在病人心肺功能允许的条件下，应尽早行矫形内固定植骨术。

Drennan 改良此手术方法，用螺丝钉把肩胛骨直接固定到肋骨上，在肩胛骨的脊柱缘和肋骨之间填充松质骨，不取胫骨骨皮质固定。注意术中不要将肩胛骨向下牵拉过远，以避免产生臂丛神经瘫痪。

（九）先天性肌强直（Thomsen 病）

为常染色体显性遗传，好发于男性，自幼发病。临床表现为普遍性肌强直、肌肥大。骨骼肌用力收缩后，不能随意立即放松。重复运动后可恢复正常，偶尔眼外肌、面肌、舌肌、咀嚼肌群等受累，出现一时性睁眼困难、眼球凝视、言语不清、咀嚼不能等症状。全身肌肉明显增粗，犹如运动员。本病一般不进展，预后良好。严重病例使用普鲁卡因酰胺、苯妥英钠治疗，可缓解症状。

（十）肌强直性肌营养不良（Steiert 病）

为常染色体显性遗传。好发于男性，多在青少年期发病。一临床表现为肌强直、肌萎缩和肌无力、白内障和性腺萎缩。肢体远端先受累，手指无力，行走困难，逐渐向近端发展；逐渐累及股四头肌、腘绳肌，并侵犯面部、颈部等。出现面无表情、眼睑下垂、胸锁乳突肌萎缩、抬头困难，使颈椎前凸加大，如同天鹅颈。腱反射减弱或消失。此外，常有白内障，性腺萎缩，心脏传导阻滞，智力低下。

肌活体组织检查可见肌细胞核增多，呈环状排列，Ⅰ型肌肉纤维萎缩，Ⅱ型肌肉纤维增生。

血清酶的改变不明显。

本病持续发展，寿命较正常人缩短。常死于肺部感染和心功能衰竭等。一般采取对症治疗，与先天性肌强直相似。

（十一）先天性类肌强直（Eulenburg 病）

为常染色体显性遗传。幼年发病，青春期加重，以后不再进展，20~30 年后又可自行缓解。临床表现为发作性肌强直，肌无力，遇冷可诱发局部肌强直，如当环指、小指发作时，给手以冷刺激，可使其他手指强直痉挛。持续时间约几分钟或几小时。发作时，血清钾可以升高。病程日久，可见普遍肌肥大，明显肌无力，对血钾高的病例可用离子交换树脂治疗。严重者，发作时可静脉注射葡萄糖酸钙或氯化钠。发作间歇期应限制钾的摄入，避免寒冷刺激。本病预后良好。

三、先天性肌病

先天性肌病（congenital myopathies）是出生时婴幼儿或儿童期呈现的肌无力，主要累及骨盆带，肩胛带肌群，也有累及脑神经支配的肌群。多数病儿症状较轻，非进行性。为常染色体显性遗传。但也有散发病例。血清 CK 值正常或稍升高，肌电图显示肌病性动作电位。本病也称为先天性肌弛缓，Oppenhcim 综合征。根据组织化学和显微镜的观察，本病可分为 4 型：①中轴性肌病（central core disease）。②线性肌病（nema-linemyopathy）。③肌小管肌病（myotubularmyopathy）。④先天性肌纤维比例不对称性肌病（congenital fibertype disproportion）。

（一）中轴性肌病

为婴幼儿出现的肌无力，常在 4 岁左右患儿才能独立行走，累及的肌群与 Duch-enne 肌营养不良相似。但常累及下肢，肌萎缩不明显，一般不恶化，腱反射正常。

组织化学染色显示肌纤维中央被不正常的物质代替，缺乏氧化酶、磷基化酶。电子显微镜显示肌纤维中央缺乏线粒体和肌浆网状组织，通常只影响 I 型肌纤维。

（二）线型肌病

为幼儿期出现的轻度，非进行性肌病。是常染色体显性遗传性疾病，1/3 为散发病例。临床表现为长脸、高腭弓、音调尖、带鼻音。骨骼畸形如同 Marfan 综合征。伴脊柱侧凸、鸡胸、高弓足。腱反射减弱。当累及呼吸肌、咽部肌时，病情严重。

用 Gomori 方法染色，杆状体（Rod bodies）显红色，而不是肌纤维的蓝绿色、也不与任何酶发生反应。电子显微镜显示杆状体呈长方形致密结构，与 Z 带一致，可能是 Z 带水不溶蛋白沉淀。

（三）肌小管肌病

婴幼儿期出现不同程度的肌无力，全身性肌软弱。累及眼外肌、面部肌肉时，可引起眼睑下垂、斜视、愁眉苦脸表情。病情不进行性加重。但早期容易引起呼吸道感染和窒息。组织化学检查显示受累肌纤维中央缺乏与三磷酸腺苷酯酶反应的活性。多数肌纤维中央有1~4个核，周围没有肌原纤维。

（四）先天性肌纤维比例不对称性肌病

此型表现为出生后全身软弱，并逐渐加重，2岁以后不再进展。1/2以上病人有手、足挛缩畸形，髋关节脱位，斜颈、脊柱侧凸。肌活体组织检查显示Ⅰ型肌纤维比Ⅱ型小，但数量比Ⅱ型多。

本病早期要控制呼吸道感染，肢体畸形可用矫形支具治疗。必要时结合手术矫形。

四、婴儿脊髓性肌萎缩

婴儿脊髓性肌萎缩（infantile spinalmuscular atrophy）是常染色体隐性遗传疾病。病理变化为脊髓前角细胞，有时为延脑下部运动神经核呈现慢性、进行性退变，引起神经根和肌肉萎缩。本病病因不明，发病年龄和病变程度各种各样。特点为对称性麻痹、肌无力，多累及下肢和肢体近端。但皮肤感觉正常。

（一）分型

临床上将本病分为4型：

（1）Werdning-Hoffmann病：临床表现为出生时全身性肌无力。稍大后，不能抬头和翻身，需要支持才能坐起。下肢呈典型蛙式位。肋间肌麻痹时，吸气时胸骨下陷。面部表情敏捷，侵犯延髓时，可引起吞咽困难，哭声无力。手指持物可见明显震颤，舌肌纤颤，腱反射消失。多数因呼吸道感染早期死亡，也有活至10岁以上者。

（2）出生后半年正常，可以坐起，抬头，但是以后出现肌无力，并且不能站立行走，心肺功能正常者，可活至中年。

（3）出生后1年运动正常，并能站起，2岁左右能独立行走，或借助支具或家长扶持行走。但是不能跑跳，也不能独立上下楼梯，通常到20岁左右仍能行走，但此时因肩肩胛肌萎缩，上肢明显麻痹。一般可活至45岁以上。

（4）Kugelbery-Welander病：出生后无明显异常，能独立行走、跑跳和上下楼梯。常在2~15岁发病，首先累及骨盆带，类似Duchenne营养不良，到30岁左右不能行走。

（二）实验室检查

本征血清酶检查CK、LDH、脑脊液检查正常，肌电图显示神经性肌萎缩，肌活检显示肌萎缩、神经变性，可鉴别Duchenne进行性肌营养不良及重症肌无力、先天性肌病。基因检查表明，通过母亲隐性遗传约占1/4。

（三）治疗

脊髓性肌萎缩常见的骨骼畸形有胸腰段脊柱的C形侧凸，早期可用支具矫形，年龄较大者，可行前路松解，结合后路器械矫形内固定和植骨融合。对于髋关节、膝关节、足部挛缩畸形，可根据病情行软组织松解术。

五、遗传性神经系统疾病

遗传性神经系统疾病（hereditary neuropathies and peripheral nerve lesions）是一组中枢和周围神经多发变性的疾病，一般与遗传有关，病情进展缓慢。

（一）遗传性脊髓小脑共济失调（hereditary spinal cerebellar ataxia）

本病也称为 Friedreich 共济失调，为最常见的遗传性共济失调。其病因不明，男女发病率相等。常在 10 岁以前出现症状。

1. 病理　以脊髓后索、脊髓小脑束、后根变性最明显，锥体束、小脑皮质也可受累。前庭核、桥基底核有萎缩、延髓、大脑皮质、末梢神经病变较轻，心肌也有变性。

2. 临床表现　患者开始步态不稳，行走时两足分离较远。向两侧摇摆，易于摔倒。手部精细运动障碍。眼球震颤，说话困难，以后出现上肢运动失调。双足常呈现高弓足，马蹄内翻足，脊柱侧凸畸形。早期位置感、震动觉和腱反射减低，痛、温觉改变不大，Babinski 征阳性。常合并进行性心肌病。由于病变进展，到 20~30 岁时，严重残废，多在 40 岁前死亡。

3. 实验室检查　肌电图检查显示运动神经传导速度轻度减慢。心电图显示心肌纤维变性，肌活体组织检查可见由神经变性引起的肌萎缩。

4. 诊断和鉴别　诊断根据本病的临床表现、实验室检查，诊断不难，但要鉴别 Charcot-Marie-Tooth 病和 Roussy-Levy 综合征（遗传性无反射性共济失调）。

5. 治疗　采取对症治疗。对发病缓慢者的足部和脊柱侧一凸畸形可手术矫形，融合固定。

（二）肌萎缩侧索硬化症（aoyotrop hiclateral sclerosis）

很少发生于儿童，多见于中年男性。病因不明。病变局限于脊髓前角的节细胞，颈膨大损害最严重，25% 呈慢性退行性变，前根与周围神经亦可显示变性，麻痹的肌肉为结缔组织与脂肪组织代替。临床表现为缓慢进行性、鱼际肌和小鱼际肌、骨间肌萎缩、无力、腱反射消失，常有肌束震颤。无感觉障碍，也无锥体束征。

多数病人病情可迅速发展，累及胸部肌群发生呼吸肌麻痹；也可向上蔓延至延髓脑神经运动核，引起进行性延髓麻痹，导致死亡。

（三）Charcot-Marit-Tooth 病（肥大型 hypertrophlic form）

为常染色体显性遗传，病因不明。主要为周围神经远端对称节段性、反复脱髓鞘和髓鞘再生，周围神经葱样膨大。运动神经传导速度减慢，只有正常的一半。临床出现症状时间不一，多数在 20 岁以前发病。开始仅为轻度高弓足或爪状趾，以后累及腓骨肌，发展成马蹄高弓内翻足。腓骨肌、伸趾肌、特别是伸趾短肌萎缩、无力。膝以下所有肌群可受累，出现跨阈步态。上肢内在肌先发生萎缩，以后桡神经支配的前臂背侧肌肉也发生萎缩，使手的精细动作困难。头部、躯干肌群不受累。一般病变部位的深感觉、痛温觉、轻触觉有轻度减退，但无感觉性共济失调。

（四）Charcot-Marie-Tooth 病（神经元型 Neural form）

为常染色体显性遗传。但发病时间较晚，常在 30~40 岁出现症状，多累及下肢远端，由于大腿下 1/3 肌肉萎缩，出现典型的"鹤腿"外形，常有高弓足畸形。上肢很少受侵犯。因此，病人有正常生活的能力。周围神经传导速度正常或稍减低。

（五）Dejerine-Sottas 病

本病也称为婴儿肥大性神经变性病（hypertrophic neuropathy of infancy），为常染色体隐性遗传，好发于婴幼儿。临床表现为下肢肌无力，肌萎缩，常伴有高弓足，马蹄足畸形和脊柱侧凸。受累肢体呈袜套、手套样末梢感觉减退，腱反射消失，周围神经增粗，特别是尺神经、腓总神经、耳大神经更明显。运动神经传导速度明显减慢。腓肠神经活检可显示葱样膨大，节段性脱髓鞘。脑脊液蛋白含量增高。

（六）Refsum 病

本病也称为遗传性共济失调多发性神经炎（heredopathia atactic polyneritis），为常染色体隐性遗传。由于植烷酸在体内蓄积，引起脑和多发性周围神经病变。儿童期或青春期发病，开始嗅觉丧失，进行性神经性耳聋，夜盲。常有周围神经增粗、小脑性共济失调。感觉减退，N 反射消失。骨骼畸形有脊柱侧凸、高弓足、马蹄足畸形。本病特点是可以恢复和可以复发。实验室检查，血中植烷酸含量升高，脑脊液蛋白含量明显上升，有蛋白、细胞分离现象。肌电图检查，运动神经传导速度减慢。神经组织活体检查可见葱样膨大。可与 Friedreich 病鉴别。

（七）Roussy-Levy 病

本病也称为遗传性无反射性共济失调（hereditary areflexic dystaxia）。本病和 Charcot-Marie-Tooth 病（肥大型）相似，有人认为是属于 Charcot-Marie-Tooth 病。也有人认为是属于 Charcot-Marie-Tooth 病和 Friedreich 病的中间型。但 Roussy-Levy 病缺乏 Friedreich 病的共济失调、锥体束征和脊柱侧凸，又缺乏 Charcot-Marie-Tooth 病的常见的感觉障碍。病变到青春期可停止发展。但高弓足畸形常需手术治疗。

遗传性神经系统性疾病的预后不尽相同。有必要根据病史、查体、实验室检查进行综合分析，正确诊断。常需要小儿神经科医师配合做出估计，共同治疗。矫形外科要处理的是高弓足、爪状趾畸形。早期可采用石膏或支具矫形。年龄较大的马蹄高弓足畸形，可行软组织松解，胫后肌转移至第二楔骨。骨性畸形明显，可行足三关节融合术或跟骨、跗骨截骨矫形。爪状趾畸形可行踇长伸肌后移至第一跖骨头、第一趾间关节融合。其他四趾的畸形也可用类似方法处理。术前要对病人心脏和全身情况有全面的了解，以减少全身麻醉的危险。

六、重症肌无力

重症肌无力（myasthenia gravis）是一种慢性自身免疫性疾病，特点为骨骼肌容易疲劳，休息后可缓解。好发于女性，约 1/4 发生在儿童期，高峰期发生在 20 岁左右。

（一）病因

本病的确切病因不明，可能是自身免疫产生了一种在运动终板对抗乙酰胆碱的抗体，胸腺可能是产生这种抗体的部位。组织学检查显示 Ⅱ 型肌纤维局部萎缩，肌肉内有淋巴细胞浸润。但也有人认为是多基因遗传性疾病。

（二）临床表现

根据发病年龄、临床特点，可分 3 型：①新生儿一过型（neonatal transient）②新生儿持久型（neonatal persistent）。③儿童型（juvenile myasthenia gravis）。

1. 新生儿一过型重症肌无力　母亲患有重症肌无力，约 1/7 的新生儿出生时表现为全身肌无力，哭声、吸吮无力，呼吸困难。很少累及眼外肌。一般 1～12 周可完全恢复而不复发。

2. 新生儿持久型重症肌无力　常在 1 岁后发病，表现为上睑下垂，全身肌无力，逐渐出现眼外肌无力。本型症状较轻，但迁延持久，母亲正常。一般药物治疗无效。

3. 儿童型重症肌无力　母亲正常，常在 10 岁以后发病，最常见的症状是眼下垂，四肢近端肌群无力明显，尤其上肢为甚。全身肌无力，使体力活动减少。此外，咀嚼肌、吞咽肌、面部肌群无力。总之，临床表现多种多样。

（三）诊断

本病特点是累及眼外肌、肩带肌、面部肌群，活动后无力，下午加重。但感觉、腱反射正常。滕喜龙（Tensilon）试验可以确诊。正常人肌肉注射该药，并不改变肌力。重症肌无力肌肉注射后 1 min，肌力明显增加，5min 后作用消失。滕喜龙剂量为：新生儿肌肉注射。5～1mg，体重 30kg 以下儿童肌肉注射 2mg，也可皮下或肌肉注射甲基硫酸新斯的明 0.04mg/（kg·次），数分钟后可见眼睑张大，发音响亮，动作有力。

（四）治疗

药物治疗可缓解症状，常用药物有：①溴化新斯的明口服，每次 5mg（婴幼儿），15mg（年长儿），每日 2～3 次，与食物同服，服药后 30～45min 见效。②氯化阿伯农（Ambenonium chloride），亦称麦梯拉斯（Mytelase），5～25mg，每日 4 次。

药物治疗无效的病例，可用促肾上腺皮质激素或行胸腺切除治疗。

第十一部分　四肢、脊柱骨骺疾病

骨骺、骺板是小儿骨骼生长发育的特征和标志。在正常生长发育过程中，骨骺、骺板保持一定的形态和代谢功能、随生长发育而逐渐成熟、闭合。但有一些骨化中心会发生非感染性、非炎性疾病，随后骨骺变形、功能紊乱，引起骨骺疾病。这种疾病的病名较多，如骨软骨炎、骨骺炎、骨软骨病、缺血性坏死、无菌性坏死等；大多数还以首次描写该病的人名来命名的。其实，骨骺并非发炎。但致病的确切病因至今不明。据报道，全身各处的骨骺疾病有近 40 种。由于解剖部位、病因不同、骨化中心分类、病变部位不同，有许多不同的分类。现将常见的四肢、脊柱骨骺疾病介绍如下。

一、股骨头骨软骨病

小儿股骨头骨软骨病（Legg-Calve-Perthes 病）又称为股骨头缺血性坏死或 Perthes 病，扁平髋等、。这是全身骨软骨病中最常见的、后遗畸形较明显的骨骺疾病。也是与成人股骨头缺血性坏死完全不同性质的病变。

（一）病因

有关小儿股骨头骨软骨病的病因研究较多。目前有下列几种观点：①慢性损伤导致骨骺血管闭塞，从而发生股骨头缺血性坏死。由于 4~9 岁的男孩好发，这可能与此年龄期间，小儿的股骨头骨骺仅有一根外骺动脉供血，血供较差，而男孩好活动，股骨头骨骺负重大，容易受伤有关。9 岁以后，圆韧带血管供血到股骨头骨骺，该病发病率开始下降；18 岁以后骨骺闭合，干骺端血管进入到股骨头，也就不再发生本病。②关节内或股骨近端骨内压力增高，引起血运障碍，从而发生股骨头缺血性坏死。③本病早期均有滑膜炎症状，但两者之间的因果关系仍不明确。近来认为与甲状腺素水平有关。总之，该病的确切病因至今仍不明了。

（二）病理

本病发病过程有一定的规律，通常有 4 个不同的病期，每期持续时间大约 6~12 个月。①缺血坏死期，为病变的早期。此期病理特点为由于缺血而发生软骨下骨坏死，骨化中心停止生长。但骺软骨通过关节液的营养可继续发育，因而较正常增厚。②血运重建期。此期特点为新生血管从周围组织向坏死的骨骺延伸，一方面吸收、清除坏死的骨组织，另一方面形成新骨进行替代。③恢复期。此期骨吸收已停止，而以新骨形成为主。如早期处理得当，此时，骨骺可逐渐恢复原来的形状。④塑型或后遗畸形期。为病变后期，病变不再进展。当病变较轻或经合理治疗，骨骺可经塑型恢复正常。而病变较重或由于早期未经合理治疗，股骨头最后变形，不可能恢复原形而残留有不同的骨性畸形或功能障碍。

另外，根据病变累及部位和范围，特别是前外侧柱（图 11-1），对本病预后有参考作用。

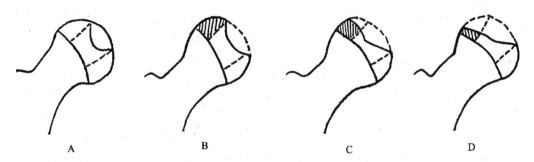

图 11-1　股骨头外侧柱分类

A. 股骨头柱标志；B. 正常外侧柱高度；C. 外侧柱高于正常的 50%；D. 外侧柱低于正常的 50%

（三）临床表现

早期容易与髋关节滑膜炎症状相似，多为单侧发病。主要为髋关节间歇性疼痛，由于闭孔神经受刺激，有时表现为膝关节附近疼痛；行走跛行；关节活动受限；内收肌痉挛。以后，逐渐发生肌萎缩；病变晚期，跛行加重；Trendelenburgs 征阳性。

X 线片检查对诊断有很大的帮助。一般拍双侧髋关节正位，蛙式位（Loewenstein 位），以便了解病变的部位和范围。不同的病理期有不同的表现。早期改变不明显，或仅有关节间隙加宽。缺血坏死以后开始出现股骨头骨骺变小、变扁，密度增高。血运重建期骨骺有节裂，外形不规则，或有半脱位。恢复期骨骺增大，密度均匀。塑型或后遗畸形期，骨骺变形、增大、扁平，股骨颈增粗，髋内翻，肢体变短。一般来讲，髋臼、关节间隙的改变不明显。

CT 三维重建可帮助了解头臼包容和头臼病理改变。

放射性核素骨显像和近年来 MICI 检查对早期诊断有帮助。

（四）诊断与鉴别诊断

根据该病的临床表现和 X 线片的特点，诊断不难。但要注意鉴别①暂时性滑膜炎。②髋关节结核。③呆小病。黏多糖贮积症等。

（五）治疗

本病是一种慢性、可自愈性的疾病。目前尚无特效治疗方法。治疗原则是使髋臼、股骨头相互包容，减轻对股骨头的压力，从而预防股骨头变形。根据不同的年龄和病理改变，选用不同的方法。

1. 保守治疗 适合病变早期，年龄较小者。将两下肢置于外展、内旋位的石膏或可行走的支具中。使用时间为1~2年。治疗期间每3个月拍X线片1次。

2. 手术治疗 手术方法较多，应根据患者年龄、病情的严重程度，选用不同的手术。手术操作方法详见本书有关章节，本节不再详述。

（六）预后

一般来讲：①女孩，②发病时年龄较大，如10岁以上发病，③股骨头和骨骺受累范围大，④头臼不能包容者，髋关节半脱位者预后较差。

二、髌骨骨软骨病

髌骨骨软骨病，又称为Larsen-Johans-son病，被认为是髌骨下极牵张性骨软骨病。其病理变化多继发于髌韧带近端撕裂后钙化引起。青少年运动员由于骨骼未发育成熟，容易受累。反复多次、轻度撕裂损伤可导致严重异位骨化。临床表现为跑步、上楼梯、或下跪时，患膝疼痛；查体时，髌骨上极或下极压痛，皮温稍高，但关节不肿胀。有时与胫骨结节骨软骨病同时存在。

膝关节X线片可帮助诊断，并可分为4级：1级为正常；2级髌韧带内可见散在的钙化；3级为散在的钙化相互融合；4级为融合的骨块与髌骨下极融为一体或形成独立骨块。此外，超声波也可帮助诊断。

与本病要鉴别的是青少年髌骨下极"袖状"骨折。X线片表现有相似之处。但严重的外伤史、局部明显肿胀的体征可以帮助鉴别。

本病是一种可自愈性的疾病。有急性症状时，限制剧烈活动，休息，并给予对症治疗。一般数月到1年可消除症状。

三、股骨剥脱性骨软骨炎

小儿与青少年股骨剥脱性骨软骨炎（Qsteochondritis dissecans）好发膝关节，多累及股骨远端关节软骨和其下方少量骨质，由于缺血性坏死所致。病因可能与局部反复多次损伤有关，因为股骨内髁外侧最多见，这正是胫骨嵴突出部位；股骨髁血供为终末动脉，容易栓塞；此外，有些家庭有本病易感成员。但明确原因尚不清楚。

（一）病理改变

发病早期软骨分离，留有裂缝，并可与周围组织粘在一起，无任何症状；当分离的软骨翘起时，才出现症状。软骨分离后，仍有蒂相连，可逐渐长大，再次损伤可成为关节内游离体。当软骨游离体较小时，可吸收消失；但有的也可增生长大，并引起症状。软骨脱落后缺损部分可由结缔组织填充，成为纤维软骨，一般难由透明软骨替代。

（二）临床表现

患儿活动后出现膝关节疼痛，有时发生绞锁或关节肿胀，也有偶然发现关节内有游离体。查体：股四头肌萎缩；膝关节完全屈曲时，股骨髁有压痛；然后内旋小腿、逐渐伸直膝关节可引发膝关节疼痛。特别是当膝关节屈曲到30°时，出现膝关节疼痛，要怀疑本病。

膝关节除了拍正侧位X线片外，还应拍"隧道"位，即膝关节屈曲20°～30°的正位片，以帮助诊断。放射性核素（99mTc）骨显像和近年来MRI检查对早期诊断有帮助。MR检查可清楚地显示本病的部位与范围，并对是否手术治疗提供帮助，还对手术后愈合、关节软骨修复清晰呈像。

（三）治疗

治疗取决于年龄、部位、病变的大小和疼痛的程度。一般来讲，小儿很少手术治疗；病变在负重区的预后较差。早期保守治疗，限制负重和体育活动。保守治疗半年后仍不好转，或关节内有游离体，可用关节镜探查关节软骨面和游离体；小的游离体可以取出。如游离体较大，或来自负重的软骨面，则应切开复位，并给予内固定。

四、胫骨结节骨软骨病

胫骨结节骨软骨病又称为Osgood-Schlatter病。一般认为是胫骨结节受牵拉所致的骨凸炎。

胫骨结节骨化在7～9岁开始，骨化从远端向近端延伸。在髌韧带进入胫骨结节处，对于11～14岁好活动的青少年来说，未骨化的软骨经常容易受到轻微损伤。MRI也显示髌韧带止点肌腱有炎症，因而产生疼痛。

（一）临床表现

胫骨结节骨软骨病临床表现为局部突起、肿大、疼痛、压痛。膝关节伸直抗阻力或下蹲站起时，疼痛加重。约50%病人为双侧发病。膝关节一般不肿胀，其前后位X线片显示正常；侧位常见胫骨结节处有一处或多处钙化，如钙化位于胫骨结节与髌韧带之间，

此时要鉴别膝关节内游离体；有时侧位X线片可显示正常。

（二）治疗

胫骨结节骨软骨病也是一种自愈性疾病。有急性症状如疼痛时，可限制剧烈活动，适当休息，并给予对症治疗。不必用石膏外固定或注射激素类药物；当胫骨结节完全骨化或骨髓闭合后，疼痛可消失。如骨骺闭合后，疼痛仍不消失，胫骨结节与髌韧带之间又有游离的骨化块，可行手术切除，效果满意。

（三）预后

本病预后较好。但青少年发生胫骨结节撕脱骨折较常见，偶有胫骨结节骺早闭发

生膝反张畸形。

五、跟骨结节骨软骨病

跟骨结节骨软骨病，也称为 Sever 病。正常的跟骨结节第二骨化中心呈锯齿状，女孩 4~7 岁、男孩 7~10 岁出现。开始为多个骨化块，以后融合为一个骨化块，直到 12~15 岁才与跟骨完全融合。因此，不规则的跟骨结节第二骨化中心是正常的。

本病临床的特点为：①与同龄儿童相比，患儿体重过重；②患儿体力活动多，活动后出现疼痛；③患儿肌肉发达；有的家长也有跟骨痛；④检查时，跟骨结节上方有明显压痛；⑤X 线片显示跟骨骨化中心持续不规则，可达数年；早期密度减低，以后病变进展密度增高，常常分裂为 2~3 块。

治疗：有急性症状如疼痛时，可限制剧烈活动，适当休息，并给予对症治疗。适当垫高，鞋垫 1 cm 或在跟骨结节与鞋邦处放上软垫，以减轻对跟骨结节牵拉的张力或压力。一般预后良好。

六、足舟骨骨软骨病

足舟骨骨软骨病又称为 Khler 病。正常男孩骨化中心出现时间是 2.5~3 岁，女孩出现时间为 18 个月至 2 岁。

本病发生的原因可能与①足舟骨仅有单一动脉血管供应有关；②足舟骨是足部最后一个骨化的跗骨，容易遭受负重所造成的损伤；③骨化异常。但确切的病因仍不明确。

本病临床表现为 6 岁以下儿童，男孩多于女孩，双侧发病；发病时足舟骨及周围疼痛，行走时疼痛加重，休息时减轻；检查足舟骨处有压痛。病理检查为骨破坏、死骨形成和正常骨化交织在一起。X 线片显示坏死改变为足舟骨密度增高、节裂或变扁，关节间隙变窄。1~2 年后进入恢复期，新骨形成，舟骨重新骨化，逐渐恢复原来形状和关节间隙。

治疗：本病虽然是一种自愈性疾病，但症状持续时间取决于治疗。通常用保守方法治疗，效果良好。据报道，用石膏靴固定治疗，平均 3~12 个月症状消除；未经石膏靴治疗，症状持续时间平均为 15.2 个月。临床表明行走石膏与非行走石膏效果一样。

七、第二跖骨头骨软骨病

第二跖骨头骨软骨病又称为第二跖骨头缺血性坏死或 Freiberg 病。多见于青少年。

（一）病因

可能与第二跖骨头应力骨折有关；另外与第二跖骨头先天性发育不良、过短有关。

但确切病因仍不明了。

（二）临床表现

第二跖骨头处疼痛，肿胀，局部有压痛，第二跖趾关节运动明显受限。骨骺闭合前，X线片显示第二跖骨头骨骺不规则，甚至塌陷或密度增高、碎裂。闭合后，第二跖骨头肿大，变扁，关节面不平，或有游离体，关节间隙变窄。

（三）治疗

早期保守治疗，减少负重和活动，并给予对症处理。也可应用石膏靴以减轻疼痛。或改变穿鞋，使鞋前弓垫一横垫，以减轻第二跖骨头负重。

经保守治疗无好转，持续疼痛，关节面不平，有骨性关节炎改变，应手术治疗。清理并修平关节面；或切除邻近趾骨基底。第二跖骨头不切除，以免影响负重，产生术后跖骨痛。

八、椎体骨软骨病

椎体骨软骨病又称为 Calvé 病，扁平椎体，是由于椎体第一骨化中心缺血性坏死所致。多见于 3～10 岁儿童，男孩比女孩的发病率高，好发在胸椎下段、腰椎。有学者认为是嗜酸粒细胞肉芽肿引起。实际上其他一些疾病，如成骨不全，甲状腺功能亢进，淋巴网状细胞瘤，黄色瘤等也可出现扁平椎体。

（一）临床表现

少部分病人有外伤史。主要症状是腰背部疼痛，活动受限，脊柱下方后凸畸形，局部压痛。症状轻微者，多由家长偶然发现背部后凸畸形就诊。X线片显示胸椎下段或腰椎中的一个椎体塌陷、扁平、成盘状，椎体骨纹理消失、密度增高，边缘不规则。由于椎体前一半压缩更明显，因而出现脊柱后凸。一般椎间隙无改变，也不侵犯椎体附件，如椎弓根。

（二）诊断、鉴别诊断

本病一般诊断不难，但要鉴别①脊椎结核。椎体破坏明显，常有死骨；其椎间隙变窄或消失；常有椎旁冷脓肿等其他表现。②骨嗜酸粒细胞肉芽肿。除了破坏椎体外，通常还侵犯椎体附件，和身体其他部位的骨组织，如颅骨、肋骨、髂骨等。

（三）治疗

本病亦为可自愈性疾病，有症状时可穿戴腰背支具保护。通常可恢复到接近正常高度。

九、椎体骨骺炎

椎体骨骺炎又称为 Scheuermann 病，青年性驼背，现称为脊柱骨软骨病。详见脊椎后凸畸形章节。

十、肱骨小头骨软骨病

肱骨小头骨软骨病也称为 Panner 病，剥脱性骨软骨炎或无力肘，好发于肱骨小头和桡骨头。10 岁以下儿童多见。特点为整个肱骨小头骨骺不规则钙化，通常无关节内骨软骨游离体。但青年棒球手和体操运动员可能出现肱骨小头软骨下节裂、脱落和关节绞锁。

（一）病因

本病病因可能与遗传，反复慢性损伤，血运障碍有关。特别是 8 岁左右儿童，肱骨小头血管为终末支，没有侧支循环。只有骨骺闭合后，骨骺和干骺端血管才相通。但本病确切病因不明。

（二）临床表现

患儿主诉肱骨小头处疼痛，局部压痛、肿胀。肘关节伸直受限，活动时有摩擦感。肘关节的 X 线片包括正位、侧位和斜位。其改变为肱骨小头骨骺不规则，病变处有密度减低区。有时关节内有游离体。此外，CT，MRI 或关节镜对诊断也有帮助。

（三）治疗

早期限制肘关节活动，悬吊患肢，并对症治疗。一般 6 周后症状可消退。保守治疗无效，疼痛明显，关节绞锁，或有游离体，可手术治疗。根据游离体大小，切开或用关节镜清理关节腔，平整关节面，效果较好。

第十二部分　骨骺板早闭、肢体短缩弯曲畸形

　　骨骺（Epiphysis）损伤，是小儿常见的一种损伤。当损伤波及到生长板（Growth plate）时，肢体进行性生长就会受到影响，发生紊乱，出现障碍。特别是年龄越小、生长潜力越大、损伤越重，引起的畸形也就越明显。因为受伤肢体的生长可发生完全或部分停止，使肢体短缩或弯曲畸形，并引起功能障碍，直到生长停止后，畸形才不再加重。因此，给治疗带来困难。本章重点介绍骨骺损伤的病因、分类、后遗畸形表现、手术治疗方法、结果及进展。

　　（一）病因

　　创伤骨折是最常见的病因，其次为炎症如化脓性骨髓炎、结核等，此外还有肿瘤、烧伤、冻伤、放疗、化学伤等。发生的部位以股骨远端、胫骨近端和远端最常见。此外，股骨近端、肱骨的远端、近端，桡骨远端，尺骨远端也常见。引起的畸形主要为肢体短缩、成角畸形或短缩与成角并存 3 种畸形。其中，以下肢畸形就诊率居首位。据报道，小儿下肢每年生长长度约为：股骨近端 3mm，远端 10mm；胫骨近端 6mm，远端 3mm。因此，年龄越小，生长潜力越大，后果越严重。此外，还与骨骺损伤类型有关。

　　（二）骨骺损伤分型

　　骨骺损伤多以 Salter-Harris 分型为参考，共分 5 型（图 12-1）：第Ⅰ型为单纯的骨骺分离；第Ⅱ型为骨骺分离伴有干骺端骨折；第Ⅲ型为骨骺骨折；第Ⅳ型为骨骺和干骺端均骨折；第Ⅴ型为骨骺板挤压损伤。由于骺板分离发生在肥大层，不在生发层，因此，Ⅰ型Ⅱ型损伤一般不引起生长障碍，肢体畸形。而Ⅲ型Ⅳ型骨骺骨折，损伤骨骺全层包括生发层，故常引起部分生长障碍和肢体畸形。Ⅴ型为骨骺板挤压、损伤严重、影响全层髓板，多引起生长完全停止。至于 Andrew 分型和 Poland 分型大致雷同。另外，软骨膜环损伤也影响肢体生长速度，造成肢体部分生长停滞。

　　（三）骺早闭的临床表现与诊断

　　当骨骺生发层即静止层受到损伤时，骨骺与干骺端之间的骺板软骨被骨组织所代替，形成骨桥，造成骺早闭。根据骨桥部位可分为中央型（骨桥位于骨骺的中央）、边

缘型（骨桥位于骨骺的一侧）和混合型，即两者兼而有之。其中，边缘型多见，中央型次之，混合型少见。根据骨桥的范围可分部分早闭、完全早闭。中央型、范围不大的部分早闭（小骨桥），其牵拉作用力小于生长潜力，对生长影响较小，可不产生畸形；而范围较大的骨桥，其牵拉作用力大于生长潜力，可使中央部分生长停滞，形成鱼尾状畸形；完全早闭，可使骨骺生长停滞，出现肢体短缩畸形。边缘型骨桥，由于生长不对称，多产生进行性内翻或外翻畸形。X 线片可帮助诊断，MRI 则可明确骨桥部位和范围，并为选择治疗方法提. 供依据。

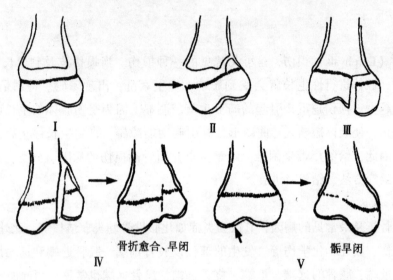

图 12-1　Salter-Harris 骨骺损伤分型
Ⅰ. 骺分离；Ⅱ. 骺骨折分离；Ⅲ. 骺骨折；Ⅳ. 骺干骺端骨折；Ⅴ. 骺压缩

（四）骺早闭的治疗

由于骺早闭临床表现不同，病人年龄不同，治疗方法也不同。但常用的方法有如下几种：

1. 截骨、肢体延长术　适用于生长板完全早闭，肢体单纯明显短缩（3cm 以上）或明显肢体短缩合并内翻或外翻畸形。治疗方法详见先天性短股骨节。当尺骨远端生长板完全早闭，明显短缩、弯曲，合并桡骨小头脱位时，应用尺骨截骨、延长术效果良好。

2. 牵开延长术　适用于生长板接近完全早闭，或骨桥范围较小，明显肢体短缩畸形，但年龄较大，接近生长停止者，效果较好。

3. 截骨矫形术　适用于肢体有明显内翻或外翻畸形，影响外观，如常见的肘内翻、肘外翻，可行干骺端楔形截骨矫形；还有膝内翻、膝外翻，也可行干骺端楔形截骨矫形；但对年幼的小儿，可能要多次截骨，直到发育停止。如果同时伴肢体短缩，则在干骺端截骨后，取楔形骨块在截骨处植骨，较为合理。

4. 健侧骨骺暂时阻滞术 适用于较小儿童，有生长潜力。肢体明显内翻或外翻畸形。方法有骨骺肘钉阻滞或松质骨螺钉固定阻滞，通常 2 年左右畸形可矫正，再取出内固定物。

5. 健肢骨骺永久阻滞术 简单有效的方法是在健肢有关骨骺中央，用 1m 直径环钻钻孔，再将钻孔中组织按相反方向回植。适用于年龄稍大儿童，身材较高，两下肢长度相差不大。

6. 健肢截骨短缩术 适用于大年龄儿童，身材较高，可行健肢截骨短缩术使两下肢长度相等。

7. 骺开放术（骨桥切除，组织填充术） 适用于小年龄儿童，部分骺早闭，骨桥较小。对于周围型，可直视下用磨钻将骨桥切除，直至髓板外露，再用周围的自体组织（脂肪、软骨等）或其他内植物（骨蜡、塑料、不产热稀释骨水泥等）。对于中央型部分骺早闭，可在电视 X 线机引导下，从干骺端开始，通过骨隧道，借用关节镜，用磨钻将骨桥切除，并填充。

第十三部分　后天性骨不连接与骨缺损畸形

　　后天性骨不连接（Acquired bane defect）是由于外伤骨折或病理骨折，在损伤后6个月仍然未能愈合，形成假关节，X线片显示断端无骨痂，髓腔闭塞。骨缺损的病情更为严重，多见严重外伤、粉碎骨折、严重感染等，使骨组织缺如。长骨骨折后不连接发生率的顺序为股骨、胫骨、肱骨、桡骨、尺骨和锁骨。

（一）病因

1. 严重损伤、粉碎性骨折，或复位不佳，或骨折处有软组织嵌入，或有骨组织缺损，则易发生骨不连接。

2. 开放性损伤合并感染，或有血运障碍者。

3. 不适当的手术复位，或内固定不牢靠，或内固定失败，或合并感染，或外固定时间不够长。

4. 急性骨髓炎或慢性骨髓炎治疗不当，死骨形成，造成骨缺损。

5. 使用外固定架延长肢体或矫形，肢体延长速度太快；或骨折后过度牵引。

临床经验表明，感染和血运障碍常是骨折不连接的主要原因。

（二）病理变化

1. 骨组织病理变化　根据断端的血运情况，骨不连接可分两型。

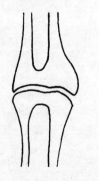

图 13-1　肥大型骨不连

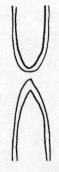

图 13-2　萎缩型骨不连

①肥大型：骨断端有丰富的血运和较多的骨痂（图 13-17）。

②萎缩型：骨断端缺乏血液供应和无明显骨痂，断端萎缩、变尖、硬化，髓腔闭塞（图 13-2）。

2. 皮肤、软组织病理变化　有的骨不连处皮肤、软组织有广泛的瘢痕，或皮肤与骨组织粘连、形成贴骨瘢痕；或有皮肤缺损；一些开放性骨折可能有慢性炎症，或有瘘管、死腔、死骨、异物等；这些都是治疗骨不连要考虑或要解决的问题。

（三）治疗原则与方法

1. 如有炎症，先要控制感染；一般在炎症完全消除 6 个月后才可进行复位、植骨或钢板内固定或外固定器加压外固定，以促进骨愈合。

2. 如有瘘管、死腔、死骨、异物等，先要清理干净，待伤口愈合、炎症静止后，进行下一步手术。

3. 如局部皮肤缺损或有贴骨瘢痕；选择合理的皮瓣，将骨不连处的皮肤恢复到正常或接近正常，才可进行下一步手术。

4. 切口要选择皮肤、软组织条件好的部位进入，如胫骨可从后内侧或后外侧入路。而不要从前侧皮肤、软组织条件差的部位进入

5. 骨断端的处理：骨膜、软组织不要剥离太多，但切除骨断端之间的瘢痕组织，修正断端，扩大接触面，有利于对位与稳定；清除髓腔内纤维组织，以利恢复血运。

6. 取骨植骨最好用自体松质骨，如髂骨；必要时，也可取腓骨；只要植骨部位紧密接触，固定牢靠，多能成功愈合。

7. 固定方法：一般钢板内固定，结合石膏外固定。对有骨缺损者，则应用 3 个平面的外固定器，即可加压固定治疗骨不连，同时又可延长治疗骨短缩，是目前比较理想的、实用的方法。

第十四部分　后天性关节挛缩与强直畸形

后天性小儿关节挛缩与强直畸形（Acquired contracture or ankylosis of joint）是较常见的一种畸形，多好发于膝、髋、踝、肘、腕和指关节等部位。

关节挛缩是指关节周围的软组织如皮肤、皮下组织、关节囊、韧带、肌肉等病变所引起的关节活动受限。关节强直是指关节本身病变所引起的活动丧失，根据其病变程度的不同又分为纤维性和骨性强直；前者关节尚有微动，后者关节完全不能活动，又称为真性关节强直。这两种强直可以是同一疾病的不同阶段，也可以是不同的结果。关节挛缩与强直畸形可分为先天性与后天性两种。先天性关节挛缩如先天性多关节挛缩症等；先天性关节强直如先天性肘关节强直等，已在先天性畸形有关章节中描述，这里不再重复。本章重点介绍后天性关节挛缩与强直畸形。

（一）病因

后天性关节挛缩与强直畸形可由关节内、关节外或关节内外病变引起。

1. 关节内病因　关节感染。如急性化脓性关节炎、关节开放性损伤后感染、关节结核、类风湿关节炎、血友病关节炎、关节内骨折等。

2. 关节外病因　①由外伤、烧伤、烫伤等皮肤形成的瘢痕，引起关节挛缩。②关节周围软组织如皮下组织、筋膜、肌肉等感染，引起粘连、挛缩。③关节附近骨折、或软组织损伤，长期固定引起关节粘连、挛缩。④肌性挛缩。由于各种原因关节长期不活动，引起肌萎缩，最后导致肌挛缩。⑤神经性挛缩。由于肌力.不平衡引起。中枢神经系统疾病如脑瘫，可引起痉挛性挛缩；周围神经疾病如小儿麻痹后遗症，可引起弛缓性挛缩。⑥关节囊性挛缩。如关节囊钙化等，引起关节强直。

实际上，关节挛缩与强直畸形可能由以上两种因素构成。

（二）预防

关节挛缩与强直畸形一旦发生，不仅严重影响小儿肢体的功能，而且还影响小儿的生长发育。特别是关节挛缩与强直畸形时间长，畸形严重，治疗比较困难。因此，预防关节挛缩与强直，是治疗小儿伤残肢体过程中不可忽视的组成部分。预防方法有二：①即当关节挛缩与强直将不可能避免发生，也应保持关节处在功能位上，如踝关节 90°中立位；或置于关节易发生挛缩相反的位置上，如肩关节易内收挛缩，可置于外展位。②关节功能锻炼是预防关节挛缩最常用、也是最有效的方法。适当的关节功能锻炼，可以保持肌肉生理长度和肌张力，促进血液循环，减轻关节肿胀与粘连，从而预防关节挛缩。关节功能锻炼要根据病儿具体情况而定。对能主动活动者，应进行主动活动训练；对不能主动活动者，应进行被动活动训练；对主动活动能力不足者，应进行辅助主动活动训练。关节功能锻炼时，应将关节活动到最大限度。方法如下：对未固定的肢体，进行关节各个方向的活动。对已固定的肢体，进行肌肉收缩训练。每日重复多次。活动量由少到多，活动度由小到大，缓慢进行。

（三）治疗

1. 挛缩关节牵张训练　对早期、不严重的关节挛缩，应尽早进行牵张训练。具体方法包括①主动牵张训练。即由患儿本人主动进行关节牵张运动。②被动牵张训练。即由医生或家长帮助进行关节牵张运动。此时要注意，手法轻柔，用力适当，循序渐进；切忽粗暴用力，引起组织损伤，出血，肿胀，甚至骨折等，加重关节挛缩。

2. 持续牵引和温热治疗　对较严重的关节挛缩，单纯用牵张训练治疗效果不好。因为一旦外力撤除，畸形马上复原。因此，应用持久、恒定的牵引力，能维持伸展效果。

此外，温热治疗能使肌肉放松、结缔组织变软，疼痛阈值上升，有利于牵张挛缩组织。因而，可提高牵张效果。

3. 麻醉下手法牵张　适合上述保守疗法无效，比较严重的挛缩畸形。可在麻醉下，由术者手法牵张、松动关节、撕开关节内外粘连，恢复关节的活动度。注意事项与清醒下牵张训练相同。必要时，可分次、多次麻醉下手法松解，效果更好。

4. 关节持续被动活动（continous pas-sive motion 即 CPM）疗法　这是近年来应用的方法，主要辅助手术后，进行早期关节被动活动，预防关节挛缩，恢复关节功能，有较好的帮助作用。

5. 关节镜治疗　近年来，有报道用关节镜进行关节内粘连松解术，损伤小，疗效好。

6. 手术治疗　对严重的关节挛缩与强直畸形，保守疗法无效，应行手术治疗。以矫正畸形，恢复肢体功能。常用手术治疗的畸形及方法如下：

①肘关节关节挛缩与强直畸形：为小儿最常见的畸形。多由于肱骨髁上骨折、髁间骨折、外髁骨折、肘关节脱位及周围软组织损伤，肘关节感染，结核，骨化性肌炎，软组织瘢痕挛缩等引起。根据病情，选用肘内侧、或外侧、或肘前或肘后方切口，进行关节内外软组织松解，解除病因，矫正畸形，术后肘关节置于功能位；一旦关节肿胀消退，尽早开始关节功能活动。

②腕、指关节挛缩与强直畸形：较常见畸形。多见于前臂缺血性挛缩，上臂神经

损伤，脑瘫，小儿麻痹等后遗畸形。指关节囊钙化常引起指关节强直。根据不同的病因，进行不同的手术松解、矫形。术后及时配合功能锻炼。

③髋关节挛缩与强直畸形：较常见畸形。多见于髋关节外伤骨折，感染，结核，脑瘫，小儿麻痹等后遗畸形以及大年龄先天性髋关节脱位术后。根据不同的病因，进行不同的手术松解、矫形。术后及时配合功能锻炼。

④膝关节挛缩与强直畸形：较常见畸形。病因与上述各关节挛缩与强直畸形相同。此外，还见于血友病和类风湿性关节炎后遗畸形。根据不同的病因，进行不同的手术松解、矫形或软组织与骨组织相结合的手术方法。术后及时配合功能锻炼。

⑤踝关节挛缩与强直畸形：最常见畸形之一。由先天性原因引起，已在先天性畸形有关章节中介绍。后天性原因与膝关节挛缩与强直畸形病因相同。根据不同的病因，进行不同的手术松解、矫形。或软组织与骨组织相结合的手术方法。术后及时配合功能锻炼。

⑥肩关节挛缩与强直畸形：较少见。经手术治疗恢复。

第十五部分　后天性骨关节及软组织常见疾病

一、桡骨小头半脱位

小儿桡骨小头半脱位（subluxation of the radial head），通常又称"牵拉肘"，为小儿最常见的肘部疾患。多见于 3 岁以下的幼儿。多由家长牵拉幼儿手腕后引起。

（一）病因与病理

小儿肘关节周围的韧带、肌肉较弱，关节囊松弛，桡骨小头与桡骨颈直径等粗。当前臂伸直旋前突然受到强力牵拉，包绕桡骨小头的环状韧带，可越过桡骨小头，嵌于桡骨小头与肱骨头之间（图 15-1）；或松弛的关节囊被吸入并嵌于肱桡关节之间，引起桡骨小头半脱位。

（二）临床表现

小儿肘关节受到强力牵拉后，啼哭不安，上臂不敢活动抬高，手拒绝取物；前臂旋前。桡骨小头外侧有局限性压痛。X 线片检查无异常。

（三）诊断与治疗

根据典型的临床表现可以确诊。手法复位可以手到病除。手法复位时，由家长双手固定患肢的上臂，术者一手的拇指抵住同侧桡骨小头外侧，另一手固定并牵引腕部、使前臂伸直并旋后，常可感到或听到弹响，表示复位成功。维持屈肘位 5~10 分钟后，小儿肘关节活动即可恢复正常。

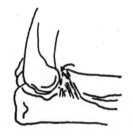

图 15-1　关节囊和环状韧带嵌于肱桡关节之间

二、环枢关节旋转性移位

环枢关节旋转性移位（atlantoaxial rotary displacement），也称为环枢关节旋转性半脱位，既往也称为自发性颈椎半脱位，这种畸形包括环枢关节半脱位，完全脱位。是小儿最常见的颈部畸形，好发年龄为 10 岁以下男孩。

（一）病因

1. 感染多数先患有上呼吸道感染、扁桃体炎、咽喉炎、颈淋巴结炎等，以后出现环枢关节旋转性移位症状。近年来，认为环枢椎关节囊及韧带本身感染，韧带松弛，诱发环枢椎关节移位。

2. 外伤少数患儿的头或颈部有轻度扭伤史。

（二）病理

引起本病的病理因素有下列因素有关：①从解剖生理特点来讲，小儿颈椎韧带松弛，双侧侧块小关节面呈水平位，不稳定。②有研究显示，咽椎体静脉、牙周静脉丛、枕下硬膜外腔有直接通路；这就为咽周围感染向上颈椎发展提供了条件。因此，上呼吸道及颈部感染，引起上颈椎局部充血、加重韧带松弛，促使环枢椎关节移位。③小儿环枕关节，环枢关节外侧有半月板样滑膜皱襞，感染充血，可诱发环枢椎关节移位。④轻度扭伤使关节囊或韧带破裂，引起环枢椎关节移位。⑤颈肌肌痉挛引起。

（三）临床表现

临床表现典型：①突然发生胸锁乳突肌痉挛，斜颈畸形。②颈部疼痛、活动受限。③环枢椎的背侧有轻压痛。④多有上呼吸道及颈部感染，或颈部轻度外伤史。

（四）CT 检查

既往拍颈椎正位（即张口位）侧位 X 线片，来诊断环枢关节旋转性移位。但由于轻度环枢关节旋转性半脱位与正常的小儿头部旋转时，X 线片表现相似，故不易鉴别。因此，动态 CT 检查即将头在中立位和最大限度向左、右旋转扫描，由于环枢关节旋转性移位失去正常的活动度，因而对诊断旋转性移位大有帮助。CT 三维重建，也可明确诊断。

（五）治疗

有效的治疗方法是颌枕带（Glisson 方法）牵引（图 15-2）。牵引时，肩部要稍垫高，使头颈略呈过伸位；注意夜间颌部带子不能滑向颈部，以免窒息。牵引重量 1～2kg。轻者一般牵引 1～2 周，重者牵引 3～4 周后症状可以消除，环枢关节可以复位。

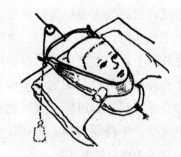

图 15-2　Glisson 方法牵引

三、椎间盘突出症

儿童椎间盘突出症（disk herniation）较少见。但由于近年来诊断水平的提高，儿童椎间盘突出症时有所见。儿童颈椎间盘突出症很少见。

（一）病因

本病多见于男孩，发生部位多在腰部，年龄在 10 岁以上。可有外伤史；也可能与椎间盘发育异常有关，如椎间盘骨软骨性突出、软骨结节，多位于椎体后缘，由于椎间盘随终板后移，与骨骺环形成的骨性后壁共同构成混合突出。男孩的活动量较多，腰部承受的外力较大，因而出现儿童椎间盘突出的症状。

（二）临床表现

主要的症状与体征为：

1. 腰部疼痛、活动受限。患儿一般有外伤史，以后出现腰痛，腰肌痉挛，僵直；脊柱前屈、后伸明显受限，有时伴有下肢疼痛。

2. 脊椎生理弯曲改变，可有侧弯畸形。

3. 棘突间旁有压痛和放射痛。在椎间盘突出的棘突间旁有局限性压痛和放射痛，有诊断和定位意义。

4. 患侧下肢伸直抬高明显受限，有时伴放射性疼痛，Laseque 症阳性。

5. 神经损伤症状根据受压部位不同表现也不同：当 L_4 神经根受压时，足内侧感觉减退，股四头肌萎缩无力，膝反射减弱或消失；L_5 神经根受压时，小腿前外侧、足背、足底感觉减退，伸𧿹长肌力减退；S_1 神经根受压时，足外侧感觉减退、伸小趾无力，跟腱反射减弱或减退（图 15-3）；腰 1~2 突出的椎间盘压迫圆椎时，则有小便功能障碍。

（三）X 线、CT, MRI 检查

腰椎正侧位 X 线片要排除脊椎骨性疾病，如结核、肿瘤、椎体滑脱等。此外，观察椎间隙宽度、生理弧度有无变化、椎体后缘有无骨性突起。有的有改变，有的无改变。CT 检查分辨率较高，一般可帮助诊断和定位。MRI 检查除显示椎间盘组织形态、神经根受压、硬膜外脂肪情况外，还能显示脊髓内、外有无病变。对本病的诊断与鉴别诊断有决定作用。

（四）治疗

病变早期、症状较轻者，可以卧床休息，腰围保护；或行理疗，或手法按摩，或用药物对症治疗；急性发作还可结合牵引。保守治疗无效者，如椎间盘未破裂，有条件可行髓核溶解术，应用胶原蛋白酶或木瓜凝乳蛋白酶，通过电视 X 光机正侧位观察定位，用特制的长注射针头，将药物注射到突出的椎间盘髓核中，使其溶解、吸收，从而消除症状。上述方法治疗无效，或椎间盘已破裂，症状明显者，应进行手术切除已破裂的纤维环、髓核或骨软骨组织。手术多采用全麻，侧卧位进行。可经后路，采用经皮穿刺腰椎间盘切除，或开窗或半椎板切除方法进行腰椎间盘切除。术中注意定位正确。术后引流 24~48h。一般 1~2 个月后可恢复上学。

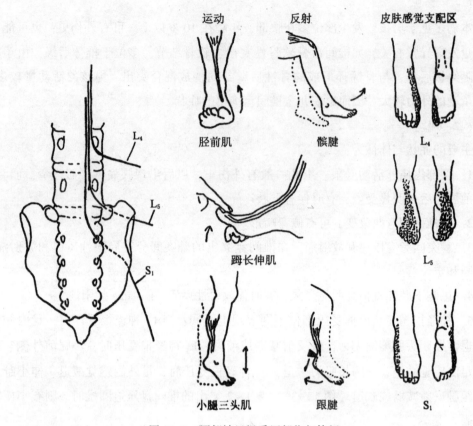

运动　　　　反射　　　皮肤感觉支配区

胫前肌　　　　髌腱　　　　L₄

跗长伸肌　　　　　　　　L₅

小腿三头肌　　跟腱　　　　S₁

图 15-3　腰部神经根受压部位与体征

四、髋关节暂时性滑膜炎

髋关节暂时性滑膜炎（transiant synovitis of the hip）是儿童髋关节疼痛最常见的一种疾病。既往通过对其病因进行观察、研究，得到不少命名，如观察髋（observation hip），刺激髋（irritable hip）、病毒性滑膜炎（toxicsynovitis）等。目前，对其发病特点、症状、体征和疾病的转归有了明确的认识，根据其病程短、可自愈性的病理特点，髋关节暂时性滑膜炎名称确切。

（一）病因病理

一般认为与上呼吸道感染、髋关节外伤及过敏、变态反应有关；还有认为与身体发育肥胖有关。但发生本病的确切原因至今仍不明了。根据髋关节暂时性滑膜炎活组织病理检查结果显示，滑膜增生肥厚、非化脓性炎症。关节液培养阴性。

（二）临床表现

本病好发年龄范围为 3~8 岁，平均 6 岁，但其他年龄阶段也可发病。左右侧发病率相等，多为单侧，至今尚无报道有双侧发病。男女发病比率为 2 1。主要症状为突发性髋关节或腹股沟或膝关节附近疼痛，行走跛行；髋关节屈曲、外展和内旋活动明显受限；内收肌痉挛；骨盆向患侧倾斜，患肢假性变长。血化验、X 线、CT 等检查无特异性改变，超声波检查可能显示关节有积液。本病可自愈，约 67%病程为 1 周，88%病程小于 4 周，少数延长至 8 周。

（三）诊断、鉴别诊断

根据本病发病急，病程短、可自愈的特点，诊断不难。但应鉴别①化脓性髋关节炎；髋关节附近的骨髓炎；③关节结核；④风湿性关节炎；⑤股骨头缺血性坏死；⑥股骨头骨骺滑脱；⑦髋关节附近肿瘤等。

（四）治疗

本病预后好，无特殊治疗。发病早期可对症治疗，或卧床休息，必要时行患肢皮牵引。一般不复发或也不留后遗症。

五、髋关节特发性软骨溶解症

髋关节特发性软骨溶解症（ Idiopathicchondrolysis of the hip）是指股骨头和髋臼的关节软骨进行性破坏、关节间隙变窄、最后一导致关节僵硬。1913 年 Elmslie 以股骨头骨骺滑脱治疗后遗畸形首先报道。以后陆续报道，多见于髋关节感染、外伤或长期外固定后发生。急性发作一般在青少年期。

（一）病因与病理

确切病因目前仍不明了。可能与下列因素有关：①关节软骨营养不良。由于滑膜对软骨的正常营养供应发生改变，如滑膜纤维化可减少滑膜分泌液体，使髋关节内液体减少，关节软骨营养受损，导致软骨细胞死亡，吸收。②外伤。当关节软骨或滑膜受伤后，. 可释放体内软骨溶解酶，导致软骨破坏。③缺血。④关节内压力异常。⑤关节软骨本身代谢异常。由于关节软骨发育异常，代谢异常，在有关的因素影响下，导致软骨破坏。⑥自身免疫反应的结果。从受累的滑膜显微镜下观察到，血管周围的慢性炎症细胞由淋巴细胞、浆细胞、单核细胞构成。

病理改变有：髋关节囊增厚，关节内液体减少，称为"干燥"关节。早期滑膜水肿、增生；晚期滑膜变薄、纤维化；股骨头和髋臼的关节软骨出现病变：关节软骨面不规则、没有光泽、关节软骨变薄，纤维化或碎裂；局部有破坏、直到软骨下松质骨。其中以股骨头负重的关节软骨面病变更严重。关节软骨面在电子显微镜下显示异常。X 线、CT 和 M RI 检查显示关节间隙变窄，关节软骨及软骨下骨破坏，可帮助诊断。

（二）临床表现

一般分两期；急性期为发作后持续 6~16 个月以内，主要为炎症反应，受累关节疼痛、活动范围受限，关节面破坏。随后为慢性期，发病后 3~5 年内，可以出现 3 种结果；①呈进行性加重。关节疼痛加剧，关节僵直。预后不好。②关节无疼痛，但关节僵直。③经治疗后症状好转，不痛，部分或完全恢复关节功能，关节间隙加宽。一般来说，引起本病的原因、病人的种族、年龄、性别和治疗一等与预后有关。

（三）治疗

本病治疗的目的是消除疼痛、改进关节活动和运动范围。早期治疗原则：控制滑膜炎症、维持关节一定的活动范围、减轻患肢负重。因此，根据病情，使用非激素类消炎药物对症治疗、卧床休息、患肢皮牵引。也可以理疗、适当对关节进行主动和被动活动。当髋关节周围有软组织挛缩，还可行挛缩软组织松解术。必要时，行关节囊次全切除术和挛缩肌腱松解术，但其效果有待进一步观察。

只有当上述治疗方法无效时，才可将患肢用石膏固定于功能位。

六、股骨头骨骺滑脱

股骨头骨骺滑脱（slipped capital femoral epiphysis）多见于青少年，发病呈隐性和慢性过程，一般发生在轻微的外伤后，出现症状和股骨头骨骺从生长板自股骨颈滑脱移位。通常骨骺位于臼内，股骨颈移向前方，好像骺内翻；极少病例股骨颈移向后方，好像骺外翻。这种骨骺滑脱与创伤性骨骺骨折滑脱不同。组织学研究表明，这是由于软骨细胞成熟和软骨内骨化发生改变，使生长板肥大层加宽，变弱引起。

该病好发年龄为 10~16 岁，平均 13 岁。在此年龄范围以外发病，则要排除内分泌疾病和全身性疾病，如甲状腺功能减退症、垂体功能减退症、性腺功能减退症、肾性骨营养不良。男女发病率比例为 2.1。左侧为右侧的两倍。双侧发病率约为 25%，多为继发性，即一侧发病后 12~18 个月，对侧发病。70%的病儿骨龄比正常年龄要晚 20 个月。肥胖儿发病率较高。

（一）病因

本病的病因仍不明了。可能是多种因素引起：①局部外伤。但通常为轻度扭伤或低能量外伤。而不是车祸、高处掉下引起股骨头骨骺骨折脱位的高能量外伤。②生物力学的改变。肥胖、股骨颈前倾角减小、股骨颈后倾、生长板呈斜形可使股骨头骨骺承受较大的剪力，使生长板更易疲劳。③滑膜炎症有关。④内分泌失调。如甲状腺功能减退症、垂体功能减退症、性腺功能减退症、肾性骨营养不良常合并或继发股骨头骨骺滑脱。但本病真正原因仍不明确。⑤性激素的影响。有实验资料表明，各种性激素通过改变骨骺软骨的胶原组织和基质再生影响骺板的强度。⑥遗传因素的影响。有此种疾病的家族成员易患本病。

（二）分类

根据发病期的长短，分为①急性型，发病 3 周以内。②慢性型，发病超过 3 周以上。③慢性急性发作型，发病时间较长，但症状突然加重。近年来对急性型分为两类：即不稳定性滑脱，借用拐杖也不能够负重行走，预后不好，容易发生股骨头无菌性坏死；稳定性滑脱，用拐杖能够负重行走。

（三）临床表现

1. 疼痛受累的髋关节、腹股沟，大腿内侧，或膝关节附近疼痛，呈慢性、间歇性疼痛。

2. 关节活动受限 髋关节内收内旋受限明显。或固定于外旋位。

3. 肢体短缩 慢性型有肢体短缩。

4. 步态异常。

X线检查：髋关节正位片可显示股骨头骨骺滑脱或异常，如骨骺板变宽、边缘不规则、骨骺高度减少。Klein线阳性（图15-4）。髋关节侧位或蛙式位侧位片能显示较轻的股骨头骨骺滑脱，特别是向后滑脱。根据滑脱移位程度，分为轻度、中度和严重滑脱。正常前后位X线片的头干角为145°，侧位为170°（图15-5）。轻

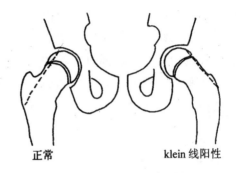

正常　　　　　　klein线阳性

图15-4　Kiedin线阳性

度滑脱指骨骺滑脱小于股骨头直径的1/3、头干角在正位或侧位角度减少、但小于30°；严重滑脱指骨骺滑脱大于股骨头直径的1/2、头干度减少、大于50°；中度滑脱程度介于轻度和严重滑脱之间。此外，超声波、CT检查对诊断和治疗也有帮助。MRI检查应用较少。

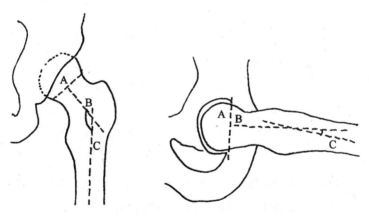

图15-5　正侧位颈干角测量

A. 线为骺板连线；B. 线与A线垂直；C. 线为股骨纵轴线；B线与C线夹角为颈干角

（四）治疗

本病治疗目的是稳定和防止骨骺进一步滑脱，刺激骨骺早闭，防止股骨头无菌性坏死。一般根据滑脱类型和脱位程度而定。治疗方法分3类：①稳定和防止骨骺进一步滑脱，适合急性型、慢性型和慢性急性发作型滑脱。包括石膏固定，一般固定8～15

周，平均 12 周。有效率达 80% 以上。

其并发证有：石膏解除后滑脱复发，股骨头无菌性坏死，皮肤压迫性溃疡，髋关节特发性软骨溶解症等。也可卧床行患肢牵引。既往用多根金属针内固定，但合并证多。近年来主张经皮穿单根螺纹钉（直径 6~7mm）原位内固定。注意螺纹钉在正侧位上都要固定到股骨头的中心部位，而且末端距股骨头关节面至少 5 mm，以免穿透股骨头关节面。方法如下（图 15-6）：

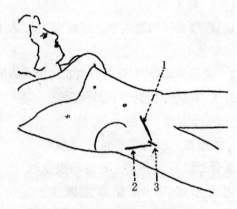

图 15-6　股骨头骨骺滑脱经皮穿针皮肤切口定位
1. 正位股骨颈轴线；2. 侧位股骨颈轴线；3. 切口

由于股骨颈多移向前方，正确的进钉点是在股骨颈前方，而不是既往股骨近端外侧皮质骨上（图 15-7）。进钉点与移位严重程度有关，轻度移位的进钉点在股骨颈基底前外方，移位越严重则进钉点越靠近在股骨颈的内侧。螺纹钉不要进入股骨头的前上方，以避免损伤股骨颈升动脉的终末支，引起骨坏死。单根螺纹钉原位内固定可引起骨骺早闭，早闭时间为术后 2~34 个月，平均约 12 个月。股骨头骨骺早闭也可通过手术达到，用骨栓（长 5 cm、宽 6mm、高 6mm）插入骺板处植骨达到（图 15-8）。术后用石膏管型固定。早闭时间平均约为

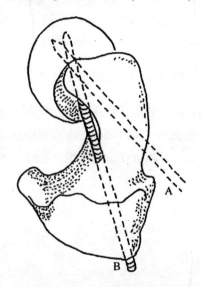

图 15-7　正确进针方向与固定部位
A. 正确进针方向；B. 传统方法容易损伤股骨颈后方血管（不正确）

3 个月。②闭合复位以减少滑脱程度，然后内固定。适合急性型或慢性急性发作型而且是严重的滑脱。其目的是防止原位内固定，塑型不良，引起骨性关节炎。该方法不适合慢性滑脱、稳定滑脱，轻度、中度滑脱。因为闭合复位容易合并股骨头坏死。闭合复位方法可以术前麻醉下手法牵引，也可以股骨下端持续骨牵引。③截骨矫形。包括股骨头下楔形截骨、复位、克氏针或螺纹钉内固定术（图 15-9），其优点为能达到解剖复位，但股骨头坏死率高。股骨颈基底楔形截骨、克氏针或螺纹钉内固定术（图 15-10），其术后股骨头坏死率较低，但矫形角度有限，最大约为 35°~55°，此外，还可引起短颈畸形。粗隆间前外侧楔形截骨术是较常用的手术（图 15-11），股骨头坏死率较

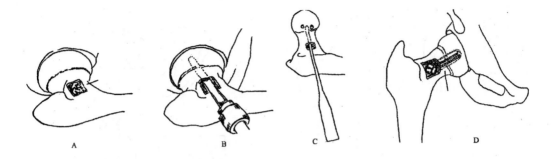

图 15-8　骨栓植骨骨骺闭合术

A. 股骨颈前面开窗；B. 电视 X 光机监控下，用 1cm 粗的钻头钻孔；C. 刮除骨骺；D. 髂骨取骨植骨

低，矫形效果好，但容易合并髋关节特发性软骨溶解症。④晚期补救手术。经过上述治疗后，由于股骨头坏死，或软骨溶解致严重畸形、关节僵硬。明显疼痛者，可行关节融合或结合粗隆下截骨矫形术（图 15-12）。

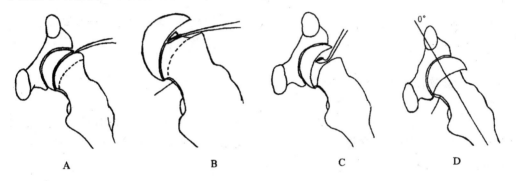

图 15-9　股骨头下截骨复位术

A. 切开髋关节囊后，仔细辨认骺板；B. 从股骨颈切除楔形骨块；C. 刮除骺板软骨；D. 股骨头复位，螺丝钉固定

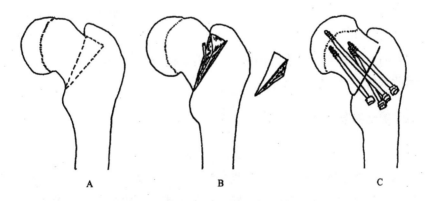

图 15-10　股骨颈基底楔形截骨术

A. 楔形截骨范围；B. 切除楔形截骨，保留股骨颈后侧皮质等；C. 牵引内旋下肢，闭合截骨间隙，螺纹钉固定

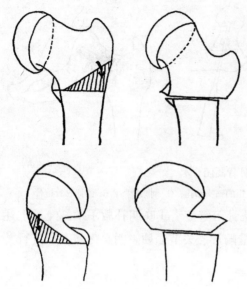

图 15-11 粗隆间双平面截骨矫形术

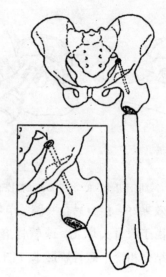

图 15-12 髋关节融合、股骨近端截骨矫形术

七、滑膜软骨瘤病

滑膜软骨瘤病（synovial chondromatosis）为滑膜组织疾病，可发生在任何关节、腱鞘或滑囊，但以膝关节最常见，其次为肘、髋关节。至今病因不明。好发年龄为较大的青少年。但通常无家族史。

病理改变为滑膜表层产生软骨样小结节，突向关节腔，并最终成为关节游离体。游离软骨体在有血液供应情况下，可以骨化、长大；反之，也可以坏死。只有骨化后，X线片才可以显示其存在。

临床表现为受累关节轻度不适、活动受限，关节积液、肿胀，有时行走出现绞锁。如果 X 线片不能显示，MRI 检查可以帮助诊断。

治疗对有明显症状者，应手术摘除关节游离体，同时行滑膜切除。由于滑膜层可以再生，因此术后 1~2 年，可以复发。

八、色素绒毛结节滑膜炎

色素绒毛结节滑膜炎（pigmented villonodular synovitis）是一种较少见的滑膜组织疾病。引起的原因可能与感染有关，也可能是赘生物。病理改变为滑膜组织增生、肥厚。多发生在膝关节，手和足部的腱鞘处。好发年龄为青年。临床表现为关节无痛性肿胀、关节液为暗黑色。早期 X 线片仅显示软组织肿胀。晚期当增生滑膜组织侵入邻近骨组织时，可以出现骨组织改变，多见于髋关节。

治疗 对有明显症状者，应手术切除病变的滑膜。术后复发率高达 50%。近来有行关节腔内注射放射性物质，如镝（dysprosium）或钇（ytrrium）以防复发，获得成功。

九、腘窝囊肿

腘窝囊肿（popliteal cyst）可能与类风湿性关节炎有关。通过对患有各种膝关节炎和肿胀的儿童超声波检查，发现多数患有腘窝囊肿；而且髌上关节囊肿胀程度与腘窝囊肿出现有关；当关节炎症状减轻后，腘窝囊肿随之消失。但是，临床上很少见到患有腘窝囊肿的儿童有关节炎病史。由于没有疼痛，多数由家长无意中发现。腘窝囊肿透亮、好发于腓肠肌内侧头和半膜肌之间。

X 线片检查对诊断帮助不大。超声波、MRI 检查对腘窝囊肿的诊断、大小和定位有决定的作用。

治疗对于位于膝关节后内侧的腘窝囊肿，不伴有关节炎，可以观察。因为多数在数年后可以自行消失。如果伴有疼痛，或继续长大，可以经腘窝横行切口手术切除之。

十、类风湿性关节炎

儿童类风湿性关节炎（Rheumatoid arthritis）是儿童类风湿病的一种临床类型，是以慢性、系统性、非化脓性滑膜炎为主要特征的病变。病因不明。可能与病毒、支原体等病原感染引起机体一系列免疫应答和免疫失衡导致关节等机体组织免疫病损有关。寒冷、潮湿、疲劳、营养不良和精神因素可诱发本病。有报道与遗传有关。

（一）病理改变

病理改变主要在关节、也可以侵袭全身各部结缔组织。关节滑膜最早受累，出现充血、水肿、淋巴浸润，常有小块浅表滑膜细胞坏死，糜烂、并附有纤维样沉积物。病变进一步发展为血管翳，并向软骨面延伸，覆盖于关节软骨面上，逐渐软骨与滑液接触，导致营养障碍。另一方面，血管翳中释放某些水解酶，对关节软骨，软骨下骨，韧带，肌腱中的胶原基质具有侵蚀作用，使关节腔破坏，上下关节面融合，进而发生纤维性僵直，甚至骨化，致使关节功能完全丧失。相邻的骨组织也产生废用性萎缩。其他病理变化包括皮下结节、眼部虹膜睫状体炎，小动脉炎等。

（二）临床表现

早发病在 2~4 岁开始，晚发病在 8~11 岁开始。临床可分为 3 型：①全身型（也称 Still 型）。发病率约占 20%。起病急，多见小儿高热，每日 1 次或两次，常在晚间发生；一过性皮疹，多见于躯干，腋窝处；心包、心肌可受累；淋巴结、肝、脾肿大；血沉快；白细胞升高，C 反应蛋白阳性，类风湿因子可为阴性；多数在 6 个月后转为慢性炎症。②多关节型。发病率占 30%~40%。学龄期儿童，尤以女孩多见；起病缓慢、多为对称性；低热，进行性多发关节炎，大小关节均可受累，受累关节 5 个以上，以膝、腕、踝关节多见，此外，可见于近侧指间关节，掌指关节；大关节腔内有渗液，关节变形严重；X线检查可见关节关节有明显破坏，持续数月，关节僵直；类风湿因子为阳性；③少关节型。最常见，发病率占40%~60%。表现有低热、或高热；主要累及大关节，受累关节4个以下；无严重关节活动障碍，类风湿因子可为阴性；但髋、骶关节受累可发生强直性脊柱炎。女孩易发生虹膜睫状体炎。

（三）X线、CT及超声波检查

早期滑膜发炎，关节积液肿胀，关节间隙增厚，周围软组织肿胀；晚期关节周围软组织萎缩，骨质疏松，关节软骨破坏，间隙变窄；逐渐由纤维强直变为骨性强直。

CT检查对了解骶髂关节早期病变的出现，要比X线片好。

B超检查对了解有无滑膜水肿很有帮助。

（四）实验室检查

轻、中度贫血，白细胞升高，血沉增快，C反应蛋白阳性。类风湿因子（RF）是体内IgG自生抗原变性后产生的特异性抗体，患儿检测阳性率多与临床类型有关。抗核抗体阳性率为25%~40%。免疫球蛋白IgG、IgM，IgA均可增高。白细胞抗原系统（HLA）检测可见HLA-DR_4、DR_5、DR_8、B_2，携带者发病率较高。

以上检查对诊断有帮助，但无一项有特异性诊断价值。

（五）诊断

对以小关节为主的对称性关节炎，持续时间6个月以上，有全身性症状，结合其他辅助检查，帮助诊断本病。但要鉴别：败血症，结核性或化脓性关节炎，风湿热引起的关节炎等。

（六）治疗

本病治疗以减轻疼痛、控制炎症、预防和治疗关节畸形并恢复关节功能为主要目的。常需要多学科协作、综合治疗。

1. 一般治疗　急性期应卧床休息，控制炎症，减少活动，关节置于功能位，预防关节畸形。

2. 药物治疗　①非甾体类抗炎药：阿司匹林为常用、首选、有效的解热、止痛、消炎的药物。剂量为80~100mg/（kg·d），分4~6次口服。由于个体对药物耐受性存在差异，用药过程中密切观察治疗反应和副作用，并根据具体情况适当增减药物剂量。为减少胃肠道刺激，可将阿司匹林与食物或抗酸剂一同服用。长期应用要监测肝、肾功能以及尿常规检查。如不能耐受或6~12周或疗效不明显时，可用其他非甾体类抗炎药，如萘普生，剂量为10~15 mg/（kg·d），分2次口服；布洛芬，剂量为20~40mg/（kg·d）；消炎痛，剂量为1~3mg/（kg·d），小儿不宜长期服用。②肾上腺皮质激素。为免疫抑制剂。可的松1~2mg/（kg·d），分3~4次口服。症状减轻后尽快减量。③其他药物，如金制剂，中药雷公藤等也有疗效。

3. 手术治疗　手术治疗为综合治疗的一部分。常用手术方法有：①滑膜部分或次全切除。适合反复发作、滑膜肿胀明显，经药物治疗持续 1 年无好转；或关节大量积液，经药物治疗 3 个月以上无效，但关节软骨无明显破坏，关节活动较好。滑膜切除可缓解疼痛，减轻关节破坏，防止关节僵硬。滑膜切除后一般可以再生，且要配合关节功能训练，效果较好。②手术矫形。对于软组织挛缩明显、致关节屈曲畸形，可行软组织松解术，包括肌腱延长、关节囊切开。对骨性畸形，如成角、旋转畸形，则宜截骨矫形。③关节严重破坏，不能修复，可作关节融合固定术。

十一、反射交感性营养不良

反射交感性营养不良（reflex sympathetic dystrophy）是一种局限性，难以解释的肢体疼痛，并引起交感性神经功能障碍。也称为交感性持续疼痛（sympathetically maintained pain），外伤性急性骨萎缩（Sudeck atrophy），灼痛（causalgia）。

（一）病因

可能为交感性神经功能异常；或周围神经损伤，继发交感神经作出反应。一般有外伤史，或手术后出现，但也有无外伤史。

（二）临床表现

临床表现随个体和发病不同阶段而异。多见患肢体水肿，少汗或多汗，红斑，青紫，皮肤萎缩。脑性划痕症阳性，即用大头钉的钝头划皮肤，15~30 秒出现红线而健肢阴性。女孩发病率较男孩高，下肢较上肢多见。急性期：肢体剧痛，感觉过敏，血管扩张。营养不良期：疼痛减轻，水肿，肢体萎缩。萎缩期：肢体冷，青紫，僵硬，肌萎缩，骨疏松。一般要鉴别骨损伤和神经疾病。

X 线检查显示进行性骨疏松改变，同时排除其他骨疾病。

（三）治疗

本病宜采取综合方法，一步一步、循序渐进地进行治疗。主要减轻或消除疼痛，康复训练恢复肢体功能。可先从理疗开始，解除精神紧张，或皮下电神经刺激，或应用交感神经阻滞，β 阻滞剂，血管扩张剂等。通常能减轻症状。一般不要用石膏固定患肢，少用或不用激素、鸦片类药物。

十二、骨化性肌炎

骨化性肌炎是以肌肉内异位钙化和骨化为其特点，一般分为两种，一种为外伤性骨化性肌炎，另一种为进行性骨化性肌炎。

（一）外伤性骨化性肌炎

【病因】　　肘关节周围是骨化性肌炎的好发部位，这种异位性化骨其确切的发病机制还不清楚，尤其以肘关节脱位合并桡骨小头骨折时发病率最高。由于肘部肌肉受到创伤，骨折脱位可使骨膜掀起撕裂，肌肉内血肿可能包含有碎裂的骨膜或骨片，其释出骨母细胞，演变成异位化骨。另外，由于骨质创伤促使其周围骨成形蛋白（bone morphogenic protein）转移到肌肉及损伤组织中，软组织内血管周围的间叶细胞在骨形成蛋白的刺激下演变成骨母细胞、骨细胞，造成异位骨化。其特点是纤维组织、骨组织与软骨组织的增生及化生、发病原因多为外伤，如一次重的打击伤或多次重复的小外伤。均可发病，好发于肱前肌、股内收肌及股四头肌。此外，胸大肌、咬肌、三角肌、肱二头肌、髂腰肌亦可发生。发病往往与患者体质有关。然而有些骨化性肌炎局部外伤并不重或无确切的严重外伤史，因此局部肿块可带来鉴别诊断上的许多困难。

【病理】 肌肉为好发部位，但在筋膜、肌腱、骨膜等均可发病。其根本变化是基质中未分化的间胚叶细胞增殖。肌肉外伤后在肌肉形成血肿，一般逐渐吸收而疤痕化治愈。但由于外部强烈刺激和高度疤痕化，由于肉芽组织侵入，凝血块的吸收常伴有器质性改变。伤部水肿及骨组织内直接形成骨小梁，形成软骨。软骨性化骨化生而转为骨组织。此外，由于肌肉炎症，结缔组织化生而发生异位性化骨，组织学上病期不同可有各种不同表现。

早期可见不成熟的类骨组织，骨小梁不规则，周围有骨母细胞，因而骨小梁成熟时可包缠在纤维组织中，到后期则形成骨组织。发生于肌腱特别位于止点者，最终形成一个外生性骨疣，这是由于外伤后骨膜下血肿所致。骨膜与骨之间细胞高度增殖，很快骨化，这叫做创伤后的骨软骨瘤。

【症状】 本病好发于肱前肌，表现为肘关节区肿胀，有压痛。肘关节主动与被动活动均受有限。骨化完成后逐渐疼痛与肿胀减退，在肘关节前方可触到一个界清、凸凹不平的硬性肿块。因肌肉无弹性，肘关节伸展受限，因肿块阻挡，肘关节屈曲亦受限。

初期肿块未成熟时，血清碱性磷酸酶可升高。

同位素锝扫描检查在伤后一周可发现浓聚，因而此项检查对早期诊断本病有较大价值。

X线拍片时，早期表现为云絮状阴影，一个月后伴有松质骨结构阴影，逐渐形成鹿角状阴影（图15-13）。三角肌与胸大肌骨化多发生于步兵扛枪所致，内收肌的骨化多发生于骑兵（rider′s bone）。

骨化性肌炎有时应与成骨肉瘤相鉴别，甚至少见部位的骨化性肌炎更难鉴别，本院有2例分别诊断坐骨下方骨肉瘤和前臂恶性肿瘤，临床及影像学（包括MRI）均考虑为恶性肿瘤，术后病理诊断为骨化性肌炎。个别病例经穿刺病理组织学检查仍有可能误诊，故近年来有学者强调，该病的病理检查宜将肿瘤切除后，从内层到外层切片观察才能减少误诊率。

【治疗】 早期在骨化成熟前不要作切除，其疗效不佳。应使受累部位完全制动休息，不可按摩及强制活动。可采用理疗、热敷、中药洗浴等。等待骨化性肌炎成熟后，

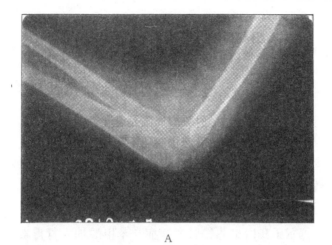

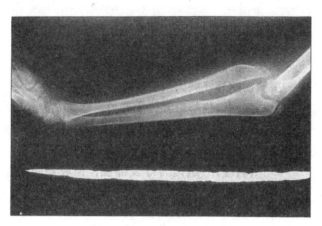

图 15-13

A. 该患儿为桡骨头脱位环状韧带成形术后 2 个月复查时发生骨化性肌炎的 X 光片　　B. 下图为术前 X 光片

一般要 9~12 个月，且为 X 线片检查肿块成熟所证实。此时若功能不受限制则不必处理。若病儿关节活动残留障碍或有肢体神经受压情况，超过急性期 1 年，可手术切除，以改善关节功能。本病有人主张在早期做放射治疗，但不少作者持相反意见。

（二）进行性骨化性肌炎

【病因】　　这是一种原因不明无外伤的先天性疾病。1648 年 Guy patin 首先报告。几乎均在学龄前发病，5 岁以前幼儿占 70%~80%。本病发生于肌肉、筋膜、肌腱与腱膜。先是纤维结缔组织增强，慢慢形成异位骨化，呈多发性进行性变化，最后变成石人（Stone man）。

【症状】　　本病常合并其他）畸形，如短指畸形、指小畸形等。骨化常自胸锁乳突肌开始，有误诊为肌性斜颈，继而在斜方肌、背阔肌并向远侧发展，最后遍及全身组织。所有关节均活动受限。一般对眼肌、心肌、喉肌、膈肌侵及较少。化验检查可有嗜伊红细胞增高，血化学检查均正常。X 线照片可见筋膜骨化阴影，或有类骨瘤样骨化阴影。本病多死于间发性的感染。

【治疗】　　本病无有效疗法。1954 年 Dixen 介绍，皮质类固醇对异位骨形成似有疗效，表现为嗜伊红细胞下降及关节活动增加，但疗效不肯定。

十三、臀肌挛缩症

【病因】　　臀肌挛缩症是小儿骨科常见疾患之一。通过近年来系统研究，致病原因已取得较为一致的认识。既往有学者认为该病与遗传因素、体质原因及儿童易感性有关。目前大多数学者则认为与婴儿期臀部反复接受药物注射有关。故本病称之为注射性臀肌挛缩症。我国学者彭明惺（1989）等人系列报告了实验研究、临床分析和流行病学调查结果，揭示了我国患儿臀肌挛缩症与苯甲醇加人青霉素注射密切相关。故建议禁止用苯甲醇作青霉素溶媒。本院在 20 余年共收治数百例臀肌挛缩症病儿，病史中均有长期反复多次臀部肌肉注射抗菌药物史，故应尽量选用静脉注射途径或口服药物，以避免本病的发生。

【病理】　　动物实验早期病理标本切面呈褐色，注射区可见出血、坏死、液化。有泡沫细胞及异物巨细胞反应，重者有肉芽肿形成。后期改变为肌纤维细胞被成纤维细胞及纤维细胞所代替，同时伴胶原纤维玻璃样变性，肌纤维萎缩。最后肌组织发生纤维疤痕化、腱样化。病变范围与肌纤维走向及注射部位相一致，呈索带状，纤维索带与正常肌肉纤维之间的界限不清。臀肌挛缩症病儿的病理检查所见与动物实验的后期病理改变基本一致。部分严重病例可累及全层臀部肌肉、甚至髋关节囊也可造成挛缩。

【临床表现】

1. 绝大多数病儿都有婴幼儿期反复多次臀部注射药物的阳性病史。详细追问病史十分重要，对确诊该病是一个良好的开端。

2. 步态异常，行走时双下肢呈外展、外旋状，即所谓"外八字"步态。由于髋内收受限，特别在跑步时，步幅小，出现跳跃前进，有人称之为"跳步征"。

3. 站立时，双下肢轻度外旋位，不能完全靠拢。由于臀大肌上部纤维挛缩，肌肉容积减小，相对显现患侧臀部尖削的外形，称为尖臀征（图 15-14）。

4. 坐位时，双膝外展分开，不能靠拢，搭腿试验阳性，又称"二郎腿试验"阳性。

5. 下蹲时，双下肢并腿下蹲时当髋关节屈曲接近 90° 时，屈髋受限，不能完成继续下蹲，必须在双膝向外摆动，划一弧圈后，双腿才能再次并拢完成下蹲动作，该体征称"划圈试验"阳性。严重病例，双腿并拢根本不能完成下蹲全过程，下蹲时双髋、双膝都要在外展、外旋状态下，如青蛙腿样完成下蹲动作，故称"蛙腿征"阳性，二者不同的临床表现是由于病变范围及严重程度不同所致。

6. 髋部的弹响与弹跳，体检时，双下肢并腿被动屈髋屈膝和伸髋伸膝时，紧张的挛缩索带滑过大转子表面瞬间，摩擦产生弹响或弹跳。该"弹跳征"为临床诊断本病的重要体征之一。

7. 交腿试验：患儿双下肢并腿平卧，分别将一肢体抬高内收交架于另一肢体之上，不能交架于膝关节髌骨以上（股骨中下段）水平为阳性，说明髋内收受限。若双侧臀肌挛缩均较重，则两侧交腿试验均呈阳性，若一侧挛缩较重而另一侧正常或挛缩轻，可出现挛缩较重侧阳性，而轻侧或正常侧阴性。该项体征对估计本病臀肌挛缩程度有重要意义。

8. 患侧臀部欠丰满，局部皮肤可见凹陷皮纹沟或小窝。门诊常可触及硬结或硬性索带（图15-15）。

9. Ober′s 征阳性：即患儿侧卧，屈患髋90°时膝关节不能触到诊察台上。

X线征象：骨盆X线片骨质无异常改变，两侧病变可见"双侧假性髋外翻"，股骨颈干角大于130°，股骨小转子明显可见。单侧病例可引起骨盆倾斜，患侧髋外翻畸形，肢体假性增长；健侧出现髋内收畸形，股骨头假性半脱位。

【诊断】　该病的诊断应包括病史，特别是婴儿期臀部注射药物史。另外特有的"外八字"步态；跑步时的"跳征步"，站立时的"尖臀征"，触诊时可及索带硬块等，都应通过详尽的查体而获得。其次"划圈征"、二郎腿试验及平卧的交腿试验、髋弹响征全部或部分阳性者。Ober′s 征全部阳性。一般诊断即可成立。X线骨盆平片并未发现骨质异常。

偶遇单侧臀肌挛缩症病例，诊断往往有波折。一般该类患者就诊年龄多偏大，有较长的病情缓慢发展过程，所以是否有反复臀部注射史，家长或本人已不清楚，主要以顽固性双下肢不等长，明显跛行就诊，少数病例尚合并髋周其他）疾病，如同时病侧患Perthes病，给本病的诊断造成困难。其实诊断单侧臀肌挛缩也并不困难。首先在考虑鉴别髋周诸病时，亦应将本病考虑在内，另外所谓顽固性双下肢不等长并非真性，让病者平卧骨盆放于正常位，通过双下肢测量长度完全一样，并且健肢髋关节各向活动检查完全正常。双下肢外展位摄片，髋臼包容股骨头良好，并无半脱位征象。患侧却都有典型的臀肌挛缩体

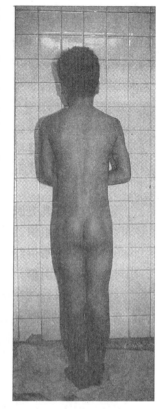

图15-14　臀肌挛缩症之"尖臀症"

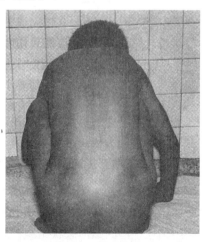

图15-15　臀部明显的硬性索条

征存在。

【治疗】　手术彻底松解挛缩索带是治疗本病的最好疗法。非手术疗法如按摩、推拿、各种物理治疗均无疗效。目前手术方法已从臀部的大型"八字"切口改进为转子上小的弧形切口。术后亦放弃石膏固定，并一期完成双侧臀肌挛缩手术。

1. 麻醉　硬膜外麻醉或全身麻醉。

2. 体位　取侧卧位即可，也可取俯卧位者。若取后者体位则术侧肩下、腹下、髂骨下放置沙袋，以便术中屈髋、屈膝。足趾至小腿用消毒巾包扎，以便活动。

以仰卧位为例，消毒范围达腰骶部、双臀部及双中腹侧缘及会阴后，置双层无菌巾将臀部放在无菌巾上。此时，双下肢适当改为外展，广泛消毒双下肢及会阴和肛门部用无菌巾遮盖。手术时将患儿转为侧卧位，切断挛缩组织后，检验松解是否彻底，再将患儿转放仰卧位，做手术侧的屈髋、内收和内旋，交腿试验手术台上经常采用。若松解仍不足够，可将患儿重新转放在侧卧位，进行残余松解，直至满意为止。一侧手术结束后，伤口可暂时填塞大纱布止血。变转体位，行另一侧手术。

3. 切口选择　以挛缩范围的中心部位，通常在髂前上棘后 2.5cm 处至大转子的稍后方，做一长约 5~6cm 的弧形切口，便于充分暴露挛缩组织和兼顾前后。

切开皮肤下脂肪层，暴露脂肪上筋膜，切开下陷两侧筋膜，暴露肌肉层。可见肌肉与纤维化病变有明显分界线。术中尚需将患儿髋关节屈曲、内收和内旋，使臀大肌、髂胫束等挛缩组织被动紧张，能在手术野中通过视诊和触诊正确辨认，用刀由浅入深分层横断挛缩组织，切断时可听到紧张组织断裂声音。有时浅层挛缩组织厚度可达 1cm 以上。阔筋膜张肌也常并挛缩，应予切断。该切口能在拉钩牵引协助下，直视完成松解挛缩组织的切断操作。深层的挛缩组织如臀中肌等亦应彻底切断。病变范围广泛，每切断一部分，紧张程度即获减轻，将髋关节进一步屈曲、内收和内旋，手术野又现紧张的深层挛缩组织，都要小心谨慎地加以切断，避免残留挛缩组织而导致手术效果不佳。有时需要将患儿改变体位为平卧，以交腿试验、并腿屈髋试验等来检验臀肌挛缩是否已获得彻底松解。少数病儿有梨状肌和髋关节囊挛缩，妨碍内收、内旋，也需要做相应松解，切断梨状肌挛缩，应紧贴大粗隆止点处，以免误伤坐骨神经。

4. 手术保护：该手术操作过程中，最重要是保护好坐骨神经不受损伤。措施：①切断挛缩组织紧贴大转子后上部进行。②若发现挛缩病变广泛，界限不清，宜在臀大肌深层先将坐骨神经暴露出来加以保护，坐骨神经周围疏松组织，特别是见到黄色脂肪组织包绕中的圆形条状组织，质地柔软可移动者，一般容易与肌腱或疤痕索带区分。③当逐层切断挛缩组织时，该组织为苍白无明显出血，勿需结扎止血。同时可见正常鲜红肌肉纤维由捆扎中获得释放，膨突于手术野内，若发现深层尚有挛缩，则只要将正常肌纤维分开，深层又可现腱样挛缩组织，用血管钳将其一束束挑起切断，如此操作，创伤较小。术中出血较少，勿需输血，亦增加髋关节的术后稳定性。

总之，臀肌挛缩松解手术要求髋关节活动范围达到：内收和内旋各约 10°，髋关节屈曲到 120°以上。

5. 术后处理：切口深层组织多为渗血，除少数明显出血点处用缝扎或结扎止血外，勿需特殊处理。缝合切口常规置橡皮片引流，加压包扎。24h 后拔除引流。术后仰卧位，两侧臀部垫以沙袋，适当加压。

术后双下肢仅在并膝状态下以布带适当约束。下床后每日作康复训练，左右下肢各向对侧交叉，每天 50 次。二足向前稍向内旋 5°～10°下蹲，足跟落地每日 50 次，拆线宜术后 12～！14d。髋关节功能多在 4～6 月内完全恢复正常，疗效很好。

十四、腱鞘囊肿

【病因】　发病原因不明了，目前多数学者认为是关节囊、韧带、腱鞘上的结缔组织因局部营养不良，发生退行性变性而形成囊肿。也有人认为与黏液样变有关，有些病例与外伤有密切关系。常好发于关节或腱鞘附近，易见于腕背、足背和踝关节周围部位。囊肿可分为单房或多房，内含透明的胶冻样液体。有人认为囊肿与关节腔或腱鞘滑膜腔相同，有人则认为只有根部相连并不相同。

【病理】　囊壁为致密纤维组织，类似薄的关节囊。其外被是一层纤维结缔组织膜，里面衬有一层滑膜，囊内充满黏稠的胶冻无色液体，多源于纤维组织。显微镜下所见可分为三个阶段，初期为梭形的细胞相同。中期阶段除有初期阶段的细胞结构外，中央部分发生空腔化改变，其内有上述细胞的分泌物。后期阶段为成熟的腱鞘囊肿，囊壁光滑，厚薄不均匀。大囊肿的壁血管很少，血管壁因纤维性变而使管腔变细，这可能是发生退行性变化的原因。在退变区每有神经纤维通过，因此囊肿部位会再现疼痛与压痛。

【临床表现】　可发生于任何年龄，儿童亦较常见。从豌豆大小到核桃大小，主要症状是肿胀，疼痛，有时还伴有相邻关节的功能受限和局部胀痛。囊肿通常增长缓慢，有的与关节腔或腱鞘相通。有的不通。检查时可摸到一个光滑、张力较大的包块，有轻度压痛，少数可有波动感。有症状疼痛者活动邻近关节时疼痛加重，长在腱鞘部位可使相关肌肉的肌力减弱。偶见包块有变大变小者。

【治疗】　保守治疗中以压迫囊肿，把它挤破，里面液体散出在周围组织中，有人用手按压囊肿或用小木腿叩击方法使张力较高的囊肿破裂，部分病例可因此而痊愈，但该法只适宜于较大儿童患者，有人采用粗针在局麻下多处穿刺，然后再加压挤出囊液。另外，可采用无菌针头穿刺吸净囊肿内液后，直接行囊肿腔内注入透明质酸酶或强的松龙药物，然后加压包扎，多数病儿能获得治愈，但易在半年之内复发。对反复复发者，或囊肿过大，影响功能或生活不便者，如足背部腱鞘囊肿穿鞋困难者，可在严格无菌条件下手术切除。术中应注意彻底切除囊肿壁及基底部的韧带样组织，以防止术后复发，预后良好（图 16-16）。

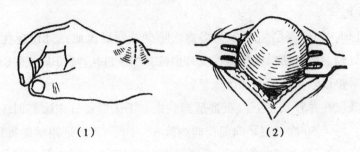

图 16-16　腱鞘囊肿手术
（1）切口　（2）显露囊肿

第十五、半月板损伤

膝关节是全身最大的负重关节，半月板在维持膝关节稳定性方面具有重要功能。盘状半月板系发育异常，多见于外侧，过去认为是先天性发育异常，但近年国内外研究资料表明，胚胎期的半月板并不呈盘状，. 因此，盘状半月板可能属后天发育异常。因盘状软骨多较肥厚，易发生磨损变性或撕裂。

【临床表现】

1. 本病在儿童比较少见，男孩多于女孩，可双侧出现，以外侧明显居多。

2. 疼痛　在受伤后立即感觉膝关节疼痛，继而肿胀。虽然膝肿胀消退后，患儿活动时仍觉疼痛。疼痛多位于关节间隙外或髌韧带的两侧，扭动膝关节时疼痛加重。

3. 关节肿胀　首次损伤者，膝关节肿胀最明显，其内容为渗出液及血液，因半月板损伤的同时有滑膜损伤形成外伤性关节积液或积血，约 3 周后消退。

4. 关节绞锁弹拨　是膝关节盘状半月板的特殊体征，对诊断具有重要意义。当关节伸屈到一定角度时，突然出现一个响声和拨动。感觉关节内有物体卡夹，伸屈活动立即终止，即称为关节绞索现象。多数发生于外侧半月板，可屡次发作。有时经患者摇动小腿后可自行解脱关节绞索现象。

5. 局部压痛　是诊断半月板损伤的重要体征。常见部位是在半月板前角附着处关节间隙副韧带附近，有时亦可在后角的附着处。绝大多数患者的压痛点与损伤部位相符，仅个别例外。

6. 膝过度伸直疼痛　半月板损伤后多数病例膝关节不能完全伸直，但有些患者以半月板前角撕裂者虽然膝关节不能伸直，而在被动过度伸直时，即可引起疼痛。

7. 关节弹响　多发生于膝关节屈曲及伸直运动时，其特点为单一弹响声，而不是连续的摩擦音。

8. 股四头肌萎缩　此为伤后晚期所见。是半月板损伤后膝关节活动因疼痛而减少，股四头肌逐渐发生废用性萎缩。

9. 软骨盘滑动　软骨盘随膝屈、伸而前后滑动，是由于受股骨髁挤压而引起，可用手触知，或肉眼看到。

10. McMurray 试验阳性　是最常用的临床检查方法，患者平卧并使膝关节完全屈曲，检查者以一手握住患侧足跟部，另一手的手指按于膝关节间隙。如检查外侧半月板时，使小腿内旋内收，同时将膝关节逐渐伸直，如至某一程度时患者突然感觉疼痛或有响声则为阳性体征。同法若为检查内侧半月板，应将小腿外旋外展，同时将膝关节伸直。

11. Apley 试验　也称研磨试验，是区别膝部韧带损伤和半月板损伤的较好方法。患者俯卧位，屈膝 90°，助手固定股部。检查者两手握住病人足部左右旋转，询问病人有无疼痛或不适继而做分离旋转试验。握住足部用力上提，并做左右旋转，此时膝关节韧带处于紧张状态，而半月板与股骨髁脱离接触，若引起疼痛，提示韧带损伤。然后挤压旋转试验，检查者握住足部以全力下压并左右旋转，此时膝关节韧带相对松弛，而半月板受股骨髁挤压磨擦，若有撕裂可引起疼痛。该试验阳性率虽较 McM urry 试验稍低。但能鉴别半月板损伤与韧带损伤，目前临床应用广泛。

12. 应力力试验　膝侧方应力试验阳性，对于定位诊断有一定价值

【影像学检查】

1. X 线平片　患侧间隙增大，若为外侧盘状半月板可有股骨外髁发育差，腓骨小头位置稍高，病程久者见增生改变。平片的摄取主要目的在于除外关节内骨折、游离体等。

2. 关节造影技术　对诊断本病有一定帮助，诊断率在 80%以上。可显示半月板的形态及撕裂情况。但此项检查不必常规进行，典型的临床体征即可确诊。

3. CT、磁共振、B 型超声检查　近年报道颇多，可作为半月板损伤的辅助检查，尤其磁共振成像优点更多，成像清晰可见，日益为临床医生所接受。

4. 关节镜检查　诊断半月板损伤的精确率更高，超过 90%，同时可做为介入治疗的手段。

【诊断】　　目前半月板损伤的诊断主要是依据病史、临床症状和体征。儿童患者多为 10 岁以上少年，常有确切的膝关节扭伤史，均应做 X 线检查以除外骨折或游离体等其他）疾病。但临床医生切不可盲目依靠 X 线影像报告，要结合临床表现进行仔细分析。关节镜检查虽然确诊率高，同样也要结合临床及 X 线表现进行综合分析，因为关节镜也有盲区。所以，对于是否需要手术的患者，是靠临床医生准确查出 Mcmurray 试验和研磨试验等。否则，即使磁共振见到半月板损伤，而无临床体征则不予外科处理。

【治疗】　　初发患者部分病例采用保守治疗可能有效，如关节腔积液或积血时，穿刺吸引后弹力绷带或石膏托固定膝关节可缓解症状。但对于半月板损伤较重，尤以有明显绞索现象者或反复发作的病例，特别是一旦出现股四头肌萎缩、膝关节伸不直

的病例，应尽早手术切除病损的半月板。对于解除关节的功能障碍、预防减少创伤性关节炎，以及良好的术后恢复都更有利。

近年来，随着关节镜技术的普及与提高，关节镜检查同时介入治疗也有很多报道，半月板修补、盘状半月板成形术等尽量保留半月板的做法已开始向传统的半月板切除术进行挑战，尽量保留半月板，其目的是减少关节退变（图 16-17）。

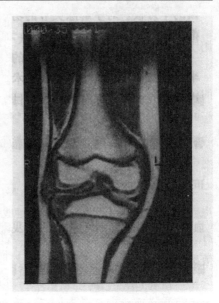

图 16-17 MRI：示右侧盘状半月板伴有损伤

参考文献

1. Morrissy RT, Weinstein SL. Pediatricorthopae - dies. Fouth Edition. Philadelphia, Lippincott-Raven company, 1996

2. Kassar JR. Orthopaedic Knowledge Update 5 Home Study Syllabus. American Academy of Orhtopaedic Surgeons, 1996

3. 王汉林等主编. 小儿先天性骨与关节畸形『. 北京：中国医药科技出版社，1994

4. 吉士俊，潘少川，王继孟主编。小儿骨科学. 济南：山东科学技术出版社，1999

5. 朱通伯，戴勉戎主编. 骨科手术学. 第 2 版. 北京：人民卫生出版社，1999

6. 王汉林，林振福，郭敏，等. 臀肌纤维化. 中华骨科杂志，1987；7（4）：289

7. 王汉林，郭敏，林振福，等. Ehlers-D anlos 综合征的骨科畸形. 中华小儿外科杂志，1991；12（1）：37

8. 王汉林，林振福，郭敏. 不同手术方法治疗习惯性髌骨脱位的随访分析. 河北医学院学报，1992；13（2）：95

9. 王汉林，林振福，梁秋瑾. 小儿 Perthese 病的早期诊断与处理. 中级医刊，1993；28（4）：36

10. 王汉林，梁秋瑾，彭阿软，等. 脊髓纵裂与脊柱侧凸. 中国脊柱脊髓杂志，1993；3（3）：130

11. 王汉林. 儿童脊柱侧凸手术矫形的探讨. 中华小儿外科杂志，1993；14（4）：228

12. 王汉林. 儿童股骨远端骨能分离对下肢生长的影响二中国骨伤，1994；7（2）：33

13. 王汉林，林振福，郭敏. 介绍改良哈灵顿方法治疗儿童脊柱侧凸. 河北医学院学报，1994；15（2）：80

14. 王汉林，李军，林振福. 可调半径套管式外固定器的研制与应用。中华小儿外科杂志，1994；15（3）：187

15. 王汉林，梁秋瑾，武树新，等. 小儿桡骨缺如的诊断与治疗. 中华骨科杂志，1995；15（7）：441

16. 王汉林，武树新，梁秋瑾，等. 选择性脊神经后根切断术治疗肌痉挛。中国脊柱脊髓杂志，

1995；5（1）：25

17. 王汉林，徐杰东，王奇峰. 不同方法治疗先天性上挠尺关节骨性连接之比较. 伤残医学杂志，1996；4（1）：12

18. 王汉林，王奇峰，徐杰东. 选择性脊神经后根切断术应用中的几点改进. 伤残医学杂志，1996；4（2）：6

19. 王汉林，梁秋瑾. 儿童痉挛性脑瘫治疗新进展. 中华小儿外科杂志，1996；17（2）；121

20. 王汉林，吴泽联，戴定. 骨盆截骨骨块嵌入造盖术. 中华小儿外科杂志，1996；17（3）：126

21. 彭阿钦，王汉林，吴希瑞. 距下关节完全松解术治疗儿童僵硬性马蹄内翻足. 中华小儿外科杂志，1997；18（3）：163

22. 王汉林，李永库，崔建，等. 儿童先天性髋关节手术失败的原因分析和再处理. 中国矫形外科杂志，1996；3（3）：204

23. 王汉林，梁秋瑾，于振武. 严重肢体肌痉挛治疗新进展？中国矫形外科杂志，1996；3（4）；297

24. 王汉林，梁秋瑾，张合廷. 宫内注射药物致婴儿肩关节感染一例报告. 中华骨科杂志，1996；16（6）：380

25. 王汉林. 小儿痉挛性脑瘫治疗新进展. 中国脊柱脊髓杂志，1996；6（5）：234

26. 王汉林，梁秋瑾，冉金斗. Ellis-van Creveld 综合征的骨科畸形. 中国矫形外科杂志，1997；4（1）；66

27. 王汉林，武建中，韩瑞堂. 脊髓栓系综合征的诊断与治疗. 中国脊柱脊髓杂志，1997；7（5）：204

28. 王汉林，焦振清，王清和. 1，arsen 综合征的诊断与治疗. 中华小儿外科杂志，1998；19（2）；105

29. 王汉林，廖文，张兵辰，等. 手法复位失败的小儿髋脱位的处理. 中华骨科杂志，1998；18（1）：53

30. 王汉林，武建中，史鹤春，等. 儿童蜡烛骨症 2 例报告. 中华小儿外科杂志，1998；19（4）：203

31. 王汉林，廖文，刘振清，等. 可调半径套管式外固定器治疗下肢骨 N 损伤后遗畸形，中国矫形外科杂志，1998；5（5）：429

32. 王汉林，武建中，于振武. 儿童先天性下胫排关节分离 2 例. 中华小儿外科杂志 91999；20（1）o. 28

33. 王汉林，崔建，廖文，等. 内固定失败的下肢长管状骨的治疗. 中国矫形外科杂志，1999；6（8）：630

34. 王汉林，刘玉昌，于振武. 青少年与成人髋臼发育不良治疗新进展. 中国矫形外科杂志，2001；8（10）：999

35. 王汉林. 悉尼儿童医院及骨科近况. 中国矫形外科杂志，2001；8（11）；1143

36. 王汉林，于振武，刘玉昌，等. A 型肉毒毒素治疗儿童痉挛型脑瘫的初步报告。中华小儿外科杂志，2002；23（2）：150

37. 王汉林，刘玉昌，于振武，等. 改进 T6nnis 方法治疗青少年发育性髋关节发育不良。中国矫形外科杂志，2002；10（11）；1057

38. 王汉林，赵凤兰，于振武，等. A 型肉毒毒素治疗痉挛性脑瘫的新进展. 中华小儿外科杂志，2002；23（6）：561

第十六部分　神经系统疾病

第一节　脑瘫后遗症

　　脑性瘫痪（cerebral palsy，CP）又被称为大脑性瘫痪、大脑瘫、脑性麻痹，简称脑瘫。早在 1861 年，英国医师 Little 描述过此病，故又称 Little 病。脑瘫是小儿时期常见的一种中枢神经系统致残性疾病。它的定义是：小儿脑组织在未发育成熟阶段受到损害，是一种非进行性、不可逆性的病变，形成以姿势异常和运动障碍为主要表现的综合征，同时可伴有神经发育迟滞、癫痫病、视听觉异常、言语和摄食等功能障碍等。

发病率

　　脑瘫发病率世界各地报道不一，发病率在发达国家约为 2‰～3‰，由于各国对围产期保健的重视，产科技术的提高，尤其新生儿、早产儿医学的发展，早期普查及随访工作的进行，脑瘫的发病率正逐年下降。脑瘫发病情况国内资料不详，尚缺乏确切的数字，但据 1987 年全国残疾人抽样调查结果，14 岁以下肢体残疾儿为 62 万人，综合残疾儿为 80.6 万人；又据卫生部 1986 年全国出生缺陷儿总发病率为 13.07‰，当可看出我国脑瘫儿的发病率也是一个不低的数字。在脑性瘫痪小儿中，男性发病率超过女性。

病因

　　脑性瘫痪的发病原因较为复杂，且专家们说法不一。比较公认的观点为：任何原因造成胎儿及小儿脑组织缺血、缺氧、受伤或中毒，均可引起脑损害，导致脑性瘫痪。

常见的原因可归纳如下几个方面。

1. 产前因素

（1）母亲妊娠6个月内致病因素

胎儿0~3个月时的影响因素有：①先天性畸形；②遗传性缺陷；③子宫内感染，损害脑组织；④先兆流产致脑乏氧；⑤母亲患风疹感染；⑥母亲接触中毒性物质；⑦遭受放射线照射或药物中毒影响胎儿发育。

胎儿4~6个月时的影响因素：①先兆流产仍为重要原因；②母体的慢性感染；③妊娠毒血症；④胎儿宫内生长迟缓；⑤宫内感染诸因素。

（2）妊娠后期阶段的致病因素：①妊娠毒血症，易发生胎盘栓塞以及脐血管供血不足，影响胎儿脑组织供氧；②胎盘或脐带异常，导致胎儿血氧过低或缺血；③产前出血；④血型不合，如Rh因子反应在小儿体内产生过量的胆红素和胺，造成中毒性损害；⑤妊娠3周后，宫内胎儿生长迟缓者发生脑性瘫痪的可能性较大；⑥母亲遭受手术、感染、外伤或为多胎妊娠等。

2. 由于母亲及新生儿的多种不利因素，可损害小儿脑组织：①分娩时胎儿发生缺氧，如脐带绕颈、扭曲、造成脐带血运阻断；②难产；③新生儿窒息；④巨大儿⑤生后呼吸衰竭；⑥早产儿及未成熟儿；⑦产伤可造成脑缺氧的后果，如难产所致之硬脑膜下血肿；⑧低体重儿，资料表明，约40%脑瘫儿出生时体重低于2500g。

3. 产后因素　新生儿发生各种病症有可能引致脑性瘫痪的后果。①高胆红素血症，如新生儿溶血症造成核黄疸，脑组织线粒体的氧化磷酸化的解偶联作用发生障碍，脑细胞能量产生不足而变性坏死，造成小儿脑性瘫痪；②失血、感染等原因引起的新生儿休克；③颅脑损伤及癫痫抽搐，影响脑组织缺血、缺氧；④未成熟儿的呼吸道梗阻；⑤肺不张、肺透明膜病、肺水肿、宫内肺炎及胃内容误吸等呼吸系统疾病所致脑缺氧。

4. 遗传因素　某些脑瘫儿可追溯出家族遗传史，在同辈或上辈的母系及父系家族有脑性瘫痪、智力障碍或先天畸形等。

5. 后天性脑性瘫痪　后天性脑性瘫痪的诊断，指小儿出生超过1个月后因某些疾病损害脑组织，出现脑性瘫痪的表现，如脑动脉血栓、颅内脓肿、侧窦的静脉血栓、脑膜炎、病毒性脑炎等造成的小儿上运动神经元性瘫痪。

不同原因常造成特定的神经系统后遗症表现，可供临床参考：①早产儿可致痉挛性脑瘫；②臀位产可致手足徐动症或痉挛性脑瘫；③妊娠毒血症、产伤可致痉挛性偏瘫或四肢瘫；④缺氧、Rh因子和核黄疸、前置胎盘或胎盘早期剥离可致手足徐动症；⑤母亲患风疹多引起下一代小儿患痉挛性脑瘫痪并伴耳聋或听力性失语；⑥急产或剖宫产可致痉挛性四肢瘫、共济失调或肢体僵硬。

病　　理

目前认为脑组织缺氧、缺血、损伤或中毒是脑性瘫痪的基本病因，所引起的病理变化主要是大脑皮层神经细胞变性坏死、纤维化。大体解剖可见大脑皮层萎缩，脑回变窄，脑沟增宽。镜下可见神经细胞数目减少，从而使大脑传导功能失常。

根据 100 例脑性瘫痪的病因研究（潘少川 1992）情况为：早产占 32，缺氧占 24，产伤占 13%，先天缺陷占 11%，生后原因占 7%，其他）原因为 13%。可见早产儿最易发生脑瘫，其次为新生儿缺氧及产伤。一般认为破坏性、感染性、血管病变多发生单侧或不对称性麻痹，而发育畸形易造成对称性瘫痪。

有些学者认为，痉挛性瘫痪儿病变部位在大脑皮层及锥体系；手足徐动型脑瘫儿的病变部位在锥体外系的基底节，包括尾状核和壳核；共济失调性脑瘫儿的病变部位在小脑及有关部位。但这是些传统看法，对此尚有不同意见。

1. 痉挛　是指骨骼肌被动拉长后，持续性张力增强的状态。原因是肌肉的牵张反射亢进所致。牵张反射是肌肉受外力牵拉而发生的反射性收缩，其反射弧在脊髓，径路简单，但受脑高级中枢的控制。快而有力地被动活动肢体，可促发肌肉痉挛；缓缓地被动活动，则可减少肌肉张力。据此可指导临床训练，选用不同的操作方法。当大脑皮层及锥体束病变时，即可出现痉挛。

2. 手足徐动　手足徐动是指患儿肢体姿势不断地变换，手足持续不自主地活动。这种动作难以控制，有随意性。动作不规则，有一定节律性，在自主活动和有张力的情况下，更加明显。患儿睡眠时，手足徐动可停止。患儿动作协调性差，自主动作有明显障碍。发作时手足等肢体远端不自主运动症状尤为显著，头、颈、躯干也可有不随意动作。手足徐动的主要病变位于锥体外系的基底节，主要为尾状核，也可见于脑皮层病变。

3. 共济运动失调　即患儿的协调动作和控制能力丧失。走路时步宽加大，步态蹒跚不稳，常称蹒跚步态或醉酒步态。不能沿直线走路，身体向患侧倾斜以及动作不协调，交替运动障碍和度量能力障碍等。

共济失调病变部位在小脑。是小脑受损所导致的各种平衡障碍，协调动作不能、肌肉功能失调和运动形式改变等。

4. 强直　患儿肢体僵硬，原动肌和拮抗肌同时处于持久性、对等性的张力增强状态。被动活动患儿肢体时，伸屈肌向任何方向运动，在全关节活动范围内均有阻力。肢体肌肉僵硬且饱满、紧张。肢体持续地对抗被动活动的外力，活动在阻力对抗下进行，如同折弯一根铅管，故称铅管样阻力或蜡样屈伸。也有人因患儿肢体强直，被动运动其肢体类似转动齿轮，故也称齿轮样强直。肢体强直患儿的病变为广泛性脑损害所致。

临床表现与分型

脑性瘫痪患儿临床表现多样，且复杂，难以简单描述。为此专家们根据肢体障碍的差别、轻重程度以及结合脑损伤部位等各种因素在临床上将脑性瘫痪分为各种不同类型，结合不同类型，对临床症状加以描述，但目前世界上对脑性瘫痪的分类尚不统一，现仅介绍较为一致的观点。

1. 根据运动障碍特征分类

（1）痉挛型（spastic type）：此型在脑瘫儿中最为常见，约占发病率的 2/3。是大脑皮层受损害的结果，表现锥体束障碍的体征。临床上可表现为偏瘫、双瘫、四肢瘫等等。此型特点为运动发育迟缓，比同龄儿明显落后。骨骼肌肌张力明显增高，以股内收肌，膝屈曲肌为著。两下肢可交叉呈剪刀样，走路时步态称剪刀步态，小腿三头肌紧张，足跟不能放平，足呈马蹄内翻状态。一侧肢体运动少，且不对称，呈偏瘫状。睡眠时肌张力增高现象可以消失。检查时折刀征阳性，因肌张力过高，肢体被动屈曲时有伸展样抵抗，伸展时屈肌有屈缩倾向，可表现关节开始被动运动时阻力较大，到一定角度后突然阻力降低，有如拉开折刀的感觉，称为折刀征；患儿膝反射亢进；病理反射如 Babinski 征等阳性；出现髌阵挛、踝阵挛以及异常的原始反射等；智力多数正常，但也可合并智力低下、斜视、癫痫、肢体挛缩变形等问题。

肌张力过高是脑性瘫痪儿的重要表现。但在实际工作中尚缺乏有效判定的量化指标，目前检查方法尚不统一。

1）根据检查时对肢体痉挛产生的阻力分级：检查时，操作者对患肢进行关节全范围的被动活动，按阻力情况分为三级：

Ⅰ级：轻度，肌肉在牵拉的最长位置附近才产生阻力或收缩。

Ⅱ级：中度，肌肉在被动关节活动的中间位置时产生阻力或收缩。

Ⅲ级：重度，肌肉在牵拉最短的位置附近就发生阻力或收缩，因而严重地限制了被动关节活动。

2）国际残疾人运动会残疾分级标准：检查时，操作者对患肢进行关节全范围的被动活动，按肌张力增加的情况分为五级：

0级：肌张力低下。

Ⅰ级：肌张力正常。

Ⅱ级：肌张力轻度增高，肢体活动不限制。

Ⅲ级：肌张力中度增高，肢体活动受到限制。

IV 级：肌张力明显增高，肢体僵硬，关节被动运动困难或不可能。

3）Ashworth 肌张力测量五级法：检查时，操作者对患肢进行关节全范围的被动活动，按肌张力增加情况分为五级：

0 级：肌张力没有增加。

I 级：肌张力轻度增加，患肢做被动屈曲或伸展活动时，运动之未呈现最小阻力或出现突然卡住和释放，有折刀感。

II 级：肌张力较明显增强。在关节活动时，肌张力均较明显增加，但患肢仍能较容易地活动。

III 级：肌张力严重增强。患肢被动活动困难。

IV 级：僵直。患肢屈曲或伸直位僵硬，被动活动不能进行。、各方法均有不同特点及局限性，可参考使用。

（2）手足徐动型（athetotic type）：此型约占脑瘫患儿的 1/4。症状以不自主无意识的运动为特点，运动障碍可发生在四肢或躯干。患儿的肌张力强度和性质不断发生变化，从而产生不自主的运动，肌张力越低变化越大，不自主的运动发生越频繁，面部肌肉不规则的局部收缩，使面部呈现"龇牙咧嘴"、"挤眉弄眼"的怪异表情；全身肌群收缩不协调，使患儿站、坐不稳，难以保持一定的姿势；上下肢出现难以控制的自发扭动，不能稳定，各关节呈现过度活动。症状在睡眠时可以消失或减轻。这些症状实际上是震颤、舞蹈、张力障碍等现象的综合表现。

对患儿的检查可见不自主的，难以控制的躯体和四肢徐动。肌力多半正常。肌张力降低或者在患儿清醒及紧张时肌张力增高，而在安静及睡眠时肌张力下降，故肌张力有波动的特点。肌张力高低有时还可两侧不等。关节被动活动抵抗小，可有过度活动，关节周围软组织松弛，有脱位倾向。生理反射常引不出或者反射正常，无踝阵挛、髌阵挛，Babinski 征等病理反射阴性。某些原始反射阳性。经常合并有听力障碍，呼吸异常和发音异常。由于呼吸运动浅而不规则，从而使发音动作与呼吸协调发生困难，情绪越紧张，协调就越差，发音也就越困难。也可合并脊柱侧突肩、髋关节脱位等，患儿智力不受影响。

手足徐动型脑瘫儿临床表现较为多样，差别很大。为了便于工作中掌握，区别不同之处，有利于病情的分析和治病，有的专家又将此型脑瘫划分出三个亚型：

1）痉挛性手足徐动型（athetosis with spasticity）此型患儿兼有痉挛性脑瘫及手足徐动型脑瘫两种临床特点，即肢体痉挛，肌张力高，同时又有不自主的运动，故又称高肌张力手足徐动型脑瘫。由于此类患儿有痉挛存在，使肌张力的波动性减少，所以不自主的动作相对较少，且不明显。患儿的痉挛性收缩常出现在身体的近端，因此不随意的运动常发生在手足等身体的远端。实际工作中人们多把此型归类为混合型。

2）低肌张力手足徐动型（dystoric athetosis）此组患儿表现有明显的肌张力波动，

从低肌张力到高肌张力反复变化。肌张力增高时，身体的近端出现紧张性反射的痉挛，有短暂的奇怪姿势发生，而身体远端则出现不自主的手足徐动。痉挛过后，继之肌张力降低。患儿常常颈部、肩部缺乏稳定性，头部控制发育迟缓，相随之整体运动功能发育缓慢。

3）舞蹈性手足徐动型（choreo-athetosis）此组患儿有明显的不自主动作。这种动作是有目的的，但却是一种达不到目的的动作。常常表现为不停的手舞足蹈或肢体扭动，这些动作是和患儿的意愿不一致的，运动幅度大，无法控制，一般情况下肌张力较低，难以保持身体稳定性。患儿利用不断的活动来调整，维持身体的平衡。

（3）共济失调型（ataxic type）：此型约占发病的5%左右，脑组织受累的部位在小脑。临床主要表现平衡功能障碍，肌张力低下，但无不自主运动。肌感觉丧失、体位感觉与平衡感觉亦丧失，患儿常不能保持固定的姿势。站立时，必须不停地调整身体，以维护站立姿势。患儿学习走路时间迟于同龄正常儿。行走时，身体摇晃，两腿分开，步宽加大，且方向性不准确。由于辨距障碍，脚掌着地常动作过度。患儿运动时，常有不协调和频繁的过度动作或多余动作，也有时在运动中会出现紧张性震颤。患儿为控制自己尽量将动作放慢，以利于限制自己的运动，来改善控制能力，使得动作显得呆板、机械。检查时，腱反射减弱，无痉挛体征，病理反射阴性，智力以正常者居多。患儿可伴有眼球震颤、言语障碍。

（4）强直型（rigidity type）：此型占脑瘫儿总数的5%左右。临床表现类似痉挛型，但程度更重。全身肌张力增加，呈强直状，肢体僵直，运动严重障碍，常伴有角弓反张状态。查体可见肌张力增高，被动运动牵拉肢体时，呈铅管样（或呈齿轮状）抵抗，即为铅管征阳性。患儿可出现扭转样痉挛或强直，腱反射减弱或不能引出，病理反射也引不出。无踝阵挛及髌阵挛。无肢体的不随意动作。患儿常伴有智力低下。

（5）弛缓型（flaccid type）：一般是痉挛型或手足徐动型脑瘫患儿的早期过渡现象，故有的专家不以此单列一型。临床表现以肌张力低下为显著特征，患儿肢体肌肉张力低下，关节活动幅度比正常儿大，抬头无力，坐直或站直困难。

弛缓症状主要在婴幼儿尤其新生儿期存在。患儿长大后多转为痉挛型或手足徐动型表现。如果持续肌张力低下或2~3岁后仍为弛缓型表现，应排除临床上其他小儿弛缓性瘫痪疾病的可能。

（6）混合型（mixed type）：此型约占1/10。同时兼有上述各型的两种以上类型的特点，临床表现无定式，各种症状、体征往往混合存在。混合型脑瘫儿中，以痉挛型及手足徐动型两型混合较为多见，表现为上肢不随意运动及下肢痉挛性张力增高。

个别脑瘫患儿临床表现不典型，无法归入上述各类型，对这一类，有人称之为"无法分类型"。

2. 根据运动障碍肢体情况分类

（1）单瘫（moroplegia）：患儿仅有一个上肢或下肢受累，出现运动障碍，以一侧下肢的痉挛型瘫多见。患肢的髋关节、膝关节一般无变形及挛缩，或有轻度的挛缩，但多可被纠正。挛缩变形容易发生的部位在肢体远端，常见尖足或马蹄内翻足畸形。

（2）截瘫（paraplegia）：此型多为痉挛性瘫，患儿表现两侧下肢运动功能障碍，站立、行走等下肢活动异常，而上肢功能基本正常。但是临床所见痉挛性截瘫型脑瘫儿上肢多半也被波及，故实际上虽称为截瘫，却并非如同外伤性截瘫的患儿，病变仅限于双下肢。在临床上见到单纯的以双下肢瘫痪为特点的截瘫性脑瘫患儿是较少的。此型患儿双下

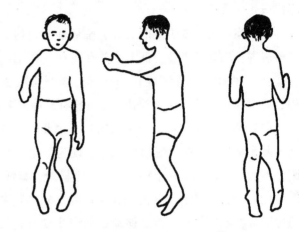

图 16-1　脑瘫儿下肢剪力样畸形

肢运动功能障碍，并常常伴有肢体的变形：髋关节屈曲、内收、内旋，膝关节屈曲，足呈马蹄内翻畸形（图 16-1）。整个下肢呈现剪刀样交叉，也有的患儿呈现膝反张，腰椎前凸加大，躯干前倾的姿势，行走时髋内收肌痉挛，两股相夹，双膝内侧互相摩擦、碰撞，步态不稳，呈剪刀步或交叉步。

（3）偏瘫（gemiplegia）：患儿一侧的上下肢均受累，出现功能障碍。也以痉挛型为多，偶见手足徐动型，障碍程度一般上肢较下肢为重，尤以手功能障碍为显著。

典型的偏瘫型脑瘫患儿，在肌肉张力高的阶段，可有痉挛性偏瘫姿势和挛缩畸形：上肢表现肩关节内收、内旋，肘关节屈曲，前臂旋前，腕和指关节屈曲，拇指内收。上肢各类关节活动困难，尤其拇指及各指主动活动困难。下肢表现为髋内收、内旋、屈曲，膝关节因腘绳肌挛缩而屈曲，患儿以足趾站立，足不能主动背伸，若足跟落地则有足外翻，膝关节也可因腓肠肌的痉挛而过伸。

（4）三肢瘫（triplegia）：患儿四肢中有三肢受累。常见为两下肢及一上肢运动功能障碍，上肢功能障碍明显，此型多属痉挛性脑瘫。三肢瘫的患儿亦有肢体姿势异常和畸形改变，其上肢变化如偏瘫型患儿，下肢改变同截瘫型患儿的下肢表现。

（5）双侧瘫（diplegia）：患儿两侧上下肢不对称或交叉受累。故与偏瘫型同一侧上下肢受累或截瘫型两下肢同时受累病变均不同，此型患儿多呈痉挛性运动异常。有时瘫痪可同时累及双侧的上下肢，即四肢均受累，但此时各肢体障碍程度并不一致，双下肢比双上肢功能障碍严重，两腿可呈典型的剪刀样痉挛，独立行走困难。也可伴

有一侧髋关节发育不良，股骨头外移，髋关节半脱位，甚至全脱位，需手术加以处理。而上肢病变轻微临床表现与偏瘫型上肢变化类似。

（6）四肢瘫（puadriplegia）：患儿四肢均受累。两侧上肢及下肢的运动障碍程度不对称，一般上肢障碍情况比下肢严重，四肢远端比近端重，躯干也多同时受累，出现运动异常。此型多为手足徐动型的患儿，其次为混合型脑瘫患儿。临床上多属重度身、心病残儿。

如以痉挛为主要表现的患儿，临床症状也可为下肢重于上肢，双下肢呈现痉挛性截瘫表现，患儿多半智力低下，并有视力、语言障碍。

3. 脑性瘫痪的伴随症状　临床上脑瘫儿除主要表现运动发育迟缓、运动功能障碍、姿势异常以及反射异常外，还可伴有其他许多不同症状：

（1）智力低下：有专家报告约25%患儿智力基本正常，50%出现轻度或中度弱智，25%为重度弱智。在偏瘫型患儿可表现为不会书写符号、不能保持记忆。理解能力低下，不能很快辨别出几个物体，不能划横线、直线和立体。

（2）癫痫：约有1/3的患儿可伴发癫痫。其中痉挛型四肢瘫和偏瘫较多见，尤以重度弱智者发生率高，手足徐动型脑瘫并发癫痫相对较少。发作的类型有全身性癫痫大发作及局灶型癫痫（Jacksorian epilepsy），肌阵挛和小发作较少见。有癫痫发作的患儿常智力低下，预后不佳。

（3）感觉障碍：脑瘫儿常出现感觉障碍。

视觉障碍：患儿最多见为斜视。还可见先天性白内障、视神经萎缩、全盲等。偏瘫患儿易发生同侧偏盲。

听觉障碍：听觉障碍最多见于手足徐动型患儿。严重听力减退或丧失多发生于核黄疸所致的脑瘫。

皮肤感觉障碍：部分患儿可发生皮肤触觉、痛觉、温觉的异常，这是由于大脑皮层下受损的结果。以痉挛型患儿多见，手足徐动型次之。

（4）失认和失用：部分患儿可出现大脑皮层受损的功能障碍，表现失认和失用。

失认障碍：①触觉辨别障碍。患儿闭目用手触摸，无法辨别物体的种类和形状，实体感觉缺失，两点辨别觉及位置辨别觉也丧失。②视觉辨别障碍。患儿对各种物体、图片、符号的外观特点及位置的辨别有困难。③听觉辨别障碍。不能准确的辨别声音的节奏和语音。

失用障碍：不会应用牙刷刷牙，不会用梳子梳头，不会按要求闭眼、龇牙及伸舌。在做某些连贯动作时常常会顺序颠倒。

（5）语言障碍：有学者介绍约30%～70%的脑瘫儿存在语言功能障碍。患儿先期常有吮吸、吞咽和咀嚼困难。语言障碍可为发音不清、发音困难、语言表达障碍及失语症。小儿语言发育迟缓，如偏瘫患儿平均年龄20多个月后，才会讲单字，一般来说，语言发育障碍与智力高低成正比。发音困难最常见于四肢瘫，其次为双侧瘫、偏瘫。

（6）口面功能障碍：脑瘫患儿常常有面部、口腔、舌部的肌肉肌张力异常，收缩不协调，又加上可同时存在某些原始反射，所以导致患儿的咀嚼、吞咽及口腔闭合的困难和流涎。另外，患儿可有牙齿发育不良。

（7）情绪和行为异常：患儿情绪易波动，喜怒失控，有时任性、固执，以手足徐动型患儿为明显。行为障碍可表现为注意力不集中、孤独不合群，持续做一种动作，有时出现自我强迫行为或自伤行为。

（8）脊柱畸形：脑瘫患儿由于姿势异常、肌张力及肌力的不平衡，协调运动的丧失，常常并发四肢及脊柱的骨骼系统变化。四肢关节可出现挛缩畸形，髋关节可发生半脱位及脱位，已如前述。以往对脊柱变化的报告较少，近年来受到专家们的注意，研究报告渐增。

脊椎椎体形状变化：脊椎椎体形状与患儿运动功能有关，对此有关专家提出椎体高度指数的概念。具体内容为拍摄 X 片平片侧位像，以腰椎椎体的高度与椎体的前后径相比，其比值为椎体高度指数（height index），指数高度可表示运动功能障碍的程度，指数越高，病情越严重，运动功能越低下。正常儿的椎体高度指数为 0.6～0.7。可以自主行走的脑瘫儿，指数平均在 0.75 左右。而严重脑瘫儿无坐站能力，长期卧床者，其指数平均为 0.990。

脊柱侧凸：脑瘫患儿常伴发脊柱侧凸。发生率 20% 左右，手足徐动型发生率高，而痉挛型发生率低。在脊柱侧凸患儿中，以胸腰椎型脊柱侧凸最多见，其次为腰椎型，再次为胸椎型。

脑瘫患儿尚可并发其他脊柱畸形，如脊柱前凸、脊柱后凸、脊椎滑脱（spon dyloly-sis orspondylolisthesis）。脊椎滑脱多表现为第五腰椎前移，患儿腰椎前凸加大，出现腰痛症状，临床应加以注意。

诊　　断

脑瘫患儿的临床诊断并不十分困难，根据病史、查体所见多可确定诊断。但是诊断不应仅限于疾病诊断，应同时判断其病型及伴随障碍，以充分指导临床治疗。诊断主要依据为：母孕期异常、早产儿、有产伤史、脑缺氧和缺血、窒息、青紫等；患儿发育迟缓、智力差，运动发育较同龄儿晚，语言听力障碍和流涎，感知觉障碍等。患儿有上神经元性瘫痪的表现：可显现肢体痉挛、肌张力增加、踝阵挛、髌阵挛、折刀征阳性、生理反射亢进、病理反射阳性等，还可有手足徐动或共济失调等运动功能障碍的症状。

特殊检查如 EEG、EMG、诱发电位、CT, MRI、染色体及步态分析等，在必要时可选择采用，有助于诊断。

脑瘫儿的诊断重点在于早期作出诊断，进而可早期治疗，使患儿获得良好的运动发育，对患儿的预后有着重要的意义。国外设有专门诊治脑瘫儿的早产儿及新生儿门诊，进行脑瘫儿的运动功能检查和评价，使脑瘫儿早期获得确诊，并开始及时训练和治疗，获得了满意的效果。运动功能的评价包括肌张力、肌力及反射的检查，肌张力和肌力前面已有介绍。生后数月内的小儿症状不典型，除严重的脑瘫患儿外，诊断较为困难，检查可以从以下几方面人手：

1. 早期异常表现　患儿吃奶无力，经常呛、噎、吐奶、哭声微弱或有时尖叫；全身发软、无力或四肢发紧，经常打挺，易惊，手足少动或动作过多；生后超过 3 个月还不会笑、不会抬头、持续哭闹，手指握紧不会张开；超过 5 个月还不会翻身；超过 8 个月还不会坐，甚至不会抓、握，不会把手放到嘴边。有异常动作或姿势：流口水、颤抖，双足总是足尖着地，而足跟悬空，双腿交叉，四肢活动不协调等。

2. 仰卧位检查　患儿置于仰卧位观察其姿势和肢体活动情况，被动屈伸关节，主要检查有无抵抗及肌肉张力。正常小儿仰卧位姿势左右对称，可展开四肢自由放在床上，且左右肢体的屈伸活动及程度差别不大。而脑瘫儿常颈偏向一侧，躯干伸直，两肩后伸，面部相对一侧上肢伸直，

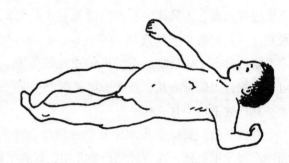

图 16-2　脑瘫儿仰卧位常见姿势

后头部相对一侧上肢屈曲，双下肢伸直、内旋，可伴有尖足（图 16-2）。当用双手逗弄小儿时，正常儿童能举起双手去抓检查者的手，并来回玩弄面前的手，而脑瘫儿则动作不协调，手握物很紧，抓住面前的手不放，甚至可随检查者抬手而悬起上身。被动屈伸患儿的四肢关节，可发现张力有明显变化。张力增加是多见的，但痉挛型脑瘫小儿的早期，也可肌张力低下。手足徐动型和共济失调型脑瘫患儿四肢的肌张力常常是低下的。小儿仰卧时，检查者双手扑打小儿的身旁，脑瘫儿极易呈惊吓反应，四肢上举，并发出尖叫，但正常小儿无此反应。

3. 俯卧位检查　正常小儿在生后 3～4 个月时，可双上肢屈肘，以前臂及肘部支撑，抬起头部。5～6 个月时，可伸直肘，以两手支撑抬起上半身。7～8 个月时，可用两手、两膝支持体重在床上爬行，而脑瘫儿上述运动则不能完成（图 16-3）。

4. 侧卧位检查　用手去提起侧卧小儿位于上面的一条腿时，正常小儿会屈起另一条腿，出现"逃跑"、"抵抗"的姿势。但脑瘫儿无此反应，且双腿夹拢任人提起。

5. 立位检查　双手抱持小儿，离开床，然后下放。当双足着床时，正常小儿可继

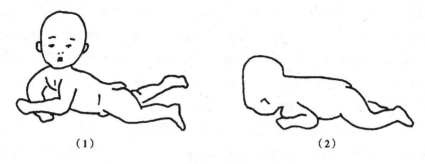

图 16-3　俯卧位姿势对比
（1）正常儿　（2）脑瘫儿

续保持正常的站立姿势。但脑瘫儿则出现双足尖着地，双足跟悬空，双腿交叉的特殊姿势。

6. 坐位检查　正常小儿坐位较稳，用手轻按小儿背部，小儿有一定的稳定性，可继续保持坐位。但脑瘫小儿则很容易出现身体前倾、低头，前后伸开双臂，并上下来回摆动，表现坐位不稳。

7. 倒提位检查　用手抓住小儿一足，倒提，头向下，正常小儿能屈起未被握住的一条腿，呈"逃跑"、"抵抗"的姿势。但脑瘫儿则伸直双腿任凭倒挂，反应不大。

8. 反射和反应　小儿正常发育过程中，对外界刺激会存在某些反射和反应，在一定时期，它们的存在是正常的，有时是有益的，但是随着小儿的生长，原始反射应在一定的期限内消失，如果超过了一定年龄，这些原始反射依然存在，就是病态，可作为脑瘫儿临床诊断的参考。同时这些反射的存在将阻碍小儿的正常的姿势反射以及正常运动功能的发育，所以在临床治疗中应加以抑制。但有时也可以利用原始反射的存在去训练患儿，克服异常姿势，促进运动功能的实现。另外还有一些反应是小儿生长发育中逐渐建立的反应功能，比如高速反应、平衡反应和保护性伸展反应等，又称姿势反应（或称姿势反射）。这些反应有助于患儿正常姿势的保持和运动功能的实现，则应加速促进。脑瘫儿的运动姿势反应往往是异常的，难以保持正常的体位姿势和完成运动活动，因而与同龄儿相比，运动功能是低下的。总之在临床工作中，对年幼可疑脑瘫患儿的反射和反应的检查是必要的。尤其对其早期诊断的确立是必不可少的，如对称紧张性颈反射、非对称性紧张性颈反射、紧张性迷路反射、翻正反射、平衡反应等。

治疗和预防

脑性瘫痪是病灶位于脑组织，临床上以姿势异常和运动障碍为主要表现的一种综合征，此病的临床表现较为复杂，故而临床处理也较为困难，治疗需从多方面入手。

患儿除肢体畸形、关节痉挛、运动功能障碍之外，常常伴有智力、语言、生活能力低下等多种障碍。治疗中除骨科医生外，还应吸收其他各有关专业人员，如运动疗法师、作业疗法师、语言疗法师、矫形器技师等共同参与治疗，组成治疗小组，针对患儿多种多样的病症，从不同侧面加以分析，提出治疗意见，形成一个总体的治疗方案，使患儿得到合理全面的治疗，达到良好的治疗效果。

1. 药物治疗　药物对脑瘫患儿的应用并不是主要的治疗手段，常常作为对症应用。对紧张型的手足徐动患儿以及其他型脑瘫儿，痉挛发作时可应用肌肉松弛剂：左旋多巴（Laevodopa）、金刚烷胺（Amantadine）、美多巴（Madopan）、安坦（Artane）、力奥来素（Baclofen）等。此类药物应用应避免过量或长期投与，以免造成运动功能低下。对癫痫发作患儿可应用抗癫痫药：如鲁米那（Luminal）、安定（Diazepam）大仑丁（Diliantin）等。

辅助应用促进脑神经代谢的药物：如 y-氨酪酸（y-aminobutyric acid）、谷氨酸（glutamic acid）、维生素 B 类药物、脑活素、脑复康等。

对年龄较大患儿，因长期的不良姿势及痉挛影响，常常并有颈痛、肩痛、腰痛、髋关节及腕手痛等，可对症应用止痛药物。

2. 祖国传统医学治疗　祖国传统中医疗法对脑瘫的治疗有其独到之处，尤其针灸和按摩疗法积累了丰富的经验，针灸对大脑皮层传导的混乱，失调治疗效果明显。据上海第二医科大学介绍，在针灸强刺激之后，痉挛性的上肢肩内收、屈肘、腕下垂畸形可完全立刻消失，手指松弛且可以按照医嘱活动，因此作为一种辅助治疗方法有一定的作用，常用的穴位是合谷、曲池、肩贞，针法用强刺激不留针，每周 2 次，共 3个月为一疗程。

（1）头皮针疗法：应用于脑瘫儿治疗，是祖国医学经络系统和针灸疗法与现代医学的大脑皮层定位理论相结合，经过医疗实践发展起来的一种新的针刺疗法。此疗法可反射性地增加大脑皮层相应部位的血流量，改善皮层缺血、缺氧状态，有利于脑组织的功能发挥，使肢体肌力和关节功能得以改善或恢复。

（2）按摩疗法：通过按摩使患儿的经络疏通，气血调和，使郁闭之气通畅，促进疾病康复。但是小儿脏腑娇嫩，形气未充，肌肤柔弱，故按摩时既不可用力过猛，又不能过轻，要轻柔深透，适达病所。小儿常用的手法为按、揉、捏、拿等，且按摩时应用穴位点按摩为佳。

3. 康复训练　脑瘫儿的康复训练是一种重要的治疗方法，尤其在早期治疗中，尤为重要。因为脑瘫儿由于脑组织病损，造成了上神经元的运动功能障碍，对患儿的运动康复训练，可以促使脑组织在不断成熟和分化过程中，使被损害的脑组织丧失的脑功能得到代偿，从而使患儿的运动功能得到改善。

在婴儿早期，中枢系统发育尚不完善，随着年龄增长，神经系统会不断成熟、分化，产生新的功能，并逐步形成各种功能的专一化。一般认为，正常小儿到了6岁，中枢神经系统的各种功能都已基本发育完善并专一化。超过这个年龄再开始进行各种功能的训练，就会存在较大困难。理想的治疗年龄在生后6个月以前最佳。

康复训练可遵循小儿运动发育的顺序，抬头—翻身—坐—爬—站—走，循序渐进地进行，训练中抑制小儿的不良姿势和反射，促进其正常的姿势和运动反射的出现，进而达到较好的运动活动能力。治疗应由专业人员执行，并制订出训练计划，有目的、有步骤地进行，施行训练的专业人员可有运动疗法（PT）、作业疗法（OT）、语言疗法（ST）、文体治疗师等各方面的人员参与，并与其他人员组成治疗小组，协同、全面地训练和治疗患儿。

4. 畸形及功能障碍的预防　脑瘫儿的运动功能障碍及肢体畸形是常见的，对患儿生活能力危害较大，应及时加以治疗并采取积极的措施早期预防。痉挛型脑瘫患儿的肌肉常有痉挛、正常与瘫痪三种不同情况，且往往于一个肢体中同时存在。痉挛肌肉持续紧张，拮抗肌力弱，形成肌肉力量的不平衡，很快可出现关节挛缩。而患儿运动姿势受限制，主动及被动的关节活动度减少，又促进了关节挛缩。对关节挛缩要早期加以矫正，应摆放肢体于功能位，训练患儿以正确步态行走，承受体重，合理应用矫形器（支具），努力减少患儿的痉挛发作。在婴儿期发现肌肉挛缩，应以轻柔地手法给予牵拉，以不引起牵张性反射为度，较大儿童在3~4岁时可以用矫形器，保护肢体于功能位，帮助负重活动。对痉挛性马蹄足患儿可以早期给予手法治疗，必要时应用小腿矫形器避免马蹄足畸形出现。对双下肢关节弯曲、两腿交叉、足尖着地的患儿，在训练时，注意减少患肢不正常的动作，鼓励下肢及身体配合动作，如半跪、单脚站立、横行等，并可应用辅助具及矫形器使两腿分开。

手足徐动型患儿，肢体因原动肌与拮抗肌运动不协调，引致不随意动作，主动动作少，呼吸、咳嗽能力弱，易患气管炎及反复发作肺炎，在做调整姿势的主动运动、说话、情绪激动时，常易引起突发性张力失调，难以维持姿势，动作混乱，视觉注视能力差，手眼协调不好，细微动作困难。对此类患儿可采取集中学习，做慢的、受控制的及有组织的动作。经常固定躯干和肢体，要让患儿控制身体，保持正中的位置。

共济失调型的患儿，身体两侧肢体协调能力差，姿势控制不佳，两手不能协同动作，两脚叉开以增加负重面积，行走不稳且不准确，对此类患儿可进行手眼协调、四肢协调动作训练和动作平衡训练。

弛缓型患儿肢体肌张力低下，对此可予以轻拍法，刺激患肢，并给予肢体压力和负重，以及做抵抗运动来提高肌力。

5. 矫形器的使用　矫形器（orthosis）又称支具、支架、装具，现在国际上统一名称为矫形器。矫形器可用于脑瘫患儿以支持身体，帮助患肢负重、矫正肢体畸形、保持良好肢位、控制不良的失调动作等。

（1）足部畸形的矫形器具：为了保持马蹄足的矫正位置，防止踝、足关节挛缩的发生或加重，可应用踝足矫形器（ankle foot orthosis，AFO）或热可塑材料制作的塑料轻便踝足矫形器。塑料矫形器轻便、随形性好，有时可以穿在鞋内。患儿夜间睡眠时也可以应用。

（2）膝部和足部畸形的矫形器：踝足矫形器虽然连带固定小腿，但不能固定膝关节。故矫正膝部屈曲挛缩畸形时，需采用能固定膝关节的膝、踝、足矫形器，患儿在训练站立及步行功能时，下肢可穿戴支具，维持站立姿势，达到训练的要求。对双股部内收严重，两腿交叉者，可采用双下肢外展支具，分开双腿。

手指屈曲，拇指内收屈曲的患儿，可应用拇外展支具，使拇指外展，与四指相对，从而完成一定程度手的动作。

6. 手术疗法　手术疗法在脑瘫的临床治疗中占有重要的位置，尤其在应用各种非手术疗法治疗无效时，手术疗法就成为了重要的选择。

（1）脑瘫手术疗法的简要历史：针对脑性瘫痪病儿的手术疗法，最早可追溯至1843 年，Little 首先对痉挛性脑瘫儿马蹄足畸形的跟腱挛缩采取了皮下切断延长术，手术后获得了良好的结果，受到了极大的关注，开创了手术疗法治疗脑性瘫痪的先河。此后，Foerster（1908）针对脑瘫儿顽固性的双下肢痉挛性瘫痪，施行了脊神经后根切断术，手术后有一定疗效，但并发症较严重，患儿有感觉丧失，故该术式没有得到广泛推广。Stoffe1（1912）针对痉挛性脑瘫痪儿肢体肌肉紧张性高，以解除或减弱痉挛为目的，改变了 Foerster 的手术思路，将手术部位从脊神经后根改为周围神经分支，对小腿三头肌痉挛的患儿进行了胫神经的腓肠肌神经肌支的部分切断。Selig（1914）提出了应用闭孔神经肌支切断术来治疗内收肌痉挛、髋关节内收的患儿。这一时期内对脑瘫儿治疗的手术疗法焦点主要集中在神经切断术方面。

其后，因小儿麻痹后遗症治疗技术的发展，采用肌腱移位手术平衡肌力，使肢体功能获得了满意的改善，有人开始在脑瘫儿的治疗中亦采用肌腱移位和肌力平衡手术，但效果并不令人满意，而采用小儿麻痹后遗症的关节固定术式去治疗脑瘫儿的手及足严重畸形，却获得了满意的效果，被学术界肯定和采用。

继之，Silfverskiold（1923）提出将超二个关节的肌肉起点移位，变成过一个关节的肌肉，从而降低肌肉的紧张性，解除痉挛，治疗痉挛性脑瘫患儿，改善肢体运动功能。他将过膝、踝两关节的腓肠肌的股骨下端起点切下，移至膝关节以下胫腓骨上，使腓肠肌变成只过踝关节的肌肉，治疗痉挛性马蹄足畸形获得了良好的效果。

此后，许多专家报告了大量的技术改良和新术式，以期解决或改善脑瘫儿的肢体功能障碍。Chandler（1933）提出了膝韧带远移术（patellar advancement）治疗可被动伸直膝关节但主动伸膝关节功能障碍的患儿。Eggers 等（1952）提出腘绳肌止点上移，以改善膝关节的屈曲挛缩。

与此同时，专家们也纷纷介绍了改善上肢功能障碍的手术，以治疗前臂旋前、腕关节屈曲、手指屈曲、拇指内收等各种畸形。但上肢畸形需施行矫正术的患儿，比下肢畸形需施行矫正术的患儿要明显少得多。

近年来，由于神经生理学理论的发展及在临床治疗中康复训练技术的应用，再加上、从新生儿开始，早期诊断和早期治疗工作的开展，脑瘫患儿的治疗效果明显提高。各种治疗方法的相互配合，也成为一种现实要求，因此手术疗法和其他疗法，尤其和康复训练方法的相互配合极为重要，手术为训练创造了条件，训练保证了手术疗效的实现。可以预测，今后手术范围会扩大，而手术的精度和难度也会更高。

（2）施行脑瘫手术疗法的时机：小儿脑瘫手术疗法何时施行为宜？各家曾有不同意见。有的专家认为，小儿是生长发育中的个体，其运动功能障碍、不良的运动姿势和习惯、恶劣的步态，随着小儿的生长会迅速恶化，增加治疗的难度，因此以早期施行矫形手术为宜。持不同意见的专家则认为，正因为小儿是在不断生长发育中，早期手术后患儿病情不稳定，畸形和运动障碍复发、加重，对患儿不但无益，反而有害。比如14岁以下小儿骨骼生长比肌肉快，因此肌腱延长手术后，往往容易复发，需再次手术。

近年来，随着康复训练技术和矫形器与手术疗法的配合应用使保证手术效果，控制术后畸形复发已成为可能。所以较为一致的观点是，应适时尽早施行手术疗法，辅以康复训练和矫型器疗法配合，争取患儿运动功能的最佳恢复。施行软组织手术的患儿，施术年龄下肢手术以5岁、上肢手术以7岁为宜。此年龄组的小儿能有效地配合医生检查及训练，从而保证手术适应证和术式决策的准确，避免不良后果的产生。

（3）脑瘫手术疗法的治疗原则

1）脑瘫类型与手术的关系：痉挛型脑瘫最适宜手术疗法。

2）神经状态及智力情况：患儿应智力良好，智商在70%以上，有治疗欲望，并能在手术后配合康复治疗。

3）肢体固定畸形影响康复训练情况：术前经过正规康复训练治疗，且有一定疗效，但有手法难以矫正的畸形影响运动功能改善者，宜施术矫正该畸形。

4）上肢手术原则：上肢运动功能比较复杂，且多精细动作，对治疗效果的要求较高，希望恢复手的精细运动功能。因此矫正上肢的畸形和恢复手的随意运动功能，难度较大。要求上肢受术者，智力应较好，有强烈的康复欲望，术后能积极进行训练，且手术前应有一定程度的随意运动功能。

5）下肢多关节畸形的处理原则：对于下肢髋、膝、踝等多个关节畸形的患儿，各关节畸形不宜同时矫正。因多关节畸形中，有原发畸形和继发畸形之分，例如髋关节屈曲挛缩或马蹄尖足均可继发膝关节屈曲改变，原发畸形解决，继发畸形即可好转。因此，手术前宜慎重判断原发畸形，加以手术矫形，手术后对邻近关节密切观察一段时间，视其变化情况，再慎重决定后续手术是否需要。

6）精确测定痉挛肌和拮抗肌肌力：手术前应测定好造成痉挛畸形的肌肉与其拮抗肌的肌力情况，作出正确判断并设计出准确的手术方案。以避免手术后效果不佳，甚至出现相反的肢体畸形。这方面的教训是时有所见的，比如膝关节屈曲畸形的病人，手术后膝关节屈曲解除，却出现了膝反张。一般说来，作用肌与拮抗肌的对应关系为：强痉挛对弱痉挛肌、痉挛肌对正常肌、痉挛肌对弛缓肌、正常肌对弛缓肌。患儿表现张力强的作用肌所造成的畸形，手术施于作用肌，术后拮抗肌的作用显现，如果有拮抗肌痉挛，术后则发生相反畸形；如果拮抗肌弛缓，术后虽作用肌痉挛解除，但因原动肌和拮抗肌均无力，可丧失关节运动功能。所以术前正确地评定作用肌和拮抗肌的肌力情况和二者对应关系是不容忽视的。

7）预防并发髋关节脱位：患儿有强烈的髋内收、伴有髋关节脱位倾向者，宜早期施行髋内侧软组织松解手术，调整肌力的平衡，以防止髋关节脱位的发生。

8）解决重症患儿的生活和护理困难：重症患儿因肢体畸形或姿势异常无法克服，严重影响日常生活。护理上极度困难者，应实施手术矫形，以适应护理和生活的需要。比如双下肢严重交叉，无法护理大小便，虽然手术后不能站立行走，也应该施行内收肌切断术，以便分开双腿，有利于大小便的完成和护理。

9）手术后康复训练：脑性瘫痪与其他骨科疾患有很大不同，手术后的结局也有很大差异。那种认为手术出色完成即大功告成的观点是错误的，许多患儿术后畸形复发即是一个很好的说明。为防止术后复发，提高治疗效果，手术后必须进行康复训练和配用矫形器。

10）手术目的：手术治疗主要目的在于解除肌肉痉挛、平衡肌力、矫正畸形、调整肢体负重力线、改善运动功能。

（4）脑瘫手术疗法的评价：百余年来针对脑性瘫痪患儿的疾病表现，研究并施行了多种多样的手术，但手术后效果并不完全理想。常用的手术有：单纯肌腱手术（包括肌腱切断术、肌腱松解术、肌腱延长术、肌腱移位术等）、骨和关节的矫形术、神经切断术等。经过长期的临床观察和术后随访，各类手术后的效果以骨和关节的矫形术为最佳，手术后效果比较持久稳定。其次为腱性手术，术后效果也获得肯定。但是对于肌腱移位术争议较大，因为此类手术后肢体关节活动范围常受到限制，并可产生新的关节畸形。有人指出肌腱移位术后头 2~3 年内，可有一定效果，但此阶段过后，常常出现畸形再发、关节反方向畸形、肌腱移位部位的关节活动受限等不良并发证。故此类手术已不用或慎用，术式多加以改良。例如 Eggers 手术矫正膝关节屈曲，原术式为腘绳肌止点上移，后被改良为内侧部分腘绳肌（半腱肌和半膜肌）止点上移，外侧部分腘绳肌（股二头肌）保留或者行延长术，以达成到既纠正膝关节屈曲畸形，又防止膝反张，且有助于内旋步态改善的目的。神经切断术有一段时期很流行，但事实上疗效并不如理论上的那么理想。经过长期观察后临床上较为一致的看法是：神经切断术后最初 2~3 年内效果是较好的，但 3~5 年以后因神经再生或其他肌肉功能的代偿术前的功能会重新出现。

（5）下肢手术疗法：下肢主要是承重、稳定身体，完成站立及行走功能。手术目的在于去除各种不良因素，争取手术后患儿能站立行走。下肢施术部位以足踝为最多。

1）关节畸形的矫正

髋关节内收、内旋畸形矫正髋内收是脑瘫儿最常见的畸形之一，仅次于足畸形发病率，它常常与髋内旋、屈曲畸形同时存在。临床称为"剪刀样交叉畸形"。此类畸形发生的主要原因是内收肌群（内收长肌、内收短肌、内收大肌和耻骨肌）、股薄肌和内侧腘绳肌（半腱肌和半膜肌）的痉挛和挛缩。在髋关节受限时，区别致病原因是内收肌群还是内侧腘绳肌及股薄肌所致时，可采用如下办法：患儿健侧卧，受检侧在上，被动外展髋关节，当膝关节屈曲时，髋关节外展受限，这是内收肌群的作用。而当膝关节伸直时，髋关节外展受限，改为膝关节屈曲时，则髋外展受限消失，表明内侧腘绳肌及股薄肌受累。这是因为股薄肌和内侧腘绳肌是超髋、膝两个关节的肌肉，当膝关节屈曲 90° 时，这些肌肉松弛失去了作用，利用这一点可指导临床检查。另一检查方法为：患儿俯卧，屈膝 90°，做双髋关节最大限度的外展，如果外展受限，说明内收肌痉挛或挛缩。然后逐渐伸直膝关节，如果在伸直膝关节同时，髋关节也自动产生内收，说明存在股薄肌和内侧腘绳肌挛缩。髋关节内旋畸形与内收畸形常同时存在。内旋主要原因在于髋关节的内旋肌：半腱肌、半膜肌、股薄肌、缝匠肌、阔筋膜张肌以及臀中肌的前半部肌肉纤维的痉挛和挛缩，髋关节屈曲后内收肌也可起内旋作用。术前必须弄清致病原因，以便有针对性手术。

①髋关节内收畸形矫正手术：常用内收肌肌腱切断术和闭孔神经前支切断术。手术治疗可降低内收肌的力量，增加髋外展的功能，以达到髋关节内收、外展肌力的平衡，进而实现矫正畸形，改善运动功能。具体手术方法是：患儿仰卧位，两下肢外旋，尽量外展，拉紧内收及内旋肌肉。于大腿内侧内收肌处，耻骨以下 1.5cm 处沿长收肌向下做 5cm 长直切口（也可平行腹股沟韧带下 1.5cm 于内收肌起点处做 3~4cm 长横切日）显露长收肌，在长收肌和短收肌之间做钝性分离，即可显露闭孔神经的前侧分支，并见到它支配长收肌、短收肌和股薄肌的细分支。用无齿镊轻夹这些细分支，引起肌肉收缩，加以辨认，然后切断，每一细支切除 2cm。继之将长收肌切断后，露出长收肌肌腱靠近侧双钳夹住切断，断端缝扎以防止术后断端出血。长收肌切断后，露出其深部的短收肌亦加以斜行切断（斜行切断目的在于尽量减少手术区术后残留的死腔）。将患肢进一步外展，用手指触摸，如股薄肌紧张，可一并将该肌斜行切断。继续摸清有无其他挛缩组织，如有应予以松解。假如大收肌前面的肌纤维紧张，可将最前面的部分予以切断，仔细止血。手术中注意肌间隔的血管出血，可加以结扎。闭孔神经后侧

分支不可切断。手术后两下肢管形石膏包扎，用木棍联结，撑开两下肢，各外展45°位。6周去石膏固定。开始功能训练。

对于矫正髋内收畸形的手术，是否采取闭孔神经部分切断的问题，各家看法有一定分歧。目前较为一致的看法是，单纯的神经肌支切断远期效果不佳，已不采用。有人认为单纯内收肌切断和内收肌切断并用闭孔神经前支切断的手术后效果相近，且加用闭孔神经前支切断后，使内收肌力减少过多，髋外展肌力过强，易造成步行功能及步态的恶化，不宜采用。实际上临床经验证明内收肌切断合并闭孔神经前支部分切断，效果较好，副作用不大，且手术操作简单，在一个手术切口内很快即可完成，所以在较重的髋内收畸形矫正时，两术式多同时施行，仅是在轻度内收畸形时，单独采用内收肌切断术。闭孔神经切断只宜切断前支，除非内收畸形特别严重才偶尔同时施行闭孔神经后支切断术。因为闭孔神经全切断后，髋内收功能只能由股神经支配的耻骨肌和坐骨神经支配的部分大收肌纤维来维持，这样髋内收力量很弱，术后可发生相反方向的髋外展畸形，故闭孔神经不能全切断，而且内收肌群也不宜全部切断。术前髋外展肌的肌力应加以仔细判定，因外展肌力不存在时，内收肌力是使病髋关节稳定、站立和行走的主要力量，切断内收肌群会使髋关节内收、外展肌力均丧失，而失去推动稳定性，并丧失行走功能。

髋内收畸形如与髋内旋同时存在，施行内收肌切断时，应同时将挛缩股薄肌切断。股薄肌挛缩是否合并存在，术前可做如下检查：患儿仰卧，将两下肢用力外展，如畸形由股薄肌痉挛引起，则肢体发生内旋和膝关节屈曲，在手术时应将股薄肌切断。另外髋内收畸形如合并髋关节屈曲挛缩达到25°～30°时，可在内收肌切断同时施行髂腰肌肌腱松解延长术。

有时髋内收肌痉挛严重，且患儿的智力差，不能配合训练。可以预见这类患儿手术后肢体运动功能不会改善，仍不能站立行走，但为了使患儿能顺利排便、排尿，便于护理，保持会阴部的清洁，也可以作为手术适应证，施行此项手术。

②内旋畸形矫正手术：髋内旋畸形多半与髋内收、髋屈曲畸形合并存在。故矫正髋内收及髋屈曲畸形的手术同时即可达矫正髋内旋效果。必要时可有针对性的附加一些其他术式如：

③股薄肌切断术：因股薄肌有使髋关节内旋作用，故切断后有助于内旋畸形矫正。股薄肌切断手术可于内收肌切断同时施行。

④臀中、小肌前部纤维切断术：臀中、小肌前部纤维也有使髋关节内旋作用，故切断后有助于纠正内旋畸形。但术后臀中、小肌肌力减弱，影响髋外展功能，不利于站立行走，要慎用。作为术式改良，可将臀中肌前部纤维起点后移，消除髋内旋作用，并能增强髋外展功能。

⑤阔筋膜张肌和缝匠肌起点后移术：该术能克服此二肌内旋作用，并增强髋外展

及外旋肌力。

⑥半腱肌、半膜肌、股薄肌松解延长术或移位术：此手术可和膝关节屈曲畸形矫正手术同时进行。于膝关节后内侧切口，显露半腱肌、半膜肌后施行手术，方法有以下几种：①肌腱松解术：可在上述肌肉与肌腱交界处以上肌肉间找到白色的肌腱小束部分，予以切断，肌腱张力立即缓解，但肌肉和肌腱解剖形态并未破坏。②肌腱延长术：显露半腱肌、半膜肌肌腱，以常用的"Z"字延长法，延长肌腱，解除肌肉挛缩和内旋。③肌腱移位术：手术暴露半腱肌、半膜肌，将二肌止点在胫骨的上端切断，移位至股骨下端固定。

上述几类肌腱手术后患儿双下肢采用外展 30°~45°，外旋 15°，石膏固定 6 周。

⑦股骨旋转截骨术：如髋内旋是由于股骨颈前倾角过大引起，可在小儿 1 岁以上时，施行股骨上段旋转截骨术，下肢内旋可获满意矫正效果。

髋关节屈曲畸形矫正 该畸形是脑瘫患儿较常见且较难以治疗的畸形。发生的原因主要是髂腰肌或股四头肌的股直肌痉挛和挛缩所致。髂腰肌或股直肌的痉挛和挛缩可通过以下试验来鉴别：患儿仰卧，检查者屈曲小儿患肢在膝关节时，屈髋畸形加重，此为股直肌挛缩。反之，挛缩原因为髂腰肌时，则屈伸膝关节对髋关节的屈曲程度无任何影响。临床上髋关节屈曲挛缩多是由髂腰肌的病变所致。股直肌原因引起的屈髋畸形较为少见。另外，某些肌肉如阔筋膜张肌、缝匠肌等发生挛缩，也可加重髋关节屈曲畸形。髋关节屈曲畸形还可继发于膝关节屈曲畸形和踝关节的马蹄畸形。另外脑瘫患儿因站立及行走时维持平衡能力差，被迫采取屈膝，屈髋姿势以降低身体重心，也能发生屈髋的姿势性畸形。

在体格检查中，髋关节屈曲程度的测量常常受到诸多因素的影响，如脊柱的弯曲、骨盆的倾斜、膝关节的挛缩等。为此有人提出在 X 线平片上测量骶骨股骨角（sacro-femoral angle）作为判断髋关节屈曲程度的量化指标。具体做法是：拍摄患儿立位的腰骶椎、骨盆及股骨的侧位平片，然后在 X 线片上进行测量。于第一骶椎上缘做一直线，再于股骨纵轴做一直线，两直线的延长线相交，测量其夹角即为骶骨股骨角（图 16-4）。正常小儿此角度在 45°~60°，关节屈曲畸形时此角度变小，屈曲畸形严重程度与角度大小成反比。此角度测量的准确性有时受患儿体位和姿势的干扰，且骨盆侧位片的拍摄较困难。故此角度在临床上的应用受到 一定限制 。

髋关节屈曲畸形很轻，在 5°~10°时，可以不做特殊处理，仅加强康复训练的伸髋运动训练即可。如屈髋畸形超过 25°，造成行走运动困难时，则应施以手术治疗

髂腰肌肌腱移位术 此手术适用于髋关节屈曲畸形，髂腰肌直线与股骨纵轴直线挛缩的病儿。手术将髂腰肌远处止点切断，肌腱回缩后固定于髋关节囊外。手术后屈髋畸形可明显改善，但髋关节屈曲，抬腿力量明显减弱。

手术过程为：髂股部前内侧做切口，起自髂前上棘远处 1cm，切口斜行向下向内，

长约 10cm。显露缝匠肌，拉向内侧，此时可见股神经，需加以保护。分离髂肌内、外侧缘，髂肌纤维重叠在腰大肌的宽腱上，腰大肌紧贴髋关节囊的前内侧。将髂腰肌在靠近股骨小转子切断，肌腱回缩后固定于髋关节囊前外侧。

手术后一般不用石膏固定，卧床 3 周，但应保持髋伸直位，防止屈髋畸形再发。必要时也可应用石膏固定。3 周后起床练习站立和步行，克服屈髋姿势。

髂腰肌腱松解术施术过程基本同上。显露髂腰肌后，并不于股骨小转子处切断肌腱，而是于肌腱近侧的肌肉纤维间分开，并用手指触摸，找到紧张的肌腱小束，分别切断。可以看到髂腰肌痉挛的张力立即缓解，并可于手术台上做伸髋检查，直至矫正髋关节屈曲满意为止，如股直肌挛缩，可同时予以松解。

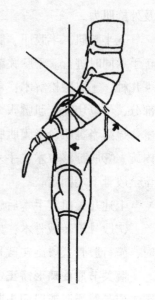

图 16-4　第一骶椎上缘直线与股骨纵轴直线夹角（骶骨股骨角）

股直肌腱松解术　股直肌痉挛时，可行股直肌腱松解术。切口起于股前部，从髂前上棘向下约 4cm，切口内分开缝匠肌和阔筋膜张肌，于二肌间进入即可显露髂前下棘的股直肌，在该处予以剥离切断或延长，纠正屈髋畸形。

股骨上段后伸截骨术对于髋关节屈曲畸形严重，年龄较大的患儿，软组织松解手术无效时，可以选择应用股骨上段后伸截骨，但对严重痉挛性脑瘫患儿，手术后易产生骨端移位，骨愈合不良等并发证，此手术不可轻易采用。

髂腰肌腱后移至大转子术：此手术主要针对臀中小肌无力，髋外展麻痹的病人。用来重建臀中小肌，恢复髋外展功能。此手术为 Sharrard 首创，后续术式有所改进。手术要点是将髂腰肌止腱切下游离，靠近骶髂关节外侧的髂骨翼上方凿骨洞，通过骨洞将髂腰肌移位至外侧，固定于股骨大转子后、外方（图 16-5）。此手术应用于脑瘫患儿屈髋畸形的矫正。髂腰肌转移后，由屈髋功能变成了髋外展功能，既克服了屈髋畸形，一同时又增加了髋外展力量。尤其对合并有髋脱位倾向的痉挛型脑瘫患儿更为理想。但手术侵袭较大，临床应慎用。

并发髋关节脱位的处理　痉挛型脑瘫和手足徐动型脑瘫儿因痉挛和异常姿势的持续作用，随小儿生长发育，可并发髋关节的发育不良、髋关节半脱位甚至髋关节脱位，其发生率可高达 10% 左右。

髋脱位产生的原因，主要有三个不良因素的影响：①强烈的髋内收肌痉挛和挛缩，髋关节过度的内收、屈曲和内旋畸形。②股骨颈前倾角过大。③股骨颈干角过大所致的髋外翻。

髋脱位的预防和治疗：①确诊后尽早开始训练，克服髋内收、屈曲、内旋的痉挛

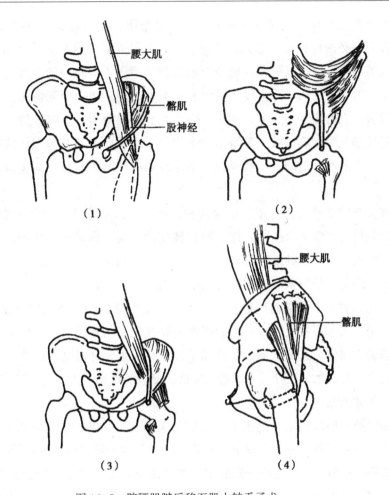

腰大肌

髂肌

股神经

（1）　　　　　　　　　　　（2）

腰大肌

髂肌

（3）　　　　　　　　　　　（4）

图 16-5　髂腰肌腱后移至股大转手子术

（引自：Crenshaw AH. Campbell´s operative orthopedics. 1987）

并应定期拍 X 线片，注意髋脱位发生之可能，及时加以处理。②对髋内收、内旋、屈曲痉挛严重者，康复训练难以奏效。有髋脱位倾向者，应及早施行内收肌的切断术，可预防半脱位的发生。③对髋臼覆盖不全、髋关节半脱位小儿，在施行软组织手术同时可选用 Salter 骨盆截骨术、股骨转子间内翻截骨术等（手术操作见有关章节），可获满意疗效。④对脑瘫儿并发髋关节脱位者，可按先天性髋关节脱位处理原则加以治疗，根据病情及年龄选择采用保守疗法或手术疗法，但无论何种方法均应松解痉挛和挛缩的肌肉和软组织。

2）膝关节畸形的矫正

膝关节屈曲畸形　膝关节屈曲畸形在临床上有原发性和继发性之分。原发性膝关节屈曲畸形多起因于腘绳肌痉挛和挛缩，并可伴有股四头肌的力量减退、膝关节后关节囊的挛缩。继发性膝关节屈曲畸形多继发于马蹄足畸形和屈髋畸形之后，以代偿髋及足的功能障碍。脑瘫患儿有时还可以发生功能性的膝关节屈曲畸形，这是由于患儿站立及步行功能不良，为降低身体重心，求得平衡，在站立及步行时而屈曲膝关节。临床治疗中，必须仔细检查患儿，了解髋、膝、踝关节主动及被动活动情况，确定痉挛及挛缩的肌肉，分清膝关节屈曲畸形的性质，然后采取相应的对策，方可取得满意治疗效果。对功能性的屈膝畸形，不必采取手术治疗。加强康复训练，提高患儿平衡能力，改善站立行走姿势即可。对继发性膝关节屈曲畸形，应积极治疗原发病因，矫正髋及足畸形，否则施行膝关节矫形手术无效。至于原发性膝关节屈曲畸形，则应采取针对膝关节的治疗措施。一般来说，治疗膝屈曲畸形手术宜在纠正髋、足畸形之后施行。

在膝关节屈肌痉挛，造成屈曲畸形时，可先行运动疗法（包括水中运动）训练，牵拉腘绳肌以防止发生永久性短缩，减轻膝屈曲挛缩。同时训练股四头肌，增强伸膝肌力。夜间可用下肢支具或增值板保持膝关节伸直和踝关节中立位。保守治疗同时应注意排除膝关节以外因素造成膝屈曲畸形之可能。

脑瘫儿膝关节屈曲挛缩畸形较为多见，发生率仅次于马蹄足畸形及髋内收畸形，位于第三位。引起原发性屈膝畸形的因素主要在于：①膝关节屈、伸肌之间肌力不平衡。②膝关节屈侧软组织挛缩。③髌韧带拉长且松弛。针对这些因素，临床上可以采用不同的手术方法加以治疗。手术后须加强康复训练增强肌力，防止畸形发生，一般2年以后疗效才会稳定。

①腘绳肌松解延长术　此手术可松解膝关节屈曲的组织，且可减弱屈膝的肌力。手术操作：在大腿后下方（腘窝上方）内、外侧各做一纵切口，显露腘绳肌及股薄肌。将股二头肌、半腱肌、半膜肌分别施术。先将腱鞘切开，然后在股二头肌腱与肌肉连接部近侧，于肌肉间切断肌腱小束，保护好肌性部分不切断，肌肉连续性完好。借伸直膝关节的缓慢动作被动延长股二头肌。相继在半腱肌肌肉与肌腱交界点以上，同上述手术操作，在肌肉纤维间找到肌腱束切断，肌肉痉挛立即松解。半膜肌腱也可同样切断。

如果肌腱松解不够，可于肌腱第一切口远侧相距2~3cm，再切一次肌腱，加大延长长度，然后缝合肌腱鞘。此术即为腘绳肌分段延长术。

肌腱延长也可改为"Z"字切开延长术式，完成手术后大腿伸直位石膏固定4~6周。

②腘绳肌腱上移术（Eggers手术）　此手术将腘绳肌止点从胫腓骨上切下，移至股骨下端固定。将过髋膝两个关节的肌肉改变为只过一个关节（髋关节）的肌肉，使之只起伸髋作用，而不再屈膝，从而解除屈曲畸形。此手术术后效果不佳，且易造成膝反屈，已不提倡使用。

有人提出改良Eggers术式，只将半腱肌、半膜肌、股薄肌的肌腱移到股骨内髁后侧骨膜下，造隧道固定。外侧股二头肌腱不移位，只做松解延长或"Z"字延长。并可同时将髌韧带止点下移，增加伸膝反张的效果。术后下肢伸直位石膏固定4~6周。

③支持带切断术　膝关节长时间在屈曲位行走，可拉长髌韧带，而髌内、外侧支持带并不随之延长。这时股四头肌伸膝的力量不是通过髌韧带而是通过髌支持带作用于胫骨近端。在此种情况下髌韧带松弛，不能发挥伸膝作用。这时，需将紧张的髌支持带切断，或将髌韧带止点下移，才能发挥股四头肌的伸膝作用，恢复膝关节的伸展。此手术宜与腘绳肌松解延长配合应用，效果更好。

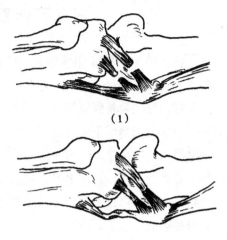

图16-6　髌支持带切断术

(1) 髌支持带切口　　(2) 切断髌支持带，恢复髌韧带张力（引自：Crenshaw AH. Campbell´s operative orthopedies，1987)

施术时，患儿仰卧位。在髌骨与胫骨粗隆间中点两侧，各距离1.5cm处，向近侧做弧形切口长约5cm。切口近端止于侧副韧带在股骨附着点的前侧。在切口内远端切断纤维性支持带，切断的方向与髌骨外缘及髌韧带平行。在切口内近端切断肌性支持带，注意保护膝关节囊完整，勿损伤（图16-6）。

④髌韧带　止端远移术 如上所述膝关节长时间屈曲位行走拉长了髌韧带，造成髌韧带松弛及髌骨高位，股四头肌难以发挥伸膝作用，需行髌韧带止端远移术。该术的适应证是：髌韧带松弛，髌骨向上移位；膝关节可被动地完全伸直（腘部挛缩可先做手术松解）；膝关节主动伸直可达160°左右。此手术可在腘绳肌腱延长术同时或其后施行之。

手术要点：患儿仰卧。在髌骨外侧，从膝关节以近5~7cm处起，沿股四头肌腱和髌骨的外侧缘做切口，向远端指向内呈"S"形，越过髌韧带至胫骨的前内侧，止于髌韧带止端（胫骨结节）以远3~4cm处。显露股四头肌腱、髌骨和髌韧带。分离髌韧带周围的软组织，勿伤关节囊。在髌韧带止端切断。游离髌骨两侧的股内、外侧股腱膜，将膝关节伸直。并将髌韧带尽量拉向远端。在胫骨嵴上稍偏向内侧定出新止端的位置，在此处切开一个带有骨膜瓣的骨的窗口，将髌韧带末端植入窗内，用螺丝钉固定。髌韧带两侧与骨膜和软组织缝合固定。术后长腿管型石膏固定6周。

另有人不做髌韧带止端远移术，而做松弛的髌韧带折叠手术，也可达同样效果。

膝后侧关节囊切开术 对于膝关节屈曲病程时间过长，膝关节软组织尤其膝后侧关节囊挛缩严重者，可在腘绳肌手术时，同时做膝后侧关节囊的切开。

股骨髁上截骨术 对膝关节屈曲畸形的患儿，如软组织矫形手术无效，膝关节屈曲角度在20°~30°以下，年龄超过10岁以上时，可酌情采用股骨髁上截骨术。

膝关节伸直挛缩和膝反屈畸形

①膝关节伸直挛缩 患儿膝关节伸直位畸形，屈曲困难。畸形主要是由于股四头肌挛缩致患儿膝关节强直，难以弯曲，行走困难，肢体失去了髋、膝交互性屈曲动作。

治疗方法主要是康复训练（可在水中运动中进行）被动屈膝，牵拉痉挛的股直肌。必要时可手术于髂前下棘松解股直肌。

②膝反屈畸形 此畸形由股四头肌痉挛或腓肠肌痉挛的马蹄足引起，而以后者为多。腘绳肌止点上移（Eggers 手术）或腓肠肌起点切断术也可造成此畸形。

治疗方法：可行康复训练，缓解股四头肌痉挛。采用下肢支具，使膝关节伸直负重，对腓肠肌痉挛所致马蹄足畸形，可行跟腱延长术，恢复踝关节背伸和屈膝的交互动作。严重膝反屈的患儿，可酌情选用胫骨上端或股骨下端的截骨矫形手术。

3）足部畸形的矫正

脑瘫患儿下肢畸形中，马蹄足畸形最为多见。该畸形发生的主要原因是小腿三头肌的痉挛和挛缩。小腿三头肌由腓肠肌和比目鱼肌两肌合成，两肌共腱组成跟腱，止于跟骨。引起马蹄足畸形早期原因是小腿三头肌的痉挛，患儿睡眠时痉挛解除，马蹄足畸形可以消失，病变继续发展，当小腿三头肌发生挛缩时，则睡眠时马蹄足畸形也不消失。此时应考虑手术矫形。手术前应准确判定挛缩是由腓肠肌引起或由比目鱼肌引起，据此决定手术术式，针对腓肠肌或者比目鱼肌施术。鉴别二肌作用的办法为：患儿取仰卧位，此时膝关节伸直，患肢呈现马蹄足畸形。因腓肠肌起于股骨下端，下行超过膝关节，止于跟骨，故屈曲膝关节时，腓肠肌松弛。这时如因腓肠肌挛缩造成的马蹄足畸形应随之消失，说明病因在腓肠肌。而比目鱼肌起于小腿胫腓骨上端，屈曲膝关节该肌并不放松，由其挛缩造成的马蹄

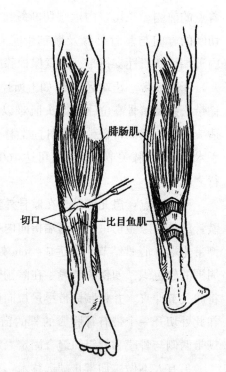

图 16-7　Vulpitus 手术

足畸形将不消失，此时说明病因在比目鱼肌。而膝关节伸直时出现马蹄足畸形，则可能为腓肠肌挛缩，也可能为比目鱼肌挛缩，或两种原因兼而有之。实际上二者原因往往同时存在最为多见，因此治疗方法也多采取二肌共用腱（即跟腱）的延长术。

小腿三头肌的痉挛阻止踝关节的背伸，当小儿的下肢以胫骨为杠杆站立或行走时，

足跟落地则伴随着发生小腿后倾，而导致膝反屈畸形。但临床上膝关节屈曲畸形较膝反屈畸形更为多见，这是因为马蹄足畸形后膝关节代偿屈曲，腘绳肌挛缩以及腓肠肌的痉挛共同作用所致。与此同时，髋关节也会起代偿作用，继发挛缩屈曲畸形。

①腓肠肌切腱延长术（Vulpius 手术）。此手术适于腓肠肌挛缩所引起的马蹄足畸形，施术时在小腿后侧中段中线处做纵形切口 5~6cm。显露腓肠肌腱，相当于小腿中部稍下横断或倒"V"形式切开腓肠肌腱（图 16-7）。此时膝在伸直位，将踝关节缓慢背伸，拉开延长切断之腱膜，注意手术不能损伤比目鱼肌。

②跟腱滑动延长术：在小腿下端后方跟腱内侧缘切口长 5cm 左右。显露跟腱，切开腱鞘，看准跟腱纤维走行方向。通常跟腱纤维不是笔直向下，而是有一定旋转，原来在上部的内侧纤维，到了下部可放置到外侧和后面。手术切腱前定好肌腱的中线，在下端用小刀尖从中线向内侧一半切断，在上端从中线向外侧一半切断（图 16-8）。然后使足缓慢背伸，直到 90°。跟腱不需缝合，但需缝合腱鞘。术后长腿石膏固定 3~6 周。

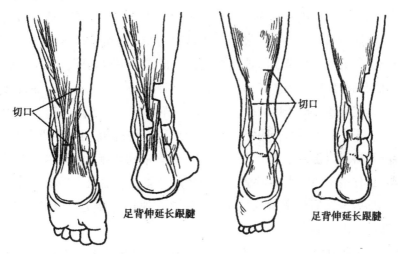

图 16-8　二切口或三切口法跟腱滑动延长术

（引自：Crenshaw AH. Campbell's operative orthopedics. 1987）

③跟腱"Z"字延长术：此手术过程类似跟腱滑动延长术。不同之处在于将跟腱显露后，于中线分为两半。下端于内侧切断，上端于外侧切断，使跟腱呈"Z"切开。然后使足背伸，矫正马蹄足达理想程度，摆正足的位置，缝合跟腱两半。再闭合切口。术后长腿石膏固定 6 周。

腓肠肌起点切断术：腓肠肌起自股骨下端，以跟腱止于跟骨超过三个关节，即膝关节、踝关节及跟距关节。该肌挛缩造成马蹄足畸形，并可引起膝关节屈曲畸形。故对马蹄足畸形并有膝屈曲畸形者可采用腓肠肌起点切断术，以减弱腓肠肌的张力，矫正马蹄足畸形及膝屈曲畸形，但以下情况不宜做此手术：膝关节无屈曲畸形；非单一腓肠肌挛缩所致的马蹄足畸形，如小腿三头肌挛缩所致的马蹄足不宜做此手术。

手术可在腘窝采用横切口。于股骨髁附近分别切断并向下剥离腓肠肌内外侧头至膝关节平面以下。手术同时可做胫神经至腓肠肌的运动肌切断（支配腓肠肌内、外侧头的神经分支切断一侧即可）。术后管型石膏固定下肢于膝关节伸直，踝关节背屈 10°位，时间为 6 周。

⑤胫神经运动肌支切断手术：此手术的适应证为：痉挛性脑瘫患儿存在下肢踝阵挛。切断胫神经分支可消除肢体负重时的踝阵挛，改善运动功能，作为马蹄足矫型手术的并用术式。术后可进一步削弱肌力，解除痉挛。单独应用此术式矫正畸形，效果不佳，且易复发，故许多学者提出应放弃此术式。如果采取此种手术，应在术前仔细检查患儿，区别痉挛原因是腓肠肌还是比目鱼肌所引起，进而决定切断支配不同肌肉的神经肌支。伸直膝关节时检查患儿踝阵挛为阳性，屈膝后消失者为腓肠肌痉挛，改变膝关节伸屈位置而不影响踝阵挛发生的则为比目鱼肌痉挛。

手术时在腘窝向下纵切口 5~7cm，显露胫神经，勿损伤腘动脉、静脉血管。胫神经从腘窝水平向下依次发出分支为：第一支为感觉支，不应损伤。第二、三支在同一水平发出，支配腓肠肌内外侧头，根据需要可以切断，以解除腓肠肌痉挛。继之向下为第四、五支，是支配比目鱼肌的神经分支，根据需要可以切断，以缓解比目鱼肌发生的痉挛。在切断神经前可用无齿镊子轻轻捏夹神经分支加以验证。如发现支配的肌肉收缩，则可确定无误，应予以切断。同时施行跟腱延长者术后可用石膏固定。单纯神经肌支切断，手术后不需石膏固定，麻醉清醒后即可开始练习足背伸肌活动。

足内翻畸形矫正（胫后肌腱滑动延长术）　痉挛性脑瘫儿的马蹄足畸形常常伴有足内翻改变。这种情况的发生多半是由于胫后肌与腓骨肌的肌力平衡失调，胫后肌挛缩，屈趾肌和外展拇趾肌痉挛所致。治疗措施是在纠正马蹄足畸形跟腱延长手术时，同时做胫后肌延长术。

在手术切口中找到胫后肌，于肌腱和肌肉的交界处的近侧，即在有肌肉纤维的腱性部分切断，而不伤及肌肉纤维（肌腱部分为白色，肌肉纤维为红色，二者易于鉴别）。然后用力外翻患足，在矫正足内翻畸形时滑动延长胫后肌。如果胫后肌延长不够，于肌腱原切口上方或下方可再做一切口，增加延长长度。对于胫后肌痉挛严重者，也可采用"Z"形延长术（图 16-9）。此时如屈趾长肌和屈拇长肌紧张，足趾及拇趾屈曲严重，影响畸形矫正时，亦可用同样方法将此二肌切腱延长。

足外翻矫正（腓骨长、短肌腔延长和距下关节外融合术）　对于腓骨长、短肌痉挛引起的足外翻畸形，可行腓骨长短肌腱延长手术（可于矫正马蹄足畸形手术同时施术）。手术方法可采用上述胫后切腱滑动延长的方法延长腓骨长短肌腱。畸形严重者也可采用肌腱"Z"字切开延长手术。术后石膏固定 6 周。

马蹄足伴足外翻畸形的患儿年龄 4~10 岁者，可在矫正马蹄足畸形同时施行距下关

节外融合术，矫正距下关节的外翻，也可
获得满意的矫形效果，并可避免以后施行
三关节融合术。手术时在跟距关节外侧做
一长弧形切口约 3cm，切除跗骨窦中脂肪
和韧带。使足内翻，恢复距骨和跟骨的正
常解剖位置。去除跗骨窦拟植骨部位距骨
和跟骨表面一小块骨皮质，凿成植骨槽。
再于胫骨上段取 l cm×5cm 骨块，切成两个
小的梯形块，骨松质面相结合，植入跗骨
窦，闭合切口，将足置于外翻矫正位。长
腿管型石膏固定 3 个月。

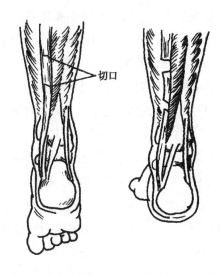

图 16-9　胫后肌腱滑动延长

（引自：Crenshaw AH. Campbell´s operative orthopedics. 1987）

足部三关节融合术　　此手术是矫正足
畸形的有效办法之一。手术适应证为：脑
瘫患儿的马蹄足畸形严重经其他疗法或软
组织手术后畸形复发，再次施行软组织手

术同时伴有难以矫正的足内翻或足外翻畸形；年龄在 12～14 岁以上者。手术前拍摄足
的正侧位 X 线片，然后依照足骨轮廓描成纸样，事先做好楔形截骨的手术设计。手术
时切除距舟、跟骰及距跟三个关节的楔形骨块，矫正马蹄足畸形时应使楔形骨块的基
底部朝向足背侧。同时对合并畸形不同情况做不同处理：前足内收畸形者，在截除距
舟、跟骰关节时，楔形骨块基底应在外侧，以矫正前足内收畸形；前足外展畸形时，
截除距舟、跟骰关节的楔形骨块基底应在内侧；足跟内翻畸形在距跟关节截骨时，楔
形骨块基底应在外侧；足跟外翻畸形在距跟关节截骨时，楔形骨块基底应在内侧。上
述原则在矫正足畸形的不同情况时，可以灵活采用。

（6）上肢手术疗法：痉挛性脑瘫患儿的肢体畸形在上、下肢均可发生，但以下肢
为多见。有人统计 600 例脑瘫患儿的手术情况，下肢占 93.7%，上肢占 6.3%。上肢畸
形虽然少见，但因上肢在人体生活和工作中占有重要地位，故其畸形对患儿的危害极
大，需认真加以处理，上肢的功能是进行日常的细微、复杂动作。手术欲完全恢复上
肢的良好功能是困难的，故上肢的手术效果有时难以令人满意。这就要求术者在手术
前对患儿进行更详细的检查，严格掌握手术适应证，对确有效果者选定手术方案。对
于进行康复训练和应用矫形器功能可改善及代偿的患儿，不要轻易决定手术。而且任
何患儿手术后均应配合积极地训练和应用必要的矫形器，以保证手术取得良好效果。

脑瘫患儿上肢病变常可发生拇指向手掌内收，手指和腕关节屈曲，前臂旋前，肘
关节屈曲以及肩关节内收和内旋等畸形。

1）拇指内收畸形矫正手术：此畸形的发生是由于内收拇指肌的痉挛和挛缩或因屈

拇指肌痉挛所致。拇指屈曲不能伸展，丧失了对掌功能，手不能捏夹和握物。早期可对患手进行康复训练，伸直及外展拇指，并应用矫形器矫正畸形。如患儿超过 5 岁，保守治疗无效者可施行手术疗法。

内收拇指肌切开术　手术适应证为：患儿年龄超过 5 岁；拇指内收屈曲畸形、丧失对掌功能；保守治疗无效。从手背第一掌骨头尺侧向近侧和尺侧切开，延长到第二掌骨基底做 2~3cm 长的切口。切口下为第一骨间肌，将其拉向近侧，显露其深面的内收拇指肌在拇指近节指骨上的止点，靠近止点切断该肌，并切除 1 cm。如果第一骨间肌有挛缩，可在同一切口内从掌骨上将其剥离。术后石膏固定拇指及第一掌骨外展、掌指关节中功能位伸直、指间关节微屈 10°，3 周后去除石膏，用支具固定拇指在最大外展和对掌位，进行主动和被动的拇指各方向运动训练（训练时去掉支具）。开始训练的头两周，训练后继续应用支具固定，以后逐渐减少固定的时间。

肱桡肌移位重建拇指外展和伸直功能　手术适应证为：脑瘫患儿拇指伸直和外展障碍，但可被动纠正拇指畸形；肱桡肌力优良且有自主运动功能；患儿年龄在 7 岁以上者。手术于前臂桡侧背面切口，从肱骨外上髁下 2cm 至桡骨茎突。显露肱桡肌，于桡骨茎突处切断止点，并将外展拇长肌腱、伸拇短肌腱于肌肉和腱的连接处切断，尽量留长腱残端备用。术中注意保护桡动、静脉及桡神经。肱桡肌尽量向近侧游离，以便手术转移后保持直线方向。然后将肱桡肌与外展拇长肌腱、伸拇短肌腱残留远端行编织缝合，重建拇指外展及伸直功能。肌腱缝合后应保持中等张力，使第一掌骨能被动外展 1. 5cm。腕关节中立位，第一二指可做被动的对掌捏夹动作。术后长臂石膏固定上肢功能位 4 周。肘关节屈曲 90°，腕关节中立位，第一掌骨高度外展，拇指中立伸直位。去除石膏后即开始训练肱桡肌产生拇指外展和伸直的动作，以及开展被动关节活动的运动。主动训练可捏夹铅笔，练习拇指内收功能，握拿不同口径的玻璃杯，训练拇指的外展功能。

矫正拇指内收畸形，恢复拇指外展和伸直功能的手术，也可采取桡侧腕屈肌移位到外展拇长肌与伸拇短肌位置，施行肌腱编织缝合，重建拇指外展和伸直功能。

第一、二掌骨间植骨融合术　这种手术也是为纠正拇指内收畸形而设计。主要适用于：①拇指内收严重，软组织手术难以解决的畸形。②患儿年龄在 12 岁以上。③手指尚有一定控制能力。手术在第一、二掌骨间做背侧弧形切口。于第一、二掌骨的相对面上凿出粗糙面从髂骨取合适的三角形骨块嵌于一、二掌骨间，用螺丝钉固定。术后将拇指置于轻度外展，与示指对掌的功能位。石膏固定 2 周后拆除石膏并拆线，换无垫石膏固定 3~4 个月。X 线片复查骨融合良好方可去除外固定。

2）手指和腕关节屈曲畸形的矫正：脑瘫患儿手部常见手掌指关节和指间关节的屈曲畸形。发生原因是屈指深肌和屈指浅肌的痉挛。此畸形常常合并屈腕肌痉挛所致的屈腕畸形、前臂旋前挛缩以及拇指屈曲内收畸形。畸形特点为伸腕时屈指畸形加重，屈腕时屈指畸形减轻或消失，多半没有固定性关节挛缩畸形。治疗可先采用保守疗法：手法训练以矫正手指、腕的屈曲和前臂旋前痉挛。将拇指外展和伸直，微屈掌指关节和指间关节以防止关节过伸畸形，并可于上述矫形位置将上肢用长臂石膏固定。每周或两周更换一次石膏，用以牵拉屈指肌，逐渐矫正腕手屈曲畸形。一般6周左右畸形可获得部分矫正。以上保守疗法失败，可考虑施行手术治疗，矫正畸形。

前臂屈指和屈腕肌群分段延长术 手术于前臂掌侧中线上、中3/4处做直切口。显露桡侧腕屈肌和尺侧腕屈肌，于肌和腱的连接处近侧切断腱性组织（保护肌纤维勿损伤），延长肌纤维，如延长不够时可距原切口1.5cm另做一切口切开肌腱（图16-10），掌长肌和屈指浅肌群也同样切开延长。被动过伸手指和腕关节，将腱组织分离延长，而肌肉纤维仍能保持完整连续。继之向深层显露屈拇长肌和屈指深肌群，同上方法做延长。如前臂被动旋后困难，是旋前圆肌挛缩所致，也可按上述操作将该肌延长，矫正旋前畸形。手术中需注意保护好神经、血管不要损伤，术后长臂石膏固定肘关节屈曲90°，腕背伸50°，前臂充分旋后，拇指及手指中立伸直位。石膏固定4周，去除石膏后随即开始功能训练。增加关节活动，纠正畸形。增强肌力练习，恢复功能。开始时去除石膏训练，训练后再用前后石膏托维持矫形位。随着功能的改善和对抗畸形的肌力增强，可逐渐缩短石膏固定的时间。

前臂屈肌起点下移术 此手术将前臂屈肌起点下移，去除了肌肉的紧张牵拉，使腕和手指的屈曲挛缩畸形得到矫正。而且有解除肘关节屈曲和前臂旋前挛缩的作用。此手术适用于腕和手指广泛严重屈曲挛缩者。轻度腕、手屈曲痉挛，手法扳正可克服畸形者，不宜采取手术。

手术切口从肱骨内上髁上方5cm开始，向下延伸到前臂中段，沿尺骨进行。在切口远段可见前臂内侧皮神经，以及在内上髁近侧可见尺神经，均应加以保护。将整个屈肌和旋前圆肌从肱骨内上髁起点处切下向远处滑移。如肘关节有屈曲挛缩，则应将肱前肌筋膜切开，并将尺神经前移。术后石膏托固定，肘关节伸直，前臂旋后，腕和手指中立位。固定时间为3周。其后改为腕部中立位石膏托固定3个月（仅在夜间应用，白天训练时去掉石膏托）。

3）手指鹅颈畸形的矫正手术：痉挛型及手足徐动型脑瘫患儿可以发生手指鹅颈（swan neck）畸形，该畸形的产生原因为手的内在肌痉挛，牵拉指伸肌，造成近侧指间关节过伸而远侧指难以屈曲，握持功能丧失，因而需要加以手术处理。采用的手术为近侧指间关节指浅屈肌腱固定术。手术时将患者的指浅屈肌腱纵形分开一半，在远侧留有足够长度处切断。于近侧指骨侧方钻孔并将指浅屈肌腱远侧残端从骨孔引出后固定。将近侧指间关节固定于屈曲20°~30°位。从而限制指间关节的过伸，矫正手指鹅颈畸形，改善手的握物功能。手术后石膏固定3周，去除石膏后开始练习关节活动。

4）腕屈和前臂旋前畸形矫正：脑瘫患儿常出现腕关节屈曲，手向尺侧偏斜以及前

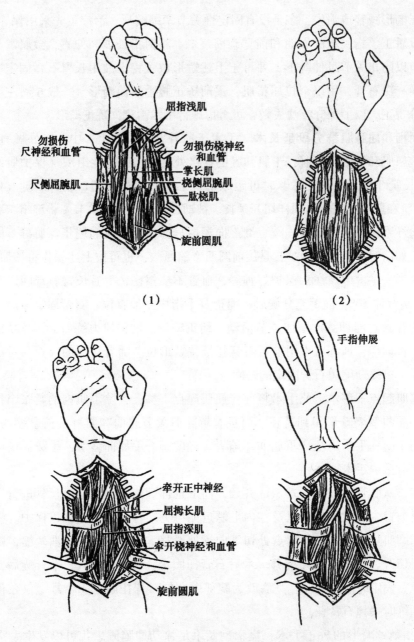

图 16-10　前臂分段延长屈指和屈腕肌样

（1）切开腱部，切勿损伤深层肌肉　　（2）、（3）、（4）伸展腕和手指延长腱部

臂旋前畸形。这种挛缩畸形造成腕关节不能背伸，手指不能伸展，前臂不能做旋前和旋后活动，从而造成手的功能难以正常发挥，影响患儿的正常生活需要施行手术加以矫正。产生上述畸形的主要原因为尺侧屈腕肌的痉挛和挛缩，因此手术治疗措施为切断尺侧屈腕肌，去除手屈腕和尺偏的病因，矫正畸形。并可将该肌移位到前臂背侧与腕或指的伸肌缝合，提供伸腕、伸指新的动力，从而改善腕及手指的背伸运动功能。

①尺侧屈腕肌移位到桡侧伸腕肌腱或伸指总肌腱手术

手术适应证为：①屈指肌中等程度痉挛，伴有屈腕畸形，但畸形不是固定的。②伸腕和伸指不能或功能很差，只有当手指屈曲时才能做腕背伸动作，而且只有在腕屈曲时才能伸展手指。③前臂被动旋后、腕背伸和伸指活动不受限。

施术时于腕部掌侧皮肤横纹的尺侧做 1.5cm 横切口为第一切口。显露尺侧屈腕肌腱，靠近豌豆骨处切断。再以前臂中下 1/3 交界处为中心，沿尺侧屈腕肌做第二切口 3cm 左右，将尺侧屈腕肌腱引出，继之于前臂下 1/3 背侧做第三个切口，为纵形约 3～5cm 长，显露桡侧伸腕长肌及桡侧伸腕短肌。用弯曲管钳通过第三切口向第二切口做皮下隧道，将尺侧屈腕肌腱拉到第三切口与桡侧伸腕短肌编织缝合，使腕关节维持在背伸 10°位。然后缝合各切口。有人主张手术时将尺侧屈腕肌移位后同时和桡侧伸腕长、短肌二肌腱编织缝合，手术过程与前相同。手术后长臂石膏固定，保持腕关节背伸 20°位。3 周后去除石膏进行腕、指功能锻炼。

为了改善伸指功能，也可以在手术时将尺侧屈腕肌改与伸指总肌腱编织缝合。手术操作基本同前。将伸指总肌腱的每根分腱于同一水平做纵形小裂口，穿过尺侧屈腕肌拉紧缝合，保持各手指在相同的紧张度，以免术后发生各指伸展角度不一致。手术后处理同前述。

②旋前圆肌延长术　尺侧屈腕肌移位代替桡侧伸腕肌，术后可以消除腕屈曲及尺偏畸形，而且因尺侧屈腕肌腱改道从前臂前尺侧转向前臂后桡侧，也改善了前臂旋后和腕背伸功能。但对顽固性前臂旋前圆肌挛缩者，可行旋前圆肌延长术或转移成为腕背伸肌。另外，对于单纯前臂旋前痉挛，不伴随屈腕畸形，且患儿腕关节屈伸功能良好者，可仅做旋前圆肌延长术。

手术时，于前臂桡侧中上 1/3 交界处为中点做长约 10cm 切口，显露深层的旋前圆肌，肌止端呈片状止于桡骨，可做旋前圆肌的表面部分切开延长。也可于该肌止点连同部分桡骨骨膜切下，将断端对折缝合成"肌腱"样与桡侧伸腕肌贯穿缝合，保持腕关节于背伸 20°位。术后该位置石膏固定，3 周后除去石膏，开始功能锻炼。

5）腕关节融合术矫正腕屈曲畸形：腕关节融合术可使腕关节骨性融合在腕关节背伸功能位，既矫正了屈腕畸形又可使腕关节稳定，并处于功能位。腕关节融合术的主要作用就在于能够稳定腕关节在良好的位置上发挥最大的功能。因此该手术应在手指功能获得改善、腕关节屈曲畸形矫正以及肌腱移位之后施行，也就是应作为最后采取的手术方案。手术适应证为：①先用石膏固定腕关节于功能位，患儿能紧握及伸开手指。②如患儿伸腕肌力软弱或瘫痪，不宜做此手术，而应先行肌腱移位手术。对于腱移位术后仍需稳定关节，以便进一步改善手指伸屈功能的患儿，方可施行腕关节融合术。③施术年龄须在 12～14 岁以上。

手术在腕关节背侧做"S"形切口。切除桡骨下端、舟骨、月骨、头状骨和第三掌骨近端的关节面，并于腕骨间、桡腕关节和腕掌关节之间植入取自髂骨的松质骨。然后再将取自髂骨的长方形松质骨块置于腕骨背侧，该骨块一端嵌入桡骨下端掀起的皮质骨槽内，另一端覆盖于第三掌骨基部的松质骨面，术后将腕关节背伸10°，长臂管型石膏固定。并保持肘关节屈曲90°，前臂中立位及拇指对掌位。术后4周更换短臂石膏，再经6~8周腕关节达骨性融合后，可拆除石膏。

6）肘关节屈曲畸形矫正：对康复训练难以矫正的肘关节屈曲挛缩，可施行肱二头肌和肱肌的肌腱延长术加以矫正。

7）肩部内旋、内收畸形矫正：此类患儿多数经被动牵引疗法可奏效。如康复训练无效时，可行胸大肌及肩胛下肌的延长术。有的患儿表现肩关节外展挛缩畸形，是因肩三角肌痉挛所致。严重病例可行三角肌止点的松解术。

（7）脊柱畸形矫正：脊柱侧凸是脑瘫患儿常伴发的脊柱畸形。因脑瘫小儿运动功能障碍的特点所致小儿多半不能耐受脊柱侧凸矫形器的穿戴，无法配合治疗。所以在合适的时机施行手术，采取脊柱侧凸的器械矫正固定加脊柱融合术较为合适。

（8）控制身体不随意运动的矫形手术：对手足徐动型患儿的手术治疗应取慎重的态度，因为手术难以达到理想的效果。一般来说对患儿多以采取保守治疗的方法，如进行功能训练，矫形器矫正、石膏固定等。

对于手术治疗手足徐动型脑瘫患儿的治疗效果调查表明：上肢的腱性手术效果不佳；下肢的腱性手术效果难以控制，故应严格选择病例；对马蹄足的矫正手术，要用腓肠肌切腱延长术（Vulpius手术）效果较好；足部的马蹄内翻异常可行胫后肌腱固定术，能获满意效果并可改善不良的步态；骨关节的骨性手术适应证较少，宜严格掌握。

胫后肌腱固定术。此手术适应于：①手足徐动型7岁以上患儿。②足部有强烈的内翻、马蹄畸形。手术将胫后肌腱固定在胫骨上，去除了胫后肌肉的收缩牵拉，而达到矫正畸形，改善步态的目的。

手术做法为：切口起自内踝后，沿胫骨后缘向近侧延长约7cm。显露胫后肌腱、胫骨及屈趾长肌腱，于内踝上方胫骨上每间距1cm钻孔，共钻3孔，通过骨孔用丝线缝合固定胫后肌。固定前需调整胫后肌的张力使足处于矫正位，然后设定好拟缝合的位置，可将胫后肌腱适当向远侧牵拉，减少张力后缝合固定。

如果患儿有严重的足内翻，胫前肌作用很强，单行胫后肌腱固定术难以奏效时，也可同样操作施行胫前肌固定术，将足摆于矫正位后，再把胫前肌固定于胫骨上。

（9）选择性脊神经后根切断术缓解痉挛：痉挛是小儿脑性瘫痪的主要临床症状。痉挛的存在使骨骼肌处于持续性张力增强的状态，限制了肢体的随意运动。造成患儿的肢体运动功能障碍，患儿难以随意，协调的进行肢体活动，导致生活活动的困难。

对痉挛的处理可采取药物治疗，手法训练，神经阻断等各种疗法。但至目前为止，尚缺乏满意、肯定的治疗手段，而成为临床上一个难题。20世纪70年代以来，南非、美国等开展了选择性脊神经后根切断术（selective polsterior rhizomy，SPR）治疗小儿脑瘫。对解除小儿痉挛取得了明显效果，使小儿的运动功能显著改善。这种手术在国际上引起了广泛的兴趣，我国也在1990年由中国康复研究中心率先报道了应用该手术治疗脑瘫痉挛的可喜结果。但是无论在国外还是在国内对这种疗法的应用是有争议的。一方面各型脑瘫患儿的病理改变不同，并不一定都适合用SPR治疗；另一方面有时脑瘫患儿可借助痉挛使肢体伸直，保持有利的运动姿势，去除痉挛反而使患儿瘫痪。实际上这种手术仍具有探索性质，是缺少时间考验的新疗法，不宜广泛推广。最好先在少数有条件的医院开展，并观察其疗效。1987年北美小儿矫形外科学会提出最好由神经外科或多学科对此手术进行研究。

1）简要历史：脊神经后根切断术早在1888年由Dana提出。Forerster（1908）用该手术治疗脑瘫儿顽固性的双下肢痉挛性瘫痪，手术后有一定疗效。但手术效果并不十分理想，且并发证较严重，患儿有感觉丧失，故该术式没有得到广泛推广。直至70年代以后随着科学技术的进步和临床经验的丰富积累，才又开展了选择性脊神经后根的切断手术。并将术式加以改进，提高了手术准确性。Fasano（1976）将脊神经后根分成小束，只切断与引起痉挛有关的部分，而保留与痉挛无关的部分，克服了术后的严重并发证。Peacok（1982）做了大量工作，推广了SPR手术的开展。但截至20世纪90年代中期，对此手术仍缺乏深入地研讨。目前报告最长的随访时间仅为术后7年，对其长期后果如何尚难以决断。

2）生理学理论基础：痉挛是指患儿运动方面的病理状态。特点是与速度相关的肌张力增强、肌肉的牵张反射亢进。正常情况下骨骼肌的运动是平衡而且随意的。这种运动由大脑皮层控制，达到兴奋和抑制的平衡，并作用于脊髓平面的反射弧产生均衡的运动动作。当脑性瘫痪时，丧失了大脑皮层对脊髓的抑制，出现了下位中枢神经功能的释放，从而发生痉挛性瘫痪，肢体运动功能异常。

肌肉的张力是由脊髓反射弧来实现的。脊髓神经有 α 和 γ 运动神经纤维。α 神经纤维参与随意的肌肉收缩，γ 神经纤维则与肌肉张力有关，支配肌梭活动，维持肌肉张力。当有外界刺激时，向心性传入神经纤维传入冲动进入调节肌梭张力的 γ 神经系统，到达脊髓前角细胞，再支配肌肉使肌张力增强，产生临床痉挛的症状。所以当脑皮质脊髓下行传导束对肢体运动的抑制作用发生障碍以后，进入脊髓神经后根的 γ 传入神经纤维传达兴奋，使 γ 系统处于亢进状态，是造成小儿痉挛的主要原因所在。针对这一观点，采取切断脊神经后根部分传入神经纤维的办法，降低 γ 神经系统的兴奋性，进而达到解除痉挛症状的目的。多位学者的临床实践证明了这一措施的有效性。

3）手术适应证及禁忌证

适应证：①患儿年龄在5岁以上，最佳年龄7岁左右。②痉挛型脑瘫患儿，尤以单纯痉挛型患儿不合并其他类型脑瘫症状为佳。③患儿智力正常或接近正常。有利于术前准确检查评价，术后配合康复训练。④患儿术前虽肢体痉挛，但仍有一定运动能力，并且徒手检查肌力在 3 级以上。⑤无固定的肢体挛缩畸形，尤以未做过其他矫形手术者为好。⑥严重痉挛的脑瘫儿，全身受累难以坐起，会阴部卫生不宜保持。手术虽然不能恢复运动功能，但有利于日常生活和护理，仍可采用此手术。

禁忌证：①智力低下，难以配合治疗及训练者；②肌张力低下或有肌张力低下可能者；③肌力弱。在徒手检查时肌力低于 3 级；④手足徐动及共济失调型脑瘫患儿；⑤患儿合并扭转痉挛；⑥严重的肢体固定挛缩畸形；⑦脊柱畸形及脊柱稳定性不良者。

4）手术技术：常用术式为腰骶部选择性脊神经后根切断术，故以下即以腰骶部 SPR 为例加以叙述。选择全身麻醉，忌用肌肉松弛药物。患儿俯卧位。于腰骶部后正中切口，起自第一腰椎棘突至第一骶椎棘突。切除椎板，保护两侧关节突小关节勿损伤，以免破坏脊柱稳定性。切开硬膜后，首先找到脊神经根的出口部位。然后逆行向上找到前、后两根的会合处，在背侧的即为神经后根，将各节段的脊神经后根分离出，并用胶皮条牵开保护。再将每一后根分成 4~10 个小分支。分别用电刺激器的电极刺激小分支，测定它们引起肌肉痉挛收缩的阈值。台下助手观测并记录，最后将阈值低下的小分支切断。切断小分支的数目比例在 30%~60% 之间。根据临床痉挛症状的不同及手术时电刺激发生痉挛的轻重程度，可以适当增减切断神经小分支的数量。

手术后卧床 2~3 周。然后患儿佩戴腰围开始进行康复训练，训练内容包括：维持关节活动度，增加肌力和耐力，增强协调能力和平衡能力，尤其是训练行走步态 4，纠正异常姿势，从而用新的协调动作来代替以往习惯性的异常活动方式。必要时可间断应用支具矫正畸形，维持良好肢位，配合康复训练治疗。

5）关于 SPR 的评价：脊神经后根切断术问世已近百年，但因效果不佳，一度曾被放弃不用，只是近 20 年来 Fasano（1976）改进了术式，并提出"选择性"的概念，即选择合适的患儿和选择切断脊神经后根的部分神经纤维束，之后 SPR 手术才又重现活力。但此手术的长远后果仍待证实，故目前对此手术仍处研究阶段，并存在一定争议。

SPR 手术后可发生某些并发证。早期并发证有感觉迟钝或丧失，肌张力过低和过高，这些情况可在数天至数周内消失。后期并发证包括对脊柱稳定性有不良影响（部分患儿发生腰椎椎体前移），促进髋关节半脱位的迅速进展等。

SPR 手术后疗效的判定周期较长。一般至少观察 2 年始能明确是否有肯定的疗效。为了争取好的疗效，仅顺利地完成手术操作是不够的。同样重要的是手术后坚持系统的康复训练，改变手术前的异常习惯运动模式，建立新的良好的运动模式，从而获得满意的疗效。

第二节　脊髓灰质炎后遗症

脊髓灰质炎是由脊髓灰质炎病毒引起的一种急性传染病，以肢体弛缓性瘫痪为主要表现。该病多发生于 5 岁以下的小儿，尤以 6 个月至 3 岁的小儿为多见，故又称为小儿麻痹症。由于小儿麻痹症引起的后遗症称为小儿麻痹后遗症，简称儿麻后遗症。由于国家重视，加强了小儿麻痹症的预防工作，小儿麻痹症的新发病已逐渐减少。但是既往发病而存留的儿麻后遗症尚有较多患者，且有散发病例不断出现，国内并不少见。故处理好儿麻后遗症患者仍是目前临床上的一个重要课题。

后遗症形成机制

1. 肢体肌肉瘫痪　易感儿通过消化道或呼吸道遭受病毒感染，引起发病。发病之初可有肠道感染表现，发热、咽痛、呕吐、腹泻等，痊愈后不留后遗症。但此病毒有神经亲和性，容易侵犯脊髓前角运动神经元和脑干，导致破坏性病变。当脊髓前角神经细胞遭受破坏后临床上出现相应神经支配区的弛缓性麻痹，肢体瘫痪。神经损害以脊髓灰质部分为最重，脊髓节段以腰膨大损害最重，颈膨大次之。故临床上下肢瘫痪为多见，其次为上肢肌肉瘫痪。这类病人将留有后遗症，不再恢复。但他们只占发病者的少数。病毒侵犯脊髓前角运动细胞后，可以造成神经细胞变性、溶解、分裂和破坏，最后死亡的神经细胞将被胶质细胞代替，而失去功能，且不可逆性，肌肉瘫痪则不能恢复。而另一些炎性改变的神经细胞仅为肿胀、充血反应，细胞本身并未破坏，此类神经细胞在炎症消退后，其功能可望恢复，临床所见的肌肉瘫痪也可能恢复。

2. 瘫痪肌肉功能的恢复　肌肉瘫痪后恢复与否，取决于脊髓前角运动细胞受损的性质、数量和程度。未被破坏的神经细胞一般在 1 个月内恢复正常。肌肉有恢复可能者称为可恢复肌肉，不能恢复者称为不可恢复肌肉。有学者认为可恢复肌肉 90% 在 6 个月内可以全部恢复。此后缓慢恢复的可能直到病后 24 个月内。脊髓前角运动神经细胞的储备能力很强，若病后脊髓内存在有 40% 的正常神经细胞，则临床上无症状，肌力 5 级；若有 10%~40% 神经细胞存留，肌力约为 4 级；若 5%~10% 神经细胞存留，肌力约为 3 级；若 3%~5% 神经细胞存留，肌力约为 2 级；若 2%~13% 神经细胞存留，肌力约为 1 级；若神经细胞存留少于 2% 则临床上肌力为 0 级。

受损肌肉的瘫痪程度以及恢复程度还与每块肌肉的脊髓神经支配有关。肢体的每块肌肉都由脊髓不同节段的数个平面神经中心支配，如股四头肌由 L_2、L_3、L_4 支配。一般肌肉都由 2~4 个神经中心支配。"长中心"可含 4 个脊髓节段，如腘绳肌（L_4~S_2）。"短中心"可含 2 个脊髓节段，如胫前肌（L_4~L_5）。而占多数的肌肉是 3 个脊髓节段支配，支配肌肉的脊髓节段越多，受到病毒侵犯时，越不宜遭到全部破坏，其恢复能力越强。相反支配肌肉脊髓节段越少，越易遭受全部破坏，恢复能力越小。所以支配肌肉的脊髓神经节段较少的肌肉如胫前肌，腓骨长、短肌，易发生完全瘫痪而恢复的可能性较小。而支配节段较多的肌肉如腘绳肌则全瘫较少，部分瘫痪较多，恢复可能性较大。

另外脊髓前角病变范围也与肌肉瘫痪恢复能力密切相关，脊髓病变范围广，同时多条肌肉受累，则恢复可能性小。脊髓病变范围局限，仅有个别肌肉受累，则瘫痪恢复的可能性较大。

3. 儿麻后遗症畸形的产生　小儿麻痹症患儿的发病 2 年后病情没有再恢复之可能，进入后遗症期。此期的病理变化是长期而复杂的，早期因脊髓前角运动神经细胞失去功能，肢体发生瘫痪，但无畸形。随着时间推移，肢体畸形则逐渐产生和发展，产生原因主要和下列因素有关。

（1）肢体肌力不平衡：肢体的骨骼肌瘫痪造成肌力分布不平衡。患肢瘫痪肌肉呈杂乱分布，无规律可循。破坏了肢体原来的肌力平衡，使之发生畸形。比如胫前肌等足背伸肌肉的瘫痪使足不能背伸，而拮抗肌小腿三头肌失去了正常的对抗力，则发生挛缩导致了马蹄足畸形。

（2）不良体位导致肢体畸形：患儿发生肢体瘫痪后，由于护理不当使肢体长期处于不良姿势，又不进行被动关节活动和锻炼，使关节周围软组织出现挛缩，引发畸形。一般情况下手术后需要 2 周，非手术者需要 3 周，肢体固定在一定姿势不动，即可发生关节周围组织的挛缩改变。因此对瘫痪肢体的被动护理和训练，以预防挛缩发生是重要的。

（3）瘫痪肢体的运动功能代偿活动：部分肢体发生瘫痪，为维持运动功能，人体可采取一些异常姿势和活动来补偿瘫痪肌肉失去的功能，从而引发肢体畸形，如股四头肌瘫痪，患者失去了伸膝功能，膝关节稳定性破坏，迫使膝关节采取反屈位，依靠膝后关节囊的紧张牵拉来保持关节稳定，从而产生了膝反屈畸形。

（4）骨骼畸形发展：儿麻后遗症小儿的骨骼、关节长期处于不正常体位，经受不正常压力，影响骨骼生长发育而产生骨骼畸形。例如腓骨长、短肌瘫痪后，胫前肌失去了拮抗肌的对抗，出现了足内翻畸形。继之患儿步行时足外侧负重又加重了足内翻畸形，逐渐导致足骨的移位和畸形发育，使足内翻呈骨性畸形，而难以矫正。

（5）其他因素：脊髓运动神经细胞的破坏、神经瘫痪、血管营养性变化，使骨组织废用性脱钙，骨质变薄、疏松，骨小梁稀疏，长骨变细，软骨变薄。患肢血供大量减少，进一步影响了骨骼生长发育，造成患肢短小。发病年龄越小，一侧肢体瘫痪越广泛严重，患肢的短缩程度也越严重。

【临床特点】　脊髓灰质炎一般发病后 2~5 天出现肌肉瘫痪。发病 1~2 周后开始逐渐恢复。临床上肌力恢复多在急性发病后的 2~3 周。此后恢复逐渐缓慢，但多数在 6 个月内全部恢复，恢复过程可持续达 2 年。少数病变严重者难以恢复，而留下后遗症。

儿麻后遗症出现的肌肉瘫痪，多局限于一侧下肢，仅偶尔累及上肢或躯干，常见受累的肌肉为：胫前肌、腓骨长肌、腓骨短肌、胫后肌、股四头肌、臀大肌、三角肌等、肌肉瘫痪表现特点为程度不等和分布不规则，有的仅一块肌肉瘫痪，有的则为多块肌肉受累，所以肌力不均导致的肢体功能障碍也不规律。瘫痪早期，由于动力肌肉的瘫痪，出现肢体运动障碍。继之又因为肌力不平衡，长期的不良姿势以及关节周围软组织挛缩等原因可造成关节畸形。在肌肉瘫痪晚期，随着患儿的发育，患肢可出现发育障碍，出现骨骼变形和肢体短缩。

患儿有发热后出现肢体瘫痪的病史。检查时肢体为弛缓性瘫痪，并可伴有各种类型的肢体畸形，诊断此病并不难。患儿瘫痪的肢体感觉功能无障碍，借此可与其他周围神经损伤或疾病所引起的瘫痪相鉴别。

小儿麻痹后发综合征 传统认为小儿麻痹症在发病 2 年以后留下终生残疾。损害不再进展也不再恢复，是一种基本稳定的疾患。但近年来有专家报告了与上述相反的事实，提出"小儿麻痹后发综合征"（post polio sysdrome，PPS）的概念。以美国为例，目前小儿麻痹症已无新发病例，但是发现一些曾患过"小儿麻痹症"的人，占 1/4 左右有疾病复发的情况，出现新的症状。表现为极度疲劳，逐渐加重的肌肉软弱无力，肌肉关节疼痛，肢体运动功能障碍，以及肢体瘫痪和肌肉萎缩。这些症状大多发生在首次患病后的 30~40 年间。

PPS 是运动神经元的器质性病变，形态学、电生理及临床研究均支持这种观点。临床症状的产生是源于运动神经元的持续性损害，可以是原受损的运动神经元，也可以是新的神经元。肌电图显示受损肌肉有自发放电；单纤维显示有增强的颤动；组织活检显示肌纤维萎缩；免疫生化检查有神经细胞的粘连，这些均提示有近期发展的去神经支配。某些学者认为，PPS 的出现是运动神经元的超负荷工作，脊髓前角运动神经细胞的衰老过程以及废用性萎缩所致。但 PPS 不会引起严重的神经肌肉渐进性损害，不会返回到原先患病的状态。

预防和治疗 PPS 的主要措施是：合理应用支具；采取节省能量的方式进行活动，以减少肌肉的负担；避免常用肌群的过度使用；在运动锻炼中应采用亚极量（极量的 70%~80%）的运动方式；采用物理因子以及神经营养类药物治疗；肥胖者应注意减肥，因体重过重会增加运动负荷。

【治疗】　矫形外科对儿麻后遗症的治疗应从肢体瘫痪开始，而不应是在小儿麻痹症的后遗期已经形成了肢体畸形再去矫正，这样做不利于患儿的恢复。矫形外科的治疗需贯穿于整个治疗过程，与其他专业的同志一道共同治疗患儿，防止肢体畸形的发生，促进瘫痪肌肉的恢复，增强肌力以及针对畸形施行手术矫正。

1. 急性期　此阶段一般是从得病开始到出现瘫痪为止。平均时间约 2~3 周。这一时期患儿的主要表现是发热、头痛、呕吐、神经紧张、肌肉疼痛、肢体疼痛过敏，医生稍触及肢体小儿就哭闹，当温度再次上升时，出现肢体瘫痪。该期重点由儿科医生进行药物治疗，并隔离患儿，但同时要求矫形外科医生协助。

（1）预防褥疮：皮肤不能受压过久，要经常给病人翻身，每 2h 翻身一次。

（2）预防身体和四肢畸形发生：将患儿身体置于良好体位，即髋关节微屈 5°~10°，膝关节屈曲 5°~10°，踝关节置于 90°位，肩关节外展 60°，前屈 10°，肘关节屈曲 90°，前臂旋前、旋后中间位，腕关节背伸 10°~15°，拇指对掌位，手指握物状。可用毛巾、枕头、沙袋、夹板等固定体位。

2. 恢复期　该期从患儿体温降至正常开始至病后 1 年半左右。恢复期内瘫痪肌群的肌力和肢体功能逐渐恢复。功能恢复一般从手指、足趾开始渐向上扩延，从小肌肉恢复渐至大肌肉恢复。头 1~2 个月内恢复速度较快，6 个月以后渐减慢。一般认为发病 2 年以后基本定型，病程进入了后遗症期。在恢复期内治疗原则应为：促进恢复、预防畸形、观察变化、矫正异常。可以对患儿受累肌肉的肌力每 2 个月检查一次，并与前一次检查结果相比较，如肌力在逐渐增加，说明有恢复可能。如果肌力 2~3 个月后无变化，仍为 0 级，则标志肌肉瘫痪不能恢复。

（1）促进瘫痪肌肉的恢复：除内科用药促进神经恢复外，还可以采用：①针灸疗法。②物理疗法，如水疗、蜡疗、红外线、超声波、推拿和按摩等方法。物理疗法可以增加肌肉的收缩，改善肌肉的血液循环，防治肌肉萎缩及关节萎缩，从而促进患儿恢复。③运动疗法。在患儿肌力逐渐恢复过程中，采用由轻到重渐进的主动运动训练，增强肌肉力量。但运动量必须适宜不可过度，如过度疲劳则有损肌肉的功能恢复。

（2）保持良好体位预防肢体畸形：躯干肌受累的患儿宜睡卧木板床而不宜睡钢丝床，以防止脊柱畸形，必要时应穿用轻便的围腰固定，防止脊柱肌肉不平衡而发生脊柱侧凸。对上下肢肌肉瘫痪的患儿肢体需用夹板、矫形器等保持功能位，以防出现关节畸形。比如足外侧腓骨长、短肌瘫痪时，足内侧肌肉因失去外侧肌肉的对抗可使足内翻畸形，对此可以应用足矫形器保持患足于正常位置，防止内翻足畸形的发生。固定支具应日夜穿戴，以保证效果。待到后期，瘫痪肌肉已有恢复，白天可去除固定物练习肢体活动，但到晚上仍需应用矫形器固定。

3. 后遗症期　通常认为发病后 2 年，瘫痪肌肉不再恢复是后遗症期的开始。近年来，有些学者认为从发病后的第 18 个月开始即进入后遗症期，因为 18 个月至 24 个月之间瘫痪肌肉的恢复可能性是很小的，瘫痪已基本定局。此阶段的恢复能力在临床上没有实在的意义，故应视为后遗症期。

后遗症期治疗主要目的应是：①预防畸形和防止畸形加重（处理原则同前）。②矫正已形成的畸形，改善肢体功能。可应用手法牵拉及矫形器等非手术疗法治疗。也可采用手术疗法矫正畸形，并且手术疗法是非常有效的，是此期内最常用的治疗手段。

后遗症手术疗法

1. 手术疗法总原则

（1）手术时机：发病 2 年之内瘫痪肌肉尚有一定恢复可能，临床上难以准确判断恢复潜力及后遗畸形的程度和范围，故最好先采用保守疗法观察一段时间，2 年后再施行手术疗法为好。

（2）手术年龄

①一般认为肌腱移位等软组织手术在 5 岁以后施术为佳，因为 5 岁以下小儿难以配合术前检查和术后训练。术前肌力检查欠准确，则会影响手术效果。术后患儿不配合功能训练，则会影响手术效果。故多数专家遵循这一年龄规定。但也有专家指出从根本上讲，患儿年龄不应成为手术的制约。因为肌力的不平衡是造成畸形的主要原因，据此就应尽早手术去除肌力的不平衡，进而消除畸形。手术时间最好选择在畸形尚不明显，功能没有明显受限时进行，所以手术不一定非在小儿 5 岁以前施术。

②软组织挛缩的松解手术可以在 5 岁以前施术。术后配合应用矫形器治疗。

③骨关节手术最好在小儿 12 岁以后，骨骼发育相对较成熟之后再施术为宜。

（3）手术的选择

根据畸形原因选择手术方法：畸形发生之初是因肌肉力量不平衡，骨、关节与软组织尚无变化，此时采用肌腱移位进行肌力平衡的手术即可达到治疗目的。疾病进展以后，长久的肌力不平衡引致软组织挛缩，此时手术应施行软组织松解再加肌力平衡。如果病程更长，骨骼系统会发生畸形，这时除以上术式外应施行骨性手术，各种术式合并应用效果较好，比如单纯骨性手术不同时施行肌力平衡手术，则手术后畸形会复发。

根据畸形发展速度决定手术时机：儿麻后遗症畸形儿中，有的畸形进展很快，用矫形器等保守疗法很难控制，如马蹄内翻足畸形即属此类，称为运动性畸形，这类畸形多数有肌力不平衡或早期软组织挛缩，手术应早期进行。另外一种畸形进展较慢，可以应用矫形器等保守疗法矫正，直到合适年龄再施行手术疗法，如仰趾外翻足畸形，称为静止性畸形，手术可择期进行。

根据病变不同安排手术顺序：如果儿麻后遗症患儿同时存在肢体畸形，肌力不平衡及关节不稳定等病变，手术顺序的决策应为：先施行畸形矫正术，次之为肌力平衡手术及稳定关节手术。另外根据患儿病情应仔细研究手术的安排，根据需要，不同的手术可同时施行，如关节固定手术可和肌力平衡手术同时进行，以减轻患儿负担，提高治疗效果。

（4）手术计划的程序

1）肢体不同部位畸形施术顺序不同：上肢以手、前臂的灵活性为主，而肩部为上肢活动提供稳定的支点，肩关节功能服务于手的活动。所以施行上肢不同部位的矫正畸形手术时，安排手术顺序先后应从远端到近端，即先行手部手术，后行肘、肩部手术。下肢以负重为主，必须有可靠的稳定性，以保证良好的负重及行走功能，故下肢的手术顺序一般从近端到远端，即先行髋部手术，后依次为膝、足部施术。

2）施术前制订整体矫形计划：儿麻后遗症肌肉瘫痪和畸形特点五花八门，分布不均，所以决定了每个患儿的手术方案都不尽相同，手术很难标准化。在一个患儿身上也常常不能一次手术即解决全部畸形，而需要分步手术，每次解决一个或几个问题，并为下一步手术解决另外的问题创造条件。因此患儿可能历经一次、二次或更多次手术，方能完成总体治疗计划。这样就要求术者在第一次手术前即制订出患儿的总体矫治方案和分步施行计划，正如一个系统工程在施工前作出总体规划和分步施行计划一样。先计划出总的康复目标，然后制订出治疗分几步走，第一步做什么，第二步做什么，每一步都为下一步创造条件，各步环环相扣，使患儿得到最佳治疗效果。

为了保证达到最后的治疗目标，对儿麻后遗症患者及家属做好解释工作，取得他们的合作也是很重要的。因为儿麻后遗症矫形手术与其他手术不同，常常一次手术不能解决问题。如果患儿及家属不了解此点，他们往往第一次手术后即中断治疗，或者拒绝二次或再次手术。造成前功尽弃，甚至可能加重原来的畸形和功能障碍。

（5）手术后配合康复训练和应用矫形器

1）手术后配合训练：手术矫正畸形或肌腱移位术后应进行及时的康复训练，才能保证手术后的良好效果。如髋关节屈曲挛缩矫正术后，需进行身体直立、重心调整及步态矫正的训练。因为手术前髋关节屈曲挛缩，造成躯干前倾，腰椎前凸，膝关节屈曲等一系列改变。手术后畸形获得纠正，但患儿出现新的不适应，康复训练可以使患儿适应这一变化，建立新的正常的运动平衡。同样道理，肌腱移位手术后及时训练移位后的肌肉，可以使该肌肉尽快发挥代替作用，达到手术重建功能的目的。

2）矫形器应用：矫形器在儿麻后遗症的治疗中具有重要作用。在肢体畸形可以被手法矫正时，矫形器可以起到矫正畸形和预防畸形加重的作用。而在矫形手术以后合理应用矫形器则可以保证手术效果，避免畸形的复发。儿麻后遗症患儿手术后应用矫形器时，应注意矫形器不能过重，以免过度增加肢体负担，患儿难以承受而不能坚持使用。所以矫形器的材质以轻质铝合金及可塑性材料为佳。其次患儿随年龄增长，肢体也会发育，所配制的矫形器会变得不适合，应该定期加以更换。

2. 手术疗法的分类

根据手术的不同目的，可以将手术大致分为四类：矫正畸形，平衡肌力，稳定关节，均衡肢体。有时也把这四方面称为儿麻后遗症矫形手术的四个基本原则。

（1）矫正畸形：儿麻后遗症患儿肢体畸形是障碍肢体活动功能的最主要问题，必须矫正畸形后才能进行下一步治疗。比如膝关节屈曲挛缩畸形未矫正以前，股四头肌功能重建的肌腱移位手术不能施行，否则移位后的肌腱也不能发挥良好的代偿作用。

矫正畸形手术在下肢尤其重要，因为下肢的重要功能是负担体重、站立和行走。常见的髋关节屈曲、膝关节屈曲、膝外翻、马蹄足等畸形的存在均可破坏肢体的正常负重力线，使患肢不能负重，丧失站立和行走功能。这时就需要采取手术消除畸形，恢复肢体的正常负重力线。正常人体重由双下肢站立来支撑，这个下肢承担体重的路线为，通过腰骶关节转至髋关节经膝、踝关节至足底。从正面来看此线路自髂前上棘下行经髌骨中点至第一、二趾间，而侧面观此线自股骨大转子经股骨外髁到达足外踝，临床上把这条线称做负重力线。矫正肢体畸形的主要目的即在于恢复上述的正常负重力线，纠正负重力线的手术可以施术于软组织、肌腱、关节或骨骼，由术者视患儿病情而定。

（2）平衡肌力：儿麻后遗症因肌肉瘫痪造成肌力不平衡，相继由于负重、牵拉、不良肢位的影响，导致各种畸形。而肌力不平衡造成肢体活动的动力障碍，肢体无法进行日常功能性活动。因此平衡瘫痪肢体的肌力是治疗的重点之一。常用的手术是肌腱移位术，比如腓骨长、短肌瘫痪后，位于足内侧的胫前、后肌使足内侧紧张牵拉，可造成马蹄内翻足畸形，手术可将胫前肌止点移至足外侧代替腓骨肌的作用，使足外翻以对抗内翻的力量。从而使足保持中立位，而恢复站立功能。

平衡肌力手术应遵循以下原则：①接受肌腱移位的关节应活动正常。如有软组织挛缩或关节畸形应在术前加以矫正，否则肌腱不能发挥作用。如有马蹄内翻足时，不得做背伸肌腱重建手术。②被移位的肌肉要有力量。徒手检查肌力应为4~5级。一般认为肌腱被移位后，肌力会降低一级。③移位的肌腱应固定于被替代的原肌腱止点或骨骼上。下肢肌腱必须固定在骨上，而上肢可将肌腱缝固在其他肌腱上。④移位后肌腱应有平滑的基底，术中保留腿外面的腱膜，肌腱走行的通道应宽敞，避免与附近组织粘连。⑤移位后肌肉保持直线方向，不能转弯或有角度。⑥移位后肌肉张力应适度，过松肌肉无力，过紧则肌肉收缩能力下降，肌肉易变性或发生过度矫正畸形。⑦保护好移位肌肉的供给神经和血管束，勿受损伤。⑧移位肌肉最好选用协同肌，一般不宜应用对抗肌。⑨移位后肌肉作用应单一。一个肌肉不可做二种相反动作的分割手术，如肌肉一半做伸肌，另一半做屈肌，作用于同一关节，这样肌肉将无法发挥作用。⑩肌腱移位后原有功能应无重要影响。移位肌腱的选择，应从整个肢体功能的角度出发，权衡利弊，不可简单从事。如手术前将手术可能丧失的肌肉功能与替代重建后获得新的肌肉功能加以衡量，必须得大于失。

（3）均衡肢体：儿麻后遗症患儿肌肉瘫痪的肢体会发生肢体短缩，严重影响肢体的运动功能，肢体短缩发生的原因在于：骨骼肌的收缩增加肢体血液供应，促进静脉血回流，有利于促进肢体的血液循环。当肌肉瘫痪后，收缩力消失，不仅影响肢体的活动，而且使患肢的血液明显减少，减缓了软骨细胞的增殖和成骨，导致了肢体长度生长的缓慢，患肢比健侧肢体相对短缩。发病时年龄越小，肌肉瘫痪越严重，则血液供应就越差，患肢短缩也越明显。单侧肢体瘫痪病例均可发生程度不等的短缩。一般14—15岁患儿肢体短缩在3~4cm左右，约占50%。肢体短缩在3cm以下时，患儿可通过骨盆倾斜、膝关节伸直、马蹄足改变等加以代偿，走路时不发生明显跛行。

　　肢体短缩处理可采取健侧短缩或骨骼生长抑制；患侧肢体延长或刺激骨骼生长加速；缩短健肢同时延长患肢来使两侧肢体长短获得平衡，调节双下肢的行走功能。这几种处理办法以患肢延长最为常用，且受患儿及家属欢迎。骨延长术的最佳施术年龄为10~14岁，此年龄组小儿骨生长旺盛，骨愈合快，且骨不连等手术后并发证也很少发生。

　　（4）稳定关节：关节稳定性是肢体进行功能活动的前提，尤其下肢关节的稳定可保证下肢负重和传导体重，完成站立和行走活动。关节的稳定性主要是靠肌肉的活动来维持和控制的。当肌肉瘫痪后，关节失去控制而变得松弛不稳定，被称为连枷关节，这种关节的稳定性只能依靠关节周围韧带的紧张牵拉和关节面的挤压来维持。

　　在多关节的部位，如足的跗骨间关节，去除关节面的软骨使相邻的两骨融合在一起，可以达到稳定关节的目的。例如足内翻或外翻畸形时可做跟距、距舟、跟骰三个关节的融合手术，借以纠正畸形并达到关节的稳定。手术后患足只存在屈、伸两个动作，而内、外翻动作消失，增加了足的稳定性。对于单关节的部位，为稳定关节而施行融合术时，要采取慎重态度。因为膝关节融合术后髋关节与踝关节呈一直线，杠杆太长往往引起骨折，而且坐位不便，只能站立或平卧，影响下蹲等正常活动，给患儿带来不便。如果不融合膝关节而应用下肢矫形器，该装置的膝关节处有膝关节绞锁结构，可使患者站立步行时，膝关节伸直稳定，而坐位时矫形器锁扣可打开，膝关节自由弯曲，从而使膝关节既有稳定性，又有灵活性。

3. 儿麻后遗症常用手术

（1）畸形矫正手术

1）下肢畸形矫正：儿麻后遗症最多见为下肢畸形。由于肌力不平衡，异常姿势下牵拉、负重，造成肢体畸形，如不加以处理，会逐渐加重，应及时采取手术疗法。

髋关节屈曲畸形矫正：此畸形是儿麻后遗症中较常见的畸形。产生这种畸形的原因，可以是髋关节周围肌肉力量不平衡，髋关节伸展肌肉瘫痪而髋关节屈曲力量相对较强而发生。但这个原因并不是主要的，发生髋关节屈曲畸形的重要原因是髋关节周围软组织的挛缩，主要是大腿阔筋膜张肌及髂胫束的挛缩导致髋关节屈曲或屈曲外展畸形。髂胫束挛缩发生的起因在于患儿在发病急性期时肢体肌肉疼痛难以忍受，被迫将髋关节置于屈曲、外展、外旋呈蛙式位，日久而发生髂胫束挛缩。髂胫束挛缩发生后可导致髋关节屈曲、外展、外旋，膝关节屈曲、外翻，胫骨外旋，足下垂、内翻，骨盆倾斜以及脊柱侧弯等一系列畸形。治疗方法是施行髂胫束切断及髋部松解术。

手术适应证　髋关节屈曲畸形或伴外展、外旋畸形，髋屈曲45°以内者，一次手术可将畸形完全矫正。如髋屈曲畸形严重，超过60°以上者，常需在软组织松解的基础上，同期或分期做股骨上端伸展截骨术，以免神经血管牵拉损伤。

手术要点为切断松解髂胫束和大腿外侧肌间隔。髋关节前外侧切口。剥离挛缩的筋膜与肌肉起点，横行切断大转子外侧挛缩的筋膜。如有必要可延长髂腰肌，切断股直肌，切开髋关节前面及侧面增厚的关节囊，而保留滑膜层不做切开，纠正屈髋畸形。另可在大腿膝外侧做切口，横断髂胫束，沿股骨剥离股骨外侧肌间隔止点，加以纠正膝外翻畸形。

手术后下肢用皮牵引2~3周，保持髋屈曲松解后的位置，同时可继续矫正残余畸形，以及适宜的关节活动训练。如患儿不合作，也可用髋人字石膏固定4~6周，去除牵引和石膏后，及早开始关节活动训练及站立、行走训练。

膝关节屈曲畸形矫正：该畸形也为较多见的畸形，发生原因多为股四头肌瘫痪或软弱无力，膝关节屈肌紧张及软组织挛缩所致。股四头肌瘫痪后，患儿并不一定丧失行走功能，原因在于伸膝功能不仅仅决定于股四头肌，伸髋肌和小腿三头肌也参与伸膝，因而当股四头肌瘫痪时，只要臀肌和跟腱功能良好，即可代偿伸膝功能，此时膝反屈起着重要作用，患儿往往利用膝反屈来稳定膝关节，支撑身体进行站立和行走。

膝关节屈曲治疗的方案与其屈曲畸形的程度密切相关。年龄小，屈曲程度轻，可采用非手术疗法，年龄大，屈曲程度重则应手术纠正。治疗时最重要的问题是不能牵拖拉损伤神经和血管，造成难以挽救的不良后果。治疗方法可采用非手术牵开疗法、股骨髁上截骨手术、膝关节屈曲挛缩松解手术等。

①股骨髁上截骨术：膝关节屈曲畸形较重，但在30°以内，患儿年龄在10岁以上，可行此术纠正畸形。

手术于气性止血带控制下施行。大腿外侧髌骨上2横指纵切口3cm，显露股骨下端做"V"形截骨，"V"字尖端向下，股骨后侧皮质不切断。然后逐渐压膝，注意保持足血运良好，将"V"形，有尖端皮质插入远段松质骨内（图16-11）。根据需要也可采取其他术式行股骨髁上截骨。术后石膏固定6~8周。

②膝关节屈曲挛缩松解术：手术适应证为膝屈曲挛缩畸形超过15°；软组织挛缩严重难以施行股骨髁上截骨手术，而需先松解软组织者。在处理膝关节屈曲挛缩时可参考如下意见：屈曲小于30°，可行一次性股骨髁上截骨手术；屈曲在20°~40°，可行膝关节挛缩松解术，术后行下肢骨牵引，待2周以后膝关节屈曲小于20。时，再行股骨

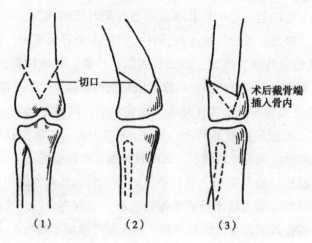

切口

术后截骨端
插入骨内

（1）　　　　　（2）　　　　　（3）

图 16-11　股骨髁上"V"形截骨

（1）正面　　（2）（3）侧面

髁上截骨术。

手术要点：膝关节外侧切口，切断髂胫束及大腿外侧肌间隔达股骨，延长挛缩的股二头肌腱。膝关节内侧切口，延长半腱和半膜肌腱，屈膝仍较重再延长腓肠肌内外侧头肌腱，必要时横行切断膝关节囊及囊外筋膜（保护好血管和神经勿损伤）。

手术后石膏固定矫正位。1周后换为皮牵引持续牵拉，1~3周后可至伸膝扩位。术后严密观察神经、血管损伤征象，如足背动脉减弱或消失，足及足趾活动障碍或被动活动引起疼痛，足及小腿外侧麻木等，均应查明原因及时处理，必要时将膝关节改为屈曲位 5°~10° 固定。

③Ilizarov外固定架逐步矫正屈曲挛缩，近年来，我科对膝关节屈曲挛缩严重者，采用部分软组织松解，Ilizarov外固定架逐步纠正膝屈曲挛缩，可最大程度保留既然功能，同时缓慢牵拉可有效避免神经血管损伤，取得了良好的效果。

马蹄足畸形矫正：马蹄足畸形在儿麻后遗症中极为多见，且多与足部其他畸形同时存在而构成马蹄内翻、马蹄高弓、马蹄外翻等复合畸形。另外它还可伴有膝、髋关节屈曲和患肢短缩等畸形。引发马蹄足畸形可为原发和继发两种病因。原发因素是由于足的伸肌瘫痪和肌力弱，而屈肌力强和挛缩，长时间的肌力不平衡形成马蹄足畸形。继发原因在于，患肢短缩，患儿以足趾、跖负重，同时抬起足跟借以相对延长肢体高度，以求双下肢平衡。日久也可发生跟腱挛缩，形成马蹄足畸形。

两种病因所致畸形的治疗方法相似，但预后不同，原发畸形效果较好，继发畸形治疗效果较差，并且患肢短缩问题不解决，马蹄足矫形术后畸形将很快再发。针对马蹄足畸形产生的主要原因是跟腱缩短，故采取的主要矫形手术是跟腱延长术。值得注意的是：合并股四头肌瘫痪者，禁忌做跟腱延长术，因为腓肠肌可稳定膝关节，手术后可破坏这一作用。然而当足的马蹄畸形严重影响其负重时，可以适当延长跟腱，但必须保留 15°～20°的足下垂，以避免丧失马蹄足的代偿作用，造成术后不能站立和行走。

内翻足畸形矫正：此畸形产生原因是由于腓骨长、短肌瘫痪失去了足外翻的力量，造成足内翻的胫骨前、后肌肌力强于外翻力量，牵拉患足内翻，而导致内翻足畸形。内翻足畸形多与马蹄足畸形同时存在，形成马蹄内翻足。

治疗原则：5 岁以下小儿应用矫形鞋纠正畸形。矫形鞋外侧加高，使足向外翻，以克服足的内翻，5 岁以上小儿可行手术矫形，行胫前肌止点外移术，或胫后肌止点前移术。

胫前肌止点外移术：于第一楔骨内侧靠足背处做一小切口 1cm，切断胫前肌止腱。然后于小腿下 1/3 前正中胫骨外侧做纵形切口长 3cm，分离胫前肌抽出远端。再于骰骨（或第三楔骨）处做第 3 个切口，并于骨上钻孔，将胫前肌通过皮下隧道从第 2 切口引入此切口固定于骨上。术后石膏固定足于背伸外翻位 4～6 周，去石膏后功能训练。

外翻足畸形矫正：该畸形发生原因为胫前肌、胫后肌瘫痪，而腓骨长、短肌肌力较强，牵拉患足外翻所致。

治疗原则：5 岁以下小儿应用矫形鞋纠正畸形。矫形鞋内侧加固，克服足外翻，使足向内翻而达矫形目的。5 岁以上小儿可行手术矫形，轻度外翻足矫形可行腓骨长肌止点内移术。较重的畸形除肌腱移位术外还需行跟距关节外固定术，严重者常需行三关节固定术。

跟距关节外固定术：此术适用于 5～10 岁小儿，特点为手术于关节外的跗骨窦植骨不损伤小儿骨的发育。手术要点为：于跟距关节外侧做弧形切口 5cm 显露距骨窦清除脂肪等软组织，并于跟距骨上做骨槽。再于胫骨上段取宽 0.8cm、长 5cm 二骨块，将骨块分成两等块，修成外宽内窄梯形，再将两骨块松质骨面相合重叠牢固嵌入跟距骨之骨槽内，纠正足外翻达正常。术后石膏固定足背伸功能位 2～3 个月。X 线片证实植骨愈合良好后，去除石膏练习走路。

跟行足畸形矫正：跟行足畸形又称仰趾足畸形。畸形发生原因为小腿三头肌瘫痪，踝部伸肌（胫前肌、伸足肌、伸趾肌）失去了对抗力。足的背伸力量相对加强，牵拉足底向前向上，足跟着地面积增大，步态失去弹性，足的三点负重变成了足跟一点负重。跟行足畸形因小腿三头肌瘫痪，丧失了行走时步态蹬离期的足蹬地的力量，因而行走困难。

治疗跟行足畸形多采取跟腱替代手术，重建跟腱的足跖屈功能。术式常用胫前肌与腓骨长肌代跟腱手术，也可单用胫前肌代跟腱。还可作胫后肌与腓骨长肌代跟腱、腓骨长、短肌代跟腱手术。另外尚有其他手术方法，如股二头肌、半腱肌、半膜肌、缝匠肌等代跟腱手术，此种手术需将跟腱分开两半，其中一半反折向上与前述肌腱缝合而重建跟腱的动力。另外还有踝关节后方腱固定术、跟腱缩短术等，这类手术手术后因踝关节活动牵拉，可致跟腱松弛。效果不佳，故很少采用。

胫前肌与腓骨长肌代跟腱手术 于足背内侧第一楔骨处做 2cm 直切口，切断胫前肌。再于小腿中下 1/3 胫骨前方做 4cm 直形第 2 切口，显露胫前肌腱并将肌腱远端拉出切口保护好。沿跟腱内侧做长 6cm 的直形第 3 个切口，拉开跟腱。通过胫腓骨骨间膜将胫前肌腱引入第 3 切口，于足背外侧第五跖骨底上做 2cm 切口，显露腓骨长肌腱并切断止点。再于腓骨下 1cm 处做长切口，把腓骨长肌腱由切口拉出并送入跟腱处的切口内。于跟腱处的切口将跟腱侧向钻孔，交叉贯穿腓骨长肌腱与胫前腱做编织缝合（亦可于跟骨结节处钻孔，固定两肌腱）。缝合时将两腱拉紧，使足跖屈。外用石膏固定足于马蹄位 4~6 周，拆石膏后进行功能训练。

高弓足畸形矫正：此畸形发生原因系足的内在肌（骨间肌、蚓状肌）麻痹及胫前肌瘫痪，而足的屈肌过度收缩引起足弓增高与跖筋膜挛缩造成高弓足畸形。矫正畸形方法有跖腱膜切断术，跖骨背侧楔形截骨术及两关节固定术等。

槌状趾畸形（爪状趾畸形）：此畸形发生原因为胫前肌瘫痪，伸拇肌强力收缩代偿足背伸功能，使拇趾跖趾关节过度背伸，趾间关节屈曲挛缩，类似腿状或爪状故称槌状趾或爪状趾畸形。有时此畸形继发于马蹄足畸形，故治疗继发槌状趾畸形应先治疗马蹄足畸形，然后观察 6 个月至 1 年，如槌状趾畸形无好转方可施术矫正之。手术根据情况可采用伸拇长肌后移术。

足复合畸形矫正：足部往往同时存在不同畸形，如马蹄内翻、马蹄高弓等。因此根据不同畸形情况需采取不同的治疗方法。当患儿年龄较大时，单纯的软组织手术不能奏效，而且畸形多有骨性改变，此时宜采用距舟、跟骰、跟距三个关节的融合手术（三关节融合术）为佳。

三关节融合术（三关节固定术）适用于年龄 12 岁以上的患儿。手术要点为足前外侧切口，显露距舟、跟骰、跟距三个关节，按足的畸形情况切除三个关节的关节面软骨纠正畸形。马蹄高弓者，在距舟、跟骰关节处切除背宽跖窄楔形骨块；对足外翻、外展畸形者，切除的楔形骨块应内宽、外窄。手术要求截骨后足应达到畸形消失，外观正常；畸形足矫正后近乎扁平足；足的跖侧面与胫骨轴线呈 90°；截骨面对合紧密，无空隙。手术后石膏固定 2~3 个月，直到骨性融合。拆除石膏穿平底鞋走路。

2）上肢畸形矫正：小儿麻痹后遗症畸形多发生在下肢，上肢畸形比较少见。针对上肢畸形的治疗应以恢复手的功能为主要目的。但是手的功能比较精细、复杂，手术后完全恢复或代偿失去的功能较为困难，所以手术难度较大。应努力做到手术前认真检查，精密设计，手术中仔细操作，手术后积极的康复训练，以取得满意的治疗效果。

肩三角肌瘫痪矫治：肩关节稳定是上肢能进行功能活动的前提。肩三角肌瘫痪，使肩关节失去稳定性，引起肩关节外展、后伸功能丧失，关节囊松弛，肩关节可脱位或半脱位，进而影响肘、腕以及手指的日常活动。治疗方法为：在小儿骨骺生长停止前应用肌肉移位，动力重建，替代三角肌的功能。常用术式为斜方肌移位代三角肌手术，背阔肌移位代三角肌手术等。如必要时可采用肩关节固定术，也可施行肱骨头关节内韧带悬吊术。

斜方肌移位代三角肌：手术适应证为三角肌瘫痪，斜方肌、提肩胛肌功能正常者；肘、腕、手功能正常或斜方肌移位后手功能可有明显改善者；小儿年龄 8 岁以上（30 岁以上生理发育代偿能力差，效果不佳）。手术要点：肩部"Y"形切口，沿肩胛冈外 2/3 绕过肩峰至锁骨外 1/3 做弧形切口，再于肩峰前侧沿肱骨做直切口。将斜方肌连同筋膜自肩峰、肩胛冈及锁骨等止点处切断游离，移位固定于三角肌粗隆（如肌长度不够可于同侧股外侧取阔筋膜应用之）。手术后肩关节外展 70°，前屈 40°，屈肘 90°，前臂中立位肩人字石膏固定 4 周左右。拆石膏换用外展支架，行（保护下）关节及上肢功能锻炼，逐渐减小外展角度，增加运动量。最后去除外展支架，继续肩关节康复训练。

肱二头肌瘫痪畸形矫正：肱二头肌瘫痪引起上肢的畸形改变是肘关节伸直，不能屈肘。在正常生活中屈肘功能极为重要，手功能的完成主要是靠肘关节屈、伸动作的配合来实现的，而屈肘比伸肘更为重要。如果肱二头肌和肱肌瘫痪，肘关节丧失主动屈曲功能，上肢只有提拉动作，以至于吃饭、洗漱、穿衣等生活必要动作则均难以完成，因此必须施行手术克服肱二头肌瘫痪造成的畸形，重建屈肘功能。常用的办法有：前臂屈肌腱起点上移术、胸大肌移位术、背阔肌移位术等。

施行肱二头肌屈肘功能重建手术的适应证：患儿年龄在 7 岁以上；智力良好，能配合治疗，接受训练指导；供转移替代的肌肉肌力正常或接近正常；患肢肘关节被动伸屈活动范围基本正常；患侧手功能完好或治疗后患肢功能可明显改善者。

前臂屈肌起点上移术：肘前内侧弧形切口长约 10cm，于肱骨内上髁剥离下前臂屈肘的共同起点，并向远侧游离约 4cm。手术中注意保护尺神经、正中神经和肱动脉。屈曲肘关节 90°，前臂旋前，将屈肌总腱起点牵拉向上，移位至内上髁上方 3 ~5cm 处，缝在肱二头肌和肱肌肌间隔和肱骨骨膜上，再加缝邻近的软组织。也可将屈肌总腱起点固定于肱骨干上。术后石膏托固定患肢于屈肘 90°~20°，前臂旋前旋后中立位 4~6 周。去除石膏后，逐渐锻炼肘关节的主动屈伸功能。

伸腕肌、对掌肌及屈指肌瘫痪畸形矫正：儿麻后遗症畸形发生在手部较少，但因手功能极为重要，故手部畸形危害性极大，所以在临床治疗中具有重要的意义。上肢的灵活性与功能密切相关，为保证手的灵活性，一般很少采取关节固定术，而多用肌腱移位术去矫正畸形和重建上肢和手的功能。常见手术为腕指伸肌及手对掌肌瘫痪后的矫治手术，腕指伸肌瘫痪后形成垂腕垂指畸形，不能抓物。手术方法采用桡侧、尺侧腕屈肌，掌长肌等移位至手背替代腕指伸肌矫正畸形。年龄大的患儿亦可以做腕关节融合术。拇指对掌肌瘫痪可采用环指之屈指浅肌腱移位至拇指外侧重建对掌功能。

屈指肌瘫痪不能握物，可将尺侧或桡侧伸腕肌移位至掌侧重建屈指深肌腱屈指的功能。

　　3）脊柱畸形矫治：儿麻后遗症患儿受累情况多样，残疾表现复杂，不仅四肢受累，躯干也可出现残疾。以脊柱畸形为主要表现的躯干部残疾是儿麻后遗症中较为严重，且为难以处理的畸形之一。脊柱畸形发生原因有两种，一是由于躯干部肌肉瘫痪，两侧肌力不平衡，直接造成脊柱侧凸即麻痹性脊柱侧凸。二是因为肢体畸形，双下肢不等长以及骨盆倾斜等造成的继发脊柱侧凸。对儿麻后遗症患儿的脊柱侧凸必须认真分析，判明原因，采取不同方法加以治疗。对于继发性脊柱侧弯要着重针对原发病因的治疗，多可奏效。对原发的麻痹性脊柱侧凸。则有不同的处理办法：12 岁以下小儿多半采用脊柱矫形器（矫形背心）矫正畸形并预防发展；一侧腹肌瘫痪产生的轻度脊柱侧凸患儿，于患侧应用阔筋膜条移植固定可矫正部分畸形，并减轻临床症状；对外侧腹肌瘫痪伴有较明显的脊柱侧凸（非固定性侧凸）的患儿，可行手术将阔筋膜连同部分阔筋膜张肌向上翻转，固定于腋中线第九肋骨上，可达到动力性重建及矫正畸形的效果；对上述方法治疗无效或无法施行阔筋膜固定手术的病儿，可应用常见的脊柱侧凸治疗方法。

　　（2）肌腱移位和肌动力重建　强健的肌肉肌腱移位替代瘫痪的肌肉，重建肌肉动力是矫治儿麻后遗症的重要治疗原则，施行肌腱移位术后可以达到：平衡肌力，稳定关节，恢复和改善肢体功能，矫正或防止肢体畸形的效果，故而是临床常用的治疗手段。

　　1）足肌动力重建

　　胫前肌止点外移术：此术用于治疗腓骨肌麻痹所引起的足内翻畸形或重建足外翻的动力，矫正内翻足畸形。

　　胫后肌止点前移术：此术用于治疗腓骨肌及胫前肌瘫痪而引起的足下垂内翻畸形，重建足上翻及背伸的动力，矫正内翻足畸形。

　　腓骨长肌止点内移术：此术用于治疗胫前肌瘫痪引起的足外翻畸形，重建足内翻的动力，矫正外翻足畸形。

　　胫前肌与腓骨长肌代跟腱术：此术用于治疗小腿三头肌瘫痪的跟行足畸形，重建跟腱的动力，使足恢复跖功能，矫正跟行足畸形。

　　伸拇长肌后移术：此术用于治疗胫前肌瘫痪引起的趾褪状拇趾畸形，替代胫前肌的足背伸功能，矫正槌状趾畸形。

　　腓肠肌内侧头前移代足背伸肌术：手术适应证：足背伸肌（如胫前肌、腓骨长肌）瘫痪，且足部其他肌肉亦瘫痪，无可利用的动力肌腱进行足背伸功能的重建；足下垂，但无骨性畸形，踝节被动关节活动正常；腓肠肌肌力正常者。施术要点：小腿后面正中长切口止于跟骨内侧，显露腓肠肌肌腹及跟腱。于跟腱中线矢状面分开，在跟腱止点处切断内侧半。向上分开腓肠肌腹，游离腓肠肌内侧半。再于足背第二楔骨处做纵切口 2cm，显露第二楔骨做骨孔。将腓肠肌内侧半经皮下隧道引至第二楔骨骨孔固定。

肌腱固定时长度不够，应将膝关节屈曲 15°和足背伸 30°施术。术后维持该体位石膏固定 6 周，拆除石膏后进行功能训练。

2）股四头肌动力重建：股四头肌瘫痪以后，重建其动力的术式较多，可根据患儿具体情况，严格掌握适应证，选择不同的手术术式，以争取满意的康复效果。较常应用的术式有：股二头肌和半腱肌前移代股四头肌术，缝匠肌前移代股四头肌术，腹外斜肌移位代股四头肌术，腹直肌移位代股四头肌术，髂腰肌移位代股四头肌术，髂胫束代股四头肌术，半腱肌、半膜肌代股四头肌术，股二头代股四头肌术，股二头肌与缝匠肌代股四头肌术等。每个手术式各有利弊，应根据患儿情况，仔细权衡采用。如欲用半腱肌、半膜肌代股四头肌，因半腱肌、半膜肌肌力不强，所以效果并不理想，该二肌有内旋下肢的作用，故对股四头肌尚有 1、2 级肌力，且下肢有外旋步态者，用此方法就较为有利；又如用髂胫束代替股四头肌的手术，髂胫束即阔筋膜张肌力量亦不强，用来代替股四头肌也不理想，但是髂胫束在儿麻后遗症患儿中多发生挛缩是造成下肢畸形的主要病因，因此切断髂胫束并用来代替股四头肌既可以消除下肢畸形，又可以增加伸膝的动力，达到化害为利，对于其肌力不足可以联合应用腹外斜肌移位来增强和加以补充。

股二头肌和半腱肌前移代股四头肌术：

手术适应证：膝关节能完全被动伸直，无屈膝畸形；股二头肌和半腱肌肌力 4~5 级。施术要点：于腓骨头处做 3cm 切口，切断股二头肌止点，保护好腓总神经勿损伤。在股外侧下 1/3 做纵切口 8cm，游离股二头肌并拉出远端备用。再于膝关节内侧做 3cm 切口，找到半腱肌切断止点。相继于股内侧下 1/3 做 5cm 纵切口显露半腱肌，并抽出其远端。最后在髌骨前做 4cm 横切口，暴露髌骨于中央钻孔道，通过皮下隧道将半腱肌引人此切口，并将该肌腱穿越髌骨骨孔，与同样从皮下隧道引入股二头肌腱缝合固定。术后膝关节伸直位石膏固定 4~6 周。固定期间可做肌肉静态收缩练习。拆除石膏后即可开始做股二头肌肉半腱肌从屈膝功能转向伸膝功能的训练，具体做法是让患儿仰卧屈膝，然后让患儿做股二头肌和半腱肌的收缩活动，同时用外力协助其伸直膝关节，反复练习并逐渐减少外力，直到能自主伸膝做膝关节的屈伸功能活动。

3）臀肌动力重建：小儿麻痹症时脊髓节段 L_4-S_2 受损，可造成臀大肌、臀中肌、臀小肌瘫痪。臀大肌主要功能是伸髋并使髋关节外旋。当臀大肌瘫痪以后，患者伸直髋关节的功能障碍，因而伸髋无力。患者行走时尽量使躯干后仰，迫使重力线通过髋关节后方以维护被动伸髋，并控制躯干的惯性向前运动，形成挺胸突腹的典型步行姿势。另外，臀肌是稳定髋关节的重要因素，臀肌瘫痪引起的肌力不平衡将导致髋关节不稳定，脊柱侧凸和骨盆倾斜，甚至继发髋关节和股骨的骨性改变，严重者出现髋关节脱位。如果此时屈髋肌肌力良好，常常产生髋关节屈曲，日久可形成髋关节屈曲畸形，使患者产生短腿步态或扶拐行走，严重者不能步行。

重建臀肌动力的手术方式很多，但其手术目的都是为了增强髋关节的稳定性，重建髋关节后伸和外展的功能。

骶棘肌代臀肌术（Ober 手术）手术适应证为患儿臀大肌及臀中肌瘫痪，骶棘肌肌力正常。施术要点：俯卧位，自第二腰椎横突平面至髂后上棘，于骶棘肌外缘做 10cm 切口。显露骶棘肌，游离其外侧 2/3 或全部肌肉，在该肌起点髂肌和骶骨部斜行切断。于股部外侧做第 2 切口，起自股骨大转子至大腿外侧下 1/3，切取髂胫束，宽 2~3cm，长约 20cm，切断髂胫束远端，翻转游离至大转子底部，粗丝线缝合固定。两切口间做皮下隧道，将髂胫束通过皮下隧道引至腰部，在髋关节外展、后伸位，与骶棘肌游离端重叠缝合固定。3 周后行背伸肌锻炼，挺胸收腹或髋关节后伸、外展运动。4~5 周去除石膏，开始负重及步行练习，并继续做骶棘肌肌和髋关节的运动功能训练。

4）三角肌动力重建：肩部三角肌的主要功能在于前部纤维使肩关节屈曲，中部纤维使肩关节外展，后部纤维使肩关节后伸。儿麻后遗症患儿三角肌瘫痪后，常常严重影响肩关节的功能活动，尤其造成上展后伸功能活动丧失，肩关节囊松弛，伴有肩关节半脱位或脱位。如果仅三角肌瘫痪，而肩关节附近肌肉如斜方肌、冈上肌、前锯肌、胸大肌等基本正常，可考虑施行肌肉移位替代三角肌，重建该肌的动力，恢复肩关节的功能。若三角肌完全瘫痪，且肩关节周围肌肉亦广泛瘫痪，无适合的动力肌可供转移替代时，不应施行三角肌动力重建手术，可于小儿年龄达 16 岁以后行肩关节固定术。另外患儿肘、腕和手的功能基本丧失时，肌肉移位替代三角肌的手术也不应进行，因为手术无实际意义。

背阔肌移位代三角肌术：背阔肌位置表浅，肌腹长，收缩幅度大，手术切除容易，移位后对原部位的功能无明显影响，是作为肌肉动力重建的理想肌肉来源，故背阔肌移位重建三角肌的动力是较常用的手术方法。手术适应证为患儿三角肌瘫痪，而背阔肌和其他躯干肌肌力正常；肘、腕、手功能正常。施术要点为肩部"Y"形切口，前部起于锁骨中外 1/3 交界处，绕过肩峰，后至肩胛冈，再于肩峰至三角肌止点做一辅助直切口，显露三角肌，将变性无功能的三角肌纤维切除，仅保留三角肌止点处腱性组织。相继于胸背部做第 2 切口，起自腋窝下缘沿腋后线向下做 15cm 长切口，显露游离背阔肌，保护该肌神经血管束，将背阔肌近端从肱骨小结节止点切下，远端从肌肉与腱膜中切断，形成一扇岛状肌瓣长约 17cm、宽 18cm。将背阔肌从大圆肌深面拉向肩部，置于三角肌的位置，保护神经血管蒂勿受牵拉，把背阔肌止点缝于三角肌结节的骨膜下，并与三角肌残留肌腱缝合固定。再将上肢外展 90°，缝合固定背阔肌，前至锁骨中外 1/3，后至肩胛冈中外 1/3 处。手术后胸肱石膏固定上肢于外展 90°，术后 4 周拆除石膏，逐渐进行肩关节功能训练，使背阔肌的收缩逐渐转换成肩外展的动力。

5）肱二头肌动力重建：肱二头肌和肱肌瘫痪引起肘关节屈曲功能障碍，对上肢发挥其功能不利，影响极大。上肢呈伸直位，无法完成整容、吃饭、穿衣以及许多日常生活工作，为患儿带来极大不便，因此屈肘困难必须加以解决。重建屈肘功能的方法较多，常用的有前臂屈肌腱起点上移术、胸大肌移位术、背阔肌移位术、肱三头肌移位术等。

前臂屈肌起点上移术　适用于屈肘肌瘫痪而前臂屈肌群肌力良好的患儿。

6）屈指肌动力重建：手的活动是上肢功能的集中体现，手的复杂精细动作在人的生活、工作中是非常重要的。尤其手的握、捏、夹等功能尤为重要，这些动作的完成与手指的屈肌功能密不可分，当手指屈肌瘫痪时，这些功能即将丧失，所以此时需要采用屈指肌动力的重建手术。常见的手术为尺侧伸腕肌代指深屈肌术，适用于手指深、浅屈肌瘫痪，而腕伸肌肌力良好的患儿。

7）伸腕、伸指、伸拇肌动力重建及拇指对掌功能重建：前臂伸肌瘫痪，引起垂腕和垂指畸形，手失去正常功能。另外，拇指的对掌功能是手最重要的动作，是完成手的抓、握、捏、夹等动作的保证。如果儿麻后遗症患儿因支配手的肌肉瘫痪出现上述功能障碍时，需施行瘫痪肌肉的动力重建手术，恢复其丧失的功能。

尺侧屈腕肌、掌长肌移位代替伸指总肌、伸拇长肌术：此手术使尺侧屈腕肌代替瘫痪的伸指总肌，掌长肌重建伸拇长肌的动力，从而恢复手指和拇指的伸展以及腕背伸功能。

3. 均衡下肢不等长　儿麻后遗症患儿下肢不等长极为多见。几乎每一例下肢受累的患儿均有患肢短缩。刘广杰曾报告1000例儿麻后遗症患儿下肢的长度测量统计，患肢短缩不足2cm者为20%，短缩2~4cm者为33%，短缩4~6cm者为28%，短缩6~8cm者为10%。超过8cm者占9%。患肢短缩的原因已如前述，主要是由于肌肉瘫痪后运动减少引起的下肢供应减少。因此骨骺供血不足，造成骨骺生长速度减慢，继而影响肢体发育，导致肢体短缩。同时因患肢功能减退和缺乏应力刺激，也会发生骨骼的"细化"即萎缩改变。一侧下肢短缩在2~3cm之内，由于骨盆倾斜和脊柱侧弯代偿，一般不会发生跛行。但超过了这个代偿限度，则可出现跛行以及骨盆及脊柱的继发畸形。对于两下肢的不等长，可采用均衡下肢长度的办法加以治疗。此方法分为非手术疗法和手术疗法两大类。非手术疗法，一般用于肢体短缩在3cm以下的患儿，可用加高鞋底、穿用矫正鞋或矫正器补偿短肢的长度，达到两下肢长度均衡。另一类是手术疗法，适用于肢体短缩3cm以上的患儿，可包括健肢短缩术、患肢延长术、取长补短术（健肢短缩、患肢延长）等。手术疗法最适宜的年龄为10~14岁。具体方法详见有关章节。

4. 稳定关节　四肢的关节属滑膜型关节，主要功能为参与运动，完成人的生活和劳动活动，具有灵活性和稳定性相统一的特点。关节由两块以上的骨连接而成，两骨端借纤维关节囊和韧带相连，这种连接再加上关节周围的肌肉力量的维持，以及关节形状不一的相适应性保证了关节的稳定，使肢体能充分发挥其功能。当儿麻后遗症时，肌肉部分或完全瘫痪，破坏了关节平衡，进而导致了关节畸形和不稳定的发生，使肢体运动功能障碍。处理的办法有功能训练、夹板、矫形器等保守疗法，如保守疗法无效时，可选择手术疗法，恢复关节的稳定性。

（1）足踝部的稳定：常用的手术有踝关节融合术、三关节融合术、踝后骨阻挡术等。

1）踝关节融合术：手术适应证为足部、踝部肌肉完全瘫痪引起的连枷足，伴有脱位极度不稳定的患儿；足或踝部手术后引起的踝关节退行性病变，创伤性关节炎疼痛者，高度马蹄畸形，踝间关节楔形截骨、跟腱延长术后仍不能矫正畸形者。此手术效果良好，患儿踝关节稳定性增加，疼痛消失，行动有力。但踝关节固定后足的背伸跖屈功能消失，导致走平路时尚好，但走上、下坡路或高、低不平的路时，踝关节失去调节功能，走路不便。对于这一点医生在手术前必须根据具体病情，权衡利弊，慎重决定。踝关节融合术，手术方法较多，均可获得满意的疗效。以常用的踝前路滑槽植骨融合术为例介绍。施术要点为在胫骨下端与踝前方做 10cm 纵切口，显露胫骨下端并切开踝关节，露出胫骨下、距骨上及内、外踝的关节面。切除所有关节软骨露出松质骨，并在间隙中植骨，植骨材料可取自局部或髂骨。再用骨刀在胫骨下端前方切下一长 10cm，宽 2.5cm 的骨片，将踝关节置于 90°~100°功能位，沿胫骨的骨槽直下方，在距骨上凿出 2cm 的骨穴，把取下的胫骨片向下滑动插入距骨穴内，跨过踝关节，固定胫骨、距骨。将骨面紧密对合，为牢固可用一枚螺钉将胫骨片上部固定于胫骨上。手术后用石膏前、后托固定踝关节 90°~100°位。2 周拆线并更换管型石膏固定 2 个月，直到骨愈合。

2）踝后骨阻挡术：适用于连枷足畸形。连枷足患儿由于小腿肌肉瘫痪，踝关节失去肌肉控制，行走时足跟着地，前足背伸，踝关节不稳定，足呈摇摆状态，严重影响行走功能。为解决这一问题，临床治疗采取四关节固定术：三关节固定再加踝关节固定加以稳定踝关节，增加负重力量。但是踝关节固定术使全足失去弹性，影响患儿的行走功能，造成生活不便。故现在有人提倡不固定踝关节而改为踝后骨阻挡术，既能增加足踝关节稳定性，又能保留部分踝关节的功能活动。

（2）髋关节的稳定：儿麻后遗症的患儿，因髋关节周围肌肉的瘫痪和萎缩，使髋关节失去了维护稳定的基本条件，从而造成了髋关节的不稳定，主要包括髋关节松弛以及髋关节的半脱位和脱位。

1）关节松弛的手术治疗：针对髋关节肌肉瘫痪的情况重建髋关节周围的肌力，主要是重建臀肌的肌力。

2）髋关节半脱位和脱位的手术治疗：因髋关节周围肌肉的瘫痪，造成髋关节活动失去控制能力，活动范围过大，且下肢因重力关系，自然牵拉向下，逐渐使髋关节周围的韧带、关节囊牵拉松弛，关节移动性加大。当患肢站立负重时，股骨头即可向外上方移位，发生髋关节半脱位和全脱位，以髋关节半脱位为多见。患儿也常同时伴有骨骼系统的改变，包括髂骨变小、髋臼过浅和髋臼容积小、髋臼上缘发育不良、股骨头小且颈细长、股骨干细且短、骨盆倾斜等变化。矫治麻痹性髋关节半脱位主要应针对两个方面：即重建臀肌肌力（与上述同）及恢复髋关节正常骨性关系。对于设计手术方案时，这两个问题孰先孰后，现多数意见是宜先行骨性手术，待骨性愈合，重建了髋关节正常骨性关系，恢复了正常负重力线后，再重建臀肌肌力为好。重建髋关节正常骨性关系的手术主要从重建髋臼入手，常用的手术有：髋臼成形术、髋臼造盖术、骨盆旋转截骨术、骨盆内移截骨术等。

（3）肩关节的稳定：肩关节稳定是上肢发挥其功能的前提之一。儿麻后遗症可致肩关节周围的肌肉主要是三角肌瘫痪，使肩关节松弛无力，上肢不能抬举、外展，甚至发生肩关节松弛半脱位，导致上肢功能障碍，严重影响患儿的生活和学习。治疗的目的应是稳定肩关节，重建肩部外展及抬举功能，恢复上肢的功能活动。常用的手术方法有三角肌动力重建术、肱骨头关节内韧带悬吊术、肩关节融合术等。

参考文献

1. 潘少川，小儿矫形外科学. 北京：人民卫生出版社，1992. 158~193

2. 韩伟成. 脑性瘫痪儿童的康复. 见：卓大宏主编. 中国康复医学. 北京：华夏出版社，1990. 687~727

3. 范国声. 痉挛性瘫痪的手术治疗. 见：王桂生主编. 骨科手术. 北京：人民卫生出版社，1985. 882~899

4. 武汉医学院第二附属医院. 小儿外科手术学. 北京：人民卫生出版社，1978. 6384~6485. 潘少川. 选择性脊神经后根切断术治疗小儿脑瘫. 中华小儿外科杂志，1994，15：369

6. 徐林，纪树荣，洪毅，等，选择性腰脊椎神经后根切断治疗儿童脑性瘫痪，中华小儿外科杂志，1993，14：9

7. 宁志жа. 小儿麻痹后遗症外科康复手册. 北京：华夏出版社，1989. 53~180

8. 刘广杰. 新编小儿麻痹后遗症手术治疗. 上海：上海科学技术文献出版社，1991. 55. 183

9. 崔寿昌，徐林，赵莉，依利扎诺夫外固定器和进行肢体延长. 中国康复研究中心院刊，1990，1：10

10. 张立军. 肢体延长并发症的防治. 中华小儿外科杂志，1993，14：43.

11. 实用小儿外科学，李正，王慧贞，吉士俊，人民卫生出版社，2001

12. 吉士俊，潘少川，王继孟主编. 小儿骨科学. 第二版. 北京：人民卫生出版社，1998. 325~438.

第十七部分 小儿康复

康复（rehabilitatior）意指"复原"、"恢复原来的良好状态"，即应用各种有用的措施，减轻残疾的影响，争取使残疾人能重返社会。1969 年世界卫生组织医疗康复专家委员会对康复的定义为："康复是指综合协调地应用医学、社会、教育、职业的措施，对患者进行训练或再训练，减轻残疾因素造成的后果，以尽量提高其活动功能，改善生活自理能力，重新参加社会生活"。1981 年又修订为"采取一切措施，减轻残疾和因残疾带来的后果，提高其才智和功能，以使他们能重新回到社会中去"。所以康复是使残疾患者恢复功能，恢复权利的过程。

残疾患者康复目标的实现与康复医学（rehabilitatiormedicire）密不可分，但是康复和康复医学并不是等同的概念，康复医学主要是研究运动功能障碍、伴发运动功能障碍的残疾以及通过运动能改善功能的残疾，它是医学科学的一个分支学科，与保健、预防、临床医学并重，近期被国际上称为第四医学（the fourth phase of medicire）。随着社会的进步和医学的发展，对医学水平提出了更高的要求，不仅要治愈疾病，而且要不留任何障碍，获得良好的功能，从而提高其生活质量，客观的要求推进了康复医学的发展。目前，康复医学在世界各国正继续发展，在卫生事业上，保健、预防、医疗、康复四者紧密结合，互相渗透，为人类健康提供着全面服务。尤其 20 世纪 80 年代以来，我国政府对康复医学十分关注，采取各项措施，促进了我国现代康复医学事业的飞速成长。

现代康复医学的发展与矫形外科是密切相关的。矫形外科专业本身就是消除先天或后天各种原因造成的肢体缺欠和病痛，康复医学可以更加完善临床的治疗，使患者恢复理想的功能，并能减少或防止伤（病）残的发生。康复医学强调，从治疗一开始，就应考虑病人功能的良好恢复，将伤（病）残率降低到最小限度。

康复医学采取的是多学科、多专业相结合的工作方法，组成康复治疗小组（team-work），由医师主持，协同工作，使病人获得最佳康复效果。康复治疗小组除医师、护士外，还应包括有关的其他专业的医生、物理疗法师、作业疗法师、语言疗法医师、心理医师、假肢支具师、社会工作者。

第一节　小儿肢体残疾康复特点

　　小儿康复学（pediatric rehabilitatior）是研究小儿残疾的康复医学分支。它的任务是研究小儿的残疾特点、残疾预防及康复。帮助残疾儿更好的学习和生活，同健全儿一样成长。小儿的生理、解剖和心理均不同于成人，故其残疾特点也和成人不完全一样。如小儿发育性残疾即先天性残疾较为多见，与成人的后天性残疾不同，其康复目的是提高学习和生活能力。故国外用"致能"（habilitation）来表示，以区别于成人的"康复"（rehabilitation），这是因为这类残疾儿生来就没有正常功能，谈不上"再恢复"，而只能是提高和发展患儿的各种能力。但是，在实际工作中，人们并不刻意去鉴别成人与小儿康复的用词不同，而仍然混用"康复"一词。

　　小儿骨科康复是对肢体残疾施用各种手段，减轻残疾的影响，恢复小儿身心功能，重返社会的过程。康复应为全面康复，即应包括医学康复、教育康复、职业康复及社会康复等。

　　由于小儿对疾病和损伤的反应在解剖学、生理学和心理学上不同于成年人，所以残疾和功能障碍对儿童发育、生活和学习的影响有其特殊性，对儿童运动功能的评估就要考虑到发育上的特点。康复医疗的计划和组织要照顾到小儿的兴趣、接受能力和理解能力，在形式和方法上也要有特殊的考虑，因此新建立起来的小儿康复学就是要研究上述小儿康复的特殊问题。

　　应该特别强调儿科医生在实际工作中应注意小儿在康复方面的年龄特点：

　　1. 小儿残疾以先天性障碍为多　统计资料表明，小儿先天性残疾率在肢体残疾中占 35.4%，而成人则以后天伤害为多见。在医院诊治的残疾小儿中，致残的疾病和损伤主要有：小儿麻痹症、脑性瘫痪、少年性类风湿关节炎、肢体缺如、臂丛神经损伤和脊柱裂等，其中脑性瘫痪、肢体缺如和脊柱裂等即属于先天性残疾。

　　2. 残疾与发育关系　小儿肢体残疾、功能障碍多与发育有关。因此要重视对患儿生长发育状况的评估，了解和判断残疾在生长发育上的表现或对生长发育的影响，为制订康复治疗计划提供依据。小儿是发育中的个体，随年龄增加而增长，组织器官逐渐成熟。如果伤害发生，处理及时则可随小儿生长而矫正或部分矫正，不给小儿留下残疾或残疾较轻。如处理较晚，则可能错过了良好的治疗时机而造成严重残疾，小儿残疾的康复治疗开始得越早，效果也越好。因此对小儿残疾要早期发现，早期施治。例如小儿发育性髋关节脱位，是一种肢体残疾性疾病，可使小儿跛行，如在新生儿期发现，及时处理并应用连衣挽具（Pavlik），可使小儿在生长中髋关节脱位得到矫正，肢体正常发育，获得一个良好的髋关节，而不发生残疾。以日本为例，发育性髋脱位在医院就诊的比率1963年为17.3%，应用了连衣挽具后，发育性髋脱位的就诊比率逐年下降，到了 1987 年这个数字已降至 1.1%，并且此病致残的患儿已基本消除。

3. 小儿康复治疗具有年龄特点　在小儿康复治疗中，把治疗、游戏和教育三者有机地结合起来。以康复治疗为中心，以游戏为主要方式，进行治疗和教育并重的康复处理，不仅改善患儿身体运动和感知觉能力，而且把身心两个方面的康复结合起来。在训练方法上，重视游戏和玩具的使用，使不同的游戏和玩具，具有不同的康复治疗性质，成为治疗性游戏和玩具，以适合不同的训练要求，达到康复的目的。

4. 康复效果与家属密切相关　患儿的父母、亲属与患儿感情最深，接触时间最长，对患儿的病情及患儿各方面的特点最了解，所以患儿的康复治疗实施应取得患儿亲属的支持与配合，这是取得小儿康复效果极重要的一环。例如，脑瘫患儿矫正畸形术后的康复训练，往往在家庭进行，因此家属在训练方面的要求迫切与否，对疾病的认识、理解程度以及训练手法的学习，往往决定了患儿康复效果的好坏。

5. 康复后去向　小儿康复后的去向主要是学习，而成人康复后的去向是恢复工作，两者是不同的。患儿的康复应是经过治疗使其全面恢复、不仅要在医疗上消除疾病，而且要考虑到患儿的教育、职业问题，为回归社会创造条件。对儿童教育问题尤为重要，西方国家的医院提出，小儿康复医疗的目的不单纯是治疗还要培育。许多医院病房中配备有教师，在患儿的治疗日程安排上排有学习时间，并且制订课程表，对年龄不同的患儿进行不同层次的教育。孩子不仅学习文化课，也要有文体活动和郊游，患儿在住院期间并不影响其全面的发育成长。40 年代日本东京大学的高木宪次教授针对小儿疾病的康复治疗，提出了"疗育"的观念，即治疗和育人。这一观念现已被日本医务界普遍接受。

在我国有人以为理疗就是康复医学，这是不妥的。理疗是康复医学的一种治疗手段，但并不等于康复医学。也有人认为，平时临床医生让患者做的功能训练就是康复，这也是不全面的。早期功能训练是康复内容，但不能代替康复治疗，康复医学有它特有的内容。

第二节　主要康复治疗技术

康复治疗以康复训练为主要手段，当然并不排斥临床行之有效的其他方法的应用，比如药物、手术、石膏、夹板、支具及传统医学疗法等。主要康复训练疗法简介如下：

（一）物理疗法（physical therapy，PT）包括运动疗法和理疗，运动疗法是物理疗法的主要部分，应用被动运动、主动运动、主动借助运动、抗阻运动、神经发育疗法等各种运动方法来训练患儿，如肢体瘫痪后如何设法引起运动，如何将不正常的运动模式转变为正常或接近正常的模式，改善关节活动，增进肌力，增强运动的协调性，提高调节平衡能力等，总之，有针对性地循序渐进地恢复病儿丧失或减弱了的运动能力，同时预防和治疗肌肉萎缩、关节僵直、骨质疏松、肢体畸形等并发证的发生。对小儿施行 PT 训练，应具有趣味性，采用游戏或以玩具配合训练的方法，效果较好。

理疗主要是应用除力学因素以外的电、光、声、磁、水、冷、热等各种物理因素去治疗疾病，促进患者的康复。

（二）作业疗法（occupatioral therapy，OT）是针对患儿的功能障碍，从日常生活活动、手工操作或文体活动中，选出一些针对性强，能复原患儿减弱了的功能和技巧的作业，让患儿按照指定的要求进行训练，以逐步复原其功能，从而提高患儿生活能力，使其能自理生活和进行学习。在自理生活方面，常选用进食、梳洗、穿衣、从床上到轮椅等活动。在手工操作方面，常选用木工、手工制作等；在文体活动方面，常选用套环、拼七巧板、绘画及各种有康复价值的游戏等。对于活动困难者，作业治疗人员还可为他们配制克服困难的自助工具，如患儿手握持困难，可为他们加粗勺匙的把，以便握持。对装配上肢假肢矫形器以及配备特殊轮椅者，进行操作和使用训练。对于认知能力有障碍的患儿，进行认知功能的训练。为某些需要夹板的患儿配制夹板（主要是上肢，为方便日常生活或训练用）。

（三）言语疗法（speech therapy，ST）是采用各种科学的方法，对听力及语言障碍的患儿如脑瘫、脑外伤等有交流残疾的患儿，进行评定和训练，矫治其残疾。

（四）心理疗法　　心理是脑对客观现实的反映，患病的小儿心理往往存在不同程度的改变。心理疗法（psychotherapy）是通过观察、谈话、实验和心理测验（智力、人格、神经、心理等），对患儿的心理异常进行诊断后，再采用精神支持疗法、暗示疗法、行为疗法、松弛疗法、音乐疗法等对患儿进行训练、教育和治疗。从而减轻或消除症状，改善心理和精神状态，使患儿的疾病治疗和恢复得以顺利实现。

（五）假肢和矫形器的应用　　假肢（prosthesis）是弥补人的肢体缺损和代偿肢体功能的人工四肢，适于上、下肢截肢装配，用以代偿已丧失肢体的部分功能，使截肢者恢复一定的生活自理和工作能力。

矫形器（orthoses）过去又有人称之为支具或支架，用于四肢和其他部位，预防或矫正畸形，支持或协助功能运动，限制关节异常活动，缓解神经压迫，治疗骨骼、关节、神经、肌肉疾病时，用以补偿功能活动，某些矫形器的适当使用甚至可取代手术。

（六）康复工程（rehabilitatior ergireerirg）　　是应用现代工程的原理和方法去恢复代偿或重建患儿功能的学科。具体工作有：①康复设备的研制。②功能恢复训练器械的研制。③功能代偿性用品的研制（矫形器、辅助用品如自助具、拐杖、助听器、轮椅、站立架和生活自助器具等）。④功能重建性用品的研制（人工喉、人工耳蜗等）。⑤康复工程材料的研制（人工骨关节、肌肉、血管等）。⑥装饰性假器官的研制（人工眼、耳、鼻、乳房等）。

（七）祖国传统康复疗法　　祖国医学中，中药、按摩、推拿、针灸、体育锻炼等已有数百年的历史，特别是中医疗法对骨科疾病的治疗有重要的作用。尤对骨折、瘫痪、肌肉关节挛缩、疼痛、四肢功能障碍等有明显疗效。此前，各种著作已多有介绍。

（八）康复教育　对患儿的教育在小儿的康复中，有着重要的意义。因为小儿是成长、发育的个体，需要不断地学习，而残疾小儿尤其需要学习，包括身心康复知识教育、文化学习、生活能力、职业技能等。使残疾儿学会生活和适应社会的能力，以后和健全儿一样生活成长。

在康复治疗小组工作（team work）中，尚有其他专业，如职业康复工作者、社会康复工作者等，在此不予赘述。

第三节　康复临床中应处理的常见问题

小儿骨科疾病的康复治疗中，常常会发生某些并发证，影响正常有效的治疗，甚或恶化病情。在康复治疗中，这些症状常常是多种疾病所共有的，而非某个疾病的特有症状。如压迫性溃疡、泌尿系感染、顽固性痉挛、关节挛缩、肌肉萎缩、异位骨化、骨质疏松、社会与心理问题等，均可对患儿造成不良影响，拖延病情。因此，在临床上治疗原发病同时，有必要采取康复措施预防这些症状的发生，如已发生，则应尽早处理，使其影响降至最低限度。

一、压迫性溃疡

又称压疮、褥疮，在长期卧床，行动不便的患儿，如脊柱裂及截瘫病儿，较为常见。发生原因主要是身体局部持续受压时间过长，局部血运障碍，导致组织坏死，形成缺血性溃疡。致病因素还有营养不良、贫血、低蛋白、水肿、神经麻痹、关节挛缩，局部皮肤不洁、有破损、感染，床面不平整、潮湿等。褥疮多发生于骨突皮肤受压部位，如后头部、肩脚骨部、骶部、股骨大转子部、足跟部、坐骨结节等处皮肤。

（一）褥疮分度　I度为局部红肿、发硬，可伴有麻木触痛感，压力解除，红肿消失。褥疮仅限于真皮层以上。II度为局部皮肤青紫或起泡，皮肤将发生坏死，积极治疗可恢复正常。褥疮超过真皮，深达皮下组织。III度为皮肤苍白或变黑，苍白为缺血，变黑为坏死，继之而来的是溃疡。褥疮累及筋膜和肌层。IV度为病变涉及骨或关节，可并发骨髓炎及化脓性关节炎。

（二）预防　对褥疮而言，预防重于治疗。

1. 经常变换体位，长期卧床者2h正确翻身一次，翻身时防止皮肤磨擦，床单保持平整、干燥、清洁。

2. 垫好，架空骨突部。

3。做好皮肤护理，随时观察皮肤情况，有问题随时处理。早晚各一次擦洗受压部位，保持清洁、干燥。

4. 支撑训练 截瘫等长期坐轮椅患儿，应经常撑起臀部，每隔 30 分钟撑起一次，防止受压。

5. 避免皮肤外伤及感染。

6. 注意患儿营养，防止营养不良、贫血及低蛋白。

（三）治疗

1. 解除局部受压。

2. 创面行无菌清创及换药，紫外线、红外线照射，促进愈合，并行抗感染及中药治疗。

3. 保守无效，可行手术切除褥疮，用皮瓣或肌皮瓣修补。

二、泌尿系感染

某些骨科疾病如截瘫，常常伴有大小便功能障碍。尤其尿滞留所致泌尿系感染是最为重要的并发证，处理不当甚可危及生命。用无菌间歇导尿方法，可解决这一难题，无菌导尿 4h 一次，最初由护士无菌操作，待教会患儿后，可由其自己进行无菌导尿。无菌间歇导尿既是预防措施，也是治疗方法，应尽早列入康复计划。

三、顽固性痉挛

严重痉挛给患儿带来很大痛苦，并阻碍功能的恢复。如脑瘫患儿下肢痉挛可影响站立、行走训练以及配戴矫形器。强制体位还容易引起褥疮。

预防及治疗

减少产生痉挛的外界刺激，如搬动轻柔、活动缓慢以及采取预防痉挛体位等，可避免痉挛发生。运动疗法和作业疗法的抗痉挛手法，也能预防和治疗肢体的痉挛。药物解痉可应用氯苯氨丁酸（Baclofen）。某些病人可行神经阻滞疗法，于痉挛肌肉的运动点上（运动点的选择可参考物理治疗学中运动点定位方法）注射少量石炭酸溶液，以减轻肌痉挛，维持效果可达半年或更长。保守无效者可行肌腱切断或肌腱移位术，以及试行选择性脊神经后根切断术（selective posterior rhizotomy，SPR）。

四、挛缩畸形

关节挛缩影响患儿肢体运动功能，是骨科常见的并发证。挛缩可由于皮肤疤痕，皮下组织、韧带、肌腱短缩，肌肉病变，关节炎症以及神经性障碍如痉挛等各种原因造成。

预防及治疗

患儿发生运动功能障碍后，如处理不当，不久即可发生关节的挛缩和变形，因此从原发病早期即应针对引起挛缩的病因采取措施。预防和治疗可结合进行：①保持良好的抗关节挛缩体位。如俯卧可预防髋与膝的屈曲挛缩。②定期改换病儿体位。卧床患儿在不正确姿势下，如果不进行体位变换，时间过长就会发生该姿势的关节挛缩。护士和家属应经常协助卧床患儿更换体位，并可用软枕、被子、手巾卷等辅助，保持良好的肢位。③关节活动范围训练。这是最重要的预防和治疗办法，早期即应开始，关节在可达到的范围内进行运动训练，以无痛为度。对已出现挛缩的关节，应增加适度牵引治疗。通过适当的运动，保持肌肉的生理长度和肌张力，保持或增加关节活动范围，促进关节功能的恢复。

五、肌肉萎缩

运动功能障碍常常发生肌肉萎缩，尤其在卧床不能移动的患儿更为常见。这主要是因长期卧床和制动而引起的废用性萎缩，属制动综合征的一种表现，肌张力下降，肌容积减小。有学者指出，完全卧床病人，肌力每周可降低 10% ~ 15%，卧床 3 ~ 5 周后，肌力可减少一半。损伤肢体运动量减少造成的废用性肌萎缩，其预防和治疗办法在于治疗原发伤病同时，进行早期合理的肌肉运动训练，以防止肌肉萎缩发生，并能增加肌肉的力量。

六、异位骨化

解剖上非骨组织存在的部位有新生骨形成，谓之异位骨化。成人多见而小儿较少发生。新形成的骨是具有哈佛管或骨髓腔的正常骨组织。此病症多发于大关节附近，依次为髋、膝、肩、肘。临床表现患处红、肿、热，肿胀消退后，该处可触及硬性肿块，影响关节活动，造成运动障碍，临床应与炎性疾病、肿瘤相鉴别，必要时 X 线摄片有助诊断。

预防及治疗：

运动疗法师及家属帮助病儿训练时，要防止手法粗暴，避免软组织轻微撕裂损伤，可防异位骨化发生。循序渐进活动关节和解除关节挛缩，也是预防的有利措施。骨化块影响关节活动时，可行骨化块切除。如术后 3 日无血肿，可开始被动关节活动训练。

七、骨质疏松

长期制动及长期卧床患儿，由于缺乏肌腱牵拉和重力负荷对骨质的生理刺激作用，再加之内分泌和代谢功能变化，骨质的钙排泄增加，平均每周失钙量可达 1.5g，导致骨质疏松。骨质疏松的结果使患儿的运动能力下降，并易发生病理骨折，给康复训练造成困难。

预防：

由运动疗法师进行有规律、适量、循序渐进的等张运动、等长运动，站立及步行训练，可达预防及治疗目的。每日站立及行走应以超过 2h 为佳。

八、心理与社会问题

身体伤残需康复治疗的患儿，仅仅对身体上的治疗是不够的，必须兼顾身心两个方面。某些时候，精神、心理及社会问题，对患儿更加重要。伤残患儿在残后其心理变化很大，患儿心理情绪不稳，自卑感很强，难以独立生活、学习。这时心理工作者和医务人员应多做转化工作，使其尽快进入承受期，让患儿面对现实，正确对待伤残，对待自己，发挥自强不息的精神同伤残作斗争，积极锻炼，提高康复效果，早日返回家庭和社会。而社会工作者则协调患儿、家庭、社会各方面关系，解决患儿自身、家庭、学习、生活、社会等多方面具体问题，如指导患儿家庭的居室改造，改建成无障碍环境，使患儿回归家庭和社会成为可能。

第四节　主要损伤与疾病的康复治疗

一、骨折

骨折（fracture）是临床常见病、多发病。其治疗原则为整复、固定、功能锻炼。康复治疗的作用在于加速骨与软组织愈合，缩短病程，并促进患儿运动功能的恢复。例如肢体被迫制动，使运动条件反射减弱甚或消失，患肢肌张力降低，肌肉萎缩，关节挛缩。常人卧床 21d 后，体力和工作能力即可降低 20%~25%，至少需 3 周锻炼才能恢复原来水平。所以减少制动时间，早期功能锻炼是极其必要的。

康复治疗

四肢骨折，在整复固定 3d，损伤反应开始消退时，即可开始训练。

1. 伤肢未固定关节的等张运动训练（肌肉收缩时张力不变，肌长度发生变化，产生关节运动），如手、足未固定部位的关节自主活动训练。

2. 骨折固定部位的肌肉做等张运动训练（肌肉收缩时，张力增高，肌长度基本不变，不产生关节运动），如股骨干骨折石膏外固定时的股四头肌静力收缩训练。

3. 波及关节面的骨折，为减轻关节功能障碍，在固定 2~3 周后，病情允许时，可间歇取下固定物，做关节不负重主动运动。

4. 健肢坚持每日训练，促进全身功能改善。

5. 可配用理疗，如骨折部位超短波或低频率磁疗，促进骨愈合。在骨折临床愈合后，应加强恢复关节活动度和增强肌力的训练，并配合提高日常生活活动能力（ADL）及工作能力的训练。

在骨折康复训练时必须注意：①运动方向与原发骨折外力方向相反。②活动时骨折端不应受到旋转、成角或剪力等应力的影响。③对患儿注意锻炼肩、肘、手及踝关节，以防关节挛缩。

二、脊髓损伤

脊髓损伤（spinal cord injury，SCI）严重致残，造成损伤平面以下的截瘫或四肢瘫。在小儿脊髓疾患所致截瘫，主要由先天畸形、肿瘤及炎症所引起。到目前为止各种研究和治疗方法，都未能达到使损伤脊髓的效应逆转、脊髓再生、功能恢复的目的。而二次世界大战以来，康复医学的发展，康复训练技术的应用，使脊髓损伤患者的功能障碍得到提高和代偿，使他们回归家庭，重返社会变成了现实。

（一）不同脊髓损伤平面功能恢复的预后

1. 颈 4 平面可用口棍或气控开关，使用环境控制系统，用颏控或气控开关控制电动轮椅。

2. 颈 5 平面可用生活辅助具自己进食，用手摇杆操纵电动轮椅，由他人协助，进行床、椅转移动作。

3. 颈 6 平面独立穿衣，自己完成某些身体转移动作。利用加大磨擦力的手轮圈驱动轮椅。

4. 颈 7 至胸 2 平面独立进行各种身体转移，独立使用轮椅，自己处理大小便。

5. 胸 3 至胸 12 平面自由使用轮椅，穿戴支具，用腋拐可行治疗性站立和步行。

6. 腰 1 至腰 2 平面完成以上动作，并利用支具和拐杖做家庭功能性步行。

7. 腰 3 以下平面利用支具和手杖（或不利用肢具和手杖），可进行社区性功能性步行。

（二）步行功能分类

1. 治疗性步行　此类步行具有治疗意义，但无实用价值，如胸 10 平面损伤的病人，借助矫形器和拐杖站立行走即属此类。患儿只能站立或短距离行走，作为一种生理刺激来治疗或防止某些并发证，如骨质疏松、异位骨化、深静脉血栓形成等。

2. 功能性步行　此类步行较前种步行要好，除治疗作用外还有实际功能价值，能完成某些生活动作，这类步行又分为两类：

（1）家庭步行此类患儿步行能力较弱，借助 KAFO（knee ankle foot orthosis，膝踝足矫形器，又称长下肢支具）和拐杖只能做短距离行走移动，但是已有很大生活意义，如在室内外活动，可如厕、入浴等。脊髓胸腰段平面损伤的病儿步行功能即属此类。

（2）社区步行是脊髓损伤患儿最佳步行功能，其行走功能较前两种为好。病儿行走能力较高，可做较长距离的行走，因此可走出家门参与社会活动。行走时也可使用 AFO（ankle foot orthosis，踝足矫形器，又称短下肢支具）及拐杖。腰 3 平面以下损伤患儿的步行功能即属此类。

（三）康复治疗

对脊髓损伤患儿要全面考虑其康复内容，如生理功能障碍（运动功能障碍、感觉功能障碍、泌尿和消化系统功能障碍等）、生活能力障碍、心理异常、社会生活能力低下等，而其中较重要的为运动功能的康复治疗。通过康复训练和矫形器的应用，可使具有残存能力的患儿获得行动自由，甚至能重新站立起来，并且也能促进其他方面功能障碍的恢复，使患儿自由生活，回归家庭和社会。

对有行走可能的脊髓损伤患儿的运动功能训练，可根据脊髓损伤的不同时期，循序渐进地进行。

1. 急性期康复治疗采用床边训练的方法，主要目的是防止制动综合征，为以后康复创造条件。

（1）卧床患儿应保持肢体处于良好姿势，防止关节挛缩畸形，定时变换体位，2h翻身一次，预防褥疮发生。

（2）脊柱稳定性良好的患儿带围腰，并在保护下早期坐起训练，从30°开始，每日升高15°，每次坐30min至2h，每日2次，直至坐位90°，如有不良反应应停止升高训练。受伤3周后，坐位训练良好的患儿，可在保持脊柱稳定的前提下，做站立斜台训练，从20°开始，角度渐增，如有不良反应，随时降低高度。

（3）瘫痪肢体　对瘫痪肢体进行被动关节活动度训练，以防止关节挛缩畸形。

2. 恢复期康复治疗除上述处理外，还应做：

（1）非瘫痪肢体主动关节活动训练　为代偿瘫痪肢体运动功能做准备。

（2）肌力维持和增强训练　对不完全瘫痪肢体肌力低者，训练提高其肌力。对正常肢体训练增强肌力，提高其运动做功能力，以代偿瘫痪肢体的功能。如增强上肢肌力可扶拐杖行走，来补偿下肢丧失的运动功能。

（3）垫上训练　在运动疗法师指导下进行：①翻身动作练习（靠双上肢的摆动，重心移动来完成）。②坐位训练。包括坐起、坐稳、保持平衡训练、支撑（双手用支撑架在垫上支撑，抬起身体）、垫上移动训练等。③手膝位负重及爬行训练。

（4）轮椅操纵　应用训练　伤后2～3个月患儿脊柱稳定性良好，坐位训练已完成，可独立坐位15分钟以上时，开始进行此训练。

（5）轮椅独立移乘　训练方法有前方移乘，将轮椅与床成直角，上床时轮椅距床30cm，锁住轮椅，将双侧下肢移到床上，然后将轮椅向前驱动，靠床再锁住，双手利用支撑动作将身体挪推到床上。下床时动作相反。另外一种办法是侧方移乘，轮椅与床成30°锁住，患儿将臀部向前稍移，一只手扶住床，另一只手扶住轮椅扶手，身体向前屈并向床上旋转，然后臀部及身体转移到床上，完成移乘动作。

（6）步行训练　伤后3～5个月，已完成上述训练，并在需要时佩戴矫形器后进行。先进行平行杠内站立训练，熟练后，行平行杠内行走训练。行走形式可采用：①摆至步，即双手先移向前，握持双杠，再抬起双腿摆向前，双脚落于手的后方；②摆过步，双手先移向前，握住双杠，抬起双腿向前摆，双脚落于手的前方；③四点步，动作顺序为右手~左脚~左手~右脚；④二点步，右手左脚向前~左手右脚向前，交替进行。平行杠内行走熟练后，患儿移至杠外训练，用双拐来代替平行杠，训练方法相同。治疗结束后，患儿可获得独立的站立和行走功能。

近年来，康复工程技术对医学的介入，促进了康复医学的发展，提高了康复效果，例如功能电刺激可直接作用于截瘫平面以下的肌肉，对四肢功能发挥作用，引起运动，而不必通过中枢神经，这一点给截瘫患儿带来了希望。

三、周围神经损伤

周围神经损伤（peripheral nerve injury）较为常见，损伤后恢复很慢且恢复不完全是其特点。神经损伤后，运动、感觉和营养均发生障碍，受该神经支配的肌肉发生瘫痪、萎缩，皮肤的感觉减退或消失，肢体发生营养不良和畸形，较易致残。因此，防止伤残发生，加强损伤的康复治疗是极其重要的。

（一）康复评定

周围神经损伤的康复评定在于正确判断损伤的部位、病理变化、主要功能障碍程度和预后，并决定其康复措施。

1. 运动障碍评定　详做肌力以及耐力、速度、关节活动范围和日常生活活动能力测定，上肢神经损伤须注意检查手的功能，下肢应做步态分析。检测时裸露受检部位，体位要标准。检查肌肉活动时，用手触摸肌肉的动态活动以及肌腱的活动，防止代偿运动，评定出障碍程度和残存的潜力。

2. 感觉障碍评定　感觉测定有许多方法，根据深浅感觉障碍部位、范围和程度，可以做病变的定位和定性。神经干叩击试验.（Tinel 征）可用来检查神经再生。另外，两点辨别试验也较为重要，以手为例，可采用美国手外科学会推荐方法加以评价。用两点辨别觉测试计的两尖端放于皮肤上，压力以刚刚使接触处发白为度，10 次测试中，能准确回答 7 次为正确。结果分 5 级，I 级为"正常"，两点距离小于 6mm；II 级为"一般"，两点距离 7~ 10mm；III 级为"差"，两点距离 11~15 mm；IV 级为"保护性"，仅有一点感觉，不能辨别两点间距离；V 级为"无"，完全无感觉。

3. 其他评定　直流感应电测定和强度—时间曲线检查，可用于损伤定性。肌电图测试可评定病损的部位、程度以及预示恢复可能。这些检查应尽早进行，并最好每隔 1~3 个月重复一次，直至完全恢复或放弃治疗。

（二）康复治疗

康复治疗原则是，减少神经损害，促进神经再生，恢复神经传导功能；防止肢体挛缩和肌肉萎缩；保持被动的关节活动范围；使肌力耐力及运动功能等得以恢复。

神经损伤后，组织肿胀、关节僵硬，影响康复效果，要尽量避免。局部水肿，纤维蛋白渗透到组织间隙，最后导致软组织挛缩，肢体变形，手指、足趾挛缩畸形难以恢复。防止的办法是用夹板将肢体置于功能体位，患肢抬高；在保护神经受损处的前提下，尽早做手、足轻微活动；应用物理疗法，可消炎止痛，促进水肿吸收，利于神经再生；同时要保护感觉丧失区域，不被外力、压迫、温度等损伤；防止皮肤干燥和开裂，可涂凡士林等油脂保护。

在急性期过后，可继续施行温热疗法和水疗法，着重防止肌肉萎缩，关节僵硬，促进神经再生，增强肌力，恢复神经正常功能。治疗粘连和瘢痕形成，可应用直流电碘离子导入，超声波或音频电疗法。麻痹肌肉可行低频脉冲电刺激疗法，使肌肉产生节律性收缩，以防止肌肉萎缩。一旦神经再生现象出现，有较弱自主运动时即应加强肌力训练，渐进增加阻力，也可采用肌电生物反馈疗法，促进恢复。神经在再生过程中可能会发生感觉过敏、疼痛，应向患儿说明是神经再生现象，消除惧怕心理。同时可采用涡流水浴 15 . 1～ 30min/次，每日 1 次，开始慢、渐加速，使患儿适应水的旋动。也可行局部按摩、滚动、捻动、扣击等刺激，以促其脱敏，增强耐受能力。使用运动疗法增强肌力，促进运动功能恢复，运动量从小到大，根据病损情况，采用助力运动、主动运动，最后为抗阻运动，待患儿的手能移动或有触觉后，应开始练习手指接触橡皮或钝性物质，先直视下操作，然后再闭目练习，一旦手指能感到固定或移动物体后，可再接触不同形态物体，如硬币、硬果、纽扣等，使之能区分物体的大小、形状、重量、质地等。每次训练 10～15min，每日 3～5 次，一般患儿 4～5d 后会有所改善。在进行感觉重建训练时，可配合进行作业疗法训练，如编织、打字、手工等。作业疗法可增加肌肉的灵活性和耐受力，促进手功能的恢复。神经麻痹后，保持肢体功能位，应用矫形器和夹板是必要的，它主要作用在于：①防止畸形。替代瘫痪肌的作用，防止畸形发生，直至功能恢复。②矫正畸形。弹力性夹板可牵伸挛缩的关节和肌腱。③协助功能。动力性夹板可提供瘫痪肌肉已失去的肌力，使瘫痪肌肉内在神经支配恢复之前，即开始工作。矫形器和夹板是否需要、是否合适，应按患儿的病情来决定，不宜常规应用。必要时应采取手术疗法，如早期肌腱移位术、神经功能重建手术等。

四、手外伤

手外伤（hand injury）康复的目的在于，使手及上肢尽快并且最大限度地恢复运动功能，满足日常活动需要。影响手外伤康复的主要问题是：外伤后的水肿造成了粘连并导致僵硬；关节僵硬，使手指失去活动功能；疼痛感觉过敏或减退，影响手的活动；肌肉麻痹和肌肉萎缩；手畸形形成；协调功能障碍，尤其是手的细微动作功能障碍。

康复治疗

手的康复要采取综合措施：

1. 消除水肿，抬高患肢卧位时手放在高于心脏水平。早期做未损伤关节的功能锻炼，并可配合理疗及作业活动，促进水肿消退。

2. 尽早进行关节活动训练无外固定限制的各关节，伤后尽早开始主动关节活动锻炼。有外固定者，在解除固定后，也应立即开始关节活动训练，每次活动都要达最大限度（有时需忍痛训练）。锻炼时，应用健手固定活动关节的近侧关节，以排除干扰活动。对关节僵硬，活动障碍者，运动疗法师可施行轻手法的被动关节训练，循序渐进，逐渐增加关节活动度。手外科支架及牵引器械应用是有效的，支架固定关节近端，在关节远端通过弹簧、橡皮筋持续牵引，以适宜的牵引力，和较长的时间去延伸挛缩的纤维组织，矫治关节挛缩。

3. 认真处理疼痛。

4. 肌力增强训练 为减少肌肉萎缩和增加肌力，需要尽可能早的进行促进肌力的训练。肌肉需做最大能力收缩，达到轻度疲劳，才为有效。

5. 作业疗法训练 应用功能性作业疗法，选择适合的项目，如木钉板、橡皮泥、编织、打字、装订等。训练手各关节的活动，增加肌力，促进手的协调功能和灵活性。

6. 矫形器应用 在手外伤康复治疗中，可适当应用支具防止畸形，锻炼肌力配合关节活动训练。

7. 感觉恢复训练 有神经损伤者，需进行感觉康复训练，先闭目感觉物体，然后睁开眼在直视下，体会感觉刺激和反复体会物体特点，最后达到闭目可识别的程度。

8. 理疗（如超短波、蜡疗、水疗等）软化疤痕和僵硬的关节，使肌肉柔软，增加关节活动功能。

9. 肩关节功能康复训练 肩手功能密切相关，肩关节强直，直接影响手功能的康复，所以应同时进行肩活动训练，防止肩关节发生僵硬。

五、脊柱侧凸

脊柱侧凸又称脊柱侧弯（scoliosis）是小儿较常见的脊柱畸性，为脊柱外科的研究重点之一。

康复治疗：

对各种脊柱侧凸应明确病因，及早采取不同治疗措施，尤其特发性脊柱侧凸，应予早期诊断、早期治疗，此时应用简单办法即可获得较好效果，减少手术的施行，避免残疾形成。

1. 操练 主要做身体两侧不对称性的操练，使脊柱伸展，训练增强凸侧被拉长的肌肉，牵引凹侧挛缩的肌肉和软组织。矫正体操可以徒手进行，也可以利用器械，进行与凸侧方向相反的主动和抗阻运动。矫正体操常在卧位或匍匐进行，这种姿位有利于放松脊柱关节，扩大脊柱活动度，同时可利用部分体重作负荷，以增强躯干肌力。利用肩带与骨盆带的活动，引起相应的脊柱运动，用以纠正侧凸。如举起左上肢，引起胸椎左凸，可纠正胸椎右凸；提起左下肢，可引起腰椎右凸，去纠正腰椎左凸；同时举左上肢，提左下肢，则可使胸椎向左，腰椎向右运动，可用以矫治方向相反的双侧凸（图17-1）。矫治体操动作应缓慢平稳，每一个动作持续2~3秒，可重复1~2次，每日进行2次，手足也可加适量负荷。此种训练应长期坚持，并且与矫形支架结合应用。

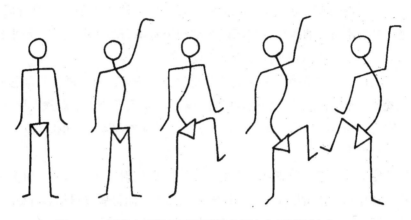

图 17-1　挺掌上下脚 可引起脊柱凸凹方向不同的运动

2. 手法矫治　可作为综合疗法中一项，如被动手法牵伸凹侧挛缩组织，与矫形器及操练配合应用。

3. 牵引　单用牵引不能治愈脊柱侧凸，但此方法可牵伸肌肉和韧带，使躯干骨骼的活动度增加，防止侧凸的加重，或使侧凸改善。牵引可作为脊柱侧凸的术前准备，使术中获得最大程度纠正，不使脊髓神经产生损伤。

4. 电刺激　采用植入或表面电极刺激凸侧肌肉，增强其肌力，以达到防止侧弯加重及矫正畸形的目的，可作为辅助治疗方法。

5. 生物反馈　是一项新的研究工作，仍处于实验阶段。

6. 矫形器　Blount 和 Schmidt（1946）首先用脊柱侧凸矫正矫形器（milwaukee-brace.）治疗脊髓灰质炎后遗症脊柱侧凸，进而用于特发脊柱侧凸，几十年的应用积累了丰富的经验，并有各种不同类型，但基本原理均是在侧凸顶部的水平方向施加压力，减轻椎间隙不对称造成的椎体软骨终板承重不等，同时保持直立姿势，从而使侧凸停止发展或好转。若小儿脊柱 Cobb 角小于 18°，可以先观察 4 个月，正常情况下每月会增加 1°，如 Cobb 角大于 18°时，应及时使用矫形器。开始时可以每日穿戴 23 个 h，有一个小时可洗澡做个人卫生。矫形器连续穿戴时间最少 1 年。有的要用 4~5 年或更长时间，直至骨发育正常为止。如应用矫形器已超过 1 年，患儿 4 个月内身高不再增加，

X线片骺峪骨髓长全并融合，去除矫形器后4h拍X线片，Cobb角前后无变化，可开始逐渐减少每日矫形器穿戴时间，直至去除矫形器后24h，X线片显示Cobb角仍无变化者，即可停止应用矫形器。使用矫形器期间，配合体操训练以及做躯干凸侧肌肉的等长练习，效果更佳。佩戴矫形器会对患儿产生心理上的压力，因此需要周围人员的理解、支持，共同做好患儿的工作。心理医师可施行心理疗法，克服心理障碍，在患儿的主动配合下，可取得满意疗效。

六、脑性瘫痪

脑性瘫痪（cerebral palsy，CP）简称脑瘫，是一种在大脑未成熟阶段受到损害，形成非进行性的不可逆的病变，临床以运动和姿势障碍为主要表现。是小儿较常见的致残性疾病，由于运动障碍涉及的部位不同，患儿可表现为：单肢瘫，一个肢体功能障碍，多不需治疗；单侧瘫，一侧上下肢受累；双侧瘫，双侧肢体不同程度受累，但以双下肢受累为重；四肢瘫，四肢较严重受累，上肢重于下肢。脑瘫儿除运动障碍外，还常伴有听力、语言、智力、知觉、行为等许多其他方面障碍，也应行康复治疗。

（一）康复评定

主要评定运动功能。应查生理反射、病理原始反射、痉挛情况、肌肉力量、平衡功能、粗大动作和手指精细动作等，找出主要障碍，制订康复目标和计划。感觉功能、语言功能、智力情况等，也应由专业康复人员加以测评。

（二）康复治疗

在发达国家重视新生儿尤其早产儿的体检，以便早期发现异常，加以治疗。此病的康复治疗关键在于：①早期诊断，早期治疗。生后半年内确诊，并加以正规训练，多可获满意效果，越早干预对患儿的预后越好，痉挛型患儿，将有1/3可获治愈。②各种疗法综合应用，比单一疗法效果好。③家庭参与配合治疗，训练时采用适合小儿心理的诱导手段和玩具，调动患儿积极性主动配合训练，这一切均很重要。

常用康复疗法有：①运动疗法。根据小儿运动发育的原理和顺序，循序渐进训练小儿的控制头部活动、翻身、坐位、爬行、跪立、坐起、站立和行走（训练中以上、下肢功能训练为重点）以及平衡功能，使小儿获得生活自理。②理疗和水疗。缓解肌肉痉挛，促进运动功能。③针灸、推拿，对症应用。④言语训练。⑤作业训练。增进小儿身心健康发育水平，提高生活自理能力。⑥使用矫形器。预防和矫正肢体畸形，提高生活能力。⑦手术治疗。对非手术康复疗法无效的痉挛型患儿，可施行手术，以便减少痉挛，矫正畸形，恢复肢体力线，术后便于配合训练。

七、脊髓灰质炎后遗症

脊髓灰质炎（poliomyelitis）又称小儿麻痹症，主要损害脊髓前角的运动细胞，造成弛缓性瘫痪的肢体运动障碍，但感觉并不受损，脊髓损害以腰段为多见，90%左右的功能障碍发生于下肢。脊髓灰质炎发病2年以后，瘫痪的肌肉不再有恢复可能。形成了瘫痪后遗症，进入后遗症期。由于肌力均衡被破坏以及继发的病理改变——软组织挛缩、骨与关节变形、患肢短缩、负重力线异常等导致肢体功能不同程度的障碍，甚至丧失站立行走能力。

（一）康复评定

康复检查和测试应着重肢体的运动功能：①肢体运动姿势、步态、站立及行走模式，脊柱骨盆倾斜情况。②肢体畸形、关节活动度及肢体长度、围度。③肌力测定。④步态分析。用以指导治疗，并作为治疗前后的对比，以判定疗效。

（二）康复治疗

在本病早期，积极采取康复治疗措施，保持良好的肢位，可预防肢体挛缩畸形的发生，减轻后遗症。在后遗症发生之后，则可采取综合的康复疗法。

1. 运动疗法　该疗法可训练不完全瘫痪的肌肉，增强其肌力，减轻肌萎缩；训练瘫痪肌肉的协同肌，以发挥代偿、协调作用；进行关节活动训练，预防肌腱韧带的挛缩和关节僵硬。运动疗法有利于发挥残存脊髓神经细胞的代偿功能，有益于维持患儿生长发育，减轻肢体废用的病理变化。

肌力恢复训练：对恢复期患儿可根据肌肉现有不同肌力状态，调整体位，选择等长肌肉收缩、不抗地心引力运动（如股四头肌肌力2级，不能抗重力，训练时，可让患儿侧卧位进行训练）、助力运动、抗阻运动等，进行肌力维持和增强训练。

对关节挛缩者可行被动关节活动度训练和牵引治疗，配合适当的理疗、热敷、水疗和按摩，疗效会更佳。对有些畸形可用矫形器矫正。对双下肢连枷式瘫痪，可应用下肢长腿矫形器，固定膝、踝关节，借助使用双腋拐，而练习摆步或其他步态行走。

2. 作业疗法　尤其对上肢瘫痪的患儿更为重要，训练上肢和手的功能，以获得最大限度的功能恢复或代偿，重点在于手的灵活性、协调性，根据手的不同功能的要求，训练钉木板、拧螺丝、编织、打字、木工、陶泥等。还应设计训练日常生活活动动作，必要时，制作并应用生活辅助具，如握力差者可加粗匙柄等。

3. 矫形器应用　对下肢瘫痪者，下肢矫形器的应用可增加肢体的稳定性，有利于负重和行走，补充短缩肢体的长度，平衡肌力的失调，控制关节活动方向和范围，保护瘫痪肌肉免受过度牵拉，预防并纠正畸形。如常用的下肢矫正鞋，即可矫正因肌力不均衡造成的足畸形，又可加高鞋底以补偿3cm以内的肢体短缩，改善步态，获得治疗效果。

4. 矫形手术的应用　手术疗法是脊髓灰质炎后遗症的重要康复手段。手术疗法常常不能一次完成，而需分步多次进行，方能达预计效果，因此是一个系统工程，手术前要做好周密设计，不可只管本次手术，不管其他。另外在手术设计时，还要从整体功能出发，加以设计，上肢以手功能为主，手术应先重建远端功能，后做近端。下肢以负重行走为主，手术顺序应从髋关节开始，由近及远。先矫正畸形，次之调整肌力，最后稳定关节。

八、小儿脊柱裂

小儿脊柱裂（spina bifida）是指小儿脊椎骨和脊髓（神经）由于先天发育障碍所致愈合不全的状态。它是一种骨骼、神经系统的先天性发育畸形。主要有潜在无症状的隐性脊柱裂及临床有明显症状的囊性脊柱裂（脑脊膜膨出）。隐性脊柱裂患儿较多，但多为偶然发现，很少有症状，故发病率难以统计。囊性脊柱裂北欧发病率为在 4 : 1 000 左右，而国人约在 1 : 1 000～1 : 5 000 左右（北京地区）。囊性脊柱裂患儿多遗留严重后遗症如脑积水性痴呆、下身瘫痪、大小便失禁等，常常不能生活自理。临床上对此病尚无满意疗法，但采取综合康复措施，可使患儿得以充分发挥残余功能的代偿作用，争取达到自我料理生活，并能回归社会，参加学习。成年后还可能参加劳动，成为创造社会财富的人。

脑脊膜膨出的形成是神经管及椎管发育过程的停滞，神经管形成脑及脊髓，椎管形成颅骨、脊柱，最常见的是神经管已闭合，只有椎骨及脊膜畸形，即为脊柱裂、脊膜膨出。神经管与椎管形成后，神经组织和骨组织的发育生长速度是不同的，骨组织生长快，而神经组织生长较慢。在胎儿 3 个月时椎管与神经管基本上等长，在新生儿期脊髓尾端达腰椎第 3，4 节间水平，而至成人时脊髓尾端则仅在腰椎第 1 节稍上方水平。如果胎儿时期脊髓尾端与椎管粘连时，则生后脊髓不能随小儿生长而上升，由于脊髓被牵拉即可出现神经症状，称为脊髓栓系症（spinal cord tethered，S CT），

（一）康复效果预测

脊柱裂患儿的康复应采取综合全面的评定。在常规的评价之后，应根据残疾情况作出功能康复效果预测，以决定进一步的康复措施（见表 17-1）

表 17-1 脊柱裂损害平面与康复效果预测

障碍组	1	2	3	4	5	6
神经根	T_{12}以上	$L_{1,2}$	$L_{3,4}$	L_5	$S_{1,2}$	S_3
矫形器及辅助具使用	轮 椅					
			拐 杖			
				短下肢矫形器		
					不 要	
运动形式	轮 椅					
			用 拐 杖			
				独 步		

（二）康复治疗

此类患儿生后应尽早进行脊膜膨出切除术，要分离修复神经，切断脊髓终丝，期待神经功能恢复。如发生脑积水，在后期实行脑室内引流术。此外，为了满足步行及运动功能的要求，对肢体的挛缩、畸形要加以手术处理，如髋、膝屈曲挛缩畸形松解，马蹄足的关节融合术等，处理原则与小儿麻痹后遗症相似，主要为矫正畸形，平衡肌力，稳定关节。

1. 促进运动功能恢复　尤其下肢步行功能的恢复和代偿更为重要。根据患儿运动能力残存平面的情况制订训练计划，从上表可找到患儿运动功能预计恢复的程度，从而制订合适的康复计划，依据恢复可能去确定训练方法。训练运动功能的顺序一般是床上训练（包括翻身、坐、爬、移动等）、轮椅和床之间转移训练、轮椅操纵训练、站立及行走训练等。

运动功能康复训练有时需用某些器械，在行走训练时，胸髓12以上水平障碍的患儿需要应用长下肢矫形器和步行器练走，腰髓3以下平面障碍可用短下肢矫形器和拐杖练习行走。行走可分为三类：①治疗性步行。此行走是治疗及防止并发证所必须的，行走不能长时间、长距离进行，因此患儿没有能力到室外活动。②家庭性步行。此种步行能力及耐力均比治疗性步行好，但也仅能做室内短距离活动，不能参加社会性步行活动。③功能性步行。行走能力及耐力均达较高程度，可以步行参与社会活动，如购物、参加娱乐活动等。

2. 护理康复　皮肤感觉功能障碍，易在感觉丧失部位发生外伤、骨折、冻伤、烧伤等。特别应提及在患儿的感觉丧失区的骨突部，如坐骨结节、足跟等处易发生压疮，且不易愈合，故应加强护理，预防压疮发生。预防的关键是不能使骨突部长期受压。患儿在坐位时可应用防压疮坐垫，并且每隔半小时双手撑起身体，使臀部离开椅面或床面5分钟，消除臀部压力。同时也可由家属手蘸滑石粉在骨突部做按摩，促进血液循环，防止压疮发生。

排尿功能障碍的处理也是重要的。脊柱裂患儿多有尿失禁或尿滞留，进而带来一系列泌尿系统并发证，尤以泌尿系感染为突出，甚至危及生命。预防泌尿系并发证最好的办法是：训练患儿排尿，每4h一次，辅助耻骨上膀胱按压。或者进行间歇导尿，4h一次，排出尿液。

3. 脊髓栓系症的治疗　对进行性运动、感觉及排尿功能障碍的患儿要考虑到脊髓栓系症（SCT）的可能。经磁共振成像证实后，可行手术松解脊髓，切断马尾终丝，对解除症状防止病变进展有良好效果。

九、小儿截肢

因先天性或后天性原因造成小儿四肢程度不同的缺损称为小儿肢体切断或截肢。

在我国先天性截肢多半是胎儿在母体子宫内发生，称为先天性羊膜束带与截肢（congenital constricting band and congenital amputation），是一种少见的畸形。下肢有束带形成，浅的可仅达皮下组织，而深的可以直接累及血管、神经、肌腱和骨骼，最严重时束带以下仅存一个球形组织成为先天性截肢。当束带太深，血管受到压迫，静脉回流受阻可出现水肿、肢端麻木。先天性束带可与并指畸形、部分手指缺如同时存在。上肢缺损可为上臂缺损或前臂缺损，也有可能手直接与躯干相连。下肢缺损除羊膜束带性截肢外，也可发生先天性胫骨缺损和先天性腓骨缺损。

后天性截肢原因多为意外事故、恶性肿瘤、严重感染等造成。

（一）康复评定

和成人的截肢患者一样，对小儿患者也应进行全身状态和局部情况的评定。幼儿的运动发育能力及智力优劣对康复是很重要的。因为运动发育情况是应用假肢、制订假肢处方及康复训练的重要依据，所以必须认真检查记录。小儿的全身状况检查是一个重要项目，比如脑外伤患儿伴有截肢，假肢的安装应考虑运动失调的有无及程度，以克服其影响。对于因恶性肿瘤截肢的患儿，常常在手术后应用抗癌药物，药物副作用对患儿身体不利，影响假肢的装配与训练，因此对用药情况应加以记录。另外，肿瘤远隔转移影响患儿体力和耐力，也影响假肢的配用。

局部的评价包括肢体断端的状况，残肢长度、有无疼痛、瘢痕的程度（瘢痕显著者影响假肢的安装）、骨残端是否突出、关节有无挛缩、皮肤感觉情况以及肌力大小等。

先天性肢体缺损的患儿常同时并发其他组织器官畸形，经治医生应根据患儿的综合畸形和功能低下情况仔细制订假肢安装和训练计划。比如下肢高位截肢患儿有时合并肛门畸形，需施行肛门外科手术，人工肛门与假肢安装应互相兼顾，排除彼此的不利影响，因此对二者要加以合理设计。

另外，肢体缺损的患儿多半有心理负担，康复评价应同时做好心理康复的评价并加以治疗。双亲对患儿的残疾和现存功能最熟悉，所以家长配合治疗是重要的，并在一定程度上决定了患儿康复效果的好坏。

（二）康复治疗

1. 手术疗法　对羊膜束带可行手术切除，松解受压血管及神经。皮瓣用 Z 字成形法缝合，防止再度挛缩。

2. 加强训练　训练可促进伤残肢体的运动发育及灵活应用。医生看待伤残患儿，着眼点不应该看他因伤残丧失了多少功能，而应看他具有什么功能，即不是看他不能干什么，而应看他能干什么，从而注意到人的主动性和积极性，最大程度地发挥其自身的能力而代偿他的缺陷。上肢缺损的残疾人能用下肢去代替上肢做事、吃饭、写字等，这样的例子并不鲜见。因此应尽量发挥患儿主观努力，同时再加以必要的训练，使残存的功能得以充分发挥，并去代偿丧失的功能。

另外，需要安装假肢的患儿，在假肢安装前应进行必要的训练，使患肢发育良好，并使残肢具有良好的运动功能，无关节挛缩，无肌肉萎缩，从而为假肢的安装和应用打下良好的基础。

3. 假肢装配 对截肢患儿重建肢体功能，最常用及最有效的办法就是安装假肢。

对于上肢来说，在小儿生后 8 个月就可以考虑假肢的应用问题，此期小儿可训练双手抓物，先装以简单的装饰用上肢假肢。随小儿长大，假肢的装用也要兼顾实用、美观、功能训练及断端感觉等诸因素。3 岁左右可更换能动假手，因此时的患儿已经有能力在指导下训练应用假手。对于上肢一侧截肢，而对侧上肢功能良好的患儿安装何种假肢，可根据患儿的残疾情况、心理意愿等选择动力性假手、工具手或装饰手。

对于下肢截肢，应用假肢是使患儿克服残疾的重要手段。下肢假肢用于补偿因截肢而失去的站立、行走功能。下肢假肢按截肢部位分类，有踝部假肢、小腿假肢、膝部假肢、大腿假肢和髋部假肢等。按接受腔材质分类，有木腿、皮腿、铝腿和玻璃钢腿等。按装配时间分类，有术后即装的临时假肢和永久性假肢等。此外，还可以按结构、制作方法等分类。小儿下肢截肢应从生后 10 个月左右开始站立时即考虑安装假肢问题，以适合小儿生长发育及功能的需要。小儿下肢假肢的应用目的主要是站立及行走，相对来说装用及训练比上肢要容易，效果要好。

对先天下肢畸形，可先应用补高用支具，于合适的时机再采取手术截除患肢，装配假肢。对小儿先天肢体畸形采取截肢手术时要考虑其年龄特点。原因在于小儿是生长发育中的个体，在骨端骨骺核发育停止前施行截肢手术，有可能刺激骨断端过度生长，这是小儿截肢后特有并发证之一。

4. 教育康复 截肢患儿，无论是先天性截肢或是后天性截肢，一般其智力发育都是良好的，因此这类患儿有获得与同龄儿同等的受教育的权利。应该和正常儿一样在普通学校学习，受德、智、体、美、劳的全面教育，日后成为自食其力，有发展、有贡献的社会一员。即使在肢残患儿处于劣势的体育方面，截肢患儿也应积极参加，并能取得好的成绩。截肢儿和正常儿一样，平等地参与社会生活各个方面，实现全面康复是应该的，也是完全做得到的。

十、发育性髋关节脱位

发育性髋关节脱位（developmental dislocation of the hip）是四肢畸形中最常见的一种。该病的早期发现、早期康复极为重要，应在新生儿期即给予处理，以预防发展成残疾。许多资料都说明早期诊断、早期治疗效果最好。6 个月以内进行康复治疗的病例，5 年后随访，从外观、步态、运动、查体及 X 线检查可无任何异常，而杜绝残疾的发生。因此每位医务人员及家长都应注意从新生儿期检查发现髋脱位的患儿。

（一）康复治疗

1. 康复治疗要点　为了收到良好的治疗效果，对治疗中的几个要点必须注意：①必须区分两类不同的发育性髋脱位，即多发性畸形伴有髋脱位和单纯性髋脱位，前者髋臼缺乏生长发育能力，治疗效果不佳，后者髋臼有生长发育能力，治疗效果较好。②股骨头进入髋臼必须头臼对正，关节软骨之间不能有韧带、盂唇或脂肪隔开，否则髋臼、股骨头不能发育长大。复位正确的股骨头良好位置必须保持一个相当长的时间，以待股骨头和髋臼生长发育，而达稳定。髋臼、股骨头生长发育中的另一个重要因素是正常的肌肉收缩和张力，肌肉间断性收缩有利于髋臼、股骨头的生长发育。④在治疗过程中，尽量避免关节面挤压太紧、下肢极度内外旋及外展体位也可造成关节囊紧张，引起股骨头血运障碍，出现股骨头无菌坏死的并发证。⑤治疗的措施应根据患儿的不同年龄、关节面变化、脱位程度、单侧或双侧脱位、是否已负重及行走等多种因素综合考虑而决定之。

2. 矫形器疗法　新生儿期及婴幼儿期患儿，可采取手法复位与矫形器治疗。从新生儿至 6 个月均可采用此疗法，半脱位患儿尤其适合。手法以轻柔动作逐步牵拉松解内收肌，必要时可做内收肌皮下切断，然后使两下肢逐渐外展至90°完成复位，复位不能粗暴，否则易损伤股骨头血循环，有造成股骨头坏死的危险。固定的方法很多，目前常用的有 RB 矫形器（riemenbugel）功能性疗法、罗申（von Rosen）铝板支架、髋外展尿垫、凸字形木板固定等。

3. 牵引复位石膏固定法及手术疗法，牵引多作为术前辅助治疗措施，手术疗法请参阅髋脱位章节。

4. 手术后残疾预防　发育性髋脱位的诸多术式均有可能发生不同程度的并发证，如处理不当即导致肢体残疾。常见的术后并发证有髋关节僵硬、股骨头无菌坏死、再发脱位、术后感染等。处理此问题，首要是手术设计合理，操作准确；其次是手术后的合理康复治疗，比如关节活动度训练，可增大关节活动范围，应用 CP 仪训练，解决髋关节僵硬及功能不良的问题，所以综合的康复治疗措施是重要的。

十一、股骨头无菌坏死

小儿股骨头无菌坏死又称股骨头骨软骨炎、幼年畸形性骨软骨炎或 Perthes 病。此病是由于股骨头骨髓缺血性坏死引起，多见于 4~8 岁小儿，男孩比女孩多见，单侧多于双侧。

康复治疗

股骨头缺血性坏死是一种有可能自愈的疾病，因此多数专家强调行非手术康复治疗，对手术疗法不持积极态度。康复治疗的原则是让髋关节休息，避免股骨头负重，减少畸形发生，以待病变的恢复。

1. 免荷支架　有人提出用固定支架固定患肢于外展、内旋位，支架有一垂直负重铁条，站立时体重直接转向骨盆，可避免患肢承重及股骨头受压。此架优点在于既可维持患肢外展、内旋，保护股骨头，又可以离床行走活动，有利于患儿日常生活。国外早期应用的髋关节免荷支架（坐骨负重支架），患儿脚不固定，肢体有外旋倾向，股骨头可导致半脱位。故有人加以改良，此改良支架加上矫正鞋使患足处于内旋位，从而克服了上述缺点。近期又有学者介绍双下肢外展支架，该架具有上述支架优点，且材质轻，患儿可佩戴支具坐轮椅活动或扶双腋拐步行，达康复治疗目的（图 17-2）。

2. 患儿全面康复　在牵引、石膏或支架应用阶段，应加强康复护理，防止并发证，以顺利达到康复目标。同时也应考虑患儿的心理、教育、文娱诸方面的问题，使患儿身心得到全面的康复。

3. 关于本病的预后。该病是逐步康复好转的，日后的关节活动多半良好，约有 50% 病例有股骨头扁平、膨大、股骨颈短缩等畸形，但功能很少受影响。根据病变范围区分预后，约有四类，预后各不相同。第一类，病变累及股骨头前外上方一小部分，预后很好，可以完全恢复。第二类，病变位于股骨头中央或前方，治疗与不治疗有明显差别，治疗后效果好，不出现明显畸形，肢体需要外展、内旋位固定。不治疗或治疗不

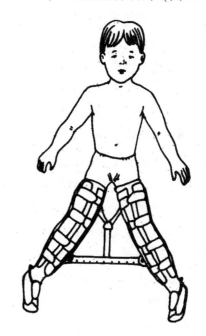

图 17-2　股骨头无菌坏死病儿外展支架

当的病例日后股骨头可有畸形。第三类，股骨头中央 2/3 坏死，仅后 1/3 正常，软骨新生后可包裹病区。4 岁以下患儿，病变分界不清，股骨头未下陷者效果较好。年龄较大儿童预后较差。第四类，股骨头全部下陷，骨骺碎裂、坏死、扁平，日后成为扁平髋，影响患肢功能。

十二、先天性马蹄内翻足

先天性马蹄内翻足（club foot）是一种多见的畸形。患儿出生后患足有内翻、内收及马蹄畸形。发病率约为 1%，男性多于女性，双侧多于单侧。

康复治疗

患足治疗不及时或不当，马蹄内翻足畸形将逐渐进展，负重步行后畸形发展更快。

如注意早期康复治疗，畸形可以得到矫正，达到 2 岁左右患儿能够负重行走。矫正畸形的要点是纠正已有畸形，发展肌肉力量以保持患足矫正位。治疗的方法依据患儿的年龄与畸形程度而不同，关键在于将前足内收纠正至 20°外展位，然后足跟内翻纠正成轻度外翻，使足跟与踝关节在垂直线上，最后再牵拉跟腱纠正马蹄畸形。

1. 手法治疗　新生儿期发现马蹄内翻足畸形应立即进行治疗，绝对不能观察等待。治疗手法应轻柔，但须稳定有力。先将患儿屈膝 90°，助手握住小腿上端，术者用手掌大小鱼际固定足跟，另外一手抓住患足前半足向外展，手法应坚强有力，外展时每次保持 20~30 秒。前半足内收纠正后，同前握住足跟，使之外翻以纠正内翻畸形。以上手法纠正了足内收、内翻及足内侧的软组织紧张后，再进行足背伸训练，背伸不能仅牵拉前半足，必须将整个足底托住向上背伸，否则会出现前半足翘起，后半足马蹄的舟状畸形。手法治疗按以上程序进行，每日 200~300 次，预后多较好。

2. 石膏矫正疗法　此方法也较常用，一个月的婴儿即可开始施行石膏疗法。先将足、小腿、大腿用棉套保护好皮肤，助手用拇、食指捏住踇趾，术者用窄条石膏绷带缠绕足跟至足尖的整个足部，迅速纠正前足内收，使前足处于外展位，保持纠正畸形位置待石膏塑形固定，然后修理好踝前部和外踝部的石膏。助手使足处于外翻、背屈位，术者给患儿做膝上石膏，矫正患足马蹄内翻畸形，石膏过膝可防止石膏脱落。在石膏矫形中有时发现足趾苍白或发绀，应密切观察，须待血运良好后方可离院，如血运不好则应拆除石膏。正常情况下应用石膏疗法的患儿，每 2~4 周更换石膏一次，直至畸形完全矫正为止。石膏矫形一般约需半年左右。当马蹄畸形矫正至可背伸 90°以上时，方可以将膝上矫形石膏改作膝下小腿石膏固定，否则石膏易脱落。

3. 矫形器疗法　先天性马蹄内翻足的矫形器可用以矫正畸形，保持足于矫正位，防止畸形复发。常用的有以下几种：

（1）Denis - Brown 支架　手法治疗后，患足多半需用支架固定或进一步矫正，Denis - Brown 支架是一种常用的办法。先用足底托板紧贴足底，前半足用胶布环绕一周，足背用厚绒布衬托，胶布自内向外环绕逐步上升至踝关节，将足底托与患足固定在一起。然后将小腿与足 L 托板靠拢后胶布缠绕小腿固定，若足趾血运良好，将足与连接板连上，双足外旋 45°~60°，此种支架一般需用 9 个月，效果良好。

（2）矫正内翻足连衣挽具（corrective band）其作用及适应证与 Denis—Brown 支架相似（图 17-3）。患儿穿戴一种带子制成的挽具，此带子可进行适当的调节，以保持足的合适位置。挽具连接固定躯干、双下肢，髋、膝关节处于屈曲位，足保持背伸、外翻，前足外展位，此种位置可维持患足于矫正畸形位。根据小儿肢体位置变动，患足适应生活及治疗需要，可随时调整挽具。

（3）矫正鞋及矫形器　会走小儿也可根据情况使用矫正鞋及矫形器，以保持马蹄内翻足的矫形位置。

十三、类风湿性关节炎

类风湿性关节炎（rheumatoid arthritis RA.）是一种主要发病于关节的全身性结缔组织病，病因尚不清楚。国外报道最小发病年龄为 6 岁，我国流行病学调查最小发病年龄为 10 个月，此病发病率高，致残率高，病程迁延，对患儿危害极大。

（一）康复评定

对患儿的评定可包括：①炎症是否处于活动期。②关节活动度及肢体功能测试：评价患儿功能障碍情况，以早期发现手、上肢及下肢的功能障碍。③功能障碍程度评定：可参考美国风湿协会的应用标准。I 级：完全恢复，患儿可进行全部日常活动，无残疾畸形。II 级：偶有不适，一个或数个关节运动功能受限，但仍能进行正常活动。III 级：功能受限，可料理一些日常生活，但不能工作。IV 级：基本或完全残疾，卧床或限于轮椅活动，生活难以自理。

（二）康复治疗

医生应与患儿以及家属共同配合，减轻患儿痛苦，消炎退肿，保持肢体肌力和关节功能，预防及纠正畸形，改善患儿生活自理能力。

1. 运动疗法　在急性期，患肢应放于功能位休息，防止肢体畸形。亦可用夹板及适当的支具，或者石膏、聚乙烯材料等，维持肢体良好姿位，以防止畸形发展，缓解疼痛，消除肢体肿胀。指导患儿不可过分使用患病关节，可通过适当的训练，加强和改善关节运动的幅度和强度。训练时避免过劳，关节有疼痛可减少训练量，以免加重疼痛和肿胀。水中运动可利用水的压力、浮力和流体力学的特点，使患儿在不负重的状态下进行步行训练，有较好效果且无副作用及关节损伤。关节活动度和肌力训练可防止畸形，预防肌肉萎缩，应由运动疗法师在无痛范围内进行操作，关节活动到最大范围，每日训练一次，最好每隔 1~2h，进行一次几分钟的练习，效果更好。

2. 作业疗法　此疗法对上肢及手的功能训练，预防畸形有重要作用，作业疗法师可指导患儿做适当作业活动以及各种日常生活活动，增加关节活动度，防止肌肉萎缩，增强手的灵活性，完成生活动作，实现生活自理。也可根据需要，为患儿配置生活辅助具，以提高其手和上肢的运动功能水平，改善生活自理能力，提高社会适应性。

3. 理疗及水疗法　能为患儿止痛、消肿，缓解肌肉痉挛，增加软组织伸展性，加强肌肉的伸屈功能，改善关节活动能力。

主要参考文献

1. 吴守义. 脊髓灰质炎后遗症，大脑性瘫痪症. 见：佘亚雄主编. 小儿外科学，第 2 版。北京：人民卫生出版社，1990. 261 ~ 270.

2. 周士杭，范振华. 实用康复医学. 南京：东南大学出版社，1990. 1 ~ 19.

3. 南登昆，缪鸿石. 康复医学. 北京：人民卫生出版社，1993. 1~272.

4. 刘志泉，杨成瑞. 假肢. 见：卓大宏. 主编. 中国康复医学. 第 1 版. 北京：华夏出版社，1990 . 463~498.

5. 实用小儿外科学，李正，王慧贞，吉士俊人民卫生出版社，2001

6. 吉士俊，潘少川，王继孟主编. 小儿骨科学. 第二版. 北京：人民卫生出版社，1998. 325~438

7. 阶平，裘法祖主编。黄家驷外科学。第 5 版. 北京：人民卫生出版社，1992. 2612~2623.

附录 疾病和综合征名称的中英文对照

A

Aase–Smith 综合征	先天性贫血—三节指骨拇指综合征
Accessory navicular bone	副舟骨
Achondroplasia	软骨发育不全
Acquired bone defect nonunion	后天性骨缺损与骨不连畸形
Acquired contracture or ankylosis of joint	后天性关节挛缩与强直畸形
Acrodysplasia	肢端发育不良
Aglossia–Adactylia 综合征	无舌–无指综合征
Apert 综合征	尖头并指畸形
Arthrogryposis multiplex congenital	先天性多发性关节挛缩症
Asphyxiating thoracic dystrophy	胸骨发育不良性窒息
Atlantoaxial rotary displacement	环枢关节旋转性移位

B

Basilar invagination	颅底凹陷症
Bif urcated f emur	先天性股骨分叉
Bipartite patella	先天性双髌骨
Brachydactyly	短指
Brevicollis	短颈畸形

C

Calve	病椎体骨软骨病（扁平椎）
Campomelic dysplasia	弯肢发育异常
Camptodactyly	指屈曲畸形
Carpenter	综合征尖头多指并指畸形
Cavus feet	高弓—足
Cerebral palsy	大脑性瘫痪
Cervical rib, Scalenus anterior syndrome	颈肋与前斜角肌综合征

Chondroectodermal dysplasia	软骨外胚层发育不良
Clawtoes	爪状趾
Cleft foot	裂足
Cleft hand	裂手
Clinodactyly	指侧曲畸形
Cockayne 综合征	
Coldenhar 综合征	眼-耳-脊柱发育不良综合征
Congenital abductive contracture of the hip	先天性髋关节外展性挛缩
Congenital absence of muscles	先天性肌缺损
Congenital absence of pedicles and facets in the cervical spine Congenital absence of the femur	先天性颈椎椎弓根和小关节突缺如 先天性股骨缺如
Congenital absence of the fibula	先天性腓骨缺如
Congenital absence of the humerus	先天性胫骨缺损
Congenital absence of the patella	先天性髌骨缺如
Congenital absence of the radius	先天性桡骨缺如
Congenital absence of the thumb	先天性拇指缺如
Congenital absence of the tibia	先天性胫骨缺如
Congenital absence of the ulna	先天性尺骨缺如
Congenital amputatiom	先天性截肢
Congenital angular deformities of the tibia	先天性胫骨弯曲
Congenital ankylosis of the knee	先天性膝关节强直
Congenital anomalies of the odontoid dens	先天性齿状突异常
Congenital atlantoaxial instability	先天性寰枢椎不稳定
Congenital calcaneovalgus foot	先天性仰趾外翻足
Congenital clasped thumb	先天性钩状拇指
Congenital cleidocranial dysostosis	先天性锁骨颅骨发育障碍
Congenital constriction band	先天性环状挛缩带
Congenital contracture of the achilles tendon	先天性跟腱挛缩
Congenital coraco-clavical joint	先天性喙锁关节
Congenital coxa vara	先天性髋内翻
Congenital diastasis of the inferior fibulotibilar jointCongenital discoid meniscus	先天性下胫腓关节分离 先天性盘状软骨
Congenital dislocation of the shoulder	先天性肩关节脱位
Congenital dislocation of the elbow	先天性肘关节脱位

Congenital dislocation of the radial head	先天性桡骨小头脱位
Congenital dislocation of the hip	先天性髋关节脱位
Congenital dislocation of the patella	先天性髌骨脱位
Congenital elevation of the scapula	先天性高肩胛
Congenital equinovarus foot	先天性马蹄内翻足
Congenital fused ribs	先天性并肋
Congenital glenoid hypoplasia	先天性肩关节盂发育不良
Congenital hallux varus	先天性拇内翻
Congenital hammertoe	先天性锤状趾
Congenital hemihypertrophy	先天性一侧肥大症
Congenital humerus varus	先天性肱内翻
Congenital humero-radial synostosis	先天性肘关节强直
Congenital hyperextension and dislocation	先天性膝关节过伸与脱位
Of the kneeCongenital laxity of the transvers atlant	先天性寰枢横韧带松弛
ligamentCongenital mallet toe	先天性槌状趾
Congenital metatarsus adductus	先天性跖内收
Congenital muscular torticollis	先天性肌性斜颈
Congenital myopathies	先天性肌病
Congenital overriding of the fifth toe	先天性小趾背侧重叠
Congenital pseudarthrosis of the clavicle	先天性锁骨假关节
Congenital pseudarthrosis of the fibula	先天性肱骨假关节
Congenital pseudarthrosis of the radius	先天性桡骨假关节
Congenital pseudarthrosis of the tibia	先天性胫骨假关节
Congenital pseudarthrosis of the ulna	先天性尺骨假关节
Congenital radio-ulnar synostosis	先天性上桡尺关节融合
Congenital short femur	先天性短股骨
Congenital short first metatarsus	先天性第一跖骨短缩
Congenital short femur with coxa vara	先天性短股骨合并髋内翻
Congenital subluxation of the distal radio	先天性下桡尺关节半脱位
ulnar jointCongenital tarsal coalition	先天性跗骨融合
Congenital trigger thumb	先天性拇指扳机指
Congenital valgus of the terminal phalanx	先天性拇趾末节外翻
of the great toe Congenital varus toes	先天性内翻趾
Congenital vertical talus	先天性垂直距骨

| Cornelia de Lange 综合征 | 阿姆斯特丹型侏儒 |
| Cranio-Carpo-Tarsal 综合征 | 颅-腕-指骨综合征 |

D

Delta phalamx	三角指骨畸形
Diaphyseal dysplasia	骨干发育不良
Diastasis of the public symphysis	先天性耻骨联合分离
Diastermatomyelia	脊髓纵裂
Diastrophic dwarfism	多发性畸形性侏儒
Disk herniation	椎间盘突出症
Distal femoral focal deficiency	先天性股骨远断局限性缺损
Down 综合征	21-三体综合征
Dysplasia ep 沙 hysialis hemimelica	半肢骨骺发育不良
Dysplasia epiphysialis multiplex	多发性骨骺发育不良
Dysplasia epiphysialis punctata	骨骺点状发育不良

F

Edward 综合征	18 三体综合征
Ehlers-Danlos 综合征	皮肤弹力过度综合征
Enchondromatosis	内生软骨瘤病
Endosteal hyperostosis	骨内膜骨增生症可

F

Familial carpal and tarsal osteolysis	家族性腕骨、跗骨溶解症
Familial nuchal rigidity	家族性颈部强硬
Femoral duplication	先天性双股骨:
Femoral torsion	股骨扭转畸形
Fibrous dysplasia of bone	骨纤维结构不良
Flexible flatfoot	能曲性扁平足
Freiberg	病第二跖骨头骨软骨病

G

Genu valgu	膝外翻
Genu varum	膝内翻
Gigantism of the fingers	巨指畸形
Gluteal muscular fibrosis	臀肌纤维化
Growth hormone deficiency	垂体性侏儒症

Hallux rdus	踇趾僵直
Hemophilic arthropathy	一血友病性关节病
Hereditary arthr phthalmopathy	遗传性关节-眼病
Hereditary neuropathies	遗传性神经系统疾病
Hereditary trophedema	遗传性营养性水肿
Holt-Gram 综合征	心血管-肢体综合征
Hutchison-Gilford	综合征早老症
Hyperparathyroidism	甲状旁腺功能亢进症
Hypoplastic thumb	拇指发育不良
Hypoparathyroidism	甲状旁腺功能减退
Hypothyroidism	甲状腺功能减退症落
Idiopathic chondrolysis of the hip	髋关节特发性软骨溶解症
Idiopathic juvenile osteoporosis	特发性幼儿骨疏松
Infantile cortical hyperstosis	婴儿性骨皮增生症
Infantile spinal muscular atrophy	婴儿脊髓性肌萎缩症

K

Klinef elter 综合征	小睾丸症
Klippel-Trenaunay-webe 综合征	血管扩张性肢体肥大症
Kohler	足舟骨骨软骨病
Kyphosis	脊椎后凸

L

Larsen 综合征	先天性脱位综合征
Larsen-Johansson	髌骨副骨化中心骨软骨炎
Laurence-moon-Biedl-Bardet 综合征	性幼稚、色素视网膜炎畸
Legg-Calve-Perthes 病	股骨头骨软骨病
Lower limb phocomelia	下肢海豹肢畸形
Lumbar and sacral agenesis	腰椎骶椎发育不全

M

Macrodactyly	巨趾（指）
Marf an 综合征	马方综合征（蜘蛛指（趾）症）
Massive osteolysis	大块骨溶解症
Melorheostosis	肢骨纹状肥大
Mesomelic dwarfism	肢中部侏儒

Metaphyseal chondrodys asia	干骺端软骨发育不良
Metatarsus primus varus	第一跖骨内翻
Metatropic dwarfism	营养不良性侏儒
Mucolipoidosis	黏质脂贮积症
Mucopolysaccharidosis	黏多糖贮积症
Multiple cartilaginous exostosis	多发性骨软骨外生骨疣
Myasthenia gravis	重症肌无力
Myositis ossif icans progressiva	进行性骨化性肌炎

N

Nail–patilla syndrome	甲–髌综合征（骨–指甲发育不良）
Neurof ibromaosis	神经纤维瘤病

O

Occipitocervical synosteosis	枕颈骨性融合
Oculo-Dento-Digital 综合征	眼–牙–指综合征
Oculo-M andibulo-Facial 综合征	口–下颌–面综合征
Oro-Facial-Digital 综合征	口–面–指综合征
Osteochondritis dissecans	剥脱性骨软骨炎
Osteodysplasty	骨发育不良
Osteogenesis imperf ecta 成骨不全	
Osteopathia striata	纹状骨病
Osteopetrosis	石骨病
Osteopoikilosis	全身脆性骨硬化
Osgood–Schlatter	病胫骨结节骨软骨病

P

Pachydermoperiostosis	厚皮骨膜病
Panner	病肱骨小头骨软骨病
Patau 综合征	13-15 三体综合征
Pectoralis muscle deficiency, syndactyly syndrom	胸大肌缺损、并指综合征
Pectus carinatum	鸡胸
Pectus excavatum	漏斗胸
Physeal arrest, discrepancy and angular def ormit	骨骺早闭，肢体短缩弯曲畸形
Pierre-Robin	综合征下颌发育不良
Pituitary gigantism	垂体性巨人畸形症

Pigmented villonodular synovitis	色素绒毛结节滑膜炎
Polydactyly	多指（趾）畸形
Popliteal cyst	腘窝囊肿
Progressive muscular dystrophy	进行性肌营养不良
Protrusio acetabuli	髋臼凹陷
Proximal femoral focal deficiency	先天性股骨近端局限性缺损
Pseudohypoparathyroidism	假性甲状旁腺功能减退症
Pterygium cubitale	先天性翼状肘
Pycnodysostosis	致密性骨发育障碍

Radius def ect associated with thrombocy topenia 综合征	桡骨缺如–血小板减少综合征
Recurrent dislocation of the patella	复发性髌骨脱位
Reduplication of the ulna	重复尺骨畸形
Reflex sympathetic dystrophy	反射交感性营养不良
Rheumatoid arthritis	类风湿性关节炎
Rickets of vitamin D deficiency	维生素 D 缺乏性佝偻病
Rubinstein–Taybi 综合征	阔拇指巨趾综合征
Russel–Silver 综合征	身材矮小、不对称、性早熟综合征

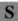

Scheuertmenn 病	椎体骨骺炎（脊柱骨软骨病）
Scoliosis	脊椎侧凸
Sever 病	跟骨结节骨软骨病
Slipped capital femoral epiphysis	股骨头骨骺滑脱
Smith– Lemli–Opitz 综合征	小头、小足并趾综合征
Spina bifida	脊柱裂
Spondyloepiphyseal dysplasia	脊柱、骨骺发育不良
Spondylosis, Spondylolisthesis	椎弓崩裂与脊柱滑脱
Sternal clef t	先天性胸骨裂
Subluxation of the radial head	桡骨小头半脱位
Syndactyly	并指（趾）
Synovial chondromatosis	滑膜软骨瘤病
Synphalangism	指骨融合畸形

F

Tethered cord syndrome	脊髓栓系综合征
Tibial torsion	胫骨扭转畸形
Tibia vara	胫内翻
Transiant synovitis of the hip	髋关节暂时性滑膜炎
Treacher-Collins 综合征	下颌-面骨发育不良
Triphalangeal thumb	三节指骨拇指畸形
Trisomy-8 综合征	8-三体综合征
Turner 综合征	原发性卵巢功能不全综合征

U

Upper limb phocomelia	上肢海豹肢

V

Vitamin D-resistant rickets	抗维生素 D 性佝偻病

W

Weil-M archesani 综合征	眼-短肢-短身材综合征